JN056688

検査／病理診断／画像診断

検査と適応疾患

レセ電コード付

令和6年6月版

監修　**櫻林郁之介**
（自治医科大学名誉教授）

編者　（五十音順）

岩田敏
（熊本大学特任教授，東京医科大学微生物学分野兼任教授）

尾本きよか
（自治医科大学附属さいたま医療センター総合医学第1講座教授，臨床検査部部長）

小谷和彦
（自治医科大学地域医療学センター地域医療学部門教授，医学部臨床検査医学講座教授）

田中修
（上尾中央総合病院特任副院長，自治医科大学名誉教授）

東田修二
（東京医科歯科大学臨床検査医学教授，検査部長）

菱沼昭
（菱沼クリニック院長）

山田俊幸
（自治医科大学医学部臨床検査医学講座教授）

山田浩
（静岡県立大学薬学研究院特任教授）

湯田聡
（手稲渓仁会病院循環器内科主任部長）

序　　文

臨床の現場で使用されている検査と，その検査に適応する疾患について解説した，「検査と適応疾患」平成６年６月版を制作しました。

本書は平成22年に初版を発刊した後，現場の声を聴きながら，診療報酬請求・審査の視点から構成・編集し，学術書として臨床検査の書籍等を補うものとなっています。

本書では，検査という言葉を広い意味で使用し，一般的な臨床検査はもとより，放射線領域の画像診断検査項目や臨床各科が独自に用いている検査を含んでいるために，広く検査という言葉で表現しています。したがって，臨床領域で用いられるほとんどすべての検査がこの中に包括されています。

診療報酬点数表における検査項目に特化して，その１項目ごとの臨床的意義と，異常になる疾患（適応疾患）が細かく記載されています。また，その英名，別名，略名も記載されていますので，項目の確認や，略名で記載されていても，索引から引くことが可能です。

本書の特徴はつぎのとおりです。

⑴　医療保険の視点で検査をまとめていること
⑵　医療のＩＣＴ化に資して，レセプト電算処理マスターの検査項目に準拠していること
⑶　検査関連レセプト電算処理コードごとに，ひと目で適応疾患，保険請求上の留意点（本書では保険メモ）を確認できること
⑷　令和６年度診療報酬改定による新規検査項目を網羅していること

また，つぎの３点を参考資料として掲載しています。

- 検査の改正項目が一覧で分かる『令和６年度診療報酬改定に伴う検査の主な改正項目』
- 日本臨床検査標準協議会（JCCLS）より公表された『共用基準範囲』
- 本書に掲載している適応疾患を基にした『疾患別検査一覧』（掲載ページ付）

日進月歩している検査に対応できるよう改訂していく予定です。ぜひとも忌憚なき現場のご意見を賜りますよう，お願いいたします。

令和６年４月

櫻林　郁之介

令和６年度診療報酬改定に伴う検査の主な改正項目

【削除項目】

旧区分番号	旧項目名
検体検査	
D007	血液化学検査
55	2,5-オリゴアデニル酸合成酵素活性
D008	内分泌学的検査
35	セクレチン

旧区分番号	旧項目名
D009	腫瘍マーカー
22	癌関連ガラクトース転移酵素（GAT）
D023	微生物核酸同定・定量検査
1	細菌核酸検出（白血球）（1菌種あたり）

【経過措置項目】 ※令和8年5月31日までの間に限り算定できる

新区分番号	新項目名
検体検査	
D007	血液化学検査
1	アルブミン（BCP改良法・BCG法）※BCG法のみ

【新規項目】

新区分番号	新項目名
検体検査	
D001	尿中特殊物質定性定量検査
17	プロスタグランジンE主要代謝物（尿）
D004	穿刺液・採取液検査
15	アミロイドβ42/40比（髄液）
D006-3	BCR-ABL1
2	Major BCR-ABL1（mRNA定量） イ　診断の補助に用いるもの ロ　モニタリングに用いるもの
D006-5	染色体検査（全ての費用を含む。）
2	流産検体を用いた絨毛染色体検査を行った場合
D006-27	悪性腫瘍遺伝子検査（血液・血漿）
5	RAS遺伝子検査
6	BRAF遺伝子検査
7	HER2遺伝子検査（大腸癌に係るもの）
8	HER2遺伝子検査（肺癌に係るもの）
9	マイクロサテライト不安定性検査
D006-29	乳癌悪性度判定検査
D006-30	遺伝性網膜ジストロフィ遺伝子検査
D007	血液化学検査
50	サイトケラチン18フラグメント（CK-18F）
50	ELFスコア
64	コクリントモプロテイン（CTP）
D009	腫瘍マーカー
31	S2,3PSA%
35	アポリポ蛋白A2（APOA2）アイソフォーム
D011	免疫血液学的検査
11	血小板第4因子-ヘパリン複合体抗体定性
D012	感染症免疫学的検査
28	SARS-CoV-2抗原定性
39	単純ヘルペスウイルス抗原定性（皮膚）
40	カンピロバクター抗原定性（糞便）
50	SARS-CoV-2・インフルエンザウイルス抗原同時検出定性
59	SARS-CoV-2・RSウイルス抗原同時検出定性
59	SARS-CoV-2・インフルエンザウイルス・RSウイルス抗原同時検出定性

新区分番号	新項目名
61	SARS-CoV-2抗原定量
D016	細胞機能検査
8	顆粒球表面抗原検査
D023	微生物核酸同定・定量検査
3	A群β溶血連鎖球菌核酸検出
12	腟トリコモナス及びマイコプラズマ・ジェニタリウム核酸同時検出
13	百日咳菌・パラ百日咳菌核酸同時検出
13	ヘリコバクター・ピロリ核酸及びクラリスロマイシン耐性遺伝子検出
19	SARS-CoV-2核酸検出
19	SARS-CoV-2・インフルエンザ核酸同時検出
19	SARS-CoV-2・RSウイルス核酸同時検出
19	SARS-CoV-2・インフルエンザ・RSウイルス核酸同時検出
22	結核菌群リファンピシン耐性遺伝子及びイソニアジド耐性遺伝子同時検出
23	ウイルス・細菌核酸多項目同時検出（SARS-CoV-2核酸検出を含む。）
24	ウイルス・細菌核酸多項目同時検出（髄液）
D023-2	その他の微生物学的検査
4	黄色ブドウ球菌ペニシリン結合蛋白2'（PBP2'）定性（イムノクロマト法によるもの）
生体検査	
D237-3	覚醒維持検査
D296-3	内視鏡用テレスコープを用いた咽頭画像等解析（インフルエンザの診断の補助に用いるもの）
診断穿刺・検体採取	
D412-3	経頸静脈的肝生検
病理診断	
N005-4	ミスマッチ修復タンパク免疫染色（免疫抗体法）病理組織標本作製
N005-5	BRAF V600E変異タンパク免疫染色（免疫抗体法）病理組織標本作製
画像診断	
E002	撮影 注6　乳房トモシンセシス加算

新区分番号	新項目名
E101-2	ポジトロン断層撮影
4	^{18}F標識フルシクロビンを用いた場合（一連の検査につき）
5	アミロイドPETイメージング剤を用いた場合（一連の検査につき）
	イ　放射性医薬品合成設備を用いた場合
	ロ　イ以外の場合

新区分番号	新項目名
E101-3	ポジトロン断層・コンピューター断層複合撮影（一連の検査につき）
3	^{18}F標識フルシクロビンを用いた場合（一連の検査につき）
4	アミロイドPETイメージング剤を用いた場合（一連の検査につき）
	イ　放射性医薬品合成設備を用いた場合
	ロ　イ以外の場合

【名称変更項目】

新区分番号	新項目名	旧区分番号	旧項目名
検体検査			
D023	微生物核酸同定・定量検査	D023	微生物核酸同定・定量検査
22	ウイルス・細菌核酸多項目同時検出（SARS-CoV-2核酸検出を含まないもの）	20	ウイルス・細菌核酸多項目同時検出
生体検査			
D291	皮内反応検査、ヒナルゴンテスト、鼻アレルギー誘発試験、過敏性転嫁検査、薬物光線貼布試験、最小紅斑量（ＭＥＤ）測定	D291	皮内反応検査、ヒナルゴンテスト、鼻アレルギー誘発試験、過敏性転嫁検査、薬物光線貼布試験、最小紅斑量（ＭＥＤ）測定
2	22箇所以上の場合（１箇所につき）	2	22箇所以上の場合（一連につき）

【見直し項目】

新区分番号	新項目名	旧区分番号	旧項目名
検体検査			
D006	出血・凝固検査	D006	出血・凝固検査
34	血小板凝集能	8	血小板凝集能
	イ　鑑別診断の補助に用いるもの		
	ロ　その他のもの		
画像診断			
E101-4	ポジトロン断層・磁気共鳴コンピューター断層複合撮影（一連の検査につき）	E101-4	ポジトロン断層・磁気共鳴コンピューター断層複合撮影（一連の検査につき）
1	^{18}FDGを用いた場合（一連の検査につき）		
2	^{18}F標識フルシクロビンを用いた場合（一連の検査につき）		
3	アミロイドPETイメージング剤を用いた場合（一連の検査につき）		
	イ　放射性医薬品合成設備を用いた場合		
	ロ　イ以外の場合		

凡　　例

本書は，医科診療報酬点数表第２章特掲診療料の検査（第３部），画像診断（第４部）と病理診断（第13部）の各診療行為を基本に，適応疾患，検査の意義等を加えて，医科診療報酬点数表の区分番号順に編集したものである。令和６年３月５日厚生労働省告示第57号及び保医発0305第４号，令和６年３月27日保医発0327第５号，令和６年３月28日事務連絡等を掲載している。

1．本書に掲載する診療行為（以下，項目と略す）は，レセプト電算処理システム用医科診療行為マスター（以下，診療行為マスターと略す）に準拠している。したがって，医科診療報酬点数表（以下，点数表と略す）として告示される項目名のほか，注の加算点数及び「診療報酬の算定方法の一部改正に伴う実施上の留意事項について」（令和６年３月５日保医発0305第４号：以下，留意通知と略す）で示されている項目から採用したものもある。また，点数表で区分番号が示されていても，診療行為マスターにない薬剤等の項目及び判断料・加算の一部は掲載していない。

2．本書の各項目には，以下の事項を掲載している。

●**区分番号・点数**

各項目に対応する点数表で示される区分番号と点数を掲載した。通則で示される項目など，固有の区分番号がない項目は，診療行為マスターに収載されている区分番号を採用した。一部の加算項目で，点数ではなく比率で示されている場合は，加算する割合を示した。

●**項目名**

点数表及び留意通知等で示されている診療行為名である。

●**使用マーク**（項目名の上段に標記）

マーク	内容
㊣迅	外来迅速検体検査加算
㊣包	包括算定対象の項目
判尿	尿・糞便等検査判断料対象の項目
判遺	遺伝子関連・染色体検査判断料対象の項目
判血	血液学的検査判断料対象の項目
判生Ⅰ	生化学的検査(Ⅰ)判断料対象の項目
判生Ⅱ	生化学的検査(Ⅱ)判断料対象の項目
判免	免疫学的検査判断料対象の項目
判微	微生物学的検査判断料対象の項目
判呼	呼吸機能検査等判断料対象の項目
判脳	脳波検査判断料対象の項目
判神	神経・筋検査判断料対象の項目
判ラ	ラジオアイソトープ検査判断料対象の項目
判ロ	ロービジョン検査判断料対象の項目
判組診	組織診断料対象の項目
判細診	細胞診断料対象の項目
減	同一月複数回実施した場合に検査料が90/100に逓減される項目（検査）
新	新生児加算（生体検査）
乳	新生児を除く３歳未満の乳幼児加算（生体検査）
幼	３歳以上６歳未満の幼児加算（生体検査）

診断穿刺・検体採取では，年齢下限の設定されていない乳幼児加算があるため，保険メモの項を合わせて参照されたい。

●欧文名
項目名に対応する欧文名を示した。適当な欧文名がない項目は空欄とした。
●略語
欧文名に続けて繁用されている略語をカッコ内に掲載した。適当な略語がない項目は空欄とした。
●レセ電
診療行為マスターの診療行為コードと診療行為名称である。診療行為コードと診療行為名称の識別区切りに「／」を区切り文字として使用した。
●検体
検体検査では，検体を示した。
適応
各項目が適応となる疾患名を例示した。検査・病理診断の各項目については，「炎症性疾患」等のように概念が広く，レセプト電算処理システム用傷病名マスターに該当がない疾患名には「＊」を付した。
本書に掲載している各項目は，複数を組み合わせて診断に供する場合もあれば，まれな疾患の診断に使用されるものもある。本書に掲載している疾患以外の疾患が保険診療で認められないというものではない。
共用基準範囲（JCCLS）
日本臨床検査標準協議会（JCCLS）より公表された共用基準範囲を示した。JCCLS及び共用基準範囲の詳細については，巻末の「付録」参照。
意義
当該項目の診療上の意義を簡潔に示した。
保険メモ
各項目に対して，点数表・留意通知・記載要領・疑義解釈で示されている保険診療上の留意点を掲載した。原文では区分番号のみで示されているものには，項目名を補うなど，文意を損ねない範囲で修正をしたが，原則としてほぼ原文のまま掲載した。
点数表由来の文には「◎」を先頭に付した。留意通知由来の文は,⑴から始まる「カッコ付数字」を付した。記載要領は，文末に「＜記載要領＞」と記した。疑義解釈は，文末に「＜事務連絡　発出年月日（例；20240328）＞」と記した。留意通知由来の文が１つのみの場合は，特に何も付していない。ただし，点数表由来の文と留意通知由来の文が混在する場合は，両者を判別するため留意通知由来の文が１つだけでも⑴を付した。
関連検査
検査・病理診断の各項目の参考となる関連検査名を例示した。原則，同一検査で複数の診療行為コード（定性・半定量・定量別又は検体別等）があるものについては，１つの検査としてまとめた。
例；「アルブミン定性（尿）」,「アルブミン定量（尿）」 ⇒ 「アルブミン」

3．項目記述の前に，検査に関わる通則的な留意点をまとめた。

4．巻末に，①共用基準範囲について，②保険メモに記載のある主な検査法の概説，③留意通知で示されている検査法の略号，④点数表で示されている施設基準を，「付録」として掲載した。

5．索引語には，項目名，レセ電診療行為名称，略語を収録した。配列順は，①数字，②ギリシア文字，③英字，④50音の順とした。

6．本書は診療報酬明細書（レセプト）作成を補助・支援するものであり，保険請求・審査上の妥当性を保証するものではない。

目　次

令和6年度診療報酬改定に伴い，追加となった項目には〔新〕，経過措置項目には〔経〕と表示している。

検査

病理診断

画像診断

検　体　検　査

§.4 生化学的検査(Ⅱ) ……107

§.5 免疫学的検査 ……144

生 体 検 査

§.8 超音波検査等 ……262

§.9 監視装置による諸検査 ……273

病理診断

画　像　診　断

疾患別検査一覧

付　録

索　引

検　査

Ⅰ　通則

1　検査の費用は，検体検査料又は生体検査料の所定点数により算定する。ただし，検査に当たって患者から検体を穿刺し又は採取した場合は，前記の所定点数及び診断穿刺・検体採取料の所定点数を合算した点数により算定する。

2　検査に当たって患者に対し薬剤を施用した場合は，特に規定する場合を除き，前号により算定した点数及び薬剤料の所定点数を合算した点数により算定する。

3　検査に当たって，厚生労働大臣が定める特定保険医療材料を使用した場合は，前2号により算定した点数及び特定保険医療材料料の所定点数を合算した点数により算定する。

4　検体検査料又は生体検査料に掲げられていない検査であって特殊なものの費用は，検体検査料又は生体検査料に掲げられている検査のうちで最も近似する検査の所定点数により算定する。

5　対称器官に係る検査の所定点数は，特に規定する場合を除き，両側の器官の検査料に係る点数とする。

6　保険医療機関が，患者の人体から排出され，又は採取された検体について，当該保険医療機関以外の施設に臨床検査技師等に関する法律（昭和33年法律第76号）第2条に規定する検査を委託する場合における検査に要する費用については，厚生労働大臣が定めるところにより算定する。

7　検体検査料及び生体検査料に掲げられていない検査で簡単な検査は，基本診療料に含まれ，別に算定できない。

【基本診療料に含まれる簡単な検査】

(1)　血圧測定
(2)　視野眼底検査のうち簡単なもの
(3)　眼科検査のうち斜照法，徹照法，細隙燈検査（ルーペ式），機器を使用しない眼圧測定検査
(4)　D244自覚的聴力検査の簡易聴力検査に該当しない簡単な聴力検査
(5)　精液pH測定
(6)　デビス癌反応検査
(7)　鼓膜運動検査
(8)　イクテロメーター黄疸反応検査
(9)　簡易循環機能検査
　ア　スラッジテスト
　イ　指尖部皮膚毛細血管像検査
　ウ　皮膚粘膜撮影検査
　エ　寒冷血圧検査
　オ　ビッケンバッハ起立試験
　カ　ヒスタミンテスト
　キ　レジチンテスト
　ク　末梢の静脈圧測定
　ケ　ビュルゲル病及び脱疽等の場合における電気的皮膚温度測定
　　a　単純な場合
　　b　負荷を行った場合
　コ　ギボン－ランディステスト
　サ　基礎代謝率簡易測定法
　注　簡易循環機能検査とは，生体に対して物理的又は化学的負荷をかけ，血圧，脈拍等の理学所見の観察を行うことにより循環機能を検査するこ

とを目的とする簡易な検査であり，負荷の種類としては起立，寒冷，運動及び薬物等がある。	(27) Frei反応
(10) 自律神経機能検査	(28) 光田反応
(11) アルコール中毒に対する飲酒試験における症状監視	(29) 松原反応
(12) 皮膚のインピーダンス検査（皮電図記録作成）	(30) 伊藤反応
(13) 6誘導未満の心電図検査	(31) トキソプラズマ症，ジストマ症及び猩紅熱の皮内テスト
(14) 尿中ブロムワレリル尿素検出検査	(32) 膨疹吸収時間測定
(15) 尿脚気反応（沢田氏反応）	(33) ジアゾ反応
(16) シュミット氏昇汞試験	(34) インジカン
(17) 糞便のストール氏虫卵数計算法	(35) 血液比重測定
(18) 髄膜透過性検査	(36) 末梢血液像及び骨髄像における特殊染色のBRACHET試験
(19) 横田氏反応	(37) 赤血球抵抗試験のリビエール法
(20) ユーグロブリン全プラスミン測定法（ユーグロブリン分屑SK活性化プラスミン値測定）	(38) ナイアシンテスト
(21) 緒方法等の補体結合反応による梅毒脂質抗原使用検査	(39) RPHA法による α-フェトプロテイン（AFP）
(22) 卵白アルブミン感作血球凝集反応検査	(40) リウマチ因子スクリーニング
(23) ラクトアルブミン感作血球凝集反応検査	(41) α_1-酸性糖蛋白測定
(24) Miller Kurzrok検査	(42) β-リポ蛋白
(25) Schick反応	(43) モノアミンオキシダーゼ（MAO）
(26) Dick反応	(44) ヴィダール反応
	(45) ヒト絨毛性ゴナドトロピン β（HCG β）分画定性
	(46) 凝集法及び免疫染色法による抗DNA抗体
	(47) 全血凝固溶解時間測定
	(48) 血清全プラスミン測定

Ⅱ　検体検査料

1　検体検査の費用は，検体検査実施料及び検体検査判断料の所定点数を合算した点数により算定する。

2　**時間外緊急院内検査加算**（160000210）

入院中の患者以外の患者について，緊急のために，保険医療機関が表示する診療時間以外の時間，休日又は深夜において，当該保険医療機関内において検体検査を行った場合は，時間外緊急院内検査加算として，検体検査実施料の所定点数に1日につき**200点**を所定点数に加算する。ただし，この場合において，同一日に外来迅速検体検査加算は別に算定できない。

3　**特定機能病院入院患者検体検査実施料**

(1) 特定機能病院である保険医療機関においては，入院中の患者に係る検体検査実施料は，基本的検体検査実施料に掲げる所定点数及び当該所定点数に含まれない各項目の所定点数により算定する。

D025　基本的検体検査実施料

基本的検体検査実施料(入院の日から起算して4週間以内)(1日につき)	(160145410)	**140点**
基本的検体検査実施料(入院の日から起算して4週間超)(1日につき)	(160165310)	**110点**

(2)　基本的検体検査実施料に含まれる検査

イ　尿中一般物質定性半定量検査
ロ　尿中特殊物質定性定量検査
ハ　尿沈渣（鏡検法）
ニ　糞便検査（カルプロテクチン（糞便）を除く）
ホ　穿刺液・採取液検査
ヘ　血液形態・機能検査
ト　出血・凝固検査
チ　造血器腫瘍遺伝子検査
リ　血液化学検査
ヌ　免疫血液学的検査
　ABO血液型及びRh（D）血液型
ル　感染症免疫学的検査
　梅毒血清反応（STS）定性，抗ストレプトリジンO（ASO）定性，抗ストレプトリジンO（ASO）半定量，抗ストレプトリジンO（ASO）定量，トキソプラズマ抗体定性，トキソプラズマ抗体半定量，梅毒トレポネーマ抗体定性，梅毒血清反応（STS）半定量，梅毒血清反応（STS）定量，梅毒トレポネーマ抗体半定量，梅毒トレポネーマ抗体定量及びHIV-1抗体
ヲ　肝炎ウイルス関連検査
　HBs抗原定性・半定量，HBs抗体定性，HBs抗体半定量，HBs抗原，HBs抗体，HCV抗体定性・定量，HCV構造蛋白及び非構造蛋白抗体定性及びHCV構造蛋白及び非構造蛋白抗体半定量
ワ　自己抗体検査
　寒冷凝集反応及びリウマトイド因子（RF）定量
カ　血漿蛋白免疫学的検査
　C反応性蛋白（CRP）定性，C反応性蛋白（CRP），血清補体価（CH_{50}）及び免疫グロブリン
ヨ　微生物学的検査

(3)　療養病棟，結核病棟又は精神病棟に入院している患者及びHIV感染者療養環境特別加算，特定感染症患者療養環境特別加算若しくは重症者等療養環境特別加算又は特定入院料を算定している患者については適用しない。

4　**外来迅速検体検査加算**（160177770）

入院中の患者以外の患者に対して実施した検体検査であって，厚生労働大臣が定めるもの（特掲診療料の施設基準等　別表第９の２）の結果について，検査実施日のうちに説明した上で文書により情報を提供し，当該検査の結果に基づく診療が行われた場合に，５項目を限度として，外来迅速検体検査加算として，検体検査実施料の各項目の所定点数にそれぞれ**10点**を加算する。（編注；本文中では，項目名の上に㊣と表示）

【特掲診療料の施設基準　別表第9の2】

1　D000　尿中一般物質定性半定量検査
2　D002　尿沈渣（鏡検法）
3　D003　糞便検査のうち次のもの
　糞便中ヘモグロビン
4　D005　血液形態・機能検査のうち次のもの
　赤血球沈降速度（ESR）
　末梢血液一般検査
　ヘモグロビンA1c（HbA1c）
5　D006　出血・凝固検査のうち次のもの
　プロトロンビン時間（PT）
　フィブリン・フィブリノゲン分解産物（FDP）定性
　フィブリン・フィブリノゲン分解産物（FDP）半定量
　フィブリン・フィブリノゲン分解産物（FDP）定量
　Dダイマー
6　D007　血液化学検査のうち次のもの
　総ビリルビン
　総蛋白
　アルブミン（BCP改良法・BCG法）
　尿素窒素
　クレアチニン
　尿酸
　アルカリホスファターゼ（ALP）
　コリンエステラーゼ（ChE）
　γ-グルタミルトランスフェラーゼ（γ-GT）
　中性脂肪
　ナトリウム及びクロール
　カリウム
　カルシウム
　グルコース
　乳酸デヒドロゲナーゼ（LD）
　クレアチンキナーゼ（CK）
　HDL-コレステロール
　総コレステロール
　アスパラギン酸アミノトランスフェラーゼ（AST）
　アラニンアミノトランスフェラーゼ（ALT）
　LDL-コレステロール
　グリコアルブミン
7　D008　内分泌学的検査のうち次のもの
　甲状腺刺激ホルモン（TSH）
　遊離サイロキシン（FT_4）
　遊離トリヨードサイロニン（FT_3）
8　D009　腫瘍マーカーのうち次のもの
　癌胎児性抗原（CEA）
　α-フェトプロテイン（AFP）
　前立腺特異抗原（PSA）
　CA19-9
9　D015　血漿蛋白免疫学的検査のうち次のもの
　C反応性蛋白（CRP）
10　D017　排泄物，滲出物又は分泌物の細菌顕微鏡検査のうち次のもの
　その他のもの

Ⅲ　検体検査判断料

1　D026　検体検査判断料

尿・糞便等検査判断料	（160061710）	**34点**
遺伝子関連・染色体検査判断料	（160218110）	**100点**
血液学的検査判断料	（160061810）	**125点**
生化学的検査（1）判断料	（160061910）	**144点**
生化学的検査（2）判断料	（160062010）	**144点**
免疫学的検査判断料	（160062110）	**144点**
微生物学的検査判断料	（160062210）	**150点**

⑴　検体検査判断料は該当する検体検査の種類又は回数にかかわらずそれぞれ月1回に限り算定できるものとする。ただし，D027基本的検体検査判断料を算定する患者については，尿・糞便等検査判断料，遺伝子関連・染色体検査判断料，血液学的検査判断料，生化学的検査(Ⅰ)判断料，免疫学的検査判断料及び微生物学的検査判断料は別に算定しない。

⑵　⑴の規定にかかわらず，D000尿中一般物質定性半定量検査の所定点数を算定した場合にあっては，当該検査については尿・糞便等検査判断料は算定しない。

⑶　D004-2悪性腫瘍組織検査の悪性腫瘍遺伝子検査，D006-2造血器腫瘍遺伝子検査からD006-9WT1 mRNAまで，D006-11FIP1L1-PDGFRα融合遺伝子検査からD006-20角膜ジストロフィー遺伝子検査まで及びD006-22RAS遺伝子検査（血漿）からD006-30遺伝性網膜ジストロフィ遺伝子検査までに掲げる検査は，遺伝子関連・染色体検査判断料により算定するものとし，尿・糞便等検査判断料又は血液学的検査判断料は算定しない。

⑷　**検体検査管理加算**

検体検査管理に関する厚生労働大臣が定める施設基準に適合しているものとして地方厚生局長等に届け出た保険医療機関において検体検査を行った場合には，当該基準に係る区分に従い，患者（検体検査管理加算（Ⅱ），検体検査管理加算（Ⅲ）及び検体検査管理加算（Ⅳ）については入院中の患者に限る）1人につき月1回に限り，次に掲げる点数を所定点数に加算する。ただし，いずれかの検体検査管理加算を算定した場合には，同一月において他の検体検査管理加算は，算定しない。

検体検査管理加算（1）	（160170170）	**40点**
検体検査管理加算（2）	（160182770）	**100点**
検体検査管理加算（3）	（160161610）	**300点**
検体検査管理加算（4）	（160185770）	**500点**

⑸　**国際標準検査管理加算**（160206870）

厚生労働大臣が定める施設基準に適合しているものとして地方厚生局長等に届け出た保険医療機関において，検体検査管理加算（Ⅱ），検体検査管理加算（Ⅲ）又は検体検査管理加算（Ⅳ）を算定した場合は，国際標準検査管理加算として，**40点**を所定点数に加算する。

⑹　**遺伝カウンセリング加算（検査）**（160182870）

厚生労働大臣が定める施設基準に適合しているものとして地方厚生局長等に届け出た保険医療機関において，難病に関する検査（D006-4遺伝学的検査，D006-20角膜ジストロフィー遺伝子検査，D006-26染色体構造変異解析及びD006-30遺伝性網膜ジストロフィ遺伝子検査をいう。以下同じ）又は遺伝性腫瘍に関する検査（D006-19がんゲノムプロファイリング検査を除く）を実施し，その結果について患者又はその家族等に対し遺伝カウンセリングを行った場合には，遺伝カウンセリング加算として，患者1人につき月1回に限り，**1,000点**を所定点数に加算する。ただし，遠隔連携遺伝カウンセリング（情報通信機器を用いて，他の保険医療機関と連携して行う遺伝カウンセリング（難病に関する検査に係るものに限る）をいう）を行う場合は，厚生労働大臣が定める施設基準を満たす保険医療機関において行う場合に限り算定する。

⑺　**遺伝性腫瘍カウンセリング加算**（160218270）

厚生労働大臣が定める施設基準に適合しているものとして地方厚生局長等に届け出た保険医療機関において，D006-19がんゲノムプロファイリング検査を実施し，その結果について患者又はその家族等に対し遺伝カウンセリングを行った場合には，遺伝性腫瘍カウンセリング加算として，患者1人につき月1回に限り，**1,000点**を所定点数に加算する。

(8) **骨髄像診断加算**（160198170）

D005血液形態・機能検査の骨髄像を行った場合に，血液疾患に関する専門の知識を有する医師が，その結果を文書により報告した場合は，骨髄像診断加算として，**240点**を所定点数に加算する。

(9) **免疫電気泳動法診断加算**（160206970）

D015血漿蛋白免疫学的検査の免疫電気泳動法（抗ヒト全血清）又は免疫電気泳動法（特異抗血清）を行った場合に，当該検査に関する専門の知識を有する医師が，その結果を文書により報告した場合は，免疫電気泳動法診断加算として，**50点**を所定点数に加算する。

2 **D027 基本的検体検査判断料**（160149110） **604点**

(1) 特定機能病院である保険医療機関において，尿・糞便等検査，血液学的検査，生化学的検査（Ⅰ），免疫学的検査又は微生物学的検査の各項に掲げる検体検査を入院中の患者に対して行った場合に，当該検体検査の種類又は回数にかかわらず月１回に限り算定できるものとする。

(2) D026検体検査判断料の(4)及び(5)に規定する施設基準に適合しているものとして届出を行った保険医療機関（特定機能病院に限る）において，検体検査を行った場合には，当該基準に係る区分に従い，患者１人につき月１回に限り，検体検査管理加算及び国際標準検査管理加算の点数を所定点数に加算する。ただし，検体検査管理加算及び国際標準検査管理加算のうちいずれかの点数を算定した場合には，同一月において検体検査管理加算及び国際標準検査管理加算の他の点数は，算定しない。

Ⅳ 生体検査料

1 新生児又は3歳未満の乳幼児（新生児を除く）に対して本節に掲げる検査（次に掲げるものを除く）を行った場合は，新生児加算又は乳幼児加算として，各区分に掲げる所定点数にそれぞれ以下の点数を加算する。

新生児加算（生体検査） （160155290） **所定点数の100分の100に相当する点数**

乳幼児加算（生体検査）（3歳未満）（160155390） **所定点数の100分の70に相当する点数**

2 3歳以上6歳未満の幼児に対してD200スパイログラフィー等検査からD242尿水力学的検査までに掲げる検査（次に掲げるものを除く），D306食道ファイバースコピー，D308胃・十二指腸ファイバースコピー，D310小腸内視鏡検査，D312直腸ファイバースコピー，D313大腸内視鏡検査，D317膀胱尿道ファイバースコピー又はD325肺臓カテーテル法，肝臓カテーテル法，膵臓カテーテル法を行った場合は，幼児加算として，各区分に掲げる所定点数に以下の点数を加算する。

幼児加算（生体検査）（3歳以上6歳未満）（160185890） **所定点数の100分の40に相当する点数**

【新生児・乳幼児加算除外対象項目】	【幼児加算除外対象項目】
イ　呼吸機能検査等判断料 ロ　心臓カテーテル法による諸検査 ハ　心電図検査の注に掲げるもの（編注;心電図診断（他医療機関の描写）） ニ　負荷心電図検査の注1に掲げるもの（編注；負荷心電図診断（他医療機関の描写）） ホ　呼吸心拍監視，新生児心拍・呼吸監視，カルジオスコープ（ハートスコープ），カルジオタコスコープ ヘ　経皮的血液ガス分圧測定，血液ガス連続測定 ト　経皮的酸素ガス分圧測定 チ　深部体温計による深部体温測定 リ　前額部，胸部，手掌部又は足底部体表面体温測定による末梢循環不全状態観察 ヌ　脳波検査の注2に掲げるもの（編注;脳波診断（他医療機関の描写）） ル　脳波検査判断料 ヲ　神経・筋検査判断料 ワ　ラジオアイソトープ検査判断料 カ　内視鏡検査の通則第3号に掲げるもの（編注;内視鏡写真診断（他医療機関撮影）） ヨ　超音波内視鏡検査を実施した場合の加算 タ　内視鏡用テレスコープを用いた咽頭画像等解析（インフルエンザの診断の補助に用いるもの） レ　肺臓カテーテル法，肝臓カテーテル法，膵臓カテーテル法	イ　呼吸機能検査等判断料 ロ　心臓カテーテル法による諸検査 ハ　心電図検査の注に掲げるもの（編注;心電図診断（他医療機関の描写）） ニ　負荷心電図検査の注1に掲げるもの（編注；負荷心電図診断（他医療機関の描写）） ホ　呼吸心拍監視，新生児心拍・呼吸監視，カルジオスコープ（ハートスコープ），カルジオタコスコープ ヘ　経皮的血液ガス分圧測定，血液ガス連続測定 ト　経皮的酸素ガス分圧測定 チ　深部体温計による深部体温測定 リ　前額部，胸部，手掌部又は足底部体表面体温測定による末梢循環不全状態観察 ヌ　脳波検査の注2に掲げるもの（編注;脳波診断（他医療機関の描写）） ル　脳波検査判断料 ヲ　神経・筋検査判断料

V　生体検査判断料

1　D205　呼吸機能検査等判断料（160146910）　140点

(1)　呼吸機能検査等の種類又は回数にかかわらず，月1回に限り算定するものとする。

(2)　D200スパイログラフィー等検査からD204基礎代謝測定までに掲げる呼吸機能検査等については，各所定点数及びD205呼吸機能検査等判断料の所定点数を合算した点数により算定する。

2　D238　脳波検査判断料

脳波検査判断料1	（160207610）	350点
脳波検査判断料2	（160147610）	180点

(1)　脳波検査等の種類又は回数にかかわらず月1回に限り算定するものとする。

⑵ 脳波検査判断料１については，厚生労働大臣が定める施設基準に適合しているものとして地方厚生局長等に届け出た保険医療機関において行われる場合に限り算定する。

⑶ 遠隔脳波診断を行った場合については，厚生労働大臣が定める施設基準に適合しているものとして地方厚生局長等に届け出た保険医療機関間で行われた場合に限り算定する。この場合において，受信側の保険医療機関が脳波検査判断料１の届出を行った保険医療機関であり，当該保険医療機関において常勤の医師が脳波診断を行い，その結果を送信側の保険医療機関に文書等により報告した場合は，脳波検査判断料１を算定することができる。

⑷ D235脳波検査（過呼吸，光及び音刺激による負荷検査を含む。）からD237-3覚醒維持検査までに掲げる脳波検査等については，各所定点数及びD238脳波検査判断料の所定点数を合算した点数により算定する。

3　**D241　神経・筋検査判断料**（160147710）**180点**

⑴ 神経・筋検査等の種類又は回数にかかわらず月1回に限り算定するものとする。

⑵ D239筋電図検査からD240神経・筋負荷テストまでに掲げる神経・筋検査については，各所定点数及びD241神経・筋検査判断料の所定点数を合算した点数により算定する。

4　**D294　ラジオアイソトープ検査判断料**（160147910）**110点**

⑴ ラジオアイソトープを用いた諸検査の種類又は回数にかかわらず月1回に限り算定するものとする。

⑵ D292体外からの計測によらない諸検査及びD293シンチグラム（画像を伴わないもの）に掲げるラジオアイソトープを用いた諸検査については，各区分の所定点数及びD294ラジオアイソトープ検査判断料の所定点数を合算した点数により算定する。

5　その他

D270-2　ロービジョン検査判断料（160199510）**250点**

⑴ 厚生労働大臣が定める施設基準に適合しているものとして地方厚生局長等に届け出た保険医療機関において行われる場合に1月に1回に限り算定する。

⑵ 身体障害者福祉法別表に定める障害程度の視覚障害を有するもの（ただし身体障害者手帳の所持の有無を問わない）に対して，眼科学的検査（D282-3コンタクトレンズ検査料を除く）を行い，その結果を踏まえ，患者の保有視機能を評価し，それに応じた適切な視覚的補助具（補装具を含む）の選定と，生活訓練･職業訓練を行っている施設等との連携を含め，療養上の指導管理を行った場合に限り算定する。

【身体障害者福祉法別表に定める障害程度の視覚障害】

次に掲げる視覚障害で，永続するもの

1. 両眼の視力（万国式試視力表によって測ったものをいい，屈折異常がある者については，矯正視力について測ったものをいう。以下同じ）がそれぞれ0.1以下のもの
2. 一眼の視力が0.02以下，他眼の視力が0.6以下のもの
3. 両眼の視野がそれぞれ10度以内のもの
4. 両眼による視野の2分の1以上が欠けているもの

(3) 当該判断料は，厚生労働省主催視覚障害者用補装具適合判定医師研修会（眼鏡等適合判定医師研修会）を修了した医師が，眼科学的検査（D282-3コンタクトレンズ検査料を除く）を行い，その結果を判断した際に，月に1回に限り算定する。

Ⅵ 診断穿刺・検体採取料

1 手術に当たって診断穿刺又は検体採取を行った場合は算定しない。

2 処置の部と共通の項目は，同一日に算定できない。

病理診断

Ⅰ　通則

1　病理診断の費用は，病理標本作製料及び病理診断・判断料の所定点数を合算した点数により算定する。ただし，病理診断に当たって患者から検体を穿刺し又は採取した場合は，病理標本作製料及び病理診断・判断料並びに第３部検査の診断穿刺・検体採取料の所定点数を合算した点数により算定する。

2　病理診断に当たって患者に対し薬剤を施用した場合は，特に規定する場合を除き，前号により算定した点数及び第３部検査の薬剤料の所定点数を合算した点数により算定する。

3　病理診断に当たって，厚生労働大臣が定める特定保険医療材料を使用した場合は，前２号により算定した点数及び第３部検査の特定保険医療材料料の所定点数を合算した点数により算定する。

4　病理標本作製料又は病理診断・判断料に掲げられていない病理診断であって特殊なものの費用は，病理標本作製料又は病理診断・判断料に掲げられている病理診断のうちで最も近似する病理診断の所定点数により算定する。

5　対称器官に係る病理標本作製料の所定点数は，両側の器官の病理標本作製料に係る点数とする。

6　保険医療機関が，患者の人体から排出され，又は採取された検体について，当該保険医療機関以外の施設に臨床検査技師等に関する法律第２条に規定する病理学的検査を委託する場合における病理診断に要する費用については，第３部検査の通則第６号に規定する厚生労働大臣が定めるところにより算定する。ただし，N006病理診断料については，厚生労働大臣が定める施設基準に適合しているものとして地方厚生局長等に届け出た保険医療機関間において行うときに限り算定する。

7　保険医療機関間のデジタル病理画像（病理標本に係るデジタル画像のことをいう）の送受信及び受信側の保険医療機関における当該デジタル病理画像の観察により，N003術中迅速病理組織標本作製又はN003-2迅速細胞診を行う場合には，厚生労働大臣が定める施設基準に適合しているものとして地方厚生局長等に届け出た保険医療機関間において行うときに限り算定する。

Ⅱ　病理標本作製料

1　病理標本作製に当たって，３臓器以上の標本作製を行った場合は，３臓器を限度として算定する。

2　リンパ節については，所属リンパ節ごとに１臓器として数えるが，複数の所属リンパ節が１臓器について存在する場合は，当該複数の所属リンパ節を１臓器として数える。

Ⅲ　病理診断・判断料

1　N006　病理診断料

組織診断料	(160155110)	520点
細胞診断料	(160185210)	200点

(1) 組織診断料については，病理診断を専ら担当する医師が勤務する病院又は病理診断を専ら担当する常勤の医師が勤務する診療所である保険医療機関において，N000病理組織標本作製，N001電子顕微鏡病理組織標本作製,N002免疫染色（免疫抗体法）病理組織標本作製若しくはN003術中迅速病理組織標本作製により作製された組織標本（N000病理組織標本作製又はN002免疫染色（免疫抗体法）病理組織標本作製により作製された組織標本のデジタル病理画像を含む）に基づく診断を行った場合又は当該保険医療機関以外の保険医療機関で作製された組織標本（当該保険医療機関以外の保険医療機関でN000病理組織標本作製又はN002免疫染色（免疫抗体法）病理組織標本作製により作製された組織標本のデジタル病理画像を含む）に基づく診断を行った場合に，これらの診断の別又は回数にかかわらず，月１回に限り算定する。

(2) 細胞診断料については，病理診断を専ら担当する医師が勤務する病院又は病理診断を専ら担当する常勤の医師が勤務する診療所である保険医療機関において，N003-2迅速細胞診若しくはN004細胞診の「穿刺吸引細胞診，体腔洗浄等によるもの」により作製された標本に基づく診断を行った場合又は当該保険医療機関以外の保険医療機関で作製された標本に基づく診断を行った場合に，これらの診断の別又は回数にかかわらず，月１回に限り算定する。

(3) 当該保険医療機関以外の保険医療機関で作製された標本に基づき診断を行った場合は，N000病理組織標本作製からN004細胞診までに掲げる病理標本作製料は，別に算定できない。

(4) 病理診断管理に関する厚生労働大臣が定める施設基準に適合しているものとして地方厚生局長等に届け出た保険医療機関において，病理診断を専ら担当する常勤の医師が病理診断を行い，その結果を文書により報告した場合には，当該基準に係る区分に従い，次に掲げる点数を所定点数に加算する。

病理診断管理加算1（組織診断を行った場合）	(160190270)	120点
病理診断管理加算1（細胞診断を行った場合）	(160190370)	60点
病理診断管理加算2（組織診断を行った場合）	(160190470)	320点
病理診断管理加算2（細胞診断を行った場合）	(160190570)	160点

(5) **悪性腫瘍病理組織標本加算**（160214470）

組織診断料については，厚生労働大臣が定める施設基準に適合しているものとして地方厚生局長等に届け出た保険医療機関において，悪性腫瘍に係る手術の検体からN000病理組織標本作製の「組織切片によるもの」又はN002免疫染色（免疫抗体法）病理組織標本作製により作製された組織標本に基づく診断を行った場合は，悪性腫瘍病理組織標本加算として，**150点**を所定点数に加算する。

2　N007　病理判断料（160062310）　130点

(1) 行われた病理標本作製の種類又は回数にかかわらず，月１回に限り算定する。

(2) N006病理診断料を算定した場合には，算定しない。

画像診断

I　通則

1　画像診断の費用は，エックス線診断料，核医学診断料若しくはコンピューター断層撮影診断料の所定点数により，又はエックス線診断料，核医学診断料若しくはコンピューター断層撮影診断料の所定点数及び薬剤料の所定点数を合算した点数により算定する。

2　画像診断に当たって，厚生労働大臣が定める特定保険医療材料を使用した場合は，前号により算定した点数及び特定保険医療材料料の所定点数を合算した点数により算定する。

3　**時間外緊急院内画像診断加算**（170016010）

入院中の患者以外の患者について，緊急のために，保険医療機関が表示する診療時間以外の時間，休日又は深夜において，当該保険医療機関内において撮影及び画像診断を行った場合は，時間外緊急院内画像診断加算として，１日につき**110点**を所定点数に加算する。

4　**画像診断管理加算１**

E001写真診断，E004基本的エックス線診断料，E102核医学診断及びE203コンピューター断層診断に掲げる画像診断については，厚生労働大臣が定める施設基準に適合しているものとして地方厚生局長等に届け出た保険医療機関において画像診断を専ら担当する常勤の医師が，画像診断を行い，その結果を文書により報告した場合は，画像診断管理加算１として，E001写真診断又はE004基本的エックス線診断料に掲げる画像診断，E102核医学診断に掲げる画像診断及びE203コンピューター断層診断に掲げる画像診断のそれぞれについて月１回に限り70点を所定点数に加算する。ただし，画像診断管理加算２，画像診断管理加算３又は画像診断管理加算４を算定する場合はこの限りでない。

画像診断管理加算１（写真診断）	（170025210）	**70点**
画像診断管理加算１（基本的エックス線診断）	（170025310）	**70点**
画像診断管理加算１（核医学診断）	（170025410）	**70点**
画像診断管理加算１（コンピューター断層診断）	（170025510）	**70点**

5　**画像診断管理加算２，３及び４**

E102核医学診断及びE203コンピューター断層診断に掲げる画像診断については，厚生労働大臣が定める施設基準に適合しているものとして地方厚生局長等に届け出た保険医療機関において画像診断を専ら担当する常勤の医師が，画像診断を行い，その結果を文書により報告した場合は，画像診断管理加算２又は画像診断管理加算３として，E102核医学診断に掲げる画像診断及びE203コンピューター断層診断に掲げる画像診断のそれぞれについて月１回に限り**175点**，**235点**又は**340点**を所定点数に加算する。

画像診断管理加算２（核医学診断）	（170025610）	**175点**
画像診断管理加算２（コンピューター断層診断）	（170025710）	**175点**

画像診断管理加算３（核医学診断）	(170702310)	235点
画像診断管理加算３（コンピューター断層診断）	(170702410)	235点
画像診断管理加算４（核医学診断）	(170035710)	340点
画像診断管理加算４（コンピューター断層診断）	(170035810)	340点

6　**遠隔画像診断管理加算１**

遠隔画像診断による画像診断（E001写真診断，E004基本的エックス線診断料，E102核医学診断又はE203コンピューター断層診断に限る）を行った場合については，厚生労働大臣が定める施設基準に適合しているものとして地方厚生局長等に届け出た保険医療機関間で行われた場合に限り算定する。この場合において，受信側の保険医療機関が前４号の届出を行った保険医療機関であり，当該保険医療機関において画像診断を専ら担当する常勤の医師が，画像診断を行い，その結果を送信側の保険医療機関に文書等により報告した場合は，E001写真診断又はE004基本的エックス線診断料に掲げる画像診断，E102核医学診断に掲げる画像診断及びE203コンピューター断層診断に掲げる画像診断のそれぞれについて月１回に限り，画像診断管理加算１を算定することができる。ただし，画像診断管理加算２，画像診断管理加算３又は画像診断管理加算４を算定する場合はこの限りでない。。

遠隔画像診断による画像診断管理加算１（写真診断）	(170025810)	70点
遠隔画像診断による画像診断管理加算１（基本的エックス線診断）	(170025910)	70点
遠隔画像診断による画像診断管理加算１（核医学診断）	(170026010)	70点
遠隔画像診断による画像診断管理加算１（コンピューター断層診断）	(170026110)	70点

7　**遠隔画像診断管理加算２及び３**

遠隔画像診断による画像診断（E102核医学診断及びE203コンピューター断層診断に限る）を前６号に規定する保険医療機関間で行った場合であって，受信側の保険医療機関が前５号の届出を行った保険医療機関であり，当該保険医療機関において画像診断を専ら担当する常勤の医師が，画像診断を行い，その結果を送信側の保険医療機関に文書等により報告した場合は，E102核医学診断に掲げる画像診断及びE203コンピューター断層診断に掲げる画像診断のそれぞれについて月１回に限り，画像診断管理加算２，画像診断管理加算３又は画像診断管理加算４を算定することができる。

遠隔画像診断による画像診断管理加算２（核医学診断）	(170026210)	180点
遠隔画像診断による画像診断管理加算２（コンピューター断層診断）	(170026310)	180点
遠隔画像診断による画像診断管理加算３（核医学診断）	(170702710)	235点
遠隔画像診断による画像診断管理加算３（コンピューター断層診断）	(170702810)	235点
遠隔画像診断による画像診断管理加算４（核医学診断）	(170035910)	340点
遠隔画像診断による画像診断管理加算４（コンピューター断層診断）	(170036010)	340点

Ⅱ　エックス線診断料

1　エックス線診断の費用は，E000透視診断若しくはE001写真診断の所定点数，E001写真診断及びE002撮影の所定点数を合算した点数若しくはE001写真診断，E002撮影及びE003造影剤注入手技の所定点数を合算した点数又はこれらの点数を合算した点数により算定する。

2　同一の部位につき，同時に２以上のエックス線撮影を行った場合における写真診断の費用は，第１の診断についてはE001写真診断の各所定点数により，第２の診断以後の診断については同区分番号の各所定点数の100分の50に相当する点数により算定する。

3　同一の部位につき，同時に２枚以上のフィルムを使用して同一の方法により，撮影を行った場合における写真診断及び撮影の費用は，E001写真診断の特殊撮影及び乳房撮影並びにE002撮影の特殊撮影及び乳房撮影並びに注４（編注；心臓及び冠動脈造影（右心カテーテル），心臓及び冠動脈造影（左心カテーテル））及び注５（編注；胆管・膵管造影法加算（画像診断））に掲げる場合を除き，第１枚目の写真診断及び撮影の費用についてはE001写真診断及びE002撮影の各所定点数により，第２枚目から第５枚目までの写真診断及び撮影の費用についてはE001写真診断及びE002撮影の各所定点数の100分の50に相当する点数により算定し，第６枚目以後の写真診断及び撮影については算定しない。

4　**電子画像管理加算**

撮影した画像を電子化して管理及び保存した場合においては，電子画像管理加算として，前３号までにより算定した点数に，一連の撮影について次の点数を加算する。ただし，この場合において，フィルムの費用は，算定できない。

電子画像管理加算（単純撮影の場合）（一連の撮影につき）（170000210）	**57点**
電子画像管理加算（特殊撮影の場合）（一連の撮影につき）（170016910）	**58点**
電子画像管理加算（造影剤使用撮影の場合）（一連の撮影につき）（170017010）	**66点**
電子画像管理加算（乳房撮影の場合）（一連の撮影につき）（170026710）	**54点**

5　**特定機能病院入院患者エックス線診断料**

(1)　特定機能病院である保険医療機関における入院中の患者に係るエックス線診断料は，E004基本的エックス線診断料の所定点数及び当該所定点数に含まれない各項目の所定点数により算定する。

E004　基本的エックス線診断料

基本的エックス線診断料（入院の日から起算して4週間以内の期間）（1日につき）（170016810）	**55点**
基本的エックス線診断料（入院の日から起算して4週間を超えた期間）（1日につき）（170022010）	**40点**

(2)　エックス線診断料に含まれる画像診断

イ　E001写真診断の単純撮影に掲げるもの（間接撮影の場合を含む）

ロ　E002撮影の単純撮影に掲げるもの（間接撮影の場合を含む）

(3)　療養病棟，結核病棟又は精神病棟に入院している患者及びＨＩＶ感染者療養環境特別加算，特定感染症患者療養環境特別加算若しくは重症者等療養環境特別加算又は特定入院料を算定している患者については適用しない。

Ⅲ　核医学診断料

1　同一のラジオアイソトープを用いて，D292体外からの計測によらない諸検査若しくはD293シンチグラム（画像を伴わないもの）の項に掲げる検査又はE100シンチグラム（画像を伴うもの）からE101-4ポジトロン断層・磁気共鳴コンピューター断層複合撮影までに掲げる核医学診断のうちいずれか２以上を行った場合は，主たる検査又は核医学診断に係るいずれかの所定点数のみにより算定する。

2　核医学診断の費用は，E100シンチグラム（画像を伴うもの）からE101-5乳房用ポジトロン断層撮影までに掲げる所定点数及びE102核医学診断の所定点数を合算した点数により算定する。

E102　核医学診断

核医学診断（E101-2～E101-5に掲げる撮影の場合）	（170033310）	**450点**
核医学診断（1以外の場合）	（170015310）	**370点**

◎　行った核医学診断の種類又は回数にかかわらず，月１回に限り算定できるものとする。

3　**電子画像管理加算（核医学診断料）（一連につき）**（170026810）

撮影した画像を電子化して管理及び保存した場合においては，電子画像管理加算として，前２号により算定した点数に，一連の撮影について１回に限り，**120点**を所定点数に加算する。ただし，この場合において，フィルムの費用は算定できない。

Ⅳ　コンピューター断層撮影診断料

1　コンピューター断層撮影診断の費用は，E200コンピューター断層撮影（ＣＴ撮影），E200-2血流予備量比コンピューター断層撮影，E201非放射性キセノン脳血流動態検査又はE202磁気共鳴コンピューター断層撮影（ＭＲＩ撮影）の所定点数及びE203コンピューター断層診断の所定点数を合算した点数により算定する。

E203　コンピューター断層診断（170015410）　**450点**

◎　コンピューター断層撮影の種類又は回数にかかわらず，月１回に限り算定できるものとする。

2　E200コンピューター断層撮影（ＣＴ撮影）及びE202磁気共鳴コンピューター断層撮影（ＭＲＩ撮影）を同一月に２回以上行った場合は，当該月の２回目以降の断層撮影については，所定点数にかかわらず，一連につき所定点数の100分の80に相当する点数により算定する。

3　**電子画像管理加算（コンピューター断層診断料）（一連につき）**（170028810）

撮影した画像を電子化して管理及び保存した場合においては，電子画像管理加算として，前２号により算定した点数に，一連の撮影について１回に限り，**120点**を所定点数に加算する。ただし，この場合において，フィルムの費用は算定できない。

4　**新生児加算，乳幼児加算，幼児加算，新生児頭部外傷撮影加算，乳幼児頭部外傷撮影加算及び幼児頭部外傷撮影加算**

新生児，３歳未満の乳幼児（新生児を除く）又は３歳以上６歳未満の幼児に対してE200コンピューター断層撮影（CT撮影），E201非放射性キセノン脳血流動態検査又はE202磁気共鳴コンピューター断層撮影（MRI撮影）に掲げるコンピューター断層撮影を行った場合（頭部外傷に対してコンピューター断層撮影を行った場合を除く）にあっては，新生児加算，乳幼児加算又は幼児加算として，それぞれ以下の点数を，頭部外傷に対してコンピューター断層撮影を行った場合にあっては，新生児頭部外傷撮影加算，乳幼児頭部外傷撮影加算又は幼児頭部外傷撮影加算として，それぞれ以下の点数を加算する。

新生児加算(画像診断・エックス線診断以外)	(170039870)	所定点数の100分の80に相当する点数
乳幼児加算(画像診断・エックス線診断以外)	(170039970)	所定点数の100分の50に相当する点数
幼児加算(画像診断・エックス線診断以外)	(170040070)	所定点数の100分の30に相当する点数
新生児頭部外傷撮影加算	(170037670)	所定点数の100分の85に相当する点数
乳幼児頭部外傷撮影加算	(170037770)	所定点数の100分の55に相当する点数
幼児頭部外傷撮影加算	(170037870)	所定点数の100分の35に相当する点数

検　体　検　査

§.1　尿・糞便等検査

【D000　尿中一般物質定性半定量検査】

D000　㊉　26点
尿中一般物質定性半定量検査　general urinalysis, qualitative, semi-quantitative [urine]（U-検）
レセ電：160000310／尿一般　尿

適応 腎盂腎炎，腎炎，ネフローゼ症候群，急性尿細管壊死，尿路感染症，起立性蛋白尿，腎結核，腎結石症，腎硬化症，腎腫瘍，前立腺肥大症，尿路結石症，嚢胞腎，膀胱炎，膀胱結石症，アミロイドーシス，膠原病，紫斑病，多発性骨髄腫，心不全，痛風，糖尿病，貧血，薬物中毒，急性肝炎，脱水症，閉塞性黄疸，尿崩症，腎不全，糖尿病性ケトアシドーシス，腎性糖尿，体質性黄疸，IgA腎症

意義 採取した尿に種々の反応試薬を含む試験紙を浸けて，尿中の蛋白，糖，潜血などを調べる。腎・尿路系，肝・胆道系，糖尿病など幅広い疾患に対してスクリーニングを行う。

保険メモ ◎当該保険医療機関内で検査を行った場合に算定する。

(1)　検体検査を行った場合は所定の判断料を算定できるものであるが，尿中一般物質定性半定量検査を実施した場合は，当該検査に係る判断料は算定できない。

(2)　尿中一般物質定性半定量検査とは，試験紙，アンプル若しくは錠剤を用いて検査する場合又は試験紙等を比色計等の機器を用いて判定する場合をいい，検査項目，方法にかかわらず，1回につき所定点数により算定する。

(3)　尿中一般物質定性半定量検査に含まれる定性半定量の検査項目は，次のとおりである。

(ア)　比重
(イ)　pH
(ウ)　蛋白定性
(エ)　グルコース
(オ)　ウロビリノゲン
(カ)　ウロビリン定性
(キ)　ビリルビン
(ク)　ケトン体
(ケ)　潜血反応
(コ)　試験紙法による尿細菌検査（亜硝酸塩）
(サ)　食塩
(シ)　試験紙法による白血球検査（白血球エステラーゼ）
(ス)　アルブミン

(4)　尿中一般物質定性半定量検査は当該検査の対象患者の診療を行っている保険医療機関内で実施した場合にのみ算定できるものであり，委託契約等に基づき当該保険医療機関外で実施された検査の結果報告を受けるのみの場合は算定できない。ただし，委託契約等に基づき当該保険医療機関内で実施された検査について，その結果が当該保険医療機関に対して速やかに報告されるような場合は，所定点数を算定できる。

関連検査 尿蛋白，グルコース，浸透圧，尿沈渣，細菌培養同定検査，蛋白分画

【D001　尿中特殊物質定性定量検査】

D001　1　判尿　7点
尿蛋白　protein, quantitative [urine]（U-タン）
レセ電：160000410／尿蛋白　尿

適応 糸球体腎炎，ネフローゼ症候群，急性尿細管壊死，尿路感染症，起立性蛋白尿，腎硬化症，腎腫瘍，前立腺肥大症，尿管結石症，尿道結石症，嚢胞腎，膀胱炎，膀胱結石症，アミロイドーシス，膠原病，紫斑病，多発性骨髄腫，心不全，痛風，糖尿病性腎症，薬物中毒，ループス腎炎，IgA腎症，尿細管間質性腎炎，熱性蛋白尿，薬剤性腎障害

意義 腎疾患の評価に用いる。腎疾患による蛋白尿には糸球体性蛋白尿と尿細管性蛋白尿がある。腎疾患以外にも，泌尿器系疾患，多発性骨髄腫（Bence Jones蛋白），発熱などで蛋白が出現することもある。

関連検査 尿沈渣，Bence Jones蛋白同定，蛋白分画，N-アセチルグルコサミニダーゼ(NAG)，アルブミン，β_2-マイクログロブリン，α_1-マイクログロブリン，トランスフェリン，Ⅳ型コラーゲン，免疫電気泳動法

D001　2　判尿　9点
VMA定性（尿）　vanillylmandelic acid
レセ電：160001310／VMA定性（尿）　尿

適応 褐色細胞腫，神経芽腫，シャイ・ドレーガー症候群

意義 カテコールアミン（アドレナリン，ノ

ルアドレナリン）の尿中代謝物で，カテコールアミン産生腫瘍である褐色細胞腫や神経芽細胞腫の診断に用いる。通常は定量測定を行う。

関連検査 ホモバニリン酸（HVA），カテコールアミン，カテコールアミン分画，メタネフリン・ノルメタネフリン分画

D001　2 …… 判尿　9点
尿グルコース　glucose, quantitative [urine]（U-トウ）
レセ電：160001710／尿グルコース　尿

適応 糖尿病，腎性糖尿，肥満症，先端巨大症，クッシング症候群，ファンコニー症候群，慢性糸球体腎炎，急性膵炎，慢性膵炎，甲状腺機能亢進症，胃切除後

意義 尿糖は糖尿病の診断や治療のコントロールの評価に用いる。尿糖は血糖値の上昇がない腎性糖尿でもみられる。健常者の尿中にも微量は含まれているが，通常の試験紙法では検出できない。試験紙法で陽性の場合に定量検査を行う。

関連検査 ヘモグロビンA1c（HbA1c），ケトン体分画，インスリン（IRI），C-ペプチド（CPR），尿蛋白，常用負荷試験，耐糖能精密検査，1,5-アンヒドロ-D-グルシトール（1,5AG），グリコアルブミン，アルブミン

D001　3 …… 判尿　16点
ウロビリノゲン（尿）　urobilinogen, quantitative [urine]（U-U）
レセ電：160111710／ウロビリノゲン（尿）　尿

適応 肝炎，肝癌，肝硬変症，肝細胞性黄疸，閉塞性黄疸，胆管結石症，胆道癌，溶血性貧血

意義 黄疸をきたす肝・胆道系疾患や溶血性貧血のスクリーニングや病態の判断に用いる。

関連検査 総ビリルビン，末梢血液一般検査，アスパラギン酸アミノトランスフェラーゼ（AST），アラニンアミノトランスフェラーゼ（ALT），γ-グルタミルトランスフェラーゼ（γ-GT），胆汁酸，ロイシンアミノペプチダーゼ（LAP）

D001　3 …… 判尿　16点
先天性代謝異常症スクリーニングテスト（尿）
urinary screening of congenital metabolic disorder (newborn screening) [urine]
レセ電：160111810／先天性代謝異常症スクリーニングテスト（尿）　尿

適応 遺伝性果糖不耐症，乳糖不耐症，ガラクトース血症，キサンチン尿症，シスチン尿症，ヒスチジン血症，フェニルケトン尿症，ホモシスチン尿症，チロシン血症，メチルマロン酸血症，ハーラー症候群，ムコ多糖症Ⅱ型，高プロリン血症，メープルシロップ尿症，アルカプトン尿症，先天性糖代謝異常，先天性甲状腺機能低下症，クレチン病

意義 先天性代謝異常症は，先天的な酵素欠損によりアミノ酸や糖代謝などが異常になり，特定物質が蓄積し，尿中に増加するその代謝物を検出する検査である。発育や知能に障害をきたすため，早期診断が求められる。

保険メモ 先天性代謝異常症スクリーニングテスト（尿）とは，次に掲げる物質の定性半定量検査及び反応検査をいう。

(ア) 塩化鉄（Ⅲ）反応（フェニールケトン体及びアルカプトン体の検出を含む）
(イ) 酸性ムコ多糖類
(ウ) システイン，シスチン等のSH化合物
(エ) ヒスチジン定性
(オ) メチルマロン酸
(カ) Millon反応
(キ) イサチン反応
(ク) Benedict反応

関連検査 アミノ酸，アンモニア，血液ガス分析

D001　3 …… 判尿　16点
尿浸透圧　osmotic pressure[urine] / osmolarity
レセ電：160003910／尿浸透圧　尿

適応 尿崩症，腎不全，抗利尿ホルモン不適合分泌症候群，糖尿病，心因性多飲症，メタノール中毒，パラアルデヒド中毒，脱水症

意義 腎による尿の濃縮・希釈能を評価するのに用いる。血漿浸透圧との比較により，尿崩症や抗利尿ホルモン分泌異常などの診断にも用いる。

関連検査 尿素窒素，クレアチニン，ナトリウム及びクロール，カリウム，尿沈渣，グルコース，アルドステロン

D001　4 …… 判尿　17点
ポルフィリン症スクリーニングテスト（尿）
screening test of porphilia[urine] / porphyrins
レセ電：160156710／ポルフィリン症スクリーニングテスト（尿）　尿

適応 ポルフィリン症，鉛中毒

意義 ポルフィリン症はポルフィリン・ヘム合成系の過程での異常によるポルフィリン体の蓄積による疾患で，尿中のコプロポルフィリン，

ウロポルフィリン，ポルホビリノゲン，末梢血赤血球中のプロトポルフィリンを検査して診断する。

保険メモ　ポルフィリン症スクリーニングテスト（尿）として，Watson-Schwartz反応，Rimington反応又はDeanand Barnes反応を行った場合は，それぞれ所定点数を算定する。

関連検査　ウロポルフィリン，ポルフォビリノゲン，コプロポルフィリン，δアミノレブリン酸（δ-ALA），赤血球コプロポルフィリン，赤血球プロトポルフィリン

D001　4　判尿　**17点**
Watson-Schwartz反応　Watson-Schwartz reaction [urine]
レセ電：160003550／Watson-Schwartz反応　尿

適応　ポルフィリン症，鉛中毒

意義　尿ポルホビリノゲンのスクリーニング検査で，急性ポルフィリン症で著増する。

保険メモ　ポルフィリン症スクリーニングテスト（尿）として，Watson-Schwartz反応，Rimington反応又はDeanand Barnes反応を行った場合は，それぞれ所定点数を算定する。

関連検査　Rimington反応，Deanand Barnes反応，ウロポルフィリン，ポルフォビリノゲン，コプロポルフィリン，δアミノレブリン酸（δ-ALA），赤血球コプロポルフィリン，赤血球プロトポルフィリン

D001　4　判尿　**17点**
Rimington反応　Rimington reaction [urine]
レセ電：160003650／Rimington反応　尿

適応　ポルフィリン症，鉛中毒

意義　尿中のコプロポルフィリン，ウロポルフィリンの定性的な検査法。ポルフィリン症をスクリーニングする。

保険メモ　ポルフィリン症スクリーニングテスト（尿）として，Watson-Schwartz反応，Rimington反応又はDeanand Barnes反応を行った場合は，それぞれ所定点数を算定する。

関連検査　Watson-Schwartz反応，Deanand Barnes反応，ウロポルフィリン，ポルフォビリノゲン，コプロポルフィリン，δアミノレブリン酸（δ-ALA），赤血球コプロポルフィリン，赤血球プロトポルフィリン

D001　4　判尿　**17点**
Deanand Barnes反応　Dean and Barnes reaction [urine]
レセ電：160003750／Deanand Barnes反応　尿

適応　ポルフィリン症，鉛中毒

意義　ポルフィリン症のスクリーニング検査である。

保険メモ　ポルフィリン症スクリーニングテスト（尿）として，Watson-Schwartz反応，Rimington反応又はDeanand Barnes反応を行った場合は，それぞれ所定点数を算定する。

関連検査　Watson-Schwartz反応，Rimington反応，ウロポルフィリン，ポルフォビリノゲン，コプロポルフィリン，δアミノレブリン酸（δ-ALA），赤血球コプロポルフィリン，赤血球プロトポルフィリン

D001　5　判尿　**41点**
N-アセチルグルコサミニダーゼ（NAG）（尿）　N-acetyl-beta-glucosaminidase / N-acetyl glucosaminidase
レセ電：160004110／NAG（尿）　尿

適応　尿細管間質性腎炎，急性腎不全，慢性腎不全，急性尿細管壊死，ネフローゼ症候群，ループス腎炎，糖尿病性腎症

意義　腎の近位尿細管上皮細胞から逸脱した酵素であり，尿中の排泄量を尿細管障害の指標として，間質性腎炎などで用いる。

関連検査　尿沈渣，β_2-マイクログロブリン，シスタチンC，尿蛋白，アルブミン，尿素窒素，クレアチニン，尿酸，トランスフェリン，Ⅳ型コラーゲン

D001　6　判尿　**49点**
アルブミン定性（尿）　albumin
レセ電：160112010／アルブミン定性（尿）　尿

適応　糖尿病性腎症，糸球体腎炎，ネフローゼ症候群，腎硬化症，IgA腎症

意義　尿中アルブミンは軽度な腎障害の指標になる。特に，糖尿病の早期の腎障害の指標として測定される。

関連検査　総蛋白，蛋白分画，シスタチンC，尿蛋白，尿沈渣，トランスフェリン，Ⅳ型コラーゲン

D001　7　判尿　**72点**
黄体形成ホルモン（LH）定性（尿）　luteinizing hormone
レセ電：160004310／LH定性（尿）　尿

適応　性腺機能低下症，多のう胞性卵巣症候群，思春期早発症，不妊症，下垂体機能低下症

意義　下垂体前葉ホルモンの一つで，排卵直前に血中濃度が最高値になる。性腺機能異常の検査に用いる。

関連検査　ヒト絨毛性ゴナドトロピン（HCG），卵胞刺激ホルモン（FSH），テストステロン，プロゲステロン，エストロゲン，プロラクチン（PRL），エストリオール（E_3），エストラジオール（E_2），抗ミュラー管ホルモン（AMH）

D001　7 判尿　72点
フィブリン・フィブリノゲン分解産物（FDP）（尿）
fibrin and fibrinogen degradation products
レセ電：160004510／FDP（尿）　尿

適応　播種性血管内凝固（DIC），静脈血栓症，糸球体腎炎，妊娠高血圧症候群，肺血栓塞栓症

意義　フィブリンやフィブリノゲンにプラスミンが作用して生じた分解産物。DICや血栓症などで上昇するので，その診断に用いる。定量を行い，経時的な推移を追う。通常は血漿や血清で測定する。

関連検査　Dダイマー

D001　8 判尿　98点
トランスフェリン（尿）　microtransferrin[urine]
レセ電：160157750／トランスフェリン（尿）　尿

適応　1型糖尿病性腎症第1期，1型糖尿病性腎症第2期，2型糖尿病性腎症第1期，2型糖尿病性腎症第2期

意義　尿中の微量のトランスフェリンは糖尿病性腎症の早期診断に用いられる。尿中微量アルブミンよりも鋭敏と考えられている。

保険メモ　(1)　トランスフェリン（尿），アルブミン定量（尿）及びⅣ型コラーゲン（尿）は，糖尿病又は糖尿病性早期腎症患者であって微量アルブミン尿を疑うもの（糖尿病性腎症第1期又は第2期のものに限る）に対して行った場合に，3月に1回に限り算定できる。なお，これらを同時に行った場合は，主たるもののみ算定する。
(2)　診療報酬明細書の摘要欄に前回の実施日（初回の場合は初回である旨）を記載する。
(3)　診療報酬明細書の「摘要」欄への記載事項（算定回数が複数月に1回又は年1回のみとされている検査を実施した場合）
前回の実施年月日（初回の場合は初回である旨）を記載する
レセ電：850190028／前回実施年月日（トランスフェリン（尿））；（元号）yy”年”mm”月”dd”日”
レセ電：820190028／初回（トランスフェリン（尿））
<記載要領>

関連検査　アルブミン，N-アセチルグルコサミニダーゼ（NAG），α_1-マイクログロブリン，β_2-マイクログロブリン，尿蛋白，Ⅳ型コラーゲン

D001　9 判尿　99点
アルブミン定量（尿）　microalbumin uria
レセ電：160004810／アルブミン定量（尿）　尿

適応　1型糖尿病性腎症第1期，1型糖尿病性腎症第2期，2型糖尿病性腎症第1期，2型糖尿病性腎症第2期

意義　尿中アルブミンは軽度な腎障害の指標になる。特に，糖尿病の早期の腎障害の指標として測定される。

保険メモ　(1)　トランスフェリン（尿），アルブミン定量（尿）及びⅣ型コラーゲン（尿）は，糖尿病又は糖尿病性早期腎症患者であって微量アルブミン尿を疑うもの（糖尿病性腎症第1期又は第2期のものに限る）に対して行った場合に，3月に1回に限り算定できる。なお，これらを同時に行った場合は，主たるもののみ算定する。
(2)　診療報酬明細書の摘要欄に前回の実施日（初回の場合は初回である旨）を記載する。
(3)　診療報酬明細書の「摘要」欄への記載事項（算定回数が複数月に1回又は年1回のみとされている検査を実施した場合）
前回の実施年月日（初回の場合は初回である旨）を記載する
レセ電：850190008／前回実施年月日（アルブミン定量（尿））；（元号）yy”年”mm”月”dd”日”
レセ電：820190008／初回（アルブミン定量（尿））
<記載要領>

関連検査　蛋白分画，クレアチニン，シスタチンC，尿蛋白，尿沈渣，トランスフェリン，Ⅳ型コラーゲン

D001　10 判尿　105点
ウロポルフィリン（尿）　uroporphyrin
レセ電：160112210／ウロポルフィリン（尿）　尿

適応　ポルフィリン症

意義　ポルフィリン症の診断や病型診断に用いる。

関連検査　ポルフィリン症スクリーニングテスト，δアミノレブリン酸（δ-ALA），ポルフォビリノゲン，コプロポルフィリン，赤血球コプロポルフィリン，赤血球プロトポルフィリン

D001　10　判尿　**105点**
トリプシノーゲン2（尿）　trypsinogen-2 test
レセ電：160224650／**トリプシノーゲン2（尿）**
尿

適応　急性膵炎

意義　免疫クロマトグラフィー法により，急性膵炎の補助診断として，尿中の膵酵素であるトリプシノーゲン2を検出する。

保険メモ　(1)　トリプシノーゲン2（尿）は，免疫クロマト法により測定した場合に算定する。この場合，急性膵炎を疑う医学的根拠について，診療報酬明細書の摘要欄に記載する。
(2)　トリプシノーゲン2（尿）と，D007血液化学検査のアミラーゼ，リパーゼ，アミラーゼアイソザイム，トリプシン又はD009腫瘍マーカーのエラスターゼ1を併せて実施した場合には，いずれか主たるもののみ算定する。
(3)　診療報酬明細書の「摘要」欄への記載事項
急性膵炎を疑う医学的根拠について記載する。
レセ電：830100481／急性膵炎を疑う医学的根拠（トリプシノーゲン2（尿））；＊＊＊＊＊＊
<記載要領>

関連検査　アミラーゼ，リパーゼ，アミラーゼアイソザイム，トリプシン，エラスターゼ

D001　11　判尿　**106点**
δアミノレブリン酸（δ-ALA）（尿）　delta-aminolevulinic acid
レセ電：160004610／**δ-ALA（尿）**　尿

適応　ポルフィリン症，鉛中毒

意義　ポルフィリン症の診断や病型診断に用いる。また，鉛中毒や遺伝性高チロシン血症でも上昇する。

関連検査　ポルフィリン症スクリーニングテスト，ウロポルフィリン，ポルフォビリノゲン，コプロポルフィリン，赤血球コプロポルフィリン，赤血球プロトポルフィリン

D001　12　判尿　**115点**
ポリアミン（尿）　polyamine
レセ電：160134350／**ポリアミン（尿）**　尿

適応　胃癌，食道癌，大腸癌，肺癌，乳癌

意義　ポリアミンは臓器非特異的な多くの癌で尿中排泄が増加するため，腫瘍マーカーとして用いられる。炎症性疾患でも増加することがあるため，癌の早期診断には不適であるが，癌の治療効果の判定や再発の指標として用いる。

関連検査　フェリチン，癌胎児性抗原（CEA），組織ポリペプタイド抗原（TPA）

D001　13　判尿　**120点**
ミオイノシトール（尿）　myo-inositol
レセ電：160181950／**ミオイノシトール（尿）**
尿

適応　耐糖能異常

意義　耐糖能異常の補助診断として用いる。糖負荷前後の採尿での増加量で評価する。

保険メモ　(1)　ミオイノシトール（尿）は，空腹時血糖が110mg／dL以上126mg／dL未満の患者に対し，耐糖能診断の補助として，尿中のミオイノシトールを測定した場合に1年に1回に限り算定できる。ただし，既に糖尿病と診断されている場合は，算定できない。
(2)　診療報酬明細書の摘要欄に前回の実施日（初回の場合は初回である旨）を記載する。
(3)　診療報酬明細書の「摘要」欄への記載事項（算定回数が複数月に1回又は年1回のみとされている検査を実施した場合）
前回の実施年月日（初回の場合は初回である旨）を記載する
レセ電：850190009／前回実施年月日（ミオイノシトール（尿））；（元号）yy”年”mm”月”dd”日”
レセ電：820190009／初回（ミオイノシトール（尿））
<記載要領>

関連検査　ヘモグロビンA1c（HbA1c），グルコース，常用負荷試験，耐糖能精密検査，1,5-アンヒドロ-D-グルシトール（1,5AG），グリコアルブミン

D001　14　判尿　**131点**
コプロポルフィリン（尿）　coproporphyrin
レセ電：160112310／**コプロポルフィリン（尿）**
尿

適応　ポルフィリン症，鉛中毒

意義　ポルフィリン症の診断や病型診断に用いる。

関連検査　ポルフィリン症スクリーニングテスト，δアミノレブリン酸（δ-ALA），ポルフォビリノゲン，ウロポルフィリン，赤血球コプロポルフィリン，赤血球プロトポルフィリン

D001　15　判尿　184点
Ⅳ型コラーゲン（尿）　type 4 collagen
レセ電：160169250／4型コラーゲン（尿）　尿

適応　1型糖尿病性腎症第1期，1型糖尿病性腎症第2期，2型糖尿病性腎症第1期，2型糖尿病性腎症第2期

意義　尿中のⅣ型コラーゲンは，糖尿病性腎症の早期診断に用いられる。

保険メモ　(1)　トランスフェリン（尿），アルブミン定量（尿）及びⅣ型コラーゲン（尿）は，糖尿病又は糖尿病性早期腎症患者であって微量アルブミン尿を疑うもの（糖尿病性腎症第1期又は第2期のものに限る）に対して行った場合に，3月に1回に限り算定できる。なお，これらを同時に行った場合は，主たるもののみ算定する。
(2)　診療報酬明細書の摘要欄に前回の実施日（初回の場合は初回である旨）を記載する。
(3)　診療報酬明細書の「摘要」欄への記載事項
(算定回数が複数月に1回又は年1回のみとされている検査を実施した場合)
前回の実施年月日（初回の場合は初回である旨）を記載する
レセ電：850190010／前回実施年月日（4型コラーゲン（尿））;（元号）yy”年”mm”月”dd”日”
レセ電：820190010／初回（4型コラーゲン（尿））
<記載要領>

関連検査　アルブミン，N-アセチルグルコサミニダーゼ（NAG），α_1-マイクログロブリン，β_2-マイクログロブリン，トランスフェリン，尿蛋白，グルコース，クレアチニン

D001　16　判尿　186点
総ヨウ素（尿）
レセ電：160189950／総ヨウ素（尿）　尿

適応　甲状腺中毒症，亜急性甲状腺炎，無痛性甲状腺炎，バセドウ病

意義　ヨード摂取の不足や過剰を判断するのに用いる。ヨードの過不足により甲状腺機能低下や甲状腺腫をきたす。

D001　16　判尿　186点
ポルフォビリノゲン（尿）　porphobilinogen
レセ電：160112110／ポルフォビリノゲン（尿）　尿

適応　肝性ポルフィリン症，鉛中毒

意義　ポルフィリン症の診断や病型診断に用いる。

関連検査　ポルフィリン症スクリーニングテスト，δアミノレブリン酸（δ-ALA），コプロポルフィリン，ウロポルフィリン，赤血球コプロポルフィリン，赤血球プロトポルフィリン

D001　17　判尿　187点
プロスタグランジンE主要代謝物（尿）　Prostaglandin E-major urinary metabolite
レセ電：160237350／プロスタグランジンE主要代謝物（尿）　尿

適応　潰瘍性大腸炎

意義　潰瘍性大腸炎の病態把握の補助として，化学発光酵素免疫測定法（CLEIA）（定量）により，尿中のプロスタグランジンE主要代謝物を測定し，疾患活動性の評価を行った上で治療法を選択する目的で行う。

保険メモ　(1)　プロスタグランジンE主要代謝物（尿）は，潰瘍性大腸炎の患者の病態把握の補助を目的として，尿を検体とし，CLEIA法により測定した場合に，3月に1回を限度として算定できる。ただし，医学的な必要性から，本検査を1月に1回行う場合には，その詳細な理由及び検査結果を診療録及び診療報酬明細書の摘要欄に記載する。
(2)　潰瘍性大腸炎の病態把握を目的として，D003糞便検査のカルプロテクチン（糞便），D007血液化学検査のロイシンリッチα_2グリコプロテイン又はD313大腸内視鏡検査を同一月中に併せて行った場合は，主たるもののみ算定する。
(3)　診療報酬明細書の「摘要」欄への記載事項
(医学的な必要性から，本検査を1月に1回行う場合)
その詳細な理由及び検査結果を記載する。
レセ電：830100820／1月に1回行う詳細な理由（プロスタグランジンE主要代謝物（尿））；******
レセ電：830100821／検査結果（プロスタグランジンE主要代謝物（尿））；******
<記載要領>
(4)　診療報酬明細書の「摘要」欄への記載事項
(算定回数が複数月に1回又は年1回のみとされている検査を実施した場合)
前回の実施年月日（初回の場合は初回である旨）を記載する
レセ電：850190227／前回実施年月日（プロスタグランジンE主要代謝物（尿））;（元号）yy”年”mm”月”dd”日”
レセ電：820190495／初回（プロスタグランジンE主要代謝物（尿））
<記載要領>

関連検査 カルプロテクチン，ロイシンリッチα_2グリコプロテイン，大腸内視鏡検査

D001　18　判尿　200点
シュウ酸（尿） oxalic acid
レセ電：160210610／シュウ酸（尿）　尿

適応 再発性尿路結石症*

意義 尿路結石の約80%はシュウ酸カルシウム結石であり，過シュウ酸尿があると結石の再発を繰り返しやすく，腎不全に至ることがある。24時間蓄尿を用いて尿中シュウ酸濃度を測定し，シュウ酸の1日排泄量を算出することにより，過シュウ酸尿症の早期診断が可能となり，適切な管理によって腎不全への進行を防ぐことができる。

保険メモ (1) シュウ酸（尿）は，再発性尿路結石症の患者に対して，キャピラリー電気泳動法により行った場合に，原則として1年に1回に限り算定する。
(2) 診療報酬明細書の摘要欄に前回の実施日（初回の場合は初回である旨）を記載する。
(3) 診療報酬明細書の「摘要」欄への記載事項
(算定回数が複数月に1回又は年1回のみとされている検査を実施した場合)
前回の実施年月日（初回の場合は初回である旨）を記載する
レセ電：850190011／前回実施年月日（シュウ酸（尿））；(元号) yy”年”mm”月”dd”日”
レセ電：820190011／初回（シュウ酸（尿））
<記載要領>

関連検査 尿酸，ナトリウム及びクロール，カルシウム，マグネシウム，無機リン及びリン酸

D001　19　判尿　210点
L型脂肪酸結合蛋白（L-FABP）（尿）
レセ電：160189250／L-FABP（尿）　尿

適応 慢性腎臓病，糸球体腎炎，薬剤性腎障害，糖尿病性腎症，尿細管間質性腎炎，急性腎障害

意義 尿細管障害を伴う腎疾患の発症や悪化の危険性の指標として用いる。糖尿病性腎症の早期診断や造影剤腎症の判断にも有用である。

保険メモ (1) L型脂肪酸結合蛋白(L-FABP)（尿）は，原則として3月に1回に限り算定する。ただし，医学的な必要性からそれ以上算定する場合においては，その詳細な理由を診療報酬明細書の摘要欄に記載する。
(2) L型脂肪酸結合蛋白（L-FABP）（尿）と好中球ゼラチナーゼ結合性リポカリン（NGAL）（尿）を併せて実施した場合には，主たるもののみ算定する。
(3) 診療報酬明細書の摘要欄に前回の実施日（初回の場合は初回である旨）を記載する。
(4) 診療報酬明細書の「摘要」欄への記載事項
(3月に2回以上算定する場合)
その詳細な理由を記載する。
レセ電：830100112／3月に2回以上算定した詳細な理由（L型脂肪酸結合蛋白（L－FABP）(尿)）；＊＊＊＊＊＊
<記載要領>
(5) 診療報酬明細書の「摘要」欄への記載事項
(算定回数が複数月に1回又は年1回のみとされている検査を実施した場合)
前回の実施年月日（初回の場合は初回である旨）を記載する
レセ電：850190012／前回実施年月日（L型脂肪酸結合蛋白（L－FABP（尿）））；(元号) yy”年”mm”月”dd”日”
レセ電：820190012／初回（L－FABP（尿））
<記載要領>

関連検査 N-アセチルグルコサミニダーゼ(NAG)，クレアチニン，α_1-マイクログロブリン，シスタチンC，好中球ゼラチナーゼ結合性リポカリン（NGAL）

D001　19　判尿　210点
好中球ゼラチナーゼ結合性リポカリン（NGAL）（尿） neutrophil gelatinase-associated lipocalin
レセ電：160209650／NGAL（尿）　尿

適応 急性腎障害

意義 敗血症，腎毒性のある薬剤投与，術後循環不全などに起因する急性腎障害を，血清クレアチニンよりも早期に診断できるため，より早く適切な治療介入を行うことが期待できる。

保険メモ (1) 好中球ゼラチナーゼ結合性リポカリン（NGAL）（尿）は，急性腎障害の診断時又はその治療中に，CLIA法により測定した場合に算定できる。ただし，診断時においては1回，その後は急性腎障害に対する一連の治療につき3回を限度として算定する。なお，医学的な必要性からそれ以上算定する場合においては，その詳細な理由を診療報酬明細書の摘要欄に記載する。
(2) L型脂肪酸結合蛋白（L-FABP）（尿）と好中球ゼラチナーゼ結合性リポカリン（NGAL）（尿）を併せて実施した場合には，主たるもののみ算定する。
(3) 診療報酬明細書の「摘要」欄への記載事項

(医学的必要性から4回以上算定する場合)
その詳細な理由を記載する。
レセ電：830100113／医学的必要性から4回以上算定した詳細な理由（好中球ゼラチナーゼ結合性リポカリン（NGAL）（尿））；＊＊＊＊＊＊
<記載要領>

関連検査　L型脂肪酸結合蛋白（L-FABP）

D001　20 ……… D015血漿蛋白免疫学的検査の例により算定した点数
尿の蛋白免疫学的検査

D001　21 ……… 検査の種類の別によりD007血液化学検査、D008内分泌学的検査、D009腫瘍マーカー又はD010特殊分析の例により算定した点数
その他

保険メモ　◎D007血液化学検査，D008内分泌学的検査，D009腫瘍マーカー又はD010特殊分析の所定点数を準用した場合は，当該区分の注についても同様に準用するものとする。

D001　21 ……… ㊙ 判尿　11点
クレアチニン試験紙法（尿）（蛋白／クレアチニン比）　urine creatinine
レセ電：160176350／クレアチニン試験紙法（尿）（蛋白／クレアチニン比）　尿

適応　慢性腎臓病

意義　随時尿の試験紙法による尿蛋白の評価では，尿の希釈・濃縮に影響を受けてしまう。そのため，試験紙法で蛋白とクレアチニンを同時に調べ，クレアチニン1gあたりの尿蛋白を求めることで，慢性腎臓病などによる腎障害の進行をより的確に評価できる。

保険メモ　蛋白質とクレアチニンの比を測定する目的で試験紙により実施した場合は，「その他」によるクレアチニン（尿）として算定し，その判断料は，D026検体検査判断料の尿・糞便等検査判断料を算定する。

関連検査　クレアチニン，尿蛋白，尿素窒素，ナトリウム及びクロール

【D002　尿沈渣（鏡検法）】

D002 ……… ㊙ 判尿　27点
尿沈渣（鏡検法）　urine sediment microscopic test / smea（U-沈）
レセ電：160005010／尿沈渣（鏡検法）　尿

適応　糸球体腎炎，慢性腎不全，ネフローゼ症候群，ループス腎炎，尿路感染症，腎盂腎炎，尿路悪性腫瘍，間質性腎炎，急性尿細管壊死，腎結石症，膀胱損傷，腎外傷，IgA腎症，尿路結石症

意義　尿を遠心分離して，その沈渣の赤血球，白血球，上皮細胞，円柱，細菌，結晶などを顕微鏡で観察する。糸球体腎炎や尿路感染症をはじめとした腎・尿路系疾患の診断に用いる。

保険メモ　◎同一検体について当該検査とD017排泄物，滲出物又は分泌物の細菌顕微鏡検査を併せて行った場合は，主たる検査の所定点数のみ算定する。
◎当該保険医療機関内で検査を行った場合に算定する。
(1)　尿沈渣（鏡検法）の所定点数は，赤血球，白血球，上皮細胞，各種円柱，類円柱，粘液系，リポイド，寄生虫等の無染色標本検査の全ての費用を含む。
(2)　尿沈渣（鏡検法）は，D000尿中一般物質定性半定量検査若しくはD001尿中特殊物質定性定量検査において何らかの所見が認められ，又は診察の結果からその実施が必要と認められて実施した場合に算定する。
(3)　尿沈渣（鏡検法）は当該検査の対象患者の診療を行っている保険医療機関内で実施した場合にのみ算定できるものであり，委託契約等に基づき当該保険医療機関外で実施された検査の結果報告を受けるのみの場合は算定できない。ただし，委託契約等に基づき当該保険医療機関内で実施された検査について，その結果が当該保険医療機関に速やかに報告されるような場合は，所定点数により算定する。
(4)　尿路系疾患が強く疑われる患者について，診療所が尿沈渣（鏡検法）を衛生検査所等に委託する場合であって，当該衛生検査所等が採尿後4時間以内に検査を行い，検査結果が速やかに当該診療所に報告された場合は，所定点数を算定できる。
(5)　当該検査とD002-2尿沈渣（フローサイトメトリー法）を併せて実施した場合は，主たるもののみ算定する。
(6)　問：D002尿沈渣（鏡検法）の鏡検法とはどのような検査を指すのか。答：顕微鏡を用いて実際に医療従事者の目視によって，検体を直接観察することを指す。<事務連絡　20120330>

関連検査　N-アセチルグルコサミニダーゼ（NAG），細菌培養同定検査，尿浸透圧，血液浸透圧，細菌顕微鏡検査，クレアチニン，蛋白分画

D002 9点
染色標本加算
レセ電：160005170／染色標本加算

意義 尿沈渣は原則として無染色で鏡検するが，判別困難な場合には染色法を用いる。

保険メモ ◎染色標本による検査を行った場合は，染色標本加算として，9点を所定点数に加算する。

【D002-2　尿沈渣（フローサイトメトリー法）】

D002-2 判尿 24点
尿沈渣（フローサイトメトリー法） urine formed-elements analysis with flowcytometry technique
レセ電：160159550／尿沈渣（フローサイトメトリー法） 尿

適応 糸球体腎炎，慢性腎不全，ネフローゼ症候群，ループス腎炎，尿路感染症，腎盂腎炎，尿路悪性腫瘍，間質性腎炎，急性尿細管壊死，腎結石症，膀胱損傷，腎外傷，IgA腎症，尿路結石症

意義 尿沈渣の鏡検と同様の検査を自動尿中成分定量測定装置を用いて，遠心分離なしに解析し，尿中有形成分をスキャッタグラム解析や画像解析などにより，赤血球，白血球，上皮細胞，円柱，細菌を定量する。

保険メモ ◎同一検体について当該検査とD017排泄物，滲出物又は分泌物の細菌顕微鏡検査を併せて行った場合は，主たる検査の所定点数のみ算定する。
◎当該保険医療機関内で検査を行った場合に算定する。
⑴　本測定はD000尿中一般物質定性半定量検査若しくはD001尿中特殊物質定性定量検査において何らかの所見が認められ，又は診察の結果からその実施が必要と認められ，赤血球，白血球，上皮細胞，円柱及び細菌を同時に測定した場合に算定する。
⑵　本検査とD002尿沈渣（鏡検法）を併せて実施した場合は，主たるもののみ算定する。

関連検査 N-アセチルグルコサミニダーゼ（NAG），細菌培養同定検査，尿浸透圧，血液浸透圧，細菌顕微鏡検査

【D003　糞便検査】

保険メモ 糞便中の細菌，原虫検査は，D017排泄物，滲出物又は分泌物の細菌顕微鏡検査により算定する。

D003　1 判尿 15点
虫卵検出（集卵法）（糞便） fecal helminth egg test / helminth egg（F-集卵）（AMS Ⅲ）
レセ電：160005710／虫卵検出（集卵法）（糞便） 糞便

適応 吸虫症，回虫症，条虫症，鉤虫症，鞭虫症

意義 糞便中の寄生虫卵の検査で，産卵数の少ない肝吸虫，横川吸虫，肺吸虫，日本住血吸虫や発見しにくい小型寄生虫などには集卵法を用いる。

関連検査 糞便塗抹顕微鏡検査，糞便中ヘモグロビン，特異的IgE，細菌顕微鏡検査，非特異的IgE

D003　1 判尿 15点
ウロビリン（糞便） urobilin / fecal urobilin quantitative test
レセ電：160112610／ウロビリン（糞便） 糞便

適応 黄疸，肝炎，閉塞性黄疸，溶血性貧血

意義 便中ウロビリノゲンは生体外で酸化されてウロビリンとなる。閉塞性黄疸では減少し，溶血性疾患では増加する。

関連検査 総ビリルビン，糞便中ヘモグロビン，直接ビリルビン，抱合型ビリルビン

D003　2 判尿 20点
糞便塗抹顕微鏡検査（虫卵、脂肪及び消化状況観察を含む。） smear microscopic test（F-塗）
レセ電：160005510／糞便塗抹 糞便

適応 潰瘍性大腸炎，感染性腸炎，熱帯性スプルー，慢性膵炎，慢性下痢症，吸収不良症候群，回虫症，鉤虫症，鞭虫症

意義 糞便をスライドガラスに塗抹し，鏡検又は簡単な化学反応を行って，寄生虫卵，脂肪などを観察する。産卵数の多い土壌伝播線虫には適している。吸収不良症候群や膵機能不全などでは，鏡検下で脂肪酸・中性脂肪は染色や化学反応などで検出される。

関連検査 アミラーゼ，リパーゼ，トリプシン，虫卵検出，糞便中ヘモグロビン，細菌顕微鏡検査

D003　3 判尿 23点
虫体検出（糞便） fecal parasite macroscopic test
レセ電：160006410／虫体検出（糞便） 糞便

適応 蟯虫症，広節裂頭条虫症，無鉤条虫症，有鉤条虫症，糞線虫症

意義 自然排便や駆虫剤投与後の便の中の寄生虫を肉眼やルーペで検出する。回虫や条虫などの検出に用いる。

関連検査 糞便塗抹顕微鏡検査，虫卵検出，虫卵培養

D003　4 判尿 25点
糞便中脂質 fecal fat
レセ電：160006310／糞便中脂質 糞便

適応 吸収不良症候群，膵炎，膵癌，のう胞性線維症

意義 便中の脂肪量を定量し，便1g当たりや，1日の便中脂肪量を計算して，脂肪便の判定を行う。吸収不良症候群や膵疾患の診断に用いる。

関連検査 大腸内視鏡検査

D003　5 判尿 37点
糞便中ヘモグロビン定性 fecal hemoglobin, qualitative
レセ電：160006510／糞便中ヘモグロビン定性 糞便

適応 大腸癌，大腸ポリープ，イレウス，腸重積症，急性大腸炎，大腸憩室炎，潰瘍性大腸炎，クローン病，腸結核，アメーバ赤痢，痔核，過敏性腸症候群，薬剤性腸炎，出血性腸炎

意義 ヒトヘモグロビンに対する抗体を用いた免疫クロマト法でヘモグロビンを検出する。化学的な潜血反応検査に比べてヒトヘモグロビンに特異的であり，食事制限が不要である。大腸癌など下部消化管からの出血のスクリーニング検査として行われる。

保険メモ ヘモグロビン検査を免疫クロマト法にて行った場合は，糞便中ヘモグロビン定性により算定する。

関連検査 糞便塗抹顕微鏡検査，虫卵検出，癌胎児性抗原（CEA）

D003　6 判尿 40点
虫卵培養（糞便） helminth egg culture test / fecal parasite test with culturing method
レセ電：160006710／虫卵培養（糞便） 糞便

適応 鉤虫症，東洋毛様線虫症，糞線虫症

意義 鉤虫や糞線虫の検出では，見落としを防ぐため，虫卵を幼虫に成長させてから判定することがある。

関連検査 虫卵検出，糞便塗抹顕微鏡検査

D003　7 ㊣ 判尿 41点
糞便中ヘモグロビン fecal hemoglobin
レセ電：160006810／糞便中ヘモグロビン 糞便

適応 大腸癌，大腸ポリープ，腸閉塞（イレウス），腸重積症，急性大腸炎，大腸憩室炎，潰瘍性大腸炎，クローン病，腸結核，アメーバ赤痢，痔核，過敏性腸症候群，薬剤性腸炎，出血性腸炎

意義 ヒトヘモグロビンに対する抗体を用いて，定量的に便1g当たりのヘモグロビン量を測定する。大腸癌など下部消化管からの出血のスクリーニング検査として行われる。

保険メモ ヘモグロビン検査を金コロイド凝集法による定量法にて行った場合は，糞便中ヘモグロビンにより算定する。

関連検査 糞便塗抹顕微鏡検査，虫卵検出，癌胎児性抗原（CEA）

D003　8 判尿 56点
糞便中ヘモグロビン及びトランスフェリン定性・定量 fecal hemoglobin and transferrin
レセ電：160113110／糞便中ヘモグロビン及びトランスフェリン定性・定量 糞便

適応 大腸癌，大腸ポリープ

意義 糞便中のヘモグロビン検査は偽陰性になることもあるため，血液由来成分であり，消化管内での変性・分解が少ないトランスフェリンを同時に測定することで，消化管出血の検出感度を高める。

関連検査 糞便塗抹顕微鏡検査，虫卵検出，癌胎児性抗原（CEA）

D003　9 判尿 268点
カルプロテクチン（糞便） Calprotectin
レセ電：160210050／カルプロテクチン（糞便） 糞便

適応 潰瘍性大腸炎，クローン病

意義 酵素免疫測定法（ELISA法），蛍光酵素免疫測定法（FEIA法）又はラテックス凝集法（LA法）等により，糞便中のカルプロテクチン量を測定することで，慢性的な炎症性腸疾患（潰瘍性大腸炎やクローン病等）を診断する際又は病態を把握する際に，内視鏡を実施するか否かの判断の補助となる。

保険メモ (1) カルプロテクチン（糞便）を慢性的な炎症性腸疾患（潰瘍性大腸炎やクローン病等）の診断補助を目的として測定する場合は，ELISA法，FEIA法，イムノクロマト法，LA法又は金コロイド凝集法により測定した場

合に算定できる。ただし，腸管感染症が否定され，下痢，腹痛や体重減少などの症状が3月以上持続する患者であって，肉眼的血便が認められない患者において，慢性的な炎症性腸疾患が疑われる場合の内視鏡前の補助検査として実施する。また，その要旨を診療録及び診療報酬明細書の摘要欄に記載する。

(2)　本検査を潰瘍性大腸炎又はクローン病の病態把握を目的として測定する場合，潰瘍性大腸炎についてはELISA法，FEIA法，金コロイド凝集法，イムノクロマト法又はLA法により，クローン病についてはELISA法，FEIA法，イムノクロマト法，LA法又は金コロイド凝集法により測定した場合に，それぞれ3月に1回を限度として算定できる。ただし，医学的な必要性から，本検査を1月に1回行う場合には，その詳細な理由及び検査結果を診療録及び診療報酬明細書の摘要欄に記載する。

(3)　慢性的な炎症性腸疾患（潰瘍性大腸炎やクローン病等）の診断補助又は病態把握を目的として，本検査及びD313大腸内視鏡検査を同一月中に併せて行った場合は，主たるもののみ算定する。

(4)　D007血液化学検査のロイシンリッチα2グリコプロテインと，カルプロテクチン（糞便）又はD313大腸内視鏡検査を同一月中に併せて行った場合は，主たるもののみ算定する。

(5)　D001尿中特殊物質定性定量検査のプロスタグランジンE主要代謝物（尿）と，潰瘍性大腸炎の病態把握を目的として，D003糞便検査のカルプロテクチン（糞便），D007血液化学検査のロイシンリッチα_2グリコプロテイン又はD313大腸内視鏡検査を同一月中に併せて行った場合は，主たるもののみ算定する。

(6)　診療報酬明細書の「摘要」欄への記載事項
（慢性的な炎症性腸疾患（潰瘍性大腸炎やクローン病等）の診断補助を目的として測定する場合）
要旨を記載する。
レセ電：830100116／慢性的な炎症性腸疾患の診断補助を目的として測定した要旨（カルプロテクチン（糞便）要旨）；＊＊＊＊＊＊
（潰瘍性大腸炎又はクローン病の病態把握を目的として測定する場合で医学的な必要性から1月に1回行う場合）
詳細な理由及び検査結果を記載する。
レセ電：830100117／詳細理由（カルプロテクチン（糞便））；＊＊＊＊＊＊
レセ電：830100118／検査結果（カルプロテクチン（糞便））；＊＊＊＊＊＊
＜記載要領＞

(7)　診療報酬明細書の「摘要」欄への記載事項
（算定回数が複数月に1回又は年1回のみとされている検査を実施した場合）
前回の実施年月日（初回の場合は初回である旨）を記載する
レセ電：850190013／前回実施年月日（カルプロテクチン（糞便））;（元号）yy”年”mm”月”dd”日”
レセ電:820190013／初回（カルプロテクチン（糞便））
＜記載要領＞

関連検査　大腸内視鏡検査，ロイシンリッチα_2グリコプロテイン，プロスタグランジンE主要代謝物

【D004　穿刺液・採取液検査】

D004　1 …… 判尿　**20点**
ヒューナー検査　Huhner test
レセ電：**160058050／ヒューナー検査**
子宮頸管粘液

適応　不妊症

意義　性交後一定時間以内の頸管粘液中の精子の運動を観察し，頸管粘液と精子の適合度を判断する。不妊のスクリーニング検査として用いられる。

関連検査　プロラクチン（PRL），成長ホルモン（GH），エストロゲン

D004　2 …… 判尿　**50点**
関節液検査　synovial fluid test
レセ電：**160230710／関節液検査**　関節液

適応　関節水腫，結晶性関節炎*，痛風，偽痛風，化膿性関節炎，関節リウマチ

意義　関節液の細胞数算定及び分画，結晶の有無の確認を行い，関節炎の原因を判断する。

保険メモ　関節液検査については，関節水腫を有する患者であって，結晶性関節炎が疑われる者に対して実施した場合，一連につき1回に限り算定する。なお，当該検査とD017排泄物，滲出物又は分泌物の細菌顕微鏡検査を併せて実施した場合は，主たるもののみ算定する。

関連検査　細菌顕微鏡検査

D004　3 …… 判尿　**55点**
胃液又は十二指腸液一般検査　test of gastric juice,duodenal juice
レセ電：**160061010／胃液又は十二指腸液一般検査**
胃液・十二指腸液

適応　胃潰瘍，胃癌，ガストリノーマ，十二

指腸潰瘍，慢性胃炎，悪性貧血，幽門狭窄，ヘリコバクター・ピロリ感染症，胆管閉塞症，胆管炎，胆道癌，膵炎，膵癌，ゾリンジャー・エリソン症候群，胃食道逆流症

意義 胃液検査では分泌量，酸度などを測定する。十二指腸液は十二指腸液，胆汁，膵液の総称で，胆汁や膵液は十二指腸ゾンデを十二指腸乳頭部に挿入して採取し，量，pH，ビリルビン，アミラーゼなどを測定する。胃，肝・胆・膵疾患の診断に用いる。

保険メモ 胃液又は十二指腸液一般検査の所定点数には，量，色調，混濁，粘液量，臭気，酸度測定，ペプシン及び乳酸定量，ラブ酵素の証明，蛋白質の呈色反応（ニンヒドリン反応，ビウレット反応等），毒物，潜血，虫卵，ウロビリン体の定性定量，コレステリン体の定量，液に含まれる物質の定性半定量の検査等の費用が含まれる。

関連検査 アミラーゼアイソザイム，ガストリン

D004　4 ……… 判尿　**62点**
髄液一般検査　test of cerebrospinal fluid / cerebrospinal fluid（PL-検）
レセ電：160061110／**髄液一般検査**　髄液

適応 髄膜炎，脳炎，日本脳炎，脳膿瘍，くも膜下出血，脳腫瘍，頭部外傷，多発性硬化症，ベーチェット病，ギラン・バレー症候群

意義 髄膜炎，脳炎，ギランバレー症候群，多発性硬化症，くも膜下出血などの診断に用いられる。髄液圧，外観，細胞数・分画，蛋白，ブドウ糖などの検査が含まれる。

保険メモ 髄液一般検査の所定点数には，外見，比重，ノンネアペルト，パンディ，ワイヒブロート等のグロブリン反応，トリプトファン反応，細胞数，細胞の種類判定及び蛋白，グルコース，ビリルビン，ケトン体等の定性半定量の検査等が含まれる。

関連検査 C反応性蛋白（CRP），末梢血液一般検査，細胞診，クレアチンキナーゼ（CK）

D004　5 ……… 判尿　**70点**
精液一般検査　test of seminal fluid
レセ電：160060910／**精液一般検査**　精液

適応 男性不妊症，精子減少症，無精子症

意義 男性不妊症の診断に用いる。精液量，精子数，奇形の有無や運動能，pHなどを測定する。

保険メモ 精液一般検査の所定点数には，精液の量，顕微鏡による精子の数，奇形の有無，運動能等の検査の全ての費用が含まれる。

関連検査 Y染色体微小欠失検査，染色体検査

D004　6 ……… 判尿　**75点**
頸管粘液一般検査　test of cervical mucus
レセ電：160061210／**頸管粘液一般検査**
子宮頸管粘液

適応 卵巣機能不全，不妊症

意義 子宮頸管から吸引した粘液を用いて，粘液量，粘稠性，牽糸性，pH，スライドグラス上の羊歯状結晶を調べる。不妊症の原因検索として行う。

保険メモ 頸管粘液一般検査の所定点数には，量，粘稠度，色調，塗抹乾燥標本による顕微鏡検査（結晶，細菌，血球，腟上皮細胞等）等の費用が含まれる。

関連検査 カンジダ抗原

D004　7 ……… 判尿　**100点**
顆粒球エラスターゼ定性（子宮頸管粘液）
cervical mucous granulocyte elastase
レセ電：160167150／**顆粒球エラスターゼ定性（子宮頸管粘液）**　腟分泌液

適応 絨毛膜羊膜炎，切迫早産

意義 頸管粘液中の顆粒球エラスターゼを調べる。絨毛羊膜炎による切迫流産の診断に用いられる。子宮頸管炎や腟炎でも陽性になる。

保険メモ 顆粒球エラスターゼ定性（子宮頸管粘液）は，フロースルー免疫測定法（赤色ラテックス着色法）により，絨毛羊膜炎の診断のために妊娠満22週以上満37週未満の妊婦で切迫早産の疑いがある者に対して測定した場合に算定する。

関連検査 癌胎児性フィブロネクチン，細菌培養同定検査

D004　7 ……… 判尿　**100点**
IgE定性（涙液）　Total IgE in tear fluid
レセ電：160184150／**IgE定性（涙液）**　涙液

適応 アレルギー性結膜炎

意義 少量の涙液中のIgEをイムノクロマトグラフィー法で測定する。アレルギー性結膜炎の補助診断として有用である。

保険メモ IgE定性（涙液）は，アレルギー性結膜炎の診断の補助を目的として判定した場合に月1回に限り算定できる。

関連検査 好酸球数

D004　8 判尿 116点
顆粒球エラスターゼ（子宮頸管粘液） uterine cervical mucous granulocyte elastase
レセ電：160163150／顆粒球エラスターゼ（子宮頸管粘液） 腟分泌液

適応 絨毛膜羊膜炎，切迫早産
意義 頸管粘液中の顆粒球エラスターゼを定量する。絨毛羊膜炎による切迫流産の診断に用いられる。子宮頸管炎や腟炎でも増加する。
保険メモ 顆粒球エラスターゼ（子宮頸管粘液）は，絨毛羊膜炎の診断のために妊娠満22週以上満37週未満の妊婦で切迫早産の疑いがある者に対して行った場合に算定する。
関連検査 癌胎児性フィブロネクチン，細菌培養同定検査

D004　9 判尿 200点
マイクロバブルテスト microbubble test
レセ電：160182110／マイクロバブルテスト
羊水・新生児胃液

適応 新生児特発性呼吸窮迫症候群
意義 母体の羊水や新生児の胃液をピペットで泡立て，1平方mm検体中に存在する15μm以下のマイクロバルブの個数を顕微鏡で観察する。その個数が少ないと，肺サーファクタントの欠乏を示し，特発性呼吸窮迫症候群の発症の可能性が高い。
保険メモ マイクロバブルテストは妊娠中の患者又は新生児の患者に対して週に1回に限り算定できる。
関連検査 肺サーファクタント蛋白-A（SP-A）

D004　10 判尿 390点
IgGインデックス cerebrospinal fluid (CSF) IgG index
レセ電：160177810／IgGインデックス
髄液・血液

適応 多発性硬化症
意義 IgGインデックス（＝［髄液IgG×血清アルブミン］／［血清IgG×髄液アルブミン］）は，血清からのIgGの移行を考慮した，中枢神経系でのIgG産生異常の指標となる。多発性硬化症ではIgGインデックスが上昇するが，類似疾患である視神経脊髄炎では上昇せず，多発性硬化症の診断の補助となる。
保険メモ (1) IgGインデックス，オリゴクローナルバンド及びミエリン塩基性蛋白（MBP）（髄液）は，多発性硬化症の診断の目的で行った場合に算定する。
(2) 問：IgGインデックス，髄液MBP（編注；ミエリン塩基性蛋白（MBP）（髄液））及び髄液オリゴクローナルバンド測定（編注；オリゴクローナルバンド）は，1回に採取した検体を用いて同時に算定可能か。答：医学的に必要があれば，算定可。<事務連絡　20060331>
関連検査 髄液一般検査，オリゴクローナルバンド，ミエリン塩基性蛋白（MBP），アルブミン

D004　11 判尿 522点
オリゴクローナルバンド oligoclonal band of cerebrospainal fluid
レセ電：160178010／オリゴクローナルバンド
髄液

適応 多発性硬化症
意義 髄液の電気泳動において，血清には存在しない，γ-グロブリン領域の2本以上のバンドがあれば陽性とする。多発性硬化症で高率に検出され，その診断に有用である。
保険メモ (1) IgGインデックス，オリゴクローナルバンド及びミエリン塩基性蛋白（MBP）（髄液）は，多発性硬化症の診断の目的で行った場合に算定する。
(2) 問：IgGインデックス，髄液MBP（編注；ミエリン塩基性蛋白（MBP）（髄液））及び髄液オリゴクローナルバンド測定（編注；オリゴクローナルバンド）は，1回に採取した検体を用いて同時に算定可能か。答：医学的に必要があれば，算定可。<事務連絡　20060331>
関連検査 髄液一般検査，IgGインデックス，ミエリン塩基性蛋白（MBP）

D004　12 判尿 570点
ミエリン塩基性蛋白（MBP）（髄液） myelin basic protein of cerebrospinal fluid
レセ電：160177910／MBP（髄液）髄液・血液

適応 多発性硬化症
意義 髄鞘の主要蛋白で，脱髄疾患である多発性硬化症の病勢の変動に応じた異常高値を示す。髄鞘を含む実質が傷害される神経ベーチェットや脳脊髄炎などでも高値を示す。
保険メモ (1) IgGインデックス，オリゴクローナルバンド及びミエリン塩基性蛋白（MBP）（髄液）は，多発性硬化症の診断の目的で行った場合に算定する。
(2) 問：IgGインデックス，髄液MBP（編注；ミエリン塩基性蛋白（MBP）（髄液））及び髄液オリゴクローナルバンド測定（編注；オリゴク

ローナルバンド）は，1回に採取した検体を用いて同時に算定可能か。答：医学的に必要があれば，算定可。<事務連絡　20060331>

関連検査　髄液一般検査，IgGインデックス，オリゴクローナルバンド

D004　13　判尿　622点
タウ蛋白（髄液）　tau protein (spinal fluid)
レセ電：160190710／タウ蛋白（髄液）　髄液

適応　クロイツフェルト・ヤコブ病

意義　タウは神経軸索内に存在する蛋白で，微小管を安定化させる作用を持つ。神経変性疾患により脳脊髄液中に放出される。タウ蛋白は過剰にリン酸化を受けると，不溶性の凝集体を形成して，神経原線維変化を起こす。髄液中の総タウ蛋白は，クロイツフェルト・ヤコブ病で上昇し，これらの診断の補助に有用である。アルツハイマー病や脳梗塞などによる神経細胞の破壊でも上昇する。

保険メモ　タウ蛋白（髄液）は，クロイツフェルト・ヤコブ病の診断を目的に，1患者につき1回に限り算定する。

D004　14　判尿　641点
リン酸化タウ蛋白（髄液）　phospholylated tau protein
レセ電：160190610／リン酸化タウ蛋白（髄液）　髄液

適応　認知症

意義　タウは神経軸索内に存在する蛋白で，神経変性疾患により脳脊髄液中に放出される。タウ蛋白は過剰にリン酸化を受けると，不溶性の凝集体を形成する。髄液中のリン酸化タウ蛋白は，総タウ蛋白よりもより特異的に，認知症の補助診断に有用である。

保険メモ　(1)　リン酸化タウ蛋白（髄液）は，認知症の診断を目的に，患者1人につき1回に限り算定する。
(2)　アミロイドβ42／40比（髄液）は，リン酸化タウ蛋白（髄液）と併せて行った場合は主たるもののみ算定する。

関連検査　アミロイドβ42／40比

D004　15　判尿　1282点
アミロイドβ42／40比（髄液）　Amyloid-beta42/40 ratio
レセ電：160237150／アミロイドβ42／40比（髄液）　髄液

適応　アルツハイマー病，軽度認知障害，認知症

意義　脳内アミロイドβの蓄積状態把握の補助として，化学発光酵素免疫測定法（CLEIA法）により脳脊髄液中のβ-アミロイド1-42及びβ-アミロイド1-40を測定して，アミロイドβ42／40比を算出し，レカネマブ（遺伝子組換え）製剤に係る最適使用推進ガイドラインに沿って，アルツハイマー病による軽度認知障害又は軽度の認知症が疑われる患者等に対し，レカネマブ（遺伝子組換え）製剤の投与の要否を判断する目的で行う。

保険メモ　(1)　アミロイドβ42／40比（髄液）は，厚生労働省の定めるレカネマブ（遺伝子組換え）製剤に係る最適使用推進ガイドラインに沿って，アルツハイマー病による軽度認知障害又は軽度の認知症が疑われる患者等に対し，レカネマブ（遺伝子組換え）製剤の投与の要否を判断する目的でアミロイドβ病理を示唆する所見を確認するため，CLEIA法により，脳脊髄液中のβ-アミロイド1-42及びβ-アミロイド1-40を同時に測定した場合，患者1人につき1回に限り算定する。ただし，レカネマブ（遺伝子組換え）製剤の投与中止後に初回投与から18か月を超えて再開する場合は，さらに1回に限り算定できる。なお，この場合においては，本検査が必要と判断した医学的根拠を診療報酬明細書の摘要欄に記載する。
(2)　リン酸化タウ蛋白（髄液）と併せて行った場合は主たるもののみ算定する。
(3)　診療報酬明細書の「摘要」欄への記載事項
（レカネマブ（遺伝子組換え）製剤の投与中止後に初回投与から18か月を超えて再開する場合）
必要と判断した医学的根拠を記載する。
レセ電：830100822／必要と判断した医学的根拠（アミロイドβ42／40比（髄液））；＊＊＊＊＊＊
認知機能スコア　MMSEスコアを記載する。（他の保険医療機関からの紹介により検査を実施する場合は，紹介元医療機関において測定したスコアを記載する。）
レセ電：820101166／画像診断を実施する時点におけるMMSEスコア：22点以上
レセ電：820101167／画像診断を実施する時点におけるMMSEスコア：21点以下
臨床認知症尺度　CDR全般尺度の評価を記載する（他の保険医療機関からの紹介により検査を実施する場合は，紹介元医療機関において測定したスコアを記載する。）
レセ電：820101168／画像診断を実施する時点におけるCDR全般尺度：0

レセ電：820101169／画像診断を実施する時点におけるCDR全般尺度：0．5又は1
レセ電：820101170／画像診断を実施する時点におけるCDR全般尺度：2又は3
レセ電：820101171／画像診断を実施する時点におけるCDR全般尺度：評価困難
検査の結果におけるAβ　病理を示唆する所見の有無について記載する。
レセ電：820101172／検査の結果，Aβ　病理を示唆する所見あり
レセ電：820101173／検査の結果，Aβ　病理を示唆する所見なし
<記載要領>

関連検査　リン酸化タウ蛋白

D004　16　D015血漿蛋白免疫学的検査の例により算定した点数
髄液蛋白免疫学的検査

D004　17　D017排泄物、滲出物又は分泌物の細菌顕微鏡検査の例により算定した点数
髄液塗抹染色標本検査

D004　18　検査の種類の別によりD007血液化学検査、D008内分泌学的検査、D009腫瘍マーカー又はD010特殊分析の例により算定した点数
その他

保険メモ　◎D007血液化学検査，D008内分泌学的検査，D009腫瘍マーカー又はD010特殊分析の所定点数を準用した場合は，当該区分の注についても同様に準用するものとする。

【D004-2　悪性腫瘍組織検査】

【D004-2　1　悪性腫瘍遺伝子検査】

保険メモ　◎患者から1回に採取した組織等を用いて同一がん種に対して「処理が容易なもの」に掲げる検査を実施した場合は，所定点数にかかわらず，検査の項目数に応じて次に掲げる点数により算定する。

イ　2項目　4,000点
ロ　3項目　6,000点
ハ　4項目以上　8,000点

「処理が容易なもの」に掲げる検査
(1)　医薬品の適応判定の補助等に用いるもの
・肺癌におけるEGFR遺伝子検査
・肺癌におけるROS1融合遺伝子検査
・肺癌におけるALK融合遺伝子検査
・肺癌におけるBRAF遺伝子検査（次世代シーケンシングを除く。）
・肺癌におけるMETex14遺伝子検査（次世代シーケンシングを除く。）
・肺癌におけるKRAS遺伝子変異（G12C）検査
・大腸癌におけるRAS遺伝子検査
・大腸癌におけるBRAF遺伝子検査
・乳癌におけるHER2遺伝子検査
・リンチ症候群のマイクロサテライト不安定性検査（体外診断用医薬品を用いる場合）
・固形癌におけるマイクロサテライト不安定性検査
・濾胞性リンパ腫におけるEZH2遺伝子検査
(2)　その他のもの
・肺癌におけるK-ras遺伝子検査
・膵癌におけるK-ras遺伝子検査
・悪性骨軟部組織腫瘍におけるEWS-Fli1遺伝子検査
・悪性骨軟部組織腫瘍におけるTLS-CHOP遺伝子検査
・悪性骨軟部組織腫瘍におけるSYT-SSX遺伝子検査
・消化管間葉系腫瘍におけるc-kit遺伝子検査
・悪性黒色腫におけるセンチネルリンパ節生検に係る遺伝子検査
・大腸癌におけるEGFR遺伝子検査
・大腸癌におけるK-ras遺伝子検査
・リンチ症候群におけるマイクロサテライト不安定性検査

◎患者から1回に採取した組織等を用いて同一がん種に対して「処理が複雑なもの」に掲げる検査を実施した場合は，所定点数にかかわらず，検査の項目数に応じて次に掲げる点数により算定する。

イ　2項目　8,000点
ロ　3項目以上　12,000点

「処理が複雑なもの」に掲げる検査
・肺癌におけるBRAF遺伝子検査（次世代シーケンシング）
・肺癌におけるMETex14遺伝子検査（次世代シーケンシング）
・肺癌におけるRET融合遺伝子検査
・肺癌におけるHER2遺伝子検査（次世代シーケンシング）
・悪性黒色腫におけるBRAF遺伝子検査（リアルタイムPCR法）
・悪性黒色腫におけるBRAF遺伝子検査（PCR-rSSO法）
・固形癌におけるNTRK融合遺伝子検査
・腫瘍遺伝子変異量検査
・胆道癌におけるFGFR2融合遺伝子検査
・甲状腺癌におけるRET融合遺伝子検査

・甲状腺髄様癌におけるRET遺伝子変異検査
・固形腫瘍（肺癌及び大腸癌を除く。）におけるBRAF遺伝子検査（PCR-rSSO法）
・悪性リンパ腫におけるBRAF遺伝子検査（PCR-rSSO法）

(1) 悪性腫瘍遺伝子検査は，固形腫瘍又は悪性リンパ腫の腫瘍細胞を検体とし，悪性腫瘍の詳細な診断及び治療法の選択を目的として悪性腫瘍患者本人に対して行った，(2)から(4)までに掲げる遺伝子検査について，患者1人につき1回に限り算定する。ただし，肺癌におけるEGFR遺伝子検査については，再発や増悪により，2次的遺伝子変異等が疑われ，再度治療法を選択する必要がある場合にも算定できることとし，マイクロサテライト不安定性検査については，リンチ症候群の診断の補助を目的とする場合又は固形癌の抗悪性腫瘍剤による治療法の選択を目的とする場合に，当該検査を実施した後に，もう一方の目的で当該検査を実施した場合にあっても，別に1回に限り算定できる。

早期大腸癌におけるリンチ症候群の除外を目的としてBRAF遺伝子検査を実施した場合にあっては，KRAS遺伝子検査又はRAS遺伝子検査を併せて算定できないこととし，マイクロサテライト不安定性検査又はN005-4ミスマッチ修復タンパク免疫染色（免疫抗体法）病理組織標本作製を実施した年月日を，診療報酬明細書の摘要欄に記載する。

(2) 悪性腫瘍遺伝子検査の「処理が容易なもの」の「医薬品の適応判定の補助等に用いるもの」とは，次に掲げる遺伝子検査のことをいい，使用目的又は効果として，医薬品の適応を判定するための補助等に用いるものとして薬事承認又は認証を得ている体外診断用医薬品又は医療機器を用いて，リアルタイムPCR法，PCR-rSSO法，マルチプレックスPCRフラグメント解析法又は次世代シーケンシングにより行う場合に算定できる。

(ア) 肺癌におけるEGFR遺伝子検査，ROS1融合遺伝子検査，ALK融合遺伝子検査，BRAF遺伝子検査（次世代シーケンシングを除く），METex14遺伝子検査（次世代シーケンシングを除く），KRAS遺伝子変異（G12C）検査
(イ) 大腸癌におけるRAS遺伝子検査，BRAF遺伝子検査
(ウ) 乳癌におけるHER2遺伝子検査
(エ) 固形癌におけるマイクロサテライト不安定性検査
(オ) 濾胞性リンパ腫におけるEZH2遺伝子検査

(3) 悪性腫瘍遺伝子検査の「処理が容易なもの」の「その他のもの」とは，次に掲げる遺伝子検査のことをいい，PCR法，SSCP法，RFLP法等により行う場合に算定できる。

(ア) 肺癌におけるKRAS遺伝子検査
(イ) 膵癌におけるKRAS遺伝子検査
(ウ) 悪性骨軟部組織腫瘍におけるEWS-Fli1遺伝子検査，TLS-CHOP遺伝子検査，SYT-SSX遺伝子検査
(エ) 消化管間葉系腫瘍におけるc-kit遺伝子検査
(オ) 悪性黒色腫におけるセンチネルリンパ節生検に係る遺伝子検査
(カ) 大腸癌におけるEGFR遺伝子検査，KRAS遺伝子検査
(キ) リンチ症候群におけるマイクロサテライト不安定性検査（使用目的又は効果として，医薬品の適応を判定するための補助等に用いるものとして薬事承認又は認証を得ている体外診断用医薬品を使用した場合を除く）

(4) 悪性腫瘍遺伝子検査の「処理が複雑なもの」とは，次に掲げる遺伝子検査のことをいい，使用目的又は効果として，医薬品の適応を判定するための補助等に用いるものとして薬事承認又は認証を得ている体外診断用医薬品又は医療機器を用いて，次世代シーケンシング等により行う場合に算定できる。

(ア) 肺癌におけるBRAF遺伝子検査（次世代シーケンシング），METex14遺伝子検査（次世代シーケンシング），RET融合遺伝子検査，HER2遺伝子検査（次世代シーケンシング）
(イ) 悪性黒色腫におけるBRAF遺伝子検査（リアルタイムPCR法，PCR-rSSO法）
(ウ) 固形癌におけるNTRK融合遺伝子検査，腫瘍遺伝子変異量検査
(エ) 胆道癌におけるFGFR2融合遺伝子検査
(オ) 甲状腺癌におけるRET融合遺伝子検査
(カ) 甲状腺髄様癌におけるRET遺伝子変異検査
(キ) 固形腫瘍（肺癌及び大腸癌を除く）におけるBRAF遺伝子検査（PCR-rSSO法）
(ク) 悪性リンパ腫におけるBRAF遺伝子検査（PCR-rSSO法）

(5) 患者から1回に採取した組織等を用いて同一がん種に対して悪性腫瘍遺伝子検査の「処理が容易なもの」と悪性腫瘍遺伝子検査の「処理が複雑なもの」を実施した場合は，「注1」（編注；

前記1つ目の◎）及び「注2」（編注；前記2つ目の◎）の規定に基づき，それぞれの検査の項目数に応じた点数を合算した点数により算定する。

⑹　悪性腫瘍遺伝子検査を算定するに当たっては，⑵から⑷までに掲げる遺伝子検査の中から該当するものを診療報酬明細書の摘要欄に記載する。

⑺　悪性腫瘍遺伝子検査，D006-2造血器腫瘍遺伝子検査，D006-6免疫関連遺伝子再構成，D006-14FLT3遺伝子検査又はD006-16JAK2遺伝子検査のうちいずれかを同一月中に併せて行った場合には，主たるもののみ算定する。

⑻　肺癌において，悪性腫瘍遺伝子検査の「処理が容易なもの」の「医薬品の適応判定の補助等に用いるもの」のうち，⑵の㋐に規定する肺癌におけるEGFR遺伝子検査とD006-12EGFR遺伝子検査（血漿）又はD006-24肺癌関連遺伝子多項目同時検査を同一月中に併せて行った場合には，主たるもののみ算定する。

⑼　肺癌において，悪性腫瘍遺伝子検査の「処理が容易なもの」の「医薬品の適応判定の補助等に用いるもの」のうち，⑵の㋐に規定する肺癌におけるALK融合遺伝子検査とD006-24肺癌関連遺伝子多項目同時検査，N002免疫染色（免疫抗体法）病理組織標本作製のALK融合タンパク又はN005-2ALK融合遺伝子標本作製を併せて行った場合には，主たるもののみ算定する。

⑽　乳癌において，悪性腫瘍遺伝子検査の「処理が容易なもの」の「医薬品の適応判定の補助等に用いるもの」のうち，⑵の㋒に規定する乳癌におけるHER2遺伝子検査とN005HER2遺伝子標本作製を併せて行った場合には，主たるもののみ算定する。

⑾　卵巣癌又は前立腺癌において，悪性腫瘍遺伝子検査の「処理が容易なもの」の「医薬品の適応判定の補助等に用いるもの」のうち，⑵の㋓に規定する固形癌におけるマイクロサテライト不安定性検査又は悪性腫瘍遺伝子検査の「処理が複雑なもの」のうち，⑷の㋒に規定する固形癌におけるNTRK融合遺伝子検査若しくは腫瘍遺伝子変異量検査とD006-18BRCA1／2遺伝子検査の「腫瘍細胞を検体とするもの」を併せて行った場合には，主たるもののみ算定する。

⑿　次世代シーケンシングを用いて，抗悪性腫瘍剤による治療法の選択を目的として特定の遺伝子の変異の評価を行う際に，包括的なゲノムプロファイルを併せて取得している場合には，包括的なゲノムプロファイルの結果ではなく，目的とする遺伝子変異の結果についてのみ患者に提供する。また，その場合においては，目的以外の遺伝子の変異に係る検査結果については患者の治療方針の決定等には用いない。

⒀　リンチ症候群の診断の補助を目的としてマイクロサテライト不安定性検査を行う場合でも，使用目的又は効果として，医薬品の適応を判定するための補助等に用いるものとして薬事承認又は認証を得ている体外診断用医薬品を用いる場合には悪性腫瘍遺伝子検査の「処理が容易なもの」の「医薬品の適応判定の補助等に用いるもの」の所定点数を算定する。

⒁　診療報酬明細書の「摘要」欄への記載事項
「診療報酬の算定方法の一部改正に伴う実施上の留意事項について」別添1第2章第3部D004-2悪性腫瘍組織検査の⑵から⑷までに掲げる遺伝子検査の中から該当するものを選択して記載する。

レセ電：820100663／該当する遺伝子検査（悪性腫瘍遺伝子検査）：悪性黒色腫におけるBRAF遺伝子検査（PCR－rSSO法）

レセ電：820100664／該当する遺伝子検査（悪性腫瘍遺伝子検査）：肺癌におけるKRAS遺伝子検査

レセ電：820100665／該当する遺伝子検査（悪性腫瘍遺伝子検査）：肺癌におけるBRAF遺伝子検査（次世代シーケンシング）

レセ電：820100666／該当する遺伝子検査（悪性腫瘍遺伝子検査）：膵癌におけるKRAS遺伝子検査

レセ電：820100667／該当する遺伝子検査（悪性腫瘍遺伝子検査）：大腸癌におけるRAS遺伝子検査

レセ電：820100668／該当する遺伝子検査（悪性腫瘍遺伝子検査）：大腸癌におけるBRAF遺伝子検査

レセ電：820100669／該当する遺伝子検査（悪性腫瘍遺伝子検査）：大腸癌におけるEGFR遺伝子検査

レセ電：820100670／該当する遺伝子検査（悪性腫瘍遺伝子検査）：大腸癌におけるKRAS遺伝子検査

レセ電：820100671／該当する遺伝子検査（悪性腫瘍遺伝子検査）：リンチ症候群におけるマイクロサテライト不安定性検査

レセ電：820100672／該当する遺伝子検査（悪性腫瘍遺伝子検査）：乳癌におけるHER2遺伝子検査

レセ電：820100673／該当する遺伝子検査（悪性腫瘍遺伝子検査）：固形癌におけるマイクロ

サテライト不安定性検査
レセ電：820100674／該当する遺伝子検査（悪性腫瘍遺伝子検査）：悪性骨軟部組織腫瘍におけるEWS－Fli1遺伝子検査
レセ電：820100675／該当する遺伝子検査（悪性腫瘍遺伝子検査）：悪性骨軟部組織腫瘍におけるTLS－CHOP遺伝子検査
レセ電：820100676／該当する遺伝子検査（悪性腫瘍遺伝子検査）：悪性骨軟部組織腫瘍におけるSYT－SSX遺伝子検査
レセ電：820100677／該当する遺伝子検査（悪性腫瘍遺伝子検査）：消化管間葉系腫瘍におけるc－kit遺伝子検査
レセ電：820100678／該当する遺伝子検査（悪性腫瘍遺伝子検査）：悪性黒色腫におけるセンチネルリンパ節生検に係る遺伝子検査
レセ電：820100680／該当する遺伝子検査（悪性腫瘍遺伝子検査）：固形癌におけるNTRK融合遺伝子検査
レセ電：820100803／該当する遺伝子検査（悪性腫瘍遺伝子検査）：肺癌におけるEGFR遺伝子検査
レセ電：820100804／該当する遺伝子検査（悪性腫瘍遺伝子検査）：肺癌におけるROS1融合遺伝子検査
レセ電：820100848／該当する遺伝子検査（悪性腫瘍遺伝子検査）：肺癌におけるBRAF遺伝子検査（次世代シーケンシングを除く。）
レセ電：820100849／該当する遺伝子検査（悪性腫瘍遺伝子検査）：肺癌におけるMETex14遺伝子検査（次世代シーケンシングを除く。）
レセ電：820100850／該当する遺伝子検査（悪性腫瘍遺伝子検査）：濾胞性リンパ腫におけるEZH2遺伝子検査
レセ電：820100853／該当する遺伝子検査（悪性腫瘍遺伝子検査）：肺癌におけるMETEX14遺伝子検査（次世代シーケンシング）
レセ電：820100854／該当する遺伝子検査（悪性腫瘍遺伝子検査）：肺癌におけるRET融合遺伝子検査
レセ電：820100855／該当する遺伝子検査（悪性腫瘍遺伝子検査）：悪性黒色腫におけるBRAF遺伝子検査（リアルタイムPCR法）
レセ電：820100857／該当する遺伝子検査（悪性腫瘍遺伝子検査）：胆道癌におけるFGFR2融合遺伝子検査
レセ電：820101174／該当する遺伝子検査（悪性腫瘍遺伝子検査）：肺癌におけるKRAS遺伝子変異（G12C）検査
レセ電：820101175／該当する遺伝子検査（悪性腫瘍遺伝子検査）：肺癌におけるHER2遺伝子検査（次世代シーケンシング）
レセ電：820101176／該当する遺伝子検査（悪性腫瘍遺伝子検査）：悪性黒色腫におけるBRAF遺伝子検査（PCR－rSSO法）
レセ電：820101177／該当する遺伝子検査（悪性腫瘍遺伝子検査）：甲状腺癌におけるRET融合遺伝子検査
レセ電：820101178／該当する遺伝子検査（悪性腫瘍遺伝子検査）：甲状腺髄様癌におけるRET遺伝子変異検査
レセ電：820101179／該当する遺伝子検査（悪性腫瘍遺伝子検査）：固形腫瘍（肺癌及び大腸癌を除く。）におけるBRAF遺伝子検査（PCR－rSSO法）
レセ電：820101180／該当する遺伝子検査（悪性腫瘍遺伝子検査）：悪性リンパ腫におけるBRAF遺伝子検査（PCR－rSSO法）
早期大腸癌におけるリンチ症候群の除外を目的としてBRAF遺伝子検査を実施した場合）
マイクロサテライト不安定性検査又は「N005-4」ミスマッチ修復タンパク免疫染色（免疫抗体法）病理組織標本作製を実施した年月日を記載する。
レセ電：850100150／マイクロサテライト不安定性検査の実施年月日（悪性腫瘍遺伝子検査）；（元号）yy”年”mm”月”dd”日”
レセ電：850190215／ミスマッチ修復タンパク免疫染色（免疫抗体法）病理組織標本作製の実施年月日（悪性腫瘍遺伝子検査）；（元号）yy”年”mm”月”dd”日”
＜記載要領＞
⒂　問：D004-2の1悪性腫瘍遺伝子検査が区分変更されたが，大腸癌でEGFR遺伝子検査とK-ras遺伝子検査を同時に行った場合，それぞれ算定することができるか。また，肺癌にEGFR遺伝子検査，大腸癌にK-ras遺伝子検査を同時に行った場合又は別日に行った場合の算定はいかがか。答：大腸癌でEGFR遺伝子検査とK-ras遺伝子検査を同時に行った場合はどちらか一方の点数のみ算定する。また，肺癌にEGFR遺伝子検査，大腸癌にK-ras遺伝子検査を行った場合，同日又は別日で行った場合であっても各々算定できる。＜事務連絡　20120809＞
⒃　問：D004-2の1悪性腫瘍遺伝子検査について，大腸癌でEGFR遺伝子検査とRAS遺伝子検査を同時に行った場合，それぞれ算定することができるか。答：大腸癌でEGFR遺伝子検査とRAS遺伝子検査を同時に行った場合はどちらか一方の点数のみ算定する。

<事務連絡　20150330>
⒄　問：大腸癌において，K-ras遺伝子検査とRAS遺伝子検査を同時に行った場合又は別日に行った場合の算定如何。答：同一患者に対してK-ras遺伝子検査とRAS遺伝子検査を行った場合，同一日又は別日にかかわらず，どちらか一方の点数のみ算定する。
<事務連絡　20150330>
⒅　問：同一がん種ではなく別のがんに対して複数の検査を行った場合は，それぞれ検査の所定点数を算定して差し支えないか。答：差し支えない。<事務連絡　20180330>
⒆　問：同日に複数項目行うのではなく，検査を1項目行った後，後日同一組織を用いて，別の遺伝子検査を行った場合も注「イ　2項目」又は「ロ　3項目以上」の点数で算定することになるのか。答：同一組織を用いて後日別の遺伝子検査を行った場合にあっても，前回検査に基づく一連の治療の間は注「イ」又は「ロ」に該当する。<事務連絡　20180330>

D004-2　1　㊕　判遺　**2500点**
悪性腫瘍組織検査（処理が容易なもの）（医薬品の適応判定の補助等に用いるもの）（肺癌におけるEGFR遺伝子検査）　genetic testing of malignant tumors / epidermal growth factor receptor gene
レセ電：160220610／EGFR遺伝子検査（肺癌）　組織・胸水・腹水・気管支肺胞洗浄液・パラフィン切片

適応　肺癌，非小細胞肺癌
意義　上皮成長因子受容体（EGFR）は受容体型チロシンキナーゼで，この遺伝子に変異があると活性化される。ゲフィチニブなどのEGFRチロシンキナーゼ阻害薬は，この遺伝子に変異を有する非小細胞肺癌症例で有効性が高い。そのため，生検や手術での切除検体からDNAを抽出し，リアルタイムPCR法でこの遺伝子変異を調べて，この薬の適応例を選別する。ゲフィチニブなどのEGFRチロシンキナーゼ阻害薬の効果が期待できる非小細胞肺癌症例を選別するために，EGFR遺伝子変異を検索する。
関連検査　肺癌関連遺伝子多項目同時検査，EGFR遺伝子検査（血漿），がんゲノムプロファイリング検査

D004-2　1　㊕　判遺　**2500点**
悪性腫瘍組織検査（処理が容易なもの）（医薬品の適応判定の補助等に用いるもの）（肺癌におけるROS1融合遺伝子検査）　genetic testing of malignant tumors / ROS1 fusion genes
レセ電：160220710／ROS1融合遺伝子検査（肺癌）　組織・細胞

適応　肺癌，非小細胞肺癌
意義　Reverse Transcription PCR法により，癌組織又は細胞診検体から抽出したRNA中のROS1融合遺伝子mRNAを検出測定する。ROS1融合遺伝子を検出することで非小細胞肺癌患者へのクリゾチニブの適応を判定するための補助として用いることができる。
関連検査　肺癌関連遺伝子多項目同時検査，がんゲノムプロファイリング検査，悪性腫瘍遺伝子検査（血液・血漿）

D004-2　1　㊕　判遺　**2500点**
悪性腫瘍組織検査（処理が容易なもの）（医薬品の適応判定の補助等に用いるもの）（肺癌におけるALK融合遺伝子検査）　genetic testing of malignant tumors / ALK fusion genes
レセ電：160220810／ALK融合遺伝子検査（肺癌）　組織

適応　肺癌，非小細胞肺癌
意義　Reverse Transcription PCR法により，癌組織又は細胞診検体から抽出したRNA中のALK融合遺伝子mRNAを検出測定する。ALK融合遺伝子を検出することで非小細胞肺癌患者へのクリゾチニブの適応を判定するための補助として用いることができる。
関連検査　肺癌関連遺伝子多項目同時検査，免疫染色（免疫抗体法）病理組織標本作製，ALK融合遺伝子標本作製，がんゲノムプロファイリング検査，悪性腫瘍遺伝子検査（血液・血漿）

D004-2　1　㊕　判遺　**2500点**
悪性腫瘍組織検査（処理が容易）（医薬品の適応判定の補助等）（肺癌におけるBRAF遺伝子検査（次世代シーケンシングを除く。））　genetic testing of malignant tumors / BRAF gene
レセ電：160230150／BRAF遺伝子検査（肺癌）（次世代シーケンシングを除く。）　組織

適応　肺癌，非小細胞肺癌

意義　がん組織から抽出したゲノムDNA中のBRAF遺伝子変異（V600E）をリアルタイムPCR法を用いて検出する。非小細胞肺癌患者に対するダブラフェニブメシル酸塩とトラメチニブジメチルスルホキシド付加物の併用療法の適応の判定を補助する。

関連検査　肺癌関連遺伝子多項目同時検査，がんゲノムプロファイリング検査

D004-2　1 ㊙ 判遺 **2500点**
悪性腫瘍組織検査（処理が容易）（医薬品適応判定の補助等）（肺癌におけるMETex14遺伝子検査（次世代シーケンシングを除く。））genetic testing of malignant tumors / METex14 gene
レセ電：**160230250／METex14遺伝子検査（肺癌）（次世代シーケンシングを除く。）**　組織

適応　肺癌，非小細胞肺癌

意義　がん組織から抽出したゲノムDNA中のMET遺伝子exon14のスキッピング変異の有無をリアルタイムPCR法を用いて検出する。METex14変異の検出結果はテポチニブの適応判定の補助に用いる。

関連検査　肺癌関連遺伝子多項目同時検査，がんゲノムプロファイリング検査

D004-2　1 ㊙ 判遺 **2500点**
悪性腫瘍組織検査（処理が容易なもの）（医薬品の適応判定の補助等に用いるもの）（肺癌におけるKRAS遺伝子変異（G12C）検査）genetic testing of malignant tumors / KRAS gene mutation (G12C)
レセ電：**160234350／G12C検査**
腫瘍組織・細胞（パラフィン切片）

適応　肺癌，非小細胞肺癌

意義　リアルタイムPCR法により，癌組織から抽出したゲノムDNA中のKRAS遺伝子変異（G12C）を検出する。ソトラシブの非小細胞肺癌患者への適応を判定するための補助に用いる。

関連検査　がんゲノムプロファイリング検査，悪性腫瘍遺伝子検査（血液・血漿）

D004-2　1 ㊙ 判遺 **2500点**
悪性腫瘍組織検査（処理が容易なもの）（医薬品の適応判定の補助等に用いるもの）（大腸癌におけるRAS遺伝子検査）genetic testing of malignant tumors / RAS gene
レセ電：**160220910／RAS遺伝子検査（大腸癌）**
パラフィン切片・組織

適応　大腸癌，結腸癌，直腸癌

意義　治癒切除不能な進行・再発の結腸・直腸癌患者に対してセツキシマブなどの抗EGFR抗体薬が用いられる。RAS蛋白はEGFRの下流にあるため，RASが変異によって恒常的に活性化していると，抗EGFR抗体薬の効果は期待できない。そのため，PCR-reverse sequence specific oligonucleotide法により，癌組織中のRAS（KRAS及びNRAS）遺伝子変異を調べ，変異がない症例が適応となる。従来のK-ras遺伝子検査と比べて，より多くの変異を検出できるため，抗EGFR抗体薬の対象患者をより適切に判定できる。

関連検査　がんゲノムプロファイリング検査，RAS遺伝子検査（血漿），悪性腫瘍遺伝子検査（血液・血漿）

D004-2　1 ㊙ 判遺 **2500点**
悪性腫瘍組織検査（処理が容易なもの）（医薬品の適応判定の補助等に用いるもの）（大腸癌におけるBRAF遺伝子検査）genetic testing of malignant tumors / BRAF gene
レセ電：**160221010／BRAF遺伝子検査（大腸癌）**
組織

適応　大腸癌，結腸癌，直腸癌，リンチ症候群

意義　大腸がんを対象に，癌組織から抽出したゲノムDNAにおけるBRAF遺伝子のV600E変異を検出し，BRAF阻害薬であるベムラフェニブの適応を判定する。

関連検査　がんゲノムプロファイリング検査，BRAFV600E変異タンパク免疫染色（免疫抗体法）病理組織標本作製，悪性腫瘍遺伝子検査（血液・血漿）

D004-2　1 ㊁ 判遺 2500点
悪性腫瘍組織検査（処理が容易なもの）（医薬品の適応判定の補助等に用いるもの）（乳癌におけるHER2遺伝子検査） detection of HER2 gene amplification
レセ電：160221110／HER2遺伝子検査（乳癌）
パラフィン切片

適応 乳癌
意義 癌組織を検体とし，蛍光標識プローブを用いてHER2遺伝子増幅を測定することにより，抗HER2抗体療法の適応を決める補助に用いる。
関連検査 免疫染色（免疫抗体法）病理組織標本作製，HER2遺伝子標本作製

D004-2　1 ㊁ 判遺 2500点
悪性腫瘍組織検査（処理容易）（医薬品適応判定補助等）リンチ症候群のマイクロサテライト不安定性検査（体外診断用医薬品を用いる場合） genetic testing of malignant tumors / microsatellite instability testing
レセ電：160225050／マイクロサテライト不安定性検査（体外診断用医薬品を用いる場合）
組織・胸水・腹水

適応 大腸癌，リンチ症候群
意義 マイクロサテライトとは2～5塩基対の反復配列で，マイクロサテライト不安定性とは反復回数に増減が生じた状態である。これはミスマッチ修復遺伝子の異常に起因する。リンチ症候群に伴う大腸癌ではこの遺伝子の変異に起因する。腫瘍の生検又は切除組織からDNAを抽出し，マイクロサテライト配列に対応したプライマーでマルチプレックスPCRを行い，増幅断片のサイズによって判定する。これにより，リンチ症候群の診断の補助になる。
関連検査 がんゲノムプロファイリング検査

D004-2　1 ㊁ 判遺 2500点
悪性腫瘍組織検査（処理が容易なもの）（医薬品の適応判定の補助等に用いるもの）（固形癌におけるマイクロサテライト不安定性検査） genetic testing of malignant tumors / microsatellite instability testing
レセ電：160228450／マイクロサテライト不安定性検査（固形癌）
腫瘍組織・病理標本未染スライド

適応 固形癌*
意義 マルチプレックスPCR-フラグメント解析法により，がん組織から抽出したゲノムDNA中の高頻度マイクロサテライト不安定性（MSI-High）を検出する。ペムブロリズマブ（キイトルーダ）の局所進行性又は転移性のがん患者への適用を判定するための補助に用いる。
関連検査 がんゲノムプロファイリング検査，ミスマッチ修復タンパク免疫染色（免疫抗体法）病理組織標本作製，悪性腫瘍遺伝子検査（血液・血漿）

D004-2　1 ㊁ 判遺 2500点
悪性腫瘍組織検査（処理が容易なもの）（医薬品の適応判定の補助等に用いるもの）（濾胞性リンパ腫におけるEZH2遺伝子検査） genetic testing of malignant tumors / EZH2 gene
レセ電：160228550／EZH2遺伝子検査（濾胞性リンパ腫）
腫瘍細胞（病理組織標本のパラフィン切片）

適応 濾胞性リンパ腫
意義 タゼメトスタット臭化水素酸塩の濾胞性リンパ腫患者への適応を判定するための補助として，がん組織から抽出したゲノムDNA中のEZH2遺伝子変異を，リアルタイムPCR法により検出する。
関連検査 がんゲノムプロファイリング検査

D004-2　1 ㊁ 判遺 2100点
悪性腫瘍組織検査（処理が容易なもの）（その他のもの）（肺癌におけるKRAS遺伝子検査） genetic testing of malignant tumors / K-ras gene
レセ電：160221310／KRAS遺伝子検査（肺癌）
組織・胸水・腹水

適応 肺癌，非小細胞肺癌
意義 治癒切除不能な進行・再発の肺癌患者に対してセツキシマブなどの抗EGFR抗体薬が用いられる。K-RAS蛋白はEGFRの下流にあるため，K-RASが変異によって恒常的に活性化していると，抗EGFR抗体薬の効果は期待できない。そのため，PCR-reverse sequence specific oligonucleotide法により，癌組織中のKRAS遺伝子変異を調べ，変異がない症例が適応となる。従来のKRAS遺伝子検査と比べて，より多くの変異を検出できるため，抗EGFR抗体薬の対象患者をより適切に判定できる。
関連検査 がんゲノムプロファイリング検査，肺癌関連遺伝子多項目同時検査，悪性腫瘍遺伝子検査（血液・血漿）

D004-2　1　㊔ 判遺　2100点
悪性腫瘍組織検査（処理が容易なもの）（その他のもの）（膵癌におけるKRAS遺伝子検査） genetic testing of malignant tumors / K-ras gene
レセ電：160221410／KRAS遺伝子検査（膵癌）
組織・胸水・腹水

適応 膵癌
意義 治癒切除不能な進行・再発の膵癌患者に対してセツキシマブなどの抗EGFR抗体薬が用いられる。K-RAS蛋白はEGFRの下流にあるため，K-RASが変異によって恒常的に活性化していると，抗EGFR抗体薬の効果は期待できない。そのため，PCR-reverse sequence specific oligonucleotide法により，癌組織中のKRAS遺伝子変異を調べ，変異がない症例が適応となる。従来のKRAS遺伝子検査と比べて，より多くの変異を検出できるため，抗EGFR抗体薬の対象患者をより適切に判定できる。
関連検査 がんゲノムプロファイリング検査

D004-2　1　㊔ 判遺　2100点
悪性腫瘍組織検査（処理が容易なもの）（その他のもの）（悪性骨軟部組織腫瘍におけるEWS-Fli1遺伝子検査） genetic testing of malignant tumors / EWS-FLi1 fusion gene
レセ電：160221510／EWS-Fli1遺伝子検査（悪性骨軟部組織腫瘍）　組織・胸水・腹水

適応 悪性骨軟部組織腫瘍*，ユーイング肉腫，原始神経外胚葉腫瘍
意義 EWS-Fli1融合遺伝子はユーイング肉腫や原始神経外胚葉腫瘍などの悪性骨軟部組織腫瘍でみられる。腫瘍の生検又は切除組織から抽出したRNAを用いて，RT-PCR法でこの融合遺伝子を検出することで，診断の補助となる。
関連検査 がんゲノムプロファイリング検査

D004-2　1　㊔ 判遺　2100点
悪性腫瘍組織検査（処理が容易なもの）（その他のもの）（悪性骨軟部組織腫瘍におけるTLS-CHOP遺伝子検査） genetic testing of malignant tumors / TLS-CHOP fusion gene
レセ電：160221610／TLS-CHOP遺伝子検査（悪性骨軟部組織腫瘍）　組織・胸水・腹水

適応 悪性骨軟部組織腫瘍*，脂肪肉腫
意義 TLS-CHOP融合遺伝子は脂肪肉腫などの悪性骨軟部組織腫瘍でみられる。腫瘍の生検又は切除組織から抽出したRNAを用いて，RT-PCR法でこの融合遺伝子を検出することで，診断の補助となる。
関連検査 がんゲノムプロファイリング検査

D004-2　1　㊔ 判遺　2100点
悪性腫瘍組織検査（処理が容易なもの）（その他のもの）（悪性骨軟部組織腫瘍におけるSYT-SSX遺伝子検査） genetic testing of malignant tumors / SYT-SSX fusion gene
レセ電：160221710／SYT-SSX遺伝子検査（悪性骨軟部組織腫瘍）　組織・胸水・腹水

適応 悪性骨軟部組織腫瘍*，滑膜肉腫
意義 SYT-SSX融合遺伝子は骨膜肉腫などの悪性骨軟部組織腫瘍でみられる。腫瘍の生検又は切除組織から抽出したRNAを用いて，RT-PCR法でこの融合遺伝子を検出することで，診断の補助となる。
関連検査 がんゲノムプロファイリング検査

D004-2　1　㊔ 判遺　2100点
悪性腫瘍組織検査（処理が容易なもの）（その他のもの）（消化管間葉系腫瘍におけるc-kit遺伝子検査） genetic testing of malignant tumors / c-kit gene
レセ電：160221810／c-kit遺伝子検査（消化管間葉系腫瘍）　組織・胸水・腹水

適応 胃間葉系腫瘍，小腸間葉系腫瘍，結腸間葉系腫瘍，直腸間葉系腫瘍，食道間葉系腫瘍，消化管間質腫瘍*
意義 c-KIT遺伝子は消化管間葉系腫瘍の大半の症例に変異があり，変異のある症例ではチロシンキナーゼ阻害薬であるイマチニブが有効である。腫瘍の生検又は切除組織からDNAを抽出し，ダイレクトシークエンス法により変異を解析することで，イマチニブの適応を決めることができる。
関連検査 がんゲノムプロファイリング検査

D004-2　1　㊔ 判遺　2100点
悪性腫瘍組織検査（処理が容易なもの）（その他のもの）（悪性黒色腫におけるセンチネルリンパ節生検に係る遺伝子検査） genetic testing of malignant tumors / test of sentinel lymph node biopsy
レセ電：160221910／センチネルリンパ節生検に係る遺伝子検査（悪性黒色腫）
組織・胸水・腹水

適応 悪性黒色腫

意義　センチネルリンパ節とは原発巣から直接リンパ流を受けるリンパ節である。悪性黒色腫症例で摘出したセンチネルリンパ節からRNAを抽出し，RT-PCR法でメラニン産生関連酵素の遺伝子の発現を検索して，転移陽性か否かを評価する。

関連検査　がんゲノムプロファイリング検査

D004-2　1 ㊝ 判遺　**2100点**
悪性腫瘍組織検査（処理が容易なもの）（その他のもの）（大腸癌におけるEGFR遺伝子検査）　genetic testing of malignant tumors / epidermal growth factor receptor gene
レセ電：160222010／**EGFR遺伝子検査（大腸癌）**　組織・胸水・腹水・気管支肺胞洗浄液・パラフィン切片

適応　大腸癌，結腸癌，直腸癌

意義　大腸癌治療に抗EGFR抗体薬（セツキシマブ，パニツムマブ）が使用される場合，EGFR遺伝子検査を用いる。RAS変異があると抗EGFR抗体薬は無効であることが判明したため，RAS遺伝子検査を用いるようになっている。

関連検査　がんゲノムプロファイリング検査

D004-2　1 ㊝ 判遺　**2100点**
悪性腫瘍組織検査（処理が容易なもの）（その他のもの）（大腸癌におけるKRAS遺伝子検査）　genetic testing of malignant tumors / K-ras gene
レセ電：160222110／**KRAS遺伝子検査（大腸癌）**　組織・胸水・腹水

適応　大腸癌，結腸癌，直腸癌

意義　治癒切除不能な進行・再発の結腸・直腸癌患者に対してセツキシマブなどの抗EGFR抗体薬が用いられる。K-RAS蛋白はEGFRの下流にあるため，K-RASが変異によって恒常的に活性化していると，抗EGFR抗体薬の効果は期待できない。そのため，PCR-reverse sequence specific oligonucleotide法により，癌組織中のKRAS遺伝子変異を調べ，変異がない症例が適応となる。従来のKRAS遺伝子検査と比べて，より多くの変異を検出できるため，抗EGFR抗体薬の対象患者をより適切に判定できる。

関連検査　がんゲノムプロファイリング検査，RAS遺伝子検査（血漿），悪性腫瘍遺伝子検査（血液・血漿）

D004-2　1 ㊝ 判遺　**2100点**
悪性腫瘍組織検査（処理が容易なもの）（その他のもの）（リンチ症候群におけるマイクロサテライト不安定性検査）　genetic testing of malignant tumors / microsatellite instability testing
レセ電：160222210／**リンチ症候群におけるマイクロサテライト不安定性検査**　組織・胸水・腹水

適応　大腸癌，リンチ症候群

意義　マイクロサテライトとは2〜5塩基対の反復配列で，マイクロサテライト不安定性とは反復回数に増減が生じた状態である。これはミスマッチ修復遺伝子の異常に起因する。リンチ症候群に伴う大腸癌ではこの遺伝子の変異に起因する。腫瘍の生検又は切除組織からDNAを抽出し，マイクロサテライト配列に対応したプライマーでマルチプレックスPCRを行い，増幅断片のサイズによって判定する。これにより，リンチ症候群の診断の補助になる。

関連検査　がんゲノムプロファイリング検査，ミスマッチ修復タンパク免疫染色（免疫抗体法）病理組織標本作製

D004-2　1 ㊝ 判遺　**5000点**
悪性腫瘍組織検査（処理が複雑なもの）（肺癌におけるBRAF遺伝子検査（次世代シーケンシング））　genetic testing of malignant tumors / BRAF gene
レセ電：160222310／**BRAF遺伝子検査（肺癌）（次世代シーケンシング）**　組織

適応　肺癌，非小細胞肺癌

意義　がん組織から抽出したゲノムDNA中のBRAF遺伝子変異（V600E）を検出する。非小細胞肺癌患者に対するダブラフェニブメシル酸塩とトラメチニブジメチルスルホキシド付加物の併用療法の適応の判定を補助する。

関連検査　がんゲノムプロファイリング検査，肺癌関連遺伝子多項目同時検査

D004-2　1 ㊝ 判遺　**5000点**
悪性腫瘍組織検査（処理が複雑なもの）（肺癌におけるMETex14遺伝子検査（次世代シーケンシング））　genetic testing of malignant tumors / METex14 gene
レセ電：160223650／**METex14遺伝子検査（肺癌）（次世代シーケンシング）**　組織

適応　肺癌，非小細胞肺癌

意義　ホルマリン固定パラフィン包埋

(FFPE) 癌組織から抽出したRNA又は血漿から抽出した血中循環DNA (ctDNA) 中のMETex14遺伝子のスキッピング変異の有無を次世代シーケンシングを用いて検出する。METex14変異の検出結果はテポチニブの適応判定の補助に用いる。

関連検査　がんゲノムプロファイリング検査，肺癌関連遺伝子多項目同時検査

D004-2　1 ㊙ 判遺　5000点
悪性腫瘍組織検査（処理が複雑なもの）（肺癌におけるRET融合遺伝子検査）　genetic testing of malignant tumors / RET fusion genes
レセ電：160229350／RET融合遺伝子検査（肺癌）　組織・細胞

適応　肺癌，非小細胞肺癌

意義　次世代シーケンシングにより，癌組織又は細胞診検体から抽出したRNA中のRET融合遺伝子を検出する。非小細胞肺癌患者に対するセルペルカチニブの適応の判定を補助する。

関連検査　がんゲノムプロファイリング検査，肺癌関連遺伝子多項目同時検査

D004-2　1 ㊙ 判遺　5000点
悪性腫瘍組織検査（処理が複雑なもの）（肺癌におけるHER2遺伝子検査（次世代シーケンシング））　genetic testing of malignant tumors / HER2 gene
レセ電：160236550／HER2遺伝子検査（肺癌）（次世代シーケンシング）　腫瘍組織・細胞（パラフィン切片又は生検組織）

適応　肺癌，非小細胞肺癌

意義　腫瘍組織検体から抽出したDNAとRNAを，次世代シーケンシングによってHER2遺伝子変異の有無を解析することにより，トラスツズマブ　デルクステカン（遺伝子組換え）の非小細胞肺癌患者への適応の判定の補助に用いる。

関連検査　肺癌関連遺伝子多項目同時検査，がんゲノムプロファイリング検査，悪性腫瘍遺伝子検査（血液・血漿）

D004-2　1 ㊙ 判遺　5000点
悪性腫瘍組織検査（処理が複雑なもの）（悪性黒色腫におけるBRAF遺伝子検査（リアルタイムPCR法））　genetic testing of malignant tumors / BRAF gene
レセ電：160222410／BRAF遺伝子検査（リアルタイムPCR法）（悪性黒色腫）　組織

適応　悪性黒色腫

意義　悪性黒色腫患者を対象に，癌組織から抽出したゲノムDNAにおけるBRAF遺伝子のV600E変異を検出し，BRAF阻害薬であるベムラフェニブの適応を判定する。

関連検査　がんゲノムプロファイリング検査

D004-2　1 ㊙ 判遺　5000点
悪性腫瘍組織検査（処理が複雑なもの）（悪性黒色腫におけるBRAF遺伝子検査（PCR-rSSO法））　genetic testing of malignant tumors / BRAF gene
レセ電：160235550／BRAF遺伝子検査（PCR-rSSO法）（悪性黒色腫）　組織

適応　悪性黒色腫

意義　ダブラフェニブメシル酸塩及びトラメチニブ　ジメチルスルホキシド付加物の併用療法，又はエンコラフェニブ及びビニメチニブの併用療法の悪性黒色腫患者への適応判定の補助として，がん組織から抽出したDNA中のBRAF遺伝子変異（V600E又はV600K）を検出する。

関連検査　がんゲノムプロファイリング検査

D004-2　1 ㊙ 判遺　5000点
悪性腫瘍組織検査（処理が複雑なもの）（固形癌におけるNTRK融合遺伝子検査）　genetic testing of malignant tumors / next generation sequencer-based detection for NTRK fusion gene
レセ電：160222510／NTRK融合遺伝子検査（固形癌）　腫瘍細胞（病理組織標本のパラフィン切片）

適応　進行・再発の固形癌*

意義　固形がん患者を対象とした腫瘍組織の包括的なゲノムプロファイリングを取得し，エヌトレクチニブの適応判定の補助を目的として，NTRK1／2／3融合遺伝子を検出する。適応疾患として，がんの種類は問わない。NTRK融合遺伝子が検出される症例は稀であるが，乳児型線維肉腫，神経膠腫，神経膠芽腫，びまん性橋グリオーマ，先天性中胚葉性腎腫，悪性黒色腫，炎症性筋線維芽細胞性腫瘍，子宮肉腫，その他の軟部腫瘍，消化管間質腫瘍，乳腺分泌がん，唾液腺分泌がん，原発不明がん，肺がん，大腸がん，虫垂がん，乳がん，胃がん，卵巣がん，甲状腺がん，胆管がん，膵臓がん，頭頸部がんなどでの検出が報告されている。

関連検査　BRCA1／2遺伝子検査，がんゲノムプロファイリング検査，悪性腫瘍遺伝子検査（血液・血漿）

D004-2 1 包 判遺 5000点
悪性腫瘍組織検査（処理が複雑なもの）（腫瘍遺伝子変異量検査） genetic testing of malignant tumors / tumor mutational burden
レセ電：160230610／**腫瘍遺伝子変異量検査**
腫瘍組織・病理標本未染スライド

適応 固形癌*

意義 マルチプレックスPCR-フラグメント解析法により，がん組織から抽出したゲノムDNA中の腫瘍遺伝子変異量が高スコア（TMB-High）か否かを判定する。ペムブロリズマブ（キイトルーダ）のがん化学療法後に増悪した進行・再発の固形がん患者への適用を判定するための補助に用いる。

関連検査 がんゲノムプロファイリング検査

D004-2 1 包 判遺 5000点
悪性腫瘍組織検査（処理が複雑なもの）（胆道癌におけるFGFR2融合遺伝子検査） genetic testing of malignant tumors / FGFR2 fusion genes in biliary tract cancer
レセ電：160226950／**FGFR2融合遺伝子検査（胆道癌）**
腫瘍細胞（病理組織標本のパラフィン切片）

適応 胆道癌

意義 ペミガチニブの胆道癌患者への適応を判定するための補助として，腫瘍組織から抽出したゲノムDNAを用いて，次世代シーケンシングによりFGFR2融合遺伝子を検出する。

関連検査 がんゲノムプロファイリング検査，悪性腫瘍遺伝子検査（血液・血漿）

D004-2 1 包 判遺 5000点
悪性腫瘍組織検査（処理が複雑なもの）（甲状腺癌におけるRET融合遺伝子検査） genetic testing of malignant tumors / RET fusion genes
レセ電：160233850／**RET融合遺伝子検査（甲状腺癌）**
腫瘍組織・細胞（パラフィン切片または生検組織）

適応 甲状腺癌

意義 腫瘍組織検体から抽出したDNAとRNAを次世代シーケンシングによってRET融合遺伝子の有無を解析することにより，セルペルカチニブの甲状腺癌患者への適応の判定の補助に用いる。

関連検査 がんゲノムプロファイリング検査

D004-2 1 包 判遺 5000点
悪性腫瘍組織検査（処理が複雑なもの）（甲状腺髄様癌におけるRET遺伝子変異検査） genetic testing of malignant tumors / RET gene mutation
レセ電：160233950／**RET遺伝子変異検査（甲状腺髄様癌）**
腫瘍組織・細胞（パラフィン切片または生検組織）

適応 甲状腺髄様癌

意義 腫瘍組織検体から抽出したDNAとRNAを次世代シーケンシングによってRET遺伝子変異の有無を解析することにより，セルペルカチニブの甲状腺髄様癌患者への適応の判定の補助に用いる。

関連検査 がんゲノムプロファイリング検査

D004-2 1 包 判遺 5000点
悪性腫瘍組織検査（処理が複雑なもの）（固形腫瘍（肺癌及び大腸癌を除く。）におけるBRAF遺伝子検査（PCR-rSSO法）） genetic testing of malignant tumors / BRAF gene
レセ電：160236950／**BRAF遺伝子検査（PCR-rSSO法）（肺癌等を除く固形腫瘍）**
腫瘍組織

適応 固形腫瘍*，甲状腺癌，胆道癌

意義 PCR-rSSO法により，ダブラフェニブメシル酸塩及びトラメチニブ ジメチルスルホキシド付加物の悪性腫瘍患者等への適応判定の補助として，腫瘍組織から抽出したDNA中のBRAF遺伝子変異（V600E）を検出する。

関連検査 がんゲノムプロファイリング検査

D004-2 1 包 判遺 5000点
悪性腫瘍組織検査（処理が複雑なもの）（悪性リンパ腫におけるBRAF遺伝子検査（PCR-rSSO法）） genetic testing of malignant tumors / BRAF gene
レセ電：160237050／**BRAF遺伝子検査（PCR-rSSO法）（悪性リンパ腫）**
腫瘍組織

適応 悪性リンパ腫，有毛細胞白血病

意義 PCR-rSSO法により，ダブラフェニブメシル酸塩及びトラメチニブ ジメチルスルホキシド付加物の悪性腫瘍患者等への適応判定の補助として，腫瘍組織から抽出したDNA中のBRAF遺伝子変異（V600E）を検出する。

関連検査 がんゲノムプロファイリング検査

D004-2　2　判尿　**2500点**
抗悪性腫瘍剤感受性検査　Sensitivity test of antineoplastic drugs
レセ電：160182210／抗悪性腫瘍剤感受性検査　腫瘍組織

適応　頭頸部癌，乳癌，肺癌，癌性胸膜炎，癌性腹膜炎，子宮頸癌，子宮体癌，卵巣癌，消化器癌*

意義　手術などによって採取された消化器癌，乳癌，肺癌などの組織を検体として，HDRA法又はCD-DST法を用いて，抗癌剤の感受性を検査て選択する。

保険メモ　(1)　抗悪性腫瘍剤感受性検査は，手術等によって採取された消化器癌，頭頸部癌，乳癌，肺癌，癌性胸膜・腹膜炎，子宮頸癌，子宮体癌又は卵巣癌の組織を検体とし，HDRA法又はCD-DST法を用いて，抗悪性腫瘍剤による治療法の選択を目的として行った場合に限り，患者1人につき1回に限り算定する。
(2)　当該検査の対象となる抗悪性腫瘍剤は，細胞毒性を有する薬剤に限る。また，当該検査に係る薬剤の費用は，所定点数に含まれる。
(3)　問：D004-2の2抗悪性腫瘍剤感受性検査は，「手術等によって採取された消化器癌，頭頸部癌，乳癌，肺癌，癌性胸膜・腹膜炎，子宮頸癌，子宮体癌又は卵巣癌の組織を検体」として示されているが，頭頸部癌は，悪性の脳腫瘍（例：多発性神経膠芽腫）が含まれるか。答：含まれない。＜事務連絡　20120809＞

§.2　血液学的検査

【D005　血液形態・機能検査】

D005　1　㉑　判血　**9点**
赤血球沈降速度（ESR）　erythrocyte sedimentation rate（ESR）
レセ電：160007610／ESR　血液

適応　膠原病，悪性腫瘍，ネフローゼ症候群，慢性肝炎，肝硬変症，多発性骨髄腫，播種性血管内凝固（DIC），炎症性疾患*，亜急性甲状腺炎，関節リウマチ，結核

意義　抗凝固剤を加えた血液を沈降管に入れて放置すると，赤血球が時間とともに凝集して沈降する。この沈降速度を膠原病や感染症などの炎症性疾患，悪性腫瘍，組織破壊，貧血，高ガンマグロブリン血症などのスクリーニングとして用いる。

保険メモ　◎当該保険医療機関内で検査を行った場合に算定する。
(1)　赤血球沈降速度（ESR）は当該検査の対象患者の診療を行っている保険医療機関内で実施した場合にのみ算定できるものであり，委託契約等に基づき当該保険医療機関外で実施された検査の結果報告を受けるのみの場合は算定できない。ただし，委託契約等に基づき当該保険医療機関内で実施された検査について，その結果が当該保険医療機関に速やかに報告されるような場合は，所定点数により算定する。

関連検査　C反応性蛋白（CRP），末梢血液一般検査

D005　2　判血　**12点**
網赤血球数　reticulocyte count（レチクロ）（Ret）
レセ電：160007910／レチクロ　血液

適応　溶血性貧血，再生不良性貧血，鉄欠乏性貧血，悪性貧血，ビタミンB_{12}欠乏症，葉酸欠乏症，骨髄異形成症候群，白血病，貧血，赤芽球ろう

意義　網赤血球とは脱核直後の未熟な赤血球で，超生体染色するとリボゾームRNAが網目状に染まる。骨髄での赤血球産生の多寡の指標となる。

関連検査　末梢血液一般検査，末梢血液像，骨髄像，鉄（Fe）

D005 3 判血 **15点**
血液浸透圧 plasma osmolality
レセ電：160008110／血液浸透圧 血液

適応 尿崩症，腎不全，抗利尿ホルモン不適合分泌症候群，糖尿病，心因性多飲症，メタノール中毒，パラアルデヒド中毒，脱水症

意義 浸透圧は血液の濃縮・希釈と関連し，腎による尿の希釈・濃縮能，抗利尿ホルモンによる浸透圧調節系の異常，脱水などを調べるのに用いられる。

関連検査 尿素窒素，ナトリウム及びクロール，グルコース，クレアチニン，カリウム，アルドステロン，抗利尿ホルモン（ADH）

D005 3 判血 **15点**
好酸球（鼻汁・喀痰） eosinophils, nasal / sputum smear
レセ電：160122850／好酸球（鼻汁・喀痰）
鼻汁（塗抹標本）・喀痰（塗抹標本）

適応 アレルギー性鼻炎，気管支喘息，アレルギー性気管支炎，アレルギー性気管支肺アスペルギルス症，アレルギー性気管支肺カンジダ症，アレルギー性気管支肺真菌症，アレルギー性肺炎

意義 鼻汁や喀痰の塗抹染色標本の顕微鏡による好酸球の半定量的な判定は，アレルギー性鼻炎などのアレルギー性疾患の診断に有用である。

関連検査 非特異的IgE，特異的IgE，網赤血球数，末梢血液一般検査，末梢血液像，骨髄像

D005 3 判血 **15点**
末梢血液像（自動機械法） hemogram（B-像）
レセ電：160191510／末梢血液像（自動機械法）
血液

適応 白血病，感染症*，アレルギー性疾患*

意義 白血球分画（白血球百分率）を自動血球計数装置によってスクリーニング的に計測する。

保険メモ (1) 末梢血液像（自動機械法），末梢血液像（鏡検法）及び骨髄像の検査については，少なくともリンパ球，単球，好中球，好酸球，好塩基球の5分類以上の同定・比率計算を行った場合に算定する。
(2) 同一検体について，好酸球数及び末梢血液像（自動機械法）又は末梢血液像（鏡検法）を行った場合は，主たる検査の所定点数のみを算定する。
(3) 問：尿沈渣又は末梢血液像について，鏡検法とフローサイトメトリー法，又は鏡検法と自動機械法を併せて算定できるか。答：尿沈渣又は末梢血液像について，それぞれいずれか主たるもののみ算定する。＜事務連絡 20120330＞

関連検査 末梢血液一般検査，骨髄像，網赤血球数

D005 4 判血 **17点**
好酸球数 eosinophil count（Eo）
レセ電：160007710／好酸球数 血液

適応 寄生虫症，好酸球増加症，膠原病，慢性骨髄性白血病，アレルギー性疾患*，ホジキンリンパ腫

意義 アレルギー性疾患や寄生虫感染症などで増加する。

保険メモ 同一検体について，好酸球数及び末梢血液像（自動機械法）又は末梢血液像（鏡検法）を行った場合は，主たる検査の所定点数のみを算定する。

関連検査 末梢血液一般検査，非特異的IgE，特異的IgE，網赤血球数，末梢血液像，骨髄像

D005 5 迅 判血 **21点**
末梢血液一般検査 blood count
レセ電：160008010／末梢血液一般検査 血液

適応 各種疾患*

共用基準範囲（JCCLS）
＜白血球数＞3.3～8.6 10^3／μL，＜赤血球数＞M：4.35～5.55 10^6／μL，F：3.86～4.92 10^6／μL，＜ヘモグロビン＞M：13.7～16.8g／dL，F：11.6～14.8g／dL，＜ヘマトクリット＞M：40.7～50.1％，F：35.1～44.4％，＜平均赤血球容積＞83.6～98.2fL，＜平均赤血球血色素量＞27.5～33.2pg，＜平均赤血球血色素濃度＞31.7～35.3g／dL，＜血小板数＞158～348 10^3／μL

意義 赤血球数，ヘモグロビン濃度，ヘマトクリット，白血球数，血小板数を自動血球計数装置を用いて測定する。貧血などの血液疾患，感染症などの炎症性疾患，出血などさまざまな疾患のスクリーニング検査として用いる。

保険メモ (1) 末梢血液一般検査は，赤血球数，白血球数，血色素測定（Hb），ヘマトクリット値（Ht），血小板数の全部又は一部を行った場合に算定する。
(2) D006出血・凝固検査の血小板凝集能を測定するに際しては，その過程で血小板数を測定することから，D005血液形態・機能検査の末梢血液一般検査の所定点数を別に算定することはで

きない。

⑶　診療報酬明細書の「摘要」欄への記載事項（同一日に2回以上の算定の場合）

当該検査（Hb測定に限る）の実施年月日及び前回測定値をすべて記載する。

レセ電：880100014／検査実施年月日及び検査結果（末梢血液一般（Hb測定））；（元号）yy"年"mm"月"dd"日"　検査値：＊＊＊＊＊＊＊＊

<記載要領>

関連検査　網赤血球数，骨髄像，末梢血液像，血液粘弾性検査，先天性代謝異常症検査

> D005　6　判血　25点
> 末梢血液像（鏡検法）　hemogram（B-像）
> レセ電：160008210／末梢血液像（鏡検法）
> 血液

適応　白血病，感染症*，アレルギー性疾患*，血栓性血小板減少性紫斑病，骨髄異形成症候群

意義　白血球分画（白血球百分率），血球の形態異常，異常細胞の有無を血液塗抹標本の鏡検によって調べる。

保険メモ　⑴　末梢血液像（自動機械法），末梢血液像（鏡検法）及び骨髄像の検査については，少なくともリンパ球，単球，好中球，好酸球，好塩基球の5分類以上の同定・比率計算を行った場合に算定する。

⑵　同一検体について，好酸球数及び末梢血液像（自動機械法）又は末梢血液像（鏡検法）を行った場合は，主たる検査の所定点数のみを算定する。

⑶　末梢血液像（鏡検法）及び骨髄像の検査に当たって，位相差顕微鏡又は蛍光顕微鏡を用いた場合であっても所定点数により算定する。また，末梢血液像（鏡検法）の検査の際に赤血球直径の測定を併せて行った場合であっても，所定点数により算定する。

⑷　問：D005の6末梢血液像（鏡検法）の鏡検法とはどのような検査を指すのか。答：顕微鏡を用いて実際に医療従事者の目視によって，検体を直接観察することを指す。

<事務連絡　20120330>

⑸　問：末梢血液像について，どのような場合に，鏡検法を行うのか。答：例えば造血器疾患や感染症や自己免疫疾患を疑う場合など，医学的に妥当適切な場合に実施すること。

<事務連絡　20120330>

⑹　問：尿沈渣又は末梢血液像について，鏡検法とフローサイトメトリー法，又は鏡検法と自動機械法を併せて算定できるか。答：尿沈渣又は末梢血液像について，それぞれいずれか主たるもののみ算定する。<事務連絡　20120330>

関連検査　末梢血液一般検査，骨髄像，網赤血球数

【D005　6　特殊染色加算（末梢血液像（鏡検法））】

保険メモ　◎特殊染色を併せて行った場合は，特殊染色加算として，特殊染色ごとにそれぞれ37点を所定点数に加算する。

⑴　末梢血液像（鏡検法）の「注」（編注；前記◎）及び骨髄像の「注」にいう特殊染色は，次のとおりである。

- ㈠ オキシダーゼ染色
- ㈡ ペルオキシダーゼ染色
- ㈢ アルカリホスファターゼ染色
- ㈣ パス染色
- ㈤ 鉄染色（ジデロブラスト検索を含む）
- ㈥ 超生体染色
- ㈦ 脂肪染色
- ㈧ エステラーゼ染色

> D005　6　37点
> 特殊染色加算（末梢血液像（鏡検法）・オキシダーゼ染色）　neutrophil oxidase stain
> レセ電：160008470／特殊染色加算（末梢血液像（鏡検法）・オキシダーゼ染色）
> 血液（塗抹標本）

適応　白血病

関連検査　末梢血液一般検査，骨髄像

> D005　6　37点
> 特殊染色加算（末梢血液像（鏡検法）・ペルオキシダーゼ染色）　neutrophil (myelo) peroxidase stain
> レセ電：160008570／特殊染色加算（末梢血液像（鏡検法）・ペルオキシダーゼ染色）
> 血液（塗抹標本）

適応　急性白血病

意義　急性骨髄性白血病と急性リンパ性白血病との鑑別に用いる。芽球が陽性であれば，骨髄性である。

関連検査　末梢血液一般検査，骨髄像

D005　6 ……… 37点
特殊染色加算（末梢血液像（鏡検法）・アルカリホスファターゼ染色）　neutrophil alkaline phosphatase stain
レセ電：160008670／**特殊染色加算（末梢血液像（鏡検法）・アルカリホスファターゼ染色）**
血液（塗抹標本）

適応　慢性骨髄性白血病，骨髄線維症，真性多血症，発作性夜間血色素尿症，類白血病反応
意義　成熟好中球での陽性の程度（NAPスコア）により，慢性骨髄性白血病，発作性夜間血色素尿症，骨髄異形成症候群などの診断の補助に用いる。
関連検査　末梢血液一般検査，骨髄像

D005　6 ……… 37点
特殊染色加算（末梢血液像（鏡検法）・パス染色）　neutrophil periodic acid-schiff stain
レセ電：160008770／**特殊染色加算（末梢血液像（鏡検法）・パス染色）**　血液（塗抹標本）

適応　急性白血病
意義　細胞によって染色性が異なる。急性リンパ性白血病や赤白血病の診断の補助に用いられることがある。
関連検査　末梢血液一般検査，骨髄像

D005　6 ……… 37点
特殊染色加算（末梢血液像（鏡検法）・鉄染色）　neutrophil iron stain
レセ電：160008870／**特殊染色加算（末梢血液像（鏡検法）・鉄染色）**　血液（塗抹標本）

適応　鉄芽球性貧血，ピリドキシン反応性貧血，鉛中毒，骨髄異形成症候群
意義　骨髄異形成症候群，特に鉄芽球性不応性貧血の診断などに用いる。
関連検査　末梢血液一般検査，骨髄像

D005　6 ……… 37点
特殊染色加算（末梢血液像（鏡検法）・超生体染色）　neutrophil supravital stain
レセ電：160008970／**特殊染色加算（末梢血液像（鏡検法）・超生体染色）**血液（塗抹標本）

適応　骨髄異形成症候群，鉄芽球性貧血，不安定ヘモグロビン症
意義　網赤血球を数えるのに用いる。ハインツ小体の観察にも用いる。
関連検査　末梢血液一般検査，骨髄像

D005　6 ……… 37点
特殊染色加算（末梢血液像（鏡検法）・脂肪染色）　neutrophil fat stain (sudan black stain)
レセ電：160009170／**特殊染色加算（末梢血液像（鏡検法）・脂肪染色）**　血液（塗抹標本）

適応　急性白血病
意義　ズダンブラックB染色と同義。急性骨髄性白血病と急性リンパ性白血病との鑑別に用いる。芽球が陽性であれば骨髄性である。
関連検査　末梢血液一般検査，骨髄像

D005　6 ……… 37点
特殊染色加算（末梢血液像（鏡検法）・エステラーゼ染色）　neutrophil esterase stain
レセ電：160009270／**特殊染色加算（末梢血液像（鏡検法）・エステラーゼ染色）**
血液（塗抹標本）

適応　急性骨髄性白血病
意義　特異的エステラーゼ（α-NBエステラーゼ）と非特異的エステラーゼ（ナフトールAS-D-クロロアセテート・エステラーゼ）があり，急性白血病細胞が骨髄性か単球性かを区別するのに用いる。通常は骨髄塗抹標本で行う。
関連検査　末梢血液一般検査，骨髄像

D005　7 ……… 判血　40点
血中微生物検査　blood parasites / blood microorganisms
レセ電：160009310／**血中微生物検査**　血液

適応　マラリア，トリパノソーマ症，回帰熱，フィラリア症
意義　血液塗抹標本を鏡検して，マラリア原虫やミクロフィラリアなどの寄生虫の感染を診断する。
保険メモ　DNA含有赤血球計数検査は，マラリアの診断を目的として，血中微生物検査を併せて実施した場合は，主たるもののみ算定する。
関連検査　末梢血液一般検査，DNA含有赤血球計数検査

D005　7 ……… 判血　40点
DNA含有赤血球計数検査
レセ電：160228250／**DNA含有赤血球計数検査**　血液

適応　マラリア
意義　全血中の有形成分について，電気インピーダンスやフローセル中を移動する細胞への

レーザー光照射による光散乱又は染料結合により，マラリア原虫などを含むDNA含有感染赤血球（MI-RBC）の計数に基づく定性判定を行いマラリアの診断を補助する。

保険メモ　DNA含有赤血球計数検査は，マラリアが疑われた患者に対して，マラリアの診断を目的として，多項目自動血球分析装置を用いてDNA含有感染赤血球の計数に基づく定性判定を実施した場合に算定する。ただし，マラリアの診断を目的として，血中微生物検査を併せて実施した場合は，主たるもののみ算定する。

関連検査　血中微生物検査

D005　8　判血　45点
赤血球抵抗試験　feagility of erythrocytes
レセ電：160009610／赤血球抵抗試験　血液

適応　発作性夜間ヘモグロビン尿症，溶血性貧血，遺伝性球状赤血球症

意義　溶血性貧血の原因となる赤血球の壊れやすさを調べる。遺伝性球状赤血球症の診断に，低張食塩水中での浸透圧抵抗性を調べるParpart法などを用いる。発作性夜間血色素尿症での補体感受性亢進を調べるHam試験とショ糖溶血試験も保険上はこの項に含まれる。

保険メモ　赤血球抵抗試験は，次のとおりである。

(ア)　シュガーウォーターテスト
(イ)　ハムテスト
(ウ)　クロスビーテスト
(エ)　パルパート法
(オ)　サンフォード法

関連検査　網赤血球数，末梢血液一般検査，Coombs試験，赤血球寿命測定（RI）

D005　9　迅　判血　49点
ヘモグロビンA1c（HbA1c）　hemoglobin A1c（HbA1c）
レセ電：160010010／HbA1c　血液

適応　糖尿病，耐糖能異常，妊娠中の耐糖能低下

共用基準範囲（JCCLS）
4.9～6.0%（NGSP）

意義　HbA1cの生成は血糖濃度と平行し，過去1～3ヶ月の平均血糖値を反映するため，糖尿病の診断や治療による血糖コントロールの指標として用いられる

保険メモ　(1)　ヘモグロビンA1c（HbA1c），D007血液化学検査のグリコアルブミン又は同区分の1,5-アンヒドロ-D-グルシトール（1,5AG）のうちいずれかを同一月中に併せて2回以上実施した場合は，月1回に限り主たるもののみ算定する。ただし，妊娠中の患者，1型糖尿病患者，経口血糖降下薬の投与を開始して6月以内の患者，インスリン治療を開始して6月以内の患者等については，いずれか1項目を月1回に限り別に算定できる。また，クロザピンを投与中の患者については，ヘモグロビンA1c（HbA1c）を月1回に限り別に算定できる。

(2)　問：D005血液形態・機能検査のヘモグロビンA1c（HbA1c）及びD288糖負荷試験について，妊娠糖尿病と診断された患者に対して産後12週以降に実施した場合，算定可能か。答：血糖測定等により医学的に糖尿病が疑われる場合，算定可。

<事務連絡　20230830>

関連検査　グルコース，グリコアルブミン，フルクトサミン，1,5-アンヒドロ-D-グルシトール（1,5AG），インスリン（IRI），C-ペプチド（CPR），常用負荷試験，耐糖能精密検査

D005　10　判血　50点
自己溶血試験　autohemolysis test
レセ電：160009410／自己溶血試験　血液

適応　遺伝性球状赤血球症，先天性溶血性貧血，G6PD欠乏性貧血，ピルビン酸キナーゼ欠乏性貧血

意義　先天性酵素欠乏などに起因する先天性溶血性貧血のスクリーニング検査である。

関連検査　ウロビリノゲン，末梢血液一般検査，末梢血液像，網赤血球数，グルコース-6-リン酸デヒドロゲナーゼ（G-6-PD），ピルビン酸キナーゼ（PK），ハプトグロビン，乳酸デヒドロゲナーゼ（LD），LDアイソザイム

D005　10　判血　50点
血液粘稠度　blood viscosity
レセ電：160009510／血液粘稠度　血液

適応　多発性骨髄腫，原発性マクログロブリン血症，クリオグロブリン血症，多血症，鎌状赤血球症

意義　ヘマトクリット値や血漿粘度を反映し，多血症，マクログロブリン血症や骨髄腫による高ガンマグロブリン血症などで上昇する。頭重感や複数の脳血栓などの過粘稠度症候群の評価に用いる。

関連検査　末梢血液一般検査，尿沈渣

D005　11　判血　60点
ヘモグロビンF（HbF）　hemoglobin F
レセ電：160010210／HbF　血液

適応 再生不良性貧血，サラセミア，骨髄異形成症候群，発作性夜間ヘモグロビン尿症，異常ヘモグロビン症，遺伝性高胎児性ヘモグロビン症

意義 ヘモグロビンFは胎児血液中ヘモグロビンの主成分で，出生後HbAと入れ替わる。成人でも微量認められるが，βサラセミア，不安定ヘモグロビン症，遺伝性高ヘモグロビンF症などで高値を示すため，その補助診断として用いられる。

関連検査 末梢血液像，末梢血液一般検査，鉄（Fe）

D005 12	判血 233点
デオキシチミジンキナーゼ（TK）活性 deoxythymidine kinase	
レセ電：160143350／TK活性	血液

適応 悪性リンパ腫，白血病，成人T細胞白血病リンパ腫，骨髄異形成症候群，多発性骨髄腫

意義 血清中のデオキシチミジンキナーゼは，増殖中の細胞に由来し，造血器腫瘍の診断や治療効果の判定に用いられることがある。ウイルス感染でも上昇する。

保険メモ デオキシチミジンキナーゼ（TK）活性は，造血器腫瘍の診断又は治療効果判定のために行った場合に算定する。

関連検査 末梢血液一般検査，乳酸デヒドロゲナーゼ（LD），フェリチン，癌胎児性抗原（CEA），組織ポリペプタイド抗原（TPA），β_2-マイクログロブリン

D005 13	判血 250点
ターミナルデオキシヌクレオチジルトランスフェラーゼ（TdT） terminal deoxynucleotidly transferase	
レセ電：160113310／TdT	血液

適応 悪性リンパ腫，白血病

意義 幼若リンパ球に発現するDNA合成酵素の一種で，細胞内活性や塗抹標本の染色によって調べる。急性骨髄性白血病と急性リンパ性白血病の鑑別に用いることがある。

保険メモ ターミナルデオキシヌクレオチジルトランスフェラーゼ（TdT）は，白血病又は悪性リンパ腫の診断又は治療効果判定のために行った場合に算定する。

関連検査 末梢血液像，末梢血液一般検査

D005 14	判血 788点
骨髄像 myelogram（骨ズイ像）	
レセ電：160010410／骨髄像	骨髄液（塗抹標本）

適応 多発性骨髄腫，白血病，再生不良性貧血，悪性リンパ腫，骨髄異形成症候群，溶血性貧血，悪性腫瘍の骨髄転移，骨髄増殖性疾患

意義 腸骨や胸骨から穿刺吸引した骨髄液の有核細胞数と巨核球数を算定し，塗抹標本を鏡検して，赤芽球系と骨髄球系の各分化段階の細胞の比率を計測する。白血病細胞など異常細胞の比率やその細胞形態，造血細胞の形態異常を観察して，血液疾患などを診断するのに用いる。

保険メモ (1) 末梢血液像（自動機械法），末梢血液像（鏡検法）及び骨髄像の検査については，少なくともリンパ球，単球，好中球，好酸球，好塩基球の5分類以上の同定・比率計算を行った場合に算定する。

(2) 末梢血液像（鏡検法）及び骨髄像の検査に当たって，位相差顕微鏡又は蛍光顕微鏡を用いた場合であっても所定点数により算定する。

関連検査 末梢血液一般検査，末梢血液像，網赤血球数，T細胞サブセット検査

【D005 14 特殊染色加算（骨髄像）】

保険メモ ◎特殊染色を併せて行った場合は，特殊染色加算として，特殊染色ごとにそれぞれ60点を所定点数に加算する。

(1) 末梢血液像（鏡検法）の「注」及び骨髄像の「注」（編注；前記◎）にいう特殊染色は，次のとおりである。

(ア) オキシダーゼ染色
(イ) ペルオキシダーゼ染色
(ウ) アルカリホスファターゼ染色
(エ) パス染色
(オ) 鉄染色（ジデロブラスト検索を含む）
(カ) 超生体染色
(キ) 脂肪染色
(ク) エステラーゼ染色

D005 14	60点
特殊染色加算（骨髄像・オキシダーゼ染色） neutrophil oxidase stain	
レセ電：160010570／特殊染色加算（骨髄像・オキシダーゼ染色）	

適応 白血病

関連検査 末梢血液一般検査

D005　14 60点
特殊染色加算（骨髄像・ペルオキシダーゼ染色） neutrophil peroxidase stain
レセ電：160010670／特殊染色加算（骨髄像・ペルオキシダーゼ染色）

適応 急性白血病
意義 急性骨髄性白血病と急性リンパ性白血病との鑑別に用いる。芽球が陽性であれば，骨髄性である。
関連検査 末梢血液一般検査

D005　14 60点
特殊染色加算（骨髄像・アルカリホスファターゼ染色） neutrophil alkaline phosphatase stain
レセ電：160010770／特殊染色加算（骨髄像・アルカリホスファターゼ染色）

適応 慢性骨髄性白血病，骨髄線維症，真性多血症，発作性夜間血色素尿症，類白血病反応
意義 成熟好中球での陽性の程度により，慢性骨髄性白血病などの診断の補助に用いるが，通常は，血液塗抹標本で行う。
関連検査 末梢血液一般検査

D005　14 60点
特殊染色加算（骨髄像・パス染色） neutrophil periodic acid-schiff stain
レセ電：160010870／特殊染色加算（骨髄像・パス染色）

適応 急性白血病
意義 細胞によって染色性が異なる。急性リンパ性白血病や赤白血病の診断の補助に用いられることがある。
関連検査 末梢血液一般検査

D005　14 60点
特殊染色加算（骨髄像・鉄染色） neutrophil iron stain
レセ電：160010970／特殊染色加算（骨髄像・鉄染色）

適応 鉄芽球性貧血，ピリドキシン反応性貧血，鉛中毒，骨髄異形成症候群
意義 骨髄異形成症候群，特に鉄芽球性貧血の診断などに用いる。
関連検査 末梢血液一般検査

D005　14 60点
特殊染色加算（骨髄像・超生体染色） neutrophil supravital stain
レセ電：160011070／特殊染色加算（骨髄像・超生体染色）

適応 骨髄異形成症候群，鉄芽球性貧血，不安定ヘモグロビン症
意義 網赤血球を数えるのに用いる。ハインツ小体の観察にも用いる。
関連検査 末梢血液一般検査

D005　14 60点
特殊染色加算（骨髄像・脂肪染色） neutrophil fat stain (sudan black stain)
レセ電：160011270／特殊染色加算（骨髄像・脂肪染色）

適応 急性白血病
意義 ズダンブラックB染色と同義。急性骨髄性白血病と急性リンパ性白血病との鑑別に用いる。芽球が陽性であれば骨髄性である。
関連検査 末梢血液一般検査

D005　14 60点
特殊染色加算（骨髄像・エステラーゼ染色） neutrophil esterase stain
レセ電：160011370／特殊染色加算（骨髄像・エステラーゼ染色）

適応 急性骨髄性白血病
意義 特異的エステラーゼ（α-NBエステラーゼ）と非特異的エステラーゼ（ナフトールAS-D-クロロアセテート・エステラーゼ）があり，急性白血病細胞が骨髄性か単球性かを区別するのに用いる。
関連検査 末梢血液一般検査

D005　15 判血 1940点
造血器腫瘍細胞抗原検査（一連につき） leulemia test by the monoclonal antibody (LLA)
レセ電：160057410／造血器腫瘍細胞抗原検査 血液

適応 悪性リンパ腫，白血病，多発性骨髄腫，骨髄異形成症候群
意義 フローサイトメトリー法により，腫瘍細胞の抗原を解析して，腫瘍の系統と分化段階を明らかにする。白血病やリンパ腫などの造血器腫瘍の診断と病型分類に用いる。
保険メモ (1) 造血器腫瘍細胞抗原検査はモノクローナル抗体を用いて蛍光抗体法，酵素抗

体法，免疫ロゼット法等により白血病細胞又は悪性リンパ腫細胞の表面抗原又は細胞内抗原の検索を実施して病型分類を行った場合に算定できる。

(2)　対象疾病は白血病，悪性リンパ腫等である。

(3)　検査に用いられるモノクローナル抗体は，医薬品として承認されたものであり，検査に当たって用いたモノクローナル抗体の種類，回数にかかわらず，一連として所定点数を算定する。

関連検査　B細胞表面免疫グロブリン，T細胞・B細胞百分率

【D006　出血・凝固検査】

保険メモ　◎患者から1回に採取した血液を用いて本区分の13から32までに掲げる検査を3項目以上行った場合は，所定点数にかかわらず，検査の項目数に応じて次に掲げる点数により算定する。

イ　3項目又は4項目　530点

ロ　5項目以上　722点

13　Dダイマー定性
14　von　Willebrand因子（VWF）活性
15　Dダイマー
16　プラスミンインヒビター（アンチプラスミン），Dダイマー半定量
17　α2-マクログロブリン
18　PIVKA-Ⅱ
19　凝固因子インヒビター
20　von　Willebrand因子（VWF）抗原
21　プラスミン・プラスミンインヒビター複合体（PIC）
22　プロテインS抗原
23　プロテインS活性
24　β-トロンボグロブリン（β-TG），トロンビン・アンチトロンビン複合体（TAT）
25　血小板第4因子（PF4）
26　プロトロンビンフラグメントF1+2
27　トロンボモジュリン
28　フィブリンモノマー複合体
29　凝固因子（第Ⅱ因子，第Ⅴ因子，第Ⅶ因子，第Ⅷ因子，第Ⅸ因子，第Ⅹ因子，第Ⅺ因子，第Ⅻ因子，第ⅩⅢ因子）
30　プロテインC抗原
31　プロテインC活性
32　tPA・PAI-1複合体

D006　1　判血　15点
出血時間　bleeding time（出血）（BT）
レセ電：160011410／出血時間　血液

適応　フォンウィルブランド病，血小板無力症，播種性血管内凝固（DIC），血管性紫斑病，血小板減少症，血小板機能異常症，ベルナール・スーリエ症候群

意義　耳たぶや腕に傷をつけてから，止血するまでの時間を測定して，出血傾向のスクリーニングを行う。再現性はよくないが，簡便な検査である。

保険メモ　出血時間測定時の耳朶採血料は，出血時間の所定点数に含まれる。

関連検査　末梢血液一般検査，毛細血管抵抗試験，von　Willebrand因子（VWF），血小板凝集能

D006　2　迅　判血　18点
プロトロンビン時間（PT）　prothrombin time（PPT）
レセ電：160012010／PT　血液

適応　ビタミンK欠乏症，慢性肝炎，急性肝炎，劇症肝炎，肝硬変症，抗凝固剤投与状態，播種性血管内凝固（DIC），血液凝固異常，新生児低プロトロンビン血症，凝固因子欠乏症，先天性プロトロンビン欠乏症

意義　外因系凝固に関わる因子（第Ⅶ，Ⅹ，Ⅴ，Ⅱ因子，フィブリノゲン）の欠乏や機能異常のスクリーニングに用いる。肝機能障害，DIC（播種性血管内凝固），各因子の欠乏症でPTは延長する。ワルファリン治療のコントロールにも用いる。

関連検査　凝固因子，末梢血液一般検査，活性化部分トロンボプラスチン時間（APTT），フィブリノゲン，フィブリン・フィブリノゲン分解産物（FDP），プロトロンビンフラグメントF1＋2，血液粘弾性検査

D006　3　判血　19点
血餅収縮能　blood clot retraction ability
レセ電：160011810／血餅収縮能　血液

適応　血小板減少症，血小板無力症

意義　血小板無力症に対する簡便な検査として行われる。血小板減少やフィブリノゲン減少でも血餅収縮能は低下する。

関連検査　末梢血液一般検査，フィブリノゲン，血小板粘着能，血小板凝集能

D006　3　判血　19点
毛細血管抵抗試験　capillary resistance test（毛細抵抗）
レセ電：160011610／毛細抵抗　上下肢

適応　血小板減少症，血小板無力症，播種性血管内凝固（DIC），ビタミンC欠乏症，遺伝性出血性末梢血管拡張症，紫斑病，血小板機能異

常症

意義　出血傾向の原因検索として，毛細血管壁の機能異常（脆弱性）や血小板機能異常のスクリーニングとして行われる。

関連検査　血末梢血液一般検査，出血時間，血小板凝集能

D006　4　判血　23点
フィブリノゲン半定量　fibrinogen
レセ電：160012610／フィブリノゲン半定量　血液

適応　脳血管障害，重度肝障害，播種性血管内凝固（DIC），白血病，ネフローゼ症候群，低フィブリノーゲン血症，無フィブリノーゲン血症，血栓症*

意義　現在では，次項のフィブリノゲン定量が用いられている。

関連検査　赤血球沈降速度（ESR），プロトロンビン時間（PT），トロンビン時間，活性化部分トロンボプラスチン時間（APTT），フィブリン・フィブリノゲン分解産物（FDP），C反応性蛋白（CRP）

D006　4　判血　23点
フィブリノゲン定量　fibrinogen
レセ電：160191610／フィブリノゲン定量　血液

適応　脳血管障害，心筋梗塞，重度肝障害，播種性血管内凝固（DIC），白血病，妊娠高血圧症，ネフローゼ症候群，低フィブリノーゲン血症，無フィブリノーゲン血症，血栓症*，出血傾向，大動脈瘤

意義　フィブリノゲン（線維素原）は肝臓で産生され，トロンビンによりフィブリンとなって止血栓ができる。凝固第1因子ともいわれる。DIC（播種性血管内凝固）の診断や肝臓の蛋白合成能低下の評価に用いられる。

関連検査　赤血球沈降速度（ESR），プロトロンビン時間（PT），トロンビン時間，活性化部分トロンボプラスチン時間（APTT），フィブリン・フィブリノゲン分解産物（FDP），C反応性蛋白（CRP），血液粘弾性検査

D006　4　判血　23点
クリオフィブリノゲン　cryofibrinogen
レセ電：160113410／クリオフィブリノゲン　血液

適応　多発性骨髄腫，悪性腫瘍，膠原病，クリオフィブリノゲン血症，血栓塞栓症

意義　低温にすると白色沈殿を生じ，37℃に加温すると再溶解する異常なフィブリノゲンをいう。寒冷曝露により血栓性静脈炎などの皮膚症状をきたす症例で行う。

関連検査　アンチトロンビン，プラスミン・プラスミンインヒビター複合体（PIC）

D006　5　判血　25点
トロンビン時間　thrombin time
レセ電：160012110／トロンビン時間　血液

適応　フィブリノゲン異常症，播種性血管内凝固（DIC），血栓症*，先天性フィブリノーゲン欠乏症

意義　血漿にトロンビンを加えてから凝固するまでの時間を測定する。フィブリノゲンの量的減少や質的低下，あるいは抗トロンビン物質の存在を調べるのに用いる。

関連検査　フィブリノゲン，フィブリン・フィブリノゲン分解産物（FDP）

D006　6　判血　28点
蛇毒試験　russell viper venom test / stypven time
レセ電：160012750／蛇毒試験　血液

適応　抗リン脂質抗体症候群

意義　抗リン脂質抗体症候群の診断のため，ループスアンチコアグラントを検出するのに用いる。

関連検査　活性化部分トロンボプラスチン時間（APTT）

D006　6　判血　28点
トロンボエラストグラフ　thromboelastography (TEG)
レセ電：160013510／トロンボエラストグラフ　血液

適応　血液凝固異常，血友病A，血友病B，線溶亢進，血小板無力症，播種性血管内凝固（DIC）

意義　血液凝固を経時的に測定する装置により，パターン描画図を記録するもので，止血凝固過程を総合的に評価できる。血小板，凝固，線溶系の異常に応じて，それぞれ特徴的なパターンを示す。

関連検査　血小板粘着能，凝固因子，血小板凝集能

D006　6　判血　28点
ヘパリン抵抗試験　heparin tolerance test
レセ電：160012850／ヘパリン抵抗試験　血液

適応　播種性血管内凝固（DIC），血栓症*，アンチトロンビン欠乏症

意義 血漿にヘパリンと塩化カルシウムを添加して凝固時間を測る。アンチトロンビンが低下していると短縮する。

関連検査 アンチトロンビン，凝固因子

D006 7 判血 29点
活性化部分トロンボプラスチン時間（APTT）
activated partial thromboplastin time (APTT)
レセ電：160012310／APTT 血液

適応 肝疾患，播種性血管内凝固（DIC），ビタミンK欠乏症，ヘパリン治療*，抗凝固剤投与状態，フォンウィルブランド病，抗リン脂質抗体症候群，血友病A，血友病B，凝固因子欠乏症

意義 内因系凝固に関わる因子（第Ⅻ，Ⅺ，Ⅹ，Ⅸ，Ⅷ，Ⅴ，Ⅱ因子，フィブリノゲン）の欠乏や機能異常のスクリーニングに用いる。肝機能障害（蛋白合成能低下），DIC（播種性血管内凝固），各因子の欠乏症でAPTTは延長する。ヘパリン治療のコントロールにも用いる。

関連検査 プロトロンビン時間（PT），凝固因子，血液粘弾性検査

D006 8 判血 64点
血小板粘着能 platelet adhesion
レセ電：160013110／血小板粘着能 血液

適応 血小板機能異常症，血小板無力症，ベルナール・スーリエ病，フォンウィルブランド病，骨髄増殖性疾患，抗血小板薬服用*，血栓症*

意義 コラーゲンコートビーズカラムに血液を通過させて停滞した血小板の血比率を計測する。血小板無力症などの血小板機能異常症やフォン・ウィルブランド病で低下する。

関連検査 末梢血液一般検査，出血時間，血餅収縮能，毛細血管抵抗試験，血小板凝集能

D006 9 判血 70点
アンチトロンビン活性 antithrombin 3（ATⅢ）
レセ電：160113510／AT活性 血液

適応 播種性血管内凝固（DIC），肝硬変症，静脈血栓症，アンチトロンビンⅢ欠乏症，肝炎，心筋梗塞，アンチトロンビン欠乏症

意義 生理的な凝固阻止因子で，血栓性素因をきたす先天性欠乏症や消費によって低下するDICの診断，ヘパリン投与前にアンチトロンビンが十分にあることを確認する目的で測定する。

関連検査 プロトロンビン時間（PT），フィブリノゲン，活性化部分トロンボプラスチン時間（APTT），フィブリン・フィブリノゲン分解産物（FDP），プラスミノゲン，プラスミン・プラスミンインヒビター複合体（PIC），フィブリンモノマー複合体

D006 9 判血 70点
アンチトロンビン抗原 antithrombin 3（ATⅢ）
レセ電：160191710／AT抗原 血液

適応 播種性血管内凝固（DIC），肝硬変症，静脈血栓症，アンチトロンビンⅢ欠乏症，肝炎，心筋梗塞，アンチトロンビン欠乏症

意義 アンチトロンビン活性の低下が量的欠乏か質的異常かを区別するために測定する。

関連検査 プロトロンビン時間（PT），フィブリノゲン，活性化部分トロンボプラスチン時間（APTT），フィブリン・フィブリノゲン分解産物（FDP），プラスミノゲン，プラスミン・プラスミンインヒビター複合体（PIC），フィブリンモノマー複合体

D006 10 ㊙ 判血 80点
フィブリン・フィブリノゲン分解産物（FDP）定性 fibrin / fibrinogen degradation products
レセ電：160014510／FDP定性 血液・尿
フィブリン・フィブリノゲン分解産物（FDP）半定量 fibrin / fibrinogen degradation products
レセ電：160191810／FDP半定量 血液・尿
フィブリン・フィブリノゲン分解産物（FDP）定量 fibrin / fibrinogen degradation products
レセ電：160191910／FDP定量 血液・尿

適応 播種性血管内凝固（DIC），血液凝固異常，線溶亢進，静脈血栓症，大動脈瘤

意義 フィブリンやフィブリノゲンにプラスミンが作用して生じた分解産物。DICや血栓症などで上昇するので，その診断に用いる。定量を行い，経時的な推移を追う。

関連検査 プロトロンビン時間（PT），フィブリノゲン，活性化部分トロンボプラスチン時間（APTT），アンチトロンビン，プラスミン・プラスミンインヒビター複合体（PIC），フィブリンモノマー複合体，Dダイマー，インターロイキン-6（IL-6）

D006　10 判血 80点
プラスミン　plasmin
レセ電：160014610／プラスミン　血液
プラスミン活性　plasmin activity
レセ電：160014250／プラスミン活性　血液

適応　播種性血管内凝固（DIC），肝硬変症
意義　プラスミンはプラスミノゲンが活性化したもので，フィブリンなど溶かす。DICなどで線溶亢進状態になると上昇する。血漿中でプラスミンは直ちにプラスミンインヒビターと結合して消失するので，プラスミン・プラスミンインヒビター複合体を測定するのが一般的である。また，プラスミン自体も活性を測るのが一般的である。
関連検査　フィブリン・フィブリノゲン分解産物（FDP），Dダイマー，プラスミンインヒビター（アンチプラスミン）

D006　10 判血 80点
α_1-アンチトリプシン　alpha1-antitrypsin（α_1-AT）
レセ電：160113710／α1-AT　血液

適応　膠原病，悪性腫瘍，劇症肝炎，肝硬変症，肺気腫，感染症*，α_1-アンチトリプシン欠乏症
意義　プロテアーゼインヒビターで，若年の肺気腫や肝硬変は先天性α_1-アンチトリプシン欠乏症の可能性があるので測定する。急性相反応物質であるため，感染症などの炎症性疾患で増加する。
関連検査　赤血球沈降速度（ESR），末梢血液一般検査，C反応性蛋白（CRP），免疫グロブリン，ハプトグロビン

D006　11 判血 93点
フィブリンモノマー複合体定性　fibrinmonomer complex
レセ電：160013310／フィブリンモノマー複合体定性　血液

適応　播種性血管内凝固（DIC），抗凝固・線溶療法，血栓症*
意義　トロンビンによりフィブリノゲンがフィブリンになる過程で形成され，フィブリン血栓の指標となる。DICや静脈血栓症，肺動脈血栓塞栓症の診断，治療のモニタリングに用いる。
関連検査　プロトロンビン時間（PT），フィブリノゲン，フィブリン・フィブリノゲン分解産物（FDP），アンチトロンビン

D006　12 判血 100点
プラスミノゲン活性　plasminogen（PLG）
レセ電：160015710／プラスミノゲン活性　血液

適応　播種性血管内凝固（DIC），肝障害，先天性プラスミノゲン欠損症，血栓症*
意義　プラスミンの前駆物質である。DICで低下するので，その補助診断に用いる。先天性プラスミノゲン欠乏症では血栓性素因となる。
関連検査　プラスミンインヒビター（アンチプラスミン）

D006　12 判血 100点
プラスミノゲン抗原　plasminogen（PLG）
レセ電：160192010／プラスミノゲン抗原　血液

適応　播種性血管内凝固（DIC），肝障害，先天性プラスミノゲン欠損症，血栓症*
意義　プラスミノゲン活性の低下が量的欠乏か質的異常かを区別するのに用いる。
関連検査　プラスミンインヒビター（アンチプラスミン）

D006　12 判血 100点
凝固因子インヒビター定性（クロスミキシング試験）　coagulation factor inhibitor / cross-mixing test
レセ電：160182410／凝固因子インヒビター定性　血液

適応　抗リン脂質抗体症候群，後天性血友病A，後天性血友病B，凝固因子欠乏症
意義　APTT若しくはPTが延長している場合，凝固因子の欠乏によるのか，凝固因子インヒビターの存在によるのかを区別するために，患者血漿と健常人血漿を混合して測定する。抗リン脂質抗体症候群や後天性血友病などが疑われる場合に行う。
保険メモ　凝固因子インヒビター定性（クロスミキシング試験）は，原因不明のプロトロンビン時間延長又は活性化部分トロンボプラスチン時間延長がみられる患者に対して行った場合に限り算定できる。
関連検査　プロトロンビン時間（PT），活性化部分トロンボプラスチン時間（APTT），ループスアンチコアグラント，抗カルジオリピンIgG抗体

D006　13 包 判血 121点
Dダイマー定性　D dimer
レセ電：160113810／Dダイマー定性　血液

適応　播種性血管内凝固（DIC），悪性腫瘍，

胎盤早期剥離，動脈瘤，血栓症*，静脈血栓症，下肢深部静脈血栓症，肺血栓塞栓症，肺動脈血栓塞栓症

意義 安定化フィブリンのプラスミンによる分解産物で，二次線溶（フィブリン形成に伴う線溶）の亢進の指標となる。DICや深部静脈血栓症の診断に用いられる。定量を行うのが一般的。

関連検査 末梢血液一般検査，プロトロンビン時間（PT），フィブリノゲン，フィブリンモノマー複合体，フィブリン・フィブリノゲン分解産物（FDP），プラスミン・プラスミンインヒビター複合体（PIC），トロンビン・アンチトロンビン複合体（TAT），インターロイキン-6（IL-6）

D006　14　㊙ 判血　126点
von Willebrand因子（VWF）活性　von Willebrand factor（vWF）
レセ電：160015310／VWF活性　血液

適応 フォンウィルブランド病，出血傾向

意義 vWFは血管内皮細胞と骨髄巨核球で産生され，血小板が血管内皮下組織に粘着する際の分子糊として働き，第Ⅷ因子を安定化させる作用も持つ。VWFの量や活性の低下で出血傾向を呈するフォン・ウィルブランド病の診断に用いる。

関連検査 凝固因子，出血時間，血小板粘着能，活性化部分トロンボプラスチン時間（APTT），血小板凝集能

D006　15　㊣ ㊙ 判血　127点
Dダイマー　D dimer
レセ電：160114010／Dダイマー　血液

適応 播種性血管内凝固（DIC），悪性腫瘍，胎盤早期剥離，動脈瘤，血栓症*，静脈血栓症，下肢深部静脈血栓症，肺血栓塞栓症，肺動脈血栓塞栓症

意義 安定化フィブリンのプラスミンによる分解産物で，二次線溶（フィブリン形成に伴う線溶）の亢進の指標となる。DICや深部静脈血栓症の診断や病勢の推移の評価に用いる。

保険メモ 診療報酬明細書の「摘要」欄への記載事項
(同一月に3回以上の算定の場合)
当該検査の実施年月日及び前回測定値をすべて記載する。
レセ電：880100015／検査実施年月日及び検査結果（Dダイマー）；(元号) yy”年”mm”月”dd”日” 検査値：＊＊＊＊＊＊＊＊

<記載要領>
関連検査 末梢血液一般検査，プロトロンビン時間（PT），フィブリノゲン，フィブリンモノマー複合体，フィブリン・フィブリノゲン分解産物（FDP），プラスミン・プラスミンインヒビター複合体（PIC），トロンビン・アンチトロンビン複合体（TAT），超音波検査，インターロイキン-6（IL-6）

D006　16　㊙ 判血　128点
プラスミンインヒビター（アンチプラスミン）　antiplasmin (alpha2-plasmin inhibitor)（α_2PI）
レセ電：160113910／プラスミンインヒビター（アンチプラスミン）　血液

適応 播種性血管内凝固（DIC），出血傾向，線溶亢進，肝硬変症，肝癌

意義 プラスミンと結合して失活させる生理的な線溶阻止因子である。消費性に低下するDICの補助診断や，先天性プラスミンインヒビター欠乏症の診断に用いる。

関連検査 プロトロンビン時間（PT），フィブリノゲン，活性化部分トロンボプラスチン時間（APTT），プラスミン，フィブリン・フィブリノゲン分解産物（FDP），プラスミノゲン

D006　16　㊙ 判血　128点
Dダイマー半定量　D dimer
レセ電：160192110／Dダイマー半定量　血液

適応 播種性血管内凝固（DIC），悪性腫瘍，胎盤早期剥離，動脈瘤，血栓症*，静脈血栓症，下肢深部静脈血栓症，肺血栓塞栓症，肺動脈血栓塞栓症

意義 安定化フィブリンのプラスミンによる分解産物で，二次線溶（フィブリン形成に伴う線溶）の亢進の指標となる。DICや深部静脈血栓症の診断や病勢の推移の評価に用いる。

関連検査 末梢血液一般検査，プロトロンビン時間（PT），フィブリノゲン，フィブリンモノマー複合体，フィブリン・フィブリノゲン分解産物（FDP），プラスミン・プラスミンインヒビター複合体（PIC），トロンビン・アンチトロンビン複合体（TAT），インターロイキン-6（IL-6）

D006　17　㊙ 判血　138点
α_2-マクログロブリン　alpha2-macroglobulin
レセ電：160113610／α2-MG　血液

適応 前立腺癌，先天性α_2-マクログロブリン欠乏症，ネフローゼ症候群

意義 α_2-マクログロブリンはプロテアーゼ阻害分子である。前立腺癌で減少するため，その回復が治療効果の判定に用いられる。

関連検査 プラスミン・プラスミンインヒビター複合体（PIC），エストロゲン，アンチトロンビン

D006 18 ㊙ 判血 **143点**
PIVKA-Ⅱ protein induced by vitamin K absence (or antagonist-) 2
レセ電：160015610／PIVKA-2 血液

適応 ビタミンK欠乏症，新生児出血症，新生児真性メレナ，肝硬変症，肝細胞癌

意義 ビタミンK欠乏により，正常な活性を持たない異常蛋白として出現する第Ⅱ因子（プロトロンビン）であり，ビタミンK欠乏やワルファリン投与で増加する。肝細胞癌のマーカーとしても有用である。

保険メモ PIVKA-Ⅱは，出血・凝固検査として行った場合に算定する。

関連検査 プロトロンビン時間（PT），活性化部分トロンボプラスチン時間（APTT），凝固因子，アスパラギン酸アミノトランスフェラーゼ（AST），アラニンアミノトランスフェラーゼ（ALT）

D006 19 ㊙ 判血 **144点**
凝固因子インヒビター（第Ⅷ因子） coagulation factor 8 inhibitor
レセ電：160015410／第8凝固因子インヒビター 血液

適応 血友病A，後天性血友病A，第VIII因子インヒビター陽性先天性血友病

意義 補充療法を受けている血友病Aでは第Ⅷ因子製剤に対する抗体ができてしまうことがあり，補充療法が無効となる。こうした場合に抗体の力価を調べるために検査を行う。また，第Ⅷ因子に対する自己抗体が生じて出血症状をきたす後天性血友病Aの診断にも用いる。

保険メモ 凝固因子インヒビターは，第Ⅷ因子又は第Ⅸ因子の定量測定を行った場合に，それぞれの測定1回につきこの項で算定する。

関連検査 凝固因子，活性化部分トロンボプラスチン時間（APTT）

D006 19 ㊙ 判血 **144点**
凝固因子インヒビター（第Ⅸ因子） coagulation factor 9 inhibitor
レセ電：160015510／第9凝固因子インヒビター 血液

適応 血友病B，後天性血友病B，第Ⅸ因子インヒビター陽性先天性血友病

意義 補充療法を受けている血友病Bでは第Ⅸ因子製剤に対する抗体ができてしまうことがあり，補充療法が無効となる。こうした場合に抗体の力価を調べるために検査を行う。また，第Ⅸ因子に対する自己抗体が生じて出血症状をきたす後天性血友病Bの診断にも用いる。

保険メモ 凝固因子インヒビターは，第Ⅷ因子又は第Ⅸ因子の定量測定を行った場合に，それぞれの測定1回につきこの項で算定する。

関連検査 凝固因子，活性化部分トロンボプラスチン時間（APTT）

D006 20 ㊙ 判血 **147点**
von Willebrand因子（VWF）抗原 von Willebland factor antigen / factor 8 related antigen（ⅧR：AG／vWF：Ag）
レセ電：160124650／VWF抗原 血液

適応 フォンウィルブランド病，出血傾向

意義 vWFの活性低下で出血傾向を呈するフォン・ウィルブランド病の診断に用いる。量的欠乏か質的異常かを区別するために，VWF抗原を合わせて測定する。

保険メモ von Willebrand因子（VWF）抗原は，SRID法，ロケット免疫電気泳動法等によるものである。

関連検査 プロトロンビン時間（PT），活性化部分トロンボプラスチン時間（APTT），凝固因子，血小板凝集能

D006 21 ㊙ 判血 **150点**
プラスミン・プラスミンインヒビター複合体（PIC） plasmin-plasmin inhibitor complex (PIC)
レセ電：160015810／PIC 血液

適応 播種性血管内凝固（DIC），肝硬変症，血栓症*，線溶亢進

意義 プラスミンは直ちにPICとなるため，プラスミンを測定する代わりにPICを測定する。PICの上昇は線溶亢進を示し，DICや血栓症などで上昇する。

D006 22 ㊙ 判血 **154点**
プロテインS抗原 protein S（PS）
レセ電：160192210／プロテインS抗原 血液

適応 プロテインS欠乏症，ビタミンK欠乏症，静脈血栓症，血液凝固異常，遺伝性血栓性素因による特発性血栓症

意義 プロテインS活性が低下している場合

に，量的欠乏か質的異常かを区別するために，抗原を合わせて測定する。

関連検査　プロテインC，凝固因子，アンチトロンビン

D006　23　包　判血　163点
プロテインS活性　protein S（PS）
レセ電：160124850／プロテインS活性　血液

適応　プロテインS欠乏症，ビタミンK欠乏症，静脈血栓症，血液凝固異常，遺伝性血栓性素因による特発性血栓症

意義　肝で合成されるビタミンK依存性因子の一つで，活性化プロテインCの補酵素で凝固を阻害する。若年で深部静脈血栓症などを起こす症例では血栓性素因のひとつである先天性プロテインS欠乏症かを調べるために，この活性を検査する。

関連検査　プロテインC，凝固因子，アンチトロンビン

D006　24　包　判血　171点
β-トロンボグロブリン（β-TG）　beta-thromboglobulin（β-TG）
レセ電：160016810／β-TG　血液

適応　心筋梗塞，脳梗塞，血小板減少症，血栓症*

意義　血小板のα顆粒に含有される蛋白で，血小板の活性化に伴って血液中に放出される。血小板の活性化を反映する指標で，血栓形成の準備状態の指標となる。

関連検査　フィブリンモノマー複合体，アンチトロンビン，血小板第4因子（PF_4）

D006　24　包　判血　171点
トロンビン・アンチトロンビン複合体（TAT）
thrombin antithrombin complex
レセ電：160114210／TAT　血液

適応　播種性血管内凝固（DIC），急性心筋梗塞，脳梗塞，閉塞性動脈硬化症，敗血症，急性冠症候群，静脈血栓症

意義　トロンビンの過剰生成されると，アンチトロンビンが結合してトロンビンを失活させる。よって，TATはトロンビン生成や凝固能亢進の指標となる。DICや血栓症で高値を示す。

保険メモ　トロンビン・アンチトロンビン複合体（TAT），プロトロンビンフラグメントF1+2及びフィブリンモノマー複合体のうちいずれか複数を同時に測定した場合は，主たるもののみ算定する。

関連検査　プラスミン・プラスミンインヒビター複合体（PIC）

D006　25　包　判血　173点
血小板第4因子（PF_4）　platelet factor 4
レセ電：160016710／PF4　血液

適応　心筋梗塞，脳梗塞，血小板減少症，血栓症*

意義　β-TGと同様に，血小板のα顆粒に含有される蛋白で，血小板の活性化に伴って血液中に放出される。血小板の活性化を反映する指標で，血栓形成の準備状態の指標となる。

関連検査　フィブリン・フィブリノゲン分解産物（FDP），アンチトロンビン，β-トロンボグロブリン（β-TG）

D006　26　包　判血　192点
プロトロンビンフラグメントF1+2　prothrombin fragment F1+2（PF1+2）
レセ電：160157950／プロトロンビンフラグメントF1+2　血液

適応　静脈血栓症，播種性血管内凝固（DIC），悪性腫瘍，膠原病，妊娠高血圧症候群，脳梗塞，動脈血栓症，心筋梗塞

意義　プロトロンビンがトロンビンに転換されるときに生成されるフラグメントで，トロンビン産生や凝固機能亢進の指標となる。

保険メモ　トロンビン・アンチトロンビン複合体（TAT），プロトロンビンフラグメントF1+2及びフィブリンモノマー複合体のうちいずれか複数を同時に測定した場合は，主たるもののみ算定する。

関連検査　フィブリンモノマー複合体，アンチトロンビン，Dダイマー，プロテインS，プラスミン・プラスミンインヒビター複合体（PIC），トロンビン・アンチトロンビン複合体（TAT），プロテインC

D006　27　包　判血　204点
トロンボモジュリン　thrombomodulin
レセ電：160157050／トロンボモジュリン　血液

適応　膠原病，多臓器不全，播種性血管内凝固（DIC）

意義　血管内皮細胞表面にあるトロンボモジュリンは，血管障害，特に細小血管壁の障害によって，血中へ遊離が促進されるため，その濃度は血管内皮障害の指標となる。血管内皮障害を生じる膠原病やDICの経過観察に有用である。

保険メモ　トロンボモジュリンは，膠原病の診断若しくは経過観察又はDIC若しくはそれに

引き続いて起こるMOF観察のために測定した場合に限り算定できる。

関連検査 トロンビン・アンチトロンビン複合体（TAT）

D006　28　包 判血 215点
フィブリンモノマー複合体　fibrin monomer complex
レセ電：160159850／フィブリンモノマー複合体　血液

適応 播種性血管内凝固（DIC），静脈血栓症，肺動脈血栓塞栓症

意義 トロンビンによりフィブリノゲンがフィブリンになる過程で形成され，フィブリン血栓の指標となる。DICや静脈血栓症，肺動脈血栓塞栓症の診断，治療のモニタリングに用いる。

保険メモ (1)　フィブリンモノマー複合体は，DIC，静脈血栓症又は肺動脈血栓塞栓症の診断及び治療経過の観察のために実施した場合に算定する。
(2)　トロンビン・アンチトロンビン複合体（TAT），プロトロンビンフラグメントF1＋2及びフィブリンモノマー複合体のうちいずれか複数を同時に測定した場合は，主たるもののみ算定する。

関連検査 フィブリン・フィブリノゲン分解産物（FDP），トロンビン・アンチトロンビン複合体（TAT），tPA・PAI-1複合体

D006　29　包 判血 223点
凝固因子（第Ⅱ因子）　coagulation factor 2
レセ電：160015910／凝固因子（第2因子）血液

適応 ビタミンK欠乏症，先天性プロトロンビン欠乏症

意義 12種類ある凝固因子の一つ。プロトロンビンと同義。先天性プロトロンビン欠乏症の診断などに用いる。

関連検査 プロトロンビン時間（PT）

D006　29　包 判血 223点
凝固因子（第Ⅴ因子）　coagulation factor 5
レセ電：160016010／凝固因子（第5因子）血液

適応 第Ⅴ因子欠乏症

意義 12種類ある凝固因子の一つ。先天性第Ⅴ因子欠乏症の診断などに用いる。

関連検査 プロトロンビン時間（PT）

D006　29　包 判血 223点
凝固因子（第Ⅶ因子）　coagulation factor 7
レセ電：160016110／凝固因子（第7因子）血液

適応 Ⅶ因子欠乏症，ビタミンK欠乏症

意義 12種類ある凝固因子の一つ。先天性第Ⅶ因子欠乏症の診断などに用いる。

関連検査 プロトロンビン時間（PT）

D006　29　包 判血 223点
凝固因子（第Ⅷ因子）　coagulation factor 8
レセ電：160016210／凝固因子（第8因子）血液

適応 血友病A，フォンウィルブランド病，後天性血友病A

意義 12種類ある凝固因子の一つ。血友病Aや後天性血友病Aの診断に用いる。フォン・ウィルブランド病でも軽度減少する。

関連検査 活性化部分トロンボプラスチン時間（APTT），von Willebrand因子（VWF），血小板凝集能

D006　29　包 判血 223点
凝固因子（第Ⅸ因子）　coagulation factor 9
レセ電：160016310／凝固因子（第9因子）血液

適応 血友病B，ビタミンK欠乏症，後天性血友病B

意義 12種類ある凝固因子の一つ。血友病Bや後天性血友病Bの診断に用いる。

関連検査 活性化部分トロンボプラスチン時間（APTT）

D006　29　包 判血 223点
凝固因子（第Ⅹ因子）　coagulation factor 10
レセ電：160016410／凝固因子（第10因子）血液

適応 ビタミンK欠乏症，第Ⅹ因子欠乏症

意義 12種類ある凝固因子の一つ。先天性第Ⅹ因子欠乏症の診断などに用いる。

関連検査 プロトロンビン時間（PT），活性化部分トロンボプラスチン時間（APTT）

D006　29　包 判血 223点
凝固因子（第Ⅺ因子）　coagulation factor 11
レセ電：160016510／凝固因子（第11因子）血液

適応 第Ⅺ因子欠乏症

意義 12種類ある凝固因子の一つ。先天性第Ⅺ因子欠乏症の診断などに用いる。

関連検査 活性化部分トロンボプラスチン時間（APTT）

D006 29 包 判血 223点
凝固因子（第XII因子） coagulation factor 12
レセ電：160121310／凝固因子（第12因子） 血液

適応 第XII因子欠乏症
意義 12種類ある凝固因子の一つ。先天性第XII因子欠乏症の診断などに用いる。APTTは延長するが，出血傾向はない。
関連検査 活性化部分トロンボプラスチン時間（APTT）

D006 29 包 判血 223点
凝固因子（第XIII因子） coagulation factor 13
レセ電：160016610／凝固因子（第13因子） 血液

適応 IgA血管炎，第XIII因子欠乏症
意義 12種類ある凝固因子の一つ。（ちなみに，VIが欠番になっている）先天性第XIII因子欠乏症の診断などに用いる。PTとAPTTは正常だが，外傷後の後出血や創傷治癒不全などがみられる。第XIII因子はシェーンライン・ヘノッホ紫斑病でも低下する。

D006 30 包 判血 226点
プロテインC抗原 protein C（PC）
レセ電：160192310／プロテインC抗原 血液

適応 プロテインC欠乏症，血液凝固異常，播種性血管内凝固（DIC），ビタミンK欠乏症，遺伝性血栓性素因による特発性血栓症，静脈血栓症
意義 トロンビンとトロンボモジュリンの複合体はプロテインCを活性化し，活性化プロテインCはプロテインSと複合体を作り，活性化第V，VIII因子を抑制して，凝固を制御する。若年で深部静脈血栓症などを起こす症例では血栓性素因のひとつである先天性プロテインC欠乏症かを調べるためにプロテインC活性を検査する。低下している場合，量的欠乏か質的異常かを区別するためにプロテインC抗原を検査する。
関連検査 プロテインS，凝固因子，アンチトロンビン

D006 31 包 判血 227点
プロテインC活性 protein C（PC）
レセ電：160114110／プロテインC活性 血液

適応 プロテインC欠乏症，血液凝固異常，播種性血管内凝固（DIC），ビタミンK欠乏症，遺伝性血栓性素因による特発性血栓症，静脈血栓症
意義 若年で深部静脈血栓症などを起こす症例では血栓性素因のひとつである先天性プロテインC欠乏症かを調べるためにプロテインC活性を検査する。
関連検査 プロテインS，凝固因子，アンチトロンビン

D006 32 包 判血 240点
tPA・PAI-1複合体 tPA.PAI-1 complex
レセ電：160154150／tPA・PAI-1複合体 血液

適応 播種性血管内凝固（DIC），心筋梗塞，肺梗塞，深部静脈血栓症
意義 血管内皮細胞から放出されたtPAは直ちにPAI-1と複合体を形成する。tPA・PAI-1複合体の増加は線溶亢進と血管内皮障害を反映する。
関連検査 プラスミンインヒビター（アンチプラスミン），プラスミン・プラスミンインヒビター複合体（PIC）

D006 33 判血 400点
ADAMTS13活性 A disintegrin-like and metalloproteinase with a thrombospondin type 1 motif, member 13 (ADAMTS13) activity
レセ電：160210710／ADAMTS13活性 血液

適応 血栓性血小板減少性紫斑病
意義 ADAMTS13はvon Willebrand因子（VWF）の特異的切断酵素である。ADAMTS13が遺伝子異常によって先天性に，若しくは中和抗体（インヒビター）が生じて後天性に著減すると，VWFの適切な切断が行われず，血栓性血小板減少性紫斑病（TTP）が発症する。ADAMTS13活性の著しい低下はTTPの診断基準に含まれている。なお，TTPと似た病態を呈する非典型溶血性尿毒症症候群との鑑別の目的でも測定される。
保険メモ (1) ADAMTS13活性は，他に原因を認めない血小板減少を示す患者に対して，血栓性血小板減少性紫斑病の診断補助を目的として測定した場合又はその再発を疑い測定した場合に算定できる。
(2) 血栓性血小板減少性紫斑病と診断された患者又はその再発が認められた患者に対して，診断した日又は再発を確認した日から起算して1月以内の場合には，1週間に1回に限り別に算定できる。なお，血栓性血小板減少性紫斑病と診断した日付又はその再発を確認した日付を，診療報酬明細書の摘要欄に記載する。
(3) 血栓性血小板減少性紫斑病に対し，血漿交

換療法，免疫抑制療法及びカプラシズマブ製剤による治療を行った際に治療の継続の要否を判定することを目的として測定を行った場合，30日間を超えた場合でも，1週間に1回に限り別に算定できる。なお，その医学的な必要性を診療報酬明細書の摘要欄に記載する。

(4)　診療報酬明細書の「摘要」欄への記載事項
(血栓性血小板減少性紫斑病と診断された患者又はその再発が認められた患者に対して，診断した日又は再発を確認した日から起算して1月以内に算定する場合)
血栓性血小板減少性紫斑病と診断した年月日又はその再発を確認した年月日を記載する。
レセ電：850100151／血栓性血小板減少性紫斑病の診断年月日（ADAMTS13活性）；(元号) yy"年"mm"月"dd"日"
レセ電：850100152／血栓性血小板減少性紫斑病の再発年月日（ADAMTS13活性）；(元号) yy"年"mm"月"dd"日"
(血栓性血小板減少性紫斑病に対し，血漿交換療法，免疫抑制療法及びカプラシズマブ製剤による治療を行った際に治療の継続の要否を判定することを目的として測定を行った場合)
30日間を超え1週間に1回に別に算定する，その医学的な必要性を記載する。
レセ電：830100823／医学的な必要性（ADAMTS13活性）；＊＊＊＊＊＊
＜記載要領＞

関連検査　ADAMTS13インヒビター

D006　34　判血　450点
血小板凝集能（鑑別診断の補助に用いるもの）platelet aggregation
レセ電：**160238610／血小板凝集能（鑑別診断の補助に用いるもの）**　血液

適応　先天性血小板機能低下症*，血小板機能異常症，血小板無力症，ベルナール・スーリエ病，フォンウィルブランド病，骨髄増殖性疾患

意義　血液検体から得た多血小板血漿に，ADPなどの凝集惹起物質を加えて生じた血小板凝集を光透過率の変化として記録する。血小板無力症などの血小板機能異常症やフォンウィルブランド病の補助診断として用いる。

保険メモ　(1)「鑑別診断の補助に用いるもの」については，先天性血小板機能低下症が疑われる患者に対し，当該疾患の鑑別診断の補助を目的として，3種類以上の試薬を用いて血小板凝集能を測定した場合に，原則として患者1人につき1回に限り算定する。ただし，2回以上算定する場合は，その医学的必要性について診療報酬明細書の摘要欄に記載する。
(2)　血小板凝集能を測定するに際しては，その過程で血小板数を測定することから，D005血液形態・機能検査の末梢血液一般検査の所定点数を別に算定することはできない。
(3)　診療報酬明細書の「摘要」欄への記載事項
(先天性血小板機能低下症が疑われる患者に対し，当該疾患の鑑別診断の補助を目的として，3種類以上の試薬を用いて血小板凝集能を測定した場合)
2回以上算定する場合は，その医学的必要性について記載する。
レセ電：830100824／2回以上算定する医学的必要性（血小板凝集能　イ　鑑別診断の補助に用いるもの）；＊＊＊＊＊＊
＜記載要領＞

関連検査　出血時間，血小板粘着能，血餅収縮能，トロンボエラストグラフ，von Willebrand因子（VWF）

D006　34　判血　50点
血小板凝集能（その他のもの）platelet aggregation
レセ電：**160238710／血小板凝集能（その他）**　血液

適応　心筋梗塞，脳梗塞，血栓症*，抗血小板薬服用*

意義　血液検体から得た多血小板血漿に，ADPなどの凝集惹起物質を加えて生じた血小板凝集を光透過率の変化として記録する。種々の血栓症を発症した患者における血小板凝集能亢進の有無や，血栓症に対して投与されている抗血小板薬の効果の評価に用いる。

保険メモ　血小板凝集能を測定するに際しては，その過程で血小板数を測定することから，D005血液形態・機能検査の末梢血液一般検査の所定点数を別に算定することはできない。

関連検査　トロンボエラストグラフ

D006　35　判血　1000点
ADAMTS13インヒビター　A disintegrin-like and metalloproteinase with a thrombospondin type 1 motif, member 13 (ADAMTS13) inhibitor
レセ電：**160210810／ADAMTS13インヒビター**　血液

適応　血栓性血小板減少性紫斑病，後天性血栓性血小板減少性紫斑病

意義　ADAMTS13はvon Willebrand因子

(VWF) の特異的切断酵素である。ADAMTS13が遺伝子異常によって先天性に，若しくは中和抗体（インヒビター）が生じて後天性に著減すると，VWFの適切な切断が行われず，血栓性血小板減少性紫斑病（TTP）が発症する。発症したTTPが後天性であることを診断するためにADAMTS13インヒビターを測定する。

保険メモ (1) ADAMTS13インヒビターは，ADAMTS13活性の著減を示す患者に対して，血栓性血小板減少性紫斑病の診断補助を目的として測定した場合又はその再発を疑い測定した場合に算定できる。

(2) 後天性血栓性血小板減少性紫斑病と診断された患者又はその再発が認められた患者に対して，診断した日又は再発を確認した日から起算して1月以内の場合には，1週間に1回に限り別に算定できる。なお，後天性血栓性血小板減少性紫斑病と診断した日付又はその再発を確認した日付を，診療報酬明細書の摘要欄に記載する。

(3) 診療報酬明細書の「摘要」欄への記載事項（後天性血栓性血小板減少性紫斑病と診断された患者又はその再発が認められた患者に対して，診断した日又は再発を確認した日から起算して1月以内に算定する場合）

後天性血栓性血小板減少性紫斑病と診断した年月日又はその再発を確認した年月日を記載する。

レセ電：850100153／後天性血栓性血小板減少性紫斑病の診断年月日（ADAMTS13インヒビター）；(元号) yy”年”mm”月”dd”日”

レセ電：850100154／後天性血栓性血小板減少性紫斑病の再発年月日（ADAMTS13インヒビター）；(元号) yy”年”mm”月”dd”日”

<記載要領>

関連検査 ADAMTS13活性

【D006-2　造血器腫瘍遺伝子検査】

D006-2　判遺　**2100点**

造血器腫瘍遺伝子検査 (reverse transcription) polymerase chain reaction:ligase chain reaction on hematopoietic tumors ((RT-) PCR ／ LCR)

レセ電：160165210／造血器腫瘍遺伝子検査　血液・骨髄液

適応 急性白血病，慢性白血病，骨髄異形成症候群，真性多血症，本態性血小板血症，原発性骨髄線維症

意義 腫瘍細胞のDNAやRNAを抽出し，サザンブロット法，RT-PCR法，LCR法を行って，白血病やリンパ腫などの病型特異な遺伝子異常を検出することは診断の根拠となる。治療効果の判定や再発の早期発見にも有用である。

保険メモ ◎厚生労働大臣が定める施設基準を満たす保険医療機関において行われる場合に算定する。

(1) 造血器腫瘍遺伝子検査は，PCR法，LCR法又はサザンブロット法により行い，月1回を限度として算定できる。

(2) D004-2悪性腫瘍組織検査の悪性腫瘍遺伝子検査，D006-2造血器腫瘍遺伝子検査，D006-6免疫関連遺伝子再構成，D006-14FLT3遺伝子検査又はD006-16JAK2遺伝子検査のうちいずれかを同一月中に併せて行った場合には，主たるもののみ算定する。

関連検査 末梢血液像，骨髄像，造血器腫瘍細胞抗原検査，FLT3遺伝子検査，JAK2遺伝子検査

【D006-3　BCR-ABL1】

D006-3　1　判遺　**2520点**

BCR-ABL1（Major BCR-ABL1（mRNA定量（国際標準値）））（診断の補助に用いるもの）Major BCR-ABL1 chimeric mRNA quantitative testing (international scale)

レセ電：160205810／Major BCR-ABL1 (mRNA定量)（診断補助）　血液

BCR-ABL1（Major BCR-ABL1（mRNA定量（国際標準値）））（モニタリングに用いるもの）Major BCR-ABL1 chimeric mRNA quantitative testing (international scale)

レセ電：160205910／Major BCR-ABL1 (mRNA定量)（モニタリング）　血液

適応 慢性骨髄性白血病，急性白血病

意義 融合遺伝子Major BCR-ABL1は，慢性骨髄性白血病（CML）のほとんどの症例と急性リンパ性白血病（ALL）の一部の症例にみられ，発症の原因となる。CMLの少数例とALLの多数例は，minor BCR-ABL1を形成しており，これらの症例は本検査の対象にならない。この検査はCMLの診断確定の補助に用いられるが，染色体検査，FISH検査，major BCR-ABL1 mRNA定性でもCMLの診断を確定できるため，すべての症例の診断にこの検査が不可欠というわけではない。Major BCR-ABL1融合遺伝子をもつCMLのモニタリング，

すなわち，分子標的薬や造血幹細胞移植などの治療効果の評価，完全奏効の判定，再発や再燃の早期発見に不可欠の検査である。血液よりRNAを抽出し，リアルタイムRT-PCR法で測定し，国際標準値に換算する。

保険メモ Major BCR-ABL1（mRNA定量（国際標準値））は，慢性骨髄性白血病の診断補助及び治療効果のモニタリングを目的として，リアルタイムRT-PCR法により測定した場合に限り算定できる。

関連検査 染色体検査，造血器腫瘍細胞抗原検査，造血器腫瘍遺伝子検査

D006-3　2　判遺　2520点

BCR-ABL1（Major BCR-ABL1 （mRNA定量））（診断の補助に用いるもの） Major BCR-ABL1 chimeric mRNA quantitative testing

レセ電：160238810／Major BCR-ABL1（mRNA定量）（診断補助）　血液・骨髄液

BCR-ABL1（Major BCR-ABL1 （mRNA定量））（モニタリングに用いるもの） Major BCR-ABL1 chimeric mRNA quantitative testing

レセ電：160238910／Major BCR-ABL1（mRNA定量）（モニタリング）血液・骨髄液

適応 Ph陽性急性リンパ性白血病

意義 定量リアルタイムRT-PCR法により，Major BCR-ABL1を有するフィラデルフィア染色体（Ph）陽性急性リンパ性白血病（ALL）の診断補助及び治療効果のモニタリングとして，末梢血白血球又は骨髄液有核細胞より抽出したRNA中のMajor BCR-ABL1 mRNA／ABL1 mRNA比を測定する。なお，フィラデルフィア染色体陽性急性リンパ性白血病患者のうち，小児の大半と成人の約半数は，minor BCR-ABL1 mRNAのタイプであるため，本検査ではこの融合mRNAは検出されないことに注意する必要がある。

保険メモ Major BCR-ABL1（mRNA定量）は，フィラデルフィア染色体陽性急性リンパ性白血病の診断補助及び治療効果のモニタリングを目的として，リアルタイムRT-PCR法により測定した場合に限り算定できる。

関連検査 BCR-ABL1（minor BCR-ABL mRNA）

D006-3　3　判遺　2520点

BCR-ABL1（minor BCR-ABL mRNA）（診断の補助に用いるもの） minor BCR-ABL mRNA

レセ電：160230810／minor BCR-ABL mRNA（診断補助）　血液・骨髄液

BCR-ABL1（minor BCR-ABL mRNA）（モニタリングに用いるもの） minor BCR-ABL mRNA

レセ電：160230910／minor BCR-ABL mRNA（モニタリング）　血液・骨髄液

適応 Ph陽性急性リンパ性白血病

意義 minor BCR-ABLを有するフィラデルフィア染色体（Ph）陽性急性リンパ性白血病（ALL）の診断補助及び治療効果のモニタリングとして，リアルタイムRT-PCR法により末梢血白血球又は骨髄液有核細胞より抽出したRNA中のminor BCR-ABL mRNA／ABL mRNA比を測定する。

保険メモ minor BCR-ABL mRNAは，フィラデルフィア染色体陽性急性リンパ性白血病の診断補助及び治療効果のモニタリングを目的として，リアルタイムRT-PCR法により測定した場合に限り算定できる。

【D006-4　遺伝学的検査】

保険メモ ◎厚生労働大臣が定める疾患の患者については，厚生労働大臣が定める施設基準に適合しているものとして地方厚生局長等に届け出た保険医療機関において行われる場合に限り算定する。

◎厚生労働大臣が定める施設基準に適合しているものとして地方厚生局長等に届け出た保険医療機関において，患者から1回に採取した検体を用いて複数の遺伝子疾患に対する検査を実施した場合は，主たる検査の所定点数及び当該主たる検査の所定点数の100分の50に相当する点数を合算した点数により算定する。

(1) 遺伝学的検査は以下の遺伝子疾患が疑われる場合に行うものとし，原則として患者1人につき1回に限り算定できる。ただし，2回以上実施する場合は，その医療上の必要性について診療報酬明細書の摘要欄に記載する。

(ア) PCR法，DNAシーケンス法，FISH法又はサザンブロット法による場合に算定できるもの

a　デュシェンヌ型筋ジストロフィー，ベッカー型筋ジストロフィー及び家族性アミロイドーシス

b　福山型先天性筋ジストロフィー及び脊髄性筋萎縮症
c　栄養障害型表皮水疱症及び先天性QT延長症候群

(イ)　PCR法による場合に算定できるもの
a　球脊髄性筋萎縮症
b　ハンチントン病，網膜芽細胞腫，甲状腺髄様癌及び多発性内分泌腫瘍症1型

(ウ)　(ア)，(イ)，(エ)及び(オ)以外のもの
a　筋強直性ジストロフィー及び先天性難聴
b　フェニルケトン尿症，ホモシスチン尿症，シトルリン血症（1型），アルギノコハク酸血症，イソ吉草酸血症，HMG血症，複合カルボキシラーゼ欠損症，グルタル酸血症1型，MCAD欠損症，VLCAD欠損症，CPT1欠損症，隆起性皮膚線維肉腫及び先天性銅代謝異常症
c　メープルシロップ尿症，メチルマロン酸血症，プロピオン酸血症，メチルクロトニルグリシン尿症，MTP（LCHAD）欠損症，色素性乾皮症，ロイスディーツ症候群及び家族性大動脈瘤・解離

(エ)　厚生労働大臣が定める施設基準に適合しているものとして地方厚生（支）局長に届け出た保険医療機関において検査が行われる場合に算定できるもの
a　ライソゾーム病（ムコ多糖症Ⅰ型，ムコ多糖症Ⅱ型，ゴーシェ病，ファブリ病及びポンペ病を含む）及び脆弱X症候群
b　プリオン病，クリオピリン関連周期熱症候群，脳内鉄沈着神経変性症，先天性大脳白質形成不全症（中枢神経白質形成異常症を含む），環状20番染色体症候群，PCDH19関連症候群，低ホスファターゼ症，ウィリアムズ症候群，アペール症候群，ロスムンド・トムソン症候群，プラダー・ウィリ症候群，1p36欠失症候群，4p欠失症候群，5p欠失症候群，第14番染色体父親性ダイソミー症候群，アンジェルマン症候群，スミス・マギニス症候群，22q11.2欠失症候群，エマヌエル症候群，脆弱X症候群関連疾患，ウォルフラム症候群，高IgD症候群，化膿性無菌性関節炎・壊疽性膿皮症・アクネ症候群，先天異常症候群，副腎皮質刺激ホルモン不応症，根性点状軟骨異形成症1型及び家族性部分性脂肪萎縮症
c　神経有棘赤血球症，先天性筋無力症候群，原発性免疫不全症候群，ペリー症候群，クルーゾン症候群，ファイファー症候群，アントレー・ビクスラー症候群，タンジール病，先天性赤血球形成異常性貧血，若年発症型両側性感音難聴，尿素サイクル異常症，マルファン症候群，血管型エーラスダンロス症候群，遺伝性自己炎症疾患，エプスタイン症候群及び遺伝性ジストニア

(オ)　臨床症状や他の検査等では診断がつかない場合に，厚生労働大臣が定める施設基準に適合しているものとして地方厚生（支）局長に届け出た保険医療機関において検査が行われる場合に算定できるもの
a　TNF受容体関連周期性症候群，中條-西村症候群，家族性地中海熱，ベスレムミオパチー，過剰自己貪食を伴うX連鎖性ミオパチー，非ジストロフィー性ミオトニー症候群，遺伝性周期性四肢麻痺，禿頭と変形性脊椎症を伴う常染色体劣性白質脳症，結節性硬化症，肥厚性皮膚骨膜症，神経線維腫症，アレキサンダー病，非特異性多発性小腸潰瘍症及びTRPV4異常症
b　ソトス症候群，CPT2欠損症，CACT欠損症，OCTN-2異常症，シトリン欠損症，非ケトーシス型高グリシン血症，β-ケトチオラーゼ欠損症，メチルグルタコン酸尿症，グルタル酸血症2型，先天性副腎低形成症，ATR-X症候群，ハッチンソン・ギルフォード症候群，軟骨無形成症，ウンフェルリヒト・ルンドボルグ病，ラフォラ病，セピアプテリン還元酵素欠損症，芳香族L-アミノ酸脱炭酸酵素欠損症，オスラー病，CFC症候群，コステロ症候群，チャージ症候群，リジン尿性蛋白不耐症，副腎白質ジストロフィー，ブラウ症候群，鰓耳腎症候群，ヤング・シンプソン症候群，先天性腎性尿崩症，ビタミンD依存性くる病／骨軟化症，ネイルパテラ症候群（爪膝蓋症候群）／LMX1B関連腎症，グルコーストランスポーター1欠損症，甲状腺ホルモン不応症，ウィーバー症候群，コフィン・ローリー症候群，モワット・ウィルソン症候群，肝型糖原病（糖原病Ⅰ型，Ⅲ型，Ⅵ型，Ⅸa型，Ⅸb型，Ⅸc型，Ⅳ型），筋型糖原病（糖原病Ⅲ型，Ⅳ型，Ⅸd型），先天性プロテインC欠乏症，先天性プロテインS欠乏症，先天性アンチトロンビン欠乏症，筋萎縮性側索硬化症，家族性特発性基底核石灰化症，縁取り空胞を伴う遠位型ミオパチー，シュワルツ・ヤンペ

ル症候群，肥大型心筋症，家族性高コレステロール血症，先天性ミオパチー，皮質下梗塞と白質脳症を伴う常染色体優性脳動脈症，神経軸索スフェロイド形成を伴う遺伝性びまん性白質脳症，先天性無痛無汗症，家族性良性慢性天疱瘡，那須・ハコラ病，カーニー複合，ペルオキシソーム形成異常症，ペルオキシソームβ酸化系酵素欠損症，プラスマローゲン合成酵素欠損症，アカタラセミア，原発性高シュウ酸尿症Ⅰ型，レフサム病，先天性葉酸吸収不全症，異型ポルフィリン症，先天性骨髄性ポルフィリン症，急性間欠性ポルフィリン症，赤芽球性プロトポルフィリン症，X連鎖優性プロトポルフィリン症，遺伝性コプロポルフィリン症，晩発性皮膚ポルフィリン症，肝性骨髄性ポルフィリン症，原発性高カイロミクロン血症，無βリポタンパク血症，タナトフォリック骨異形成症，遺伝性膵炎，囊胞性線維症，アッシャー症候群（タイプ1，タイプ2，タイプ3），カナバン病，先天性グリコシルホスファチジルイノシトール欠損症，大理石骨病，脳クレアチン欠乏症候群，ネフロン癆，家族性低βリポタンパク血症1（ホモ接合体）及び進行性家族性肝内胆汁うっ滞症

c　ドラベ症候群，コフィン・シリス症候群，歌舞伎症候群，肺胞蛋白症（自己免疫性又は先天性），ヌーナン症候群，骨形成不全症，脊髄小脳変性症（多系統萎縮症を除く），古典型エーラスダンロス症候群，非典型溶血性尿毒症症候群，アルポート症候群，ファンコニ貧血，遺伝性鉄芽球性貧血，アラジール症候群，ルビンシュタイン・テイビ症候群，ミトコンドリア病及び線毛機能不全症候群（カルタゲナー症候群を含む）

(2)　検査の実施に当たっては，個人情報保護委員会・厚生労働省「医療・介護関係事業者における個人情報の適切な取扱いのためのガイダンス」及び関係学会による「医療における遺伝学的検査･診断に関するガイドライン」を遵守する。

(3)　(1)の(エ)及び(オ)に掲げる遺伝子疾患に対する検査については，(2)に掲げるガイダンス及びガイドラインに加え，厚生労働大臣が定める施設基準に適合しているものとして地方厚生（支）局長に届け出た保険医療機関において行われる場合に限り算定する。

(4)　(1)の(オ)に掲げる遺伝子疾患に対する検査を実施する場合には，臨床症状や他の検査等では当該疾患の診断がつかないこと及びその医学的な必要性を診療報酬明細書の摘要欄に記載する。

(5)「処理が容易なもの」とは，(1)の(ア)から(オ)までのaに掲げる遺伝子疾患の検査のことをいう。

(6)「処理が複雑なもの」とは，(1)の(ア)から(オ)までのbに掲げる遺伝子疾患の検査のことをいう。

(7)「処理が極めて複雑なもの」とは，(1)の(ア)及び(ウ)から(オ)までのcに掲げる遺伝子疾患の検査のことをいう。

(8)　厚生労働大臣が定める施設基準に適合しているものとして地方厚生（支）局長に届け出た保険医療機関において，関係学会の定めるガイドラインに基づき，複数の遺伝子疾患に対する遺伝学的検査を実施する医学的必要性が認められる患者に対し，患者から1回に採取した検体を用いて(1)の(ア)から(オ)までに掲げる遺伝子疾患のうち複数の疾患に対する検査を実施した場合については，疾患数にかかわらず「注2」（編注；前記2つ目の◎）に規定する点数を算定する。ただし，検査の対象となった全ての遺伝子疾患の名称及び検査の実施の必要性について，診療報酬明細書の摘要欄に記載する。

(9)　診療報酬明細書の「摘要」欄への記載事項
「診療報酬の算定方法の一部改正に伴う実施上の留意事項について」別添1第2章第3部D006-4遺伝学的検査の(1)に掲げる遺伝子疾患の中から該当するものを選択して記載する。
レセ電：830100825／遺伝子疾患の名称；******
(2回以上実施する場合)
その医療上の必要性を記載する。
レセ電：830100119／遺伝学的検査を2回以上実施する医療上の必要性（遺伝学的検査）；******
(「診療報酬の算定方法の一部改正に伴う実施上の留意事項について」別添1第2章第3部D006-4遺伝学的検査の(1)のオに掲げる遺伝子疾患に対する検査を実施する場合)
臨床症状や他の検査等では当該疾患の診断がつかないこと及びその医学的な必要性を記載する。
レセ電：830100120／臨床症状や他の検査等では当該疾患の診断がつかないこと及びその医学的な必要性（遺伝学的検査）；******

(10)　診療報酬明細書の「摘要」欄への記載事項

検査の対象となった全ての遺伝子疾患の名称及び検査の実施の必要性について，記載する。
レセ電：830100826／遺伝子疾患の名称（遺伝学的検査注2）；＊＊＊＊＊＊
レセ電：830100827／実施の必要性（遺伝学的検査注2）；＊＊＊＊＊＊
<記載要領>

⑾　問：D006-4遺伝学的検査の対象に，「先天性難聴」が追加されたが，突発性難聴等に対しても算定できるのか。答：算定できない。対象はあくまでも先天性の難聴が疑われる場合に限る。<事務連絡　20120330>

⑿　問：区分番号「D006-4」遺伝学的検査の留意事項通知⑴のエに掲げる遺伝子疾患に対する検査について，関係学会の定める遺伝学的検査の実施に関する指針とは何か。答：日本神経学会，日本小児科学会，日本人類遺伝学会，日本衛生検査所協会の定める「遺伝学的検査の実施に関する指針」を指す。
<事務連絡　20160331>

⒀　問：D006-4遺伝学的検査の注2における「関係学会の定めるガイドライン」とは，具体的には何を指すのか。答：現時点では，日本人類遺伝学会，日本遺伝カウンセリング学会及び日本遺伝子診療学会の「指定難病の遺伝学的検査に関するガイドライン」を指す。
<事務連絡　20240328>

⒁　問：D006-4遺伝学的検査の注2の施設基準における医師の「難病のゲノム医療に係る所定の研修」には，具体的にはどのようなものがあるか。答：現時点では，厚生労働省委託事業「難病ゲノム医療専門職養成研修」が該当する。
<事務連絡　20240328>

D006-4　1 判遺　**3880点**
遺伝学的検査（処理が容易なもの）
レセ電：160210910／遺伝学的検査（容易）

適応　デュシェンヌ型筋ジストロフィー，ベッカー型筋ジストロフィー，家族性アミロイドーシス，球脊髄性筋萎縮症，筋強直性ジストロフィー，先天性難聴

D006-4　2 判遺　**5000点**
遺伝学的検査（処理が複雑なもの）
レセ電：160211010／遺伝学的検査（複雑）

適応　福山型先天性筋ジストロフィー，脊髄性筋萎縮症，ハンチントン病，網膜芽細胞腫，甲状腺髄様癌，フェニルケトン尿症，多発性内分泌腫瘍1型，ホモシスチン尿症，シトルリン血症1型，アルギニノコハク酸尿症，イソ吉草酸血症，HMG血症，複合カルボキシラーゼ欠損症，グルタル酸血症1型，MCAD欠損症，VLCAD欠損症，CPT1欠損症，隆起性皮膚線維肉腫，先天性銅代謝異常症*

関連検査　抗アデノ随伴ウイルス9型（AAV9）抗体

D006-4　3 判遺　**8000点**
遺伝学的検査（処理が極めて複雑なもの）
レセ電：160211110／遺伝学的検査（極複雑）

適応　栄養障害型表皮水疱症，先天性QT延長症候群*，メープルシロップ尿症，メチルマロン酸血症，プロピオン酸血症，メチルクロトニルグリシン尿症，MTP欠損症，LCHAD欠損症，色素性乾皮症，ロイスディーツ症候群*，家族性大動脈瘤・解離*

D006-4　4 判遺　**3880点**
遺伝学的検査（処理が容易なもの）（⑴のエに掲げる遺伝子疾患の場合）
レセ電：160211210／遺伝学的検査（容易）（⑴のエに掲げる遺伝子疾患）

適応　ライソゾーム病*，ムコ多糖症Ⅰ型，ムコ多糖症Ⅱ型，ゴーシェ病，ファブリー病，ポンペ病，脆弱X症候群

D006-4　4 判遺　**5000点**
遺伝学的検査（処理が複雑なもの）（⑴のエに掲げる遺伝子疾患の場合）
レセ電：160211310／遺伝学的検査（複雑）（⑴のエに掲げる遺伝子疾患）

適応　神経フェリチン症，遺伝性ジストニア，小児交互性片麻痺，パントテン酸キナーゼ関連神経変性症，プリオン病，クリオピリン関連周期熱症候群，脳内鉄沈着神経変性症，先天性大脳白質形成不全症，中枢神経白質形成異常症*，環状20番染色体症候群，PCDH19関連症候群，低ホスファターゼ症，ウイリアムズ症候群，アペール症候群，ロスムンド・トムソン症候群，プラダー・ウィリー症候群，1p36欠失症候群，4p欠失症候群，5p欠失症候群，第14番染色体父親性ダイソミー症候群，アンジェルマン症候群，スミス・マギニス症候群，22q11.2欠失症候群，エマヌエル症候群，脆弱X症候群関連疾患，ウォルフラム症候群，高IgD症候群，化膿性無菌性関節炎・壊疽性膿皮症・アクネ症候群，先天異常症候群，副腎皮質刺激ホルモン不応症，根性点状軟骨異形成症1型*，家族性部分性脂肪萎縮症

D006-4　4　判遺　8000点
遺伝学的検査（処理が極めて複雑なもの）（(1)のエに掲げる遺伝子疾患の場合）
レセ電：160211410／遺伝学的検査（極複雑）（(1)のエに掲げる遺伝子疾患）

適応　ペリー症候群，神経有棘赤血球症，先天性筋無力症候群，原発性免疫不全症候群，ペリー症候群，クルーゾン症候群，ファイファー症候群，アントレー・ビクスラー症候群，タンジール病，先天性赤血球形成異常性貧血，若年発症型両側性感音難聴，尿素サイクル異常症，マルファン症候群，血管型エーラス・ダンロス症候群，遺伝性自己炎症疾患，エプスタイン症候群，遺伝性ジストニア

D006-4　4　判遺　3880点
遺伝学的検査（処理が容易なもの）（(1)のオに掲げる遺伝子疾患の場合）
レセ電：160222610／遺伝学的検査（容易）（(1)のオに掲げる遺伝子疾患）

適応　TNF受容体関連周期性症候群，中條・西村症候群，家族性地中海熱，ベスレムミオパチー，過剰自己貪食を伴うX連鎖性ミオパチー，非ジストロフィー性ミオトニー症候群，遺伝性周期性四肢麻痺，禿頭と変形性脊椎症を伴う常染色体劣性白質脳症，結節性硬化症，肥厚性皮膚骨膜症，神経線維腫症，アレキサンダー病，非特異性多発性小腸潰瘍症，TRPV4異常症

D006-4　4　判遺　5000点
遺伝学的検査（処理が複雑なもの）（(1)のオに掲げる遺伝子疾患の場合）
レセ電：160222710／遺伝学的検査（複雑）（(1)のオに掲げる遺伝子疾患）

適応　瀬川病，ソトス症候群，CPT2欠損症，CACT欠損症，OCTN2異常症，シトリン欠損症，非ケトーシス型高グリシン血症，β-ケトチオラーゼ欠損症，メチルグルタコン酸尿症，グルタル酸血症2型，先天性副腎低形成症，ATR-X症候群，ハッチンソン・ギルフォード症候群，軟骨無形成症，ウンフェルリヒト・ルントボルグ病，ラフォラ病，セピアプテリン還元酵素欠損症，芳香族L-アミノ酸脱炭酸酵素欠損症，オスラー病，CFC症候群，コステロ症候群，チャージ症候群，リジン尿性蛋白不耐症，副腎白質ジストロフィー，ブラウ症候群，鰓耳腎症候群，ヤング・シンプソン症候群，先天性腎性尿崩症，ビタミンD依存性くる病，ビタミンD依存性骨軟化症，ネイルパテラ症候群，爪膝蓋症候群*，LMX1B関連腎症，グルコーストランスポーター1欠損症，甲状腺ホルモン不応症，ウィーバー症候群，コフィン・ローリー症候群，モワット・ウイルソン症候群，肝型糖原病，糖原病1型，糖原病3型，糖原病6型，糖原病9型，糖原病4型，筋型糖原病，先天性プロテインC欠乏症，先天性プロテインS欠乏症，アンチトロンビン欠乏症，筋萎縮性側索硬化症，家族性特発性基底核石灰化症，縁取り空胞を伴う遠位型ミオパチー，シュワルツ・ヤンペル症候群，肥大型心筋症，家族性高コレステロール血症，先天性ミオパチー，皮質下梗塞と白質脳症を伴う常染色体優性脳動脈症，神経軸索スフェロイド形成を伴う遺伝性びまん性白質脳症，先天性無痛無汗症，家族性良性慢性天疱瘡，那須・ハコラ病，カーニー複合，ペルオキシソーム形成異常症，ペルオキシソームβ酸化系酵素欠損症*，プラスマローゲン合成酵素欠損症*，アカタラセミア*，原発性高シュウ酸尿症Ⅰ型*，レフサム病，先天性葉酸吸収不全症，異型ポルフィリン症，先天性骨髄性ポルフィリン症，急性間欠性ポルフィリン症，赤芽球性プロトポルフィリン症*，X連鎖優性プロトポルフィリン症*，遺伝性コプロポルフィリン症，晩発性皮膚ポルフィリン症，肝性骨髄性ポルフィリン症，原発性高カイロミクロン血症，無ベータリポ蛋白血症，タナトフォリック骨異形成症，遺伝性膵炎，のう胞性線維症，アッシャー症候群，カナバン病，先天性グリコシルホスファチジルイノシトール欠損症，大理石骨病，脳クレアチン欠乏症候群，ネフロンろう，家族性低βリポタンパク血症1（ホモ接合体）*，進行性家族性肝内胆汁うっ滞症

D006-4　4　判遺　8000点
遺伝学的検査（処理が極めて複雑なもの）（(1)のオに掲げる遺伝子疾患の場合）
レセ電：160222810／遺伝学的検査（極複雑）（(1)のオに掲げる遺伝子疾患）

適応　ドラベ症候群，コフィン・シリス症候群，歌舞伎症候群，自己免疫性肺胞蛋白症，先天性肺胞蛋白症，ヌーナン症候群，骨形成不全症，脊髄小脳変性症，エーラス・ダンロス症候群，非典型溶血性尿毒症症候群，アルポート症候群，ファンコニ貧血，遺伝性鉄芽球性貧血，アラジール症候群，ルビンスタイン・テイビ症候群，線毛機能不全症候群，ミトコンドリア病，カルタゲナー症候群

D006-4　5 判遺 5820点
遺伝学的検査（処理が容易なもの）（複数疾患）
レセ電：160239010／遺伝学的検査（容易）（複数疾患）

D006-4　5 判遺 7500点
遺伝学的検査（処理が複雑なもの）（複数疾患）
レセ電：160239110／遺伝学的検査（複雑）（複数疾患）

D006-4　5 判遺 12000点
遺伝学的検査（処理が極めて複雑なもの）（複数疾患）
レセ電：160239210／遺伝学的検査（極複雑）（複数疾患）

D006-4　5 判遺 5820点
遺伝学的検査（処理が容易なもの）（(1)のエに掲げる遺伝子疾患の場合）（複数疾患）
レセ電：160239310／遺伝学的検査（容易）（(1)のエに掲げる遺伝子疾患・複数疾患）

D006-4　5 判遺 7500点
遺伝学的検査（処理が複雑なもの）（(1)のエに掲げる遺伝子疾患の場合）（複数疾患）
レセ電：160239410／遺伝学的検査（複雑）（(1)のエに掲げる遺伝子疾患・複数疾患）

D006-4　5 判遺 12000点
遺伝学的検査（処理が極めて複雑なもの）（(1)のエに掲げる遺伝子疾患の場合）（複数疾患）
レセ電：160239510／遺伝学的検査（極複雑）（(1)のエに掲げる遺伝子疾患・複数疾患）

D006-4　5 判遺 5820点
遺伝学的検査（処理が容易なもの）（(1)のオに掲げる遺伝子疾患の場合）（複数疾患）
レセ電：160239610／遺伝学的検査（容易）（(1)のオに掲げる遺伝子疾患・複数疾患）

D006-4　5 判遺 7500点
遺伝学的検査（処理が複雑なもの）（(1)のオに掲げる遺伝子疾患の場合）（複数疾患）
レセ電：160239710／遺伝学的検査（複雑）（(1)のオに掲げる遺伝子疾患・複数疾患）

D006-4　5 判遺 12000点
遺伝学的検査（処理が極めて複雑なもの）（(1)のオに掲げる遺伝子疾患の場合）（複数疾患）
レセ電：160239810／遺伝学的検査（極複雑）（(1)のオに掲げる遺伝子疾患・複数疾患）

【D006-5　染色体検査（全ての費用を含む。）】

保険メモ　(1)　染色体検査の所定点数には，フィルム代，現像代，引伸印画作製代を含む。

(2)　問：染色体検査における「すべての費用」には，検体採取の費用は含まれるのか。答：含まない。なお，検体採取以降，結果判明までの費用はすべて含まれる。
<事務連絡　20100413>

D006-5　1 判遺 2477点
染色体検査（全ての費用を含む。）（FISH法を用いた場合） chromosomal tests
レセ電：160231010／染色体検査（FISH法）
血液・骨髄液・生検検体・穿刺液・病理組織標本

適応　悪性リンパ腫，びまん性大細胞型B細胞リンパ腫，多発性骨髄腫

意義　悪性リンパ腫と多発性骨髄腫で初回診断時にG分染法と1～3項目のFISH検査を行うことにより，リンパ腫ではWHO分類に基づいた病型の確定とそれに基づく治療選択が可能となり，骨髄腫では予後予測とそれに基づく治療選択が可能となる。

保険メモ　(1)「FISH法を用いた場合」については，患者1人につき1回に限り算定できる。ただし，びまん性大細胞型B細胞リンパ腫又は多発性骨髄腫の診断の目的で検査を行った場合に，患者の診断の確定までの間に3回に限り算定する。

(2)　診療報酬明細書の「摘要」欄への記載事項
（びまん性大細胞型B細胞リンパ腫又は多発性骨髄腫の診断の目的で2回以上検査を行った場合）
「未確」と表示し，前回算定日を記載する。
レセ電：850100420／前回算定年月日（染色体検査1　FISH法を用いた場合）；（元号）yy”年”mm”月”dd”日”
レセ電：820100858／未確（染色体検査1 FISH法を用いた場合）
<記載要領>

D006-5　2 判遺 4603点
染色体検査（全ての費用を含む。）（流産検体を用いた絨毛染色体検査） chromosomal tests
レセ電：160233110／染色体検査（流産検体を用いた絨毛染色体検査）
自然流産による子宮内容物の絨毛組織

適応　不育症，自然流産

意義　絨毛染色体検査を実施することにより，流産の原因が胎児（胎芽）の染色体数的異

常か否かが特定できる。これにより，流産の他の原因に対する検査を行う必要がなくなる。また，次回の妊娠に向けて対応策を提示することができる。

保険メモ ◎厚生労働大臣が定める施設基準に適合しているものとして地方厚生局長等に届け出た保険医療機関において行う場合に限り算定する。

(1) 流産検体を用いた絨毛染色体検査については，自然流産の既往のある患者であって，流産手術を行った者に対して，流産検体を用いたギムザ分染法による絨毛染色体検査を実施した場合に算定できる。

D006-5 3　判遺 2477点
染色体検査（全ての費用を含む。）（その他の場合） chromosomal tests
レセ電：160233010／染色体検査（その他）
血液・骨髄液・生検検体・穿刺液

適応 白血病，悪性リンパ腫，多発性骨髄腫，骨髄異形成症候群，骨髄増殖性腫瘍，染色体異常，ダウン症候群，ターナー症候群，トリソミー13，トリソミー14，22q11.2欠失症候群，5p欠失症候群，トリソミー18，クラインフェルター症候群

意義 染色体検査は種々の造血器腫瘍の診断，病型判定，予後予測，治療効果の評価に有用である。先天性の染色体異常症が疑われる場合には，診断の確定に用いられる。

D006-5 4　397点
分染法加算（染色体検査） cytogenetics
レセ電：160060870／分染法加算（染色体検査）

適応 先天性染色体異常，ダウン症候群，ターナー症候群，骨髄腫，白血病，悪性リンパ腫，トリソミー13，トリソミー14，22q11.2欠失症候群，骨髄異形成症候群，骨髄増殖性腫瘍，5p欠失症候群，トリソミー18，クラインフェルター症候群

意義 染色体の核型解析で広く用いられている分染法はG分染法である。

保険メモ ◎分染法を行った場合は，分染法加算として，397点を所定点数に加算する。

(1) 染色体検査の分染法加算については，その種類，方法にかかわらず，1回の算定とする。

【D006-6　免疫関連遺伝子再構成】

D006-6　判遺 2373点
免疫関連遺伝子再構成 immune-related gene-rearrangement
レセ電：160178310／免疫関連遺伝子再構成
血液・骨髄液

適応 悪性リンパ腫，急性リンパ性白血病，慢性リンパ性白血病

意義 正常なB細胞では免疫グロブリン遺伝子が，T細胞ではT細胞受容体遺伝子が多クローン性に再構成する。サザンブロット法やPCR法などを用いて，これらの遺伝子が単クローン性に再構成していることを示すことにより，B細胞性腫瘍やT細胞性腫瘍であることがわかる。

保険メモ (1) 免疫関連遺伝子再構成は，PCR法，LCR法又はサザンブロット法により，悪性リンパ腫，急性リンパ性白血病又は慢性リンパ性白血病の診断の目的で検査を行った場合に，6月に1回を限度として算定できる。

(2) D004-2悪性腫瘍組織検査の悪性腫瘍遺伝子検査，D006-2造血器腫瘍遺伝子検査，D006-6免疫関連遺伝子再構成，D006-14FLT3遺伝子検査又はD006-16JAK2遺伝子検査のうちいずれかを同一月中に併せて行った場合には，主たるもののみ算定する。

(3) 診療報酬明細書の「摘要」欄への記載事項（算定回数が複数月に1回又は年1回のみとされている検査を実施した場合）

前回の実施年月日（初回の場合は初回である旨）を記載する

レセ電：850190014／前回実施年月日（免疫関連遺伝子再構成）；（元号）yy”年”mm”月”dd”日”

レセ電：820190014／初回（免疫関連遺伝子再構成）

＜記載要領＞

関連検査 造血器腫瘍遺伝子検査，骨髄微小残存病変量測定，JAK2遺伝子検査

【D006-7　UDPグルクロン酸転移酵素遺伝子多型】

D006-7　判遺 2004点
UDPグルクロン酸転移酵素遺伝子多型 genotyping of UDP gluccuronosyltransefer-ase
レセ電：160184650／UDPグルクロン酸転移酵素遺伝子多型
血液

適応 癌やリンパ腫に対するイリノテカン塩酸塩による副作用の予測*

意義　UGT1A1遺伝子の多型により抗癌剤イリノテカンの代謝が異なるため，重篤な副作用を起こす可能性の高い患者を事前予測する目的で行う。

保険メモ　UDPグルクロン酸転移酵素遺伝子多型は，塩酸イリノテカンの投与対象となる患者に対して，その投与量等を判断することを目的として，インベーダー法又はPCR法により測定を行った場合，当該抗悪性腫瘍剤の投与方針の決定までの間に1回を限度として算定する。

関連検査　Nudix hydrolase 15（NUDT15）遺伝子多型，CYP2C9遺伝子多型

【D006-8　サイトケラチン19（KRT19）mRNA検出】

D006-8	判遺　2400点
サイトケラチン19（KRT19）mRNA検出 cytokeratin 19 mRNA	
レセ電：160184550／KRT19mRNA検出	組織

適応　乳癌，大腸癌，胃癌，非小細胞肺癌

意義　乳癌，大腸癌，胃癌又は非小細胞肺癌におけるリンパ節転移診断を目的とし，OSNA（One-Step Nucleic Acid Amplification）法により，摘出された所属リンパ節中のCK19mRNAを検出する。病理組織検査と比してリンパ節転移をより高感度で迅速に診断することができ，適切な術式の選択を行うことにつながる。

保険メモ　サイトケラチン19（KRT19）mRNA検出は，視触診等による診断又は術前の画像診断でリンパ節転移陽性が明らかでない乳癌，胃癌，大腸癌又は非小細胞肺癌に対して，摘出された乳癌，胃癌，大腸癌又は非小細胞肺癌所属リンパ節中のサイトケラチン19（KRT19）mRNAの検出によるリンパ節転移診断及び術式の選択等の治療方針の決定の補助を目的として，OSNA（One-Step Nucleic Acid Amplification）法により測定を行った場合に，一連につき1回に限り算定する。

関連検査　サイトケラチン19フラグメント（シフラ）

【D006-9　WT1　mRNA】

D006-9	判遺　2520点
WT1　mRNA　Wilms tumor gene-1 mRNA quatitive assay	
レセ電：160181850／WT1　mRNA	血液

適応　急性骨髄性白血病，急性リンパ性白血病，骨髄異形成症候群

意義　急性骨髄性白血病や骨髄異形成症候群でWT1　mRNAを定量RT-PCR法で測定し，微小残存病変のモニタリングや再発の早期発見に用いる。

保険メモ　WT1　mRNAは，リアルタイムRT-PCR法により，急性骨髄性白血病，急性リンパ性白血病又は骨髄異形成症候群の診断の補助又は経過観察時に行った場合に月1回を限度として算定できる。

関連検査　造血器腫瘍遺伝子検査

【D006-10　CCR4タンパク（フローサイトメトリー法）】

D006-10	判血　10000点
CCR4タンパク（フローサイトメトリー法）　chemokine (C-C motif) receptor protein (in case by flow cytometry)	
レセ電：160200650／CCR4タンパク（フローサイトメトリー法）	血液

適応　成人T細胞白血病リンパ腫

意義　再発又は難治性の成人T細胞白血病／リンパ腫や末梢性・皮膚T細胞リンパ腫に対して，ヒト化抗CCR4モノクローナル抗体製剤の適応を決めるため，腫瘍細胞表面のCCR4タンパクをフローサイトメトリー法で検出する。免疫組織染色によりCCR4タンパクの発現を検出する検査法もある。

保険メモ　(1)　CCR4タンパク（フローサイトメトリー法）及びN002免疫染色（免疫抗体法）病理組織標本作製のCCR4タンパクを同一の目的で行った場合には，原則としていずれか一方のみを算定する。ただし，医学的な必要性がある場合には，併せて実施した場合であっても，いずれの点数も算定できる。なお，この場合においては，診療報酬明細書の摘要欄にその理由及び医学的な必要性を記載する。

(2)　診療報酬明細書の「摘要」欄への記載事項（CCR4タンパク（フローサイトメトリー法）及びCCR4タンパクを併せて算定した場合）
その理由及び医学的根拠を記載する。
レセ電：830100121／併せて算定した理由及び医学的根拠（CCR4タンパク（フローサイトメトリー法））；＊＊＊＊＊＊
＜記載要領＞

関連検査　HTLV-Ⅰ抗体

【D006-11　FIP1L1-PDGFRα融合遺伝子検査】

D006-11　判遺　3105点
FIP1L1-PDGFRα融合遺伝子検査　FIP1L1-PDGFR alpha fusion gene test
レセ電：160209550／FIP1L1-PDGFRα融合遺伝子検査　血液・骨髄液

適応 好酸球性白血病，特発性好酸球増多症候群，PDGFRA遺伝子再構成を伴う骨髄性・リンパ性腫瘍*

意義 FISH法（蛍光in situ ハイブリダイゼーション法）により，末梢血又は骨髄由来細胞におけるFIP1L1-PDGFRα融合遺伝子を検出する。好酸球増多を伴う造血器腫瘍の病型診断に用いるとともに，FIP1L1-PDGFRα融合遺伝子が検出されれば，分子標的薬であるイマチニブメシル酸塩の適応となる。

保険メモ ⑴ FIP1L1-PDGFRα融合遺伝子検査は，二次性好酸球増加症を除外した上で，慢性好酸球性白血病又は好酸球増多症候群と診断した患者において，治療方針の決定を目的としてFISH法により行った場合に，原則として1回に限り算定できる。ただし，臨床症状・検査所見等の変化を踏まえ，治療法を選択する必要があり，本検査を再度実施した場合にも算定できる。

⑵ FIP1L1-PDGFRα融合遺伝子検査を算定するに当たっては，本検査を必要と判断した理由又は本検査を再度実施した場合にはその理由を診療録及び診療報酬明細書の摘要欄に記載する。

⑶ 診療報酬明細書の「摘要」欄への記載事項
本検査を必要と判断した理由を記載する。
レセ電：830100122／必要理由（FIP1L1-PDGFRα融合遺伝子検査）；******
（本検査を再度実施した場合）
その理由を記載する。
レセ電：830100123／再実施理由（FIP1L1-PDGFRα融合遺伝子検査）；******
＜記載要領＞

⑷ 問：平成28年12月1日より，FIP1L1-PDGFRα融合遺伝子検査が保険適用となったが，どのような場合に算定できるか。答：FISH法によるFIP1L1-PDGFRα融合遺伝子検査が可能な体外診断用医薬品として薬事承認を得ているものを用いて，測定した場合に限り算定できる。＜事務連絡　20170331＞

関連検査 造血器腫瘍遺伝子検査，染色体検査

【D006-12　EGFR遺伝子検査（血漿）】

D006-12　包　判遺　減　2100点
EGFR遺伝子検査（血漿）　epidermal growth factor receptor gene
レセ電：160210250／EGFR遺伝子検査（血漿）　血液

適応 肺癌，非小細胞肺癌

意義 リアルタイムPCR法により，血漿から抽出したゲノムDNA中のEGFR遺伝子変異を検出する。医学的な理由により，肺癌の組織を検体とした検査が実施困難である患者に対して，肺癌の詳細な診断及び治療法を選択する場合，又は肺癌の再発や増悪により，EGFR遺伝子変異の2次的遺伝子変異等が疑われ，再度治療法を選択する場合に，ゲフィチニブ，エルロチニブ酢酸塩，アファチニブマレイン酢酸及びオシメルチニブメシル酸塩の，非小細胞肺癌患者への適応を判定するための補助に用いる。

保険メモ ◎同一の患者につき同一月において検査を2回以上実施した場合における2回目以降の当該検査の費用は，所定点数の100分の90に相当する点数により算定する。

⑴ EGFR遺伝子検査（血漿）は，血漿を用いてリアルタイムPCR法又は次世代シーケンシングにより行った場合に算定できる。

⑵ 肺癌の詳細な診断及び治療法を選択する場合，又は肺癌の再発や増悪により，EGFR遺伝子変異の2次的遺伝子変異等が疑われ，再度治療法を選択する場合に，患者1人につき，診断及び治療法を選択する場合には1回，再度治療法を選択する場合には2回に限り算定できる。ただし，本検査の実施は，医学的な理由により，肺癌の組織を検体として，D004-2悪性腫瘍組織検査の悪性腫瘍遺伝子検査の「処理が容易なもの」の「医薬品の適応判定の補助等に用いるもの」のうち，肺癌におけるEGFR遺伝子検査を行うことが困難な場合に限る。

⑶ EGFR遺伝子検査（血漿）を実施した場合には，肺癌の組織を検体とした検査が実施困難である医学的な理由を診療録及び診療報酬明細書の摘要欄に記載する。

⑷ EGFR遺伝子検査（血漿），肺癌の組織を検体としたD004-2悪性腫瘍組織検査の悪性腫瘍遺伝子検査の「処理が容易なもの」の「医薬品の適応判定の補助等に用いるもの」のうち，肺癌におけるEGFR遺伝子検査又はD006-24肺癌関連遺伝子多項目同時検査を同一月中に併せて行った場合には，主たるもののみ算定する。

⑸ D006-24肺癌関連遺伝子多項目同時検査と

D004-2悪性腫瘍組織検査の悪性腫瘍遺伝子検査の「処理が容易なもの」の「医薬品の適応判定の補助等に用いるもの」(肺癌におけるEGFR遺伝子検査，ROS1融合遺伝子検査，ALK融合遺伝子検査，BRAF遺伝子検査（次世代シーケンシングを除く）又はMETex14遺伝子検査（次世代シーケンシングを除く）に限る)，D004-2悪性腫瘍組織検査の悪性腫瘍遺伝子検査の「処理が複雑なもの」(肺癌におけるBRAF遺伝子検査（次世代シーケンシング）又はMETex14遺伝子検査（次世代シーケンシング）に限る)，D006-12EGFR遺伝子検査（血漿)，N002免疫染色（免疫抗体法）病理組織標本作製のALK融合タンパク又はN005-2ALK融合遺伝子標本作製を併せて実施した場合は，主たるもののみ算定する。

⑹ 診療報酬明細書の「摘要」欄への記載事項
肺癌の組織を検体とした検査が実施困難である医学的な理由を記載する。
レセ電：830100124／肺癌の組織検体検査が実施困難である医学的理由（EGFR遺伝子検査（血漿)）；＊＊＊＊＊＊
<記載要領>

関連検査 肺癌におけるEGFR遺伝子検査，肺癌関連遺伝子多項目同時検査

【D006-13 骨髄微小残存病変量測定】

保険メモ ◎厚生労働大臣が定める施設基準に適合しているものとして地方厚生局長等に届け出た保険医療機関において実施した場合に限り算定する。
⑴ 骨髄微小残存病変量測定は，PCR法により，急性リンパ性白血病の診断補助又は経過観察を目的に行った場合に算定できる。

D006-13 1 判遺 **3395点**
骨髄微小残存病変量測定（遺伝子再構成の同定に用いるもの） bone marrow minimal residual disease (identification of gene rearrangement)
レセ電：**160211510／骨髄微小残存病変量測定（遺伝子再構成の同定）** 血液・骨髄液

適応 急性リンパ性白血病

意義 急性リンパ性白血病細胞では免疫グロブリン遺伝子若しくはT細胞受容体遺伝子が症例ごとに特異的に再構成している。骨髄液や血液から抽出したDNAを用いて，免疫グロブリン遺伝子若しくはT細胞受容体遺伝子の再構成をPCR法で検出し同定することにより急性リンパ性白血病の診断補助を行うとともに，その白血病細胞に特異的なプライマーを作成しておく。このプライマーを用いて定量PCR法を行うことで，治療開始後の白血病細胞の微小残存病変のモニタリングを行い，治療効果を評価する。

保険メモ 「遺伝子再構成の同定に用いるもの」については，急性リンパ性白血病と診断された患者又は再発が認められた患者に対して，遺伝子再構成の同定及び当該遺伝子のプライマー作成を行った場合に，それぞれ1回に限り算定できる。

関連検査 免疫関連遺伝子再構成

D006-13 2 判遺 **2100点**
骨髄微小残存病変量測定（モニタリングに用いるもの） bone marrow minimal residual disease (monitoring)
レセ電：**160211610／骨髄微小残存病変量測定（モニタリング）** 血液・骨髄液

適応 急性リンパ性白血病

意義 急性リンパ性白血病細胞では免疫グロブリン遺伝子若しくはT細胞受容体遺伝子が症例ごとに特異的に再構成している。骨髄液や血液から抽出したDNAを用いて，免疫グロブリン遺伝子若しくはT細胞受容体遺伝子の再構成をPCR法で検出し同定することにより急性リンパ性白血病の診断補助を行うとともに，その白血病細胞に特異的なプライマーを作成しておく。このプライマーを用いて定量PCR法を行うことで，治療開始後の白血病細胞の微小残存病変のモニタリングを行い，治療効果を評価する。

保険メモ 「モニタリングに用いるもの」については，「遺伝子再構成に用いるもの」を行った患者に対して，PCR法により急性リンパ性白血病の経過観察を目的として行った場合に，初発時と再発時にそれぞれ2回を限度として算定できる。

関連検査 免疫関連遺伝子再構成

【D006-14 FLT3遺伝子検査】

D006-14 判遺 **4200点**
FLT3遺伝子検査 genetic testing of malignant tumors / FLT3 genes
レセ電：**160215650／FLT3遺伝子検査** 血液・骨髄液

適応 急性骨髄性白血病

意義 PCR法及びキャピラリー電気泳動法により，ギルテリチニブ・フマル酸塩（ゾスパタ錠）適用の補助診断として，骨髄液又は末梢血に含まれる単核球から抽出したDNA内のFLT3

血液学的検査

遺伝子の縦列重複（ITD）変異及びチロシンキナーゼ領域（TKD）変異を判定する。

保険メモ (1) FLT3遺伝子検査は，急性骨髄性白血病（急性前骨髄性白血病を除く）の骨髄液又は末梢血を検体とし，PCR法及びキャピラリー電気泳動法により，抗悪性腫瘍剤による治療法の選択を目的として，FLT3遺伝子の縦列重複(ITD)変異及びチロシンキナーゼ(TKD)変異の評価を行った場合に，患者1人につき1回に限り算定する。

(2) D004-2悪性腫瘍組織検査の悪性腫瘍遺伝子検査，D006-2造血器腫瘍遺伝子検査，D006-6免疫関連遺伝子再構成又はD006-16JAK2遺伝子検査のうちいずれかを同一月中に併せて行った場合には，主たるもののみ算定する。

関連検査 造血器腫瘍遺伝子検査

【D006-15　膀胱がん関連遺伝子検査】

D006-15	判遺　1597点
膀胱がん関連遺伝子検査　bladder cancer-related genetic testing	
レセ電：160215850／膀胱がん関連遺伝子検査	尿

適応 膀胱癌，上皮内癌

意義 FISH（Fluorescence in situ Hybridization）法により，膀胱癌の再発の診断補助として，尿中細胞の3番，7番及び17番染色体の異数倍数体，並びに9p21遺伝子座の欠失を検出する。

保険メモ (1) 膀胱がん関連遺伝子検査は，膀胱がんの患者であって，上皮内癌（CIS）と診断され，過去にK803膀胱悪性腫瘍手術の「6」経尿道的手術を行った者に対して，FISH法により，再発の診断の補助を目的として実施した場合に，経尿道的手術後2年以内に限り，2回を限度として算定する。ただし，同時に膀胱鏡により，膀胱がん再発の所見が認められないことを確認した患者に対して実施した場合に限る。

(2) 本検査を実施した場合には，上皮内癌（CIS）と診断された病理所見，K803膀胱悪性腫瘍手術の「6」経尿道的手術の実施日及び本検査を過去に算定している場合にはその算定日を診療報酬明細書の摘要欄に記載する。

(3) 本検査と同時にN004細胞診（1部位につき）の「穿刺吸引細胞診，体腔洗浄等によるもの」を実施した場合は，主たるもののみ算定する。

(4) 診療報酬明細書の「摘要」欄への記載事項

上皮内癌（CIS）と診断された病理所見を記載する。

レセ電：830100125／上皮内癌（CIS）と診断された病理所見（膀胱がん関連遺伝子検査）；******

K803膀胱悪性腫瘍手術の「6」経尿道的手術の実施年月日を記載する。

レセ電：850100155／膀胱悪性腫瘍手術（経尿道的手術）の実施年月日（膀胱がん関連遺伝子検査）；(元号) yy"年"mm"月"dd"日"

（本検査を過去に算定している場合）

過去の算定日を記載する。

レセ電：850100156／過去の算定年月日（膀胱がん関連遺伝子検査）；(元号) yy"年"mm"月"dd"日"

＜記載要領＞

関連検査 細胞診

【D006-16　JAK2遺伝子検査】

D006-16	判遺　2504点
JAK2遺伝子検査　genetic testing of malignant tumors / JAK2 gene	
レセ電：160217050／JAK2遺伝子検査	血液

適応 真性赤血球増加症，本態性血小板血症，原発性骨髄線維症

意義 アレル特異的定量PCR（AS-qPCR）法により，真性赤血球増加症（PV），本態性血小板血症（ET），原発性骨髄線維症（PMF）の診断の補助として，血球成分より抽出したゲノムDNAのJAK2V617F遺伝子変異割合を測定する。この遺伝子変異割合は診断だけでなく，血栓症合併の予測にも有用であることが知られている。

保険メモ (1) JAK2遺伝子検査は，骨髄液又は末梢血を検体とし，アレル特異的定量PCR法により，真性赤血球増加症，本態性血小板血症及び原発性骨髄線維症の診断補助を目的として，JAK2　V617F遺伝子変異割合を測定した場合に，患者1人につき1回に限り算定する。

(2) D004-2悪性腫瘍組織検査の悪性腫瘍遺伝子検査，D006-2造血器腫瘍遺伝子検査，D006-6免疫関連遺伝子再構成又はD006-14FLT3遺伝子検査のうちいずれかを同一月中に併せて行った場合には，主たるもののみ算定する。

関連検査 造血器腫瘍遺伝子検査，免疫関連遺伝子再構成

【D006-17　Nudix　hydrolase　15（NUDT15）遺伝子多型】

D006-17 判遺　**2100点**
Nudix hydrolase 15（NUDT15）遺伝子多型 genotyping of Nudix hydrolase 15
レセ電：160216050／NUDT15遺伝子多型
血液

適応 急性リンパ性白血病，クローン病，潰瘍性大腸炎，顕微鏡的多発血管炎，多発血管炎性肉芽腫症，結節性多発動脈炎，好酸球性多発血管炎性肉芽腫症，高安動脈炎，全身性エリテマトーデス，多発性筋炎，皮膚筋炎，強皮症，混合性結合組織病，自己免疫性肝炎，視神経脊髄炎，全身型重症筋無力症

意義 全血から抽出したゲノムDNA中のNudix hydrolase 15（NUDT15）遺伝子多型をリアルタイムPCR法で解析し，NUDT15活性低下症例を見出すことにより，チオプリン製剤（アザチオプリン，メルカプトプリン水和物）投与による重篤な副作用を事前に回避するという治療選択の補助として用いる。

保険メモ (1) NUDT15遺伝子多型は，難治性の炎症性腸疾患，急性リンパ性白血病及び治療抵抗性のリウマチ性疾患（全身性血管炎（顕微鏡的多発血管炎，多発血管炎性肉芽腫症，結節性多発動脈炎，好酸球性多発血管炎性肉芽腫症，高安動脈炎等），全身性エリテマトーデス（SLE），多発性筋炎，皮膚筋炎，強皮症，混合性結合組織病及び難治性リウマチ性疾患），自己免疫性肝炎の患者であって，チオプリン製剤の投与対象となる患者に対して，その投与の可否，投与量等を判断することを目的として，リアルタイムPCR法により測定を行った場合に，当該薬剤の投与を開始するまでの間に1回を限度として算定する。

(2) 問：平成31年2月1日付けで保険適用された「Nudix hydrolase 15（NUDT15）遺伝子多型検査」について，保険適用以前にチオプリン製剤の投与を開始している患者は対象とならないのか。答：原則として，本検査はチオプリン製剤の投与を開始するまでの間に限り算定できるものである。ただし，保険適用以前に難治性の炎症性腸疾患及び急性リンパ性白血病等に対し，チオプリン製剤の投与を開始している患者については，当該薬剤による重篤な副作用の発症を防ぐ観点から，以下のいずれも満たす場合に限り，当該薬剤の投与開始後であっても本検査の算定は可能とする。

(1) チオプリン製剤の投与開始後8週未満であること。

(2) チオプリン製剤による重篤な副作用（Grade3以上の白血球減少・脱毛等）が認められていないこと。

なお，この場合においては，診療報酬明細書の摘要欄にチオプリン製剤の投与開始日，本検査日，チオプリン製剤による重篤な副作用の有無及び検査の医学的必要性を記載すること。

<事務連絡　20190220>

(3) 問：「医薬品の適応外使用に係る保険診療上の取扱いについて」（令和3年2月22日付け保医発0222第1号）別添において，「原則として，「アザチオプリン【内服薬】」を「視神経脊髄炎」に対して処方した場合，当該使用事例を審査上認める。」とあるが，視神経脊髄炎の患者であって，チオプリン製剤の投与対象となる患者に対して，その投与の可否，投与量等を判断することを目的として，リアルタイムPCR法によりNudix hydrolase 15（NUDT15）遺伝子多型の測定を行った場合，D006-17Nudix hydrolase 15（NUDT15）遺伝子多型は算定できるか。答：算定できる。ただし，当該薬剤の投与を開始するまでの間に1回を限度とする。<事務連絡　20210222>

(4) 問：「医薬品の適応外使用に係る保険診療上の取扱いについて」（令和4年2月28日付け保医発0228第1号）別添において，「原則として，「アザチオプリン【内服薬】」を「全身型重症筋無力症」に対して処方した場合，当該使用事例を審査上認める。」とあるが，全身型重症筋無力症の患者であって，チオプリン製剤の投与対象となる患者に対して，その投与の可否，投与量等を判断することを目的として，リアルタイムPCR法によりNudix hydrolase 15（NUDT15）遺伝子多型の測定を行った場合，D006-17Nudix hydrolase 15（NUDT15）遺伝子多型は算定できるか。答：算定できる。ただし，当該薬剤の投与を開始するまでの間に1回を限度とする。<事務連絡　20220228>

関連検査 UDPグルクロン酸転移酵素遺伝子多型

【D006-18　BRCA1／2遺伝子検査】

保険メモ ◎厚生労働大臣が定める施設基準に適合しているものとして地方厚生局長等に届け出た保険医療機関において実施した場合に限り算定する。

(1) 卵巣癌，乳癌，膵癌又は前立腺癌において，D006-27悪性腫瘍遺伝子検査（血液・血漿）の

NTRK融合遺伝子検査とD006-18BRCA1／2遺伝子検査を併せて行った場合には，主たるもののみ算定する。

(2)　問：以前に，オラパリブ投与に関した治験（OlympiA試験やOlympiAD試験）等に参加し，その際にBRCA1／2遺伝子検査と同等の検査によりBRCA遺伝子変異を確認されていた患者が，今回，手術不能・再発乳癌に対してオラパリブの投与を検討する場合，以前に行った検査をもって投与の判断をすることは可能か。答：可能である。<事務連絡　20181009>

D006-18　1 判遺　**20200点**
BRCA1／2遺伝子検査（腫瘍細胞を検体とするもの） genetic testing of malignant tumors / BRCA1/2 genes
レセ電：**160217110／BRCA1／2遺伝子検査（腫瘍細胞）**　腫瘍細胞

適応　卵巣癌

意義　初発の進行卵巣癌患者の腫瘍細胞を検体とし，次世代シーケンシングにより，BRCA1遺伝子及びBRCA2遺伝子の変異の検出を行うことにより，抗悪性腫瘍剤（オラパリブ）による治療法の選択の補助とする。

保険メモ「腫瘍細胞を検体とするもの」については，初発の進行卵巣癌患者又は転移性去勢抵抗性前立腺癌患者の腫瘍細胞を検体とし，次世代シーケンシングにより，抗悪性腫瘍剤による治療法の選択を目的として，BRCA1遺伝子及びBRCA2遺伝子の変異の評価を行った場合に限り算定する。

関連検査　HER2遺伝子標本作製，固形癌におけるNTRK融合遺伝子検査，遺伝子相同組換え修復欠損検査，悪性腫瘍遺伝子検査（血液・血漿）

D006-18　1 判遺　**20200点**
BRCA1／2遺伝子検査（転移性去勢抵抗性前立腺癌・腫瘍細胞を検体とするもの） genetic testing of malignant tumors / BRCA1/2 genes
レセ電：**160225750／BRCA1／2遺伝子検査（転移性去勢抵抗性前立腺癌・腫瘍細胞）**　腫瘍細胞

適応　転移性去勢抵抗性前立腺癌*，去勢抵抗性前立腺癌

意義　転移性去勢抵抗性前立腺癌患者の腫瘍細胞を検体として，次世代シーケンシングにより，BRCA1遺伝子及びBRCA2遺伝子の変異の検出を行うことにより，抗悪性腫瘍剤（オラパリブ）による治療法の選択の補助とする。

保険メモ「腫瘍細胞を検体とするもの」については，初発の進行卵巣癌患者又は転移性去勢抵抗性前立腺癌患者の腫瘍細胞を検体とし，次世代シーケンシングにより，抗悪性腫瘍剤による治療法の選択を目的として，BRCA1遺伝子及びBRCA2遺伝子の変異の評価を行った場合に限り算定する。

D006-18　2 判遺　**20200点**
BRCA1／2遺伝子検査（血液を検体とするもの） genetic testing of malignant tumors / BRCA1/2 genes
レセ電：**160217210／BRCA1／2遺伝子検査（血液）**　血液

適応　乳癌，転移性乳癌，乳癌再発，卵巣癌，遺伝性乳癌卵巣癌症候群

意義　転移性，再発若しくはHER2陰性の術後薬物療法の適応となる乳癌患者，初発の進行卵巣癌患者又は遺伝性乳癌卵巣癌症候群が疑われる乳癌若しくは卵巣癌患者の血液を検体とし，PCR法等により，BRCA1遺伝子及びBRCA2遺伝子の生殖細胞系列の遺伝子変異を検出することにより，抗悪性腫瘍剤（オラパリブ）による治療法の選択又は遺伝性乳癌卵巣癌症候群の診断の補助とする。

保険メモ (1)「血液を検体とするもの」については，転移性，再発若しくはHER2陰性の術後薬物療法の適応となる乳癌患者，初発の進行卵巣癌患者，治癒切除不能な膵癌患者，転移性去勢抵抗性前立腺癌患者又は遺伝性乳癌卵巣癌症候群が疑われる乳癌若しくは卵巣癌患者の血液を検体とし，PCR法等により，抗悪性腫瘍剤による治療法の選択又は遺伝性乳癌卵巣癌症候群の診断を目的として，BRCA1遺伝子及びBRCA2遺伝子の変異の評価を行った場合に限り算定する。

(2)「血液を検体とするもの」について，遺伝性乳癌卵巣癌症候群の診断を目的として当該検査を実施するに当たっては，関係学会による「遺伝性乳癌卵巣癌症候群（HBOC）診療の手引き2021年版」を参照する。なお，その医療上の必要性について診療報酬明細書の摘要欄に記載する。

(3)　診療報酬明細書の「摘要」欄への記載事項
その医療上の必要性を記載する。
レセ電：830100126／医療上の必要性（BRCA1／2遺伝子検査）；＊＊＊＊＊＊＊
<記載要領>

関連検査　HER2遺伝子標本作製

D006-18　2 判遺　20200点
BRCA1／2遺伝子検査（治癒切除不能な膵癌患者等・血液を検体とするもの） genetic testing of malignant tumors / BRCA1/2 genes
レセ電：160225650／BRCA1／2遺伝子検査（治癒切除不能な膵癌患者等・血液）　血液

適応 転移性去勢抵抗性前立腺癌*，去勢抵抗性前立腺癌，治癒切除不能な膵癌*，膵癌

意義 治癒切除不能な膵癌患者又は転移性去勢抵抗性前立腺癌患者の血液を検体として，PCR法等により，BRCA1遺伝子及びBRCA2遺伝子の生殖細胞系列の遺伝子変異の検出を行うことにより，抗悪性腫瘍剤（オラパリブ）による治療法の選択の補助とする。

保険メモ「血液を検体とするもの」については，転移性，再発若しくはHER2陰性の術後薬物療法の適応となる乳癌患者，初発の進行卵巣癌患者，治癒切除不能な膵癌患者，転移性去勢抵抗性前立腺癌患者又は遺伝性乳癌卵巣癌症候群が疑われる乳癌若しくは卵巣癌患者の血液を検体とし，PCR法等により，抗悪性腫瘍剤による治療法の選択又は遺伝性乳癌卵巣癌症候群の診断を目的として，BRCA1遺伝子及びBRCA2遺伝子の変異の評価を行った場合に限り算定する。

【D006-19　がんゲノムプロファイリング検査】

保険メモ ◎厚生労働大臣が定める施設基準に適合しているものとして地方厚生局長等に届け出た保険医療機関において実施した場合に限り算定する。

◎抗悪性腫瘍剤による治療法の選択を目的として他の検査を実施した場合であって，当該他の検査の結果によりB011-5がんゲノムプロファイリング評価提供料を算定する場合は，所定点数から当該他の検査の点数を減算する。

(1) 固形腫瘍の腫瘍細胞又は血液を検体とし，100以上のがん関連遺伝子の変異等を検出するがんゲノムプロファイリング検査に用いる医療機器等として薬事承認又は認証を得ている次世代シーケンシングを用いて，包括的なゲノムプロファイルの取得を行う場合に，検体提出時に患者1人につき1回（以下の(イ)の場合については，血液を検体とする検査を含めて2回）に限り算定できる。ただし，血液を検体とする場合については，以下に掲げる場合にのみ算定できる。

(ア) 医学的な理由により，固形腫瘍の腫瘍細胞を検体としてがんゲノムプロファイリング検査を行うことが困難な場合。この際，固形腫瘍の腫瘍細胞を検体とした検査が実施困難である医学的な理由を診療録及び診療報酬明細書の摘要欄に記載する。

(イ) 固形腫瘍の腫瘍細胞を検体として実施したがんゲノムプロファイリング検査において，包括的なゲノムプロファイルの結果を得られなかった場合。この際，その旨を診療録及び診療報酬明細書の摘要欄に記載する。

(2) 標準治療がない固形がん患者又は局所進行若しくは転移が認められ標準治療が終了となった固形がん患者（終了が見込まれる者を含む）であって，関連学会の化学療法に関するガイドライン等に基づき，全身状態及び臓器機能等から，当該検査施行後に化学療法の適応となる可能性が高いと主治医が判断した者に対して実施する場合に限り算定できる。

(3) がんゲノムプロファイルの解析により得られる遺伝子のシークエンスデータ（FASTQ又はBAM），解析データ（VCF，XML又はYAML）及び臨床情報等を，患者の同意に基づき，保険医療機関又は検査会社等からがんゲノム情報管理センター（C-CAT）に提出する。この際，当該データの提出及び二次利用について，患者に対して書面を用いて説明し，同意の有無について診療録及び管理簿等に記載する。なお，これらの手続きに当たっては，個人情報の保護に係る諸法令を遵守する。

(4) C-CATへのデータ提出又はデータの二次利用に係る同意が得られない場合であっても，当該検査を実施し，算定することができる。その際には同意が得られなかった旨を診療録及び管理簿に記載する。

(5) 医療関係団体が定める「インフォームド・コンセント手順書」を遵守し，患者からの同意取得について適切な手続きを確保する。

(6)「注2」（編注；前記2つ目の◎）に係る規定は，固形腫瘍の腫瘍細胞又は血液を検体とし，100以上のがん関連遺伝子の変異等を検出するがんゲノムプロファイリング検査に用いる医療機器等として薬事承認又は認証を得ている次世代シーケンシングを用いて，次に掲げる抗悪性腫瘍剤による治療法の選択を目的とした検査を実施した際に併せて取得している包括的なゲノムプロファイルの結果を，標準治療後（終了が見込まれる場合も含む）にエキスパートパネルで検討を行った上で，治療方針等について文書を用いて患者に説明することにより，B011-5がんゲノムプロファイリング評価提供料を算定す

る場合に適用する。なお，この場合には(2)から(5)までを満たすこと。この際，診療報酬明細書の摘要欄に，包括的なゲノムプロファイルの結果を併せて取得した検査の実施日を記載する。

(ア) 肺癌におけるEGFR遺伝子検査，ROS1融合遺伝子検査，ALK融合遺伝子検査，RAS遺伝子検査，HER2遺伝子検査
(イ) 大腸癌におけるRAS遺伝子検査，HER2遺伝子検査，BRAF遺伝子検査
(ウ) 乳癌におけるHER2遺伝子検査
(エ) 固形癌におけるマイクロサテライト不安定性検査
(オ) 肺癌におけるMETex14遺伝子検査
(カ) 悪性黒色腫におけるBRAF遺伝子検査
(キ) 固形癌におけるNTRK融合遺伝子検査，腫瘍遺伝子変異量検査
(ク) 胆道癌におけるFGFR2融合遺伝子検査
(ケ) 卵巣癌又は前立腺癌におけるBRCA1遺伝子及びBRCA2遺伝子検査

(7) 診療報酬明細書の「摘要」欄への記載事項
(血液を検体とする場合であって，医学的な理由により，固形腫瘍の腫瘍細胞を検体としてがんゲノムプロファイリング検査を行うことが困難な場合)
固形腫瘍の腫瘍細胞を検体とした検査が実施困難である医学的な理由を記載する。
レセ電：830100761／固形腫瘍の腫瘍細胞を検体とした検査が実施困難である医学的な理由（血液を検体とする）(がんゲノムプロファイリング検査)；＊＊＊＊＊＊＊
(血液を検体とする場合であって，固形腫瘍の腫瘍細胞を検体として実施したがんゲノムプロファイリング検査において，包括的なゲノムプロファイルの結果を得られなかった場合)
その旨を記載する。
レセ電：820100859／包括的なゲノムプロファイルの結果を得られない（血液を検体とする）(がんゲノムプロファイリング検査)
(抗悪性腫瘍剤による治療法の選択を目的として他の検査を実施した場合)
包括的なゲノムプロファイルの結果を併せて取得した検査の実施年月日を記載する。
レセ電：850100421／肺癌におけるEGFR遺伝子検査の実施年月日（がんゲノムプロファイリング検査)；(元号) yy”年”mm”月”dd”日”
レセ電：850100422／肺癌におけるROS1融合遺伝子検査の実施年月日（がんゲノムプロファイリング検査)；(元号) yy”年”mm”月”dd”日”
レセ電：850100423／肺癌におけるALK融合遺伝子検査の実施年月日（がんゲノムプロファイリング検査)；(元号) yy”年”mm”月”dd”日”
レセ電：850190216／肺癌におけるRAS遺伝子検査の実施年月日（がんゲノムプロファイリング検査)；(元号) yy”年”mm”月”dd”日”
レセ電：850190217／肺癌におけるHER2遺伝子検査の実施年月日（がんゲノムプロファイリング検査)；(元号) yy”年”mm”月”dd”日”
レセ電：850100424／大腸癌におけるRAS遺伝子検査の実施年月日（がんゲノムプロファイリング検査)；(元号) yy”年”mm”月”dd”日”
レセ電：850190218／大腸癌におけるHER2遺伝子検査の実施年月日（がんゲノムプロファイリング検査)；(元号) yy”年”mm”月”dd”日”
レセ電：850190219／大腸癌におけるBRAF遺伝子検査の実施年月日（がんゲノムプロファイリング検査)；(元号) yy”年”mm”月”dd”日”
レセ電：850100425／乳癌におけるHER2遺伝子検査の実施年月日（がんゲノムプロファイリング検査)；(元号) yy”年”mm”月”dd”日”
レセ電：850100426／固形癌におけるマイクロサテライト不安定性検査の実施年月日（がんゲノムプロファイリング検査)；(元号) yy”年”mm”月”dd”日”
レセ電：850100427／肺癌におけるMETex14遺伝子検査の実施年月日（がんゲノムプロファイリング検査)；(元号) yy”年”mm”月”dd”日”
レセ電：850100428／悪性黒色腫におけるBRAF遺伝子検査の実施年月日（がんゲノムプロファイリング検査)；(元号) yy”年”mm”月”dd”日”
レセ電：850100429／固形癌におけるNTRK融合遺伝子検査の実施年月日（がんゲノムプロファイリング検査)；(元号) yy”年”mm”月”dd”日”
レセ電：850100430／固形癌における腫瘍遺伝子変異量検査の実施年月日（がんゲノムプロファイリング検査)；(元号) yy”年”mm”月”dd”日”
レセ電：850100431／胆道癌におけるFGFR2融合遺伝子検査の実施年月日（がんゲノムプロファイリング検査)；(元号) yy”年”mm”月”dd”日”
レセ電：850100432／卵巣癌におけるBRCA1遺伝子検査の実施年月日（がんゲノムプロファイリング検査)；(元号) yy”年”mm”月”dd”日”
レセ電：850100433／前立腺癌におけるBRCA1遺伝子検査の実施年月日（がんゲノムプロファイリング検査)；(元号) yy”年”mm”月”dd”日”
レセ電：850100434／卵巣癌におけるBRCA2遺

伝子検査の実施年月日（がんゲノムプロファイリング検査）；（元号）yy"年"mm"月"dd"日"
レセ電：850100435／前立腺癌におけるBRCA2遺伝子検査の実施年月日（がんゲノムプロファイリング検査）；（元号）yy"年"mm"月"dd"日"
<記載要領>

⑻　問：令和元年6月1日付けで保険適用されたFoundationOne® CDxがんゲノムプロファイル及びOncoGuide™　NCCオンコパネルシステムについて，「遺伝子パネル検査の保険適用に係る留意点について」（令和元年5月31日付け健康局がん・疾病対策課，医薬・生活衛生局医薬審査管理課，医薬・生活衛生局医薬機器審査管理課，保険局医療課事務連絡）のとおり，「日本臨床腫瘍学会・日本癌治療学会・日本癌学会合同次世代シークエンサー等を用いた遺伝子パネル検査に基づくがん診療ガイダンス（第1.0版2017年10月11日）」（以下「3学会ガイダンス」という）に基づき，遺伝子パネル検査の対象となる患者であって，当該遺伝子パネル検査によりコンパニオン検査が存在する遺伝子の変異等が確認された場合，当該遺伝子変異等に係る医薬品投与に際して，改めてコンパニオン検査を行い変異等の確認を行う必要があるか。答：「遺伝子パネル検査の保険適用に係る留意点について」（令和元年5月31日付け健康局がん・疾病対策課，医薬・生活衛生局医薬審査管理課，医薬・生活衛生局医薬機器審査管理課，保険局医療課事務連絡）のとおりである。遺伝子パネル検査後に開催されるエキスパートパネルが，添付文書・ガイドライン・文献等を踏まえ，当該遺伝子変異等に係る医薬品投与が適切であると推奨した場合であれば，改めてコンパニオン検査を行うことなく当該医薬品を投与しても差し支えない。なお，遺伝子パネル検査に用いられる検体は，3学会ガイダンスにおいても「生検等が可能である場合には，遺伝子パネル検査実施のために必要な検体を採取するが，採取困難な場合はこの限りではなく，診断時等の保存検体を使用しても良い。」と記載されていることを踏まえ，再生検が困難な場合には，保存検体を使用しても差し支えない。
<事務連絡　20190604>

⑼　問：令和元年6月1日付けで保険適用されたFoundationOne® CDxがんゲノムプロファイル及びOncoGuide™　NCCオンコパネルシステムについて，同年5月31日付け改正留意事項通知において，「関連団体が定める「インフォームド・コンセント手順書」を遵守し，患者からの同意取得について適切な手続を確保すること。」及び「臨床情報等の提出にあたっては，関連団体が定める「がんゲノム情報レポジトリー臨床情報収集項目一覧表」に則って提出すること。」とあるが，「関連団体」とは何を指すか。答：いずれも「がんゲノム医療中核拠点病院等連絡会議」を指す。
<事務連絡　20190604>

⑽　問：令和元年6月1日付けで保険適用されたFoundationOne® CDxがんゲノムプロファイル及びOncoGuide™　NCCオンコパネルシステムについて，解析が不能のためプロファイル取得ができなかった場合，再検査に係る費用は算定できるのか。答：算定できない。
<事務連絡　20190826>

⑾　問：令和元年6月1日付けで保険適用されたFoundationOne® CDxがんゲノムプロファイル及びOncoGuide™　NCCオンコパネルシステムについて，患者の意思で検査が途中で中止となった場合，検査にかかる費用は患者に請求可能か。答：「療養の給付と直接関係ないサービス等の取扱いについて」（平成17年9月1日保医発第0901002号）に該当する場合は請求可能である。<事務連絡　20190826>

⑿　問：令和元年6月1日付けで保険適用されたFoundationOne® CDxがんゲノムプロファイル及びOncoGuide™　NCCオンコパネルシステムについて，同年5月31日付け改正留意事項通知において，「本検査は，標準治療がない固形がん患者又は局所進行若しくは転移が認められ標準治療が終了となった固形がん患者（終了が見込まれる者を含む）であって，関連学会の化学療法に関するガイドラインに基づき，全身状態及び臓器機能等から，本検査施行後に化学療法の適応となる可能性が高いと主治医が判断した者に対して実施する場合に限り算定できる。」とあるが，

⑴　標準治療の終了が見込まれる者とはどのような者をさすのか。

⑵　「本検査施行後」とはいつのことか。

答：⑴医学的判断に基づき，主治医が標準治療の終了が見込まれると判断した者。

⑵　検査結果を患者に提供し，結果について説明した後のことを指す。
<事務連絡　20190826>

⒀　問：令和4年3月31日以前に旧医科点数表におけるD006-19がんゲノムプロファイリング検査の「検体提出時」を算定し，請求を終えた場合であって，これにより得られた包括的なゲノムプロファイルの結果について，同年4月1日以

降に当該検査結果を医学的に解釈するための多職種による検討会での検討を経た上で患者に提供し，治療方針等について文書を用いて患者に説明した場合について，D006-19がんゲノムプロファイリング検査の算定はどのように考えればよいか。答：B011-5がんゲノムプロファイリング評価提供料を算定する場合に限り，令和4年3月31日以前に算定した旧医科点数表におけるD006-19がんゲノムプロファイリング検査の「検体提出時」の算定を取り下げた上で，D006-19がんゲノムプロファイリング検査により再請求すること。<事務連絡　20220331>

⒁　問：D006-19がんゲノムプロファイリング検査の注2の規定による減算について，「他の検査」として，腫瘍細胞を検体とし，医薬品の適応を判定するための補助等に用いるものとして，胆道癌におけるFGFR2融合遺伝子検査，マイクロサテライト不安定性検査，NTRK融合遺伝子検査及び腫瘍遺伝子変異量検査をいずれも算定した場合であって，標準治療終了後に，D006-19がんゲノムプロファイリング検査を算定する場合は，D004-2悪性腫瘍組織検査の「1」の「イ」の「医薬品の適応判定の補助等に用いるもの」2,500点（マイクロサテライト不安定性検査）と「1」の注2の「3項目以上」12,000点（FGFR2融合遺伝子検査，NTRK融合遺伝子検査及び腫瘍遺伝子変異量検査）を所定点数から減算するのか。答：そのとおり。
<事務連絡　20220331>

⒂　問：D006-19がんゲノムプロファイリング検査の注2の規定による減算について，診断時に，「がんゲノムプロファイリング検査に用いる医療機器等として薬事承認又は認証を得ている次世代シーケンシング」以外の方法を用いて，D004-2悪性腫瘍組織検査の「1」の「イ」の「医薬品の適応判定の補助等に用いるもの」等を算定した場合であって，標準治療終了後に，D006-19がんゲノムプロファイリング検査を算定する場合は，所定点数から診断時に算定した検査の点数を減算するのか。答：減算しない。
<事務連絡　20220331>

⒃　問：D006-19がんゲノムプロファイリング検査の注2の規定による減算について，他の保険医療機関において，「がんゲノムプロファイリング検査に用いる医療機器等として薬事承認又は認証を得ている次世代シーケンシング」を用いて，抗悪性腫瘍剤による治療法の選択を目的とした検査を算定していた場合であっても，所定点数から当該検査の点数を減算するのか。答：そのとおり。<事務連絡　20220331>

⒄　問：D006-19がんゲノムプロファイリング検査及びB011-5がんゲノムプロファイリング評価提供料について，令和4年3月31日以前から診療を継続している患者については，改定により自己負担額等が変更になる場合があるが，患者へ説明すべき事項として，自己負担額等が変更になる場合があることは含まれるか。答：含まれる。なお，請求前に説明を行うなど，当該患者の理解が得られるよう工夫すること。また，当該説明については必ずしも主治医が行う必要はないが，他の職員が説明を行う場合は，主治医と十分に連携して行うこと。
<事務連絡　20220331>

⒅　問：D006-19がんゲノムプロファイリング検査について，「がんゲノムプロファイルの解析により得られる遺伝子のシークエンスデータ（FASTQ又はBAM），解析データ（VCF又はXML）及び臨床情報等を，患者の同意に基づき，保険医療機関又は検査会社等からがんゲノム情報管理センター（C-CAT）に提出する。」とされているが，解析データについて，VCF又はXMLの形式のほか，C-CAT検査データ転送システム利用規約を遵守した上で，YAML形式で提出することは可能か。答：可能。
<事務連絡　20230329>

⒆　問：「Guardant360　CDx　がん遺伝子パネル」について，関連学会の見解において，既収載のがんゲノムプロファイリング検査と同様の臨床的位置づけで使用されるものとされており，本検査を用いて検査を行った場合であってもD006-19がんゲノムプロファイリング検査を算定してよいか。答：差し支えない。
<事務連絡　20230724>

D006-19　1 …… 判遺　**44000点**
がんゲノムプロファイリング検査　genetic testing of malignant tumors / next generation sequencer-based profiling
レセ電：**160216450／がんゲノムプロファイリング検査**
腫瘍細胞（病理組織標本のパラフィン切片）

適応　固形癌*

意義　固形がん患者の腫瘍組織検体から抽出したゲノムDNAの包括的なゲノムプロファイルの提供，すなわち，100以上のがん関連遺伝子の変異等（塩基置換，挿入／欠失，コピー数異常，再編成）の検出結果，マイクロサテライト不安定性の判定結果，及びTumor Mutational Burdenスコアの情報提供にある。また，一部の遺伝子変異等の検出結果については，特定の医薬品の適応の判定の補助に用いることができる。

関連検査　悪性腫瘍遺伝子検査，悪性腫瘍遺伝子検査（血液・血漿），肺癌関連遺伝子多項目同時検査

D006-19　1 ……………… 判遺　44000点
がんゲノムプロファイリング検査（血液）　genetic testing of malignant tumors / next generation sequencer-based profiling
レセ電：160227650／がんゲノムプロファイリング検査（血液）　血液

適応　固形癌*

意義　固形がん患者の血液検体から抽出したゲノムDNAの包括的なゲノムプロファイルの提供，すなわち，100以上のがん関連遺伝子の変異等（塩基置換，挿入／欠失，コピー数異常，再編成）の検出結果，マイクロサテライト不安定性の判定結果，及びTumor Mutational Burdenスコアの情報提供にある。また，一部の遺伝子変異等の検出結果については，特定の医薬品の適応の判定の補助に用いることができる。

関連検査　悪性腫瘍遺伝子検査（血液・血漿），RAS遺伝子検査（血漿）

D006-19　2 ……………… 2500点
悪性腫瘍組織検査減算（処理が容易なもの）（医薬品の適応判定の補助等に用いるもの）
レセ電：160231970／悪性腫瘍組織検査減算（処理が容易）（医薬品適応判定補助等）

D006-19　2 ……………… 4000点
悪性腫瘍組織検査減算（処理が容易なもの）（2項目）
レセ電：160232170／悪性腫瘍組織検査減算（処理が容易）（2項目）

D006-19　2 ……………… 6000点
悪性腫瘍組織検査減算（処理が容易なもの）（3項目）
レセ電：160232270／悪性腫瘍組織検査減算（処理が容易）（3項目）

D006-19　2 ……………… 8000点
悪性腫瘍組織検査減算（処理が容易なもの）（4項目以上）
レセ電：160232370／悪性腫瘍組織検査減算（処理が容易）（4項目以上）

D006-19　2 ……………… 5000点
悪性腫瘍組織検査減算（処理が複雑なもの）
レセ電：160232470／悪性腫瘍組織検査減算（処理が複雑）

D006-19　2 ……………… 8000点
悪性腫瘍組織検査減算（処理が複雑なもの）（2項目）
レセ電：160232570／悪性腫瘍組織検査減算（処理が複雑）（2項目）

D006-19　2 ……………… 12000点
悪性腫瘍組織検査減算（処理が複雑なもの）（3項目以上）
レセ電：160232670／悪性腫瘍組織検査減算（処理が複雑）（3項目以上）

D006-19　3 ……………… 2100点
EGFR遺伝子検査減算（血漿）
レセ電：160232770／EGFR遺伝子検査減算（血漿）

D006-19　4 ……………… 20200点
BRCA1／2遺伝子検査減算（腫瘍細胞を検体とするもの）
レセ電：160232870／BRCA1／2遺伝子検査減算（腫瘍細胞を検体とするもの）

D006-19　4 ……………… 20200点
BRCA1／2遺伝子検査減算（血液を検体とするもの）
レセ電：160232970／BRCA1／2遺伝子検査減算（血液を検体とするもの）

D006-19　5 ……………… 2500点
悪性腫瘍遺伝子検査（血液・血漿）減算（ROS1融合遺伝子検査又はALK融合遺伝子検査）
レセ電：160233270／悪性腫瘍遺伝子検査減算（血液・血漿）（1又は2等）

D006-19　5 ……………… 5000点
悪性腫瘍遺伝子検査（血液・血漿）減算（METex14遺伝子検査又はNTRK融合遺伝子検査）
レセ電：160233370／悪性腫瘍遺伝子検査減算（血液・血漿）（3又は4等）

D006-19　5 4000点
悪性腫瘍遺伝子検査（血液・血漿）減算（ROS1融合遺伝子検査・ALK融合遺伝子検査）及び（EGFR遺伝子検査）（2項目）
レセ電：160233470／悪性腫瘍遺伝子検査減算（1・2及びEGFR等）（2項目）

D006-19　5 6000点
悪性腫瘍遺伝子検査（血液・血漿）減算（ROS1融合遺伝子検査・ALK融合遺伝子検査）及び（EGFR遺伝子検査）（3項目）
レセ電：160233570／悪性腫瘍遺伝子検査減算（1・2及びEGFR等）（3項目）

D006-19　5 8000点
悪性腫瘍遺伝子検査（血液・血漿）減算（ROS1、ALK、EGFR、RAS、BRAF、HER2及びマイクロサテライト・4項目以上）
レセ電：160238170／悪性腫瘍遺伝子検査減算（1・2及びEGFR等）（4項目以上）

D006-19　5 8000点
悪性腫瘍遺伝子検査（血液・血漿）減算（METex14遺伝子検査及びNTRK融合遺伝子検査）（2項目）
レセ電：160233670／悪性腫瘍遺伝子検査減算（3・4等）（2項目）

D006-19　5 12000点
悪性腫瘍遺伝子検査（血液・血漿）減算（METex14遺伝子検査、NTRK融合遺伝子検査及びHER2遺伝子検査（肺癌））（3項目）
レセ電：160238270／悪性腫瘍遺伝子検査減算（3及び4等）（3項目）

【D006-20　角膜ジストロフィー遺伝子検査】

D006-20 判遺 1200点
角膜ジストロフィー遺伝子検査 genetic testing of corneal dystrophy
レセ電：160217310／角膜ジストロフィー遺伝子検査 血液

適応 角膜ジストロフィー

意義 末梢血から分離したDNAを用いた直接塩基配列決定法により，角膜ジストロフィーの責任遺伝子の変異を検出することで診断の補助とする。

保険メモ ◎厚生労働大臣が定める施設基準に適合しているものとして地方厚生局長等に届け出た保険医療機関において行われる場合に，患者1人につき1回に限り算定する。

(1) 角膜ジストロフィー遺伝子検査は，角膜混濁等の前眼部病変を有する患者であって，臨床症状，検査所見，家族歴等から角膜ジストロフィーと診断又は疑われる者に対して，治療方針の決定を目的として行った場合に算定する。本検査を実施した場合には，その医学的な必要性を診療報酬明細書の摘要欄に記載する。

(2) 検査の実施に当たっては，個人情報保護委員会・厚生労働省「医療・介護関係事業者における個人情報の適切な取扱いのためのガイダンス」及び関係学会による「医療における遺伝学的検査･診断に関するガイドライン」を遵守する。

(3) 診療報酬明細書の「摘要」欄への記載事項
その医学的な必要性を記載する。
レセ電：830100127／医学的な必要性（角膜ジストロフィー遺伝子検査）；＊＊＊＊＊＊
<記載要領>

関連検査 細隙灯顕微鏡検査

【D006-21　血液粘弾性検査（一連につき）】

D006-21 判血 600点
血液粘弾性検査（一連につき） thromboelastometry
レセ電：160217410／血液粘弾性検査 血液

適応 虚血性心疾患，弁膜症，大動脈疾患*，先天性心疾患，重症心不全*

意義 開心術の術前，術中又は術後に，血液粘弾性検査によって止血凝固機能を迅速に評価することにより，新鮮凍結血漿や血小板濃厚液などの血液製剤の投与を適切に行うことができるようになる。

保険メモ (1) 血液粘弾性検査は，心臓血管手術（人工心肺を用いたものに限る）を行う患者に対して，血液製剤等の投与の必要性の判断又は血液製剤等の投与後の評価を目的として行った場合に算定できる。

(2) 術前，術中又は術後に実施した場合に，それぞれ1回ずつ算定できる。なお，所期の目的を達するために複数回実施した場合であっても，一連として算定する。

(3) 検査の実施に当たっては，日本心臓血管麻酔学会の定める指針を遵守し，適切な輸血管理を行う。

関連検査 フィブリノゲン，プロトロンビン時間（PT），活性化部分トロンボプラスチン時間（APTT），末梢血液一般検査

【D006-22　RAS遺伝子検査（血漿）】

D006-22 判遺 7500点
RAS遺伝子検査（血漿） genetic testing of malignant tumors / RAS gene
レセ電：160224350／RAS遺伝子検査（血漿）
血液

適応 大腸癌，結腸癌，直腸癌

意義 セツキシマブ（遺伝子組換え）及びパニツムマブ（遺伝子組換え）の結腸・直腸癌患者への適応を判定するための補助として，癌組織を検体とした検査が実施困難である場合に，血漿から抽出したゲノムDNA中のRAS（KRAS及びNRAS）遺伝子変異をBEAMing法を用いて検出する。

保険メモ (1) RAS遺伝子検査（血漿）は，大腸癌患者の血漿を検体とし，抗悪性腫瘍剤による治療法の選択を目的として，高感度デジタルPCR法とフローサイトメトリー法を組み合わせた方法により行った場合に，患者1人につき1回に限り算定できる。ただし，再度治療法を選択する必要がある場合にも算定できる。なお，本検査の実施は，医学的な理由により，大腸癌の組織を検体として，D004-2悪性腫瘍組織検査の悪性腫瘍遺伝子検査の「処理が容易なもの」の「医薬品の適応判定の補助等に用いるもの」のうち，大腸癌におけるRAS遺伝子検査又はD004-2悪性腫瘍組織検査の悪性腫瘍遺伝子検査の「処理が容易なもの」の「その他のもの」のうち，大腸癌におけるKRAS遺伝子検査を行うことが困難な場合に限る。

(2) 本検査を実施した場合は，大腸癌の組織を検体とした検査が実施困難である医学的な理由を診療録及び診療報酬明細書に記載する。

(3) 本検査と，大腸癌の組織を検体として，D004-2悪性腫瘍組織検査の悪性腫瘍遺伝子検査の「処理が容易なもの」の「医薬品の適応判定の補助等に用いるもの」のうち，大腸癌におけるRAS遺伝子検査又はD004-2悪性腫瘍組織検査の悪性腫瘍遺伝子検査の「処理が容易なもの」の「その他のもの」のうち，大腸癌におけるKRAS遺伝子検査を同一月中に併せて行った場合には，主たるもののみ算定する。

(4) 診療報酬明細書の「摘要」欄への記載事項
大腸癌の組織を検体とした検査が実施困難である医学的な理由を記載する。
レセ電：830100483／大腸癌の組織を検体とした検査が実施困難である医学的な理由（RAS遺伝子検査（血漿））；＊＊＊＊＊＊
＜記載要領＞

関連検査 大腸癌におけるRAS遺伝子検査，大腸癌におけるKRAS遺伝子検査，がんゲノムプロファイリング検査

【D006-23　遺伝子相同組換え修復欠損検査】

D006-23 1 判遺 32200点
遺伝子相同組換え修復欠損検査 homologous recombination deficiency test for ovarian cancer
レセ電：160225250／遺伝子相同組換え修復欠損検査
腫瘍組織

適応 卵巣癌

意義 ニラパリブトシル酸塩水和物の卵巣癌患者への適応を判定するための補助として，腫瘍組織から抽出したゲノムDNAのゲノム不安定性の状態（GIS）の評価により相同組換え修復欠損（HRD）を検出し，又，腫瘍組織から抽出したゲノムDNA中のBRCA1又はBRCA2遺伝子変異を検出する。

保険メモ ◎厚生労働大臣が定める施設基準を満たす保険医療機関において行われる場合に算定する。

(1) 遺伝子相同組換え修復欠損検査は，卵巣癌患者の腫瘍組織を検体とし，抗悪性腫瘍剤による治療法の選択を目的として，次世代シーケンシングにより，相同組換え修復欠損の評価を行った場合に，患者1人につき1回に限り算定する。

関連検査 BRCA1／2遺伝子検査

【D006-24　肺癌関連遺伝子多項目同時検査】

D006-24 判遺 12500点
肺癌関連遺伝子多項目同時検査 genetic testing of malignant tumors / epidermal growth factor receptor gene, ROS1 fusion genes, ALK fusion genes, BRAF gene, METex14 gene, K-ras gene and RET fusion genes
レセ電：160236150／肺癌関連遺伝子多項目同時検査
腫瘍組織（ホルマリン固定パラフィン包埋組織又は新鮮凍結組織）

適応 肺癌，非小細胞肺癌

意義 リアルタイムPCR法により，がん組織から抽出したDNA中の遺伝子変異（EGFR遺伝子変異，BRAF遺伝子変異（V600E）及びKRAS遺伝子変異（G12C））並びにRNA中の融合遺伝子（ALK融合遺伝子，ROS1融合遺伝子及びRET融合遺伝子）及びMET遺伝子エクソ

ン14スキッピング変異を検出し，それぞれの変異に対する医薬品の適応判定の補助等に用いる。

保険メモ (1) 肺癌関連遺伝子多項目同時検査は，肺癌患者の腫瘍組織を検体とし，EGFR遺伝子検査，ROS1融合遺伝子検査，ALK融合遺伝子検査，BRAF遺伝子検査，METex14遺伝子検査，KRAS遺伝子検査及びRET融合遺伝子検査をリアルタイムPCR法により同時に実施した場合に，患者1人につき1回に限り算定する。

(2) 肺癌関連遺伝子多項目同時検査とD004-2悪性腫瘍組織検査の悪性腫瘍遺伝子検査の「処理が容易なもの」の「医薬品の適応判定の補助等に用いるもの（肺癌におけるEGFR遺伝子検査，ROS1融合遺伝子検査，ALK融合遺伝子検査，BRAF遺伝子検査（次世代シーケンシングを除く），METex14遺伝子検査（次世代シーケンシングを除く）又はKRAS遺伝子変異（G12C）検査に限る），D004-2悪性腫瘍組織検査の悪性腫瘍遺伝子検査の「処理が複雑なもの（肺癌におけるBRAF遺伝子検査（次世代シーケンシング），METex14遺伝子検査（次世代シーケンシング）又はRET融合遺伝子検査に限る），D006-12EGFR遺伝子検査（血漿），D006-27悪性腫瘍遺伝子検査（血液・血漿）のROS1融合遺伝子検査，ALK融合遺伝子検査若しくはMETex14遺伝子検査，N002免疫染色（免疫抗体法）病理組織標本作製のEGFRタンパク若しくはALK融合タンパク又はN005-2ALK融合遺伝子標本作製を併せて実施した場合は，主たるもののみ算定する。

関連検査 がんゲノムプロファイリング検査，肺癌におけるEGFR遺伝子検査，肺癌におけるROS1融合遺伝子検査，肺癌におけるALK融合遺伝子検査，肺癌におけるBRAF遺伝子検査（次世代シーケンシングを除く。），肺癌におけるMETex14遺伝子検査（次世代シーケンシングを除く。），肺癌におけるKRAS遺伝子検査，肺癌におけるBRAF遺伝子検査（次世代シーケンシング），肺癌におけるMETex14遺伝子検査（次世代シーケンシング），肺癌におけるRET融合遺伝子検査，EGFR遺伝子検査（血漿），悪性腫瘍遺伝子検査（血液・血漿），免疫染色（免疫抗体法）病理組織標本作製，ALK融合遺伝子標本作製

【D006-25　CYP2C9遺伝子多型】

D006-25	判遺　2037点
CYP2C9遺伝子多型　genetic polymorphism of drug-metabolizing enzyme CYP2C9	
レセ電：160225350／CYP2C9遺伝子多型	血液・口腔粘膜

適応 二次性進行型多発性硬化症

意義 CYP2C9の活性の判定の補助として，全血又は口腔粘膜から抽出されたゲノムDNA中の薬物代謝酵素CYP2C9遺伝子多型（*2，*3）の定性的ジェノタイプ解析を行い，二次性進行型多発性硬化症患者に対するシポニモドフマル酸の投与の可否又は投与量を決める。

保険メモ (1) 二次性進行型多発性硬化症患者に対するシポニモドフマル酸の投与の可否の判定又は投与量の判定を目的として，リアルタイムPCR法により，全血又は口腔粘膜から抽出されたゲノムDNA中の薬物代謝酵素CYP2C9遺伝子多型を測定した場合に，患者1人につき1回に限り算定する。なお，本検査が必要と判断した医学的根拠を診療報酬明細書の摘要欄に記載する。

(2) 診療報酬明細書の「摘要」欄への記載事項
必要と判断した医学的根拠を記載する。
レセ電：830100484／必要と判断した医学的根拠（CYP2C9遺伝子多型）；＊＊＊＊＊＊
<記載要領>

関連検査 UDPグルクロン酸転移酵素遺伝子多型

【D006-26　染色体構造変異解析】

D006-26	判遺　8000点
染色体構造変異解析　Copy number variation and loss of heterozygosity of chromosome genomic DNA	
レセ電：160228650／染色体構造変異解析	血液

適応 12q14欠失症候群*，15q13.3欠失症候群*，15q24反復性微細欠失症候群*，15q26過成長症候群*，16p11.2重複症候群*，16p11.2-p12.2欠失症候群*，16p11.2-p12.2重複症候群*，16p13.11反復性微細欠失症候群*，16p13.11反復性微細重複症候群*，17q21.31反復性微細欠失症候群*，1p36欠失症候群，1q21.1反復性微細欠失症候群*，1q21.1反復性微細重複症候群*，1q21.1領域血小板減少-橈骨欠損症候群*，22q11.2欠失症候群，22q11重複症候群*，22q11.2遠位欠失症候群*，22q13欠失症候群*，フェラン・マクダーミド症候群*，2p15-16.1欠

失症候群*，2p21欠失症候群*，2q33.1欠失症候群*，2q37モノソミー*，3q29欠失症候群*，3q29重複症候群*，7q11.23重複症候群*，8p23.1微細欠失症候群*，8p23.1重複症候群*，8q21.11欠失症候群*，9q34欠失症候群，アンジェルマン症候群，ATR-16症候群*，22qテトラソミー症候群*，キャットアイ症候群*，シャルコー・マリー・トゥース病，5p-症候群，遺伝性圧脆弱性ニューロパチー，レリー・ワイル症候群，ミラー・ディカー症候群，NF1欠失症候群*，ペリツェウス・メルツバッハ病，先天性大脳白質形成不全症，ポトキ・ルプスキ症候群*，ポトキ・シェイファー症候群*，プラダー・ウィリ症候群，腎嚢胞-糖尿病症候群*，16p12.1反復性微細欠失症候群*，ルビンシュタイン・テイビ症候群，スミス・マギニス症候群，ソトス症候群，裂手／裂足奇形1*，ステロイドスルファターゼ欠損症*，WAGR症候群*，ウィリアムズ症候群，ウォルフ・ヒルシュホーン症候群，Xp11.22連鎖性知的障害*，Xp11.22-p11.23重複症候群*，MECP2重複症候群，ベックウィズ・ヴィーデマン症候群，ラッセル・シルバー症候群，第14番染色体父親性ダイソミー症候群，14番染色体母親性ダイソミーおよび類縁疾患*

意義　先天性疾患疑いのある患者の染色体変異関連疾患の診断補助として，アレイCGH法により，全血から抽出したゲノムDNAのコピー数変化（CNV）及びコピー数変化のないヘテロ接合性の喪失（cnLOH）を検出する。

保険メモ　◎厚生労働大臣が定める施設基準を満たす保険医療機関において行われる場合に算定する。

⑴　染色体構造変異解析は，薬事承認を得ている体外診断用医薬品を用いて，アレイCGH法により染色体ゲノムDNAのコピー数変化及びヘテロ接合性の喪失を測定した場合に，患者1人につき1回に限り算定する。

⑵　本検査は，12q14欠失症候群，15q13.3欠失症候群，15q24反復性微細欠失症候群，15q26過成長症候群，16p11.2重複症候群，16p11.2-p12.2欠失症候群，16p11.2-p12.2重複症候群，16p13.11反復性微細欠失症候群，16p13.11反復性微細重複症候群，17q21.31反復性微細欠失症候群，1p36欠失症候群，1q21.1反復性微細欠失症候群，1q21.1反復性微細重複症候群，1q21.1領域血小板減少-橈骨欠損症候群，22q11.2欠失症候群，22q11重複症候群，22q11.2遠位欠失症候群，22q13欠失症候群（フェラン・マクダーミド症候群），2p15-16.1欠失症候群，2p21欠失症候群，2q33.1欠失症候群，2q37モノソミー，3q29欠失症候群，3q29重複症候群，7q11.23重複症候群，8p23.1微細欠失症候群，8p23.1重複症候群，8q21.11欠失症候群，9q34欠失症候群，アンジェルマン症候群，ATR-16症候群，22qテトラソミー症候群（キャットアイ症候群），シャルコー・マリー・トゥース病，5p-症候群，遺伝性圧脆弱性ニューロパチー，レリー・ワイル症候群，ミラー・ディカー症候群，NF1欠失症候群，ペリツェウス・メルツバッハ病（先天性大脳白質形成不全症），ポトキ・ルプスキ症候群，ポトキ・シェイファー症候群，プラダー・ウィリ症候群，腎嚢胞-糖尿病症候群，16p12.1反復性微細欠失症候群，ルビンシュタイン・テイビ症候群，スミス・マギニス症候群，ソトス症候群，裂手／裂足奇形1，ステロイドスルファターゼ欠損症，WAGR症候群，ウィリアムズ症候群，ウォルフ・ヒルシュホーン症候群，Xp11.22連鎖性知的障害，Xp11.22-p11.23重複症候群，MECP2重複症候群，ベックウィズ・ヴィーデマン症候群，シルバー・ラッセル症候群，第14番染色体父親性ダイソミー症候群（鏡-緒方症候群）又は14番染色体母親性ダイソミーおよび類縁疾患のいずれかを疑う患者に対して実施する。

⑶　本検査を実施する場合は，関連学会が定める指針を遵守し，本検査を実施する医学的な理由を診療報酬明細書の摘要欄に記載する。

⑷　診療報酬明細書の「摘要」欄への記載事項
検査を実施する医学的な理由を記載する。
レセ電：830100485／検査を実施する医学的な理由（染色体構造変異解析）；＊＊＊＊＊＊
＜記載要領＞

⑸　問：D006-26染色体構造変異解析における「関連学会が定める指針」とは，具体的には何を指すのか。答：現時点では，日本小児遺伝学会，日本先天異常学会，日本人類遺伝学会及び厚生労働省難治性疾患政策研究事業「先天異常症候群領域の指定難病等のQOLの向上を目指す包括的研究」研究班並びに「染色体微細欠失重複症候群の包括的診療体制の構築」研究班の「診療において実施するマイクロアレイ染色体検査のガイダンス」を指す。
＜事務連絡　20220331＞

関連検査　染色体検査

【D006-27　悪性腫瘍遺伝子検査（血液・血漿）】

保険メモ　◎患者から1回に採取した血液又は（血漿）を用いて本区分のROS1融合遺伝子検査，ALK融合遺伝子検査，RAS遺伝子検査，BRAF遺伝子検査，HER2遺伝子検査（大腸癌に係るもの）若しくはマイクロサテライト不安定性検査又はD006-12EGFR遺伝子検査（血漿）を2項目，3項目又は4項目以上行った場合は，所定点数にかかわらず，それぞれ4,000点，6,000点又は8,000点を算定する。

◎患者から1回に採取した血液又は血漿を用いて本区分のMETex14遺伝子検査，NTRK融合遺伝子検査又は遺伝子検査（肺癌に係るもの）を2項目又は3項目以上行った場合は，所定点数にかかわらず，それぞれ8,000点又は12,000点を算定する。

(1) 悪性腫瘍遺伝子検査（血液・血漿）は，固形癌患者の血液又は血漿を検体とし，悪性腫瘍の詳細な診断及び治療法の選択を目的として悪性腫瘍患者本人に対して行った場合に，それぞれ患者1人につき1回に限り算定する。

(2) 次世代シーケンシングを用いて，抗悪性腫瘍剤による治療法の選択を目的として特定の遺伝子の変異の評価を行う際に，包括的なゲノムプロファイルを併せて取得している場合には，包括的なゲノムプロファイルの結果ではなく，目的とする遺伝子変異の結果についてのみ患者に提供する。また，その場合においては，目的以外の遺伝子の変異に係る検査結果については患者の治療方針の決定等には用いない。

D006-27　1　㊜　判遺　**2500点**
悪性腫瘍遺伝子検査（血液・血漿）（ROS1融合遺伝子検査） genetic testing of malignant tumors / ROS1 fusion genes
レセ電：160227350／**ROS1融合遺伝子検査（血液）**
血液

適応　肺癌，非小細胞肺癌

意義　肺癌患者を対象とした全血検体を用いて腫瘍の包括的なゲノムプロファイルを取得し，エヌトレクチニブの適応判定の補助を目的として，ROS1融合遺伝子を検出する。

保険メモ　(1) ROS1融合遺伝子検査は，肺癌患者の血液を検体とし，抗悪性腫瘍剤による治療法の選択を目的として，次世代シーケンシングにより行った場合に，患者1人につき1回に限り算定する。

(2) 本検査は，医学的な理由により，肺癌の組織を検体として，D004-2悪性腫瘍組織検査の悪性腫瘍遺伝子検査の「処理が容易なもの」の「医薬品の適応判定の補助等に用いるもの」のうち，肺癌におけるROS1融合遺伝子検査を行うことが困難な場合に算定でき，本検査を併せて実施した場合には，本検査は算定できない。

(3) 本検査の実施に当たっては，肺癌の組織を検体とした検査が実施困難である医学的な理由を診療録及び診療報酬明細書の摘要欄に記載する。

(4) 診療報酬明細書の「摘要」欄への記載事項
肺癌の組織を検体とした検査が実施困難である医学的な理由を記載する。
レセ電：830100486／肺癌の組織を検体とした検査が実施困難である医学的な理由（ROS1融合遺伝子検査）；＊＊＊＊＊＊
＜記載要領＞

関連検査　がんゲノムプロファイリング検査，肺癌におけるROS1融合遺伝子検査，肺癌関連遺伝子多項目同時検査

D006-27　2　㊜　判遺　**2500点**
悪性腫瘍遺伝子検査（血液・血漿）（ALK融合遺伝子検査） genetic testing of malignant tumors / ALK fusion genes
レセ電：160227450／**ALK融合遺伝子検査（血液）**
血液

適応　肺癌，非小細胞肺癌

意義　肺癌患者を対象とした全血検体を用いて腫瘍の包括的なゲノムプロファイルを取得し，アレクチニブ塩酸塩，クリゾチニブ，セリチニブの適応判定の補助を目的として，ALK融合遺伝子を検出する。

保険メモ　(1) ALK融合遺伝子検査は，肺癌患者の血液を検体とし，抗悪性腫瘍剤による治療法の選択を目的として，次世代シーケンシングにより行った場合に，患者1人につき1回に限り算定する。

(2) 本検査は，医学的な理由により，肺癌の組織を検体として，D004-2悪性腫瘍組織検査の悪性腫瘍遺伝子検査の「処理が容易なもの」の「医薬品の適応判定の補助等に用いるもの」のうち，肺癌におけるALK融合遺伝子検査を行うことが困難な場合に算定でき，本検査を併せて実施した場合には，本検査は算定できない。

(3) 本検査の実施に当たっては，肺癌の組織を検体とした検査が実施困難である医学的な理由を診療録及び診療報酬明細書の摘要欄に記載する。

(4) 本検査とN002免疫染色（免疫抗体法）病理組織標本作製のALK融合タンパク又はN005-2ALK融合遺伝子標本作製を併せて行った場合には，主たるもののみ算定する。

(5) 診療報酬明細書の「摘要」欄への記載事項
肺癌の組織を検体とした検査が実施困難である医学的な理由を記載する。
レセ電：830100487／肺癌の組織を検体とした

検査が実施困難である医学的な理由（ALK融合遺伝子検査）；＊＊＊＊＊＊
<記載要領>

関連検査 免疫染色（免疫抗体法）病理組織標本作製，ALK融合遺伝子標本作製，がんゲノムプロファイリング検査，肺癌におけるALK融合遺伝子検査，肺癌関連遺伝子多項目同時検査

D006-27　3　㊙ 判遺　5000点
悪性腫瘍遺伝子検査（血液・血漿）（METex14遺伝子検査） genetic testing of malignant tumors / METex14 gene
レセ電：160223750／METex14遺伝子検査（血漿）　血液

適応 肺癌，非小細胞肺癌

意義 血漿から抽出した血中循環DNA（ctDNA）中のMETex14遺伝子のスキッピング変異の有無を次世代シーケンシングを用いて検出する。METex14変異の検出結果はテポチニブの適応判定の補助に用いる。

保険メモ (1) METex14遺伝子検査は，肺癌患者の血漿を検体とし，抗悪性腫瘍剤による治療法の選択を目的として，次世代シーケンシングにより行った場合に，患者1人につき1回に限り算定する。
(2) 本検査は，医学的な理由により，肺癌の組織を検体として，D004-2悪性腫瘍組織検査の悪性腫瘍遺伝子検査の「処理が複雑なもの」のうち，肺癌におけるMETex14遺伝子検査を行うことが困難な場合に算定でき，本検査を併せて実施した場合には，本検査は算定できない。
(3) 本検査の実施に当たっては，肺癌の組織を検体とした検査が実施困難である医学的な理由を診療録及び診療報酬明細書に記載する。
(4) 診療報酬明細書の「摘要」欄への記載事項
肺癌の組織を検体とした検査が実施困難である医学的な理由を記載する。
レセ電：830100488／肺癌の組織を検体とした検査が実施困難である医学的な理由（METex14遺伝子検査）；＊＊＊＊＊＊
<記載要領>

関連検査 がんゲノムプロファイリング検査，肺癌関連遺伝子多項目同時検査

D006-27　4　㊙ 判遺　5000点
悪性腫瘍遺伝子検査（血液・血漿）（NTRK融合遺伝子検査） genetic testing of malignant tumors / next generation sequencer-based detection for NTRK fusion gene
レセ電：160227550／NTRK融合遺伝子検査（血液）　血液

適応 固形癌*

意義 固形がん患者を対象とした全血検体を用いて腫瘍の包括的なゲノムプロファイルを取得し，エヌトレクチニブの適応判定の補助を目的として，NTRK1／2／3融合遺伝子を検出する。

保険メモ (1) NTRK融合遺伝子検査は，固形癌患者の血液を検体とし，抗悪性腫瘍剤による治療法の選択を目的として，次世代シーケンシングにより行った場合に，患者1人につき1回に限り算定する。
(2) 本検査は，医学的な理由により，固形癌の組織を検体として，D004-2悪性腫瘍組織検査の悪性腫瘍遺伝子検査の「処理が複雑なもの」のうち，固形癌におけるNTRK融合遺伝子検査を行うことが困難な場合に算定でき，本検査を併せて実施した場合には，本検査は算定できない。
(3) 本検査の実施に当たっては，固形癌の組織を検体とした検査が実施困難である医学的な理由を診療録及び診療報酬明細書の摘要欄に記載する。
(4) 卵巣癌，乳癌，膵癌又は前立腺癌において，本検査とD006-18BRCA1／2遺伝子検査を併せて行った場合には，主たるもののみ算定する。
(5) 診療報酬明細書の「摘要」欄への記載事項
固形癌の組織を検体とした検査が実施困難である医学的な理由を記載する。
レセ電：830100489／固形癌の組織を検体とした検査が実施困難である医学的な理由（NTRK融合遺伝子検査）；＊＊＊＊＊＊
<記載要領>

関連検査 BRCA1／2遺伝子検査，がんゲノムプロファイリング検査，胆道癌におけるFGFR2融合遺伝子検査，固形癌におけるNTRK融合遺伝子検査

D006-27　5　㊙ 判遺　2500点
悪性腫瘍遺伝子検査（血液・血漿）（RAS遺伝子検査） genetic testing of malignant tumors / RAS gene
レセ電：160237450／RAS遺伝子検査（血液）　血液

適応 大腸癌，結腸癌，直腸癌，肺癌，非小細胞肺癌

意義 結腸・直腸癌患者の全血検体を用いて腫瘍の包括的なゲノムプロファイルを取得し，セツキシマブ（遺伝子組換え）又はパニツムマブ（遺伝子組換え）の適応判定の補助を目的として，KRAS／NRAS遺伝子が野生型（変異がないこと）か変異があるかを判定する。野生型であれば適応となる。また，非小細胞肺癌患者の全血検体を用いて腫瘍の包括的なゲノムプロファイルを取得し，ソトラシブの適応判定の補助を目的として，KRAS　G12C変異を検出する。この変異があれば適応となる。

保険メモ (1) RAS遺伝子検査は，大腸癌又は肺癌患者の血液を検体とし，抗悪性腫瘍剤による治療法の選択を目的として，次世代シーケンシングにより行った場合に，患者1人につき1回に限り算定する。

(2) 本検査は，医学的な理由があって以下のいずれかに該当する場合に限り算定できる。

(ア) 大腸癌の組織を検体として，D004-2悪性腫瘍組織検査の悪性腫瘍遺伝子検査の「処理が容易なもの」の「医薬品の適応判定の補助等に用いるもの」のうち，大腸癌におけるRAS遺伝子検査，又は悪性腫瘍遺伝子検査の「処理が容易なもの」の「その他のもの」のうち，大腸癌におけるKRAS遺伝子検査を行うことが困難な場合。なお，いずれかの検査と本検査を，それぞれ大腸癌に対する抗悪性腫瘍剤による治療法の選択を目的として実施した場合には，本検査は算定できない。

(イ) 肺癌の組織を検体として，D004-2悪性腫瘍組織検査の悪性腫瘍遺伝子検査の「処理が容易なもの」の「医薬品の適応判定の補助等に用いるもの」のうち，肺癌におけるKRAS遺伝子変異（G12C）検査，又は悪性腫瘍遺伝子検査の「処理が容易なもの」の「その他のもの」のうち，肺癌におけるKRAS遺伝子検査を実施することが困難な場合。なお，いずれかの検査と本検査を，それぞれ肺癌に対する抗悪性腫瘍剤による治療法の選択を目的として実施した場合には，本検査は算定できない。

(ウ) 肺癌の組織を検体として，D006-24肺癌関連遺伝子多項目同時検査を行うことが困難な場合。なお，本検査を，それぞれ肺癌に対する抗悪性腫瘍剤による治療法の選択を目的として併せて実施した場合には，本検査は算定できない。

(3) 本検査の実施に当たっては，(2)に該当する医学的な理由を診療録及び診療報酬明細書の摘要欄に記載する。

(4) 大腸癌患者の血漿を検体として，大腸癌に対する抗悪性腫瘍剤による治療法の選択を目的として実施した場合に，D006-22RAS遺伝子検査（血漿）は併せて算定できない。

(5) 診療報酬明細書の「摘要」欄への記載事項
本検査の実施に当たっては，「診療報酬の算定方法の一部改正に伴う実施上の留意事項について」別添1第2章第1部第1節D006-27イに該当する医学的な理由を記載する。
レセ電：830100828／医学的な理由（イの（イ）に該当）（RAS遺伝子検査）；＊＊＊＊＊＊
レセ電：830100829／医学的な理由（イの（ロ）に該当）（RAS遺伝子検査）；＊＊＊＊＊＊
レセ電：830100830／医学的な理由（イの（ハ）に該当）（RAS遺伝子検査）；＊＊＊＊＊＊
＜記載要領＞

関連検査 がんゲノムプロファイリング検査，大腸癌におけるRAS遺伝子検査，大腸癌におけるKRAS遺伝子検査，肺癌におけるKRAS遺伝子変異（G12C）検査，肺癌におけるKRAS遺伝子検査，肺癌関連遺伝子多項目同時検査

D006-27　6 ㊙ 判遺　**2500点**
悪性腫瘍遺伝子検査（血液・血漿）（BRAF遺伝子検査）　genetic testing of malignant tumors / BRAF gene
レセ電：160237550／ **BRAF遺伝子検査（血液）**
血液

適応 大腸癌，結腸癌，直腸癌

意義 結腸・直腸癌患者を対象とした全血検体を用いて腫瘍の包括的なゲノムプロファイルを取得し，エンコラフェニブ，ビニメチニブ及びセツキシマブ（遺伝子組換え）又はエンコラフェニブ及びセツキシマブ（遺伝子組換え）の適応判定の補助を目的として，BRAF　V600E変異を検出する。

保険メモ (1) BRAF遺伝子検査は，大腸癌患者の血液を検体とし，抗悪性腫瘍剤による治療法の選択を目的として，次世代シーケンシングにより行った場合に，患者1人につき1回に限り算定する。

(2) 本検査は，医学的な理由により，大腸癌の組織を検体として，D004-2悪性腫瘍組織検査の悪性腫瘍遺伝子検査の「処理が容易なもの」の「医薬品の適応判定の補助等に用いるもの」のうち，大腸癌におけるBRAF遺伝子検査を行うことが困難な場合に算定でき，本検査を併せて

実施した場合には，本検査は算定できない。
(3) 本検査の実施に当たっては，大腸癌の組織を検体とした検査が実施困難である医学的な理由を診療録及び診療報酬明細書の摘要欄に記載する。
(4) 診療報酬明細書の「摘要」欄への記載事項
大腸癌の組織を検体とした検査が実施困難である医学的な理由を記載する。
レセ電：830100831／大腸癌の組織を検体とした検査が実施困難である医学的な理由（BRAF遺伝子検査）；＊＊＊＊＊＊
<記載要領>

関連検査 がんゲノムプロファイリング検査，大腸癌におけるBRAF遺伝子検査

D006-27 7 ㊙ 判遺 **2500点**
悪性腫瘍遺伝子検査（血液・血漿）（HER2遺伝子検査（大腸癌に係るもの）） genetic testing of malignant tumors / HER2 gene
レセ電：160237650／**HER2遺伝子検査（大腸癌に係るもの）（血液）** 血液

適応 大腸癌，結腸癌，直腸癌

意義 結腸・直腸癌患者を対象とした全血検体を用いて腫瘍の包括的なゲノムプロファイルを取得し，トラスツズマブ（遺伝子組換え）及びペルツズマブ（遺伝子組換え）の適応判定の補助を目的として，ERBB2 コピー数異常（HER2遺伝子増幅陽性）を検出する。

保険メモ HER2遺伝子検査（大腸癌に係るもの）は，大腸癌患者の血液を検体とし，抗悪性腫瘍剤による治療法の選択を目的として，次世代シーケンシングにより行った場合に，患者1人につき1回に限り算定する。

関連検査 がんゲノムプロファイリング検査，HER2遺伝子標本作製，免疫染色（免疫抗体法）病理組織標本作製

D006-27 8 ㊙ 判遺 **5000点**
悪性腫瘍遺伝子検査（血液・血漿）（HER2遺伝子検査（肺癌に係るもの）） genetic testing of malignant tumors / HER2 gene
レセ電：160237750／**HER2遺伝子検査（肺癌に係るもの）（血液）** 血液

適応 肺癌，非小細胞肺癌

意義 非小細胞肺癌患者を対象とした全血検体を用いて腫瘍の包括的なゲノムプロファイルを取得し，トラスツズマブ デルクステカン（遺伝子組換え）の適応判定の補助を目的として，ERBB2（HER2）遺伝子変異を検出する。

保険メモ (1) HER2遺伝子検査（肺癌に係るもの）は，肺癌患者の血液を検体とし，抗悪性腫瘍剤による治療法の選択を目的として，次世代シーケンシングにより行った場合に，患者1人につき1回に限り算定する。
(2) 本検査は，医学的な理由により，肺癌の組織を検体として，D004-2悪性腫瘍組織検査の悪性腫瘍遺伝子検査の「処理が複雑なもの」のうち，肺癌におけるHER2遺伝子検査を行うことが困難な場合に算定でき，本検査を併せて実施した場合には，本検査は算定できない。
(3) 本検査の実施に当たっては，肺癌の組織を検体とした検査が実施困難である医学的な理由を診療録及び診療報酬明細書の摘要欄に記載する。
(4) 診療報酬明細書の「摘要」欄への記載事項
肺癌の組織を検体とした検査が実施困難である医学的な理由を記載する。
レセ電：830100832／肺癌の組織を検体とした検査が実施困難である医学的な理由（HER2遺伝子検査（肺癌に係るもの））；＊＊＊＊＊＊
<記載要領>

関連検査 がんゲノムプロファイリング検査，肺癌におけるHER2遺伝子検査

D006-27 9 ㊙ 判遺 **2500点**
悪性腫瘍遺伝子検査（血液・血漿）（マイクロサテライト不安定性検査） genetic testing of malignant tumors / microsatellite instability testing
レセ電：160237850／**マイクロサテライト不安定性検査（血液）** 血液

適応 固形癌*

意義 固形癌患者を対象とした全血検体を用いて腫瘍の包括的なゲノムプロファイルを取得し，ペムブロリズマブ（遺伝子組換え）の適応判定の補助を目的として，MSI-Highを検出する。

保険メモ (1) マイクロサテライト不安定性検査は，固形癌患者の血液を検体とし，抗悪性腫瘍剤による治療法の選択を目的として，次世代シーケンシングにより行った場合に，患者1人につき1回に限り算定する。
(2) 本検査は，医学的な理由により，固形癌の組織を検体として，D004-2悪性腫瘍組織検査の悪性腫瘍遺伝子検査の「処理が容易なもの」の「医薬品の適応判定の補助等に用いるもの」のうち，固形癌におけるマイクロサテライト不安定性検査を行うことが困難な場合に算定でき，本検査を併せて実施した場合には，本検査は算

定できない。
(3)　卵巣癌，乳癌，膵癌又は前立腺癌に対する抗悪性腫瘍剤による治療法の選択を目的として，本検査とD006-18BRCA1／2遺伝子検査の「腫瘍細胞を検体とするもの」を併せて行った場合には，いずれか主たるもののみ算定する。
(4)　本検査の実施に当たっては，固形癌の組織を検体とした検査が実施困難である医学的な理由を診療録及び診療報酬明細書の摘要欄に記載する。
(5)　診療報酬明細書の「摘要」欄への記載事項
固形癌の組織を検体とした検査が実施困難である医学的な理由を記載する。
レセ電：830100833／固形癌の組織を検体とした検査が実施困難である医学的な理由（マイクロサテライト不安定性検査）；＊＊＊＊＊＊
<記載要領>

関連検査　がんゲノムプロファイリング検査，固形癌におけるマイクロサテライト不安定性検査，BRCA1／2遺伝子検査

【D006-28　Y染色体微小欠失検査】

D006-28　判遺　3770点
Y染色体微小欠失検査　Y chromosome microdeletion test
レセ電：160231110／Y染色体微小欠失検査
血液

適応　不妊症，男性不妊症，無精子症

意義　不妊症の既婚カップルの約半数は男性に原因があり，その男性不妊症の機序の一つとして先天的な精子形成障害がある。精子形成に関与する遺伝子はY染色体長腕上に存在し，その無精子症因子領域と呼ばれる領域の微小欠失が原因となる。欠失する領域によって病態が異なり，欠失パターンによって治療が異なる。本検査によって，Y染色体長腕の欠失及び無精子症因子領域の微小欠失パターンを検出し，男性不妊治療法である精巣内精子採取術の適用の可否を診断する。

保険メモ　◎厚生労働大臣が定める施設基準を満たす保険医療機関において行われる場合に算定する。
(1)　Y染色体微小欠失検査は，不妊症の患者であって，生殖補助医療を実施しているものに対して，PCR-rSSO法により，精巣内精子採取術の適応の判断を目的として実施した場合に，患者1人につき1回に限り算定する。なお，本検査を実施する医学的な理由を診療録に記載する。

関連検査　精液一般検査

D006-29　判遺　43500点
乳癌悪性度判定検査　Breast cancer grading test
レセ電：160236850／乳癌悪性度判定検査
腫瘍組織

適応　乳癌

意義　ホルモン受容体陽性かつHER2陰性の早期浸潤性乳がん患者の腫瘍組織から抽出した21遺伝子のRNA発現の定量値に基づき再発スコアを算出する。再発スコアは，浸潤性乳がん患者における遠隔再発リスクの提示及び化学療法の要否の決定を補助する。検査対象は，リンパ節転移陰性，微小転移又はリンパ節転移1～3個の患者とする。

保険メモ　(1)　ホルモン受容体陽性かつHER2陰性であって，リンパ節転移陰性，微小転移又はリンパ節転移1～3個の早期浸潤性乳癌患者を対象として，遠隔再発リスクの提示及び化学療法の要否の決定を目的として，腫瘍組織から抽出した21遺伝子のRNA発現の定量値に基づき乳癌悪性度判定検査を実施した場合に，原則として患者1人につき1回に限り算定できる。ただし，医学的な必要性から患者1人につき2回以上実施した場合には，その理由を診療報酬明細書の摘要欄に記載する。
(2)　本検査の実施に当たっては，ホルモン受容体，HER2の検査結果及びリンパ節転移の状況について診療報酬明細書の摘要欄に記載する。
(3)　診療報酬明細書の「摘要」欄への記載事項
（医学的な必要性から患者1人につき2回以上実施した場合）
その理由を記載する。
レセ電：830100834／患者1人につき2回以上実施した理由（乳癌悪性度判定検査）；＊＊＊＊＊＊
本検査の実施に当たっては，ホルモン受容体，HER2の検査結果及びリンパ節転移の状況について記載する。
レセ電：830100835／ホルモン受容体の検査結果（乳癌悪性度判定検査）；＊＊＊＊＊＊
レセ電：830100836／HER2の検査結果（乳癌悪性度判定検査）；＊＊＊＊＊＊
レセ電：830100837／リンパ節転移の状況（乳癌悪性度判定検査）；＊＊＊＊＊＊
<記載要領>

関連検査　免疫染色（免疫抗体法）病理組織標本作製

【D006-30　遺伝性網膜ジストロフィ遺伝子検査】

D006-30　判遺　20500点
遺伝性網膜ジストロフィ遺伝子検査　genetic testing of inherited retinal dystrophy
レセ電：160236650／遺伝性網膜ジストロフィ遺伝子検査　血液
遺伝性網膜ジストロフィ遺伝子検査（連携体制）　genetic testing of inherited retinal dystrophy
レセ電：160236750／遺伝性網膜ジストロフィ遺伝子検査（連携体制）　血液

適応　遺伝性網膜ジストロフィー

意義　遺伝性網膜ジストロフィと診断された患者又は疑われる患者の疾患原因遺伝子の情報を取得する。

保険メモ　(1)　遺伝性網膜ジストロフィ遺伝子検査は，臨床症状，検査所見，家族歴等からRPE65遺伝子変異による遺伝性網膜ジストロフィと疑われる者であって，十分な生存網膜細胞を有することが確認された者に対して，血液を検体とし，次世代シーケンシングを用いてボレチゲン　ネパルボベクの適応の判定の補助を目的として実施した場合にのみ，患者1人につき1回に限り算定できる。

(2)　本検査の実施に当たっては，以下のいずれにも該当する医療機器を用いる。

(ア)　遺伝性網膜ジストロフィの疾患原因遺伝子の情報を取得するものとして薬事承認又は認証を得ている。

(イ)　厚生労働省難治性疾患政策研究事業において，「遺伝性網膜ジストロフィの原因となりうる主な遺伝子」（網膜脈絡膜・視神経萎縮症に関する調査研究班網膜ジストロフィにおける遺伝学的検査のガイドライン作成ワーキンググループ作成）リストに記載されている遺伝性網膜ジストロフィの関連遺伝子の変異の評価が可能である。

(3)　本検査は，厚生労働省難治性疾患政策研究事業において「網膜脈絡膜・視神経萎縮症に関する調査研究班IRDパネル検査における遺伝学的検査運用ガイドライン作成ワーキンググループ」が作成した検査運用指針に従って実施された場合に限り算定する。

関連検査　精密眼底検査，精密視野検査，眼底カメラ撮影，網膜電位図（ERG）

§.3　生化学的検査（Ⅰ）

【D007　血液化学検査】

保険メモ　◎患者から1回に採取した血液を用いて本区分の1から8までに掲げる検査を5項目以上行った場合は，所定点数にかかわらず，検査の項目数に応じて次に掲げる点数により算定する。

イ　5項目以上7項目以下　93点
ロ　8項目又は9項目　99点
ハ　10項目以上　103点

入院中の患者について算定した場合は，入院時初回加算として，初回に限り20点を所定点数に加算する。

1　総ビリルビン，直接ビリルビン又は抱合型ビリルビン，総蛋白，アルブミン（BCP改良法・BCG法），尿素窒素，クレアチニン，尿酸，アルカリホスファターゼ（ALP），コリンエステラーゼ（ChE），γ-グルタミルトランスフェラーゼ（γ-GT），中性脂肪，ナトリウム及びクロール，カリウム，カルシウム，マグネシウム，クレアチン，グルコース，乳酸デヒドロゲナーゼ（LD），アミラーゼ，ロイシンアミノペプチダーゼ（LAP），クレアチンキナーゼ（CK），アルドラーゼ，遊離コレステロール，鉄（Fe），血中ケトン体・糖・クロール検査（試験紙法・アンプル法・固定化酵素電極によるもの），不飽和鉄結合能（UIBC）（比色法），総鉄結合能（TIBC）（比色法）
2　リン脂質
3　HDL-コレステロール，無機リン及びリン酸，総コレステロール，アスパラギン酸アミノトランスフェラーゼ（AST），アラニンアミノトランスフェラーゼ（ALT）
4　LDL-コレステロール，蛋白分画
5　銅（Cu）
6　リパーゼ
7　イオン化カルシウム
8　マンガン（Mn）

D007　1　㉔　㉄　判生Ⅰ　11点
総ビリルビン　total bilirubin（B-BIL／総）（T-BIL）
レセ電：160017010／BIL／総　血液

適応　黄疸，新生児黄疸，体質性黄疸，胆石症，胆汁うっ滞，急性肝炎，慢性肝炎，劇症肝炎，肝硬変症，原発性硬化性胆管炎，原発性胆汁性胆管炎，溶血性貧血，肝癌，肝障害，胆道閉鎖症，胆のう炎

共用基準範囲（JCCLS）
0.4～1.5mg／dL

意義　肝疾患の診断，黄疸の鑑別などに重要

な検査である。総ビリルビンは間接ビリルビンと直接ビリルビンの和で，通常は総ビリルビン及び直接ビリルビンを測定し，間接ビリルビンは前二者から計算で求める。

関連検査 赤血球抵抗試験，アルカリホスファターゼ（ALP），γ-グルタミルトランスフェラーゼ（γ-GT），ロイシンアミノペプチダーゼ（LAP），アスパラギン酸アミノトランスフェラーゼ（AST），アラニンアミノトランスフェラーゼ（ALT），α-フェトプロテイン（AFP），HBs抗原，HCV抗体，末梢血液一般検査，直接ビリルビン，乳酸デヒドロゲナーゼ（LD），アンモニア，胆汁酸，LDアイソザイム，グリココール酸，Coombs試験，ハプトグロビン，抱合型ビリルビン

D007　1 …… ㊇ 判生Ⅰ **11点**
直接ビリルビン direct bilirubin（B-BIL／直）（D-BIL）
レセ電：160017110／BIL／直　　血液

適応 黄疸，新生児黄疸，体質性黄疸，胆石症，胆汁うっ滞，急性肝炎，慢性肝炎，劇症肝炎，肝硬変症，原発性硬化性胆管炎，原発性胆汁性胆管炎，溶血性貧血，肝癌，肝障害，胆道閉鎖症，胆のう炎

意義 直接ビリルビンの増量は，肝臓でグルクロン酸抱合酵素により産生された後に生じることから，肝臓，胆道狭窄などを調べるのに有用である。

関連検査 赤血球抵抗試験，アルカリホスファターゼ（ALP），γ-グルタミルトランスフェラーゼ（γ-GT），ロイシンアミノペプチダーゼ（LAP），アスパラギン酸アミノトランスフェラーゼ（AST），アラニンアミノトランスフェラーゼ（ALT），α-フェトプロテイン（AFP），HBs抗原，HCV抗体，末梢血液一般検査，総ビリルビン，乳酸デヒドロゲナーゼ（LD），アンモニア，胆汁酸，LDアイソザイム，グリココール酸，Coombs試験，ハプトグロビン，抱合型ビリルビン

D007　1 …… ㊇ 判生Ⅰ **11点**
抱合型ビリルビン direct reacting bilirubin
レセ電：160171850／BIL／抱　　血液

適応 黄疸，新生児黄疸，体質性黄疸，胆石症，胆汁うっ滞，急性肝炎，慢性肝炎，劇症肝炎，肝硬変症，原発性硬化性胆管炎，原発性胆汁性胆管炎，溶血性貧血，肝癌，肝障害，胆道閉鎖症，胆のう炎

意義 ビリルビンは細網内皮系細胞で遊離したヘモグロビンから作られ，蛋白質と結合して間接ビリルビンになる。これが肝臓で抱合型ビリルビン（直接ビリルビン）となり十二指腸に排泄される。抱合型ビリルビンの異常は肝臓・胆道狭窄の検査に用いられる。

関連検査 赤血球抵抗試験，アルカリホスファターゼ（ALP），γ-グルタミルトランスフェラーゼ（γ-GT），ロイシンアミノペプチダーゼ（LAP），アスパラギン酸アミノトランスフェラーゼ（AST），アラニンアミノトランスフェラーゼ（ALT），α-フェトプロテイン（AFP），HBs抗原，末梢血液一般検査，総ビリルビン，直接ビリルビン，乳酸デヒドロゲナーゼ（LD），アンモニア，胆汁酸，LDアイソザイム，グリココール酸，Coombs試験，ハプトグロビン，HCV抗体

D007　1 …… ㉃ ㊇ 判生Ⅰ **11点**
総蛋白 total protein（B-TP）（TP）
レセ電：160017410／TP　　血液

適応 肝硬変症，劇症肝炎，ネフローゼ症候群，脱水症，多発性骨髄腫，蛋白漏出性胃腸症，吸収不良症候群，低ガンマグロブリン血症，栄養障害，感染症*，肝障害，肝癌，膠原病，原発性マクログロブリン血症

共用基準範囲（JCCLS）
6.6～8.1g／dL

意義 血漿蛋白には100種類以上の蛋白成分があり，主にアルブミン，グロブリン，フィブリノゲンからなる。フィブリノゲンを除いた蛋白の総量が総蛋白で，高蛋白血症，低蛋白血症の有無を調べられる。

保険メモ 蛋白分画，総蛋白及びアルブミン（BCP改良法・BCG法）を併せて測定した場合は，主たるもの2つの所定点数を算定する。

関連検査 末梢血液一般検査，蛋白分画，尿蛋白，アルブミン，免疫電気泳動法

D007　1 …… ㉃ ㊇ 判生Ⅰ **11点**
アルブミン（BCP改良法・BCG法） albumin（Alb）
レセ電：160018910／Alb（BCP改良法・BCG法）　　血液

適応 栄養失調症，肝硬変症，ネフローゼ症候群，甲状腺機能亢進症，吸収不良症候群，慢性肝炎，低蛋白血症，無アルブミン血症，肝障害，肝癌，栄養障害

共用基準範囲（JCCLS）
＜アルブミン＞4.1～5.1g／dL，＜アルブミン，グロブリン比＞1.32～2.23

意義　アルブミンは血清総蛋白の50～70％を占める。膠質浸透圧の維持や，ビリルビン，尿酸などを運搬する役割を果たしている。糸球体性腎障害の診断に用いられる。

保険メモ　◎<経過措置>アルブミン（BCP改良法・BCG法）のうち，BCG法によるものは，令和8年5月31日までの間に限り，算定できるものとする。

(1)　蛋白分画，総蛋白及びアルブミン（BCP改良法・BCG法）を併せて測定した場合は，主たるもの2つの所定点数を算定する。

関連検査　総蛋白，蛋白分画，尿蛋白，尿素窒素，クレアチニン，コリンエステラーゼ（ChE），アスパラギン酸アミノトランスフェラーゼ（AST），アラニンアミノトランスフェラーゼ（ALT），トランスサイレチン（プレアルブミン），免疫電気泳動法

D007　1　迅　包　判生Ⅰ　11点
尿素窒素　urea nitrogen（BUN）（UN）
レセ電：160019010／BUN　血液

適応　腎機能低下，尿毒症，慢性腎不全，肝不全，悪性腫瘍末期，甲状腺機能亢進症，高蛋白血症，消化管出血，脱水症，摂食障害，心不全，腎障害，慢性腎臓病

共用基準範囲（JCCLS）
8～20mg／dL

意義　尿素窒素は蛋白質の最終代謝産物である尿素中の窒素のことである。血中の尿素に含まれる窒素分が測定される。クレアチニンとともに腎機能障害の指標として広く用いられているが，高蛋白食の摂取や熱傷，悪性腫瘍，消化管出血などもで高値を示す。

関連検査　クレアチニン，尿酸，クレアチン，アンモニア，尿蛋白，尿浸透圧，血液浸透圧，N-アセチルグルコサミニダーゼ（NAG），無機リン及びリン酸，蛋白分画，β_2-マイクログロブリン，腎クリアランステスト，シスタチンC

D007　1　包　判生Ⅰ　11点
尿素窒素（尿）　urea nitrogen（BUN）（UN）
レセ電：160131950／BUN（尿）　尿

適応　腎機能低下，尿毒症，慢性腎不全，肝不全，悪性腫瘍末期，甲状腺機能亢進症，高蛋白血症，消化管出血，脱水症，摂食障害，心不全，腎障害，慢性腎臓病

意義　尿素窒素は蛋白質の最終代謝産物である尿素中の窒素のことである。血中の尿素に含まれる窒素分が測定される。クレアチニンとともに腎機能障害の指標として広く用いられているが，高蛋白食の摂取や熱傷，悪性腫瘍，消化管出血などでも高値を示す。

関連検査　クレアチニン，尿酸，クレアチン，アンモニア，尿蛋白，ナトリウム及びクロール

D007　1　迅　包　判生Ⅰ　11点
クレアチニン　creatinine（B-クレアチニン）
レセ電：160019210／クレアチニン　血液

適応　腎機能低下，尿路結石症，腎炎，腎不全，うっ血性心不全，進行性筋ジストロフィー，先端巨大症，腎障害，慢性腎臓病，ショック

共用基準範囲（JCCLS）
M：0.65～1.07mg／dL，F：0.46～0.79mg／dL

意義　クレアチニンは，主に筋肉内でクレアチンから産生される最終代謝産物で，腎糸球体で濾過され，尿細管ではほとんど再吸収されずに尿中に排泄される。腎機能の低下により血中で上昇するため，腎機能障害の指標として用いられる。尿素窒素（BUN）より正確度は高い。

保険メモ　(1)　クレアチニンについて，ヤッフェ法を用いて実施した場合は算定できない。

(2)　イヌリンは，クレアチニン（腎クリアランス測定の目的で行い，血清及び尿を同時に測定する場合に限る）を併せて実施した場合は，主たるもののみ算定する。

関連検査　尿素窒素，クレアチン，尿蛋白，尿浸透圧，血液浸透圧，N-アセチルグルコサミニダーゼ（NAG），尿酸，無機リン及びリン酸，蛋白分画，β_2-マイクログロブリン，腎クリアランステスト，シスタチンC，経皮的腎生検法

D007　1　包　判生Ⅰ　11点
クレアチニン（尿）　creatinine[urine]（U-クレアチニン）
レセ電：160132150／クレアチニン（尿）　尿

適応　腎機能低下，尿路結石症，腎炎，腎不全，うっ血性心不全，進行性筋ジストロフィー，先端巨大症，腎障害，慢性腎臓病，ショック

意義　クレアチニンは，主に筋肉内でクレアチンから産生される最終代謝産物で，腎糸球体で濾過され，尿細管ではほとんど再吸収されずに尿中に排泄される。腎機能の低下により血中で上昇するため，腎機能障害の指標として用いられる。尿素窒素（BUN）より正確度は高い。

保険メモ　(1)　クレアチニンについて，ヤッフェ法を用いて実施した場合は算定できない。

(2)　イヌリンは，クレアチニン（腎クリアランス測定の目的で行い，血清及び尿を同時に測定する場合に限る）を併せて実施した場合は，主

たるもののみ算定する。

関連検査 尿素窒素，クレアチン，尿蛋白，ナトリウム及びクロール，経皮的腎生検法

D007　1 迅 包 判生Ⅰ 11点
尿酸 uric acid（UA）
レセ電：160019310／UA　血液

適応 痛風，白血病，悪性腫瘍，慢性糸球体腎炎，腎機能低下，腎障害，脱水症，アルコール中毒，高尿酸血症，低尿酸血症

共用基準範囲（JCCLS）
M：3.7〜7.8mg／dL，F：2.6〜5.5mg／dL

意義 尿酸はプリン体の最終代謝産物で，大部分は尿中に排泄される。プリン体含有食品である肉類の過剰摂取で上昇がみられる。高尿酸血症，痛風，腎不全などの診断に有用である。

関連検査 尿素窒素，クレアチニン，クレアチン，尿浸透圧，N-アセチルグルコサミニダーゼ（NAG），血液浸透圧，蛋白分画，β_2-マイクログロブリン，シスタチンC

D007　1 包 判生Ⅰ 11点
尿酸（尿） uric acid（U-UA）
レセ電：160132250／UA（尿）　尿

適応 痛風，白血病，悪性腫瘍，慢性糸球体腎炎，腎機能低下，腎障害，脱水症，アルコール中毒，高尿酸血症，低尿酸血症，尿崩症，尿細管性アシドーシス

意義 尿酸はプリン体の最終代謝産物で，大部分は尿中に排泄される。プリン体含有食品である肉類の過剰摂取で上昇がみられる。高尿酸血症，痛風，腎不全などの診断に有用である。

関連検査 尿素窒素，クレアチニン，クレアチン，N-アセチルグルコサミニダーゼ（NAG），尿沈渣，乳酸デヒドロゲナーゼ（LD），クレアチンキナーゼ（CK），有機モノカルボン酸，抗利尿ホルモン（ADH），β_2-マイクログロブリン，腎クリアランステスト，シュウ酸

D007　1 迅 包 判生Ⅰ 11点
アルカリホスファターゼ（ALP） alkaline phosphatase（ALP）
レセ電：160020010／ALP　血液

適応 胆汁うっ滞，肝炎，肝硬変症，肝癌，転移性骨腫瘍，骨軟化症，副甲状腺機能亢進症，甲状腺機能亢進症，悪性腫瘍，骨疾患*，黄疸，肝障害，閉塞性黄疸

共用基準範囲（JCCLS）
JSCC：106〜322U／L，IFCC：38〜113U／L

意義 リン酸化合物を分解する酵素で，腸粘膜，骨，腎，脾，肝をはじめとして多くの臓器に含まれている。奇型性骨炎やその他の骨疾患，肝胆疾患，白血病などで増量する。高値の場合には，原因を知るためにアイソザイム分画検査を行う。

関連検査 γ-グルタミルトランスフェラーゼ（γ-GT），ロイシンアミノペプチダーゼ（LAP），アスパラギン酸アミノトランスフェラーゼ（AST），アラニンアミノトランスフェラーゼ（ALT），乳酸デヒドロゲナーゼ（LD），コリンエステラーゼ（ChE），ALPアイソザイム，ASTアイソザイム，LDアイソザイム，レシチン・コレステロール・アシルトランスフェラーゼ（L-CAT），顆粒球表面抗原検査

D007　1 迅 包 判生Ⅰ 11点
コリンエステラーゼ（ChE） cholinesterase（ChE）
レセ電：160020210／ChE　血液

適応 肝炎，慢性肝炎，肝硬変症，脂肪肝，ネフローゼ症候群，栄養失調症，肝癌，甲状腺機能亢進症，甲状腺機能低下症，糖尿病，農薬中毒，サリン中毒，消耗性疾患*，肝障害

共用基準範囲（JCCLS）
M：240〜486U／L，F：201〜421U／L

意義 血清中のコリンエステラーゼ（ChE）はアセチルコリンを含む種々のコリンエステル類を分解する偽性ChEをいい，これに対して神経，筋肉，赤血球にあってアセチルコリンを分解するのを真性ChEという。本検査は血清中の偽性ChEを測定し，肝で合成され，血中に供給されるため，肝実質細胞に障害があると減少する。有機リンやサリンによる中毒では急激な減少をみるため，重症度の指標になる。

関連検査 プロトロンビン時間（PT），アルブミン，乳酸デヒドロゲナーゼ（LD），総コレステロール，アスパラギン酸アミノトランスフェラーゼ（AST），アラニンアミノトランスフェラーゼ（ALT），レシチン・コレステロール・アシルトランスフェラーゼ（L-CAT），肝機能テスト，アルカリホスファターゼ（ALP），γ-グルタミルトランスフェラーゼ（γ-GT），ロイシンアミノペプチダーゼ（LAP），ALPアイソザイム，ASTアイソザイム，LDアイソザイム，トランスサイレチン（プレアルブミン）

D007　1　迅　包　判生Ⅰ　11点
γ-グルタミルトランスフェラーゼ（γ-GT）
gamma-glutamyl transferase（γGTP）（γ-GT）
レセ電：160020410／γ-GT　血液

適応　脂肪肝，アルコール性肝炎，薬物性肝障害，肝硬変症，胆汁うっ滞，閉塞性黄疸，胆管閉塞症，肝癌，肝炎，肝障害

共用基準範囲（JCCLS）
M：13～64U／L，F：9～32U／L

意義　グルタチオンの生成に関与する酵素で，肝細胞に多量含まれる。血清中のγ-GTの上昇は肝疾患，閉塞性黄疸，心筋梗塞などにみられる。主にアルコール性肝障害，脂肪肝，胆汁うっ滞の診断に用いられる。

関連検査　アルカリホスファターゼ（ALP），ロイシンアミノペプチダーゼ（LAP），アスパラギン酸アミノトランスフェラーゼ（AST），アラニンアミノトランスフェラーゼ（ALT），コリンエステラーゼ（ChE），乳酸デヒドロゲナーゼ（LD），ALPアイソザイム，ASTアイソザイム，γ-GTアイソザイム，LDアイソザイム

D007　1　迅　包　判生Ⅰ　11点
中性脂肪　triglyceride（TG）
レセ電：160020910／TG　血液

適応　脂質異常症，高脂血症，高トリグリセライド血症，脂肪肝，動脈硬化症，膵炎，メタボリックシンドローム，吸収不良症候群

共用基準範囲（JCCLS）
M：40～234mg／dL，F：30～117mg／dL

意義　中性脂肪（TG）は主に食事に含まれる脂肪が分解，吸収されたものである。TGの血液中の高値は動脈硬化リスクに関連することから心血管病の診断に有用な検査である。特に食事後に数値が上昇するので測定採血は空腹時に行う。

関連検査　総コレステロール，LDL-コレステロール，HDL-コレステロール，遊離コレステロール，蛋白分画，リン脂質，レシチン・コレステロール・アシルトランスフェラーゼ（L-CAT），リポ蛋白（a），レムナント様リポ蛋白コレステロール（RLP-C），アポリポ蛋白，レプチン

D007　1　迅　包　判生Ⅰ　11点
ナトリウム及びクロール　sodium,chloride
レセ電：160021110／ナトリウム及びクロール　血液

適応　脱水症，嘔吐症，下痢症，肝硬変症，アジソン病，原発性アルドステロン症，熱傷，外傷，心不全，腎不全，ネフローゼ症候群，尿崩症，低ナトリウム血症，高ナトリウム血症，クッシング症候群，腎障害，腎炎，アシドーシス，アルカローシス，電解質異常

共用基準範囲（JCCLS）
<ナトリウム>138～145mmol／L，<クロール>101～108mmol／L

意義　細胞外液中ではNaは陽イオン，Clは陰イオンとして存在し，水分及び酸・塩基平衡の維持や浸透圧の調整などに役割を果たしている。Na排泄量は摂取量と相関する。ClはNa値と対比して同じような変化であればNa異常疾患の鑑別が，また酸塩基平衡に異常がある場合には代謝性アシドーシスの鑑別などが必要になる。

保険メモ　ナトリウム及びクロールについては，両方を測定した場合も，いずれか一方のみを測定した場合も，同一の所定点数により算定する。

関連検査　尿浸透圧，尿素窒素，クレアチニン，中性脂肪，カリウム，グルコース，無機リン及びリン酸，総コレステロール，血液ガス分析，腎クリアランステスト，フィッシュバーグ，血液浸透圧，カルシウム，マグネシウム，アルドステロン，副腎皮質刺激ホルモン（ACTH），抗利尿ホルモン（ADH），心房性Na利尿ペプチド（ANP）

D007　1　包　判生Ⅰ　11点
ナトリウム及びクロール（尿）　sodium,chloride
レセ電：160132450／ナトリウム及びクロール（尿）　尿

適応　脱水症，嘔吐症，下痢症，肝硬変症，アジソン病，原発性アルドステロン症，熱傷，外傷，心不全，腎不全，ネフローゼ症候群，尿崩症，低ナトリウム血症，高ナトリウム血症，クッシング症候群，腎障害，腎炎，アシドーシス，アルカローシス，電解質異常

意義　細胞外液中ではNaは陽イオン，Clは陰イオンとして存在し，水分及び酸・塩基平衡の維持や浸透圧の調整などに役割を果たしている。Na排泄量は摂取量と相関する。ClはNa値と対比して同じような変化であればNa異常疾

患の鑑別が，また酸塩基平衡に異常がある場合には代謝性アシドーシスの鑑別などが必要になる。

保険メモ　ナトリウム及びクロールについては，両方を測定した場合も，いずれか一方のみを測定した場合も，同一の所定点数により算定する。

関連検査　尿浸透圧，尿素窒素，クレアチニン，中性脂肪，カリウム，グルコース，無機リン及びリン酸，総コレステロール，血液ガス分析，腎クリアランステスト，フィッシュバーグ，血液浸透圧，カルシウム，マグネシウム，アルドステロン，副腎皮質刺激ホルモン（ACTH），抗利尿ホルモン（ADH），心房性Na利尿ペプチド（ANP），シュウ酸

D007　1　包　判生Ⅰ　11点
クロール（髄液）　chloride
レセ電：160138250／クロール（髄液）　髄液

適応　結核性髄膜炎，低クロール血症，無菌性髄膜炎，多発性神経炎，細菌性髄膜炎

意義　低値を示した場合には髄膜炎を疑う。髄液中の細胞数・蛋白量増加がCl測定の目安となる。

関連検査　髄液一般検査，マイコバクテリウム・アビウム及びイントラセルラー（MAC）核酸検出，細菌培養同定検査，結核菌群核酸検出

D007　1　迅　包　判生Ⅰ　11点
カリウム　potassium（B-K）（K）
レセ電：160021410／カリウム　血液

適応　腎不全，尿細管性アシドーシス，嘔吐症，熱傷，脱水症，下痢症，クッシング症候群，アジソン病，原発性アルドステロン症，腎血管性高血圧症，高カリウム血症，低カリウム血症，周期性四肢麻痺，電解質異常

共用基準範囲（JCCLS）
3.6～4.8mmol／L

意義　Kは細胞内に存在するイオンで，主な作用は神経，筋肉の興奮性維持に関与するほか，血中の浸透圧，pHバランスの調整にも関与している。血清Kの増減は，原発性アルドステロン症，腎不全，高度アシドーシスなどのほかに心室細動による心停止をひき起こす場合もあるので，その数値の変動は重要である。

関連検査　尿浸透圧，尿素窒素，クレアチニン，ナトリウム及びクロール，グルコース，血液ガス分析，副腎皮質刺激ホルモン（ACTH），腎クリアランステスト，血液浸透圧，カルシウム，無機リン及びリン酸，マグネシウム，コルチゾール，アルドステロン

D007　1　包　判生Ⅰ　11点
カリウム（尿）　potassium（K）
レセ電：160132650／カリウム（尿）　尿

適応　腎不全，尿細管性アシドーシス，嘔吐症，熱傷，脱水症，下痢症，クッシング症候群，アジソン病，原発性アルドステロン症，腎血管性高血圧症，高カリウム血症，低カリウム血症，周期性四肢麻痺，電解質異常

意義　Kは細胞内に存在するイオンで，主な作用は神経，筋肉の興奮性維持に関与するほか，血中の浸透圧，pHバランスの調整にも関与している。血清Kの増減は，原発性アルドステロン症，腎不全，高度アシドーシスなどのほかに心室細動による心停止をひき起こす場合もあるので，その数値の変動は重要である。

関連検査　尿浸透圧，尿素窒素，クレアチニン，ナトリウム及びクロール，グルコース，血液ガス分析，副腎皮質刺激ホルモン（ACTH），腎クリアランステスト，血液浸透圧，カルシウム，無機リン及びリン酸，マグネシウム，コルチゾール，アルドステロン

D007　1　迅　包　判生Ⅰ　11点
カルシウム　calcium
レセ電：160021510／カルシウム　血液

適応　骨軟化症，転移性骨腫瘍，ビタミンD欠乏症，副甲状腺機能低下症，副甲状腺機能亢進症，アジソン病，特発性高カルシウム尿症，サルコイドーシス，膵炎，ビタミンD過剰症，腎不全，骨粗鬆症，カルシウム欠乏症

共用基準範囲（JCCLS）
8.8～10.1mg／dL

意義　生体内カルシウムの99％は骨に存在するが，血清カルシウムイオンは血液凝固や酵素の活性化などの生理的機能を持つ。高Ca血症は悪性腫瘍や原発性副甲状腺機能亢進症などで生じる。低Ca血症に高リン血症を伴うと腎不全が，低リン血症を伴うと腎性骨異栄養症などが疑われる。

保険メモ　カルシウム及びイオン化カルシウムを同時に測定した場合には，いずれか一方についてのみ所定点数を算定する。

関連検査　無機リン及びリン酸，副甲状腺ホルモン（PTH），腎クリアランステスト，ナトリウム及びクロール，カリウム，イオン化カルシウム，マグネシウム，血液ガス分析，カルシトニン，オステオカルシン（OC），副甲状腺ホ

ルモン関連蛋白（PTHrP），1,25-ジヒドロキシビタミンD_3，25-ヒドロキシビタミン

D007　1　包　判生Ⅰ　11点
カルシウム（尿）　calcium
レセ電：160132750／カルシウム（尿）　尿

適応 骨軟化症，転移性骨腫瘍，ビタミンD欠乏症，副甲状腺機能低下症，副甲状腺機能亢進症，アジソン病，特発性高カルシウム尿症，サルコイドーシス，膵炎，ビタミンD過剰症，腎不全，骨粗鬆症，カルシウム欠乏症

意義 生体内カルシウムの99％は骨に存在するが，血清カルシウムイオンは血液凝固や酵素の活性化などの生理的機能を持つ。高Ca血症は悪性腫瘍や原発性副甲状腺機能亢進症などで生じる。低Ca血症に高リン血症を伴うと腎不全が，低リン血症を伴うと腎性骨異栄養症などが疑われる。

保険メモ カルシウム及びイオン化カルシウムを同時に測定した場合には，いずれか一方についてのみ所定点数を算定する。

関連検査 無機リン及びリン酸，副甲状腺ホルモン（PTH），腎クリアランステスト，ナトリウム及びクロール，カリウム，イオン化カルシウム，マグネシウム，血液ガス分析，カルシトニン，オステオカルシン（OC），副甲状腺ホルモン関連蛋白（PTHrP），1,25-ジヒドロキシビタミンD_3，シュウ酸

D007　1　包　判生Ⅰ　11点
マグネシウム　magnesium
レセ電：160022210／マグネシウム　血液
マグネシウム（尿）　magnesium
レセ電：160132950／マグネシウム（尿）　尿

適応 高カルシウム血症，腎不全，アジソン病，甲状腺機能亢進症，甲状腺機能低下症，原発性アルドステロン症，尿細管性アシドーシス，肝硬変症，副甲状腺機能亢進症，吸収不良症候群，マグネシウム欠乏症

意義 マグネシウムは細胞内に多く，種々の酵素の活性補助因子として働き，生体代謝調節に関与している。Mgは欠乏すると虚血性心疾患，不整脈，高血圧，脳血管障害などを惹起し，高Mg血症は，腎性骨異栄養症などの診断の補助として有用である。

関連検査 ナトリウム及びクロール，カリウム，カルシウム，無機リン及びリン酸，副甲状腺ホルモン（PTH），マンガン（Mn）

D007　1　包　判生Ⅰ　11点
クレアチン　creatine
レセ電：160019110／クレアチン　血液
クレアチン（尿）　creatine（U-クレアチン）
レセ電：160132050／クレアチン（尿）　尿

適応 甲状腺機能亢進症，進行性筋ジストロフィー，多発性筋炎，熱傷，肝炎，皮膚筋炎，先端巨大症，筋萎縮性側索硬化症

意義 クレアチンの大部分はクレアチンリン酸として筋肉内にあって，筋収縮の大事なエネルギー源の役割を果たしている。血中のクレアチンが増えると，腎での合成が抑制され，尿中への排泄量が増加する。これは筋でのクレアチン利用の低下，筋の崩壊，変性・萎縮などによって起こり神経・筋疾患が疑われる。血清よりも尿を試料とした方の診断価値が高い。

関連検査 尿素窒素，クレアチニン，尿酸，クレアチンキナーゼ（CK），アルドラーゼ，甲状腺刺激ホルモン（TSH），遊離トリヨードサイロニン（FT_3），遊離サイロキシン（FT_4），ミオグロビン

D007　1　迅　包　判生Ⅰ　11点
グルコース　glucose（GLU）
レセ電：160019410／グルコース　血液

適応 糖尿病，胃切除後低血糖，インスリン異常症，インスリノーマ，膵炎，膵腫瘍，クッシング症候群，甲状腺機能亢進症，甲状腺機能低下症，腎性糖尿，先端巨大症

共用基準範囲（JCCLS）
73～109mg／dL

意義 高血糖の代表的疾患は糖尿病であるが，甲状腺機能亢進症，クッシング症候群をはじめとして多くの病態で血糖の異常を呈する。一方，低血糖は糖尿病治療中にみられることが通常だが，インスリノーマなどの病態でも生じる。

関連検査 ヘモグロビンA1c（HbA1c），グリコアルブミン，フルクトサミン，1,5-アンヒドロ-D-グルシトール（1,5AG），ケトン体，インスリン（IRI），C-ペプチド（CPR），常用負荷試験，抗グルタミン酸デカルボキシラーゼ抗体（抗GAD抗体），抗IA-2抗体，レプチン

D007　1　包　判生Ⅰ　11点
グルコース（胸水）　glucose, quantitative [puncture fluid]
レセ電：160137950／グルコース（胸水）　胸水

適応 肺腫瘍

関連検査 細菌培養同定検査

D007 1 包 判生Ⅰ 11点
グルコース（腹水） glucose, quantitative [ascites]
レセ電：160138750／グルコース（腹水） 腹水

適応 細菌性腹膜炎，結核性腹膜炎，癌性腹膜炎，肝性腹水

関連検査 細菌培養同定検査

D007 1 包 判生Ⅰ 11点
グルコース（髄液） glucose, quantitative [cerebrospinal fluid]
レセ電：160138150／グルコース（髄液） 髄液

適応 髄膜炎，糖尿病，尿毒症，脳出血

意義 細菌性髄膜炎の場合，細菌並びに細胞の糖分解作用によって低値を示し，診断に有用である。

関連検査 髄液一般検査，細菌培養同定検査

D007 1 迅 包 判生Ⅰ 11点
乳酸デヒドロゲナーゼ（LD） lactic dehydrogenase（LDH）
レセ電：160019510／LD 血液

適応 悪性腫瘍，心筋梗塞，急性肝炎，白血病，悪性リンパ腫，悪性貧血，溶血性貧血，間質性肺炎，肺梗塞，腎梗塞，進行性筋ジストロフィー，多発性筋炎，肝障害，肝癌，挫滅症候群

共用基準範囲（JCCLS）
124～222U／L

意義 乳酸脱水素酵素（LD）は，体内の様々な組織・臓器にあるL-乳酸からピルビン酸への酸化を可逆的に触媒する酵素で，組織・臓器障害のスクリーニング検査として行われる。LDの高値は，細胞損傷や異常増殖を示すため，LDアイソザイムを実施して的確な診断を行う。

関連検査 アルカリホスファターゼ（ALP），アスパラギン酸アミノトランスフェラーゼ（AST），アラニンアミノトランスフェラーゼ（ALT），LDアイソザイム，末梢血液一般検査，クレアチンキナーゼ（CK）

D007 1 包 判生Ⅰ 11点
アミラーゼ amylase（B-Amy）
レセ電：160020310／Amy 血液
アミラーゼ（尿） amylase
レセ電：160132350／アミラーゼ（尿） 尿

適応 急性膵炎，唾液腺腫瘍，マクロアミラーゼ血症，腎不全，慢性膵炎，膵癌，腹膜炎，イレウス，唾液腺炎

共用基準範囲（JCCLS）
44～132U／L

意義 膵，唾液腺から分泌される消化酵素の一種である。膵疾患又は唾液腺疾患のことが多い。

保険メモ D001尿中特殊物質定性定量検査のトリプシノーゲン2（尿）と，D007血液化学検査のアミラーゼ，リパーゼ，アミラーゼアイソザイム，トリプシン又はD009腫瘍マーカーのエラスターゼ1を併せて実施した場合には，いずれか主たるもののみ算定する。

関連検査 リパーゼ，アミラーゼアイソザイム，エラスターゼ1，トリプシノーゲン2

D007 1 包 判生Ⅰ 11点
ロイシンアミノペプチダーゼ（LAP） leucine aminopeptidase（LAP）
レセ電：160020510／LAP 血液

適応 胆のう炎，胆管炎，急性肝炎，胆のう結石症，肝硬変症，肝癌，胆管癌，膵炎，肝障害，胆汁うっ滞

意義 蛋白の分解にかかわる胆道系消化酵素である。閉塞性黄疸や膵疾患，特に膵頭部癌で高値を示すため，胆道閉塞性疾患の診断に用いられてきた。

関連検査 アルカリホスファターゼ（ALP），γ-グルタミルトランスフェラーゼ（γ-GT），アスパラギン酸アミノトランスフェラーゼ（AST），アラニンアミノトランスフェラーゼ（ALT）

D007 1 迅 包 判生Ⅰ 11点
クレアチンキナーゼ（CK） creatine kinase（CK）
レセ電：160020610／CK 血液

適応 急性心筋梗塞，進行性筋ジストロフィー，多発性筋炎，甲状腺機能低下症，心筋炎，アルコール中毒，ポンペ病，薬剤性横紋筋融解症，横紋筋融解，心筋症，皮膚筋炎，挫滅症候群，悪性高熱症

共用基準範囲（JCCLS）
M：59～248U／L，F：41～153U／L

意義 CKは酵素の一種でCPK（クレアチンホスフォキナーゼ）ともいわれる。骨格筋・心筋・脳に多い酵素で骨格筋や心筋などでエネルギー代謝に関与している。急性心筋梗塞，進行性筋萎縮症，多発性筋炎などの診断に利用される。CKは3種類のアイソザイムに分かれるが，心筋梗塞の診断にはCK-MB検査が有用である。

関連検査　乳酸デヒドロゲナーゼ（LD），アスパラギン酸アミノトランスフェラーゼ（AST），ミオグロビン，心筋トロポニンT（TnT），CKアイソザイム，CK-MB，心臓由来脂肪酸結合蛋白（H-FABP）

D007　1	包　判生Ⅰ　11点
アルドラーゼ　aldolase（ALD）	
レセ電：160020710／ALD	血液

適応　ギラン・バレー症候群，先天性ミオパチー，多発性筋炎，急性心筋梗塞，急性肝炎，脳血管障害，頭蓋内圧亢進，溶血性貧血，筋ジストロフィー

意義　骨格筋，心筋，脳，肝臓，腎臓，赤血球をはじめとする多くの臓器に含まれている。解糖系酵素の一種である。組織崩壊で血清中に増加する。ALDにはA，B，Cの三つのアイソザイムがあるが，余り利用されていない。

関連検査　乳酸デヒドロゲナーゼ（LD），クレアチンキナーゼ（CK），アスパラギン酸アミノトランスフェラーゼ（AST），アラニンアミノトランスフェラーゼ（ALT）

D007　1	包　判生Ⅰ　11点
遊離コレステロール　free cholesterol（F-Chol）	
レセ電：160021010／遊離コレステロール	血液

適応　脂質異常症，高脂血症，肝疾患，ネフローゼ症候群，閉塞性黄疸，高コレステロール血症，栄養障害

意義　同時に総コレステロールと遊離コレステロールを測定することによって，エステル型コレステロールを計算で求める。単独で測定することはあまりない。

関連検査　総コレステロール，HDL-コレステロール，LDL-コレステロール，中性脂肪，リポ蛋白分画

D007　1	包　判生Ⅰ　11点
鉄（Fe）　serum iron（Fe）	
レセ電：160022110／Fe	血液
鉄（Fe）（尿）　iron（Fe）	
レセ電：160132850／Fe（尿）	尿

適応　鉄欠乏性貧血，小球性貧血，鉄芽球性貧血，多血症，肝炎，肝硬変症，ヘモクロマトーシス，ヘモジデリン沈着症

共用基準範囲（JCCLS）

40～188μg／dL

意義　血清中の鉄はトランスフェリンと結合しており，血清鉄の総量は約4mgである。鉄欠乏や出血などで減少する。食事で摂取された鉄は小腸で吸収され，造血に消費される量は1日30mg程度で血清鉄濃度は造血能と関連する。貧血の他にも肝疾患などの診断に用いられる。

関連検査　末梢血液一般検査，フェリチン，銅（Cu），トランスフェリン（Tf）

D007　1	包　判生Ⅰ　11点
血中ケトン体（試験紙法）	
レセ電：160000550／血中ケトン体（試験紙法）	血液
血中ケトン体（アンプル法）	
レセ電：160000650／血中ケトン体（アンプル法）	血液
血中ケトン体（固定化酵素電極）	
レセ電：160149850／血中ケトン体（固定化酵素電極）	血液

適応　各種疾患*

意義　試験紙法，アンプル法，固定化酸素電極法はいずれも簡易検査法であり，主に緊急検査に利用される。

関連検査　グルコース，ケトン体分画

D007　1	包　判生Ⅰ　11点
糖（試験紙法）	
レセ電：160000750／糖（試験紙法）	血液
糖（アンプル法）	
レセ電：160000850／糖（アンプル法）	血液
糖（固定化酵素電極）	
レセ電：160149650／糖（固定化酵素電極）	血液

適応　各種疾患*

意義　試験紙法，アンプル法，固定化酸素電極法はいずれも簡易検査法であり，主に緊急検査に利用される。

関連検査　グルコース，ヘモグロビンA1c（HbA1c），インスリン（IRI），常用負荷試験，1,5-アンヒドロ-D-グルシトール（1,5AG），グリコアルブミン，抗グルタミン酸デカルボキシラーゼ抗体（抗GAD抗体），抗IA-2抗体

D007　1	包　判生Ⅰ　11点
クロール検査（試験紙法）	
レセ電：160000950／クロール検査（試験紙法）	血液
クロール検査（アンプル法）	
レセ電：160001050／クロール検査（アンプル法）	血液
クロール検査（固定化酵素電極）	
レセ電：160149750／クロール検査（固定化酵素電極）	血液

適応　各種疾患*

意義　試験紙法，アンプル法，固定化酸素電極法はいずれも簡易検査法であり，主に電解質異常を考慮した緊急検査に利用される。

関連検査　尿浸透圧，血液浸透圧，ナトリウム及びクロール，カリウム

D007　1 ㊁ 判生Ⅰ　11点
不飽和鉄結合能（UIBC）（比色法）　unsaturated iron binding capacity
レセ電：160023710／UIBC（比色法）　血液
総鉄結合能（TIBC）（比色法）　total iron binding capacity
レセ電：160023610／TIBC（比色法）　血液

適応　鉄欠乏性貧血，真性赤血球増加症，ネフローゼ症候群，肝硬変症，再生不良性貧血，ヘモクロマトーシス，ヘモジデリン沈着症，肝炎

意義　TIBCは血液中のトランスフェリンが結合する総鉄量で，血清トランスフェリンの増減と平行して変動する。TIBCとUIBC両者の関係は血清鉄とUIBCの和がTIBCであることで示される。貧血，鉄の欠乏・過剰時に測定される。

保険メモ　総鉄結合能（TIBC）（比色法）と不飽和鉄結合能（UIBC）（比色法）を同時に実施した場合は，不飽和鉄結合能（UIBC）（比色法）又は総鉄結合能（TIBC）（比色法）の所定点数を算定する。

関連検査　末梢血液一般検査，鉄（Fe），銅（Cu），トランスフェリン（Tf），フェリチン

D007　2 ㊁ 判生Ⅰ　15点
リン脂質　phospholipids（PL）
レセ電：160023210／リン脂質　血液

適応　閉塞性黄疸，胆道閉塞症，高脂血症，ネフローゼ症候群，高コレステロール血症，肝疾患，脂質異常症

意義　リン脂質（PL）は血中脂質の一成分で細胞膜の構成，血液凝固や血中での脂質の安定化，代謝などに関与している。血清リン脂質は血清コレステロールとほぼ平行して変動するため，通常はコレステロール測定が多用され，最近の利用度はあまり高くない。

関連検査　中性脂肪，総コレステロール，リポ蛋白分画，HDL-コレステロール，レムナント様リポ蛋白コレステロール（RLP-C），LDL-コレステロール

D007　3 ㊂ ㊁ 判生Ⅰ　17点
HDL-コレステロール　HDL-cholesterol
レセ電：160023410／HDL-コレステロール
血液

適応　脂質異常症，高脂血症，肝硬変症，CETP欠損症*，タンジール病，LCAT欠損症，高コレステロール血症，メタボリックシンドローム，高HDL血症，低脂血症，低HDL血症*

共用基準範囲(JCCLS)
M：38～90mg／dL，F：48～103mg／dL

意義　コレステロールは血清中で蛋白と結合している。高比重リポ蛋白と結合しているのがHDL-コレステロールで，一般に，この値が低いと動脈硬化，肥満，高脂血症，糖尿病などの発症率が高くなる。

保険メモ　HDL-コレステロール，総コレステロール及びLDL-コレステロールを併せて測定した場合は，主たるもの2つの所定点数を算定する。

関連検査　中性脂肪，総コレステロール，LDL-コレステロール，リポ蛋白分画，レシチン・コレステロール・アシルトランスフェラーゼ（L-CAT），アポリポ蛋白

D007　3 ㊁ 判生Ⅰ　17点
無機リン及びリン酸　inorganic phpsphorus & phosphate
レセ電：160021810／無機リン及びリン酸
血液・尿

適応　骨軟化症，骨粗鬆症，ファンコニー症候群，腎不全，甲状腺機能亢進症，特発性高カルシウム尿症，遺伝性尿細管疾患*，遺伝性尿細管輸送異常症*，尿毒症，ビタミンD欠乏症，副甲状腺機能亢進症，副甲状腺機能低下症，ビタミンD過剰症，先端巨大症，呼吸性アルカローシス，糖尿病性ケトアシドーシス，アルコール依存症

共用基準範囲(JCCLS)
＜無機リン＞2.7～4.6mg／dL

意義　血中では70％が有機リン，30％が無機リン（血清リン）である。リンはカルシウム同様に骨ミネラルの構成成分で，血漿中では陰イオンの形で存在している。高リン酸値に伴う腎不全，副甲状腺機能低下症，ビタミンD中毒や低リン酸値を示す栄養障害，アルコール中毒などの診断に用いられる。

保険メモ　無機リン及びリン酸については，両方を測定した場合も，いずれか一方のみを測定した場合も，同一の所定点数により算定する。

関連検査　カルシウム，副甲状腺ホルモン（PTH），アルカリホスファターゼ（ALP），尿素窒素，クレアチニン，シュウ酸，25-ヒドロキシビタミン

D007　3　迅 包 判生Ⅰ　17点
総コレステロール　total cholesterol（B-Tcho）
レセ電：160022410／Tcho　血液

適応　脂質異常症，高脂血症，閉塞性黄疸，肝硬変症，ネフローゼ症候群，高コレステロール血症，リポ蛋白欠乏症，無ベータリポ蛋白血症

共用基準範囲（JCCLS）
142～248mg／dL

意義　血中コレステロールの70%がエステル型である。肝臓から末梢へは，主にLDL-コレステロールとして，末梢から肝臓へはHDL-コレステロールとして運ばれ，肝臓で分解・排泄される。総コレステロールの測定は，原発性・続発性コレステロール血症のスクリーニングに用いられ，肝での生合成障害，血中リポ蛋白の代謝異常，腸管の吸収障害などで異常値を示す。

保険メモ　HDL-コレステロール，総コレステロール及びLDL-コレステロールを併せて測定した場合は，主たるもの2つの所定点数を算定する。

関連検査　中性脂肪，HDL-コレステロール，LDL-コレステロール，リポ蛋白分画，遊離コレステロール，リン脂質，リポ蛋白（a），レムナント様リポ蛋白コレステロール（RLP-C），アポリポ蛋白

D007　3　迅 包 判生Ⅰ　17点
アスパラギン酸アミノトランスフェラーゼ（AST）
asparatate aminotransferase（GOT）
レセ電：160022510／AST　血液

適応　急性肝炎，劇症肝炎，脂肪肝，アルコール性肝炎，肝癌，慢性肝炎，急性心筋梗塞，溶血性貧血，進行性筋ジストロフィー，皮膚筋炎，悪性腫瘍，伝染性単核症，急性冠症候群，黄疸，肝障害，HCVキャリア，肝硬変症

共用基準範囲（JCCLS）
13～30U／L

意義　アミノ基の転換を触媒する酵素で，肝臓，心筋に多く含まれているほか，骨格筋，腎，赤血球などにも存在する。これらの臓器障害で血液中に逸脱してくるため，肝機能障害や心筋・骨格筋障害などの多くの疾患の診断に用いられる。以前はGOT（グルタミック・オキサロアセティック・トランスアミナーゼ）と呼ばれた。

関連検査　プロトロンビン時間（PT），アルカリホスファターゼ（ALP），アルブミン，コリンエステラーゼ（ChE），乳酸デヒドロゲナーゼ（LD），アラニンアミノトランスフェラーゼ（ALT），HBs抗原，HCV抗体

D007　3　迅 包 判生Ⅰ　17点
アラニンアミノトランスフェラーゼ（ALT）　alanine aminotransferase（GPT）
レセ電：160022610／ALT　血液

適応　急性肝炎，劇症肝炎，脂肪肝，アルコール性肝障害，慢性肝炎，肝癌，黄疸，肝障害，HCVキャリア，肝硬変症

共用基準範囲（JCCLS）
M：10～42U／L，F：7～23U／L

意義　アミノ酸の代謝に関与する酵素である。特に肝臓に多く，心筋などでは少ないため肝障害に特異的で，一般に，ALTの上昇は急性肝炎などの肝疾患で生じる。以前はGPT（グルタミック・ピルビック・トランスアミナーゼ）と呼ばれた。

関連検査　プロトロンビン時間（PT），アルブミン，アルカリホスファターゼ（ALP），コリンエステラーゼ（ChE），乳酸デヒドロゲナーゼ（LD），アスパラギン酸アミノトランスフェラーゼ（AST），HBs抗原，HCV抗体

D007　4　迅 包 判生Ⅰ　18点
LDL-コレステロール　low density lipoprotein-cholesterol（LDL-C）
レセ電：160167250／LDL-コレステロール
血液

適応　脂質異常症，高コレステロール血症，高脂血症，ネフローゼ症候群，無ベータリポ蛋白血症

共用基準範囲（JCCLS）
65～163mg／dL

意義　低比重リポ蛋白（LDL）コレステロールは，通称，悪玉コレステロールと呼ばれるもので，その高値は動脈硬化の重要なリスク要因である。LDL-コレステロールは従来は計算で求められてきたが，最近では酵素反応によって直接，短時間で自動測定される。

保険メモ　HDL-コレステロール，総コレステロール及びLDL-コレステロールを併せて測定した場合は，主たるもの2つの所定点数を算定する。

関連検査　中性脂肪，HDL-コレステロール，総コレステロール，リポ蛋白分画，リポ蛋白（a），レムナント様リポ蛋白コレステロール

(RLP-C)，アポリポ蛋白

D007　4　包　判生Ⅰ　18点
蛋白分画　protein fractions（B-タン分画）
レセ電：160022810／蛋白分画　血液

適応　ネフローゼ症候群，劇症肝炎，M蛋白血症，肝硬変症，原発性マクログロブリン血症，原発性免疫不全症候群，多発性骨髄腫，慢性肝疾患，無ガンマグロブリン血症，膠原病，高IgA血症，高IgG血症，高IgM血症，意義不明の単クローン性免疫グロブリン血症，抗MAG抗体陽性ニューロパチー，急性感染症*，α_1-アンチトリプシン欠乏症，無アルブミン血症

共用基準範囲(JCCLS)

<アルブミン>4.1～5.1g／dL，<グロブリン>2.2～3.4g／dL，<アルブミン，グロブリン比>1.32～2.23

意義　血漿蛋白を電気泳動法で分類すると，アルブミン，α_1・α_2・β・γ-グロブリンなどに分けられる。これら分画は各々特異な性質をもつので，様々の全身性疾患のスクリーニングに用いられる。また多発性骨髄腫の診断に有用なM-蛋白を検出するために行われる。

保険メモ　蛋白分画，総蛋白及びアルブミン(BCP改良法・BCG法)を併せて測定した場合は，主たるもの2つの所定点数を算定する。

関連検査　アルブミン，総蛋白，免疫グロブリン，C反応性蛋白（CRP），免疫電気泳動法

D007　4　包　判生Ⅰ　18点
蛋白分画（尿）　proteins fractionation
レセ電：160133150／蛋白分画（尿）　尿

適応　糸球体腎炎，ネフローゼ症候群，M蛋白血症，原発性マクログロブリン血症，多発性骨髄腫，意義不明の単クローン性免疫グロブリン血症

意義　尿中の蛋白を電気泳動法で分析して，腎疾患を含むさまざまな全身性疾患のスクリーニングに用いられる。主たる目的の一つは多発性骨髄腫でみられるベンズジョーンズ蛋白を検出することである。

保険メモ　蛋白分画，総蛋白及びアルブミン(BCP改良法・BCG法)を併せて測定した場合は，主たるもの2つの所定点数を算定する。

関連検査　尿蛋白，アルブミン，Bence Jones蛋白同定，α_1-マイクログロブリン，β_2-マイクログロブリン，免疫電気泳動法

D007　5　包　判生Ⅰ　23点
銅（Cu）　copper
レセ電：160024710／Cu　血液
銅（Cu）（尿）　copper
レセ電：160133350／Cu（尿）　尿

適応　ウイルソン病，閉塞性黄疸，細胆管炎，肝硬変症，無セルロプラスミン血症，ネフローゼ症候群，貧血，骨粗鬆症，蛋白漏出性胃腸症，銅欠乏症

意義　銅（Cu）は血清中で90～95％がセルロプラスミンと，残りはアルブミンなどと結合している。臨床的には先天性銅代謝異常症であるウイルソン病の診断（血清銅，セルロプラスミンは低値）に用いられる。一方，高値の場合には貧血・胆汁うっ滞を伴う肝疾患などが疑われる。

関連検査　末梢血液一般検査，鉄（Fe），セルロプラスミン

D007　6　包　判生Ⅰ　24点
リパーゼ　lipase
レセ電：160024010／リパーゼ　血液

適応　急性膵炎，膵癌，膵切除術後*，慢性膵炎，腹部手術後*

意義　リパーゼは脂肪を脂肪酸とグリセリンに分解する消化酵素で，血清中ではほとんど膵臓由来である。主に急・慢性膵炎の診断に用いられる。アミラーゼと比べ臓器特性に優れ，特に急性膵炎での診断的価値は高い。

保険メモ　D001尿中特殊物質定性定量検査のトリプシノーゲン2（尿）と，D007血液化学検査のアミラーゼ，リパーゼ，アミラーゼアイソザイム，トリプシン又はD009腫瘍マーカーのエラスターゼ1を併せて実施した場合には，いずれか主たるもののみ算定する。

関連検査　アミラーゼ，アミラーゼアイソザイム，エラスターゼ1，膵機能テスト（PFDテスト），トリプシノーゲン2

D007　6　包　判生Ⅰ　24点
リパーゼ（尿）　lipase
レセ電：160133250／リパーゼ（尿）　尿

適応　急性膵炎，膵癌，膵切除術後*，慢性膵炎，腹部手術後*

意義　リパーゼは脂肪を脂肪酸とグリセリンに分解する消化酵素で，血清中ではほとんど膵臓由来である。主に急・慢性膵炎の診断に用いられる。血清試料で主に検査され，尿試料での検査の意義は低い。

保険メモ D001尿中特殊物質定性定量検査のトリプシノーゲン2（尿）と，D007血液化学検査のアミラーゼ，リパーゼ，アミラーゼアイソザイム，トリプシン又はD009腫瘍マーカーのエラスターゼ1を併せて実施した場合には，いずれか主たるもののみ算定する。

関連検査 アミラーゼ，エラスターゼ1,トリプシノーゲン2

D007 7 ㊙ 判生Ⅰ **26点**
イオン化カルシウム ionized calcium（Ca）
レセ電：**160021610／イオン化カルシウム** 血液

適応 副甲状腺機能亢進症，副甲状腺機能低下症，骨結核，骨軟化症，サルコイドーシス，多発性骨髄腫，ビタミンD過剰症，ビタミンD欠乏症

意義 イオン化カルシウムは副甲状腺ホルモンなどにより微調整され，Caの生理的機能と骨代謝に関与している。副甲状腺機能を調べるには有用であるが，採血後の成分の安定性や測定の利便性などの点から今日ではこの検査の利用度は低下している。

保険メモ カルシウム及びイオン化カルシウムを同時に測定した場合には，いずれか一方についてのみ所定点数を算定する。

関連検査 無機リン及びリン酸，1,25-ジヒドロキシビタミンD_3，副甲状腺ホルモン（PTH），アルカリホスファターゼ（ALP）

D007 8 ㊙ 判生Ⅰ **27点**
マンガン（Mn） mangan（Mn）
レセ電：**160173910／ Mn** 血液・尿

適応 マンガン欠乏症，マンガン中毒

意義 マンガン（Mn）は必須微量元素の一つである。長期にわたり高カロリー静脈栄養法を受けている患者がマンガン，鉄，銅，亜鉛等必須微量元素の欠乏を来した場合，これらを補給するために行う検査である。また多量に吸入すると，神経障害などのマンガン中毒が発症し，過剰症を生じる。

保険メモ (1) マンガン（Mn）は，1月以上（胆汁排泄能の低下している患者については2週間以上）高カロリー静脈栄養法が行われている患者に対して，3月に1回に限り算定することができる。
(2) 診療報酬明細書の摘要欄に前回の実施日（初回の場合は初回である旨）を記載する。
(3) 診療報酬明細書の「摘要」欄への記載事項
高カロリー静脈栄養法を開始した年月日を記載する。
レセ電：850100157／高カロリー静脈栄養法の開始年月日（Mn）;（元号）yy”年”mm”月”dd”日”
<記載要領>
(4) 診療報酬明細書の「摘要」欄への記載事項（算定回数が複数月に1回又は年1回のみとされている検査を実施した場合）
前回の実施年月日（初回の場合は初回である旨）を記載する
レセ電:850190015／前回実施年月日（Mn）;（元号）yy”年”mm”月”dd”日”
レセ電：820190015／初回（Mn）
<記載要領>

関連検査 マグネシウム，鉄（Fe），銅（Cu），亜鉛（Zn）

D007 9 判生Ⅰ **30点**
ケトン体 ketone bodies
レセ電：**160024210／ケトン体** 血液

適応 糖尿病性ケトアシドーシス，糖尿病，嘔吐症，下痢症，栄養不良状態，飢餓，ケトーシス

意義 ケトン体はアセト酢酸，β-ヒドロキシ酪酸（3-ヒドロキシ酪酸），アセトンの総称である。血中ケトン体は絶食時，糖尿病，周期性嘔吐，小児ケトン性低血糖などで上昇する。糖代謝異常の指標として有用である。

保険メモ ケトン体及びケトン体分画の検査を併せて実施した場合は，ケトン体分画の所定点数のみ算定する。

関連検査 グルコース，中性脂肪，総コレステロール，インスリン（IRI），ケトン体分画，血液ガス分析

D007 10 判生Ⅰ **31点**
アポリポ蛋白（1項目の場合） apo-lipoproteins（ApoA I ～ ApoE）
レセ電：**160206110／アポリポ蛋白（1項目）** 血液

D007 10 判生Ⅰ **62点**
アポリポ蛋白（2項目の場合） apo-lipoproteins（ApoA I ～ ApoE）
レセ電：**160206210／アポリポ蛋白（2項目）** 血液

D007 10 判生Ⅰ **94点**
アポリポ蛋白（3項目以上の場合） apo-lipoproteins（ApoA I ～ ApoE）
レセ電:**160206310／アポリポ蛋白（3項目以上）** 血液

適応 高脂血症，脂質異常症，高コレステロー

ル血症，高LDL血症，高トリグリセライド血症，低脂血症，低コレステロール血症*

意義 アポリポ蛋白は，リポ蛋白の構成成分で，脂質代謝を反映しているため，主として高脂血症のような脂質代謝異常症の病態診断と経過観察を目的に測定される。測定されるのはアポAⅠ，AⅡ，B，CⅡ，CⅢ，Eの6種類で，脂質代謝異常を来たす多くの疾患で異常を示す。アポ蛋白欠損症の診断には欠かせない。測定方法は免疫比濁法（TIA）である。

保険メモ アポリポ蛋白は，AⅠ，AⅡ，B，CⅡ，CⅢ及びEのうち，測定した項目数に応じて，所定点数を算定する。

関連検査 中性脂肪，HDL-コレステロール，総コレステロール，リポ蛋白分画，リポ蛋白（a），レムナント様リポ蛋白コレステロール（RLP-C），LDL-コレステロール

D007 11 判生Ⅰ **32点**

アデノシンデアミナーゼ（ADA） adenosine deaminase

レセ電：160025210／ADA 血液

アデノシンデアミナーゼ（ADA）（胸水） adenosine deaminase

レセ電：160138050／ADA（胸水） 胸水

適応 癌性胸膜炎，結核性胸膜炎，肝炎，アルコール性肝障害，急性白血病，悪性腫瘍，ADA欠損症，肺結核

意義 アデノシンを加水分解してイノシンを生成する酵素である。ADAの異常高値を示す肝疾患の鑑別，胸膜炎，白血病など悪性腫瘍，溶血性貧血などの診断，また低値を示すADA欠損症-免疫不全症の診断などに用いられる。

関連検査 アスパラギン酸アミノトランスフェラーゼ（AST），アラニンアミノトランスフェラーゼ（ALT），グアナーゼ

D007 12 判生Ⅰ **35点**

グアナーゼ guanase

レセ電：160025410／グアナーゼ 血液

適応 肝硬変症，急性肝炎，慢性肝炎，薬物性肝障害，自己免疫性肝炎，アルコール性肝障害，肝細胞癌

意義 グアナーゼはグアニンをキサンチンとアンモニアに分解する酵素で，肝臓，腎臓，脳などに多く存在する。肝疾患に特異性が高く，肝炎の急性増悪期に上昇するので，肝障害のスクリーニングに用いられる。

関連検査 アスパラギン酸アミノトランスフェラーゼ（AST），アラニンアミノトランスフェラーゼ（ALT）

D007 13 判生Ⅰ **47点**

有機モノカルボン酸（グルタチオン） organic monocabornic acid / glutathione

レセ電：160025510／グルタチオン 血液

有機モノカルボン酸（グルタチオン）（尿） organic monocabornic acid / glutathione

レセ電：160133550／グルタチオン（尿） 尿

適応 グルタチオン欠乏症*，薬剤起因性溶血性貧血

意義 グルタチオンは，酸化ストレス（抗酸化）システムと関連する分子である。

保険メモ 有機モノカルボン酸については，グルタチオン，乳酸，ピルビン酸及びα-ケトグルタール酸の各物質の測定を行った場合に，それぞれの測定ごとに所定点数を算定する。

関連検査 グルコース-6-リン酸デヒドロゲナーゼ（G-6-PD）

D007 13 判生Ⅰ **47点**

有機モノカルボン酸（乳酸） organic monocabornic acid / lactic acid

レセ電：160025610／乳酸 血液（除蛋白液）

有機モノカルボン酸（乳酸）（尿） organic monocabornic acid / lactic acid

レセ電：160133650／乳酸（尿） 尿

適応 急性循環不全，ショック，心筋梗塞，大量出血，肝不全，糖尿病，LD欠損症*，糖原病

意義 乳酸は嫌気的解糖の最終代謝産物で，血液を酸性にする乳酸の増加は乳酸アシドーシスとなり，筋疲労の指標にされる。通常は血中濃度が測定される。

保険メモ 有機モノカルボン酸については，グルタチオン，乳酸，ピルビン酸及びα-ケトグルタール酸の各物質の測定を行った場合に，それぞれの測定ごとに所定点数を算定する。

関連検査 血液ガス分析

D007 13 判生Ⅰ **47点**

有機モノカルボン酸（ピルビン酸） organic monocabornic acid / pyruvic acid

レセ電：160025710／ピルビン酸 血液（除蛋白液）

有機モノカルボン酸（ピルビン酸）（尿） organic monocabornic acid / pyruvic acid

レセ電：160133750／ピルビン酸（尿） 尿

適応 肝硬変症，肝性昏睡，糖尿病，循環不全*，糖原病

意義　ピルビン酸は嫌気的解糖の代謝産物で乳酸に転換される。ピルビン酸は正常な状態では乳酸との比率が1対10に保たれている。ピルビン酸を測定することで循環不全や糖代謝の異常を知ることができる。通常は血中濃度が測定される。

保険メモ　有機モノカルボン酸については，グルタチオン，乳酸，ピルビン酸及びα-ケトグルタール酸の各物質の測定を行った場合に，それぞれの測定ごとに所定点数を算定する。

関連検査　グルコース，ガラクトース

D007　13　判生Ⅰ　47点
有機モノカルボン酸（α-ケトグルタール酸）
organic monocabornic acid / alpha-keto-glutaric acid
レセ電：160025810／α-ケトグルタール酸　血液

有機モノカルボン酸（α-ケトグルタール酸）（尿）　organic monocabornic acid / alpha-ketoglutaric acid
レセ電：160133850／α-ケトグルタール酸（尿）　尿

適応　ウイルス性肝炎，ビタミンB_1欠乏症

意義　α-ケトグルタル酸はTCA回路の代謝物であり，グルコースの取り込みやグルタミンを基質とした経路等の代謝の状態を反映する指標になる。肝酵素やビタミンB_1はこの代謝に関わる。

保険メモ　有機モノカルボン酸については，グルタチオン，乳酸，ピルビン酸及びα-ケトグルタール酸の各物質の測定を行った場合に，それぞれの測定ごとに所定点数を算定する。

関連検査　アラニンアミノトランスフェラーゼ（ALT），HBs抗原，HA抗体

D007　13　判生Ⅰ　47点
胆汁酸　bile acid
レセ電：160026210／TBA　血液

適応　急性肝炎，慢性肝炎，胆管閉塞症，肝硬変症，劇症肝炎，黄疸，肝癌，胆道閉鎖症，総胆管結石，原発性胆汁性胆管炎

意義　胆汁酸は脂質の消化吸収に関与する成分で，肝でコレステロールから生成され，胆汁に含まれて腸管内に排泄される。肝障害や胆汁うっ滞などで血清中に増加するので，肝・胆道系障害のスクリーニングに有用である。

保険メモ　肝胆道疾患の診断の目的で尿中硫酸抱合型胆汁酸測定を酵素法により実施した場合は，コレステロール分画に準じて算定する。ただし，胆汁酸を同時に測定した場合には，いずれか一方の所定点数のみを算定する。

関連検査　アルカリホスファターゼ（ALP），ロイシンアミノペプチダーゼ（LAP），総コレステロール，アスパラギン酸アミノトランスフェラーゼ（AST），アラニンアミノトランスフェラーゼ（ALT）

D007　13　判生Ⅰ　47点
胆汁酸（胆汁）　bile acids
レセ電：160137850／TBA（胆汁）　胆汁

適応　急性肝炎，慢性肝炎，胆管閉塞症，肝硬変症，劇症肝炎，黄疸，肝癌，胆道閉鎖症，総胆管結石，原発性胆汁性胆管炎

意義　胆汁酸は肝でコレステロールから生成され，胆汁に含まれて腸管内に排泄される。生成異常で胆汁中濃度が減少し，胆汁うっ滞で増加する。

保険メモ　肝胆道疾患の診断の目的で尿中硫酸抱合型胆汁酸測定を酵素法により実施した場合は，コレステロール分画に準じて算定する。ただし，胆汁酸を同時に測定した場合には，いずれか一方の所定点数のみを算定する。

関連検査　アルカリホスファターゼ（ALP），ロイシンアミノペプチダーゼ（LAP），総コレステロール，アスパラギン酸アミノトランスフェラーゼ（AST），アラニンアミノトランスフェラーゼ（ALT）

D007　14　判生Ⅰ　48点
ALPアイソザイム　alkaline phosphatase isozyme（ALP・アイソ）
レセ電：160026310／ALPアイソザイム　血液

適応　骨転移悪性腫瘍，胆のう結石症，急性肝炎，慢性肝炎，閉塞性黄疸，骨軟化症，骨肉腫，甲状腺機能亢進症，副甲状腺機能亢進症，慢性腎不全，潰瘍性大腸炎，パジェット病*，肝癌

意義　ALPは1型から6型まで6つの分画からなり，ALP血症を示した場合，その由来臓器を知るための検査。特にALP_2（肝に含まれる）とALP_3（骨）の鑑別に有用である。またALP_4は胎盤や癌細胞に，ALP_5は腸に含まれている。ALP_6は免疫グロブリンが結合したものである。

関連検査　アルカリホスファターゼ（ALP），γ-グルタミルトランスフェラーゼ（γ-GT），乳酸デヒドロゲナーゼ（LD），ロイシンアミノペプチダーゼ（LAP），アスパラギン酸アミノトランスフェラーゼ（AST），アラニンアミノトランスフェラーゼ（ALT）

生化学的検査（Ⅰ）

D007　14 判生Ⅰ 48点
アミラーゼアイソザイム　amylase isozyme
レセ電：160026410／アミラーゼアイソザイム
血液

適応　急性膵炎，唾液腺疾患，肺癌，マクロアミラーゼ血症，慢性膵炎，膵癌

意義　アミラーゼには膵臓型（P型）と唾液腺型（S型）の2種類ある。血中や尿中のアミラーゼ値が上昇したときに測定し，膵由来か唾液腺由来かの判断に用いる。

保険メモ　D001尿中特殊物質定性定量検査のトリプシノーゲン2（尿）と，D007血液化学検査のアミラーゼ，リパーゼ，アミラーゼアイソザイム，トリプシン又はD009腫瘍マーカーのエラスターゼ1を併せて実施した場合には，いずれか主たるもののみ算定する。

関連検査　アミラーゼ，リパーゼ，エラスターゼ1，DUPAN-2，CA19-9，トリプシノーゲン2

D007　14 判生Ⅰ 48点
アミラーゼアイソザイム（尿）　amylase isozyme
レセ電：160133950／アミラーゼアイソザイム（尿）
尿

適応　急性膵炎，唾液腺疾患，肺癌，マクロアミラーゼ血症，膵癌，慢性膵炎

意義　アミラーゼには膵臓型（P型）と唾液腺型（S型）の2種類ある。血中や尿中のアミラーゼ値が上昇したときに測定し，膵由来か唾液腺由来かの判断に用いる。

保険メモ　D001尿中特殊物質定性定量検査のトリプシノーゲン2（尿）と，D007血液化学検査のアミラーゼ，リパーゼ，アミラーゼアイソザイム，トリプシン又はD009腫瘍マーカーのエラスターゼ1を併せて実施した場合には，いずれか主たるもののみ算定する。

関連検査　アミラーゼ，リパーゼ，エラスターゼ1，トリプシノーゲン2

D007　14 判生Ⅰ 48点
アミラーゼアイソザイム（膵液）　amylase isozyme
レセ電：160137750／アミラーゼアイソザイム（膵液）
膵液

適応　急性膵炎，膵癌，慢性膵炎

意義　アミラーゼには膵臓型（P型）と唾液腺型（S型）の2種類がある。急性膵炎などで膵臓型が増加する。

保険メモ　D001尿中特殊物質定性定量検査のトリプシノーゲン2（尿）と，D007血液化学検査のアミラーゼ，リパーゼ，アミラーゼアイソザイム，トリプシン又はD009腫瘍マーカーのエラスターゼ1を併せて実施した場合には，いずれか主たるもののみ算定する。

関連検査　アミラーゼ，リパーゼ，エラスターゼ1,トリプシン，トリプシノーゲン2

D007　14 判生Ⅰ 48点
γ-GTアイソザイム　gamma-GT isozyme
レセ電：160026610／γ-GTアイソ
血液

適応　肝障害，肝硬変症，先天性胆管閉塞症，胆管癌，慢性肝炎，胆汁うっ滞，肝癌，胆道閉塞

意義　γ-GTは，健常人の血清中にはγ-GT1（肝由来）がみられるが，γ-GT2，γ-GT3は，胆道や膵臓の悪性腫瘍で高値を示す。

関連検査　アルカリホスファターゼ（ALP），ロイシンアミノペプチダーゼ（LAP），アスパラギン酸アミノトランスフェラーゼ（AST），アラニンアミノトランスフェラーゼ（ALT），α-フェトプロテイン（AFP）

D007　14 判生Ⅰ 48点
γ-GTアイソザイム（尿）　gamma-GT isozyme
レセ電：160134050／γ-GTアイソ（尿）
尿

適応　腎不全，肝障害，肝硬変症，先天性胆管閉塞症，胆管癌，慢性肝炎，胆汁うっ滞，肝癌，胆道閉塞

意義　尿でのγ-GTは，肝のみならず腎疾患で上昇する。

関連検査　アルカリホスファターゼ（ALP），ロイシンアミノペプチダーゼ（LAP），アスパラギン酸アミノトランスフェラーゼ（AST），アラニンアミノトランスフェラーゼ（ALT）

D007　14 判生Ⅰ 48点
LDアイソザイム　LD isozyme（LD・アイソ）
レセ電：160026810／LDアイソ
血液

適応　心筋梗塞，白血病，悪性リンパ腫，悪性貧血，進行性筋ジストロフィー，肺梗塞，皮膚筋炎，溶血性貧血，肝障害

意義　LDは5分画あり，LD_1，LD_2は心・腎・赤血球などに多く，LD_3，LD_4は肺や癌細胞に，またLD_5は肝，骨格筋などに含まれる。LDの値が高いとき，どの分画かを測定し，診断を的確にする。

関連検査　アルカリホスファターゼ（ALP），乳酸デヒドロゲナーゼ（LD），ロイシンアミノペプチダーゼ（LAP），クレアチンキナーゼ

(CK)，アスパラギン酸アミノトランスフェラーゼ（AST），アラニンアミノトランスフェラーゼ（ALT），α-フェトプロテイン（AFP），癌胎児性抗原（CEA），心筋トロポニンT（TnT）

D007 14 判生Ⅰ **48点**
重炭酸塩 sodium bicarbonate
レセ電：160024310／重炭酸塩 血液

適応 嘔吐症，呼吸性アルカローシス，過呼吸，過換気症候群，呼吸性アシドーシス，気管支喘息，肺気腫，代謝性アシドーシス，慢性腎不全，糖尿病，尿細管性アシドーシス

意義 重炭酸イオン（HCO_3^-）は体液の酸・塩基平衡障害を調べる検査である。血液ガス分析装置で静脈血のCO_2濃度を測定し，それをHCO_3^-濃度とするので，この検査は血液ガス分析と併せて行うのが一般的である。

保険メモ 同一検体について重炭酸塩及び血液ガス分析の検査を併せて行った場合は，血液ガス分析の所定点数のみ算定する。

関連検査 ナトリウム及びクロール，カリウム，血液ガス分析

D007 15 判生Ⅰ **49点**
ASTアイソザイム AST isozyme
レセ電：160026510／ASTアイソ 血液

適応 劇症肝炎，急性肝炎，慢性肝炎，肝癌，心筋梗塞

意義 ASTには細胞上澄中のAST（s-AST）とミトコンドリア由来のAST（m-AST）の二種類ある。m-ASTの測定は肝・胆道疾患の重症度及び予後判定の指標として有用である。本検査法はGOTアイソザイムともいわれる。

関連検査 アルカリホスファターゼ（ALP），乳酸デヒドロゲナーゼ（LD），アラニンアミノトランスフェラーゼ（ALT）

D007 15 判生Ⅰ **49点**
リポ蛋白分画 lipoprotein fraction
レセ電：160026910／リポ蛋白分画 血液

適応 高脂血症，脂質異常症，高コレステロール血症

意義 リポ蛋白は脂質と蛋白の結合したもの。電気泳動法で分画すると，α（α1，α2），β，pre-β，カイロミクロンの4種に分類される。動脈硬化症や脂質異常症の診断に有用である。

関連検査 中性脂肪，HDL-コレステロール，総コレステロール，レシチン・コレステロール・アシルトランスフェラーゼ（L-CAT），リポ蛋白リパーゼ（LPL），リポ蛋白（a），レムナント様リポ蛋白コレステロール（RLP-C），LDL-コレステロール，アポリポ蛋白

D007 16 判生Ⅰ **50点**
アンモニア ammonia
レセ電：160025910／アンモニア 血液

適応 肝性脳症，肝硬変症，劇症肝炎，尿毒症，ショック，ライ症候群，バッド・キアリ症候群，低酸素血症，尿素サイクル異常症

意義 アンモニアはアミノ酸など蛋白質の分解産物で，大方は細菌の作用により，腸管で産生される。肝臓が健常であれば低毒性の尿素にして腎から排泄する。重症の肝障害で，血中のアンモニア値が上昇し，肝性昏睡をひき起こした場合に測定を行う。

関連検査 尿素窒素，総ビリルビン，直接ビリルビン，アルブミン，総分岐鎖アミノ酸／チロシンモル比（BTR）

D007 17 判生Ⅰ **55点**
CKアイソザイム CK isozyme
レセ電：160026710／CKアイソ 血液

適応 心筋梗塞，進行性筋ジストロフィー，甲状腺機能亢進症，心筋炎，多発性筋炎，皮膚筋炎，挫滅症候群，急性冠症候群，心筋症

意義 CKは酵素の一種でCPK（クレアチンホスフォキナーゼ）ともいわれる。骨格筋や心筋でエネルギーの産生，貯蔵に関与する。CKは3つのアイソザイムに分類され，CK-MMは骨格筋に，CK-MBは心筋に，CK-BBは脳・平滑筋に相対的に多く存在する。このうちCK-MBは心筋障害，特に心筋壊死で血中に流出するため，急性心筋梗塞の早期診断などに利用されている。

関連検査 クレアチンキナーゼ（CK），アスパラギン酸アミノトランスフェラーゼ（AST），LDアイソザイム，ミオグロビン，心筋トロポニンT（TnT），乳酸デヒドロゲナーゼ（LD），心室筋ミオシン軽鎖Ⅰ，心臓由来脂肪酸結合蛋白（H-FABP）

D007 17 ㉔ 判生Ⅰ **55点**
グリコアルブミン glycoalbumin
レセ電：160151050／グリコアルブミン 血液

適応 糖尿病

意義 アルブミンがブドウ糖と反応し，1～2週間前の平均血糖値を反映するため，糖尿病の血糖コントロールの指標となる。1～2週間前の平均血糖値を反映するものとしてフルクトサミンがあるが，測定値に影響する要因が多いと

の課題があった。グリコアルブミンはこの欠点を補う。

保険メモ (1) グリコアルブミンは，HPLC（2カラム），HPLC（1カラム）-発色法，アフィニティークロマトグラフィー・免疫比濁法によるグリコアルブミン測定装置を用いて測定した場合，EIA法又は酵素法により測定した場合に所定点数を算定する。

(2) D005血液形態・機能検査のヘモグロビンA1c（HbA1c），本区分のグリコアルブミン又は1,5-アンヒドロ-D-グルシトール（1,5AG）のうちいずれかを同一月中に合わせて2回以上実施した場合は，月1回に限り主たるもののみ算定する。ただし，妊娠中の患者，1型糖尿病患者，経口血糖降下薬の投与を開始して6月以内の患者，インスリン治療を開始して6月以内の患者等については，いずれか1項目を月1回に限り別に算定できる。

関連検査 ヘモグロビンA1c（HbA1c），グルコース，1,5-アンヒドロ-D-グルシトール（1,5AG），常用負荷試験

D007　18　判生Ⅰ　57点

コレステロール分画　cholesterol, fraction

レセ電：160114510／コレステロール分画　血液

適応 高脂血症，脂質異常症，高コレステロール血症

意義 HDL，VLDL，LDL-コレステロールを測定し，HDLコレステロールとLDLコレステロールを求めることによって虚血性心疾患や脳梗塞の診断を行う検査である。しかし，最近ではHDL・LDL-コレステロールはそれぞれ別個に測定されるようになったため，本検査は余り利用されていない。

関連検査 中性脂肪，HDL-コレステロール，総コレステロール，リポ蛋白分画，アポリポ蛋白

D007　18　判生Ⅰ　57点

尿中硫酸抱合型胆汁酸測定

レセ電：160180950／尿中硫酸抱合型胆汁酸測定　尿

適応 急性肝炎，肝硬変症，慢性肝炎，胆管閉塞症，胆道閉鎖症，総胆管結石

意義 肝実質細胞傷害になると肝内の胆汁酸濃度が上昇し，硫酸抱合化反応が進行する。硫酸抱合型胆汁酸は腸で吸収されず，また親水性が高いため硫酸抱合化されていない胆汁酸に比べ，早く尿中排泄される。

保険メモ 肝胆道疾患の診断の目的で尿中硫酸抱合型胆汁酸測定を酵素法により実施した場合は，コレステロール分画に準じて算定する。ただし，胆汁酸を同時に測定した場合には，いずれか一方の所定点数のみを算定する。

D007　19　判生Ⅰ　59点

ケトン体分画　ketone body fraction / fractionation of serum ketone bodies

レセ電：160027010／ケトン体分画　血液

適応 糖尿病性ケトアシドーシス，栄養不良，糖尿病，ケトーシス，飢餓

意義 ケトン体は脂肪酸の代謝産物で，アセト酢酸，β-ヒドロキシ酪酸（3-ヒドロキシ酪酸），アセトンの総称で，糖尿病の代謝異常を反映する指標である。空腹時血糖が高いほど増加するほか，糖代謝異常のため脂質がエネルギー源に利用されるときに血中増加を来すので血中ケトン体分画は糖尿病性ケトアシドーシスの診断に有用な検査である。

保険メモ ケトン体及びケトン体分画の検査を併せて実施した場合は，ケトン体分画の所定点数のみ算定する。

関連検査 中性脂肪，総コレステロール，ケトン体，インスリン（IRI），グルコース，遊離脂肪酸

D007　19　判生Ⅰ　59点

遊離脂肪酸　free fatty acid

レセ電：160211710／遊離脂肪酸　血液

適応 ケトン体代謝異常症*，脂肪酸代謝異常症*，カルニチン回路異常症

意義 エステル化されていない血中の脂肪酸をいい，血中ではアルブミンと結合する。オレインを主成分としている。肥満症，糖尿病，脂質異常症，甲状腺機能亢進症，副腎機能亢進症のような代謝異常症候群，あるいは飢餓，精神的ストレスのような異化亢進を来す場合に上昇するが，特異性にやや欠け，日常診療での測定意義は必ずしも明確ではない。むしろ，ケトン体代謝異常症（βケトチオラーゼ欠損症，サクシニル-CoA：3-ケト酸CoAトランスフェラーゼ欠損症など），脂肪酸代謝異常症（三頭酵素欠損症，極長鎖アシルCoA脱水素酵素欠損症のような長鎖脂肪酸代謝異常症など），カルニチン回路異常症の診断並びに経過観察の際に測定することは役立つ。血中ケトン体分画と併せて測定する。ケトン体代謝異常症では，遊離脂肪酸＜総ケトン体となり，遊離脂肪酸／総ケトン体比＜0.3となることが多いとされる。脂肪酸代謝異常症，カルニチン回路異常症では，低血糖時

に血中ケトン体が低値となり，遊離脂肪酸／総ケトン体比＞2.5，遊離脂肪酸／3ヒロドキシ酪酸比＞3.0であれば同異常症を疑い得る。

関連検査 ケトン体分画

D007 20 判生Ⅰ **70点**
レシチン・コレステロール・アシルトランスフェラーゼ（L-CAT） lecithin cholesterol acyltransferase
レセ電：**160027410／L-CAT** 血液

適応 LCAT欠損症，無β-リポ蛋白血症，脂質異常症

意義 L-CATは血中でHDLと結合して存在する酵素で肝で生成される。肝機能に異常があるとL-CAT活性は変動するため，肝機能の指標としても用いる。L-CAT活性の低下は，低βリポ蛋白血症などの脂質代謝異常や肝実質障害，家族性L-CAT欠損症などに認められる。

関連検査 HDL-コレステロール，総コレステロール，アポリポ蛋白

D007 21 判生Ⅰ **80点**
グルコース-6-リン酸デヒドロゲナーゼ（G-6-PD） glucose-6-phosphate dehydrogenase
レセ電：**160025110／G-6-PD** 血液

適応 先天性溶血性貧血，G6PD欠乏性貧血，糖原病1型，マラリア

意義 G-6-PD（グルコース-6-リン酸デヒドロゲナーゼ）は赤血球中に含まれる酵素である。先天的にこの酵素の欠損症である溶血性貧血の病状を示す糖原病1型（フォンギールケ病）の診断に用いられる。ただし，G-6-PD欠乏症では，酸化作用のある薬剤（サルファ剤，抗マラリア剤，スルホンアミドなど）の投与で急性溶血性貧血症状を呈するという問題がある。

関連検査 末梢血液像，赤血球抵抗試験

D007 21 判生Ⅰ **80点**
リポ蛋白分画（PAGディスク電気泳動法） lipoprotein / lipoprotein fractionation
レセ電：**160114610／リポ蛋白分画（PAGディスク電気泳動法）** 血液

適応 高脂血症，ネフローゼ症候群，閉塞性黄疸，脂質異常症，高コレステロール血症

意義 リポ蛋白分画は比濁法を用いてLDLとVLDLを測定するが，この精密測定では，ポリアクリルアミドディスク電気泳動法により，HDL，LDL，VLDLなどの3分画が測定される。家族性コレステロール血症，高カイロミクロン血症，複合型高脂血症といった病状別の判定に用いられる。

関連検査 中性脂肪，HDL-コレステロール，総コレステロール，リポ蛋白リパーゼ（LPL），リポ蛋白（a），レムナント様リポ蛋白コレステロール（RLP-C），LDL-コレステロール，アポリポ蛋白

D007 21 判生Ⅰ **80点**
1,5-アンヒドロ-D-グルシトール（1,5AG） 1,5-anhydro-D-glucitol / 1,5-anhydroglucitol
レセ電：**160142350／1.5AG** 血液

適応 耐糖能異常，糖尿病，腎不全，胃切除後，腎性糖尿

意義 1,5-AGは糖アルコールというグルコースに似た成分で，糖尿病患者では著しく低下し，血糖コントロール状況を反映する。AG値は血糖コントロールの改善により，徐々に増え，悪化で急激に減少するため，糖尿病患者のコントロール指標に有用である。また1,5AGは食事の影響による日内変動も比較的少なく，安定した血中濃度を示すため，検体採血時の制限はない。

保険メモ D005血液形態・機能検査のヘモグロビンA1c（HbA1c），本区分のグリコアルブミン又は1,5-アンヒドロ-D-グルシトール（1,5AG）のうちいずれかを同一月中に合わせて2回以上実施した場合は，月1回に限り主たるもののみ算定する。ただし，妊娠中の患者，1型糖尿病患者，経口血糖降下薬の投与を開始して6月以内の患者，インスリン治療を開始して6月以内の患者等については，いずれか1項目を月1回に限り別に算定できる。

関連検査 ヘモグロビンA1c（HbA1c），グルコース，インスリン（IRI），C-ペプチド（CPR），常用負荷試験，グリコアルブミン

D007 21 判生Ⅰ **80点**
グリココール酸 glycocholic acid（CG）
レセ電：**160028310／グリココール酸** 血液

適応 肝炎，肝硬変症，胆汁うっ滞，閉塞性黄疸，原発性胆汁性肝硬変

意義 グリコール酸は胆汁酸の成分で，肝臓で生成され胆汁中に分泌される。肝胆道疾患の診断や経過観察に用いられる。特に非活動型慢性肝炎や代償性肝硬変などの他の検査で見過ごしやすい疾患で異常を示す。

関連検査 総ビリルビン，アルカリホスファターゼ（ALP），アスパラギン酸アミノトランスフェラーゼ（AST），アラニンアミノトランスフェラーゼ（ALT），胆汁酸

D007　22　判生Ⅰ　90点
CK-MB（蛋白量測定）　CK-MB isozyme
レセ電：160114710／CK-MB（蛋白量測定）
血液

適応　急性心筋梗塞，進行性筋ジストロフィー，多発性筋炎，皮膚筋炎，急性冠症候群

意義　CKにはBB型，MB型，MM型の3種類のアイソザイムがある。Bは脳，Mは筋肉という部分構成要素を意味する。正常血清はほとんどCK-MM型である。CK-MBは心筋に高濃度に存在し，心筋などの異常で血液中に遊出するため，本検査はCK-MBを定量測定し急性心筋梗塞の早期診断，病状を判定するのに使用されている。

関連検査　乳酸デヒドロゲナーゼ（LD），クレアチンキナーゼ（CK），アスパラギン酸アミノトランスフェラーゼ（AST），LDアイソザイム，心筋トロポニンT（TnT），心室筋ミオシン軽鎖Ⅰ，ミオグロビン，心臓由来脂肪酸結合蛋白（H-FABP）

D007　23　判生Ⅰ　95点
LDアイソザイム1型　lactic dehydrogenase (LD) isozyme type 1（LDH・アイソ）
レセ電：160152750／LDアイソ1型　血液

適応　急性心筋梗塞，腎梗塞，溶血性貧血，悪性貧血，白血病，悪性腫瘍，肝硬変症，急性冠症候群

意義　LDには5種類のアイソザイムがあるが，このうち1型は特に心筋に多く，急性心筋梗塞時に血中に逸脱してくる。1型はCK等他の心筋梗塞マーカーよりも遅れて出現するが，半日～1週間程度持続する。酵素学的阻害法では，α-キモトリプシンを用いて2型～5型を特異的に加水分解し，残った1型の酵素活性を測定する。

保険メモ　LDアイソザイム1型は酵素学的阻害法による。

関連検査　乳酸デヒドロゲナーゼ（LD），ミオグロビン，心室筋ミオシン軽鎖Ⅰ，心筋トロポニンT（TnT），アスパラギン酸アミノトランスフェラーゼ（AST），クレアチンキナーゼ（CK），CK-MB

D007　23　判生Ⅰ　95点
総カルニチン　total carnitine
レセ電：160211850／総カルニチン　血液

適応　先天性代謝異常症*，カルニチン欠乏症

意義　酵素サイクリング法により，血清又は血漿中の総カルニチンを測定する。カルニチン欠乏症を診断し，血中カルニチン濃度に基づいたカルニチン補充療法を実施できる。

保険メモ　(1)　総カルニチン及び遊離カルニチンは，関係学会の定める診療に関する指針を遵守し，酵素サイクリング法により測定した場合に算定する。
(2)　本検査を先天性代謝異常症の診断補助又は経過観察のために実施する場合は，月に1回を限度として算定する。
(3)　静脈栄養管理若しくは経腸栄養管理を長期に受けている筋ジストロフィー，筋萎縮性側索硬化症若しくは小児の患者，人工乳若しくは特殊治療用ミルクを使用している小児患者，バルプロ酸ナトリウム製剤投与中の患者，Fanconi症候群の患者又は慢性維持透析の患者におけるカルニチン欠乏症の診断補助若しくは経過観察のために，本検査を実施する場合は，6月に1回を限度として算定する。
(4)　同一検体について，本検査とD010特殊分析の先天性代謝異常症検査を併せて行った場合は，主たるもののみ算定する。
(5)　診療報酬明細書の摘要欄に前回の実施日（初回の場合は初回である旨）を記載する。
(6)　診療報酬明細書の「摘要」欄への記載事項
（算定回数が複数月に1回又は年1回のみとされている検査を実施した場合）
前回の実施年月日（初回の場合は初回である旨）を記載する
レセ電：850190017／前回実施年月日（総カルニチン）；（元号）yy”年”mm”月”dd”日”
レセ電：820190017／初回（総カルニチン）
<記載要領>

関連検査　遊離カルニチン，先天性代謝異常症検査

D007　23　判生Ⅰ　95点
遊離カルニチン　free carnitine
レセ電：160210550／遊離カルニチン　血液

適応　先天性代謝異常症*，カルニチン欠乏症

意義　酵素サイクリング法により，血清又は血漿中の遊離カルニチンを測定する。カルニチン欠乏症を診断し，血中カルニチン濃度に基づいたカルニチン補充療法を実施できる。

保険メモ　(1)　総カルニチン及び遊離カルニチンは，関係学会の定める診療に関する指針を遵守し，酵素サイクリング法により測定した場合に算定する。

⑵　本検査を先天性代謝異常症の診断補助又は経過観察のために実施する場合は，月に1回を限度として算定する。
⑶　静脈栄養管理若しくは経腸栄養管理を長期に受けている筋ジストロフィー，筋萎縮性側索硬化症若しくは小児の患者，人工乳若しくは特殊治療用ミルクを使用している小児患者，バルプロ酸ナトリウム製剤投与中の患者，Fanconi症候群の患者又は慢性維持透析の患者におけるカルニチン欠乏症の診断補助若しくは経過観察のために，本検査を実施する場合は，6月に1回を限度として算定する。
⑷　同一検体について，本検査とD010特殊分析の先天性代謝異常症検査を併せて行った場合は，主たるもののみ算定する。
⑸　診療報酬明細書の摘要欄に前回の実施日（初回の場合は初回である旨）を記載する。
⑹　診療報酬明細書の「摘要」欄への記載事項（算定回数が複数月に1回又は年1回のみとされている検査を実施した場合）
前回の実施年月日（初回の場合は初回である旨）を記載する
レセ電：850190016／前回実施年月日（遊離カルニチン）；(元号) yy” 年” mm” 月” dd” 日”
レセ電：820190016／初回（遊離カルニチン）
<記載要領>
関連検査　総カルニチン，先天性代謝異常症検査

D007　24　判生Ⅰ　**96点**
ALPアイソザイム及び骨型アルカリホスファターゼ（BAP）　alkaline phosphatase isoenzyme and bone alkaline phosphatase (BAP)
レセ電：**160192410／ ALPアイソザイム及びBAP**　血液

適応　骨転移，副甲状腺機能亢進症，甲状腺機能亢進症，妊娠，卵巣癌，潰瘍性大腸炎，黄疸，肝障害，くる病，骨パジェット病
意義　血清中のアルカリホスファターゼ（ALP）は電気泳動を行うと6，7本のバンドに分離するが，その抗原性から，胎盤性，小腸性，肝，骨，腎，白血球などを起源とする一般型に分けられる。肝由来はALP2，骨由来をALP3と称する。これらはいずれもALP上に存在する糖鎖の違いによる。また，腫瘍産生（ALP4），潰瘍性大腸炎（ALP6）で特異なバンドが出現する。ALP2とALP3の分離が悪いためにノイラミニダーゼ処理を行うと移動度が変化して2者が分離される。ALPが高値を示すときの鑑別診断に有用である。
保険メモ　⑴　ALPアイソザイム及び骨型アルカリホスファターゼ（BAP）は，アガロース電気泳動法によって，一連の検査によって同時に行った場合に算定する。また，D008内分泌学的検査の骨型アルカリホスファターゼ（BAP）と併せて実施した場合には，いずれか主たるもののみ算定する。
⑵　ALPアイソザイム（PAG電気泳動法），ALPアイソザイム及び骨型アルカリホスファターゼ（BAP）及びD008内分泌学的検査の骨型アルカリホスファターゼ（BAP）を併せて実施した場合は，主たるもののみ算定する。

D007　25　判生Ⅰ　**102点**
フェリチン半定量　ferritin
レセ電：**160036810／フェリチン半定量**　血液
フェリチン定量　ferritin
レセ電：**160192510／フェリチン定量**　血液

適応　成人スチル病，肝癌，肺癌，子宮癌，膵癌，悪性リンパ腫，鉄欠乏性貧血，再生不良性貧血，鉄芽球性貧血，巨赤芽球性貧血，輸血による慢性鉄過剰症*，鉄過剰症*，ヘモクロマトーシス，ヘモジデローシス，血球貪食症候群，成人発症スチル病
意義　フェリチンは肝，脾，小腸粘膜などに含まれる鉄蛋白質で血液中に微量に存在し，体内貯蔵鉄の量を反映する。鉄代謝異常の診断に用いる。
保険メモ　⑴　診療報酬明細書の「摘要」欄への記載事項
(同一月に2回以上の算定の場合)
当該検査の実施年月日及び前回測定値をすべて記載する。
レセ電：880100013／検査実施年月日及び検査結果（フェリチン）；(元号) yy” 年” mm” 月” dd” 日”　検査値：＊＊＊＊＊＊＊＊
<記載要領>
⑵　問：D007血液化学検査のフェリチン半定量，フェリチン定量について，成人Still病の診断又は経過観察を目的として実施した場合にも算定できるか。答：算定できる。
<事務連絡　20200331>
関連検査　末梢血液一般検査，鉄（Fe），ビタミンB_{12}

D007　26　判生Ⅰ　**105点**
エタノール　alcohol
レセ電：**160114910／エタノール**　血液

適応　急性アルコール中毒，アルコール依存

症

意義　血中アルコールは飲酒で生じ，その主体はエチルアルコールである。肝臓の代謝能力を超えたアルコールは体内に蓄積され，急性アルコール中毒をひきおこす。このような中毒疾患が疑われたときに測定する。血中濃度0.4%以上では昏睡状態を呈するとされる。

関連検査　グルコース

D007　27	判生Ⅰ　107点
リポ蛋白（a）　lipo protein (a) precise measureme（Lp（a））	
レセ電：160153450／リポ蛋白（a）	血液

適応　脂質異常症，高脂血症，高コレステロール血症

意義　リポ蛋白（a）はLDLの変異型（悪玉コレステロール）で冠動脈疾患の危険因子である。リポ蛋白（a）のアミノ酸配列はプラスミノゲンに似ており，血栓形成の促進に関与している。冠状動脈の動脈硬化の進展度と相関し，また高値の場合はPTCA（経皮的冠動脈形成術）後の再狭窄発生率が高まるといわれている。

保険メモ　⑴　リポ蛋白（a）は，3月に1回を限度として算定できる。

⑵　診療報酬明細書の摘要欄に前回の実施日（初回の場合は初回である旨）を記載する。

⑶　診療報酬明細書の「摘要」欄への記載事項（算定回数が複数月に1回又は年1回のみとされている検査を実施した場合）

前回の実施年月日（初回の場合は初回である旨）を記載する

レセ電：850190018／前回実施年月日（リポ蛋白（a））；(元号) yy”年”mm”月”dd”日”

レセ電：820190018／初回（リポ蛋白（a））

＜記載要領＞

関連検査　レムナント様リポ蛋白コレステロール（RLP-C），中性脂肪，総コレステロール，HDL-コレステロール，LDL-コレステロール，アポリポ蛋白

D007　28	判生Ⅰ　108点
ヘパリン　heparin	
レセ電：160027510／ヘパリン	血液

適応　ヘパリン投与時の血中モニター*，人工透析*，心臓手術*，播種性血管内凝固（DIC），血栓症*

意義　ヘパリンは，血液凝固抑制に働き，血中のアンチトロンビンⅢと複合体を形成し，抗トロンビン作用などを発現する。血清性疾患の治療で投与されるが，出血傾向を抑え，抗血栓効果を高めるために，安全で有効なヘパリン投与量のモニタリングに利用される。ヘパリンのコントロールには，血中ヘパリン濃度の直接測定が適している。

保険メモ　ヘパリンの血中濃度測定においては，同一の患者につき1月以内に当該検査を2回以上行った場合においては，算定は1回とし，1回目の測定を行ったときに算定する。

関連検査　アンチトロンビン，活性化部分トロンボプラスチン時間（APTT），トロンビン・アンチトロンビン複合体（TAT）

D007　28	判生Ⅰ　108点
KL-6　KL-6（KL-6）	
レセ電：160168550／KL-6	血液

適応　間質性肺炎

意義　KL-6はムチンの一種で，間質性肺炎で障害を受け，再生された2型肺胞上皮細胞に発現し，肺の線維化に関与している。間質性肺炎では血清中のKL-6が上昇し，特異性の高いマーカーである。他の肺疾患との鑑別に有用である。

保険メモ　KL-6，肺サーファクタント蛋白-A（SP-A）及び肺サーファクタント蛋白-D（SP-D）のうちいずれかを併せて実施した場合は，主たるもののみ算定する。KL-6は，EIA法，ECLIA法又はラテックス凝集比濁法により，肺サーファクタント蛋白-A（SP-A）はEIA法により，肺サーファクタント蛋白-D（SP-D）は，EIA法又はラテックス免疫比濁法による。

関連検査　乳酸デヒドロゲナーゼ（LD），肺サーファクタント蛋白-D（SP-D），肺サーファクタント蛋白-A（SP-A）

D007　29	判生Ⅰ　109点
心筋トロポニンI　troponin I / Cardiac troponin I	
レセ電：160171750／心筋トロポニンI	血液

適応　急性心筋梗塞，不安定狭心症，急性冠症候群，心筋炎

意義　トロポニンは心筋構造蛋白の一つで，トロポニンIとトロポニンTの2種類ある。トロポニンIは心筋特異性を有しており，心筋梗塞をはじめとした心筋障害があると，血中に逸脱して，早期に異常高値を示し，それが数時間続く。急性心筋梗塞の早期診断と不安定狭心症患者の予後判定に用いる。

保険メモ　⑴　心筋トロポニンIと心筋トロポニンT（TnT）定性・定量を同一月に併せて実施した場合は，主たるもののみ算定する。

⑵　問：D007血液化学検査の心筋トロポニンI

について，心筋炎の診断目的で行った場合は算定できるか。答：算定して差し支えない。
<事務連絡 20120330>

関連検査 クレアチンキナーゼ（CK），CKアイソザイム，CK-MB，ミオグロビン，心室筋ミオシン軽鎖Ⅰ，心臓由来脂肪酸結合蛋白（H-FABP），心筋トロポニンT（TnT），赤血球沈降速度（ESR），末梢血液一般検査，乳酸デヒドロゲナーゼ（LD），アスパラギン酸アミノトランスフェラーゼ（AST），脳性Na利尿ペプチド（BNP）

D007 29 判生Ⅰ **109点**
心筋トロポニンT（TnT）定性・定量 troponin-T precise measurement
レセ電：160152850／TnT定性・定量 血液

適応 急性心筋梗塞，不安定狭心症，急性冠症候群

意義 心筋障害時に血中に逸脱してくる心筋由来の筋調節蛋白（心筋トロポニンT）を測定することで，心筋梗塞の早期診断，血栓溶解療法の効果判定に用いる。心筋梗塞発症後，3時間くらいから上昇して12～18時間でピークに達し，1～3週間上昇が続く。

保険メモ 心筋トロポニンIと心筋トロポニンT（TnT）定性・定量を同一月に併せて実施した場合は，主たるもののみ算定する。

関連検査 LDアイソザイム1型，ミオグロビン，心室筋ミオシン軽鎖Ⅰ，赤血球沈降速度（ESR），末梢血液一般検査，乳酸デヒドロゲナーゼ（LD），クレアチンキナーゼ（CK），CK-MB，脳性Na利尿ペプチド（BNP）

D007 29 判生Ⅰ **109点**
アルミニウム（AL） alminium
レセ電：160029010／AL 血液

適応 慢性腎不全，急性腎不全，高アルミニウム血症

意義 アルミニウムは自然界で3番目に多い元素である。食品を通して体内に摂取され，大部分は便として排泄される。アルミニウムは人工透析患者や尿毒症の高リン血症治療に使われたが，アルミニウム脳症やアルミニウム骨症をひきおこすため，現在は中止されている。血中のアルミニウムを測定することで，腎不全患者のモニタリングやアルミニウム沈着による透析患者・アルミニウム脳症患者の合併症を推定できる。

関連検査 尿素窒素，クレアチニン，カルシウム，無機リン及びリン酸

D007 29 判生Ⅰ **109点**
アルミニウム（AL）（尿） alminium
レセ電：160134150／AL（尿） 尿

適応 慢性腎不全，急性腎不全，高アルミニウム血症

意義 アルミニウムは自然界で3番目に多い元素である。食品を通して体内に摂取され，大部分は便として排泄される。血中のアルミニウムを測定することで，腎不全患者のモニタリングやアルミニウム沈着による透析患者・アルミニウム脳症患者の合併症を推定できる。通常は血中濃度が測定される。

関連検査 尿素窒素，クレアチニン，カルシウム，無機リン及びリン酸

D007 30 判生Ⅰ **112点**
シスタチンC cystatin C
レセ電：160177250／シスタチンC 血液

適応 腎機能低下，慢性腎臓病，慢性糸球体腎炎，急性糸球体腎炎

意義 シスタチンCは，全身の有核細胞から産生される塩基性低分子蛋白で，他の血清蛋白と複合体を形成しない。このため腎糸球体で濾過され，近位尿細管から再吸収されるので，血清シスタチン濃度は糸球体濾過率（GFR）を反映する。GFRの低下はシスタチンC濃度を上昇させるため，血清中のCys-C濃度を測定することによって腎機能を評価することが可能である。

保険メモ ⑴ シスタチンCは，EIA法，ラテックス凝集比濁法，金コロイド凝集法又はネフェロメトリー法により実施した場合に限り算定できる。
⑵ シスタチンCは，尿素窒素又はクレアチニンにより腎機能低下が疑われた場合に，3月に1回に限り算定できる。ただし，ペントシジンを併せて実施した場合は，主たるもののみ算定する。
⑶ 診療報酬明細書の摘要欄に前回の実施日（初回の場合は初回である旨）を記載する。
⑷ 診療報酬明細書の「摘要」欄への記載事項（算定回数が複数月に1回又は年1回のみとされている検査を実施した場合）
前回の実施年月日（初回の場合は初回である旨）を記載する
レセ電：850190021／前回実施年月日（シスタチンC）；（元号）yy”年”mm”月”dd”日”
レセ電：820190021／初回（シスタチンC）
<記載要領>

関連検査 クレアチニン，尿素窒素，アルブミン，腎クリアランステスト

D007　31	判生Ⅰ　117点
25-ヒドロキシビタミン　25 hydroxy vitamin D	
レセ電：160215350／25-ヒドロキシビタミン	血液

適応 骨粗鬆症，ビタミンD欠乏性くる病，ビタミンD欠乏性骨軟化症，ビタミンD欠乏症

意義 電気化学発光免疫測定法（ECLIA法），化学発光免疫測定法（CLIA法）又は化学発光酵素免疫測定法（CLEIA法）により，血清又は血漿中の25-ヒドロキシビタミンDを測定する。原発性骨粗鬆症におけるビタミンD欠乏あるいは過剰の判断及び薬剤治療の選択の参考にする。

保険メモ ⑴ 25-ヒドロキシビタミンDは，原発性骨粗鬆症の患者に対して，ECLIA法，CLIA法又はCLEIA法により測定した場合は，骨粗鬆症の薬剤治療方針の選択時に1回に限り算定できる。なお，本検査を実施する場合は関連学会が定める実施方針を遵守する。
⑵ 25-ヒドロキシビタミンDは，ビタミンD欠乏性くる病若しくはビタミンD欠乏性骨軟化症の診断時又はそれらの疾患に対する治療中にECLIA法，CLIA法又はCLEIA法により測定した場合は，診断時においては1回を限度とし，その後は3月に1回を限度として算定できる。

関連検査 無機リン及びリン酸，カルシウム，1,25-ジヒドロキシビタミンD_3

D007　32	判生Ⅰ　118点
ペントシジン　pentosidine	
レセ電：160177350／ペントシジン	血液

適応 腎機能低下，慢性腎臓病，慢性糸球体腎炎，急性糸球体腎炎

意義 ペントシジンは，糖化・酸化反応生成物ともいわれ，生体蛋白質が糖化又は酸化されたことを反映するマーカーで，腎機能の低下で血中濃度が上昇する。対象疾患は慢性糸球体腎炎，腎硬化症などである。ペントシジン濃度は血糖値の影響を受ける。

保険メモ ⑴ ペントシジンは，尿素窒素又はクレアチニンにより腎機能低下（糖尿病性腎症によるものを除く）が疑われた場合に，3月に1回に限り算定できる。ただし，シスタチンCを併せて実施した場合は，主たるもののみ算定する。
⑵ 診療報酬明細書の摘要欄に前回の実施日（初回の場合は初回である旨）を記載する。
⑶ 診療報酬明細書の「摘要」欄への記載事項（算定回数が複数月に1回又は年1回のみとされている検査を実施した場合）
前回の実施年月日（初回の場合は初回である旨）を記載する
レセ電：850190019／前回実施年月日（ペントシジン）；（元号）yy”年”mm”月”dd”日”
レセ電：820190019／初回（ペントシジン）
<記載要領>

関連検査 クレアチニン，尿素窒素，アルブミン，シスタチンC，腎クリアランステスト

D007　33	判生Ⅰ　120点
イヌリン　inulin	
レセ電：160180850／イヌリン	血液・尿

適応 腎機能低下，慢性腎臓病，慢性糸球体腎炎，急性糸球体腎炎

意義 イヌリンは，生体内では合成されない外来性の多糖類で，腎糸球体で血漿中から尿中へと濾過される。体内で分解されず，尿細管から分泌・再吸収されることもないため，糖尿病性腎症，慢性糸球体腎炎，腎硬化症などでの腎機能を知る指標検査として有用である。イヌリン製剤の静注後，時間をおいて血清又は尿中のイヌリン濃度を酵素法により定量する。

保険メモ ⑴ イヌリンは，尿素窒素又はクレアチニンにより腎機能低下が疑われた場合に，6月に1回に限り算定できる。ただし，クレアチニン（腎クリアランス測定の目的で行い，血清及び尿を同時に測定する場合に限る）を併せて実施した場合は，主たるもののみ算定する。
⑵ 診療報酬明細書の摘要欄に前回の実施日（初回の場合は初回である旨）を記載する。
⑶ 診療報酬明細書の「摘要」欄への記載事項（算定回数が複数月に1回又は年1回のみとされている検査を実施した場合）
前回の実施年月日（初回の場合は初回である旨）を記載する
レセ電：850190020／前回実施年月日（イヌリン）；（元号）yy”年”mm”月”dd”日”
レセ電：820190020／初回（イヌリン）
<記載要領>

関連検査 尿素窒素，クレアチニン，尿酸，シスタチンC，腎クリアランステスト，イヌリンクリアランス測定

D007　34　判生I　129点
リポ蛋白分画（HPLC法）　lipoprotein fraction
レセ電：160201650／リポ蛋白分画（HPLC法）
血液

適応　脂質異常症，高コレステロール血症，高脂血症，低脂血症

意義　脂質異常症が診断された患者に対して，HPLC法（高性能液体クロマトグラフィー法）によりリポ蛋白分画は測定される。既存法と比べて，分離能力及び測定精度が優れている。脂質異常症のタイプ決定（WHO分類）が正確に行え，リポ蛋白の含量比を正確に把握できる。

関連検査　中性脂肪，遊離コレステロール，総コレステロール，HDL-コレステロール，LDL-コレステロール，コレステロール分画，レシチン・コレステロール・アシルトランスフェラーゼ（L-CAT），リポ蛋白リパーゼ（LPL）

D007　35　判生I　130点
肺サーファクタント蛋白-A（SP-A）　surfactant protein-A
レセ電：160169350／SP-A　血液

適応　間質性肺炎

意義　肺サーファクタントは2型肺胞上皮細胞から分泌する成分で，SP-A，SP-B，SP-C，SP-Dの4種類ある。特発性間質性肺炎の診断を目的に用いられる。特発性間質性肺炎で損傷を受けた2型肺胞上皮細胞の腫大，増生により，SP-Aの産生が増加する。また血清SP-Aは特発性間質性肺炎の診断以外に，病状の安定期と急性増悪期の鑑別や経過観察にも用いられる。

保険メモ　KL-6，肺サーファクタント蛋白-A（SP-A）及び肺サーファクタント蛋白-D（SP-D）のうちいずれかを併せて実施した場合は，主たるもののみ算定する。KL-6は，EIA法，ECLIA法又はラテックス凝集比濁法により，肺サーファクタント蛋白-A（SP-A）はEIA法により，肺サーファクタント蛋白-D（SP-D）は，EIA法又はラテックス免疫比濁法による。

関連検査　KL-6，肺サーファクタント蛋白-D（SP-D），乳酸デヒドロゲナーゼ（LD），肺拡散能力検査，血液ガス分析

D007　35　判生I　130点
ガラクトース　galactose（Gal）
レセ電：160028610／ガラクトース　血液

適応　黄疸，急性肝炎，脂肪肝，慢性肝炎，ガラクトース血症

意義　ガラクトースは単糖類の一種で，ブドウ糖に転化して体内で利用されているため，尿中や血中にはみられないが，遺伝的にガラクトース-1-リン酸ウリジルトランスフェナーゼやガラクトキナーゼなどの酵素欠損があると増加する。肝障害のときも増加する。ガラクトース測定は，先天性代謝異常のスクリーニング検査として有用である。測定にはガラクトース脱水素酵素法を用いる。

関連検査　グルコース，アスパラギン酸アミノトランスフェラーゼ（AST），アラニンアミノトランスフェラーゼ（ALT），有機モノカルボン酸

D007　36　判生I　131点
血液ガス分析　blood gas analysis
レセ電：160027710／血液ガス分析
動脈血・静脈血

適応　呼吸性アシドーシス，呼吸性アルカローシス，代謝性アシドーシス，代謝性アルカローシス，呼吸不全，腎不全，ショック，多臓器不全，循環不全*

意義　血液中に含まれる酸素と炭酸ガスの分圧測定は肺機能障害を知るのに重要である。またpH，重炭酸イオン，塩基の量を調べることで酸一塩基平衡障害が分かる。さらにpH（7.35以下がアシドーシス，7.45以上がアルカローシス）と酸素，重炭酸イオン，塩基の因子を測定することで呼吸性か代謝性かの判別ができる。

保険メモ　◎血液ガス分析については，当該保険医療機関内で行った場合に算定する。

(1)　血液ガス分析の所定点数には，ナトリウム，カリウム，クロール，pH，PO_2，PCO_2及びHCO_3^-の各測定を含むものであり，測定項目数にかかわらず，所定点数により算定する。なお，同時に行ったヘモグロビンについては算定しない。

(2)　血液ガス分析は当該検査の対象患者の診療を行っている保険医療機関内で実施した場合にのみ算定できるものであり，委託契約等に基づき当該保険医療機関外で実施された検査の結果報告を受けるのみの場合は算定できない。ただし，委託契約等に基づき当該保険医療機関内で実施された検査について，その結果が当該保険医療機関に速やかに報告されるような場合は，所定点数により算定する。

なお，在宅酸素療法を実施している入院施設を有しない診療所が，緊急時に必要，かつ，密接な連携を取り得る入院施設を有する他の保険医療機関において血液ガス分析を行う場合であっ

て，採血後，速やかに検査を実施し，検査結果が速やかに当該診療所に報告された場合にあっては算定できるものとする。
(3)　同一検体について重炭酸塩及び血液ガス分析の検査を併せて行った場合は，血液ガス分析の所定点数のみ算定する。

関連検査　ナトリウム及びクロール，カリウム，グルコース，末梢血液一般検査

D007　36	判生Ⅰ	131点
Ⅳ型コラーゲン　type 4 collagen（Ⅳ-C）		
レセ電：160145310／4型コラーゲン		血液

適応　肝硬変症，慢性肝炎，アルコール性肝障害

意義　Ⅳ型コラーゲンは肝線維化の過程で，類洞の毛細血管化に一致して増量するコラーゲン蛋白である。肝の線維化を反映する血中マーカーで，慢性肝炎，肝硬変の診断，経過判定に利用される。

保険メモ　(1)　Ⅳ型コラーゲン又はⅣ型コラーゲン･7Sは，プロコラーゲン-Ⅲ-ペプチド（P-Ⅲ-P）又はMac-2結合蛋白糖鎖修飾異性体と併せて行った場合には，主たるもののみ算定する。
(2)　Mac-2結合蛋白糖鎖修飾異性体とⅣ型コラーゲン，プロコラーゲン-Ⅲ-ペプチド（P-Ⅲ-P），Ⅳ型コラーゲン・7S又はヒアルロン酸を併せて実施した場合は，主たるもののみ算定する。
(3)　オートタキシンとⅣ型コラーゲン，プロコラーゲン-Ⅲ-ペプチド（P-Ⅲ-P），Ⅳ型コラーゲン・7S，ヒアルロン酸又はMac-2結合蛋白糖鎖修飾異性体を併せて実施した場合は，主たるもののみ算定する。
(4)　サイトケラチン18フラグメント（CK-18F）とⅣ型コラーゲン，プロコラーゲン-Ⅲ-ペプチド（P-Ⅲ-P），Ⅳ型コラーゲン・7S，ヒアルロン酸，Mac-2結合蛋白糖鎖修飾異性体又はオートタキシンを併せて実施した場合は，主たるもののみ算定する。
(5)　ELFスコアとⅣ型コラーゲン，Ⅳ型コラーゲン･7S，MaC-2結合蛋白糖鎖修飾異性体，オートタキシン又はサイトケラチン18フラグメント（CK-18F）を併せて実施した場合は，主たるもののみ算定する。

関連検査　プロコラーゲン-Ⅲ-ペプチド（P-Ⅲ-P），ヒアルロン酸，Ⅳ型コラーゲン･7S，オートタキシン，サイトケラチン18フラグメント（CK-18F），ELFスコア

D007　36	判生Ⅰ	131点
ミオグロビン定性　myoglobin（Mb）		
レセ電：160123550／Mb定性		血液・尿
ミオグロビン定量　myoglobin（Mb）		
レセ電：160192610／Mb定量		血液・尿

適応　心筋梗塞，進行性筋ジストロフィー，挫滅症候群，筋炎，皮膚筋炎，腎不全，ミオグロビン尿症，薬剤性横紋筋融解症，横紋筋融解，心筋炎，多発性筋炎

意義　ミオグロビンは筋肉ヘモグロビンとも呼ばれ，心筋，骨格筋に多く存在し，これらの細胞障害や壊死によって血中に流出すると速やかに尿中に排泄される。特に心筋梗塞では発症後，短時間で血中濃度が上昇するので心筋障害を最も早く検出するマーカーの一つとして有用である。ネフェロメトリー法の測定時間は12分で，かつ臨床成績も良好という。

保険メモ　心臓由来脂肪酸結合蛋白（H-FABP）定性又は定量とミオグロビン定性又は定量を併せて実施した場合は，主たるもののみ算定する。

関連検査　乳酸デヒドロゲナーゼ（LD），クレアチンキナーゼ（CK），アルドラーゼ，アスパラギン酸アミノトランスフェラーゼ（AST），心臓由来脂肪酸結合蛋白（H-FABP），CKアイソザイム，CK-MB，心室筋ミオシン軽鎖Ⅰ，心筋トロポニンT（TnT）

D007　36	判生Ⅰ	131点
心臓由来脂肪酸結合蛋白（H-FABP）定性		
human fatty acid binding protein		
レセ電：160168150／H-FABP定性		血液
心臓由来脂肪酸結合蛋白（H-FABP）定量		
human fatty acid binding protein		
レセ電：160192710／H-FABP定量		血液

適応　急性心筋梗塞，急性冠症候群

意義　H-FABPは心筋細胞の細胞質に多量にある低分子心筋障害マーカーで，心筋虚血障害が発症すると血液中に逸脱し，3～6時間以内に上昇する。急性心筋梗塞は早期診断と早期治療が肝要とされる。心筋マーカーのうち，ミオグロビンAが発症後1～3時間以内と最も早く異常を示す。次いでH-FABPが3～6時間後と続く。CK-MBと心筋トロポニンTは6時間以降に上昇する。

保険メモ　心臓由来脂肪酸結合蛋白（H-FABP）定性及び定量は，ELISA法，免疫クロマト法，ラテックス免疫比濁法又はラテックス凝集法により，急性心筋梗塞の診断を目的

に用いた場合に限り算定する。

ただし，心臓由来脂肪酸結合蛋白（H-FABP）定性又は定量とミオグロビン定性又は定量を併せて実施した場合は，主たるもののみ算定する。

関連検査 心筋トロポニンT（TnT），CK-MB，LDアイソザイム1型，ミオグロビン，心室筋ミオシン軽鎖Ⅰ，乳酸デヒドロゲナーゼ（LD），クレアチンキナーゼ（CK），CKアイソザイム

D007 37 判生Ⅰ **132点**
亜鉛（Zn） zinc
レセ電：160029110／Zn　血液
亜鉛（Zn）（尿） zinc
レセ電：160134250／Zn（尿）　尿

適応 亜鉛欠乏症，低アルブミン血症，長期の高カロリー輸液投与*，腸性肢端皮膚炎，溶血性貧血，亜鉛欠乏性味覚障害

意義 亜鉛は生体に必須の微量元素で，亜鉛の欠乏は成長発育障害，性腺機能不全，皮膚病変，味覚・臭覚異常などをひきおこす。亜鉛欠乏症には吸収・排泄機能障害による腸性肢端皮膚炎，クローン病，偏食による摂取不足，高カロリー輸液や経腸栄養時などにみられ，これらを診断するために測定される。通常，血中濃度が測定される。

関連検査 総蛋白，アルブミン，アルカリホスファターゼ（ALP），銅（Cu），鉄（Fe），マグネシウム

D007 38 判生Ⅰ **135点**
アルブミン非結合型ビリルビン albumin unconjugated bilirubin
レセ電：160152350／アルブミン非結合型ビリルビン　血液

適応 核黄疸

意義 網内系で産生したビリルビンは遊離型で，アルブミンと結合して血中にあるが，不溶性のため尿中に排泄されない。一部のアルブミンと結合しないビリルビンは血液脳関門を通り新生児の脳障害を起こす。これが核黄疸である。本検査は生後2週間までの新生児に対し，核黄疸の発症にかかわるアルブミン非結合型ビリルビンを測定する。

保険メモ (1) アルブミン非結合型ビリルビンは，診察及び他の検査の結果から，核黄疸に進展するおそれがある新生児である患者に対して，生後2週間以内に経過観察を行う場合に算定する。ただし，早産児にあっては，生後2週間を超えて，修正週数として正期産に相当する期間まで経過観察を行う場合にも算定できる。なお，その場合には，検査を実施した日に相当する修正週数を診療報酬明細書の摘要欄に記載する。

(2) 診療報酬明細書の「摘要」欄への記載事項
（早産児にあって，生後2週間を超えて，修正週数として正期産に相当する期間まで経過観察を行う場合）
検査を実施した日に相当する修正週数を記載する。
レセ電：842100112／検査を実施した日に相当する修正週数（アルブミン非結合型ビリルビン）；******
<記載要領>

関連検査 総ビリルビン

D007 39 判生Ⅰ **136点**
肺サーファクタント蛋白-D（SP-D） surfactant protein-D
レセ電：160168450／SP-D　血液

適応 間質性肺炎

意義 肺サーファクタントは2型肺胞上皮細胞から産生・分泌され，SP-A，SP-B，SP-C，SP-Dの4種ある。SP-Dは水溶性のため血清中での定量が可能であり，特発性間質性肺炎で著明に増加するので，その測定は，特発性間質性肺炎や膠原病性間質性肺炎の診断，治療に有用である。

保険メモ KL-6，肺サーファクタント蛋白-A（SP-A）及び肺サーファクタント蛋白-D（SP-D）のうちいずれかを併せて実施した場合は，主たるもののみ算定する。KL-6は，EIA法，ECLIA法又はラテックス凝集比濁法により，肺サーファクタント蛋白-A（SP-A）はEIA法により，肺サーファクタント蛋白-D（SP-D）は，EIA法又はラテックス免疫比濁法による。

関連検査 乳酸デヒドロゲナーゼ（LD），KL-6，肺サーファクタント蛋白-A（SP-A），肺拡散能力検査，血液ガス分析

D007 39 判生Ⅰ **136点**
プロコラーゲン-Ⅲ-ペプチド（P-Ⅲ-P） procollagen-3-peptide
レセ電：160029310／P-3-P　血液

適応 肝硬変症，急性肝炎，原発性骨髄線維症，関節リウマチ，肝癌，強皮症，原発性胆汁性肝硬変，肺線維症，慢性活動性肝炎，慢性肝炎，アルコール性肝障害

意義 P-Ⅲ-Pは体内コラーゲン生成や肝臓の線維化を反映する。慢性肝炎，肝硬変等の診断・

経過の判定に有用である。

保険メモ (1)　Ⅳ型コラーゲン又はⅣ型コラーゲン･7Sは，プロコラーゲン-Ⅲ-ペプチド（P-Ⅲ-P）又はMac-2結合蛋白糖鎖修飾異性体と併せて行った場合には，主たるもののみ算定する。
(2)　Mac-2結合蛋白糖鎖修飾異性体とⅣ型コラーゲン，プロコラーゲン-Ⅲ-ペプチド（P-Ⅲ-P），Ⅳ型コラーゲン・7S又はヒアルロン酸を併せて実施した場合は，主たるもののみ算定する。
(3)　オートタキシンとⅣ型コラーゲン，プロコラーゲン-Ⅲ-ペプチド（P-Ⅲ-P），Ⅳ型コラーゲン・7S，ヒアルロン酸又はMac-2結合蛋白糖鎖修飾異性体を併せて実施した場合は，主たるもののみ算定する。
(4)　サイトケラチン18フラグメント（CK-18F）とⅣ型コラーゲン，プロコラーゲン-Ⅲ-ペプチド（P-Ⅲ-P），Ⅳ型コラーゲン・7S，ヒアルロン酸，Mac-2結合蛋白糖鎖修飾異性体又はオートタキシンを併せて実施した場合は，主たるもののみ算定する。

関連検査 Ⅳ型コラーゲン・7S，ヒアルロン酸，Ⅳ型コラーゲン，オートタキシン，サイトケラチン18フラグメント（CK-18F），ELFスコア

D007　39　判生Ⅰ　136点
アンギオテンシンⅠ転換酵素（ACE）　angiotensin converting enzyme
レセ電：160029410／ACE　血液

適応 サルコイドーシス

意義 ACEは肺の血管内皮細胞に多く存在しアンギオテンシン1を2に転換して血圧の調整に関係する酵素である。本酵素の血清中の増加は特異的で，サルコイドーシスの補助診断や病態把握に有用である。

D007　39　判生Ⅰ　136点
ビタミンB_{12}　vitamin B12 cyanocobalamin
レセ電：160029710／ビタミンB12　血液

適応 巨赤芽球性貧血，悪性貧血，吸収不良症候群，ビタミンB_{12}欠乏症

意義 ビタミンB_{12}は食物で摂取され胃壁細胞から分泌される内因子と複合体を形成し，回腸で吸収される。内因子の分泌低下などで吸収が阻害されると，欠乏症が発生する。これが悪性貧血であり，血中に高頻度に抗内因子抗体が検出される。なお，ビタミンB_{12}又は葉酸欠乏による貧血を巨赤芽球性貧血と呼ぶ。

関連検査 末梢血液像，骨髄像，LDアイソザイム，葉酸，抗内因子抗体，末梢血液一般検査，抗胃壁細胞抗体

D007　40　判生Ⅰ　144点
セレン　selenium
レセ電：160206410／セレン　血液

適応 セレン欠乏症

意義 セレンに対する曝露（中毒症）や欠乏の指標である。特にセレン欠乏を診断し，セレン補充後の経過観察のために測定される。セレン欠乏症として心筋障害が知られている。

保険メモ セレンは，長期静脈栄養管理若しくは長期成分栄養剤を用いた経腸栄養管理を受けている患者，人工乳若しくは特殊治療用ミルクを使用している小児患者又は重症心身障害児（者）に対して，診察及び他の検査の結果からセレン欠乏症が疑われる場合の診断及び診断後の経過観察を目的として実施した場合に限り算定する。

D007　41　判生Ⅰ　146点
葉酸　folic acid
レセ電：160115310／葉酸　血液

適応 巨赤芽球性貧血，吸収不良症候群，アルコール依存症，葉酸欠乏性貧血

意義 巨赤芽球性貧血の要因は，ビタミンB_{12}の欠乏吸収障害と葉酸欠乏である。葉酸はビタミンB_{12}と共に赤血球を産生するのに不可欠である。食事からの摂取不足のほかに葉酸拮抗薬（メトトレキサートなど）の投与でも低下する。本検査は葉酸欠乏症とビタミンB_{12}欠乏症との鑑別に有用である。

関連検査 ビタミンB_{12}，末梢血液一般検査

D007　42　判生Ⅰ　148点
Ⅳ型コラーゲン・7S　type 4 collagen 7S（7S）
レセ電：160125050／4型コラーゲン・7S　血液

適応 肝硬変症

意義 Ⅳ型コラーゲンは細胞の基底膜に存在する。通常，肝臓に少量しか含まれないが，肝の線維化と共に基底膜が増成し，血清中濃度が高まる。P-Ⅲ-PやPH測定は急性肝炎で有意の上昇を示すのに対し，Ⅳ型コラーゲン・7Sは急性の肝細胞壊死での反応性は低い。本検査は慢性肝疾患の経過観察，肝線維化の判定に利用される。

保険メモ (1)　Ⅳ型コラーゲン又はⅣ型コラーゲン･7Sは，プロコラーゲン-Ⅲ-ペプチド（P-Ⅲ-P）又はMac-2結合蛋白糖鎖修飾異性体と併せて行った場合には，主たるもののみ算定する。

(2) Mac-2結合蛋白糖鎖修飾異性体とⅣ型コラーゲン，プロコラーゲン-Ⅲ-ペプチド（P-Ⅲ-P），Ⅳ型コラーゲン・7S又はヒアルロン酸を併せて実施した場合は，主たるもののみ算定する。
(3) オートタキシンとⅣ型コラーゲン，プロコラーゲン-Ⅲ-ペプチド（P-Ⅲ-P），Ⅳ型コラーゲン・7S，ヒアルロン酸又はMac-2結合蛋白糖鎖修飾異性体を併せて実施した場合は，主たるもののみ算定する。
(4) サイトケラチン18フラグメント（CK-18F）とⅣ型コラーゲン，プロコラーゲン-Ⅲ-ペプチド（P-Ⅲ-P），Ⅳ型コラーゲン・7S，ヒアルロン酸，Mac-2結合蛋白糖鎖修飾異性体又はオートタキシンを併せて実施した場合は，主たるもののみ算定する。
(5) ELFスコアとⅣ型コラーゲン，Ⅳ型コラーゲン・7S，Mac-2結合蛋白糖鎖修飾異性体，オートタキシン又はサイトケラチン18フラグメント（CK-18F）を併せて実施した場合は，主たるもののみ算定する。

関連検査 プロコラーゲン-Ⅲ-ペプチド（P-Ⅲ-P），ヒアルロン酸，オートタキシン，サイトケラチン18フラグメント（CK-18F），ELFスコア

D007 43 判生Ⅰ **150点**
ピルビン酸キナーゼ（PK） pyruvate kinase
レセ電：160029510／PK 血液

適応 先天性赤血球形成異常性貧血，ピルビン酸キナーゼ欠乏性貧血

意義 PKは重要な解糖系酵素で赤血球に存在する。先天的に欠乏しているとエネルギー欠乏から溶血をおこし，先天性溶血性貧血の原因の一つとなる。PK異常症はG-6-PDH（グルコース-6-リン酸脱水素酵素）異常症に次いで多いが，まれな疾患である。PK活性の低下は先天性赤血球形成異常性貧血の診断指標になる。

関連検査 末梢血液像，赤血球抵抗試験

D007 44 判生Ⅰ **174点**
レムナント様リポ蛋白コレステロール（RLP-C） remnant like particles-cholesterol (RLP-C)
レセ電：160153550／RLP-C 血液

適応 高脂血症，脂質異常症，高コレステロール血症，高トリグリセライド血症

意義 RLPはカイロミクロンやVLDLなどのリポ蛋白の中間代謝物で，動脈硬化の危険因子とされている。RLPコレステロールは心筋梗塞患者で高値を示し，3型高脂血症でも高く，動脈硬化性疾患のリスク指標になる。

保険メモ (1) レムナント様リポ蛋白コレステロール（RLP-C）は免疫吸着法-酵素法又は酵素法により実施し，3月に1回を限度として算定できる。
(2) 診療報酬明細書の摘要欄に前回の実施日（初回の場合は初回である旨）を記載する。
(3) 診療報酬明細書の「摘要」欄への記載事項（算定回数が複数月に1回又は年1回のみとされている検査を実施した場合）
前回の実施年月日（初回の場合は初回である旨）を記載する
レセ電：850190022／前回実施年月日（RLP-C）；（元号）yy”年”mm”月”dd”日”
レセ電：820190022／初回（RLP-C）
＜記載要領＞

関連検査 中性脂肪，HDL-コレステロール，LDL-コレステロール，総コレステロール，リポ蛋白分画，レシチン・コレステロール・アシルトランスフェラーゼ（L-CAT），リポ蛋白(a)，アポリポ蛋白

D007 45 判生Ⅰ **175点**
腟分泌液中インスリン様成長因子結合蛋白1型（IGFBP-1）定性 insulin-like growth factor binding protein 1
レセ電：160167950／IGFBP-1定性
頸管腟分泌液

適応 破水（妊娠22週以上37週未満）*

意義 IGFBP-1は妊婦の胎盤基底脱落膜及び胎児の肝で産生され，羊水中で増加して血中濃度も上昇する。羊水中のIGFBP-1は妊娠10週くらいから週数増加に伴って急上昇する。破水して羊水が腟内漏出すると，腟内に高濃度のIGFBP-1が現れるので，妊婦の破水診断マーカーとなる。モノクロナール抗体を使うため，特異性が高く，判定時間は短く，簡便である。

保険メモ (1) 腟分泌液中インスリン様成長因子結合蛋白1型（IGFBP-1）定性は，免疫クロマト法により，破水の診断のために妊娠満22週以上満37週未満の者を対象として測定した場合に限り算定する。
(2) 腟分泌液中インスリン様成長因子結合蛋白1型（IGFBP-1）定性及びD015血漿蛋白免疫学的検査の癌胎児性フィブロネクチン定性（頸管腟分泌液）を併せて実施した場合は，主たるもののみ算定する。

関連検査 顆粒球エラスターゼ，癌胎児性フィブロネクチン，α-フェトプロテイン（AFP）

D007　46 …… 判生Ⅰ　**179点**
ヒアルロン酸　hyaruronic acid（HA）
レセ電：**160151150／ヒアルロン酸**　血液

適応 慢性肝炎

意義 ヒアルロン酸は酸性ムコ蛋白である。線維芽細胞で合成され，肝で分解されるので，肝疾患，特に肝硬変で血中濃度は上昇する。肝臓の繊維化に伴う合成亢進や分解障害を反映するマーカーである。慢性肝炎から肝硬変への移行を確認するには肝生検があるが，侵襲的で患者負担が大きいので，血中ヒアルロン酸濃度の測定（血中ヒアルロン酸濃度130mg／mL以上が目安）で，その移行時期が推測できる。

保険メモ (1) ヒアルロン酸は，サンドイッチ　バインディング　プロテイン　アッセイ法，^{125}Iによる競合法を用いたバインディング　プロテイン　アッセイ法，LA法（測定機器を用いるもの）又はLBA法による。ただし，本検査は慢性肝炎の患者に対して，慢性肝炎の経過観察及び肝生検の適応の確認を行う場合に算定できる。

(2) Mac-2結合蛋白糖鎖修飾異性体とⅣ型コラーゲン，プロコラーゲン-Ⅲ-ペプチド（P-Ⅲ-P），Ⅳ型コラーゲン・7S又はヒアルロン酸を併せて実施した場合は，主たるもののみ算定する。

(3) オートタキシンとⅣ型コラーゲン，プロコラーゲン-Ⅲ-ペプチド（P-Ⅲ-P），Ⅳ型コラーゲン・7S，ヒアルロン酸又はMac-2結合蛋白糖鎖修飾異性体を併せて実施した場合は，主たるもののみ算定する。

(4) サイトケラチン18フラグメント（CK-18F）とⅣ型コラーゲン，プロコラーゲン-Ⅲ-ペプチド（P-Ⅲ-P），Ⅳ型コラーゲン・7S，ヒアルロン酸，Mac-2結合蛋白糖鎖修飾異性体又はオートタキシンを併せて実施した場合は，主たるもののみ算定する。

(5) 問：悪性中皮腫の診断を目的に，胸水を検体としてD007血液化学検査のヒアルロン酸を実施した場合は，所定点数を算定することができるか。答：不可。＜事務連絡　20130911＞

関連検査 プロコラーゲン-Ⅲ-ペプチド（P-Ⅲ-P），Ⅳ型コラーゲン，オートタキシン，サイトケラチン18フラグメント（CK-18F），ELFスコア

D007　47 …… 判生Ⅰ　**180点**
ALPアイソザイム（PAG電気泳動法）　alkaline phosphatase isozyme
レセ電：**160152650／ALPアイソザイム（PAG電気泳動法）**　血液

適応 肝疾患，胆道疾患，腎不全，転移性骨腫瘍，骨肉腫，潰瘍性大腸炎，黄疸，甲状腺機能亢進症，肝障害

意義 ALPアイソザイムの検査精度を高めた電気泳動法により，1-4型に分画したアイソザイムのうち，特にALP_2型（肝型）とALP_3型（骨型）の分離判定を容易にする。

保険メモ (1) ALPアイソザイム（PAG電気泳動法），ALPアイソザイム及び骨型アルカリホスファターゼ（BAP）及びD008内分泌学的検査の骨型アルカリホスファターゼ（BAP）を併せて実施した場合は，主たるもののみ算定する。

(2) D008内分泌学的検査の骨型アルカリホスファターゼ（BAP），インタクトⅠ型プロコラーゲン-N-プロペプチド（Intact PINP），Ⅰ型プロコラーゲン-N-プロペプチド（PINP）及びD007血液化学検査のALPアイソザイム（PAG電気泳動法）のうち2項目以上を併せて実施した場合は，主たるもののみ算定する。

関連検査 アルカリホスファターゼ（ALP）

D007　47 …… 判生Ⅰ　**180点**
アセトアミノフェン　acetaminophen
レセ電：**160115010／アセトアミノフェン**　血液

適応 肝不全，腎不全

意義 アセトアミノフェンは中枢系に作用する解熱鎮痛薬であるが，長期間大量投与すると腎臓や肝臓障害を来したり，心筋に壊死を生じたりする場合がある。このため血中濃度が測定される。

保険メモ アセトアミノフェンは，同一の患者につき1月以内に2回以上行った場合は，第1回目の測定を行ったときに1回に限り算定する。

関連検査 尿素窒素，カリウム，カルシウム，総コレステロール

D007　48 …… 判生Ⅰ　**184点**
心室筋ミオシン軽鎖Ⅰ　myosin light chain
レセ電：**160115210／心室筋ミオシン軽鎖1**　血液

適応 心筋梗塞，心筋炎

意義 ミオシン軽鎖Ⅰは筋収縮の関連蛋白で，筋に破損が生じると細胞内に逸脱して血中

濃度を高める。心筋梗塞の診断には，AST，LD，CK-MBなど多くの酵素が使われているが，それらは早期に異常値を示し，4～5ヶ月で正常化するため，発症後時間が経過した場合，診断の判定がつかないことが多い。心室筋ミオシン軽鎖Ⅰは発症後1～2週間異常値を示し，梗塞程度の評価にも優位性がある。

保険メモ 心室筋ミオシン軽鎖Ⅰは，同一の患者につき同一日に当該検査を2回以上行った場合は，1回のみ算定する。

関連検査 クレアチンキナーゼ（CK），乳酸デヒドロゲナーゼ（LD），ミオグロビン，心筋トロポニンT（TnT），CKアイソザイム，CK-MB，心臓由来脂肪酸結合蛋白（H-FABP）

D007　49 判生Ⅰ　189点
トリプシン　trypsin
レセ電：160028910／トリプシン　血液

適応 急性膵炎，慢性膵炎，膵臓全摘出術*，慢性間質性膵炎

意義 トリプシンは膵から分泌される蛋白質を分解する消化酵素で，アミラーゼやリパーゼに比べ膵特異性が高く，膵の病態や機能の把握に有用である。トリプシンは血中で阻害因子と結合して不活化されているため，酵素活性でなく免疫学的活性として蛋白量が測定される。

保険メモ D001尿中特殊物質定性定量検査のトリプシノーゲン2（尿）と，D007血液化学検査のアミラーゼ，リパーゼ，アミラーゼアイソザイム，トリプシン又はD009腫瘍マーカーのエラスターゼ1を併せて実施した場合には，いずれか主たるもののみ算定する。

関連検査 アミラーゼ，リパーゼ，エラスターゼ1，アミラーゼアイソザイム，膵機能テスト（PFDテスト），トリプシノーゲン2

D007　49 判生Ⅰ　189点
トリプシン（十二指腸液）
レセ電：160138650／トリプシン（十二指腸液）　十二指腸液

適応 急性膵炎，慢性膵炎，膵臓全摘出術*，慢性間質性膵炎

意義 トリプシンは膵から分泌される蛋白質を分解する消化酵素で，アミラーゼやリパーゼに比べ膵特異性が高く，膵の病態や機能の把握に有用である。トリプシンは血中で阻害因子と結合して不活化されているため，酵素活性でなく免疫学的活性として蛋白量が測定される。

保険メモ D001尿中特殊物質定性定量検査のトリプシノーゲン2（尿）と，D007血液化学検査のアミラーゼ，リパーゼ，アミラーゼアイソザイム，トリプシン又はD009腫瘍マーカーのエラスターゼ1を併せて実施した場合には，いずれか主たるもののみ算定する。

関連検査 アミラーゼ，リパーゼ，エラスターゼ1，トリプシノーゲン2

D007　50 判生Ⅰ　194点
Mac-2結合蛋白糖鎖修飾異性体　Mac-2 Binding Protein (M2BP) Glycosylation-isomer
レセ電：160204950／Mac-2結合蛋白糖鎖修飾異性体　血液

適応 慢性肝炎，C型慢性肝炎，B型慢性肝炎，アルコール性肝障害，非アルコール性脂肪性肝炎，自己免疫性肝炎，肝硬変症，代償性肝硬変，非代償性肝硬変，原発性胆汁性胆管炎

意義 慢性肝炎又は肝硬変（疑診を含む）に対して，2ステップサンドイッチ法を用いた化学発光酵素免疫測定（HISCL）で，肝線維化の進展によって増加する血清中のMac-2結合蛋白（M2BP）糖鎖修飾異性体を測定する。様々な原因による慢性肝炎及び肝硬変患者における肝臓の線維化の程度，進行度を推定し，診断の補助，経過観察時のモニタリングや治療方針の指標として用いられる。

保険メモ (1) Mac-2結合蛋白糖鎖修飾異性体は，2ステップサンドイッチ法を用いた化学発光酵素免疫測定法により，慢性肝炎又は肝硬変の患者（疑われる患者を含む）に対して，肝臓の線維化進展の診断補助を目的に実施した場合に算定する。

(2) 本検査とⅣ型コラーゲン，プロコラーゲン-Ⅲ-ペプチド（P-Ⅲ-P），Ⅳ型コラーゲン・7S又はヒアルロン酸を併せて実施した場合は，主たるもののみ算定する。

(3) Ⅳ型コラーゲン又はⅣ型コラーゲン・7Sは，プロコラーゲン-Ⅲ-ペプチド（P-Ⅲ-P）又はMac-2結合蛋白糖鎖修飾異性体と併せて行った場合には，主たるもののみ算定する。

(4) オートタキシンとⅣ型コラーゲン，プロコラーゲン-Ⅲ-ペプチド（P-Ⅲ-P），Ⅳ型コラーゲン・7S，ヒアルロン酸又はMac-2結合蛋白糖鎖修飾異性体を併せて実施した場合は，主たるもののみ算定する。

(5) サイトケラチン18フラグメント（CK-18F）とⅣ型コラーゲン，プロコラーゲン-Ⅲ-ペプチド（P-Ⅲ-P），Ⅳ型コラーゲン・7S，ヒアルロン酸，Mac-2結合蛋白糖鎖修飾異性体又はオートタキシンを併せて実施した場合は，主たるも

ののみ算定する。

(6) ELFスコアとⅣ型コラーゲン，Ⅳ型コラーゲン・7S，Mac-2結合蛋白糖鎖修飾異性体，オートタキシン又はサイトケラチン18フラグメント（CK-18F）を併せて実施した場合は，主たるもののみ算定する。

関連検査 肝硬度測定，末梢血液一般検査，プロコラーゲン-Ⅲ-ペプチド（P-Ⅲ-P），Ⅳ型コラーゲン，Ⅳ型コラーゲン・7S，ヒアルロン酸，オートタキシン，サイトケラチン18フラグメント（CK-18F），ELFスコア

D007　50 判生Ⅰ 194点
マロンジアルデヒド修飾LDL（MDA-LDL）
malondialdehyde-modified low density lipoprotein
レセ電：160184250／MDA-LDL　血液

適応 陳旧性心筋梗塞，急性心筋梗塞，経皮的冠動脈形成術後，急性冠症候群，虚血性心疾患

意義 酸化LDLは，動脈硬化の形成，進展に関与しておりMDA-LDL（マロンジアルデヒド修飾LDL）はその代表的な存在である。糖尿病を合併した虚血性心疾患患者では高値を示す。虚血性心疾患の病歴のある糖尿病患者の血清中のMDA-LDL値は，再発性虚血性心疾患の推定マーカーとして利用される。また糖尿病合併患者のPTCA（経皮的冠動脈形成術）後の再狭窄予測マーカーとして有用である。

保険メモ (1) マロンジアルデヒド修飾LDL（MDA-LDL）は，冠動脈疾患既往歴のある糖尿病患者で，冠動脈疾患発症に関する予後予測の補助の目的で測定する場合に3月に1回に限り算定できる。ただし，糖尿病患者の経皮的冠動脈形成術治療時に，治療後の再狭窄に関する予後予測の目的で測定する場合，上記と別に術前1回に限り算定できる。

(2) 診療報酬明細書の摘要欄に前回の実施日（初回の場合は初回である旨）を記載する。

(3) 診療報酬明細書の「摘要」欄への記載事項（算定回数が複数月に1回又は年1回のみとされている検査を実施した場合）

前回の実施年月日（初回の場合は初回である旨）を記載する

レセ電：850190023／前回実施年月日（MDA-LDL）；（元号）yy”年”mm”月”dd”日”

レセ電：820190023／初回（MDA-LDL）

<記載要領>

関連検査 中性脂肪，HDL-コレステロール，LDL-コレステロール，総コレステロール，リポ蛋白分画，レムナント様リポ蛋白コレステロール（RLP-C），アポリポ蛋白

D007　50 判生Ⅰ 194点
オートタキシン　autotaxin
レセ電：160215150／オートタキシン　血液

適応 慢性肝炎，肝硬変症

意義 サンドイッチ法を用いたEIA法（FEIA法），CLEIA法又は酵素法により，血清中のオートタキシンを測定する。肝臓の線維化ステージの診断補助を目的とし，慢性肝炎や肝硬変症（疑いを含む）の投薬や肝がんのサーベイランス，発がん抑制，早期発見に寄与する。

保険メモ (1) オートタキシンは，サンドイッチ法を用いた蛍光酵素免疫測定法，化学発光酵素免疫測定法又は酵素法により，慢性肝炎又は肝硬変の患者（疑われる患者を含む）に対して，肝臓の線維化進展の診断補助を目的に実施した場合に算定する。

(2) 本検査とⅣ型コラーゲン，プロコラーゲン-Ⅲ-ペプチド（P-Ⅲ-P），Ⅳ型コラーゲン・7S，ヒアルロン酸又はMac-2結合蛋白糖鎖修飾異性体を併せて実施した場合は，主たるもののみ算定する。

(3) サイトケラチン18フラグメント（CK-18F）とⅣ型コラーゲン，プロコラーゲン-Ⅲ-ペプチド（P-Ⅲ-P），Ⅳ型コラーゲン・7S，ヒアルロン酸，Mac-2結合蛋白糖鎖修飾異性体又はオートタキシンを併せて実施した場合は，主たるもののみ算定する。

(4) ELFスコアとⅣ型コラーゲン，Ⅳ型コラーゲン・7S，Mac-2結合蛋白糖鎖修飾異性体，オートタキシン又はサイトケラチン18フラグメント（CK-18F）を併せて実施した場合は，主たるもののみ算定する。

関連検査 プロコラーゲン-Ⅲ-ペプチド（P-Ⅲ-P），Ⅳ型コラーゲン，Ⅳ型コラーゲン・7S，ヒアルロン酸，Mac-2結合蛋白糖鎖修飾異性体，サイトケラチン18フラグメント（CK-18F），ELFスコア

D007　50 判生Ⅰ 194点
サイトケラチン18フラグメント（CK-18F）　cytokeratin 18 fragment
レセ電：160237250／CK-18F　血液

適応 非アルコール性脂肪性肝炎

意義 非アルコール性脂肪性肝炎（NASH）診断の補助として，酵素免疫測定法（定量）により血清中のヒトサイトケラチン18フラグメント（CK-18F）を測定する。

保険メモ (1)　サイトケラチン18フラグメント（CK-18F）は，1ステップサンドイッチ法を用いた酵素免疫測定法により，非アルコール性脂肪性肝炎の患者（疑われる患者を含む）に対して，非アルコール性脂肪性肝炎の診断補助を目的として実施した場合に算定する。
(2)　本検査とⅣ型コラーゲン，プロコラーゲン-Ⅲ-ペプチド（P-Ⅲ-P），Ⅳ型コラーゲン・7S，ヒアルロン酸，Mac-2結合蛋白糖鎖修飾異性体又はオートタキシンを併せて実施した場合は，主たるもののみ算定する。
(3)　ELFスコアとⅣ型コラーゲン，Ⅳ型コラーゲン・7S，Mac-2結合蛋白糖鎖修飾異性体，オートタキシン又はサイトケラチン18フラグメント（CK-18F）を併せて実施した場合は，主たるもののみ算定する。

関連検査　プロコラーゲン-Ⅲ-ペプチド（P-Ⅲ-P），Ⅳ型コラーゲン，Ⅳ型コラーゲン・7S，ヒアルロン酸，Mac-2結合蛋白糖鎖修飾異性体，オートタキシン，ELFスコア

D007　50　判生Ⅰ　**194点**
ELFスコア　Enhanced Liver Fibrosis score
レセ電：160238350／ELFスコア　血液

適応　慢性肝疾患*

意義　肝臓の線維化進展の診断の補助及び慢性肝疾患患者における病態進展予測として，化学発光免疫測定法（定量）により血清中の組織メタロプロテアーゼ阻害物質1（TIMP-1）を測定する。

保険メモ (1)　ELFスコアは，化学発光免疫測定法により，慢性肝疾患患者（疑われる患者を含む）に対して，肝臓の繊維化進展の診断補助又は経過観察を目的として，組織メタロプロテアーゼ阻害物質1（TIMP-1），プロコラーゲン-Ⅲ-ペプチド（P-Ⅲ-P）及びヒアルロン酸を測定し，ELFスコアを算出した場合に，半年に1回に限り算定する。
(2)　プロコラーゲン-Ⅲ-ペプチド（P-Ⅲ-P）及びヒアルロン酸の費用は，所定点数に含まれ別に算定できない。
(3)　本検査とⅣ型コラーゲン，Ⅳ型コラーゲン・7S，Mac-2結合蛋白糖鎖修飾異性体，オートタキシン又はサイトケラチン18フラグメント（CK-18F）を併せて実施した場合は，主たるもののみ算定する。
(4)　診療報酬明細書の「摘要」欄への記載事項（算定回数が複数月に1回又は年1回のみとされている検査を実施した場合）
前回の実施年月日（初回の場合は初回である旨）を記載する
レセ電：850190228／前回実施年月日（ELFスコア）；（元号）yy”年”mm”月”dd”日”
レセ電：820190496／初回（ELFスコア）
<記載要領>

関連検査　プロコラーゲン-Ⅲ-ペプチド（P-Ⅲ-P），ヒアルロン酸，Ⅳ型コラーゲン，Ⅳ型コラーゲン・7S，Mac-2結合蛋白糖鎖修飾異性体，オートタキシン，サイトケラチン18フラグメント（CK-18F）

D007　51　判生Ⅰ　**204点**
ホスフォリパーゼA_2（PLA_2）　pancreatic phospholipase A2
レセ電：160145150／PLA2　血液

適応　急性膵炎，慢性膵炎，膵癌

意義　PLA_2の血中への逸脱が膵炎の発症・増悪と深く関連していることが早くから指摘されていたが，従来の酵素学的方法は操作上の問題から利用されなかった。本法は固相化抗体法による血中PLA_2を測定するRIA法として開発された膵炎マーカーである。臨床的にもアミラーゼ，エラスターゼ1などとの相関性は高く，膵炎の診断や経過観察に有用である。

関連検査　アミラーゼ，エラスターゼ1，リパーゼ，アミラーゼアイソザイム

D007　52　判生Ⅰ　**210点**
赤血球コプロポルフィリン　RBC coproporphyrin
レセ電：160114810／赤血球コプロポルフィリン　血液

適応　遺伝性コプロポルフィリン症，鉛中毒，肝疾患

意義　コプロポルフィリンは，ヘム合成の中間代謝物質であるポルフィリン体の一つである。ポルフィリン症，鉛中毒，各種貧血などでヘム合成に異常が発生すると，尿や血液，赤血球，糞便中などに増加する。赤血球コプロポルフィリンの定性検査は，先天性ポルフィリン症，鉛中毒症などの診断に用いられてきたが，検査精度に課題があるので，現在では定量検査が一般的に行われている。

関連検査　ポルフィリン症スクリーニングテスト，δアミノレブリン酸（δ-ALA），鉄（Fe）

D007　53　判生Ⅰ　**219点**
リポ蛋白リパーゼ（LPL）　lipoprotein lipase (LPL)
レセ電：160157150／LPL　血液

適応　LPL欠損症*，高トリグリセライド血症

意義　リポ蛋白リパーゼは，LDL産生の要となる酵素で，脂肪組織，心筋，骨格筋，乳腺，マクロファージ等で産生される糖蛋白である。通常，血中には存在しないが，ヘパリンの投与で血管内皮細胞表面のLPLが血中に遊離することからヘパリン負荷後の血漿を検体として用いる。本検査はLPL欠損症，高トリグリセライド血症の鑑別に有用である。

保険メモ　リポ蛋白リパーゼ（LPL）は，高トリグリセライド血症及びLPL欠損症が疑われる場合の鑑別のために測定した場合に限り算定できる。また，ヘパリン負荷が行われた場合，投与したヘパリンはD500薬剤として算定できるが，注射料は算定できない。

関連検査　総コレステロール，リポ蛋白分画，中性脂肪，アポリポ蛋白

D007　54　判生Ⅰ　**227点**
肝細胞増殖因子（HGF）　hematocyte growth factor
レセ電：160154250／HGF　血液

適応　劇症肝炎，急性肝不全

意義　血清中のHGF値は劇症肝炎では有意に増加し，また亜急性型や晩年型肝不全では脳症の発現前から有意に上昇し，肝炎劇症化の指標として有用である。劇症肝炎の推移を観察することは予後を予測するうえからも重要である。本検査はHGF濃度を3ステップサンドイッチELISA法により測定する。

保険メモ　肝細胞増殖因子（HGF）はELISA法により，肝炎にて劇症化が疑われる場合又は劇症肝炎の経過観察に用いた場合に限り算定する。

関連検査　プロトロンビン時間（PT）

D007　55　判生Ⅰ　**235点**
ビタミンB_2　vitamin B2
レセ電：160030010／ビタミンB2　血液

適応　ビタミンB_2欠乏症，舌炎，口内炎，口角炎

意義　ビタミンB_2は水溶性ビタミンB複合体の一つで補酵素として糖質，脂肪，蛋白質代謝などエネルギー産生に関与している。ビタミンB_2欠乏症として口角炎，口内炎，舌炎，眼球症などがあるが，その原因は偏食よりも術後，癌の末期，アルコール中毒などによる場合が多い。

D007　56　判生Ⅰ　**239点**
ビタミンB_1　vitamin B1
レセ電：160123650／ビタミンB1　血液

適応　脚気，ビタミンB_1欠乏症

意義　ビタミンB_1は，補酵素としてエネルギー産生に関与している。多量のアルコール摂取は，小腸でのビタミンB_1吸収障害をおこし，これに肝機能障害が加わると，脚気やウェルニッケ脳症などの重症のビタミンB_1欠乏症をひきおこす。葉酸同様高カロリー輸液時にもビタミンB_1欠乏症状を呈することがある。

関連検査　有機モノカルボン酸

D007　57　判生Ⅰ　**268点**
ロイシンリッチα_2グリコプロテイン　leucine-rich alpha2 glycoprotein
レセ電：160223850／ロイシンリッチα2グリコプロテイン　血液

適応　潰瘍性大腸炎，クローン病

意義　抗LRGマウスモノクローナル抗体を用いたラテックス免疫により，炎症性腸疾患（潰瘍性大腸炎又はクローン病）の活動期の判定の補助として，血清中のロイシンリッチα_2グリコプロテイン（LRG）を測定する。

保険メモ　(1)　ロイシンリッチα_2グリコプロテインは，潰瘍性大腸炎又はクローン病の病態把握を目的として測定した場合に3月に1回を限度として算定できる。ただし，医学的な必要性から，本検査を1月に1回行う場合には，その詳細な理由及び検査結果を診療録及び診療報酬明細書の摘要欄に記載する。

(2)　ロイシンリッチα_2グリコプロテインと，D003糞便検査のカルプロテクチン（糞便）又はD313大腸内視鏡検査を同一月中に併せて行った場合は，主たるもののみ算定する。

(3)　D001尿中特殊物質定性定量検査のプロスタグランジンE主要代謝物（尿）と，潰瘍性大腸炎の病態把握を目的として，D003糞便検査のカルプロテクチン（糞便），D007血液化学検査のロイシンリッチα_2グリコプロテイン又はD313大腸内視鏡検査を同一月中に併せて行った場合は，主たるもののみ算定する。

(4)　診療報酬明細書の摘要欄に前回の実施日（初回の場合は初回である旨）を記載する。

(5)　診療報酬明細書の「摘要」欄への記載事項
前回の実施年月日（初回の場合は初回である旨）を記載する。
レセ電：850190049／前回実施年月日（ロイシンリッチα2グリコプロテイン）;（元号）yy"年"

mm”月”dd”日”
レセ電：820190054／初回（ロイシンリッチα2グリコプロテイン）
医学的な必要性から，本検査を1月に1回行う場合には，その詳細な理由及び検査結果を記載する。
レセ電：830100490／1月に1回行う詳細な理由（ロイシンリッチα2グリコプロテイン）；＊＊＊＊＊＊
レセ電：830100491／検査結果（ロイシンリッチα2グリコプロテイン）；＊＊＊＊＊＊
＜記載要領＞
関連検査 カルプロテクチン，大腸内視鏡検査，プロスタグランジンE主要代謝物

D007 58 判生Ⅰ **272点**
赤血球プロトポルフィリン RBC protoporphyrin
レセ電：160115410／赤血球プロトポルフィリン 血液

適応 先天性ポルフィリン症，鉄芽球性貧血，鉛中毒，溶血性貧血，肝性ポルフィリン症
意義 プロトポルフィリンはヘム合成の前駆物質で，ポルフィリン症，鉛中毒や各種貧血などによりヘム合成に異常が起こると尿中や血中に増加する。δ-ALA(デルタアミノレブリン酸)などとともに測定される。定性検査は先天性ポルフィリン症，鉛中毒症の診断に用いられてきたが，現在は，精度の高い定量検査が一般的である。
関連検査 鉄（Fe)，δアミノレブリン酸（δ-ALA)，ポルフォビリノゲン，ウロポルフィリン，コプロポルフィリン

D007 59 判生Ⅰ **276点**
プロカルシトニン（PCT）定量 procalcitonin
レセ電：160192810／PCT定量 血液
プロカルシトニン（PCT）半定量 procalcitonin
レセ電：160177550／PCT半定量 血液

適応 敗血症，細菌性敗血症*
意義 PCTはカルシトニンの前駆蛋白である。敗血症などの細菌感染時には，甲状腺以外でも生成され，血中濃度が上昇する一方，深在性真菌症など局所に限定された細菌感染時，ウイルス感染時にはわずかしか上昇しないので，信頼性の高い敗血症マーカーといえる。敗血症の早期診断，その重症度の迅速かつ客観的な判定に利用される。
保険メモ (1) プロカルシトニン（PCT）定量又は同半定量は，敗血症（細菌性）を疑う患者を対象として測定した場合に算定できる。ただし，D012感染症免疫学的検査のエンドトキシンを併せて実施した場合は，主たるもののみ算定する。
(2) プレセプシン定量とプロカルシトニン（PCT）定量，同半定量又はD012感染症免疫学的検査のエンドトキシンを併せて実施した場合は，主たるもののみ算定する。
関連検査 細菌培養同定検査，エンドトキシン，C反応性蛋白（CRP)，インターロイキン-6（IL-6）

D007 60 判生Ⅰ **296点**
ビタミンC vitamin C
レセ電：160030110／ビタミンC 血液

適応 ビタミンC欠乏症，壊血病，アルコール依存症，血液透析時*
意義 ビタミンCは強い還元作用をもつ水溶性ビタミンで体内臓器組織に広く分布する。ビタミンCの主な作用は，鉄の吸収・貯蔵，コラーゲンの形成，免疫作用の増強などと多彩で，生命の機能維持に関与している。ビタミンCが欠乏すると壊血病になり出血しやすくなる。本検査は，欠乏状態の判定，高カロリー輸液のモニタリングに利用される。
関連検査 毛細血管抵抗試験

D007 61 判生Ⅰ **301点**
プレセプシン定量 presepsin
レセ電：160202450／プレセプシン定量 血液

適応 敗血症，細菌性敗血症*
意義 敗血症の疑い又は敗血症の患者に対して，化学発光酵素免疫測定法（CLEIA法）により，血漿又は全血を用いて測定する。プロカルシトニン定量検査では外傷においても測定値が上昇することもあるが，本検査では偽陽性を示しにくい。
保険メモ (1) プレセプシン定量は，敗血症（細菌性）を疑う患者を対象として測定した場合に算定できる。
(2) プレセプシン定量とプロカルシトニン（PCT）定量，同半定量又はD012感染症免疫学的検査のエンドトキシン検査を併せて実施した場合は，主たるもののみ算定する。
関連検査 トロンビン・アンチトロンビン複合体（TAT)，プロカルシトニン（PCT)，エンドトキシン，細菌培養同定検査，血液ガス連続測定

D007　62 判生I　310点
インフリキシマブ定性　Infliximab
レセ電：160210350／インフリキシマブ定性
血液

適応　関節リウマチ

意義　イムノクロマト法により，血清中のインフリキシマブ（遺伝子組換え）を検出する。インフリキシマブ（遺伝子組換え）の血中濃度（トラフ濃度）を測定することで，インフリキシマブ投与量の判断の補助となる。

保険メモ　インフリキシマブ定性は，関節リウマチの患者に対して，インフリキシマブ投与量の増量等の判断のために，イムノクロマト法により測定した場合に，患者1人につき3回を限度として算定できる。

D007　63 判生I　388点
1,25-ジヒドロキシビタミンD_3　1, alpha-25 dihydroxy vitamin D3
レセ電：160158150／1.25-ジヒドロキシビタミンD3
血液

適応　慢性腎不全，偽性副甲状腺機能低下症，低リン血症性ビタミンD抵抗性くる病，特発性副甲状腺機能低下症，ビタミンD依存症Ⅰ型

意義　1α-25（OH）$_2D_3$は，血中カルシウム量を調整するビタミンDで，腎臓で活性化される。慢性腎不全に伴う低カルシウム血症の治療方法（ビタミンD_3の投与量の調整）を決めるために本検査が用いられる。また副甲状腺機能低下症，ビタミンD依存症1型，原発性低リン血症性くる病の診断・治療（活性型ビタミンD_3剤の投与量の調整）をするうえで重要な検査である。

保険メモ　1,25-ジヒドロキシビタミンD_3は，ラジオレセプターアッセイ法，RIA法又はELISA法により，慢性腎不全，特発性副甲状腺機能低下症，偽性副甲状腺機能低下症，ビタミンD依存症Ⅰ型若しくは低リン血症性ビタミンD抵抗性くる病の診断時又はそれらの疾患に対する活性型ビタミンD_3剤による治療中に測定した場合に限り算定できる。ただし，活性型ビタミンD_3剤による治療開始後1月以内においては2回を限度とし，その後は3月に1回を限度として算定する。

関連検査　カルシウム，無機リン及びリン酸，副甲状腺ホルモン（PTH），アルカリホスファターゼ（ALP），オステオカルシン（OC），カルシトニン，25-ヒドロキシビタミン

D007　64 判生I　460点
血管内皮増殖因子（VEGF）　vascular endothelial growth factor (VEGF)
レセ電：160226650／VEGF
血液

適応　POEMS症候群

意義　クロウ・深瀬（POEMS）症候群の診断補助として，酵素免疫測定法（ELISA法）により血清中の血管内皮増殖因子（VEGF）を測定する。

保険メモ　血管内皮増殖因子（VEGF）は，クロウ・深瀬症候群（POEMS症候群）の診断又は診断後の経過観察の目的として，ELISA法により測定した場合に，月1回を限度として算定できる。

関連検査　免疫電気泳動法

D007　64 判尿　460点
コクリントモプロテイン（CTP）　Cochlin-tomoprotein (CTP)
レセ電：160234450／CTP
中耳洗浄液

適応　外リンパ瘻

意義　ELISA法により，外リンパ瘻の診断の補助として，中耳洗浄液中のCochlin-tomoprotein（CTP）を測定する。

保険メモ　(1)　コクリントモプロテイン（CTP）は，ELISA法により，外リンパ瘻を疑う患者に対して，診断のために中耳洗浄液中のコクリントモプロテイン（CTP）を測定した場合に算定する。なお，本検査を実施する場合は関連学会が定める適正使用指針を遵守する。
(2)　本検査を実施した場合，D026検体検査判断料については，尿・糞便等検査判断料を算定する。
(3)　問：D007遺伝学的検査のコクリントモプロテイン（CTP）における「関連学会が定める適正使用指針」とは，具体的には何を指すのか。答：現時点では，日本耳科学会の「外リンパ瘻の診断におけるCochlin-tomoprotein（CTP）検査の運用指針」を指す。<事務連絡　20240328>

D007　65 判生I　788点
FGF23　fibroblast growth factor 23
レセ電：160216750／FGF23
血液

適応　FGF23関連低リン血症性くる病，FGF23関連低リン血症性骨軟化症，腫瘍性低リン血症性骨軟化症，薬剤性骨軟化症，骨軟化症，腫瘍性骨軟化症

意義　CLEIA法により，FGF23関連低リン血症性くる病・骨軟化症の診断の補助として，

血清中の線維芽細胞増殖因子23（FGF23）を測定する。

保険メモ　FGF23は，CLEIA法により，FGF23関連低リン血症性くる病・骨軟化症の診断時又は治療効果判定時に測定した場合に限り算定できる。ただし，診断時においては1回を限度とし，その後は腫瘍性骨軟化症の場合には腫瘍摘出後に1回，薬剤性の場合には被疑薬中止後に1回を限度として算定する。

関連検査　25-ヒドロキシビタミン

§.4　生化学的検査（Ⅱ）

【D008　内分泌学的検査】

保険メモ　◎患者から1回に採取した血液を用いて本区分の12から51までに掲げる検査を3項目以上行った場合は，所定点数にかかわらず，検査の項目数に応じて次に掲げる点数により算定する。

イ　3項目以上5項目以下　410点
ロ　6項目又は7項目　623点
ハ　8項目以上　900点

12　成長ホルモン（GH），卵胞刺激ホルモン（FSH），C-ペプチド（CPR），黄体形成ホルモン（LH）
13　テストステロン
14　遊離サイロキシン（FT_4），遊離トリヨードサイロニン（FT_3），コルチゾール
15　アルドステロン
16　サイログロブリン
17　ヒト絨毛性ゴナドトロピン-βサブユニット（HCG-β）
18　サイロキシン結合グロブリン（TBG），脳性Na利尿ペプチド（BNP），カルシトニン，ヒト絨毛性ゴナドトロピン（HCG）定量，ヒト絨毛性ゴナドトロピン（HCG）半定量
19　抗グルタミン酸デカルボキシラーゼ抗体（抗GAD抗体）
20　脳性Na利尿ペプチド前駆体N端フラグメント（NT-proBNP），ヒト胎盤性ラクトーゲン（HPL）
21　サイロキシン結合能（TBC）
22　プロゲステロン
23　グルカゴン
24　低カルボキシル化オステオカルシン（ucOC）
25　I型コラーゲン架橋N-テロペプチド（NTX），酒石酸抵抗性酸ホスファターゼ（TRACP-5b）
26　オステオカルシン（OC），骨型アルカリホスファターゼ（BAP）
27　遊離テストステロン
28　I型プロコラーゲン-N-プロペプチド（PINP）
29　副甲状腺ホルモン（PTH），カテコールアミン分画
30　インタクトI型プロコラーゲン-N-プロペプチド（Intact　PINP）
31　デヒドロエピアンドロステロン硫酸抱合体（DHEA-S）
32　低単位ヒト絨毛性ゴナドトロピン（HCG）半定量，サイクリックAMP（cAMP）
33　エストラジオール（E_2）
34　I型コラーゲン架橋C-テロペプチド-β異性体（β-CTX）（尿）

35　I型コラーゲン架橋C-テロペプチド-β異性体（β-CTX）
36　エストリオール（E_3），エストロゲン半定量，エストロゲン定量，副甲状腺ホルモン関連蛋白C端フラグメント（C-PTHrP）
37　副腎皮質刺激ホルモン（ACTH），カテコールアミン
38　副甲状腺ホルモン関連蛋白（PTHrP）
39　デオキシピリジノリン（DPD）（尿）
40　17-ケトジェニックステロイド（17-KGS）
41　エリスロポエチン
42　ソマトメジンC
43　17-ケトステロイド分画（17-KS分画），17α-ヒドロキシプロゲステロン（17α-OHP），抗IA-2抗体，プレグナンジオール
44　メタネフリン
45　17-ケトジェニックステロイド分画（17-KGS分画），メタネフリン・ノルメタネフリン分画
46　心房性Na利尿ペプチド（ANP）
47　抗利尿ホルモン（ADH）
48　プレグナントリオール
49　ノルメタネフリン
50　インスリン様成長因子結合蛋白3型（IGFBP-3）
51　遊離メタネフリン・遊離ノルメタネフリン分画

(1)　各種ホルモンの日内変動検査は，内分泌学的検査の該当する項目の測定回数により算定するが，その回数については妥当適切な範囲であること。

D008　1　判生Ⅱ　**55点**
ヒト絨毛性ゴナドトロピン（HCG）定性　human chorionic gonadotropin
レセ電：160030310／HCG定性　血液
ヒト絨毛性ゴナドトロピン（HCG）定性（尿）　human chorionic gonadotropin
レセ電：160134750／HCG定性（尿）　尿

適応　稽留流産，切迫流産，進行流産，流産，胞状奇胎，絨毛癌，妊娠，異所性妊娠

意義　HCGは生殖腺を刺激するホルモンの一種で，妊娠初期に妊婦の血液及び尿に出現するので，妊娠の判定に用いられる。HCG定性は，流産や子宮外妊娠，絨毛癌，胞状奇胎などの診断にも用いられる。

保険メモ　(1)　ヒト絨毛性ゴナドトロピン（HCG）定性及びヒト絨毛性ゴナドトロピン-βサブユニット（HCG-β）は，免疫学的妊娠試験に該当するものである。
(2)　ヒト絨毛性ゴナドトロピン-βサブユニット（HCG-β），ヒト絨毛性ゴナドトロピン（HCG）定性，ヒト絨毛性ゴナドトロピン（HCG）定量又は同半定量を併せて実施した場合は，主たるもの1つに限り算定する。

関連検査　黄体形成ホルモン（LH），卵胞刺激ホルモン（FSH），ヒト胎盤性ラクトーゲン（HPL），エストロゲン，α-フェトプロテイン（AFP），ヒト絨毛性ゴナドトロピン-βサブユニット（HCG-β），エストリオール（E_3）

D008　2　判生Ⅱ　**60点**
11-ハイドロキシコルチコステロイド（11-OHCS）　11-hydroxycorticosteroid
レセ電：160123850／11-OHCS　血液

適応　アジソン病，クッシング病，クッシング症候群，異所性ACTH産生腫瘍，副腎皮質機能亢進症，シーハン症候群，ACTH単独欠損症，下垂体機能低下症，汎下垂体機能低下症，副腎クリーゼ，下垂体腫瘍

意義　11-OHCSは，C11位に水酸基を有するステロイドホルモンの総称で，コルチゾールの90%を占める。コルチゾール値は，朝高く，夜低いという変動を示す。ストレスや食事などの影響を受ける尿中の11-OHCSの測定は下垂体一副腎皮質ホルモンの異常が疑われるときに行われ，副腎皮質機能の判定に有用である。

関連検査　コルチゾール，17-ケトステロイド分画（17-KS分画），副腎皮質刺激ホルモン（ACTH），17α-ヒドロキシプロゲステロン（17α-OHP）

D008　3　判生Ⅱ　**69点**
ホモバニリン酸（HVA）　homovanillic acid
レセ電：160031010／HVA　血液
ホモバニリン酸（HVA）（髄液）　homovanillic acid
レセ電：160138450／HVA（髄液）　髄液
ホモバニリン酸（HVA）（尿）　homovanillic acid
レセ電：160135250／HVA（尿）　尿

適応　神経芽腫，褐色細胞腫

意義　ホモバニリン酸（HVA）は，神経伝達物質ドーパミンとその前駆物質ドーパの代謝産物である。ホモバニリン酸の尿中排泄量の増加は神経芽細胞腫，褐色細胞腫，悪性黒色腫などドーパミン産生腫瘍の診断指標となる。

関連検査　バニールマンデル酸（VMA），カテコールアミン分画，メタネフリン・ノルメタネフリン分画

D008　4	判生Ⅱ　90点
バニールマンデル酸（VMA）vanillylmandelic acid	
レセ電：160031110／VMA	血液
バニールマンデル酸（VMA）（髄液）vanillylmandelic acid	
レセ電：160138550／VMA（髄液）	髄液
バニールマンデル酸（VMA）（尿）vanillylmandelic acid	
レセ電：160135350／VMA（尿）	尿

適応　褐色細胞腫，神経芽腫，シャイ・ドレーガー症候群

意義　バニールマンデル酸（VMA）は，カテコールアミンのノルアドレナリン，アドレナリンの最終代謝産物である。VMAの尿中排泄量の測定はカテコールアミン産生腫瘍の褐色細胞腫や神経芽細胞腫などのスクリーニング検査に有用である。

関連検査　ホモバニリン酸（HVA），カテコールアミン，メタネフリン，カテコールアミン分画，メタネフリン・ノルメタネフリン分画

D008　5	判生Ⅱ　95点
5-ハイドロキシインドール酢酸（5-HIAA）5-hydroxyindole acetic acid	
レセ電：160030810／5-HIAA	血液
5-ハイドロキシインドール酢酸（5-HIAA）（髄液）5-hydroxyindole acetic acid	
レセ電：160138350／5-HIAA（髄液）	髄液
5-ハイドロキシインドール酢酸（5-HIAA）（尿）5-hydroxyindole acetic acid	
レセ電：160135150／5-HIAA（尿）	尿

適応　カルチノイド症候群

意義　5-HIAAは，神経伝達物質セロトニンの代謝産物である。セロトニンは中枢神経では自律神経機能などに，また末梢では筋肉の収縮などに関与している。消化管などの腫瘍細胞がセロトニンを産生するカルチノイド症候群で5-HIAAの尿中排泄量が増大する。検体に尿，髄液などが使われるが，尿中の5-HIAAは末梢臓器由来のセロトニン分泌量から異常臓器を診断するのに，また髄液中の5-HIAAは中枢神経疾患の診断に用いられる。

D008　6	判生Ⅱ　98点
プロラクチン（PRL）prolactin	
レセ電：160032310／PRL	血液

適応　下垂体機能低下症，下垂体腫瘍，下垂体腺腫，シーハン症候群，高プロラクチン血症，乳汁漏出無月経症候群，視床下部腫瘍，薬剤性高プロラクチン血症，プロラクチン産生腫瘍，甲状腺機能低下症

意義　PRLは下垂体前葉ホルモンの一種で，乳腺肥大や乳汁分泌作用がある。また女性の無月経，男性のインポテンツなどの性腺機能抑制作用もある。プロラクチン産生下垂体腺腫（プロラクチノーマ），原発性甲状腺機能低下症などで増加し，下垂体前葉機能低下症，プロラクチン単独欠損症などで減少する。乳汁漏出無月経症候群，薬剤性乳汁分泌症候群，性腺機能低下症などの診断で測定される。

関連検査　下垂体前葉負荷試験成長ホルモン（GH），下垂体前葉負荷試験プロラクチン（PRL），卵胞刺激ホルモン（FSH），副腎皮質刺激ホルモン（ACTH），黄体形成ホルモン（LH），抗ミュラー管ホルモン（AMH）

D008　6	㊀　判生Ⅱ　98点
甲状腺刺激ホルモン（TSH）thyroid stimulating hormone	
レセ電：160031710／TSH	血液

適応　バセドウ病，甲状腺機能低下症，下垂体腫瘍，亜急性甲状腺炎，シーハン症候群，クレチン病，橋本病，慢性甲状腺炎，甲状腺腫，甲状腺癌，甲状腺機能亢進症，TSH産生下垂体腺腫，無痛性甲状腺炎，下垂体機能低下症，視床下部性甲状腺機能低下症，術後甲状腺機能低下症，プランマー病，粘液水腫

意義　甲状腺刺激ホルモン（TSH）は，下垂体前葉から分泌されるホルモンで，甲状腺に作用して分化，細胞分裂を促し，甲状腺ホルモンの分泌を促進する。甲状腺ホルモンの分泌を調整する作用があるが，TRH（甲状腺刺激放出ホルモン）に分泌を調節されているため，視床下部-下垂体-甲状腺系の機能異常の診断に用いられる。ネガティブフィードバックにより原発性甲状腺機能亢進症では低値，原発性甲状腺機能低下症では高値となる。

関連検査　遊離トリヨードサイロニン（FT_3），遊離サイロキシン（FT_4），サイロキシン結合グロブリン（TBG），抗TSHレセプター抗体（TRAb），抗サイログロブリン抗体，抗甲状腺ペルオキシダーゼ抗体，甲状腺刺激抗体（TSAb），抗甲状腺マイクロゾーム抗体

D008　7	判生Ⅱ　99点
トリヨードサイロニン（T_3）triiodothyronine	
レセ電：160031310／T3	血液

適応　甲状腺機能亢進症，甲状腺機能低下症，

バセドウ病，亜急性甲状腺炎，甲状腺癌，橋本病，慢性甲状腺炎，無痛性甲状腺炎，クレチン病，シーハン症候群，下垂体腫瘍，甲状腺腫，下垂体機能低下症，視床下部性甲状腺機能低下症，TBG異常症，術後甲状腺機能低下症，プランマー病，粘液水腫

意義 トリヨードサイロニン（T_3）は甲状腺ホルモンの一つで，TT_3（総トリヨードサイロニン）とFT_3（遊離トリヨードサイロニン）があり，遊離型が活性をもつ。T_3の測定は結合型と遊離型を合わせて測定したもので，TBGの増減で大きな影響を受ける。このため甲状腺機能の指標検査はFT_3の検査に代わりつつある。

関連検査 甲状腺刺激ホルモン（TSH），遊離サイロキシン（FT_4），遊離トリヨードサイロニン（FT_3），抗TSHレセプター抗体（TRAb），抗サイログロブリン抗体，抗甲状腺ペルオキシダーゼ抗体，甲状腺刺激抗体（TSAb），抗甲状腺マイクロゾーム抗体

D008 8 判生Ⅱ 100点
レニン活性 plasma renin activity（PRA）
レセ電：160032210／レニン活性 血液

適応 原発性アルドステロン症，特発性アルドステロン症，続発性アルドステロン症，偽性バーター症候群，腎血管性高血圧症，腎性高血圧症，バーター症候群，ギッテルマン症候群，低レニン性低アルドステロン症

意義 レニンは蛋白分解酵素の一種，血中のアンギオテンシノーゲンに働いて産生させたアンギオテンシン1が，転換酵素により強い昇圧作用をもつアンギオテンシン2になる。アンギオテンシン2はアルドステロン分泌も刺激する。この一連の系はレニン-アンギオテンシン系と呼ばれ代表的な血圧調節系の一つで，血中レニン量の測定は，高血圧疾患の病態把握，原因の診断に重要である。また，バーター症候群関連疾患群の診断にも利用される。

保険メモ レニン活性とレニン定量を併せて行った場合は，一方の所定点数のみ算定する。

関連検査 ナトリウム及びクロール，アルドステロン，アンギオテンシンⅠ転換酵素（ACE）

D008 8 判生Ⅱ 100点
インスリン（IRI） insulin / immuno-reactive insulin
レセ電：160031510／IRI 血液

適応 糖尿病，インスリノーマ，インスリン自己免疫症候群，インスリン抵抗性糖尿病，インスリン異常症，耐糖能異常

意義 インスリンは，膵のランゲルハンス島から分泌されるホルモンで，血糖値を低下させる作用がある。インスリンの分泌不足は糖尿病を発症させ，過剰分泌のインスリノーマでは低血糖を呈す。血中インスリン濃度は膵のインスリン分泌機能を反映するので，糖尿病の診断，病態把握，耐糖能異常の鑑別等に有用な指標である。

関連検査 ヘモグロビンA1c（HbA1c），グルコース，C-ペプチド（CPR），グルカゴン，抗インスリン抗体，常用負荷試験，耐糖能精密検査，抗グルタミン酸デカルボキシラーゼ抗体（抗GAD抗体），抗IA-2抗体，レプチン

D008 9 判生Ⅱ 101点
ガストリン gastrin
レセ電：160032010／ガストリン 血液

適応 ゾリンジャー・エリソン症候群，ガストリノーマ

意義 ガストリンは，胃幽門部から分泌される胃酸分泌刺激ホルモンで，胃壁細胞から胃酸分泌を亢進させる。ガストリンの過剰産生で発症するゾリンジャー・エリソン症候群（高ガストリン血症）の診断に重要な検査である。なお逆流性食道炎では低血症を呈するが，胃・十二指腸潰瘍の活動期にはときに高血症を示すこともある。

D008 10 判生Ⅱ 102点
レニン定量 plasma renin concentration（PRC）
レセ電：160115810／レニン定量 血液

適応 原発性アルドステロン症，特発性アルドステロン症，続発性アルドステロン症，偽性バーター症候群，腎血管性高血圧症，腎性高血圧症，バーター症候群，ギッテルマン症候群，低レニン性低アルドステロン症，悪性高血圧症，リドル症候群

意義 レニンは腎臓の傍糸球体で産生され，血圧，電解質調節に関与するホルモンである。レニン定量法は高血圧疾患の診断に用いられる。血中レニン量の間接的測定法である血漿レニン活性と相関し，直接血中値をRIA法で測定できるので，アンギオテンシノーゲンの影響がなく，レニン産生量をより正確に把握することができる。

保険メモ レニン活性とレニン定量を併せて行った場合は，一方の所定点数のみ算定する。

関連検査 アルドステロン，カテコールアミン，アンギオテンシンⅠ転換酵素（ACE）

D008 11 判生Ⅱ **105点**
サイロキシン（T_4） thyroxine
レセ電：160031810／T4 血液

適応 バセドウ病，甲状腺機能亢進症，甲状腺機能低下症，亜急性甲状腺炎，甲状腺腫，甲状腺癌，橋本病，慢性甲状腺炎，無痛性甲状腺炎，クレチン病，シーハン症候群，下垂体腫瘍，下垂体機能低下症，視床下部性甲状腺機能低下症，TBG異常症，術後甲状腺機能低下症，下垂体性甲状腺機能低下症，プランマー病，粘液水腫

意義 甲状腺から分泌される主なホルモンで，TT_4（総サイロキシン）とFT_4（遊離サイロキシン）がある。遊離型が活性をもつ。T_4はこの両者を測定するためT_3と同じく結合蛋白量の影響を強く受けるので，甲状腺機能検査としてはFT_4（遊離型）の方がよい。

関連検査 甲状腺刺激ホルモン（TSH），遊離サイロキシン（FT_4），サイロキシン結合グロブリン（TBG），遊離トリヨードサイロニン（FT_3），抗TSHレセプター抗体（TRAb），抗サイログロブリン抗体，抗甲状腺ペルオキシダーゼ抗体，甲状腺刺激抗体（TSAb），抗甲状腺マイクロゾーム抗体

D008 12 ㊙ 判生Ⅱ **105点**
成長ホルモン（GH） growth hormone / human growth hormone
レセ電：160031910／GH 血液・尿

適応 下垂体性巨人症，巨人症，先端巨大症，下垂体機能低下症，下垂体腫瘍，神経性食欲不振症，成長ホルモン分泌不全，成長ホルモン分泌不全性低身長症

意義 成長ホルモン（GH）は，下垂体前葉ホルモンの一つで，骨や筋肉組織に直接作用して成長を促進させる。血中成長ホルモン値は，夜の睡眠中に高くなるなど日内変動があるので，採血時刻と数値をみることも大事である。また診断には各種の負荷試験が利用される。成長ホルモン分泌不全性低身長症にはインスリン負荷試験等が行われ，GH注射治療の可否を決めている。

関連検査 グルコース，インスリン（IRI），ソマトメジンC，インスリン様成長因子結合蛋白3型（IGFBP-3）

D008 12 ㊙ 判生Ⅱ **105点**
卵胞刺激ホルモン（FSH） follicle stimulating hormone
レセ電：160032910／FSH 血液

適応 ターナー症候群，下垂体腫瘍，クラインフェルター症候群，シーハン症候群，多のう胞性卵巣症候群，更年期症候群，ゴナドトロピン産生下垂体腺腫，下垂体機能低下症，思春期早発症，下垂体性卵巣機能低下，卵巣機能障害，アンドロゲン不応症，卵巣機能不全，ローレンス・ムーン症候群，卵巣性無月経，視床下部性無月経，不妊症，ゴナドトロピン単独欠損症，副腎性器症候群

意義 FSHは，下垂体前葉から分泌される性腺刺激ホルモンで，性腺に作用し，女性では排卵を促すが閉経後は卵巣機能の低下に伴って高値を示すため，卵巣機能検査の一つとして有用である。

関連検査 ヒト絨毛性ゴナドトロピン（HCG），黄体形成ホルモン（LH），テストステロン，プロゲステロン，下垂体前葉負荷試験ゴナドトロピン（LH及びFSH），エストリオール（E_3），エストラジオール（E_2），エストロゲン，抗ミュラー管ホルモン（AMH）

D008 12 ㊙ 判生Ⅱ **105点**
卵胞刺激ホルモン（FSH）（尿） follicle-stimulating hormone
レセ電：160135750／FSH（尿） 尿

適応 ターナー症候群，下垂体腫瘍，クラインフェルター症候群，シーハン症候群，多のう胞性卵巣症候群，ゴナドトロピン産生下垂体腺腫，下垂体機能低下症，下垂体性卵巣機能低下，卵巣機能障害，更年期症候群，思春期早発症，アンドロゲン不応症，卵巣機能不全，ローレンス・ムーン症候群，卵巣性無月経，視床下部性無月経，不妊症，ゴナドトロピン単独欠損症，副腎性器症候群

意義 FSHは，下垂体前葉から分泌される性腺刺激ホルモンで，性腺に作用し，女性では排卵を促すが閉経後は卵巣機能の低下に伴って高値を示すため，卵巣機能検査の一つとして有用である。通常は血清で測定される。

関連検査 ヒト絨毛性ゴナドトロピン（HCG），黄体形成ホルモン（LH），テストステロン，プロゲステロン，下垂体前葉負荷試験ゴナドトロピン（LH及びFSH），エストリオール（E_3），エストラジオール（E_2），エストロゲン，抗ミュラー管ホルモン（AMH）

D008　12　包　判生Ⅱ　**105点**
C-ペプチド（CPR）　connecting peptide immunoreactivity
レセ電：160033010／CPR　血液

適応 糖尿病，インスリノーマ，インスリン自己免疫症候群，インスリン異常症，ダンピング症候群，インスリン受容体異常症

意義 C-ペプチド（CPR）は，プロインスリンが分解されてインスリンを生成する際の副産物で，免疫学的測定を行ってインスリンの分泌能をみるのに利用される。食事の影響を受ける。インスリン注射が必要か不必要かの糖尿病の判別ができ，治療方針の決定に役立つ。

保険メモ C-ペプチド（CPR）を同時に血液及び尿の両方の検体について測定した場合は，血液の場合の所定点数のみを算定する。

関連検査 グルコース，インスリン（IRI），グルカゴン，ヘモグロビンA1c（HbA1c），常用負荷試験，グリコアルブミン

D008　12　包　判生Ⅱ　**105点**
C-ペプチド（CPR）（尿）　c-peptide
レセ電：160135850／CPR（尿）　尿

適応 糖尿病，インスリノーマ，インスリン自己免疫症候群，インスリン異常症，ダンピング症候群，インスリン受容体異常症

意義 C-ペプチド（CPR）は，プロインスリンが分解されてインスリンを生成する際の副産物で，免疫学的測定を行ってインスリンの分泌能をみるのに利用される。1日蓄尿した尿検体で定量することにより，1日のインスリン分泌総量を知ることができる。インスリン注射が必要か不必要かの糖尿病の判別ができ，治療方針の決定に役立つ。

保険メモ C-ペプチド（CPR）を同時に血液及び尿の両方の検体について測定した場合は，血液の場合の所定点数のみを算定する。

関連検査 グルコース，インスリン（IRI），グルカゴン，ヘモグロビンA1c（HbA1c），常用負荷試験，グリコアルブミン

D008　12　包　判生Ⅱ　**105点**
黄体形成ホルモン（LH）　luteinizing hormone
レセ電：160149910／LH　血液

適応 クラインフェルター症候群，ターナー症候群，下垂体腫瘍，多のう胞性卵巣症候群，シーハン症候群，ゴナドトロピン産生下垂体腺腫，下垂体性卵巣機能低下，卵巣機能障害，下垂体機能低下症，アンドロゲン不応症，不妊症，月経困難症，更年期症候群，カルマン症候群，無月経症

意義 LHは，下垂体前葉から分泌される性腺刺激ホルモンの一つ。性腺に作用し，女性では卵胞を成熟させプロジェステロンの分泌を促し，排卵を誘発，黄体を形成する。月経周期で大きく変動するが，閉経後は関係臓器の機能低下に伴い，高値を示す。下垂体機能の検査，不妊や月経異常の原因探索などに用いられる。男性ではテストステロンの分泌に関与している。

保険メモ 黄体形成ホルモン（LH）はLA法等による。

関連検査 ヒト絨毛性ゴナドトロピン（HCG），卵胞刺激ホルモン（FSH），テストステロン，プロゲステロン，エストラジオール（E_2），下垂体前葉負荷試験ゴナドトロピン（LH及びFSH），エストリオール（E_3），エストロゲン，抗ミュラー管ホルモン（AMH）

D008　13　包　判生Ⅱ　**119点**
テストステロン　testosterone
レセ電：160033910／テストステロン　血液
テストステロン（尿）　testosterone
レセ電：160136450／テストステロン（尿）　尿

適応 エストロジェン産生腫瘍，セルトリ・ライディック細胞腫，先天性副腎過形成，先天性副腎性器症候群，クラインフェルター症候群，多のう胞性卵巣症候群，性腺機能低下症，精巣機能不全症，無精子症，副腎癌，ホルモン産生卵巣腫瘍

意義 テストステロンは，男性では精巣，女性では副腎と卵巣で産生される男性ホルモンである。その生理作用は，男性的特徴の発現・維持にあるので，本検査はアンドロゲンの活性と精巣機能マーカーとして重要である。

関連検査 黄体形成ホルモン（LH），プロゲステロン，エストラジオール（E_2），デヒドロエピアンドロステロン硫酸抱合体（DHEA-S），卵胞刺激ホルモン（FSH），遊離テストステロン

D008　14　迅　包　判生Ⅱ　**121点**
遊離サイロキシン（FT_4）　free thyroxine
レセ電：160033310／FT4　血液

適応 橋本病，バセドウ病，亜急性甲状腺炎，無痛性甲状腺炎，慢性甲状腺炎，甲状腺機能低下症，術後甲状腺機能低下症，下垂体性甲状腺機能低下症，視床下部性甲状腺機能低下症，甲状腺機能亢進症，甲状腺腫，甲状腺癌，クレチ

ン病，シーハン症候群，下垂体腫瘍，下垂体機能低下症，プランマー病，粘液水腫

意義 サイロキシン（T_4）は，甲状腺ホルモンの一つで，結合型（TT_4）と遊離型（FT_4）がある。本検査は生理活性をもつ遊離型のみを測定する。サイロキシン結合グロブリン（TBG）の増減の影響が少ないため，甲状腺ホルモンが過剰か，不足かを知る良い指標となる。

関連検査 甲状腺刺激ホルモン（TSH），サイロキシン（T_4），サイロキシン結合グロブリン（TBG），遊離トリヨードサイロニン（FT_3），抗TSHレセプター抗体（TRAb），抗サイログロブリン抗体，抗甲状腺ペルオキシダーゼ抗体，甲状腺刺激抗体（TSAb），抗甲状腺マイクロゾーム抗体

D008 14 迅 包 判生Ⅱ 121点
遊離トリヨードサイロニン（FT_3） free triiodothyronine
レセ電：160033210／FT3 血液

適応 橋本病，バセドウ病，甲状腺機能低下症，術後甲状腺機能低下症，視床下部性甲状腺機能低下症，亜急性甲状腺炎，無痛性甲状腺炎，慢性甲状腺炎，甲状腺機能亢進症，甲状腺腫，甲状腺癌，クレチン病，シーハン症候群，下垂体腫瘍，下垂体機能低下症，TBG異常症，プランマー病，粘液水腫

意義 トリヨードサイロニン（T_3）は，サイロキシン（T_4）とともに血中に存在する甲状腺ホルモンである。その大部分は血清蛋白と結合した結合型であるが，一部は遊離型（FT_3）として存在し，生理活性をもっている。FT_3は甲状腺機能マーカーとして使用されている。

関連検査 甲状腺刺激ホルモン（TSH），トリヨードサイロニン（T_3），遊離サイロキシン（FT_4），サイログロブリン，抗TSHレセプター抗体（TRAb），抗サイログロブリン抗体，抗甲状腺ペルオキシダーゼ抗体，甲状腺刺激抗体（TSAb），抗甲状腺マイクロゾーム抗体

D008 14 包 判生Ⅱ 121点
コルチゾール cortisol
レセ電：160034010／コルチゾール 血液

適応 クッシング症候群，クッシング病，アジソン病，副腎腫瘍，異所性ACTH産生腫瘍，ACTH単独欠損症，下垂体機能低下症，副腎皮質機能低下症，神経性食欲不振症，先天性副腎過形成，副腎皮質過形成症，副腎クリーゼ，下垂体腺腫

意義 副腎皮質から分泌される糖質コルチコイドで，抗インスリン作用，蛋白分解促進・脂肪動員・抗炎症作用を有する。ACTH（下垂体ホルモン）により分泌調節され，朝方は高値，夕方に低値を示すなど日内変動がある。過剰分泌は高血圧，低カリウム血症などの症状を呈する。副腎皮質低下症では17-OHCS，17-KSとともに低値を示す。下垂体-副腎皮質機能の判定指標として有用である。

関連検査 11-ハイドロキシコルチコステロイド（11-OHCS），副腎皮質刺激ホルモン（ACTH），17-ケトステロイド分画（17-KS分画），17-ケトジェニックステロイド（17-KGS），17-ケトジェニックステロイド分画（17-KGS分画），デヒドロエピアンドロステロン硫酸抱合体（DHEA-S）

D008 15 包 判生Ⅱ 122点
アルドステロン aldosterone
レセ電：160034110／アルドステロン 血液
アルドステロン（尿） aldosterone
レセ電：160136550／アルドステロン（尿） 尿

適応 原発性アルドステロン症，特発性アルドステロン症，続発性アルドステロン症，バーター症候群，偽性バーター症候群，腎血管性高血圧症，腎性高血圧症，二次性高血圧症，ギッテルマン症候群，リドル症候群，低レニン性低アルドステロン症

意義 アルドステロン（Ald）は副腎皮質から分泌される鉱質コルチコイドで，腎尿細管に作用し，ナトリウムイオンの再吸収とカリウムイオン排泄を促す。このため過剰分泌はアルドステロン症のリスク指標となる。血中アルドステロン濃度はレニンとアンギオテンシン2に分泌調整されている。このため，レニン-アンギオテンシン系の異常での変動もあるので，アルドステロン測定時に，レニンも測定することが多い。高血圧の鑑別診断に用いられる。血中濃度は体位の影響を受ける。

関連検査 ナトリウム及びクロール，レニン

D008 16 包 判生Ⅱ 128点
サイログロブリン thyroglobulin
レセ電：160034210／サイログロブリン 血液

適応 甲状腺癌，甲状腺腫，先天性甲状腺機能低下症，無痛性甲状腺炎

意義 サイログロブリンは，甲状腺ホルモンの前駆体として甲状腺濾胞内で合成される糖蛋白で，通常は甲状腺濾胞内に貯蔵されている。他の組織では造られないため，臓器特異性は高いが，様々な甲状腺疾患で上昇するので疾患特

異性は高くない。甲状腺腫瘍の診断，治療経過の判定に重要である。甲状腺の破壊や，先天性甲状腺機能低下症の鑑別診断に用いられる。

関連検査 甲状腺刺激ホルモン（TSH），遊離サイロキシン（FT_4），遊離トリヨードサイロニン（FT_3），カルシトニン，抗サイログロブリン抗体，抗TSHレセプター抗体（TRAb），抗甲状腺マイクロゾーム抗体

D008 17 ㊯ 判生Ⅱ 129点
ヒト絨毛性ゴナドトロピン-βサブユニット（HCG-β） human chorionic gonadotropin B-subunit
レセ電：160032610／HCG-β 血液
ヒト絨毛性ゴナドトロピン-βサブユニット（HCG-β）（尿） chorionic gonadotropin beta-subunit
レセ電：160135650／HCG-β（尿） 尿

適応 HCG産生腫瘍*

意義 HCG（ヒト絨毛性ゴナドトロピン）はα，βの2つのサブユニットから構成されるペプチドである。このうちαサブユニットは胎盤のHCGと下垂体ホルモンのLH，FSH，TSHの性状が相似しているが，βは独自の反応をするため，胎盤由来のHCG濃度の上昇が疑われるときにβ分画の定量を行う。絨毛性疾患のスクリーニング，HCG産生腫瘍の早期診断，胞状奇胎など術後の経過観察に用いられる。

保険メモ (1) ヒト絨毛性ゴナドトロピン（HCG）定性及びヒト絨毛性ゴナドトロピン-βサブユニット（HCG-β）は，免疫学的妊娠試験に該当するものである。
(2) ヒト絨毛性ゴナドトロピン-βサブユニット（HCG-β）は，HCG産生腫瘍患者に対して測定した場合に限り算定できる。
(3) ヒト絨毛性ゴナドトロピン-βサブユニット（HCG-β），ヒト絨毛性ゴナドトロピン（HCG）定性，ヒト絨毛性ゴナドトロピン（HCG）定量又は同半定量を併せて実施した場合は，主たるもの1つに限り算定する。

関連検査 黄体形成ホルモン（LH），卵胞刺激ホルモン（FSH），ヒト胎盤性ラクトーゲン（HPL），エストロゲン，α-フェトプロテイン（AFP），エストリオール（E_3），プロゲステロン，エストラジオール（E_2）

D008 18 ㊯ 判生Ⅱ 130点
サイロキシン結合グロブリン（TBG） thyroxine binding protein
レセ電：160034310／TBG 血液

適応 TBG異常症

意義 T_3（トリヨードサイロニン），T_4（サイロキシン）は，TBG（サイロキシン結合グロブリン）と結合して循環している。TBGの増減は血中総甲状腺ホルモン値に影響を与える。妊娠等で肝臓での合成が促進される。

関連検査 遊離トリヨードサイロニン（FT_3），遊離サイロキシン（FT_4）

D008 18 ㊯ 判生Ⅱ 130点
脳性Na利尿ペプチド（BNP） brain natriuretic peptide
レセ電：160162350／BNP 血液

適応 心不全，急性心不全，慢性心不全

意義 BNPは心室から分泌されるナトリウム利尿ペプチドで，利尿作用，血管拡張性をもち，血管・循環体液を調節するホルモンである。この検査は心室機能を直接反映するもので，急性心不全，慢性心不全の急性増悪の心機能評価によい指標となる。

保険メモ (1) 脳性Na利尿ペプチド（BNP）は，心不全の診断又は病態把握のために実施した場合に月1回に限り算定する。
(2) 脳性Na利尿ペプチド（BNP），脳性Na利尿ペプチド前駆体N端フラグメント（NT-proBNP）及び心房性Na利尿ペプチド（ANP）のうち2項目以上をいずれかの検査を行った日から起算して1週間以内に併せて実施した場合は，主たるもの1つに限り算定する。
(3) 脳性Na利尿ペプチド（BNP），脳性Na利尿ペプチド前駆体N端フラグメント（NT-proBNP）及び心房性Na利尿ペプチド（ANP）のうち2項目以上を実施した場合は，各々の検査の実施日を診療報酬明細書の摘要欄に記載する。
(4) 診療報酬明細書の「摘要」欄への記載事項
（脳性Na利尿ペプチド（BNP），脳性Na利尿ペプチド前駆体N端フラグメント（NT-proBNP）及び心房性Na利尿ペプチド（ANP）のうち2項目以上を実施した場合）
各々の検査の実施日を記載する。
レセ電：算定日情報／（算定日）
<記載要領>

関連検査 心房性Na利尿ペプチド（ANP）

D008 18 ㊯ 判生Ⅱ 130点
カルシトニン calcitonin（CT）
レセ電：160033610／カルシトニン 血液

適応 甲状腺髄様癌，肺癌

意義 カルシトニン（CT）は，甲状腺の傍濾胞細胞から分泌され，カルシウムの調節に関

与しているポリペプチドホルモンである。血清カルシウム，血清リンを低下させ，破骨細胞の骨吸収を抑制して骨カルシウムの含有量を保持する。甲状腺髄様癌や肺小細胞癌などで血中増加がみられるので，これらの診断指標として用いられる。

関連検査 カルシウム，無機リン及びリン酸，アルカリホスファターゼ（ALP）

D008 18 包 判生Ⅱ 130点
ヒト絨毛性ゴナドトロピン（HCG）定量 human chorionic gonadotropin
レセ電：160192910／HCG定量 血液
ヒト絨毛性ゴナドトロピン（HCG）定量（尿） human chorionic gonadotropin
レセ電：160193010／HCG定量（尿） 尿
ヒト絨毛性ゴナドトロピン（HCG）半定量 human chorionic gonadotropin
レセ電：160032510／HCG半定量 血液
ヒト絨毛性ゴナドトロピン（HCG）半定量（尿） human chorionic gonadotropin
レセ電：160135550／HCG半定量（尿） 尿

適応 稽留流産，切迫流産，流産，胞状奇胎，絨毛癌，妊娠，異所性妊娠

意義 HCGは胎盤絨毛細胞から分泌される性腺刺激ホルモンで，妊娠中に大量に分泌されることから，妊娠の有無，切迫流産や子宮外妊娠などの判別に利用される。また絨毛性疾患や異所性HCG産生腫瘍の診断にも用いられる。

保険メモ (1) ヒト絨毛性ゴナドトロピン（HCG）定量及び同半定量は，HCG・LH検査（試験管法）を含むものである。
(2) ヒト絨毛性ゴナドトロピン-βサブユニット（HCG-β），ヒト絨毛性ゴナドトロピン（HCG）定性，ヒト絨毛性ゴナドトロピン（HCG）定量又は同半定量を併せて実施した場合は，主たるもの1つに限り算定する。

関連検査 黄体形成ホルモン（LH），卵胞刺激ホルモン（FSH），ヒト胎盤性ラクトーゲン（HPL），エストロゲン，α-フェトプロテイン（AFP），ヒト絨毛性ゴナドトロピン-βサブユニット（HCG-β），エストリオール（E_3）

D008 19 包 判生Ⅱ 134点
抗グルタミン酸デカルボキシラーゼ抗体（抗GAD抗体） anti-glutamic acid decarboxylase antibody
レセ電：160162050／抗GAD抗体 血液

適応 1型糖尿病，自己免疫介在性脳炎・脳症

意義 GADは，膵β細胞や中枢及び末梢神経組織などに存在する。本検査で測定するGAD抗体は膵ランゲルハンス島のβ細胞に対する自己抗体の一つで，GAD抗体価の上昇は膵β細胞破壊の指標となる。1型糖尿病（IDDM）の70～80%は自己免疫と関連しているので，その診断に有用である。

保険メモ 抗グルタミン酸デカルボキシラーゼ抗体（抗GAD抗体）は，すでに糖尿病の診断が確定した患者に対して1型糖尿病の診断に用いた場合又は自己免疫介在性脳炎・脳症の診断に用いた場合に算定できる。

関連検査 インスリン（IRI），C-ペプチド（CPR），耐糖能精密検査，グルコース，常用負荷試験

D008 20 包 判生Ⅱ 136点
脳性Na利尿ペプチド前駆体N端フラグメント（NT-proBNP） N-terminal proBNP
レセ電：160181250／NT-proBNP 血液

適応 心不全，急性心不全，慢性心不全

意義 BNPは心室から分泌されるナトリウム利尿ペプチドで，利尿作用，血管拡張性をもち，血管・循環体液を調節するホルモンである。BNPは前駆体のproBNPが切断されたC末端側のペプチドであるが，N末端側のペプチドがNT-proBNPである。NT-proBNPはBNPより血中で安定的であるという利点がある。この検査は心室機能を直接反映するもので，急性心不全，慢性心不全の急性増悪の心機能によい指標となる。

保険メモ (1) 脳性Na利尿ペプチド前駆体N端フラグメント（NT-proBNP）は，心不全の診断又は病態把握のために実施した場合に月1回に限り算定する。
(2) 脳性Na利尿ペプチド前駆体N端フラグメント（NT-proBNP），脳性Na利尿ペプチド（BNP）及び心房性Na利尿ペプチド（ANP）のうち2項目以上をいずれかの検査を行った日から起算して1週間以内に併せて実施した場合は，主たるもの1つに限り算定する。
(3) 脳性Na利尿ペプチド（BNP），脳性Na利尿ペプチド前駆体N端フラグメント（NT-proBNP）又は心房性Na利尿ペプチド（ANP）のうち2項目以上を実施した場合は，各々の検査の実施日を診療報酬明細書の摘要欄に記載する。
(4) 診療報酬明細書の「摘要」欄への記載事項（脳性Na利尿ペプチド（BNP），脳性Na利尿ペプチド前駆体N端フラグメント（NT-proBNP）及び心房性Na利尿ペプチド（ANP）のうち2項

目以上を実施した場合）
各々の検査の実施日を記載する。
レセ電：算定日情報／（算定日）
<記載要領>

関連検査　心房性Na利尿ペプチド（ANP）

D008　20	包　判生Ⅱ　136点
ヒト胎盤性ラクトーゲン（HPL）　human placental lactogen	
レセ電：160124050／HPL	血液

適応　胎盤機能不全，切迫流産，胞状奇胎，子宮内胎児死亡，子宮内発育遅延，多胎妊娠

意義　ヒト胎盤性ラクトーゲン（HPL）は，HCG（ヒト絨毛性ゴナドトロピン）などとともに胎盤で産生される蛋白ホルモンである。HPLは母体の糖・脂質代謝に関与し，胎児の発育を促す。本検査における妊娠初期の低値は切迫流産，胞状奇胎のリクス指標，また妊娠末期でのHPLの低下は胎児-胎盤機能低下の指標になるなど妊娠初期から末期の胎児の発育状況と胎盤の機能状態を知るのに有用である。

関連検査　ヒト絨毛性ゴナドトロピン（HCG），ヒト絨毛性ゴナドトロピン-βサブユニット（HCG-β），エストリオール（E_3），プロラクチン（PRL），α-フェトプロテイン（AFP），プロゲステロン，エストラジオール（E_2），エストロゲン

D008　21	包　判生Ⅱ　137点
サイロキシン結合能（TBC）　thyroxine binding capacity	
レセ電：160031410／TBC	血液

適応　TBG異常症

意義　TBP（サイロキシン結合蛋白）のT_4（サイロキシン）に対する結合予備能を調べる検査である。高サイロキシン血症が，甲状腺機能亢進によるものか，TBGの増加なのかを判定することができ，結合蛋白異常や甲状腺ホルモン自己抗体の有無の判定に役立つ。最近はあまり行われない。

関連検査　遊離トリヨードサイロニン（FT_3），甲状腺刺激ホルモン（TSH），遊離サイロキシン（FT_4），抗サイログロブリン抗体，抗甲状腺マイクロゾーム抗体

D008　22	包　判生Ⅱ　143点
プロゲステロン　progesterone	
レセ電：160034710／プロゲステロン	血液

適応　先天性副腎過形成，胞状奇胎，副腎癌，無月経症，排卵障害，卵巣機能不全，胎盤機能不全，絨毛癌，思春期早発症，黄体機能不全，不妊症

意義　黄体ホルモンともいわれ，卵巣黄体や胎盤から分泌されるステロイドホルモンで，プレグナンジオールとして尿中に排泄される。本検査は，卵巣機能，妊娠時の胎盤機能検査に利用される。また副腎皮質や睾丸からも分泌されるので小児，男性，閉経後の女性の副腎機能を反映する。

関連検査　ヒト絨毛性ゴナドトロピン（HCG），黄体形成ホルモン（LH），卵胞刺激ホルモン（FSH），ヒト胎盤性ラクトーゲン（HPL），エストロゲン，コルチゾール，エストリオール（E_3），プレグナンジオール，プレグナントリオール，エストラジオール（E_2），17α-ヒドロキシプロゲステロン（17α-OHP），下垂体前葉負荷試験ゴナドトロピン（LH及びFSH），抗ミュラー管ホルモン（AMH）

D008　23	包　判生Ⅱ　150点
グルカゴン　immuno-reactive glucagon（IRG）	
レセ電：160035210／グルカゴン	血液

適応　糖尿病，グルカゴノーマ

意義　グルカゴンは肝臓の糖放出を促進し，血糖値を上昇させる膵臓ホルモンで，インスリンに拮抗して糖代謝調節に関与している。本検査は膵由来のグルカゴンを特異的に測定するもので様々な疾患での糖代謝異常を示すが，臨床的には糖尿病，グルカゴン産生腫瘍，グルカゴン欠損症の指標として有意である。

関連検査　グルコース，インスリン（IRI），成長ホルモン（GH），C-ペプチド（CPR），副腎皮質刺激ホルモン（ACTH），常用負荷試験

D008　24	包　判生Ⅱ　154点
低カルボキシル化オステオカルシン（ucOC）　undercarboxylated osteocalcin	
レセ電：160181350／ucOC	血液

適応　骨粗鬆症

意義　オステオカルシンは骨特異蛋白で，ビタミンK欠乏状態では低カルボキシル化オステオカルシンとして血中に放出されるため骨吸収の指標となる。これを測定することで，ビタミンK欠乏に起因する骨粗鬆患者の診断や治療効果の判定に用いる。

保険メモ　(1)　低カルボキシル化オステオカルシン（ucOC）は，骨粗鬆症におけるビタミンK_2剤の治療選択目的で行った場合又は治療経過観察を行った場合に算定できる。ただし，治療開始前においては1回，その後は6月以内に1

回に限り算定できる。
(2) 診療報酬明細書の「摘要」欄への記載事項
(2回目を算定した場合)
前回算定年月日を記載する。
レセ電：850100161／前回算定年月日（ucOC）；(元号) yy”年”mm”月”dd”日”
<記載要領>

D008 25 ㊒ 判生Ⅱ **156点**
I型コラーゲン架橋N-テロペプチド（NTX）
Type-I collagen crosslinked N-telopeptides
レセ電：160164250／NTX 尿・血液

適応 原発性副甲状腺機能亢進症，副甲状腺機能亢進症，骨粗鬆症，乳癌骨転移，肺癌骨転移，前立腺癌骨転移

意義 NTXはⅠ型コラーゲンの分解産物として尿中に排泄される。パジェット病の骨吸収の亢進で高値を示すなど，骨吸収を直接反映する指標とされる。骨以外の組織由来のコラーゲン代謝の影響は少なく骨吸収の特異性が優れているため，原発性副甲状腺機能亢進症の骨吸収・悪性腫瘍の骨転移などの指標として有用である。

保険メモ (1) Ⅰ型コラーゲン架橋N-テロペプチド（NTX）及びデオキシピリジノリン（DPD）(尿）は，原発性副甲状腺機能亢進症の手術適応の決定，副甲状腺機能亢進症手術後の治療効果判定又は骨粗鬆症の薬剤治療方針の選択に際して実施された場合に算定する。
なお，骨粗鬆症の薬剤治療方針の選択時に1回，その後6月以内の薬剤効果判定時に1回に限り，また薬剤治療方針を変更したときは変更後6月以内に1回に限り算定できる。
(2) Ⅰ型コラーゲン架橋N-テロペプチド（NTX），オステオカルシン（OC）又はデオキシピリジノリン（DPD）(尿）を併せて実施した場合は，いずれか1つのみ算定する。
(3) 酒石酸抵抗性酸ホスファターゼ（TRACP-5b）とⅠ型コラーゲン架橋N—テロペプチド（NTX），オステオカルシン（OC）又はデオキシピリジノリン（DPD）(尿）を併せて実施した場合は，いずれか一つのみ算定する。
(4) D009腫瘍マーカーのⅠ型コラーゲン-C-テロペプチド（ⅠCTP），D008内分泌学的検査のⅠ型コラーゲン架橋N-テロペプチド（NTX）又はデオキシピリジノリン（DPD）(尿）は，乳癌，肺癌又は前立腺癌であると既に確定診断された患者について骨転移の診断のために当該検査を行い，当該検査の結果に基づいて計画的な治療管理を行った場合に限り，B001特定疾患治療管理料の「3」悪性腫瘍特異物質治療管理料の「ロ」その他のものを算定する。

関連検査 デオキシピリジノリン（DPD），骨型アルカリホスファターゼ（BAP），骨塩定量検査，Ⅰ型コラーゲン-C-テロペプチド（ⅠCTP）

D008 25 ㊒ 判生Ⅱ **156点**
酒石酸抵抗性酸ホスファターゼ（TRACP-5b）
taratrate-resisitant acid phosphatase-5b
レセ電：160184450／TRACP-5b 血液

適応 肺癌骨転移，乳癌骨転移，前立腺癌骨転移，骨粗鬆症，骨軟化症，くる病

意義 TRACP-5b（酒石酸抵抗性酸ホスファターゼ5b）は破骨細胞に由来する酸ホスファターゼの一つで骨吸収を直接反映する指標とされる。

保険メモ (1) 酒石酸抵抗性酸ホスファターゼ（TRACP-5b）は，代謝性骨疾患及び骨転移（代謝性骨疾患や骨折の併発がない肺癌，乳癌，前立腺癌に限る）の診断補助として実施した場合に1回，その後6月以内の治療経過観察時の補助的指標として実施した場合に1回に限り算定できる。また治療方針を変更した際には変更後6月以内に1回に限り算定できる。
本検査とⅠ型コラーゲン架橋N—テロペプチド（NTX），オステオカルシン（OC）又はデオキシピリジノリン（DPD）(尿）を併せて実施した場合は，いずれか一つのみ算定する。
なお，乳癌，肺癌又は前立腺癌であると既に確定診断された患者について骨転移の診断のために当該検査を行い，当該検査に基づいて計画的な治療管理を行った場合は，B001特定疾患治療管理料の「3」悪性腫瘍特異物質治療管理料の「ロ」その他のものを算定する。
(2) 診療報酬明細書の「摘要」欄への記載事項
(診断補助として実施した後，6月以内の治療経過観察時の補助的指標として実施した場合)
診断補助として実施した日を記載する。
レセ電：850100159／診断補助の実施年月日（TRACP-5b)；(元号) yy”年”mm”月”dd”日”
(治療方針を変更した際に実施した場合)
治療方針の変更年月日を記載する。
レセ電：850100160／治療方針変更年月日（TRACP-5b)；(元号) yy”年”mm”月”dd”日”
<記載要領>

関連検査 Ⅰ型コラーゲン架橋N-テロペプチド（NTX），デオキシピリジノリン（DPD），骨型アルカリホスファターゼ（BAP），骨塩定量検査，Ⅰ型コラーゲン-C-テロペプチド（Ⅰ

CTP)，カルシウム，無機リン及びリン酸，副甲状腺ホルモン（PTH）

D008　26	㊁　判生Ⅱ	157点
オステオカルシン（OC）　osteocalcin		
レセ電：160151250／OC		血液

適応 続発性副甲状腺機能亢進症，原発性副甲状腺機能亢進症，副甲状腺腺腫，副甲状腺過形成

意義 オステオカルシンは，骨形成マーカーとして測定される。骨芽細胞で合成され，血中に分泌されることから，従来，骨回転の指標として有用性が検討されてきた。続発性副甲状腺機能亢進症の手術適応の決定及び原発性又は続発性副甲状腺機能亢進症による上皮小体腺腫過形成術後の効果判定に用いられた場合，有用性が認められた。

保険メモ ⑴　オステオカルシン（OC）は，続発性副甲状腺機能亢進症の手術適応の決定及び原発性又は続発性の副甲状腺機能亢進症による副甲状腺（上皮小体）腺腫過形成手術後の治療効果判定に際して実施した場合に限り算定できる。

⑵　Ⅰ型コラーゲン架橋N-テロペプチド（NTX），オステオカルシン（OC）又はデオキシピリジノリン（DPD）（尿）を併せて実施した場合は，いずれか1つのみ算定する。

⑶　酒石酸抵抗性酸ホスファターゼ（TRACP-5b）とⅠ型コラーゲン架橋N—テロペプチド（NTX），オステオカルシン（OC）又はデオキシピリジノリン（DPD）（尿）を併せて実施した場合は，いずれか一つのみ算定する。

関連検査 カルシトニン，副甲状腺ホルモン（PTH），アルカリホスファターゼ（ALP），カルシウム，無機リン及びリン酸，ALPアイソザイム，骨塩定量検査，1,25-ジヒドロキシビタミンD_3，Ⅰ型コラーゲン架橋N-テロペプチド（NTX），Ⅰ型コラーゲン-C-テロペプチド（ⅠCTP）

D008　26	㊁　判生Ⅱ	157点
骨型アルカリホスファターゼ（BAP）　bone alkaline phosphatase		
レセ電：160168650／BAP		血液

適応 骨転移癌，原発性副甲状腺機能亢進症，骨軟化症，副甲状腺機能亢進症，骨粗鬆症，腎性骨異栄養症，転移性骨腫瘍，骨肉腫

意義 BAPは，数あるアルカリホスファターゼ・アイソザイムのうち，骨由来のもので骨の形成を担う骨芽細胞の細胞膜酵素である。骨の代謝回転が亢進する癌の骨転移，慢性腎不全や副甲状腺機能亢進症などで血清濃度の上昇が認められるので，これら病態の診断，経過把握に有用である。

保険メモ ⑴　骨型アルカリホスファターゼ（BAP），Ⅰ型プロコラーゲン-N-プロペプチド（PINP），インタクトⅠ型プロコラーゲン-N-プロペプチド（Intact PINP）及びD007血液化学検査のALPアイソザイム（PAG電気泳動法）のうち2項目以上を併せて実施した場合は，主たるもののみ算定する。

⑵　D007血液化学検査のALPアイソザイム及び骨型アルカリホスファターゼ（BAP）は，本区分の骨型アルカリホスファターゼ（BAP）と併せて実施した場合には，いずれか主たるもののみ算定する。

⑶　D007血液化学検査のALPアイソザイム（PAG電気泳動法），ALPアイソザイム及び骨型アルカリホスファターゼ（BAP）及びD008内分泌学的検査の骨型アルカリホスファターゼ（BAP）を併せて実施した場合は，主たるもののみ算定する。

関連検査 アルカリホスファターゼ（ALP），ALPアイソザイム，オステオカルシン（OC），カルシウム，無機リン及びリン酸，副甲状腺ホルモン（PTH），Ⅰ型コラーゲン架橋N-テロペプチド（NTX），デオキシピリジノリン（DPD），Ⅰ型コラーゲン-C-テロペプチド（ⅠCTP）

D008　27	㊁　判生Ⅱ	159点
遊離テストステロン　free testosterone		
レセ電：160116010／遊離テストステロン		血液

適応 クラインフェルター症候群，副腎癌，多のう胞性卵巣症候群，エストロジェン産生腫瘍，セルトリ・ライディック細胞腫，先天性副腎過形成，先天性副腎性器症候群，副腎皮質腫瘍，性腺機能低下症，精巣機能不全症，男性不妊症，無精子症，精巣腫瘍，ホルモン産生卵巣腫瘍

意義 テストステロンは，男性では精巣，女性では副腎と卵巣で産生される男性ホルモンで，血中では大部分が結合型で活性がない。活性をもつ遊離型だけ測定する本検査は，結合蛋白変動に影響されないため，テストステロンより正確な性腺機能異常マーカーとして用いられる。

関連検査 黄体形成ホルモン（LH），プロゲステロン，エストラジオール（E_2），デヒドロエピアンドロステロン硫酸抱合体（DHEA-S），テストステロン

D008　28　包　判生Ⅱ　**160点**
Ⅰ型プロコラーゲン-N-プロペプチド（PINP）
Type I procollagen-N-propeptide (P1NP)
レセ電：160201750／P1NP　血液

適応　骨粗鬆症
意義　本検査は骨形成マーカーである。骨形成促進剤の投与対象となる骨粗鬆症患者に対して，ECLIA法により血清中の3量体及び単量体構造のP1NP分子の検出を行う。
保険メモ　骨型アルカリホスファターゼ（BAP），Ⅰ型プロコラーゲン-N-プロペプチド（PINP），インタクトⅠ型プロコラーゲン-N-プロペプチド（Intact　PINP）及びD007血液化学検査のALPアイソザイム（PAG電気泳動法）のうち2項目以上を併せて実施した場合は，主たるもののみ算定する。
関連検査　Ⅰ型コラーゲン架橋N-テロペプチド（NTX），酒石酸抵抗性酸ホスファターゼ（TRACP-5b），骨型アルカリホスファターゼ（BAP），インタクトⅠ型プロコラーゲン-N-プロペプチド（Intact　PINP），Ⅰ型コラーゲン架橋C-テロペプチド-β異性体（β-CTX），低カルボキシル化オステオカルシン（ucOC），副甲状腺ホルモン（PTH），デオキシピリジノリン（DPD），骨塩定量検査

D008　29　包　判生Ⅱ　**161点**
副甲状腺ホルモン（PTH）　parathyroid hormone
レセ電：160035510／PTH　血液

適応　副甲状腺機能亢進症，副甲状腺機能低下症，ビタミンD過剰症，ビタミンD欠乏症，偽性副甲状腺機能低下症
意義　副甲状腺ホルモンは，生体内のカルシウムとリン酸の代謝を調節している。副甲状腺から分泌されるインタクトPTH（完全分子型）は，主として骨，腎に作用し，血中カルシウムを上昇させるが，小腸でも食物からのカルシウム吸収を増やし，血中カルシウム濃度を上昇させる。PTHの異常は，高カルシウム血症，低カルシウム血症，骨粗鬆を疑わせるため，PTHを測定し，これら疾患の鑑別を行う。慢性腎不全では低カルシウム血症となり，PTHの分泌は亢進する。(腎性骨異栄養症)
関連検査　アルカリホスファターゼ（ALP），カルシウム，無機リン及びリン酸，カルシトニン，ALPアイソザイム，骨塩定量検査，オステオカルシン（OC），1,25-ジヒドロキシビタミンD_3

D008　29　包　判生Ⅱ　**161点**
カテコールアミン分画　catecholamine / plasma catecholamine adrenaline,noradrenaline,dopamine（CA）
レセ電：160033410／カテコールアミン分画
血液・尿

適応　褐色細胞腫，神経芽腫，シャイ・ドレーガー症候群，副腎髄質過形成
意義　カテコールアミンは，脳，交感神経，副腎髄質などに分布し，生体内ではドーパミン，アドレナリン，ノルアドレナリンの3分画がある。カテコールアミンの測定は，褐色細胞腫や神経芽細胞腫の診断，治療効果の判定に有用で，特に褐色細胞腫の診断に不可欠である。カテコールアミンの血中濃度は変動が大きいため，尿中カテコールアミンの信頼性の方が高い。
関連検査　カテコールアミン，メタネフリン，ホモバニリン酸（HVA），バニールマンデル酸（VMA），メタネフリン

D008　30　包　判生Ⅱ　**163点**
インタクトⅠ型プロコラーゲン-N-プロペプチド（Intact　PINP）　intact PINP
レセ電：160188650／Intact　P1NP　血液

適応　骨粗鬆症
意義　Intact　PINPは骨基質におけるコラーゲン形成の過程で産生される生化学骨代謝マーカーであり，血中測定は骨粗鬆症の薬物治療の効果判定，経過観察，診断の補助に用いられる。各種の骨吸収抑制剤や骨形成促進剤であるテリパラチドの治療効果判定に有用であることが示されている。また，骨形成マーカーのBAP（骨型アルカリホスファターゼ）に比較して，骨芽細胞分化の最も初期から産生される物質であることから，骨形成をより早期から鋭敏に反映するとされる。
保険メモ　骨型アルカリホスファターゼ（BAP），Ⅰ型プロコラーゲン-N-プロペプチド（PINP），インタクトⅠ型プロコラーゲン-N-プロペプチド（Intact　PINP）及びD007血液化学検査のALPアイソザイム（PAG電気泳動法）のうち2項目以上を併せて実施した場合は，主たるもののみ算定する。
関連検査　骨型アルカリホスファターゼ（BAP），オステオカルシン（OC），ALPアイソザイム，Ⅰ型コラーゲン架橋N-テロペプチド（NTX），Ⅰ型コラーゲン架橋C-テロペプチド-β異性体（β-CTX），酒石酸抵抗性酸ホスファターゼ（TRACP-5b）

D008 31 ㊁ 判生Ⅱ **164点**
デヒドロエピアンドロステロン硫酸抱合体（DHEA-S） dehydroepiandrosterone sulfate / DHEA-sulfate
レセ電：160152950／DHEA-S 血液

適応 アジソン病，先天性副腎過形成，副腎癌，異所性ACTH産生腫瘍，下垂体機能低下症，クッシング症候群，クッシング病，11β-水酸化酵素欠損症，21-水酸化酵素欠損症，17α-水酸化酵素欠損症，クラインフェルター症候群，ターナー症候群，多のう胞性卵巣症候群

意義 DHEA-Sは，17-ケトステロイド（17-KS）と呼ばれる副腎由来のステロイド群に含まれるアンドロジェン活性が微弱なホルモンである。副腎で合成されるアンドロジェンの前駆物質で，これ自体が副腎皮質刺激ホルモン（ACTH）により合成が調節されている。クッシング病とクッシング症候群の鑑別や副腎癌の診断，治療効果の判定に有用である。

関連検査 DHEA，17-ケトステロイド分画（17-KS分画），副腎皮質刺激ホルモン（ACTH），コルチゾール，17α-ヒドロキシプロゲステロン（17α-OHP）

D008 32 ㊁ 判生Ⅱ **165点**
低単位ヒト絨毛性ゴナドトロピン（HCG）半定量 human chorionic gonadotropin
レセ電：160124150／低単位HCG半定量 尿

適応 稽留流産，切迫流産，流産，胞状奇胎，絨毛癌，妊娠，異所性妊娠

意義 HCGは妊娠時に胎盤の絨毛組織から分泌される性腺刺激ホルモンで，妊娠初期に妊婦の尿中にみられるので妊娠の判定に利用されるほか，流産，子宮外妊娠などの異常妊娠，絨毛癌，胞状奇胎などの診断に用いられる。なお，低単位HCGは，高単位のHCGを含む検体を希釈して測定することは認められない。

関連検査 黄体形成ホルモン（LH），卵胞刺激ホルモン（FSH），ヒト胎盤性ラクトーゲン（HPL），エストロゲン，α-フェトプロテイン（AFP），エストリオール（E_3），プロゲステロン，エストラジオール（E_2）

D008 32 ㊁ 判生Ⅱ **165点**
サイクリックAMP（cAMP） cyclic adenocine mono phosphate
レセ電：160035410／cAMP 血液
サイクリックAMP（cAMP）（尿） adenosine 3'5-cyclic monophosphate
レセ電：160136850／cAMP（尿） 蓄尿

適応 偽性副甲状腺機能低下症，副甲状腺機能低下症，副甲状腺機能亢進症

意義 c-AMPは，種々のホルモンや神経伝達物質の作用を細胞内に伝える第二メッセンジャーとして重要な役割を担う物質で，各種の代謝調節，細胞分化・増殖などに関与している。本検査は，副甲状腺疾患，肝疾患，甲状腺疾患，心疾患，腎疾患など様々な病態の診断に利用される。特に負荷試験による測定は臨床的に有用で，副甲状腺機能低下症の診断に用いられる。

関連検査 カルシウム，副甲状腺ホルモン（PTH），無機リン及びリン酸，マグネシウム，血液ガス分析，副甲状腺負荷試験，副甲状腺ホルモン関連蛋白（PTHrP）

D008 33 ㊁ 判生Ⅱ **167点**
エストラジオール（E_2） estradiol
レセ電：160035310／E2 血液
エストラジオール（E_2）（尿） estradiol
レセ電：160136750／E2（尿） 尿

適応 原発性卵巣機能低下症，卵巣機能不全，無月経症，卵巣腫瘍，エストロジェン産生腫瘍，ターナー症候群，多胎妊娠，切迫流産，子宮内発育遅延，胞状奇胎，子宮内胎児死亡，先天性副腎過形成，副腎皮質腫瘍，思春期早発症，先天性副腎性器症候群

意義 エストラジオール（E_2）は卵胞ホルモンの一つである。卵胞ホルモンにはエストロン（E_1），エストラジオール（E_2），エストリオール（E_3）がある。このうちE_2の生理活性が最も高い。主に卵巣で産生し，胎盤や妊婦の尿中に含まれ，女性の性器の発達と第二次性徴発達を促進させる。また，妊娠時の胎盤機能の評価，不妊症，更年期の女性の卵巣機能の指標，性腺腫瘍マーカーとして利用される。

保険メモ エストロゲン半定量又は定量については，エストリオール（E_3）又はエストラジオール（E_2）と同時に実施した場合は算定できない。

関連検査 黄体形成ホルモン（LH），卵胞刺激ホルモン（FSH），テストステロン，プロゲステロン，エストリオール（E_3），ヒト絨毛性

ゴナドトロピン（HCG），性腺負荷試験，下垂体前葉負荷試験ゴナドトロピン（LH及びFSH），ヒト胎盤性ラクトーゲン（HPL），エストロゲン，抗ミュラー管ホルモン（AMH）

D008 34 包 判生Ⅱ 169点	
Ⅰ型コラーゲン架橋C-テロペプチド-β異性体（β-CTX）（尿）	
レセ電：160174850／β-CTX（尿）	尿

適応 骨粗鬆症

意義 βクロスラプスは骨吸収過程で，骨マトリックスⅠ型コラーゲンが分解されて生じるペプチド断片のうち8アミノ酸配列の認識抗体で測定されるものの総称。血液中に放出された後，尿中に排泄される。その濃度は骨吸収の程度を反映することから，骨吸収マーカーとして位置付けられる。本検査は骨粗鬆症患者を対象としたHRT（ホルモン補充療法）やビスフォスフォネート療法など骨吸収抑制能を有する薬物療法の効果判定，経過観察に用いる。

保険メモ (1) Ⅰ型コラーゲン架橋C-テロペプチド-β異性体（β-CTX）（尿）は，骨粗鬆症におけるホルモン補充療法及びビスフォスフォネート療法等，骨吸収抑制能を有する薬物療法の治療効果判定又は治療経過観察を行った場合に算定できる。ただし，治療開始前においては1回，その後は6月以内に1回に限り算定できる。

(2) Ⅰ型コラーゲン架橋C-テロペプチド-β異性体（β-CTX）をⅠ型コラーゲン架橋C-テロペプチド-β異性体（β-CTX）（尿）と併せて実施した場合は，主たるもののみ算定する。

(3) 診療報酬明細書の「摘要」欄への記載事項
（算定回数が複数月に1回又は年1回のみとされている検査を実施した場合）
前回の実施年月日（初回の場合は初回である旨）を記載する
レセ電：850190054／前回実施年月日（β-CTX（尿））；（元号）yy”年”mm”月”dd”日”
レセ電：820190059／初回（β-CTX（尿））
<記載要領>

関連検査 Ⅰ型コラーゲン架橋N-テロペプチド（NTX），デオキシピリジノリン（DPD），骨型アルカリホスファターゼ（BAP），骨塩定量検査，Ⅰ型コラーゲン-C-テロペプチド（ICTP）

D008 35 包 判生Ⅱ 170点	
Ⅰ型コラーゲン架橋C-テロペプチド-β異性体（β-CTX）	
レセ電：160181050／β-CTX	血液

適応 骨粗鬆症

意義 尿中βクロスラプスと同じ物質で，検査の意義なども同一で，有用性も同等である。ただ本検査は，血中濃度を測定する点が前者と異なる。

保険メモ (1) Ⅰ型コラーゲン架橋C-テロペプチド-β異性体（β-CTX）は，骨粗鬆症におけるホルモン補充療法及びビスフォスフォネート療法等，骨吸収抑制能を有する薬物療法の治療効果判定又は治療経過観察を行った場合に算定できる。ただし，治療開始前においては1回，その後は6月以内に1回に限り算定できる。
また，Ⅰ型コラーゲン架橋C-テロペプチド-β異性体（β-CTX）（尿）と併せて実施した場合は，主たるもののみ算定する。

(2) 診療報酬明細書の摘要欄に前回の実施日（初回の場合は初回である旨）を記載する。

(3) 診療報酬明細書の「摘要」欄への記載事項
（算定回数が複数月に1回又は年1回のみとされている検査を実施した場合）
前回の実施年月日（初回の場合は初回である旨）を記載する
レセ電：850190024／前回実施年月日（β-CTX）；（元号）yy”年”mm”月”dd”日”
レセ電：820190024／初回（β-CTX）
<記載要領>

関連検査 Ⅰ型コラーゲン架橋N-テロペプチド（NTX），デオキシピリジノリン（DPD），骨型アルカリホスファターゼ（BAP），骨塩定量検査，Ⅰ型コラーゲン-C-テロペプチド（ICTP）

D008 36 包 判生Ⅱ 180点	
エストリオール（E_3） estriol	
レセ電：160034410／E3	血液
エストリオール（E_3）（尿） estriol	
レセ電：160136650／E3（尿）	尿

適応 胎盤機能不全，胞状奇胎，切迫流産，子宮内胎児死亡，子宮内発育遅延

意義 エストロン（E_1），エストラジオール（E_2）の代謝産物で，尿中に多く排泄される。E_3は妊娠後期に胎盤-胎児副腎より産生され，母体の血液中に多量に分泌されるので，この測定は妊娠末期の胎児-胎盤機能を知るうえで重要な指標となる。なおヒト胎盤性ラクトーゲン（HPL）の低下は，妊娠末期の胎盤機能低下のみの指標である点に留意が必要である。また，母体肝機能低下で代謝が低下して血中で増加する。

保険メモ エストロゲン半定量又は定量につ

いては，エストリオール（E_3）又はエストラジオール（E_2）と同時に実施した場合は算定できない。

関連検査 テストステロン，ヒト胎盤性ラクトーゲン（HPL），エストラジオール（E_2），ヒト絨毛性ゴナドトロピン（HCG），エストロゲン，卵胞刺激ホルモン（FSH），黄体形成ホルモン（LH）

D008　36 包 判生Ⅱ 180点
エストロゲン半定量　estrogen（エストロ）
レセ電：160032410／エストロゲン半定量 血液
エストロゲン半定量（尿）　estrogen（エストロ）
レセ電：160135450／エストロゲン半定量（尿） 尿
エストロゲン定量　estrogen（エストロ）
レセ電：160193110／エストロゲン定量 血液
エストロゲン定量（尿）　estrogen（エストロ）
レセ電：160193210／エストロゲン定量（尿） 尿

適応 卵巣腫瘍，副腎皮質腫瘍，エストロジェン産生腫瘍，不妊症，切迫流産，子宮内胎児死亡，胞状奇胎，卵巣機能不全，無月経症，精巣腫瘍，多胎妊娠

意義 エストロゲンは，卵巣，黄体，胎盤，副腎，睾丸などから分泌されるステロイドホルモンで，エストロン（E_1），エストラジオール（E_2），エストリオール（E_3）に分けられる。本検査は女性では卵巣機能検査，妊婦の胎児-胎盤機能検査の指標に，また男性では肝臓や副腎機能の異常で上昇するため，これらの診断指標として用いられる。

保険メモ エストロゲン半定量又は定量については，エストリオール（E_3）又はエストラジオール（E_2）と同時に実施した場合は算定できない。

関連検査 ヒト絨毛性ゴナドトロピン（HCG），インスリン（IRI），黄体形成ホルモン（LH），卵胞刺激ホルモン（FSH），コルチゾール，テストステロン，プロゲステロン，エストリオール（E_3），プレグナンジオール，エストラジオール（E_2），ヒト胎盤性ラクトーゲン（HPL）

D008　36 包 判生Ⅱ 180点
副甲状腺ホルモン関連蛋白C端フラグメント（C-PTHrP）　PTH-C parathyroid hormone-c terminal / parathyroid hormone related protein-c fragment
レセ電：160153650／C-PTHrP 血液

適応 高カルシウム血症

意義 高カルシウム血症は悪性腫瘍に合併するものが多いが，骨転移による局所の骨融解と腫瘍から産生される副甲状腺ホルモン関連蛋白（PTHrP）による骨からの遊離の二つに大別できる。本検査は，このPTHrPのC端フラグメント（C-PTHrP）をRIA法により測定するもので，ヒト副甲状腺ホルモンとの交差性がないため，高カルシウム血症の鑑別に用いられる。また悪性腫瘍に伴う高カルシウム血症の治療効果判定に有用である。

保険メモ 副甲状腺ホルモン関連蛋白C端フラグメント（C-PTHrP）又は副甲状腺ホルモン関連蛋白（PTHrP）は，高カルシウム血症の鑑別並びに悪性腫瘍に伴う高カルシウム血症に対する治療効果の判定のために測定した場合に限り算定する。

関連検査 アルカリホスファターゼ（ALP），カルシウム，総コレステロール，1,25-ジヒドロキシビタミンD_3，副甲状腺ホルモン（PTH），無機リン及びリン酸，ALPアイソザイム，カルシトニン，骨塩定量検査，オステオカルシン（OC）

D008　37 包 判生Ⅱ 184点
副腎皮質刺激ホルモン（ACTH）　adrenocorticotropic hormone
レセ電：160035610／ACTH 血液

適応 アジソン病，副腎皮質機能低下症，クッシング症候群，クッシング病，ネルソン症候群，ACTH単独欠損症，視床下部機能障害，下垂体機能低下症，シーハン症候群，異所性ACTH産生腫瘍，下垂体腺腫，先天性副腎過形成，副腎性器症候群，副腎クリーゼ，副腎腫瘍，神経性食欲不振症，サルコイドーシス

意義 ACTHは，脳下垂体前葉から分泌される刺激ホルモンの一つ。血漿ACTH濃度は，下垂体のACTH分泌能を反映するので，その測定は，視床下部-下垂体-副腎皮質系関連の病因を鑑別するうえで重要である。下垂体機能低下症，ACTH単独欠損症，アジソン病，クッシング病などの診断に用いる。

関連検査 コルチゾール，11-ハイドロキシコルチコステロイド（11-OHCS），17-ケトジェニックステロイド（17-KGS），コルチゾン，17-ケトステロイド分画（17-KS分画），コルチコステロン，17-ケトジェニックステロイド分画（17-KGS分画），アンドロステロン

D008　37 ㊗ 判生Ⅱ **184点**
カテコールアミン　catecholamine（CA）
レセ電：160033510／カテコールアミン
血液・尿

適応 褐色細胞腫，神経芽腫，シャイ・ドレーガー症候群，副腎髄質過形成

意義 カテコールアミンは，主に脳，交感神経，副腎髄質などに分布し，生体内では，ドーパミン，アドレナリン，ノルアドレナリンの3分画がある。心拍を早め，血圧を上げる作用がある。褐色細胞腫や神経芽細胞腫の診断，治療効果の判定に有用で，特に褐色細胞腫の診断には不可欠である。血中カテコールアミン値よりも尿中カテコールアミン値の信頼度が高い。

関連検査 ホモバニリン酸（HVA），バニールマンデル酸（VMA），カテコールアミン分画，メタネフリン

D008　38 ㊗ 判生Ⅱ **186点**
副甲状腺ホルモン関連蛋白（PTHrP）　parathyroid hormone-related protein
レセ電：160154650／PTHrP　血液

適応 高カルシウム血症

意義 悪性腫瘍に合併する高カルシウム血症の原因は，骨転移による局所の骨融解と腫瘍から産生される副甲状腺ホルモン関連蛋白（PTHrP）による骨からの遊離によるものの二つに大別される。この検査はPTHrP全体をIRMA法で測定し高カルシウム血症を鑑別するものである。また本検査は，腎機能低下の影響を受けないのも利点である。

保険メモ 副甲状腺ホルモン関連蛋白C端フラグメント（C-PTHrP）又は副甲状腺ホルモン関連蛋白（PTHrP）は，高カルシウム血症の鑑別並びに悪性腫瘍に伴う高カルシウム血症に対する治療効果の判定のために測定した場合に限り算定する。

関連検査 副甲状腺ホルモン（PTH），カルシウム，無機リン及びリン酸

D008　39 ㊗ 判生Ⅱ **191点**
デオキシピリジノリン（DPD）（尿）　urinary deoxypyridinoline（Dpyr）
レセ電：160164650／DPD（尿）　尿

適応 原発性副甲状腺機能亢進症，副甲状腺機能亢進症，骨粗鬆症，乳癌骨転移，肺癌骨転移，前立腺癌骨転移

意義 デオキシピリジノリンは，Ⅰ型コラーゲンが新生し，骨基質に高次構造を形成した際に生成され，骨吸収時のコラーゲンの分解に伴って尿中に放出される。したがって骨形成時には存在せず，食餌の影響も受けることなく尿中に排泄されるため，骨吸収を直接反映する指標として利用される。尿中デオキシピリジノリンは癌の骨転移，原発性副甲状腺機能亢進症，骨パジェット病などの診断，閉経後骨粗鬆症のホルモン補充療法の効果判定に有用である。

保険メモ (1)　Ⅰ型コラーゲン架橋N-テロペプチド（NTX）及びデオキシピリジノリン（DPD）（尿）は，原発性副甲状腺機能亢進症の手術適応の決定，副甲状腺機能亢進症手術後の治療効果判定又は骨粗鬆症の薬剤治療方針の選択に際して実施された場合に算定する。
なお，骨粗鬆症の薬剤治療方針の選択時に1回，その後6月以内の薬剤効果判定時に1回に限り，また薬剤治療方針を変更したときは変更後6月以内に1回に限り算定できる。
(2)　Ⅰ型コラーゲン架橋N-テロペプチド（NTX），オステオカルシン（OC）又はデオキシピリジノリン（DPD）（尿）を併せて実施した場合は，いずれか1つのみ算定する。
(3)　酒石酸抵抗性酸ホスファターゼ（TRACP-5b）とⅠ型コラーゲン架橋N—テロペプチド（NTX），オステオカルシン（OC）又はデオキシピリジノリン（DPD）（尿）を併せて実施した場合は，いずれか一つのみ算定する。
(4)　D009腫瘍マーカーのⅠ型コラーゲン-C-テロペプチド（ⅠCTP），D008内分泌学的検査のⅠ型コラーゲン架橋N-テロペプチド（NTX）又はデオキシピリジノリン（DPD）（尿）は，乳癌，肺癌又は前立腺癌であると既に確定診断された患者について骨転移の診断のために当該検査を行い，当該検査の結果に基づいて計画的な治療管理を行った場合に限り，B001特定疾患治療管理料の「3」悪性腫瘍特異物質治療管理料の「ロ」その他のものを算定する。

関連検査 Ⅰ型コラーゲン架橋N-テロペプチド（NTX），ALPアイソザイム，骨塩定量検査，骨型アルカリホスファターゼ（BAP），Ⅰ型コラーゲン-C-テロペプチド（ⅠCTP）

D008　40 ㊗ 判生Ⅱ **200点**
17-ケトジェニックステロイド（17-KGS）
17-ketogenic steroids
レセ電：160034510／17-KGS　尿

適応 クッシング症候群，クッシング病，副腎癌，異所性ACTH産生腫瘍，アジソン病，下垂体機能低下症，副腎クリーゼ，先天性副腎過形成，副腎性器症候群

生化学的検査（Ⅱ）

意義　17-KGSは，コルチゾールの代謝産物で，副腎皮質機能の判定に有用である。血中濃度は日内変動を示すため，蓄尿定量が安定している。特に21-水酸化酵素欠損症，11β-水酸化酵素欠損症では異常な高値を示す。

関連検査　コルチゾール，テストステロン，17-ケトステロイド分画（17-KS分画），デヒドロエピアンドロステロン硫酸抱合体(DHEA-S)，副腎皮質刺激ホルモン（ACTH），プレグナントリオール，下垂体前葉負荷試験ゴナドトロピン（LH及びFSH），17-ケトジェニックステロイド分画（17-KGS分画），11-ハイドロキシコルチコステロイド（11-OHCS）

D008　40　㊁　判生Ⅱ　200点
17-ケトジェニックステロイド（17-KGS）（尿）
17-ketogenic steroids
レセ電：160135950／17-KGS（尿）　尿

適応　クッシング症候群，クッシング病，副腎癌，異所性ACTH産生腫瘍，アジソン病，下垂体機能低下症，副腎クリーゼ，先天性副腎過形成，副腎性器症候群

意義　17-KGSは，コルチゾールの代謝産物で，尿中排泄量が安定しているのでこの17-KGSの測定は副腎皮質機能の判定に有用である。特に21-水酸化酵素欠損症では異常な高値を示す。

関連検査　コルチゾール，テストステロン，17-ケトステロイド分画（17-KS分画），デヒドロエピアンドロステロン硫酸抱合体(DHEA-S)，副腎皮質刺激ホルモン（ACTH），プレグナントリオール，下垂体前葉負荷試験ゴナドトロピン（LH及びFSH），17-ケトジェニックステロイド分画（17-KGS分画），11-ハイドロキシコルチコステロイド（11-OHCS）

D008　41　㊁　判生Ⅱ　209点
エリスロポエチン　erythropoietin（EPO）
レセ電：160125650／エリスロポエチン　血液

適応　赤血球増加症，真性赤血球増加症，続発性赤血球増加症，腎性貧血，エリスロポエチン産生腫瘍，骨髄異形成症候群

意義　エリスロポエチンは，主に腎臓で分泌される糖蛋白ホルモンで，赤血球系幹細胞に作用して，赤血球の産生を調節している。真性赤血球増加症ではエリスロポエチンは増加せず，二次性赤血球増加症で上昇する。重篤な慢性腎不全やエリスロポエチン投与前透析患者の腎性貧血の診断に有用である。

保険メモ　エリスロポエチンは，以下のいずれかの目的で行った場合に算定する。

(ア)　赤血球増加症の鑑別診断
(イ)　重度の慢性腎不全患者又はエリスロポエチン，ダルベポエチン，エポエチンベータペゴル若しくはHIF-PH阻害薬投与前の透析患者における腎性貧血の診断
(ウ)　骨髄異形成症候群に伴う貧血の治療方針の決定

関連検査　フェリチン，ビタミンB_{12}，葉酸，血球量測定（RI），網赤血球数，末梢血液一般検査，鉄（Fe）

D008　42　㊁　判生Ⅱ　212点
ソマトメジンC　somatomedin-C / insulin-like growth factor-1（Sm-C）
レセ電：160035710／ソマトメジンC　血液

適応　下垂体性巨人症，先端巨大症，下垂体機能低下症，成長ホルモン分泌不全，成長ホルモン分泌不全性低身長症

意義　ソマトメジンには，成長ホルモン（GH）の作用で産生されるソマトメジンC，ソマトメジンAなどがある。ソマトメジンCは，インスリン様成長因子（IGF-1）とも呼ばれ，成長ホルモンの骨格組織への作用を仲介する物質で，成長ホルモンの分泌状況を反映する。ソマトメジンCの測定は，成長ホルモン分泌不全や過剰分泌の診断に用いる。

保険メモ　インスリン様成長因子結合蛋白3型（IGFBP-3）をソマトメジンCと併せて実施した場合は，主たるもののみ算定する。

関連検査　成長ホルモン（GH），インスリン様成長因子結合蛋白3型（IGFBP-3）

D008　43　㊁　判生Ⅱ　213点
17-ケトステロイド分画（17-KS分画）　17-ketosteroid fractions
レセ電：160031610／17-KS分画　蓄尿
17-ケトステロイド分画（17-KS分画）（尿）
17-ketosteroid fractionations
レセ電：160136350／17-KS分画（尿）　蓄尿

適応　アジソン病，クッシング症候群，クッシング病，先天性副腎過形成，21-水酸化酵素欠損症，11β-水酸化酵素欠損症，副腎性器症候群，下垂体機能低下症，副腎癌，異所性ACTH産生腫瘍，副腎クリーゼ，男性化副腎腫瘍，精巣腫瘍，多のう胞性卵巣症候群，性腺機能低下症，クラインフェルター症候群，ターナー症候群

意義　17-ケトステロイドは，副腎と男性性腺で産生されるホルモン代謝物である。分画は，性ステロイド由来の11-deocy-17-KSにはアンドロステロン（An），エチコラノロン（Et），デ

ヒドロエピアンドロステロン（DHEA）の3分画があり，糖質コルチコイド由来の11-oxy-17-KSには，11-ケトエチオコラノロン，11-OH-アンドロステロン，11-ケトアンドロステロン，11-OH-エチオコラノロンの4分画がある。17-KS分画の測定は，特に先天性副腎酵素欠損症の酵素部位の診断や，性腺系疾患の診断に有用である。

関連検査 11-ハイドロキシコルチコステロイド（11-OHCS），コルチゾール，17-ケトジェニックステロイド（17-KGS），副腎皮質刺激ホルモン（ACTH），卵胞刺激ホルモン（FSH），テストステロン，黄体形成ホルモン（LH）

D008 43 包 判生Ⅱ 213点
17α-ヒドロキシプロゲステロン（17α-OHP）
17alpha-hydroxyprogesterone（17α-OHP）
レセ電：160116210／17α-OHP 血液

適応 先天性副腎過形成

意義 先天性副腎過形成の主な原因である21-水酸化酵素欠損症の診断に用いる。17α-OHPは，21-hydroxylaseの作用を受けて11-デオキシコルチゾールからコルチゾールとなるが，この合成経路が断たれると，17α-OHPの血中濃度が上昇する。先天性副腎過形成の診断・経過観察に必要な検査である。

保険メモ 17α-ヒドロキシプロゲステロン（17α-OHP）は，先天性副腎皮質過形成症の診断又は治療効果判定のために行った場合に算定する。

関連検査 テストステロン，17-ケトステロイド分画（17-KS分画），コルチゾール，プロゲステロン，プレグナンジオール，プレグナントリオール，副腎皮質刺激ホルモン（ACTH），11-ハイドロキシコルチコステロイド（11-OHCS），デヒドロエピアンドロステロン硫酸抱合体（DHEA-S）

D008 43 包 判生Ⅱ 213点
抗IA-2抗体 anti-insulinoma associated protein-2 antibody
レセ電：160176950／抗IA-2抗体 血液

適応 1型糖尿病

意義 抗IA-2（insulinoma-associated protein-2）抗体は，小児の1型糖尿病の発症時に高い陽性率を示すが，年齢が高くなると陽性率は低下する。これに対し，抗グルタミン酸デカルボキシラーゼ（抗GAD）抗体は，小児では陽性率が低く，思春期から成人にかけて高くなる。抗IA-2抗体値と抗GAD抗体値に相関関係がないことから，両抗体を併せて測定する方が1型糖尿病のスクリーニングに有効である。

保険メモ (1) 抗IA-2抗体は，すでに糖尿病の診断が確定し，かつ，抗グルタミン酸デカルボキシラーゼ抗体（抗GAD抗体）の結果，陰性が確認された患者に対し，1型糖尿病の診断に用いた場合に算定する。

なお，当該検査を算定するに当たっては，抗グルタミン酸デカルボキシラーゼ抗体（抗GAD抗体）の結果，陰性が確認された年月日を診療報酬明細書の摘要欄に記載する。

(2) 診療報酬明細書の「摘要」欄への記載事項
抗グルタミン酸デカルボキシラーゼ抗体（抗GAD抗体）の結果，陰性を確認した年月日を記載する。
レセ電：850100163／抗GAD抗体陰性の確認年月日（抗IA-2抗体）；（元号）yy”年”mm”月”dd”日”
<記載要領>

関連検査 抗グルタミン酸デカルボキシラーゼ抗体（抗GAD抗体），インスリン（IRI），C-ペプチド（CPR），グルコース，常用負荷試験，耐糖能精密検査

D008 43 包 判生Ⅱ 213点
プレグナンジオール pregnandiol（プレグナ）（P2）
レセ電：160034810／プレグナンジオール 蓄尿
プレグナンジオール（尿） pregnandiol（プレグナ）（P2）
レセ電：160136150／プレグナンジオール（尿） 蓄尿

適応 思春期早発症，無月経症，排卵障害，副腎癌，胎盤機能不全，先天性副腎過形成，胞状奇胎，卵巣機能不全，絨毛癌，副腎性器症候群，卵巣腫瘍，黄体機能不全

意義 プレグナンジオールは，黄体ホルモン（プロゲジェステロン）が肝で代謝され尿中に排泄される。プロジェステロンは卵巣や胎盤から分泌されるため，女性では黄体期のプロジェステロン産生能を示し，妊娠中は胎盤機能を反映するので，卵巣機能，妊娠時の胎盤機能の評価に用いられる。また副腎皮質や睾丸からも分泌されるため，小児，男性，女性（閉経後）の副腎機能を反映するので，副腎皮質の腫瘍，副腎性器症候群などの診断にも有用である。

関連検査 ヒト絨毛性ゴナドトロピン（HCG），ヒト胎盤性ラクトーゲン（HPL），プロゲステロン，エストロゲン，プレグナントリオール，エストリオール（E_3），エストラジオー

ル（E_2），性腺負荷試験，17α-ヒドロキシプロゲステロン（17α-OHP）

D008　44　㊔　判生Ⅱ　**217点**

メタネフリン　metanephrin（MN）

レセ電：160035010／メタネフリン　血液

メタネフリン（尿）　total metanephrines（MN）

レセ電：160137150／メタネフリン（尿）　尿

適応　褐色細胞腫，神経芽腫，シャイ・ドレーガー症候群

意義　交感神経，副腎髄質で合成，分泌されたアドレナリン，ノルアドレナリンの中間代謝産物で，メタネフリンとノルメタネフリンの2分画がある。カテコールアミン同様に，褐色細胞腫や神経芽細胞腫の診断・治療効果の判定に用いる。血中値より尿中値の診断価値が高い。

保険メモ　(1)　ノルメタネフリンは，褐色細胞腫の診断又は術後の効果判定のため行った場合に算定し，メタネフリンを併せて行った場合は，主たるもののみ算定する。

(2)　メタネフリン，メタネフリン・ノルメタネフリン分画，ノルメタネフリン又は遊離メタネフリン・遊離ノルメタネフリン分画のうちいずれかを併せて実施した場合は，主たるもののみ算定する。

関連検査　ホモバニリン酸（HVA），バニールマンデル酸（VMA），カテコールアミン，カテコールアミン分画，遊離メタネフリン・遊離ノルメタネフリン分画

D008　45　㊔　判生Ⅱ　**220点**

17-ケトジェニックステロイド分画（17-KGS分画）　17-ketogenic steroids

レセ電：160034610／17-KGS分画　蓄尿

17-ケトジェニックステロイド分画（17-KGS分画）（尿）　17-ketogenic steroids fractionations

レセ電：160136050／17-KGS分画（尿）　蓄尿

適応　クッシング症候群，クッシング病，副腎癌，異所性ACTH産生腫瘍，アジソン病，下垂体機能低下症，副腎クリーゼ，先天性副腎過形成，副腎性器症候群

意義　17-KGSは酸化によって17-KS（17-ケトステロイド）に変化するコルチコイドの総称である。17-KGSは11-oxyと11-deoxyの2分画あり，17-KGSの異常では，この分画が病態の鑑別に役立つ。通常この分画比（11-deoxy-KGS／11-oxy-KGS）は0.2程度。副腎性器症候群やクッシング症候群では上昇し，アジソン病では低下する。

関連検査　17-ケトステロイド分画（17-KS分画），デヒドロエピアンドロステロン硫酸抱合体（DHEA-S），副腎皮質刺激ホルモン（ACTH），プレグナントリオール，コルチゾール

D008　45　㊔　判生Ⅱ　**220点**

メタネフリン・ノルメタネフリン分画　metanephrine normetanephrine fractionation（MN-F）

レセ電：160035110／メタネフリン・ノルメタネフリン分画　血液

メタネフリン・ノルメタネフリン分画（尿）　metanephrine normetanephrine fractionation（MN-F）

レセ電：160137250／メタネフリン・ノルメタネフリン分画（尿）　尿

適応　褐色細胞腫，神経芽腫，シャイ・ドレーガー症候群

意義　副腎髄質や交感神経で生成，分泌されるカテコールアミンにはアドレナリン，ノルアドレナリンがあるが，中間代謝物ではメタネフリンとノルメタネフリンの2分画となる。褐色細胞腫や神経芽細胞腫では，メタネフリンやノルメタネフリンの尿中排泄が増加する。メタネフリン，ノルメタネフリン分画測定により，診断精度を高めることができる。

保険メモ　メタネフリン，メタネフリン・ノルメタネフリン分画，ノルメタネフリン又は遊離メタネフリン・遊離ノルメタネフリン分画のうちいずれかを併せて実施した場合は，主たるもののみ算定する。

関連検査　ホモバニリン酸（HVA），バニールマンデル酸（VMA），カテコールアミン，カテコールアミン分画，遊離メタネフリン・遊離ノルメタネフリン分画

D008　46　㊔　判生Ⅱ　**221点**

心房性Na利尿ペプチド（ANP）　human atrial natriuretic peptide

レセ電：160116310／ANP　血液

適応　心不全，慢性心不全，急性心不全，うっ血性心不全

意義　心房性Na利尿ペプチド（ANP）は，主に心房で合成され血中に分泌される。ANPは，利尿作用，血管拡張作用，飲水抑制作用をもつ。心機能の異常や腎不全では分泌が増し，生体の生理機能の正常化に役立っている。ANPの血中濃度の上昇は，うっ血性心不全，慢性腎不全，本態性高血圧症，原発性アルドステロン症，クッシング症候群など循環血液量が増加した場合や

発作性心房細動など心房の心拍数が著しく増加した場合に見られる。心不全の重症度の判定，慢性腎不全での除水量の評価などに用いる。

保険メモ　(1)　心房性Na利尿ペプチド（ANP），脳性Na利尿ペプチド（BNP）及び脳性Na利尿ペプチド前駆体N端フラグメント（NT-proBNP）のうち2項目以上をいずれかの検査を行った日から起算して1週間以内に併せて実施した場合は，主たるもの1つに限り算定する。

(2)　脳性Na利尿ペプチド（BNP），脳性Na利尿ペプチド前駆体N端フラグメント（NT-proBNP）又は心房性Na利尿ペプチド（ANP）のうち2項目以上を実施した場合は，各々の検査の実施日を診療報酬明細書の摘要欄に記載する。

(3)　診療報酬明細書の「摘要」欄への記載事項（脳性Na利尿ペプチド（BNP），脳性Na利尿ペプチド前駆体N端フラグメント（NT-proBNP）及び心房性Na利尿ペプチド（ANP）のうち2項目以上を実施した場合）

各々の検査の実施日を記載する。

レセ電：算定日情報／（算定日）

＜記載要領＞

関連検査　カルシウム，サイクリックAMP（cAMP），副甲状腺ホルモン（PTH），ナトリウム及びクロール，カリウム，アルドステロン，抗利尿ホルモン（ADH），脳性Na利尿ペプチド（BNP）

D008　47　㊞　判生Ⅱ　**224点**

抗利尿ホルモン（ADH）　arginine vasopressin（ADH）

レセ電：160035910／ADH　血液

適応　中枢性尿崩症，抗利尿ホルモン不適合分泌症候群，腎性尿崩症，下垂体機能低下症，異所性ADH産生腫瘍，脱水症，心因性多飲症，尿崩症

意義　下垂体後葉から分泌される抗利尿ホルモン（ADH）はアルギニンバゾプレッシンとも呼ばれる。腎臓に作用して水の再吸収を促進することで，体液量と血漿浸透圧を調節している。ADHの分泌低下による中枢性尿崩症，ADHの作用低下による腎性尿崩症，心因性尿崩症の鑑別診断，及び過剰分泌によるADH不適切分泌症候群などの診断に利用される。

関連検査　ナトリウム及びクロール，レニン，アルドステロン，尿浸透圧，血液浸透圧

D008　48　㊞　判生Ⅱ　**232点**

プレグナントリオール　pregnanetriol

レセ電：160034910／プレグナントリオール　尿

プレグナントリオール（尿）　pregnanetriol

レセ電：160137050／プレグナントリオール（尿）　尿

適応　先天性副腎過形成，無月経症，排卵障害，思春期早発症，副腎癌，胎盤機能不全，胞状奇胎，卵巣機能不全，絨毛癌，副腎性器症候群

意義　プレグナントリオールは，17α-ヒドロキシプロゲステロン（17α-OHP）の代謝産物である。したがって，副腎皮質機能，副腎皮質の酵素欠損症の推定，特に先天性副腎過形成の診断に有用である。特に21-水酸化酵素欠損症では異常高値を示す。

関連検査　コルチゾール，プロゲステロン，プレグナンジオール，副腎皮質刺激ホルモン（ACTH），17α-ヒドロキシプロゲステロン（17α-OHP）

D008　49　㊞　判生Ⅱ　**250点**

ノルメタネフリン　normetanephrine（NMN）

レセ電：160115910／ノルメタネフリン　尿

適応　褐色細胞腫，神経芽腫

意義　ノルメタネフリンは，ノルアドレナリンの中間代謝物で，交感神経，副腎髄質機能に関与する。本検査は褐色細胞腫及び神経芽細胞腫の診断，治療効果の判定に行う。

保険メモ　(1)　ノルメタネフリンは，褐色細胞腫の診断又は術後の効果判定のため行った場合に算定し，メタネフリンを併せて行った場合は，主たるもののみ算定する。

(2)　メタネフリン，メタネフリン・ノルメタネフリン分画，ノルメタネフリン又は遊離メタネフリン・遊離ノルメタネフリン分画のうちいずれかを併せて実施した場合は，主たるもののみ算定する。

関連検査　カテコールアミン，カテコールアミン分画，遊離メタネフリン・遊離ノルメタネフリン分画

D008　50　㊞　判生Ⅱ　**280点**

インスリン様成長因子結合蛋白3型（IGFBP-3）　insulin-like growth factor binding protein 3

レセ電：160163350／IGFBP-3　血液

適応　成長ホルモン分泌不全性低身長症，成長ホルモン分泌不全

意義 IGFBP-3は肝で生成される糖蛋白である。成長ホルモンの成長促進作用は，インスリン様成長因子（IGF）を介して行われる。そのIGFが血中や組織中で特異的に結合する蛋白の一つがIGFBP-3で，成長ホルモン分泌不全症の診断で高い正確度を示す。従来，成長ホルモン治療の適応基準として，各種負荷試験と併せて血中IGF-I（ソマトメジンC）値が採用されていたが，IGFBP-3は，これと比べ同等以上の有意性が認められている。また，重症肝機能障害時では低下することがあり注意が必要である。

保険メモ ⑴　インスリン様成長因子結合蛋白3型（IGFBP-3）は，成長ホルモン分泌不全症の診断と治療開始時の適応判定のために実施した場合に算定できる。なお，成長ホルモン分泌不全症の診断については，厚生労働省間脳下垂体機能障害に関する調査研究班「成長ホルモン分泌不全性低身長症診断の手引き」を，治療開始時の適応判定については（財）成長科学協会「ヒト成長ホルモン治療開始時の適応基準」を参照する。

⑵　インスリン様成長因子結合蛋白3型（IGFBP-3）をソマトメジンCと併せて実施した場合は，主たるもののみ算定する。

関連検査 成長ホルモン（GH），ソマトメジンC

D008　51 ㊙ 判生Ⅱ　**450点**
遊離メタネフリン・遊離ノルメタネフリン分画
free metanephrine / normetanephrine fractionation
レセ電：160215950／遊離メタネフリン・遊離ノルメタネフリン分画　血液

適応 褐色細胞腫，神経芽腫

意義 褐色細胞腫及び神経芽細胞種の診断の補助として，血漿中の遊離メタネフリン及び遊離ノルメタネフリンをELISA法により測定する。

保険メモ ⑴　遊離メタネフリン・遊離ノルメタネフリン分画は，褐色細胞腫の鑑別診断を行った場合に1回に限り算定する。本検査を実施するに当たっては，関連学会が定める指針を遵守し，褐色細胞腫を疑う医学的な理由を診療録に記載する。

⑵　メタネフリン，メタネフリン・ノルメタネフリン分画，ノルメタネフリン又は遊離メタネフリン・遊離ノルメタネフリン分画のうちいずれかを併せて実施した場合は，主たるもののみ算定する。

⑶　問：区分番号「D008」内分泌学的検査の「50」（編注；「51」）遊離メタネフリン・遊離ノルメタネフリン分画における「関連学会が定める指針」とは，具体的には何を指すのか。答：日本内分泌学会の褐色細胞腫・パラガングリオーマ診療ガイドラインを指す。
<事務連絡　20200331>

関連検査 メタネフリン，メタネフリン・ノルメタネフリン分画，ノルメタネフリン

D008　52 判生Ⅱ　**597点**
抗ミュラー管ホルモン（AMH）　Anti Mullerian Hormone (AMH)
レセ電：160231210／抗ミュラー管ホルモン（AMH）　血液

適応 不妊症

意義 AMHは前胞状卵胞及び小胞状卵胞の顆粒膜細胞より分泌されるホルモンであり，血中AMH濃度を測定することで卵巣予備能の評価が可能となる。卵巣中にある原始卵胞の数は胎児期に最大であり，その後年齢とともに低下する。原始卵胞のうち少数が，前胞状卵胞及び小胞状卵胞となり，成熟卵胞になり排卵する。従って，AMHが高いほど卵巣予備能が高く，排卵誘発剤の効果も出やすいと言える。

保険メモ ⑴　抗ミュラー管ホルモン（AMH）は，不妊症の患者に対して，卵巣の機能の評価及び治療方針の決定を目的として，血清又は血漿を検体としてEIA法，CLEIA法又はECLIA法により測定した場合に，6月に1回に限り算定できる。

⑵　診療報酬明細書の摘要欄に前回の実施日（初回の場合は初回である旨）を記載する。

⑶　診療報酬明細書の「摘要」欄への記載事項
前回の実施日（初回の場合は初回である旨）を記載する。
レセ電：850190050／前回実施年月日（抗ミュラー管ホルモン（AMH））；（元号）yy”年”mm”月”dd”日”
レセ電：820190055／初回（抗ミュラー管ホルモン（AMH））
<記載要領>

⑷　問：卵巣の機能の評価及び治療方針の決定には，調節卵巣刺激療法における治療方針の決定も含まれるのか。答：含まれる。
<事務連絡　20240328>

⑸　問：D008内分泌学的検査の抗ミュラー管ホルモン（AMH）の対象患者について，「不妊症の患者」とあるが，具体的にはどのような者が該当するのか。答：個別の医学的判断によるが，例えば，タイミング法を含む一般不妊治療や生

殖補助医療といった不妊治療を実施している患者が想定される。<事務連絡　20240328>

関連検査 卵胞刺激ホルモン（FSH），黄体形成ホルモン（LH），プロラクチン（PRL），エストラジオール（E_2），プロゲステロン

D008 53 判生Ⅱ **1000点**
レプチン leptin
レセ電：160226550／レプチン　血液

適応 全身性脂肪萎縮症

意義 レプチンとは，脂肪細胞から分泌されるホルモンで，脳内の摂食中枢に作用し，摂食行動を強力に抑制する。全身性脂肪萎縮症の診断補助として，酵素免疫測定法（ELISA法）により血清中のレプチンを測定する。

保険メモ (1) レプチンは，脂肪萎縮，食欲亢進，インスリン抵抗性，糖尿病及び脂質異常症のいずれも有する患者に対して，全身性脂肪萎縮症の診断の補助を目的として，ELISA法により測定した場合に，患者1人につき1回に限り算定する。

(2) 本検査の実施に当たっては，関連学会が定める指針を遵守し，脂肪萎縮の発症時期及び全身性脂肪萎縮症を疑う医学的な理由を診療報酬明細書の摘要欄に記載する。

(3) 診療報酬明細書の「摘要」欄への記載事項
脂肪萎縮の発症時期及び全身性脂肪萎縮症を疑う医学的な理由を記載する。
レセ電：830100492／脂肪萎縮の発症時期（レプチン）；＊＊＊＊＊＊
レセ電：830100493／全身性脂肪萎縮症を疑う医学的な理由（レプチン）；＊＊＊＊＊＊
<記載要領>

(4) 問：D008内分泌学的検査のレプチンにおける「関連学会が定める指針」とは，具体的には何を指すのか。答：現時点では，日本内分泌学会の「全身性脂肪萎縮症診断における血中レプチン検査の運用指針」を指す。
<事務連絡　20220331>

関連検査 グルコース，中性脂肪，インスリン（IRI）

【D009　腫瘍マーカー】

保険メモ ◎診療及び腫瘍マーカー以外の検査の結果から悪性腫瘍の患者であることが強く疑われる者に対して，腫瘍マーカーの検査を行った場合に，1回に限り算定する。ただし，B001特定疾患治療管理料の「3」悪性腫瘍特異物質治療管理料を算定している患者については算定しない。

◎患者から1回に採取した血液等を用いて本区分の2から36までに掲げる検査を2項目以上行った場合は，所定点数にかかわらず，検査の項目数に応じて次に掲げる点数により算定する。

イ　2項目　230点
ロ　3項目　290点
ハ　4項目以上　385点

2　α-フェトプロテイン（AFP）
3　癌胎児性抗原（CEA）
4　扁平上皮癌関連抗原（SCC抗原）
5　組織ポリペプタイド抗原（TPA）
6　NCC-ST-439，CA15-3
7　DUPAN-2
8　エラスターゼ1
9　前立腺特異抗原（PSA），CA19-9
10　PIVKA-Ⅱ半定量，PIVKA-Ⅱ定量
11　CA125
12　核マトリックスプロテイン22（NMP22）定量（尿），核マトリックスプロテイン22（NMP22）定性（尿）
13　シアリルLe^x-i抗原（SLX）
14　神経特異エノラーゼ（NSE）
15　SPan-1
16　CA72-4，シアリルTn抗原（STN）
17　塩基性フェトプロテイン（BFP），遊離型PSA比（PSA　F／T比）
18　サイトケラチン19フラグメント（シフラ）
19　シアリルLe^{x}抗原（CSLEX）
20　BCA225
21　サイトケラチン8・18（尿）
22　抗p53抗体
23　I型コラーゲン-C-テロペプチド（ICTP）
24　ガストリン放出ペプチド前駆体（ProGRP）
25　CA54／61
26　α-フェトプロテインレクチン分画（AFP-L3%）
27　CA602，組織因子経路インヒビター2（TFPI2）
28　γ-セミノプロテイン（γ-Sm）
29　ヒト精巣上体蛋白4（HE4）
30　可溶性メソテリン関連ペプチド
31　S2，3PSA%
32　プロステートヘルスインデックス（phi）
33　癌胎児性抗原（CEA）定性（乳頭分泌液），癌胎児性抗原（CEA）半定量（乳頭分泌液）
34　HER2蛋白
35　アポリポ蛋白A2（APOA2）アイソフォーム
36　可溶性インターロイキン-2レセプター（sIL-2R

(1) 腫瘍マーカーは，悪性腫瘍の患者であることが強く疑われる者に対して検査を行った場合に，悪性腫瘍の診断の確定又は転帰の決定までの間に1回を限度として算定する。

悪性腫瘍の診断が確定し，計画的な治療管理を開始した場合，当該治療管理中に行った腫瘍マーカーの検査の費用はB001特定疾患治療管理

料の「3」悪性腫瘍特異物質治療管理料に含まれ，腫瘍マーカーは，原則として，B001特定疾患治療管理料の「3」悪性腫瘍特異物質治療管理料と同一月に併せて算定できない。ただし，悪性腫瘍の診断が確定した場合であっても，次に掲げる場合においては，B001特定疾患治療管理料の「3」悪性腫瘍特異物質治療管理料とは別に腫瘍マーカーの検査料を算定できる。

(ア) 急性及び慢性膵炎の診断及び経過観察のためにエラスターゼ1を行った場合

(イ) 肝硬変，HBs抗原陽性の慢性肝炎又はHCV抗体陽性の慢性肝炎の患者について，α-フェトプロテイン（AFP），PIVKA-Ⅱ半定量又は定量を行った場合（月1回に限る）

(ウ) 子宮内膜症の診断又は治療効果判定を目的としてCA125又はCA602を行った場合（診断又は治療前及び治療後の各1回に限る）

(エ) 家族性大腸腺腫症の患者に対して癌胎児性抗原（CEA）を行った場合

D009 1 判生Ⅱ 80点
尿中BTA bladder tumor antigen
レセ電：160169710／尿中BTA 尿

適応 膀胱癌

意義 尿中の膀胱基底膜由来の蛋白複合体（BTA）は膀胱癌の腫瘍マーカーで，ラテックス凝集法を使い測定する。再発性膀胱癌に対するBTA検査は尿細胞診より感度がよく，非浸潤性再発の発見に有用である。ただしこの検査は偽陽性率が高いため，診断特異性の高い細胞診や他のマーカー（NMP22）などと組み合わせて行う必要がある。

保険メモ 尿中BTAは，膀胱癌であると既に確定診断がされた患者に対して，膀胱癌再発の診断のために行い，当該検査の結果に基づいて計画的な治療管理を行った場合に限り，B001特定疾患治療管理料の「3」悪性腫瘍特異物質治療管理料の「イ」尿中BTAに係るものを算定する。

関連検査 核マトリックスプロテイン22（NMP22），前立腺特異抗原（PSA），塩基性フェトプロテイン（BFP）

D009 2 迅 包 判生Ⅱ 98点
α-フェトプロテイン（AFP） alpha-fetoprotein
レセ電：160036710／AFP 血液

適応 原発性肝癌，肝硬変症，B型慢性肝炎，C型慢性肝炎，精巣腫瘍，胎児性癌，卵黄のう腫瘍，悪性奇形腫

意義 AFPは，胎児血清中に検出される胎児性蛋白で，生後まもなく消失するが，原発性肝癌の80～90%以上に出現することから原発性肝癌の鑑別診断や早期発見に使われる。また，ヨークサック腫瘍（卵黄のう腫瘍：悪性奇形腫，セミノーマ），AFP産生腫瘍の診断補助，治療効果判定，経過観察に用いられるほか，慢性肝疾患のフォローアップや肝細胞癌の診断・治療後のモニタリングなどに広く利用される。ただし，妊婦血中には胎児産生のAFPが見られ高値となるので注意が必要である。

保険メモ 肝硬変，HBs抗原陽性の慢性肝炎又はHCV抗体陽性の慢性肝炎の患者について，α-フェトプロテイン（AFP），PIVKA-Ⅱ半定量又は定量を行った場合（月1回に限る）においては，B001特定疾患治療管理料の「3」悪性腫瘍特異物質治療管理料とは別に腫瘍マーカーの検査料を算定できる。

関連検査 アスパラギン酸アミノトランスフェラーゼ（AST），アラニンアミノトランスフェラーゼ（ALT），癌胎児性抗原（CEA），CA19-9，PIVKA-Ⅱ，HCV抗体，α-フェトプロテインレクチン分画（AFP-L3%）

D009 3 迅 包 判生Ⅱ 99点
癌胎児性抗原（CEA） carcinoembryonic antigen
レセ電：160036510／CEA 血液

適応 大腸癌，胃癌，膵癌，食道癌，肺癌，胆管癌，膀胱癌，卵巣癌，肝癌，乳癌，甲状腺髄様癌，子宮頚癌，家族性大腸ポリポーシス

意義 CEAは，主に成人の消化器（胃，大腸，膵）癌の細胞で産生されるが，乳癌，肺癌，甲状腺髄様癌，卵巣癌などでも陽性となる。いずれの癌でも早期にCEAが陽性を示すのはまれなため，治療モニターとして利用される。また，他の検査法と組み合わせて癌スクリーニングの補助診断に利用する。

保険メモ (1) 家族性大腸腺腫症の患者に対して癌胎児性抗原（CEA）を行った場合においては，B001特定疾患治療管理料の「3」悪性腫瘍特異物質治療管理料とは別に腫瘍マーカーの検査料を算定できる。

(2) 癌胎児性抗原（CEA）とDUPAN-2を併せて測定した場合は主たるもののみ算定する。

関連検査 フェリチン，α-フェトプロテイン（AFP），扁平上皮癌関連抗原（SCC抗原），CA19-9，CA125，組織ポリペプタイド抗原（TPA），塩基性フェトプロテイン（BFP），

DUPAN-2, アポリポ蛋白

D009 4	㊂ 判生Ⅱ	101点
扁平上皮癌関連抗原（SCC抗原） squamous cell carcinoma-related antigen		
レセ電：160037410／SCC抗原		血液

適応 食道癌, 肺扁平上皮癌, 皮膚癌, 子宮頸癌, 子宮頸部扁平上皮癌*

意義 SCCは, 子宮頸部扁平上皮癌及び他の臓器の扁平上皮癌で産生する腫瘍マーカーである。子宮頸部扁平上皮癌や肺扁平上皮癌の診断補助, 経過観察に用いられる。皮膚癌, 頭頸部癌, 食道癌などの進行癌の陽性率は30%程度であるため, 再発性進行癌の発見と治療モニターなどに用いられる。

関連検査 ヒト絨毛性ゴナドトロピン（HCG）, 癌胎児性抗原（CEA）, 神経特異エノラーゼ（NSE）, シアリルLe^{x}-i抗原（SLX）, サイトケラチン19フラグメント（シフラ）, ガストリン放出ペプチド前駆体（ProGRP）

D009 5	㊂ 判生Ⅱ	110点
組織ポリペプタイド抗原（TPA） tissue polypeptide antigen		
レセ電：160037110／TPA		血液
組織ポリペプタイド抗原（TPA）（尿） tissue polypeptide antigen		
レセ電：160137350／TPA（尿）		尿

適応 乳癌, 大腸癌, 腎癌, 肺癌, 卵巣癌, 膀胱癌, 尿管癌, 肝細胞癌, 膵癌, 胃癌, 前立腺癌

意義 TPAは, 種々の悪性腫瘍組織から精製された共通抗原で, 増殖能の高い正常組織にも存在する。悪性腫瘍の病状の進行に伴って体液中のTPAは上昇するが臓器特異性が認められないので, いろいろな癌の診断補助, 治療効果の判定, 経過観察に用いられる。陽性率が高い疾患は卵巣癌, 大腸癌, 肝細胞癌, 膵癌, 肺癌, 胃癌, 乳癌, 膀胱癌, 前立腺癌などであるが, 炎症性疾患や肝炎, 肝硬変, 肺炎, 膵炎, 糖尿病などでも陽性を示す。

関連検査 α-フェトプロテイン（AFP）, 癌胎児性抗原（CEA）, 塩基性フェトプロテイン（BFP）

D009 6	㊂ 判生Ⅱ	112点
NCC-ST-439 NCC-ST-439		
レセ電：160116410／NCC-ST-439		血液

適応 膵癌, 大腸癌, 胆道癌, 乳癌, 胃癌

意義 NCC-ST-439は, 正常胎児組織と腎臓に微量認められるが, 分化型腺癌細胞で産生される糖鎖抗原である。CA19-9と組み合わせて胃癌, 胆嚢・胆管癌, 膵癌, 大腸癌の診断補助, 効果判定, 経過観察に用いるほか, 乳癌のモニターとしても有用である。

関連検査 癌胎児性抗原（CEA）, α-フェトプロテイン（AFP）, CA15-3, エラスターゼ1, CA19-9, シアリルLe^{x}-i抗原（SLX）, DUPAN-2, BCA225, シアリルTn抗原（STN）

D009 6	㊂ 判生Ⅱ	112点
CA15-3 carbohydrate antigen 15-3		
レセ電：160037310／CA15-3		血液

適応 乳癌, 膵癌, 卵巣癌, 肺癌, 子宮癌

意義 CA15-3は, 再発性乳癌や転移性乳癌患者の血清中に高濃度に検出されるため, 乳癌の診断補助, 治療効果の判定, 経過観察に用いる。

保険メモ シアリルLe^{x}抗原（CSLEX）とCA15-3を併せて測定した場合は, 主たるもののみ算定する。

関連検査 癌胎児性抗原（CEA）, 組織ポリペプタイド抗原（TPA）, NCC-ST-439, BCA225, 組織ポリペプタイド抗原（TPA）, CA19-9, SPan-1, DUPAN-2

D009 7	㊂ 判生Ⅱ	115点
DUPAN-2 DU-PAN-2		
レセ電：160036910／DUPAN-2		血液

適応 膵癌, 胆道癌, 肝細胞癌

意義 DUPAN-2は, 主に膵・胆道系癌に高い陽性率を示す糖蛋白抗原の腫瘍マーカーで, 従来のCA19-9と同等若しくはそれ以上の感度を有するが, 他の腫瘍マーカーと組み合わせて使用する方がいい。膵癌, 胆道癌, 肝細胞癌の診断補助, 治療効果判定, 経過観察に用いる。

保険メモ 癌胎児性抗原（CEA）とDUPAN-2を併せて測定した場合は主たるもののみ算定する。

関連検査 CA19-9, SPan-1, アミラーゼ, リパーゼ, トリプシン, 癌胎児性抗原（CEA）, エラスターゼ1, NCC-ST-439, シアリルLe^{x}-i抗原（SLX）, シアリルTn抗原（STN）, アポリポ蛋白

D009 8	㊂ 判生Ⅱ	120点
エラスターゼ1 elastase 1		
レセ電：160037710／エラスターゼ1		血液

適応 膵癌, 急性膵炎, 慢性膵炎, 十二指腸癌, 膵頭部癌

意義 エラスターゼ1は，比較的早期の膵癌で陽性率が70％と高いことから膵癌の早期診断に用いられるほか乳頭部癌，十二指腸癌などの腫瘍マーカーとして測定される。急性膵炎，慢性膵炎，胆石症，糖尿病，腎不全などで高値を示すことがある。

保険メモ (1) 急性及び慢性膵炎の診断及び経過観察のためにエラスターゼ1を行った場合のおいては，B001特定疾患治療管理料の「3」悪性腫瘍特異物質治療管理料とは別に腫瘍マーカーの検査料を算定できる。

(2) D001尿中特殊物質定性定量検査のトリプシノーゲン2（尿）と，D007血液化学検査のアミラーゼ，リパーゼ，アミラーゼアイソザイム，トリプシン又はD009腫瘍マーカーのエラスターゼ1を併せて実施した場合には，いずれか主たるもののみ算定する。

関連検査 CA19-9，SPan-1，DUPAN-2，アミラーゼ，リパーゼ，トリプシン，膵機能テスト，NCC-ST-439，シアリルLe^{x}-i抗原（SLX），アミラーゼ，アミラーゼアイソザイム，シアリルTn抗原（STN），ホスフォリパーゼA_2（PLA_2），トリプシノーゲン2

D009　9 ㊟ ㊓ 判生Ⅱ　121点
前立腺特異抗原（PSA） prostate specific antigen
レセ電：160037510／PSA　血液

適応 前立腺癌

意義 PSAは，前立腺腫瘍マーカーとして頻用されている。しかし，前立腺肥大症でも上昇することがある。PSAは，血液中でα1-アンチキモトリプシン（ACT）と複合体を形成するものと，フリーのPSAの2種類がある。このPSA-ACT複合体の測定は，従来のPSAに比べ早期前立腺癌マーカーとして，スクリーニング検査のほか，治療効果，経過観察に有用である。

保険メモ (1) 前立腺特異抗原（PSA）は，診察，腫瘍マーカー以外の検査，画像診断等の結果から，前立腺癌の患者であることを強く疑われる者に対して検査を行った場合に，前立腺癌の診断の確定又は転帰の決定までの間に原則として，1回を限度として算定する。ただし，前立腺特異抗原（PSA）の検査結果が4.0ng／mL以上であって前立腺癌の確定診断がつかない場合においては，3月に1回に限り，3回を限度として算定できる。
なお，当該検査を2回以上算定するに当たっては，検査値を診療報酬明細書の摘要欄に記載する。

(2) プロステートヘルスインデックス（phi）は，前立腺特異抗原（PSA）を併せて実施した場合には，主たるもののみ算定する。

(3) 診療報酬明細書の「摘要」欄への記載事項（前立腺癌の確定診断がつかず2回以上算定する場合）
当該検査の実施年月日及び前回測定値を記載する。
レセ電：880100012／検査実施年月日及び検査結果（前立腺特異抗原（PSA））;（元号）yy”年”mm”月”dd”日” 検査値：＊＊＊＊＊＊＊＊
<記載要領>

(4) 問：PSA精密測定（編注；前立腺特異抗原（PSA））の検査回数の改定が行われたが，検査の回数は，初回検査を含めて，何回測定できるのか。答：初回を含めて3回までである。
<事務連絡　20040330>

(5) 問：算定回数が複数月に1回のみとされている検査を実施した場合は，診療報酬明細書の「摘要」欄に前回の実施日（初回の場合は初回である旨）を記載することとされているが，PSA精密測定（編注；前立腺特異抗原（PSA））についても，初回の場合は初回である旨を記載する必要があるか。答：記載する必要はない。ただし，前立腺癌の確定診断がつかずPSA精密測定（編注；前立腺特異抗原（PSA））を2回以上算定する場合は，「摘要」欄に未確と表示し，当該検査の実施月日及び検査値をすべて記載する必要がある。
<事務連絡　20040707>

(6) 問：PSA精密測定（編注；前立腺特異抗原（PSA））を2回以上算定する場合は，診療報酬明細書に当該検査の実施月日及び検査値をすべて記載することとされているが，当該検査を外注している場合，翌月の請求日までに直近の検査値が判明していないことがあり得る。このような場合，どのように取り扱えばよいのか。答：検査値が判明していないため，やむを得ず記載することができない場合には，その旨を診療報酬明細書に記載することで差し支えない。
<事務連絡　20040707>

関連検査 γ-セミノプロテイン（γ-Sm），アルカリホスファターゼ（ALP），組織ポリペプタイド抗原（TPA），遊離型PSA比（PSA F／T比），プロステートヘルスインデックス（phi），S2,3PSA％

D009 9 ㊊ ㊇ 判生Ⅱ **121点**
CA19-9 carbohydrate antigen 19-9
レセ電：160037210／CA19-9 血液

適応 膵癌，胆管癌，胆のう癌，胃癌，大腸癌

意義 CA19-9は，モノクローナル抗体を用いて開発された最初の膵癌腫瘍マーカーで，胆嚢・胆管癌でも80％以上の陽性率を示す。進行性の膵・胆管癌では高値であるが，早期癌では低値である。また，膵頭部癌で閉塞性黄疸のある場合には高値を示すが，他の膵腫瘍での陽性率は低い。大腸癌や胃癌でも進行度に比例して陽性率，血清レベルが上昇する。

関連検査 SPan-1，DUPAN-2，α-フェトプロテイン（AFP），癌胎児性抗原（CEA），エラスターゼ1，シアリルLe^{x}-i抗原（SLX），アミラーゼアイソザイム，NCC-ST-439，シアリルTn抗原（STN），アポリポ蛋白

D009 10 ㊇ 判生Ⅱ **131点**
PIVKA-Ⅱ半定量 protein induced by vitamin K absence-2
レセ電：160117110／PIVKA-2半定量 血液
PIVKA-Ⅱ定量 protein induced by vitamin K absence-2
レセ電：160193310／PIVKA-2定量 血液

適応 原発性肝癌，肝細胞癌，肝硬変症，B型慢性肝炎，C型慢性肝炎

意義 PIVKAⅡは，ビタミンK欠乏時に肝細胞や肝細胞癌でつくられる。肝細胞癌のマーカーとして用いる。AFPとの相関性は低く，AFP陰性肝癌の約50％が陽性になるので，相補マーカーとして肝細胞癌の診断補助モニターとして有用である。

保険メモ 肝硬変，HBs抗原陽性の慢性肝炎又はHCV抗体陽性の慢性肝炎の患者について，α-フェトプロテイン（AFP），PIVKA-Ⅱ半定量又は定量を行った場合（月1回に限る）においては，B001特定疾患治療管理料の「3」悪性腫瘍特異物質治療管理料とは別に腫瘍マーカーの検査料を算定できる。

関連検査 α-フェトプロテイン（AFP），癌胎児性抗原（CEA），α-フェトプロテインレクチン分画（AFP-L3％）

D009 11 ㊇ 判生Ⅱ **136点**
CA125 carbohydrate antigen 125
レセ電：160038010／CA125 血液

適応 子宮内膜症，卵巣癌，子宮癌

意義 CA125は，卵巣漿液性嚢胞腺癌由来の抗原である。主に卵巣癌の腫瘍マーカーとして利用されているが，癌特異性は必ずしも高くなく，子宮内膜症，良性卵巣腫瘍，妊娠などでも陽性を示す。

保険メモ (1) 子宮内膜症の診断又は治療効果判定を目的としてCA125又はCA602を行った場合（診断又は治療前及び治療後の各1回に限る）においては，B001特定疾患治療管理料の「3」悪性腫瘍特異物質治療管理料とは別に腫瘍マーカーの検査料を算定できる。
(2) CA125及びCA602を併せて測定した場合は，主たるもののみ算定する。
(3) CA125及びCA602について，1つをB001特定疾患治療管理料の「3」悪性腫瘍特異物質治療管理料の項目とし，他の1つの検査を腫瘍マーカーの項目として算定することはできず，いずれか一方のみ算定する。

関連検査 CA602，CA72-4，癌胎児性抗原（CEA），扁平上皮癌関連抗原（SCC抗原），CA19-9，シアリルLe^{x}-i抗原（SLX），CA54／61，組織因子経路インヒビター2（TFPI2）

D009 12 ㊇ 判生Ⅱ **139点**
核マトリックスプロテイン22（NMP22）定量（尿） nuclear matrix protein 22
レセ電：160200410／NMP22定量（尿） 尿
核マトリックスプロテイン22（NMP22）定性（尿） nuclear matrix protein 22
レセ電：160168850／NMP22定性（尿） 尿

適応 膀胱癌，尿管癌，腎盂癌，尿道癌

意義 尿中NMP22は，細胞核構造の支持物質で膀胱癌患者の尿中に排泄される。尿中のNMP量をEIA法により測定するこの検査は尿路上皮癌に特異的かつ簡便な手法である。尿中NMP22の値は，腫瘍径に大きく関連し，径の増大とともに高くなり，膀胱癌の初期診断に有用である。

保険メモ (1) 核マトリックスプロテイン22（NMP22）定量（尿）及び核マトリックスプロテイン22（NMP22）定性（尿）は，D002尿沈渣（鏡検法）により赤血球が認められ，尿路上皮癌の患者であることが強く疑われる者に対して行った場合に限り算定する。
(2) 核マトリックスプロテイン22（NMP22）定量（尿）及び核マトリックスプロテイン22（NMP22）定性（尿）については，尿路上皮癌の診断が確定した後に行った場合であっても，B001特定疾患治療管理料の「3」悪性腫瘍特異物質治療管理料は算定できない。

⑶　核マトリックスプロテイン22（NMP22）定量（尿）又は核マトリックスプロテイン22（NMP22）定性（尿）及びサイトケラチン8・18（尿）を同時に実施した場合は，いずれか一方の所定点数を算定する。

関連検査　尿中BTA，塩基性フェトプロテイン（BFP）

D009　13　㊇ 判生Ⅱ　140点
シアリルLe^x-i抗原（SLX）　sialyl Lewis X-i antigen / sialyl stage-specific antigen
レセ電：160117210／SLX　血液

適応　肺癌，卵巣癌，膵癌，胃癌

意義　SLX抗原は，腺癌組織に多く見られる糖脂質で腫瘍マーカーとして用いられる。肺腺癌，膵癌，卵巣癌，胃癌の診断補助に有用である。

関連検査　癌胎児性抗原（CEA），扁平上皮癌関連抗原（SCC抗原），CA19-9，神経特異エノラーゼ（NSE），CA125，CA72-4，エラスターゼ1，NCC-ST-439，シアリルTn抗原（STN）

D009　14　㊇ 判生Ⅱ　142点
神経特異エノラーゼ（NSE）　neuron-specific enolase
レセ電：160037910／NSE　血液

適応　神経芽腫，小細胞肺癌，腎細胞癌，膵内分泌腫瘍

意義　NSEは，神経細胞及び神経内分泌細胞が産生する酵素で，正常神経細胞でも作られるが，神経芽細胞腫のほか小細胞肺癌，腎細胞癌，膵内分泌腫瘍などの腫瘍細胞で大量につくられる。これら神経及び神経内分泌系腫瘍の鑑別診断，再発の発見，治療モニターに用いられるが，特に小細胞肺癌のマーカーとして有用である。

保険メモ　ガストリン放出ペプチド前駆体（ProGRP）を神経特異エノラーゼ（NSE）と併せて実施した場合には，主たるもののみ算定する。

関連検査　癌胎児性抗原（CEA），扁平上皮癌関連抗原（SCC抗原），シアリルLe^x-i抗原（SLX），サイトケラチン19フラグメント（シフラ），ガストリン放出ペプチド前駆体（ProGRP）

D009　15　㊇ 判生Ⅱ　144点
SPan-1　SPan-1
レセ電：160117010／SPan-1　血液
SPan-1（腹水）　SPan-1
レセ電：160138850／SPan-1（腹水）　腹水

適応　膵癌，肝癌，肝内胆管癌，胆道癌

意義　SPan-1は，ヒト膵癌培養細胞を免疫原として作られた抗体に認識される膵癌関連抗原である。各種疾患に対する陽性率はCA-50に似ているが，膵癌（82%），胆道癌（70%），肝癌（56%）などの陽性率が高い。なお良性肝疾患でも陽性を示す。膵癌，胆道系癌の診断補助，治療効果判定，経過観察に用いる。

関連検査　CA19-9，癌胎児性抗原（CEA），DUPAN-2，エラスターゼ1，NCC-ST-439，シアリルLe^x-i抗原（SLX），シアリルTn抗原（STN），アポリポ蛋白

D009　16　㊇ 判生Ⅱ　146点
CA72-4　carbohydrate antigen 72-4
レセ電：160116510／CA72-4　血液

適応　卵巣癌，胃癌，膵癌，結腸癌，直腸癌，大腸癌，乳癌

意義　CA72-4は，乳癌肝転移性細胞の膜成分分画をマウスに免疫原して得られたモノクローナル抗体に反応する腫瘍関連抗原TAG72である。消化器系癌（胃癌，直腸癌，結腸癌），特に再発性胃癌，卵巣癌での陽性率が高い。卵巣癌，乳癌，消化器癌などの診断補助，治療効果の判定，経過観察に有用である。

関連検査　癌胎児性抗原（CEA），NCC-ST-439，CA15-3，CA19-9，神経特異エノラーゼ（NSE），シアリルLe^x-i抗原（SLX），CA125，シアリルTn抗原（STN），CA602，CA54／61

D009　16　㊇ 判生Ⅱ　146点
シアリルTn抗原（STN）　sialyl Tn antigen (STN)
レセ電：160142450／STN　血液

適応　胃癌，膵癌，大腸癌，胆道癌，卵巣癌

意義　シアリルTn抗原（ムチン性癌関連糖鎖抗原）は卵巣癌の腫瘍マーカーで，モノクローナル抗体を用いるRIA法で測定する。CA125より感度は低いが癌特異性は高い。胃癌，卵巣癌，大腸癌，膵癌，胆道系癌などの診断補助，治療効果判定に用いる。

関連検査　シアリルLe^x-i抗原（SLX），CA125，CA19-9，α-フェトプロテイン（AFP），癌胎児性抗原（CEA），CA602，CA72-4，CA54／61

D009　17　㊇ 判生Ⅱ　150点
塩基性フェトプロテイン（BFP）　basic fetoprotein
レセ電：160116910／BFP　血液・尿

適応　前立腺癌，膀胱癌，卵巣癌，子宮体癌，腎癌，尿管癌，尿道癌，精巣腫瘍，肺癌

意義　癌胎児性抗原（CEA）やα-フェトプロテイン（AFP）等の癌胎児性蛋白は酸性であるが，BFPは塩基性で，臓器特異性は低いが，腫瘍特異性が高い。既存の腫瘍マーカーと交差しないため，肺癌，泌尿器癌，生殖器癌などの診断，経過観察，治療効果のモニター指標として利用される。

関連検査　α-フェトプロテイン（AFP），CA19-9，CA125，癌胎児性抗原（CEA），組織ポリペプタイド抗原（TPA）

D009　17　包　判生Ⅱ　**150点**
遊離型PSA比（PSA　F／T比）　free / total PSA ratio
レセ電：160168950／PSA　F／T比　血液

適応　前立腺癌

意義　PSAは前立腺の特異抗原であるため，前立腺肥大症などの偽陽性率が高い。特にトータルPSAがグレーゾーンの症例の場合，前立腺癌と非癌患者の判別が困難である。そこでフリーPSAとトータルPSAを測定し，その比（F／T比）を求めて，値が低ければ前立腺癌の確率が高いので，本検査は前立腺癌の補助診断に利用される。

保険メモ　(1)　遊離型PSA比（PSA　F／T比）は，診療及び他の検査（前立腺特異抗原（PSA）等）の結果から前立腺癌の患者であることが強く疑われる者に対して行った場合に限り算定する。
(2)　プロステートヘルスインデックス（phi）は，遊離型PSA比（PSA　F／T比）を併せて実施した場合には，主たるもののみ算定する。

関連検査　γ-セミノプロテイン（γ-Sm），アルカリホスファターゼ（ALP），組織ポリペプタイド抗原（TPA），前立腺特異抗原（PSA），プロステートヘルスインデックス（phi），S2,3PSA%

D009　18　包　判生Ⅱ　**154点**
サイトケラチン19フラグメント（シフラ）　cytokeratin 19 fragment（CYFRA）
レセ電：160159050／シフラ　血液

適応　肺癌

意義　サイトケラチン19フラグメントは，皮膚角質層を構成する線維性の蛋白質で19個のアミノ酸からなるペプタイドである。小細胞肺癌を除く肺癌で増加する。血中サイトケラチン19フラグメントの測定は，肺癌の診断，術後の経過観察に有用である。

保険メモ　サイトケラチン19フラグメント（シフラ）は，悪性腫瘍であることが既に確定診断された患者については，小細胞癌を除く肺癌の場合に限り，B001特定疾患治療管理料の「3」悪性腫瘍特異物質治療管理料を算定できる。

関連検査　癌胎児性抗原（CEA），扁平上皮癌関連抗原（SCC抗原），塩基性フェトプロテイン（BFP），シアリルLe^{x}-i抗原（SLX），α-フェトプロテイン（AFP），CA19-9，CA15-3

D009　19　包　判生Ⅱ　**156点**
シアリルLe^{x}抗原（CSLEX）　sialyl Lewis X antigen
レセ電：160163250／CSLEX　血液

適応　乳癌

意義　乳癌の診断補助や術後の経過観察に用いる。測定方法はEIA法。良性乳腺疾患の偽陽性率は低い。

保険メモ　(1)　シアリルLe^{x}抗原（CSLEX）は，診療及び他の検査の結果から乳癌の患者であることが強く疑われる者に対して検査を行った場合に算定する。
(2)　シアリルLe^{x}抗原（CSLEX）とCA15-3を併せて測定した場合は，主たるもののみ算定する。

関連検査　CA15-3，BCA225，CA72-4

D009　20　包　判生Ⅱ　**158点**
BCA225　BCA225 / breast carcinoma-associated antigen
レセ電：160125750／BCA225　血液

適応　乳癌

意義　ヒト乳癌細胞株を免疫原としてつくられた腫瘍マーカーで，再発性乳癌，術後のモニタリングに用いる。血清中のBCA225は，原発進行性乳癌及び再発・転移乳癌で高値を示すが，良性乳腺疾患や乳癌術後（非再発）患者で高値を示す例は少ない。

関連検査　CA72-4，癌胎児性抗原（CEA），NCC-ST-439，組織ポリペプタイド抗原（TPA），CA15-3

D009　21　包　判生Ⅱ　**160点**
サイトケラチン8・18（尿）
レセ電：160184850／サイトケラチン8・18（尿）　尿

適応　尿路上皮癌*

意義　サイトケラチン8・サイトケラチン18は細胞骨格を形成するフィラメントの構成蛋白のひとつで，上皮細胞由来の癌細胞内に高濃度で検出される。新たな尿路上皮膀胱癌のマーカーとして既存マーカー（尿中BTA，NMP22）

にない高感度と特異性を持っている。

保険メモ ⑴　サイトケラチン8･18（尿）は，D002尿沈渣（鏡検法）により赤血球が認められ，尿路上皮癌の患者であることが強く疑われる者に対して行った場合に限り算定する。
⑵　サイトケラチン8・18（尿）は，尿路上皮癌の診断が確定した後に行った場合であっても，B001特定疾患治療管理料の「3」悪性腫瘍特異物質治療管理料は算定できない。
⑶　核マトリックスプロテイン22（NMP22）定量（尿）又は核マトリックスプロテイン22（NMP22）定性（尿）及びサイトケラチン8・18（尿）を同時に実施した場合は，いずれか一方の所定点数を算定する。

関連検査 尿中BTA，核マトリックスプロテイン22（NMP22）

D009　22 ……… ㊇ 判生Ⅱ　**163点**
抗p53抗体　anti-p53 antibody
レセ電：160181750／抗p53抗体　血液

適応 食道癌，大腸癌，乳癌

意義 抗p53抗体は遺伝子変異を起こしたp53蛋白の細胞核内蓄積により産生される抗体で，従来の腫瘍マーカーでは診断が難しかった早期の食道癌，大腸癌，乳癌での検出が報告されている。

保険メモ 抗p53抗体は，食道癌，大腸癌又は乳癌が強く疑われる患者に対して行った場合に月1回に限り算定できる。

関連検査 扁平上皮癌関連抗原（SCC抗原），癌胎児性抗原（CEA），CA72-4，シアリルLe^{x}-i抗原（SLX），BCA225，CA19-9，CA15-3，サイトケラチン19フラグメント（シフラ）

D009　23 ……… ㊇ 判生Ⅱ　**170点**
Ⅰ型コラーゲン-C-テロペプチド（ICTP）　c-terminal teropeptide of type1 collagen
レセ電：160178510／1CTP　血液

適応 乳癌骨転移，肺癌骨転移，前立腺癌骨転移

意義 本検査は，RIA法により血清又は血漿中のⅠ型コラーゲンCテロペプチド（ICTP）を測定し，乳癌，肺癌，前立腺癌の骨転移の診断，経過観察を行うのに用いる。なお，この検査は上記の対象癌がすでに確定診断されている患者について骨転移の診断を行い，その結果計画的な治療管理を実施した場合のみに保険が適用される。

保険メモ ⑴　Ⅰ型コラーゲン-C-テロペプチド（ＩCTP），D008内分泌学的検査のⅠ型コラーゲン架橋N-テロペプチド（NTX）又は同区分のデオキシピリジノリン（DPD）（尿）は，乳癌，肺癌又は前立腺癌であると既に確定診断された患者について骨転移の診断のために当該検査を行い，当該検査の結果に基づいて計画的な治療管理を行った場合に限り，B001特定疾患治療管理料の「3」悪性腫瘍特異物質治療管理料の「ロ」その他のものを算定する。
⑵　問：Ⅰ型コラーゲンCテロペプチド精密測定（編注；Ⅰ型コラーゲン-C-テロペプチド（ＩCTP））が，D009腫瘍マーカーの区分で算定されるのは，どのような場合か。答:腫瘍マーカーの区分では算定されない。
＜事務連絡　20060331＞

関連検査 骨塩定量検査，オステオカルシン（OC），Ⅰ型コラーゲン架橋N-テロペプチド（NTX），デオキシピリジノリン（DPD）

D009　24 ……… ㊇ 判生Ⅱ　**175点**
ガストリン放出ペプチド前駆体（ProGRP）
pro-gastrin releasing peptide
レセ電：160162250／ ProGRP　血液

適応 小細胞肺癌，肺大細胞神経内分泌癌

意義 ガストリン放出ペプチド前駆体（ProGRP）は，小細胞肺癌でしばしば高濃度で検出される。小細胞肺癌の腫瘍マーカーとして早期診断，治療効果の判定に用いる。NSE（神経特異エノラーゼ）と比較して，感度，特異度とも劣らない。

保険メモ ガストリン放出ペプチド前駆体（ProGRP）を神経特異エノラーゼ（NSE）と併せて実施した場合には，主たるもののみ算定する。

関連検査 扁平上皮癌関連抗原（SCC抗原），神経特異エノラーゼ（NSE），サイトケラチン19フラグメント（シフラ）

D009　25 ……… ㊇ 判生Ⅱ　**184点**
CA54／61　carbohydrate antigen 54 / 61
レセ電：160150450／ CA54／61　血液

適応 卵巣癌

意義 CA54／61は，卵巣癌に特異性の高い腫瘍マーカーであり，子宮内膜症でも陽性を示し癌特異性が低いというCA125の欠点を補うため開発されたものである。卵巣癌全体の陽性率はCA125より低いが，特異度はCA125よりも高く，卵巣癌と子宮内膜症等の良性疾患の鑑別に有用である。

関連検査 CA72-4，シアリルLe^{x}-i抗原(SLX)，CA125，CA602，シアリルTn抗原（STN）

D009 26 ㊁ 判生Ⅱ **185点**
α-フェトプロテインレクチン分画（AFP-L3%）
alpha-fetoprotein lectin react
レセ電：160162150／AFP-L3% 血液

適応 肝細胞癌
意義 肝細胞癌の早期診断や治療効果の判定に使用する。AFP-L3%はレクチン反応性による分画比で，肝細胞癌に対する特異度が，従来のAFPやPIVKAⅡよりも高く，良性肝疾患と肝細胞癌の鑑別，治療後のモニタリングにも有用である。本検査のLBA法は，AFPを分別測定するため，AFP-L3%とAFP濃度を同時に測定できる。
保険メモ α-フェトプロテインレクチン分画（AFP-L3%）は，電気泳動法及び抗体親和性転写法又はLBA法による。
関連検査 α-フェトプロテイン（AFP），PIVKA-Ⅱ

D009 27 ㊁ 判生Ⅱ **190点**
CA602 carbohydrate antigen 602
レセ電：160150350／CA602 血液

適応 卵巣癌，子宮内膜症
意義 CA602は，卵巣癌（特に漿液性嚢胞腺癌）に特異性の高い腫瘍マーカーであり，その感度はCA125とほぼ同様である。子宮内膜症，妊娠初期や良性卵巣腫瘍でも高値を示すので注意が肝要である。卵巣癌の補助診断，治療効果判定などに用いる。
保険メモ (1) 子宮内膜症の診断又は治療効果判定を目的としてCA125又はCA602を行った場合（診断又は治療前及び治療後の各1回に限る）においては，B001特定疾患治療管理料の「3」悪性腫瘍特異物質治療管理料とは別に腫瘍マーカーの検査料を算定できる。
(2) CA125及びCA602を併せて測定した場合は，主たるもののみ算定する。
(3) CA125及びCA602について，1つをB001特定疾患治療管理料の「3」悪性腫瘍特異物質治療管理料の項目とし，他の1つの検査を腫瘍マーカーの項目として算定することはできず，いずれか一方のみ算定する。
関連検査 CA72-4，シアリルLe^x-i抗原（SLX），CA125，CA54／61

D009 27 ㊁ 判生Ⅱ **190点**
組織因子経路インヒビター2（TFPI2） tissue factor pathway inhibitor 2
レセ電：160226250／TFPI2 血液

適応 卵巣癌
意義 卵巣癌の診断の補助として，EIA法により血清中のTFPI2を測定する。良性悪性鑑別能は既存の腫瘍マーカーであるCA125と同程度であったが，明細胞癌の判別能はCA125より高いのが特徴である。
保険メモ 組織因子経路インヒビター2（TFPI2）は，EIA法により測定した場合に算定できる。
関連検査 CA125

D009 28 ㊁ 判生Ⅱ **192点**
γ-セミノプロテイン（γ-Sm） gamma-seminoprotein（γ-Sm）
レセ電：160038110／γ-Sm 血液

適応 前立腺癌
意義 γ-Smは，前立腺で産生される特異抗原蛋白で，前立腺癌での陽性率は80%以上，病状の進行とともに上昇する。前立腺肥大症での陽性率は10%以下と低い。良性，悪性の鑑別や前立腺癌の治療効果の経過観察に有用である。
関連検査 前立腺特異抗原（PSA），アルカリホスファターゼ（ALP），組織ポリペプタイド抗原（TPA），遊離型PSA比（PSA F／T比）

D009 29 ㊁ 判生Ⅱ **200点**
ヒト精巣上体蛋白4（HE4） Human epididymis protein 4:HE4
レセ電：160209850／HE4 血液

適応 卵巣悪性腫瘍，卵巣癌
意義 化学発光免疫測定法（CLIA法）又は電気化学発光免疫測定法（ECLIA法）により，卵巣悪性腫瘍の診断を補助する。ヒト精巣上体蛋白4は卵巣癌患者の血清中に高濃度で検出され，良性疾患では上昇することは少なく，特異性の高い検査である。卵巣癌でも，粘液性又は胚細胞性腫瘍では血清ヒト精巣上体蛋白4は上昇しないので，感度が低い一因である。
保険メモ ヒト精巣上体蛋白4（HE4）は，CLIA法又はECLIA法により測定した場合に算定できる。
関連検査 CA125

D009 30 ㊁ 判生Ⅱ **220点**
可溶性メソテリン関連ペプチド Soluble mesothelin-related peptides (SMRP)
レセ電：160204750／可溶性メソテリン関連ペプチド 血液

適応 悪性中皮腫
意義 悪性中皮腫が疑われる，あるいは悪性中皮腫の診断が確定した患者に対して，血清又は血漿中の可溶性メソテリン関連ペプチド（SMRP）を化学発光酵素免疫測定法（CLEIA法）により測定する。悪性中皮腫の診断において，血清（又は血漿）を使用する国内初の臨床上の有用性の認められた体外診断用医薬品であり，多くの症例において，初期ステージから陽性となる。

保険メモ　(1)　可溶性メソテリン関連ペプチドは，悪性中皮腫の診断の補助又は悪性中皮腫であると既に確定診断された患者に対して治療効果の判定若しくは経過観察を目的として実施した場合に算定する。

(2)　本検査を悪性中皮腫の診断の補助を目的として実施する場合は，以下のいずれかに該当する患者に対して使用した場合に限り算定する。この場合，本検査が必要である理由を診療報酬明細書の摘要欄に記載する。

(ア)　石綿曝露歴があり，胸水，腹水等の貯留が認められる患者

(イ)　体腔液細胞診で悪性中皮腫が疑われる患者

(ウ)　画像診断で胸膜腫瘍，腹膜腫瘍等の漿膜腫瘍が認められる患者

(3)　本検査を悪性中皮腫の治療効果の判定又は経過観察を目的として実施する場合は，悪性中皮腫であると既に確定診断された患者に対して，本検査の結果に基づいて計画的な治療管理を行った場合に限り，B001特定疾患治療管理料の「3」悪性腫瘍特異物質治療管理料の「ロ」その他のものを算定する。

(4)　診療報酬明細書の「摘要」欄への記載事項（悪性中皮腫の診断の補助を目的として実施する場合）

本検査が必要である理由を記載する。

レセ電：820100809／（イ）　石綿曝露歴があり，胸水，腹水等の貯留が認められる患者（可溶性メソテリン関連ペプチド）

レセ電：820100810／（ロ）体腔液細胞診で悪性中皮腫が疑われる患者（可溶性メソテリン関連ペプチド）

レセ電：820100811／（ハ）画像診断で胸膜腫瘍，腹膜腫瘍等の漿膜腫瘍が認められる患者（可溶性メソテリン関連ペプチド）

＜記載要領＞

D009　31　　　　　　　　㊗ 判生Ⅱ	248点
S2,3PSA%　S2，3PSA%	
レセ電：160238450／S2，3PSA%	血液

適応　前立腺癌

意義　前立腺癌の診断補助として，LBA法（定量）により血清中のレクチン反応性による分画比S2,3PSAと分画S2,6PSAを測定する。S2,3PSA／S2,6PSAをS2,3PSA％とすると，前立腺癌患者において，遊離型PSA比より特異度が上昇していた。

保険メモ　(1)　S2,3PSA％は，前立腺癌であることが強く疑われる者であって，前立腺特異抗原（PSA）の結果が4.0ng／mL以上10.0ng／mL以下である者に対して，LBA法（定量）により，S2,3PSA％を測定した場合に限り算定できる。

(2)　本検査は，前立腺癌の診断に当たって実施した場合に，原則として1回を限度として算定する。ただし，前立腺針生検法等により前立腺癌の確定診断がつかない場合においては，3月に1回に限り，3回を限度として算定できる。

(3)　S2,3PSA％と，前立腺特異抗原（PSA），遊離型PSA比（PSA　F／T比）又はプロステートヘルスインデックス（phi）を併せて実施した場合には，いずれか主たるもののみ算定する。

(4)　診療報酬明細書の摘要欄に，前立腺特異抗原（PSA）の測定年月日及び測定結果を記載する。また，本検査を2回以上算定する場合は，本検査の2回以上の実施が必要と判断した医学的根拠を診療報酬明細書の摘要欄に記載する。

(5)　診療報酬明細書の「摘要」欄への記載事項（前立腺針生検法等により前立腺癌の確定診断がつかない場合）

前回の実施日（初回の場合は初回である旨）を記載する。

レセ電：850190220／前回実施年月日（S2,3PSA％）;（元号）yy”年”mm”月”dd”日”

レセ電：820190494／初回（S2,3PSA％）

前立腺特異抗原（PSA）の測定年月日及び測定結果を記載する。

レセ電：850190221／前立腺特異抗原（PSA）の測定年月日（S2,3PSA％）;（元号）yy”年”mm”月”dd”日”

レセ電：830100838／前立腺特異抗原（PSA）の測定結果（S2,3PSA％）；＊＊＊＊＊＊

（2回以上算定する場合）

必要性を記載する。

レセ電：830100839／2回以上算定する必要性（S2,3PSA％）；＊＊＊＊＊＊

＜記載要領＞

関連検査　前立腺特異抗原（PSA），遊離型PSA比（PSA　F／T比），プロステートヘルスインデックス（phi）

D009 32 ㊙ 判生Ⅱ **281点**
プロステートヘルスインデックス（phi） prostate health index (phi)
レセ電：160229150／phi 血液

適応 前立腺癌

意義 プロステートヘルスインデックス（phi）は前立腺特異抗原（PSA），遊離型PSA及び［-2］proPSAを測定し，p2PSA／freePSA×PSA$^{1/2}$の式で計算される。前立腺特異抗原（PSA）の検査結果がグレーゾーンとなった患者において，前立腺癌の診断補助を目的として測定される。

保険メモ ⑴ プロステートヘルスインデックス（phi）は，診療及び他の検査（前立腺特異抗原（PSA）等）の結果から前立腺癌の患者であることが強く疑われる者であって，以下の㋐から㋒までのいずれかに該当する者に対して，CLEIA法により，前立腺特異抗原（PSA），遊離型PSA及び［-2］proPSAを測定し，プロステートヘルスインデックス（phi）を算出した場合に限り算定する。

㋐ 前立腺特異抗原（PSA）値が4.0ng／mL以上かつ10.0ng／mL以下
㋑ 50歳以上65歳未満であって，前立腺特異抗原（PSA）値が3.0ng／mL以上かつ10.0ng／mL以下
㋒ 65歳以上70歳未満であって，前立腺特異抗原（PSA）値3.5ng／mL以上かつ10.0ng／mL以下

⑵ ⑴に該当する患者に対して，前立腺癌の診断の確定又は転帰の決定までの間に，原則として1回を限度として算定する。ただし，前立腺針生検法等により前立腺癌の確定診断がつかない場合においては，3月に1回に限り，3回を限度として算定できる。
⑶ 前立腺特異抗原（PSA）を併せて実施した場合には，主たるもののみ算定する。
⑷ 遊離型PSA比（PSA F／T比）を併せて実施した場合には，主たるもののみ算定する。
⑸ 本検査を算定する場合は，診療報酬明細書の摘要欄に，前立腺特異抗原（PSA）の測定年月日及び測定結果を記載する。また，本検査を2回以上算定する場合は，診療報酬明細書の摘要欄にその必要性を記載する。
⑹ 診療報酬明細書の摘要欄に前回の実施日（初回の場合は初回である旨）を記載する。
⑺ 診療報酬明細書の「摘要」欄への記載事項
（前立腺針生検法等により前立腺癌の確定診断がつかない場合）
前回の実施日（初回の場合は初回である旨）を記載する。
レセ電：850190051／前回実施年月日（プロステートヘルスインデックス（phi））；（元号）yy"年"mm"月"dd"日"
レセ電：820190056／初回（プロステートヘルスインデックス（phi））
前立腺特異抗原（PSA）の測定年月日及び測定結果を記載する。
レセ電：850100436／前立腺特異抗原（PSA）の測定年月日（プロステートヘルスインデックス（phi））；（元号）yy"年"mm"月"dd"日"
レセ電：830100494／前立腺特異抗原（PSA）の測定結果（プロステートヘルスインデックス（phi））；＊＊＊＊＊＊
（2回以上算定する場合）
必要性を記載する。
レセ電：830100495／2回以上算定する必要性（プロステートヘルスインデックス（phi））；＊＊＊＊＊＊
<記載要領>

関連検査 前立腺特異抗原（PSA），遊離型PSA比（PSA F／T比），S2,3PSA％

D009 33 ㊙ 判生Ⅱ **305点**
癌胎児性抗原（CEA）定性（乳頭分泌液） carcinoembryonic antigen in nipple discharge
レセ電：160143250／CEA定性（乳頭分泌液） 乳頭分泌液
癌胎児性抗原（CEA）半定量（乳頭分泌液） carcinoembryonic antigen in nipple discharge
レセ電：160193410／CEA半定量（乳頭分泌液） 乳頭分泌液

適応 乳癌

意義 乳癌の早期診断に用いる腫瘍マーカーである。非腫瘤性乳癌唯一の症状である乳頭異常分泌に着目し，分泌液成分中の微量の癌胎児性抗原（CEA）を簡易キットで測定する。従来の方法に比べ感度，特異度ともに優れ，早期乳癌でも感度がよく，確定診断後の経過観察より診断に適しているのが特徴である。

保険メモ 癌胎児性抗原（CEA）定性（乳頭分泌液）又は同半定量（乳頭分泌液）は，乳頭異常分泌患者に対して非腫瘤性乳癌を強く疑って，乳頭分泌液中の癌胎児性抗原（CEA）を測定した場合に算定する。

関連検査 CA15-3，BCA225，HER2蛋白

D009　34　包　判生Ⅱ　**320点**
HER2蛋白　humam epidernal growth factor receptor 2 protein
レセ電：160175610／HER2蛋白　血液

適応　乳癌再発，HER2陽性胃癌
意義　本検査は，血清を検体としてHER2蛋白を免疫法で測定するもので，再発乳癌の確定診断後のHER2タンパク過剰発現の有無を知ることができる。術後又は再発乳癌のモニタリングに用いる。
保険メモ　HER2蛋白は，悪性腫瘍が既に確定診断され，かつ，HER2蛋白過剰発現が認められている患者又は他の測定法により，HER2蛋白過剰発現の有無が確認されていない再発癌患者に対して，当該検査の結果に基づいて計画的な治療管理を行った場合に限り，B001特定疾患治療管理料の「3」悪性腫瘍特異物質治療管理料の「ロ」その他のものを算定する。
関連検査　NCC-ST-439，CA15-3，BCA225，免疫染色（免疫抗体法）病理組織標本作製，HER2遺伝子標本作製

D009　35　包　判生Ⅱ　**335点**
アポリポ蛋白A2（APOA2）アイソフォーム
Apolipoprotein A2 (APOA2) isoform
レセ電：160238550／APOA2アイソフォーム　血液

適応　膵癌
意義　膵癌の診断の補助として，ELISA法（定量）により血漿中のAPOA2-AT及びAPOA2-TQを測定する。それらの相乗平均値をアポリポ蛋白A2（APOA2）アイソフォームとすると，膵癌患者のROC曲線下面積においてCA19-9と同等であった。また，CA19-9，DUPAN-2及びSPan-1はシアリルルイス糖鎖抗原であるが，APOA2アイソフォームは全く別のものを測定しており，相補マーカーとして利用できる。
保険メモ　(1)　アポリポ蛋白A2（APOA2）アイソフォームは，以下の(ア)から(ウ)までのいずれかに該当する患者に対して膵癌の診断の補助を目的として，血液を検体としてELISA法により測定した場合に，膵癌の診断の確定までの間に原則として1回を限度として算定できる。本検査を実施するに当たっては，関連学会が定める指針を遵守するとともに，本検査が必要と判断した医学的根拠を診療報酬明細書の摘要欄に記載する。

(ア)　関連学会が定める指針に基づき膵癌の高度リスクに該当する患者。ただし，本検査を実施する患者が3月以内にCA19-9検査を行われており，CA19-9の値が37.0U／mL以上である場合には，本検査は算定できない。

(イ)　関連学会が定める指針に基づき膵癌の中等度リスクに該当する患者であって，癌胎児性抗原（CEA）検査の結果が陰性であり，CA19-9値が37.0U／mL以上かつ100U／mL以下の患者。

(ウ)　関連学会が定める指針に基づき膵癌のリスク因子が3項目以上該当する患者であって，癌胎児性抗原（CEA）及びCA19-9検査の結果が陰性である患者。

(2)　アポリポ蛋白A2（APOA2）アイソフォームと，癌胎児性抗原（CEA），DUPAN-2又はSPan-1を併せて測定した場合は主たるもののみ算定する。

(3)　本検査を(1)の(ア)に対して実施する場合はCA19-9の測定年月日及び測定結果を，(1)の(イ)及び(ウ)に対して実施する場合は癌胎児性抗原（CEA）及びCA19-9の測定年月日並びに測定結果を，診療報酬明細書の摘要欄に記載する。

(4)　診療報酬明細書の「摘要」欄への記載事項
本検査が必要と判断した医学的根拠を記載する。
レセ電：830100840／必要と判断した医学的根拠（アポリポ蛋白A2（APOA2）アイソフォーム）；＊＊＊＊＊＊
（本検査を，「診療報酬の算定方法の一部改正に伴う実施上の留意事項について」別添1第2章第1部第1節D009腫瘍マーカーの（26）アの（イ）に実施する場合）
CA19-9の測定年月日及び測定結果を，記載する。
レセ電：850190222／CA19-9の測定年月日（アの（イ）に実施）（アポリポ蛋白A2（APOA2）アイソフォーム）；(元号) yy"年"mm"月"dd"日"
レセ電：830100841／CA19-9の測定結果（アの（イ）に実施）（アポリポ蛋白A2（APOA2）アイソフォーム）；＊＊＊＊＊＊
（本検査を，「診療報酬の算定方法の一部改正に伴う実施上の留意事項について」別添1第2章第1部第1節D009腫瘍マーカーの（26）アの（ロ）及び（ハ）に実施する場合）
癌胎児性抗原（CEA）及びCA19-9の測定年月日並びに測定結果を，記載する。
レセ電：850190223／癌胎児性抗原（CEA）の測定年月日（アの（ロ）（ハ）に実施）（アポリポ蛋白A2（APOA2）アイソフォーム）；(元号)

yy”年”mm”月”dd”日”
レセ電：850190224／CA19-9の測定年月日（アの(ロ)(ハ)に実施）(アポリポ蛋白A2(APOA2)アイソフォーム)；(元号) yy”年”mm”月”dd”日”
レセ電：830100842／癌胎児性抗原（CEA）の測定結果（アの（ロ）（ハ）に実施）（アポリポ蛋白A2（APOA2）アイソフォーム）；＊＊＊＊＊＊
レセ電：830100843／CA19-9の測定結果（アの（ロ）（ハ）に実施）（アポリポ蛋白A2（APOA2）アイソフォーム）；＊＊＊＊＊＊
<記載要領>
(5) 問：D009腫瘍マーカーのアポリポ蛋白A2（APOA2）アイソフォームにおける「関連学会が定める指針」とは，具体的には何を指すのか。答：現時点では，日本膵臓学会の「体外診断用医薬品「東レ　APOA2-iTQ」の適正使用指針」を指す。<事務連絡　20240328>

関連検査 CA19-9，癌胎児性抗原（CEA），DUPAN-2，SPan-1

D009　36　㊙　判生Ⅱ　**438点**
可溶性インターロイキン-2レセプター（sIL-2R）
interleukin-2 receptor
レセ電：160158050／sIL-2R　血液

適応 非ホジキンリンパ腫，成人T細胞白血病リンパ腫，メソトレキセート関連リンパ増殖性疾患

意義 非ホジキンリンパ腫，成人T細胞白血病（ATL）の補助診断，治療効果判定，経過観察に有用である。T細胞が活性化されると，細胞表面に発現する。IL-2Rは，α鎖，β鎖，γ鎖の3サブユニットからなり，このうちα鎖が非ホジキンリンパ腫，ATLの細胞増殖に伴い，可溶性IL-2Rとして血清中に遊離する。非ホジキンリンパ腫の病期の進展や腫瘍の大きさと相関し，ATLの病態ともよく一致している。

保険メモ 可溶性インターロイキン-2レセプター（sIL-2R）は，非ホジキンリンパ腫，ATL又はメトトレキサート使用中のリンパ増殖性疾患の診断の目的で測定した場合に算定できる。また，非ホジキンリンパ腫又はATLであることが既に確定診断された患者に対して，経過観察のために測定した場合は，B001特定疾患治療管理料の「3」悪性腫瘍特異物質治療管理料の「ロ」その他のものにより算定する。

関連検査 デオキシチミジンキナーゼ（TK）

【D010　特殊分析】

D010　1　判生Ⅱ　**38点**
糖分析（尿） urine saccharides analysis / urine quantitative analysis of glucose
レセ電：160038210／糖分析（尿）　尿

適応 果糖血症，果糖尿症，ガラクトース血症，ガラクトース尿症，ペントース尿症，先天性糖代謝異常

意義 尿中に含まれるブドウ糖以外の糖成分（乳糖，果糖，ガラクトース，五炭糖など）をクロマトグラフィー法で分析する検査で，糖代謝異常症などを疑うときに行う。

関連検査 ヘモグロビンA1c（HbA1c），グルコース，尿蛋白，ケトン体分画，C-ペプチド（CPR），常用負荷試験，耐糖能精密検査，1,5-アンヒドロ-D-グルシトール（1,5AG），グリコアルブミン

D010　2　判生Ⅱ　**117点**
結石分析 stone analysis / calculus analysis
レセ電：160038310／結石分析　結石

適応 尿路結石症，尿管結石症，胆のう結石症，腎結石症，膀胱結石症，尿道結石症，腸結石，膵石，唾石症

意義 結石は，体内で細菌や剥離した組織，分泌物の成分が結晶化した異常産物で，胆石，腎結石，尿路結石などがある。本検査は，結石成分を分析して，結石症の病因を判定するための検査で，治療や再発防止に役立てる。

関連検査 アミノ酸，尿沈渣

D010　3　判生Ⅱ　**200点**
チロシン tyrosine
レセ電：160151850／チロシン　血液

適応 チロシン血症，新生児一過性チロシン血症，チロシン尿症

意義 チロシンは，アミノ酸の一つで肝臓で代謝される。血中チロシン濃度の測定は，チロシン代謝障害の診断に用いる。特にチロシンが高値になる疾患には遺伝性高チロシン血症，新生児一過性高チロシン血症，重症肝障害がある。従来は液体クロマトグラフィーを使っていたが，酵素法の開発で簡便化された。

保険メモ チロシンは，酵素法による。

関連検査 蛋白分画，アンモニア，肝機能テスト，総分岐鎖アミノ酸／チロシンモル比（BTR）

D010 4 判生Ⅱ 279点
アミノ酸（1種類につき） amino acid analysis
レセ電：160038610／アミノ酸 血液・尿

D010 4 判生Ⅱ 1107点
アミノ酸（5種類以上） amino acid fractionation
レセ電：160102410／アミノ酸（5種類以上） 血液・尿

適応 肝性脳症，劇症肝炎，肝硬変症，肝不全，アミノ酸代謝異常症，フェニルケトン尿症，メープルシロップ尿症，ホモシスチン尿症，チロシン血症，高フェニルアラニン血症，高プロリン血症，高グリシン血症，栄養障害，後天性アミノ酸代謝障害，芳香族アミノ酸代謝障害

意義 本検査は，血漿や尿中の遊離アミノ酸を定量することでアミノ酸代謝異常症や肝機能障害などのアミノ酸代謝障害時の病態把握や治療の指標とする。アミノ酸は，生体で蛋白合成に欠かせない物質で，約40種あるが，そのうちトリプトファン，メチオニンなど9種が必須アミノ酸と呼ばれ，一つでも欠けると栄養障害をひきおこす。

保険メモ フェニール・アラニン又はヒスチジンを服用させ血清又は尿中のフェニール・アラニン又はヒスチジンの定量検査を行った場合は，それぞれ1回の測定につきアミノ酸により算定し，使用した薬剤は，D500薬剤により算定する。

関連検査 血液浸透圧，グルコース，ケトン体，アンモニア，血液ガス分析，肝細胞増殖因子（HGF），総分岐鎖アミノ酸／チロシンモル比（BTR），先天性代謝異常症検査

D010 4 判生Ⅱ 279点
フェニール・アラニン（血清） phenylalanine
レセ電：160038750／フェニール・アラニン（血） 血液

フェニール・アラニン（尿中） phenylalanine
レセ電：160038950／フェニール・アラニン（尿） 尿

適応 フェニルケトン尿症

意義 フェニルアラニンは必須アミノ酸の一種で，タンパク質構成アミノ酸。フェニルケトン尿症では，フェニルアラニンをチロシンに変化させる酵素の遺伝子の完全欠損により，血中にフェニルアラニンが異常に蓄積される。

保険メモ フェニール・アラニン又はヒスチジンを服用させ血清又は尿中のフェニール・アラニン又はヒスチジンの定量検査を行った場合は，それぞれ1回の測定につきアミノ酸により算定し，使用した薬剤は，D500薬剤により算定する。

関連検査 肝機能テスト，総分岐鎖アミノ酸／チロシンモル比（BTR）

D010 4 判生Ⅱ 279点
ヒスチジン定量（血清） histidine
レセ電：160038850／ヒスチジン定量（血） 血液

ヒスチジン定量（尿中） histidine
レセ電：160039050／ヒスチジン定量（尿） 尿

適応 ヒスチジン血症

意義 ヒスチジンは必須アミノ酸の一つ。ヒスチジンをウロカニン酸に変える酵素の先天的欠損のために血中ヒスチジン量が増える状態で，病気ではない。健康な人にも多くみられ，日本人に比較的多い。かつては知能や言葉の発達が遅れる原因と考えられ，新生児マススクリーニングの対象となっていたが，現在は知能の発達とは無関係なことが判明している。

保険メモ フェニール・アラニン又はヒスチジンを服用させ血清又は尿中のフェニール・アラニン又はヒスチジンの定量検査を行った場合は，それぞれ1回の測定につきアミノ酸により算定し，使用した薬剤は，D500薬剤により算定する。

D010 5 判生Ⅱ 283点
総分岐鎖アミノ酸／チロシンモル比（BTR）
branched-chain amino acids & tyrosin molar ratio（BTR）
レセ電：160157550／総分岐鎖アミノ酸／BTR 血液

適応 慢性肝炎，肝硬変症，肝不全，肝細胞癌，肝性脳症，劇症肝炎

意義 芳香族アミノ酸は肝のみで代謝されるが，分岐鎖アミノ酸は，筋・脂肪組織で代謝される。このため肝障害時には，分岐鎖アミノ酸と芳香族アミノ酸の比であるフィッシャー比が低下する。本検査は酵素法により血中の総分岐鎖アミノ酸（バリン，イソロイシン，ロイシンの和）及びチロシンを測定し，その比を求めたもの。フィッシャー比と相関するため，重篤な肝障害の指標，肝不全時の分岐鎖アミノ酸療法の指標として有用である。

保険メモ 総分岐鎖アミノ酸／チロシンモル比（BTR）は，酵素法による。

関連検査 Ⅳ型コラーゲン，アミノ酸，アルカリホスファターゼ（ALP），コリンエステラー

ゼ(ChE), γ-グルタミルトランスフェラーゼ(γ-GT), アスパラギン酸アミノトランスフェラーゼ（AST), アラニンアミノトランスフェラーゼ（ALT), アンモニア, 肝細胞増殖因子（HGF)

D010　6　判生Ⅱ　350点
アミノ酸定性　amino acid screening / amino acid analysis
レセ電：160038410／アミノ酸定性　血液
アミノ酸定性（尿）　amino acid screening / amino acid analysis
レセ電：160137450／アミノ酸定性（尿）　尿

適応　劇症肝炎, 栄養障害, 肝性脳症, 肝硬変症, アミノ酸代謝異常症, フェニルケトン尿症, メープルシロップ尿症, チロシン血症, 高プロリン血症

意義　先天性アミノ酸代謝異常症や肝機能障害などのアミノ酸代謝障害が疑われる場合, アミノ酸欠損等の有無を知るために, アミノ酸自動分析計などで定性的に行う検査である。

関連検査　グリココール酸, 先天性代謝異常症検査

D010　7　判生Ⅱ　393点
脂肪酸分画　fatty acid non-esterified,4-fractionations / fractionation
レセ電：160038510／脂肪酸分画　血液

適応　脳血栓症, 動脈硬化症, 脂質代謝異常, LCAT欠損症, 動脈血栓症, 高脂血症

意義　本検査は, 血中の脂肪酸のうち, エイコサペンタエン酸（EPA), ドコサヘキサエン酸（DHA), アラキドン酸（AA), ジホモ-γ-リノレン酸（DHLA）などをガスクロマトグラフィー法で定量し, 動脈硬化や冠動脈硬化が既知の患者での動脈硬化の進展の有無を知るために用いる。したがって, 心筋梗塞, 狭心症又は脳梗塞があり, 脂質異常症又は高脂血症の患者が検査の対象となる。

関連検査　中性脂肪, リン脂質, 総コレステロール, HDL-コレステロール, リポ蛋白（a), レムナント様リポ蛋白コレステロール（RLP-C), LDL-コレステロール, アポリポ蛋白, 血小板凝集能

【D010　8　先天性代謝異常症検査】

保険メモ　◎厚生労働大臣が定める施設基準に適合しているものとして地方厚生局長等に届け出た保険医療機関において行われる場合に, 患者1人につき月1回に限り算定する。

(1)　先天性代謝異常症検査は, 臨床症状・検査所見・家族歴等から先天性代謝異常症等が強く疑われた患者に対し, 疾患の診断又は経過観察を目的に行った場合に算定する。

(2)　同一検体について, D007血液化学検査の総カルニチン及び遊離カルチニンとD010特殊分析の先天性代謝異常症検査を併せて行った場合は, 主たるもののみ算定する。

D010　8　判生Ⅱ　1141点
先天性代謝異常症検査（尿中有機酸分析）
analysis of congenital metabolic diseases (organic acid analysis in urine)
レセ電：160217510／先天性代謝異常症検査（尿中有機酸分析）　尿

適応　有機酸代謝異常症*

意義　尿中の多数の有機酸をガスクロマトグラフ質量分析装置（GC ／ MS）にて測定する。新生児マススクリーニング対象疾患である有機酸代謝異常症（プロピオン酸血症, メチルマロン酸血症, イソ吉草酸血症, グルタル酸血症, グルタル酸血症2型, 複合カルボキシラーゼ欠損症など）の診断の他, 一般診療における有機酸血症の鑑別診断に用いる。

保険メモ　尿中有機酸分析は, 有機酸代謝異常症が疑われる患者に対して, ガスクロマトグラフ質量分析装置を用いて尿中有機酸の分析を行った場合に算定する。

関連検査　末梢血液一般検査, アミノ酸, 遊離カルニチン, 総カルニチン

D010　8　判生Ⅱ　1141点
先天性代謝異常症検査（血中極長鎖脂肪酸）
analysis of congenital metabolic diseases (extremely long chain fatty acids in blood)
レセ電：160217610／先天性代謝異常症検査（血中極長鎖脂肪酸）　血液

適応　副腎白質ジストロフィー, ペルオキシソーム形成異常症, ペルオキシソームβ酸化系酵素欠損症*

意義　血液中のC24：0, C25：0, C26：0という極長鎖脂肪酸をガスクロマトグラフ質量分析装置（GC ／ MS）又は液体クロマトグラフ質量分析装置（LC ／ MS）にて測定する。指定難病である副腎白質ジストロフィーやペルオキシソーム病の診断に用いる。

保険メモ　血中極長鎖脂肪酸は, 副腎白質ジストロフィーやペルオキシソーム形成異常症, ペルオキシソームβ酸化系酵素欠損症が疑われる患者に対して, ガスクロマトグラフ質量分析装置を用いて血中極長鎖脂肪酸の測定を行った

場合に算定する。

関連検査 末梢血液一般検査，アミノ酸，遊離カルニチン，総カルニチン

D010　8	判生Ⅱ　1107点
先天性代謝異常症検査（タンデムマス分析）analysis of congenital metabolic diseases (tandem mass analysis)	
レセ電：160217710／先天性代謝異常症検査（タンデムマス分析）	血液

適応 有機酸代謝異常症*，脂肪酸代謝異常症*

意義 血液中のアミノ酸及び遊離･アシルカルニチンをタンデムマス質量分析装置で測定する。新生児マススクリーニング対象疾患である各種アミノ酸異常症，有機酸代謝異常症，脂肪酸代謝異常症のスクリーニング，確定診断の他，一般診療におけるこれら疾患の鑑別診断に用いる。

保険メモ タンデムマス分析は，有機酸代謝異常症，脂肪酸代謝異常症が疑われる患者に対して，タンデム質量分析装置を用いて遊離カルニチン及びアシルカルニチンの分析を行った場合に算定する。

関連検査 末梢血液一般検査，アミノ酸，遊離カルニチン，総カルニチン

D010　8	判生Ⅱ　1107点
先天性代謝異常症検査（その他）analysis of congenital metabolic diseases (others)	
レセ電：160217810／先天性代謝異常症検査（その他）	尿

適応 ムコ多糖症，ムコリピドーシス

意義 尿中のムコ多糖体分画をセルロースアセテート膜電気泳動を用いて定量測定する。ムコ多糖症及びムコリピドーシスの診断に用いる。

保険メモ 「その他」は，ムコ多糖症，ムコリピドーシスが疑われる患者に対して，セルロースアセテート膜電気泳動を用いてムコ多糖体分画の定量検査等を行った場合に算定する。

関連検査 末梢血液一般検査，アミノ酸，遊離カルニチン，総カルニチン

§.5　免疫学的検査

【D011　免疫血液学的検査】

D011　1	判免　24点
ABO血液型　ABO blood groups test (ABO)	
レセ電：160039110／ABO	血液

適応 新生児溶血性貧血，輸血*，出血，母子間血液型不適合，不適合妊娠，臓器移植*

意義 ABO血液型は，抗A，抗B抗体と受血者の血球を反応させるオモテ試験（血球側試験）と標準A赤血球，B赤血球と受血者の血清を反応させるウラ試験（血清側試験）を実施し，(A，B，AB，O）を決定する。オモテウラが不一致の場合はABO血液型亜型や赤血球不規則抗体検査などを行い精査する。本検査は，輸血前検査，溶血性輸血副作用，新生児溶血性疾患の診断に用いる。

関連検査 Rh（D）血液型，Coombs試験，Rh（その他の因子）血液型，不規則抗体

D011　1	判免　24点
Rh（D）血液型　Rh (D) blood group test	
レセ電：160039210／Rh（D）	血液

適応 新生児溶血性貧血，輸血*，出血，母子間血液型不適合，不適合妊娠，臓器移植*

意義 受血者血球と抗D抗体を反応させるもので輸血時に行う。Rh抗体（Rh因子）には40種類余の因子があるが，臨床的に重要なのはD因子で，D因子がある場合をRh陽性型，ない場合をRh陰性型という。この型の不適合が輸血副作用や新生児溶血性疾患の原因になる。

関連検査 ABO血液型

D011　2	判免　34点
Coombs試験（直接）　direct coombs test	
レセ電：160039310／Coombs試験（直接）	血液

適応 自己免疫性溶血性貧血，新生児溶血性貧血，全身性エリテマトーデス

意義 抗赤血球抗体を検出する試験法で直接法と間接法がある。直接法は，患者の赤血球中に抗グロブリン抗体を反応させ，凝集をみることで，既に赤血球に結合した抗赤血球自己抗体を検出するもので，新生児溶血性疾患の臍帯血球や自己免疫性溶血性疾患の赤血球が生体内で抗体に感作されているか否かを調べる。

関連検査 乳酸デヒドロゲナーゼ（LD），総ビリルビン，直接ビリルビン，ABO血液型，

Rh（D）血液型，ハプトグロビン，不規則抗体，抱合型ビリルビン

D011　2 判免 **47点**
Coombs試験（間接） indirect coombs
レセ電：160039410／Coombs試験（間接）
血液

適応 自己免疫性溶血性貧血，血液型不適合妊娠の母体，血液型不適合輸血*，全身性エリテマトーデス

意義 抗赤血球抗体を検出する試験法で直接法と間接法がある。間接法は，患者血清と当該赤血球を反応させ，抗グロブリン抗体を加えて凝集をみることで，不規則抗体や自己免疫性溶血性疾患の血清中に存在する抗赤血球抗体を検出する。

関連検査 乳酸デヒドロゲナーゼ（LD），Rh（その他の因子）血液型

D011　3 判免 **148点**
Rh（その他の因子）血液型 Rh blood groups
レセ電：160039610／Rh（その他の因子）血液

適応 新生児溶血性貧血，輸血*，不適合妊娠，貧血，出血，臓器移植*

意義 Rh（その他の因子）血液型は，D因子以外のC，c，d，E，eについての型で，これらも不規則抗体の原因になるD抗体同様，多くは輸血時に実施される。

保険メモ Rh（その他の因子）血液型については，同一検体による検査の場合は因子の種類及び数にかかわらず，所定点数を算定する。

関連検査 ABO血液型，Rh（D）血液型，Coombs試験，不規則抗体

D011　4 判免 **159点**
不規則抗体 irregular antibody
レセ電：160161410／不規則抗体
血液

適応 輸血*，輸血反応，妊娠

意義 ABO式血液型のように抗原に対応する抗体（A，B）をもつものを規則抗体といい，Rh式血液型のように通常は抗体が認められないものを不規則抗体という。輸血や妊娠によって生じる不規則抗体は，輸血副作用や新生児溶血性疾患の原因になるので，輸血や妊娠時のスクリーニングに，この不規則抗体検査が行われる。それによって，対応する抗原のない輸血用血液の選択や新生児溶血性疾患の予知が可能になる。

保険メモ ◎第10部手術第7款の各区分に掲げる胸部手術，同部第8款の各区分に掲げる心・脈管手術，同部第9款の各区分に掲げる腹部手術又は同部第11款の各区分に掲げる性器手術のうちK898帝王切開術等を行った場合に算定する。

(1) 不規則抗体は，輸血歴又は妊娠歴のある患者に対し，第2章第10部手術第7款の各区分に掲げる胸部手術，同部第8款の各区分に掲げる心・脈管手術，同部第9款の各区分に掲げる腹部手術又はK877子宮全摘術，K879子宮悪性腫瘍手術，K889子宮附属器悪性腫瘍手術（両側），K898帝王切開術若しくはK912異所性妊娠手術が行われた場合に，手術の当日に算定する。

また，手術に際して輸血が行われた場合は，本検査又はK920輸血の不規則抗体検査加算のいずれかを算定する。

この場合，診療報酬明細書の摘要欄に輸血歴がある患者又は妊娠歴がある患者のいずれかに該当するかを記載する。

(2) 診療報酬明細書の「摘要」欄への記載事項
輸血歴あり又は妊娠歴ありのうち該当するものを選択して記載する。
レセ電：820100137／輸血歴あり
レセ電：820100138／妊娠歴あり
<記載要領>

関連検査 Coombs試験，ABO血液型，Rh（D）血液型，Rh（その他の因子）血液型

D011　5 判免 **181点**
ABO血液型関連糖転移酵素活性
レセ電：160117310／ABO血液型関連糖転移酵素活性
血液

適応 輸血反応，血液型検査オモテ・ウラ試験不一致例*，臓器移植*

意義 ABO血液型の検査でオモテ試験とウラ試験結果が一致しない場合に行う検査で，α-D-Nアセチルガラクトサミニルトランスフェラーゼ（A型転移酵素）活性と，α-D-ガラクトシルトランスフェラーゼ（B型転移酵素）活性を測定する。これらの酵素はA型，B型の血液型を決める遺伝子によってコードされる酵素で，欠乏するとオモテとウラ試験結果は一致しない。

関連検査 ABO血液型，Rh（D）血液型，Rh（その他の因子）血液型，Coombs試験

D011　6 判免 **190点**
血小板関連IgG（PA-IgG） platelet associated-IgG
レセ電：160178610／PA-IgG
血液

免疫学的検査

適応　特発性血小板減少性紫斑病，全身性エリテマトーデス

意義　血小板と結合しているIgG型自己抗体を検出するもの。抗体が血小板に結合すると血小板網内系で貪食されて，血小板数が減少する。特発性血小板減少性紫斑病（ITP），全身性エリテマトーデス（SLE）で陽性となる。

保険メモ　血小板関連IgG（PA-IgG）は，特発性血小板減少性紫斑病の診断又は経過判定の目的で行った場合に算定する。

関連検査　抗血小板抗体，血小板第4因子（PF_4），血小板第4因子-ヘパリン複合体抗体，末梢血液一般検査

D011　7 判免 **260点**
ABO血液型亜型　ABO blood groups variant（亜型）
レセ電：160039510／ABO亜型　血液

適応　新生児溶血性貧血，輸血*，臓器移植*

意義　ABO血液型で，オモテ試験，ウラ試験が一致しない場合や反応が通常と異なる場合に実施する。A抗原，B抗原の量が通常のものと異なるため，凝集が弱いか，発現しない場合，亜型（変異）という。

関連検査　ABO血液型

D011　8 判免 **261点**
抗血小板抗体　anti platelet antibodies
レセ電：160039710／抗血小板抗体　血液

適応　特発性血小板減少性紫斑病，全身性エリテマトーデス，新生児血小板減少症，頻回輸血*

意義　血清中の抗血小板抗体を調べる検査で，血小板輸血不応状態や血小板減少疾患の診断に有用である。抗血小板抗体には自己抗体と同種抗体がある。自己抗体は，血小板と統合し，網膜系で貪食されて血小板減少をひきおこすもので，特発性血小板減少性紫斑病（ITP）や膠原病などの関連が指摘されている。また同種抗体には，HLA抗体とHPA抗体がある。抗HLA抗体は血小板輸血不応状態の原因となり，また抗HPA抗体は新生児血小板減少性紫斑病の原因となる。

関連検査　末梢血液一般検査，骨髄像，出血時間，血餅収縮能，毛細血管抵抗試験，血小板第4因子（PF_4），血小板関連IgG（PA-IgG），血小板第4因子-ヘパリン複合体抗体

D011　9 判免 **376点**
血小板第4因子-ヘパリン複合体抗体（IgG抗体）　platelet factor 4-heparin complex antibody (IgG antibody)
レセ電：160201150／血小板第4因子-ヘパリン複合体抗体（IgG抗体）　血液

適応　ヘパリン起因性血小板減少症

意義　ヘパリンを長期用いている患者では，ヘパリン起因性血小板減少症が起こるが，この疾患を疑う患者に対して，血小板第4因子-ヘパリン複合体に対するIgG抗体を測定する。測定方法は，化学発光免疫測定法。

保険メモ　(1)　血小板第4因子-ヘパリン複合体抗体（IgG抗体），血小板第4因子-ヘパリン複合体抗体（IgG，IgM及びIgA抗体）及び血小板第4因子-ヘパリン複合体抗体定性は，ヘパリン起因性血小板減少症の診断を目的として行った場合に算定する。

(2)　一連の検査で，血小板第4因子-ヘパリン複合体抗体（IgG抗体），血小板第4因子-ヘパリン複合体抗体（IgG，IgM及びIgA抗体）及び血小板第4因子-ヘパリン複合体抗体定性を測定した場合は，主たるもののみ算定する。

関連検査　血小板第4因子（PF_4），血小板関連IgG（PA-IgG），血小板第4因子-ヘパリン複合体抗体（IgG，IgM及びIgA抗体），抗血小板抗体

D011　10 判免 **390点**
血小板第4因子-ヘパリン複合体抗体（IgG、IgM及びIgA抗体）　platelet factor 4-heparin complex antibody (IgG, IgM and IgA antibodies)
レセ電：160201050／血小板第4因子-ヘパリン複合体抗体（IgG，IgM，IgA抗体）
血液（乏血小板血漿）

適応　ヘパリン起因性血小板減少症

意義　ヘパリン起因性血小板減少症疑い患者に対して，血小板第4因子-ヘパリン複合体に対する抗体を測定する。IgG抗体が主であるが，IgA，IgMクラスも併せて測定すると検出感度が高まる。測定方法は，ラテックス凝集法，化学発光免疫測定法など。

保険メモ　(1)　血小板第4因子-ヘパリン複合体抗体（IgG抗体），血小板第4因子-ヘパリン複合体抗体（IgG，IgM及びIgA抗体）及び血小板第4因子-ヘパリン複合体抗体定性は，ヘパリン起因性血小板減少症の診断を目的として行った場合に算定する。

(2) 一連の検査で，血小板第4因子-ヘパリン複合体抗体（IgG抗体），血小板第4因子-ヘパリン複合体抗体（IgG，IgM及びIgA抗体）及び血小板第4因子-ヘパリン複合体抗体定性を測定した場合は，主たるもののみ算定する。

関連検査 血小板第4因子（PF_4），血小板関連IgG（PA-IgG），血小板第4因子-ヘパリン複合体抗体（IgG抗体），抗血小板抗体

D011 11 判免 **420点**
血小板第4因子-ヘパリン複合体抗体定性
platelet factor 4-heparin complex antibody
レセ電：160236250／**血小板第4因子-ヘパリン複合体抗体定性** 血液

適応 ヘパリン起因性血小板減少症

意義 ヘパリン起因性血小板減少症患者で陽性となる抗血小板第4因子（抗PF4）-ヘパリン複合体IgG抗体をイムノクロマト法により定性的に検出する。

保険メモ (1) 血小板第4因子-ヘパリン複合体抗体（IgG抗体），血小板第4因子-ヘパリン複合体抗体（IgG，IgM及びIgA抗体）及び血小板第4因子-ヘパリン複合体抗体定性は，ヘパリン起因性血小板減少症の診断を目的として行った場合に算定する。

(2) 血小板第4因子-ヘパリン複合体抗体定性は，イムノクロマト法により測定した場合に算定する。

(3) 一連の検査で，血小板第4因子-ヘパリン複合体抗体（IgG抗体），血小板第4因子-ヘパリン複合体抗体（IgG，IgM及びIgA抗体）及び血小板第4因子-ヘパリン複合体抗体定性を測定した場合は，主たるもののみ算定する。

関連検査 血小板第4因子（PF_4），血小板関連IgG（PA-IgG），抗血小板抗体

【D012 感染症免疫学的検査】

保険メモ (1) ヘリコバクター・ピロリ感染診断の保険診療上の取扱いについては「ヘリコバクター・ピロリ感染の診断及び治療に関する取扱いについて」（平成12年10月31日保険発第180号）に即して行う。

(2) ヘリコバクター・ピロリ感染の診断及び治療に関する取扱いについて

(ア) 対象患者

ヘリコバクター・ピロリ感染症に係る検査については，以下に掲げる患者のうち，ヘリコバクター・ピロリ感染が疑われる患者に限り算定できる。

a 内視鏡検査又は造影検査において胃潰瘍又は十二指腸潰瘍の確定診断がなされた患者

b 胃MALTリンパ腫の患者

c 特発性血小板減少性紫斑病の患者

d 早期胃癌に対する内視鏡的治療後の患者

e 内視鏡検査において胃炎の確定診断がなされた患者

(イ) 除菌前の感染診断

イ 除菌前の感染診断については，次の6項目の検査法のうちいずれかの方法を実施した場合に1項目のみ算定できる。ただし，検査の結果，ヘリコバクター・ピロリ陰性となった患者に対して，異なる検査法により再度検査を実施した場合に限り，さらに1項目に限り算定できる。

a 迅速ウレアーゼ試験

b 鏡検法

c 培養法

d 抗体測定

e 尿素呼気試験

f 糞便中抗原測定

ロ イに掲げるa及びbの検査を同時に実施した場合又はd，e及びfのうちいずれか2つの検査を同時に実施した場合にあっては，イの規定にかかわらずそれぞれの所定点数（a＋b，d＋e，d＋f，e＋f）を初回実施に限り算定することができる。

(ウ) 除菌の実施

(イ)の感染診断により，ヘリコバクター・ピロリ陽性であることが確認された対象患者に対しては，ヘリコバクター・ピロリ除菌及び除菌の補助が薬事法上効能として承認されている薬剤を薬事法承認事項に従い，3剤併用・7日間投与し除菌治療を行う。

(エ) 除菌後の潰瘍治療

除菌終了後の抗潰瘍剤投与については，薬事法承認事項に従い適切に行う。

(オ) 除菌後の感染診断（除菌判定）

イ 除菌後の感染診断については，(ウ)の除菌終了後4週間以上経過した患者に対し，ヘリコバクター・ピロリの除菌判定のために(イ)に掲げる検査法のうちいずれかの方法を実施した場合に1項目のみ算定できる。ただし，検査の結果，ヘリコバクター・ピロリ陰性となった患者に対して，異なる検査法により再度検査を実施した場合に限り，さらに1項目に限り算定できる。

ロ (イ)に掲げるdからfの検査を同時に実施した場合は，イの規定にかかわらず主たる2つの所定点数を初回実施に限り算定することができる。

ハ 除菌後の感染診断の結果，ヘリコバクター・ピロリ陽性の患者に対し再度除菌を実施した場合は，1回に限り再除菌に係る費用及び再除菌後の感染診断に係る費用を算定することができる。

(カ) 感染診断実施上の留意事項

イ 静菌作用を有する薬剤について

ランソプラゾール等，ヘリコバクター・ピロリに対する静菌作用を有するとされる薬剤が投与されている場合については感染診断の結果が偽陰性となるおそれがあるので，除菌前及び除菌後の感染診断の実施に当たっては，当該静菌作用を有する薬剤投与中止又は終了後2週間以上経過していることが必要である。

ロ 抗体測定について

除菌後の感染診断を目的として抗体測定を実施する場合については，(ウ)の除菌終了後6ヶ月以上経過した患者に対し実施し，かつ，除菌前の抗体測定結果との定量的な比較が可能である場合に限り算定できる。

(キ) 診療報酬明細書への記載について

イ (ア)の対象患者a及びeにおいて，内視鏡検査等で確定診断した際の所見・結果を診療報酬明細書の摘要欄に記載する。

ロ (ア)の対象患者a及びeにおいて，健康診断として内視鏡検査を行った場合には，診療報酬明細書の摘要欄にその旨を記載する。

ハ (イ)の除菌前感染診断及び(オ)の除菌後感染診断において，検査の結果ヘリコバクター・ピロリ陰性となった患者に対し再度検査を実施した場合は，診療報酬明細書の摘要欄に各々の検査法及び検査結果について記載する。

ニ (オ)の除菌後感染診断を算定する場合には，診療報酬明細書の摘要欄に除菌終了年月日を記載する。

ホ (カ)イの静菌作用を有する薬剤を投与していた患者に対し，(イ)の除菌前感染診断及び(オ)の除菌後感染診断を実施する場合は，診療報酬明細書の摘要欄に当該静菌作用を有する薬剤投与中止又は終了年月日を記載する。

ヘ (カ)ロにより抗体測定を実施した場合は，除菌前並びに除菌後の抗体測定実施年月日及び測定結果を診療報酬明細書の摘要欄に記載する。

(ク) その他

ヘリコバクター・ピロリ感染の診断及び治療については，関係学会よりガイドラインが示されているので参考とする。

(3) 診療報酬明細書の「摘要」欄への記載事項

(核酸増幅法の検査の結果，ヘリコバクター・ピロリ陰性となった患者について，胃粘膜に同感染症特有の所見が認められているなど，同感染症を強く疑う特有の所見がある場合に，異なる検査法により再度検査を実施した場合に限り，さらに1項目に限り算定した場合)

医療上の必要性について記載する。

レセ電：830100874／医療上の必要性（核酸増幅法）；＊＊＊＊＊＊

(内視鏡検査又は造影検査において胃潰瘍又は十二指腸潰瘍の確定診断がなされた患者及び内視鏡検査において胃炎の確定診断がなされた患者に対して実施した場合)

内視鏡検査等で確定診断した際の所見・結果を記載する。また，健康診断として内視鏡を行った場合はその旨記載する。

レセ電：830100613／内視鏡検査等で確定診断した際の所見・結果；＊＊＊＊＊＊

レセ電：820100901／健康診断として内視鏡検査を実施除菌前感染診断及び除菌後感染診断において，検査の結果ヘリコバクター・ピロリ陰性となった患者に対し再度検査を実施した場合は，各々の検査法及び検査結果について記載する。

レセ電：830100614／検査方法；＊＊＊＊＊＊

レセ電：830100615／検査結果；＊＊＊＊＊＊

除菌後感染診断を算定する場合には，診療報酬明細書の摘要欄に除菌終了年月日を記載する。

レセ電：850100465／除菌終了年月日；(元号) yy”年”mm”月”dd”日”

静菌作用を有する薬剤を投与していた患者に対し，除菌前感染診断及び除菌後感染診断を実施する場合は，当該静菌作用を有する薬剤投与中止又は終了年月日を記載する。

レセ電：850100466／薬剤投与中止年月日；(元号) yy”年”mm”月”dd”日”

レセ電:850100467／終了年月日;(元号) yy”年”mm”月”dd”日”

除菌後の感染診断を目的として抗体測定を実施する場合については，除菌前並びに除菌後の抗体測定実施年月日及び測定結果を記載する。

レセ電：850100468／抗体測定実施年月日（除

菌前)；(元号）yy”年”mm”月”dd”日”
レセ電：850100469／抗体測定実施年月日（除菌後)；(元号）yy”年”mm”月”dd”日”
レセ電：830100616／測定結果；＊＊＊＊＊＊
<記載要領>

⑷　問：ヘリコバクター・ピロリ感染の除菌治療について，その対象患者が新たに追加されたが，実施に当たってはどのような要件を満たす必要があるのか。
答：新たな対象患者は，
1. 内視鏡検査によって胃炎の確定診断がなされたもので，ヘリコバクター・ピロリ感染が疑われるものに対して，
2. 除菌前の感染診断により，ヘリコバクター・ピロリ陽性であることが確認されたものに限られる。

なお，除菌の実施においては，薬事法（編注；医薬品医療機器法）承認事項に従い適切に行うこと。<事務連絡　20130328>

⑸　問：健康診断で行った内視鏡検査で胃炎が見つかった患者も除菌治療の対象となるのか。
答：対象となる。また，健康診断で行った内視鏡検査で胃炎が見つかり，引き続き除菌治療を行った場合の患者の費用の支払いについては，健康診断の費用として支払われる額と保険請求する額が重複することのないよう，平成15年7月30日付事務連絡「健康診断時及び予防接種の費用について」に基づき行うこと。
<事務連絡　20130328>

⑹　問：「ヘリコバクター・ピロリ感染の診断及び治療に関する取り扱いについて」の㈭のイにおいて，「内視鏡検査等で確定診断した際の所見・結果を診療報酬明細書の摘要欄に記載すること」とされているが，「傷病名」欄から胃潰瘍，十二指腸潰瘍又は胃炎と判断できる場合には，胃潰瘍，十二指腸潰瘍又は胃炎と確定診断した内視鏡検査又は造影検査（胃潰瘍又は十二指腸潰瘍に限る）の実施日を記載することでもよいか。答：差支えない。
<事務連絡　2013614>

⑺　問：「ヘリコバクター・ピロリ感染の診断及び治療に関する取扱いについて」（平成12年10月31日保険発第180号）の「8　その他」において，「ヘリコバクター・ピロリ感染の診断及び治療については，関係学会よりガイドラインが示されているので参考とすること」とされている。日本ヘリコバクター学会の「H.Pylori感染の診断と治療のガイドライン2009改訂版」においては，抗H.Pylori抗体測定法について「潰瘍治療薬の服用中，服用中止直後，（中略）において有用である」とあるが，当該通知2⑴で掲げられている感染診断の検査法のうち，④抗体測定をプロトンポンプ阻害薬（PPI）を休薬せずに実施した場合，当該検査の費用は算定できるか。答：算定できる。
<事務連絡　20150330>

D012　1　判免　**15点**
梅毒血清反応（STS）定性　standard serologic test for syphilis（STS）
レセ電：160039810／STS定性　血液

適応　梅毒，手術前*，内視鏡検査等実施前*

意義　梅毒感染者の血中に現れる抗体を，脂質抗原を用いて検出する検査である。自己免疫性疾患の中には，脂質抗原と交叉反応する抗体が現れると，非感染でも陽性と判断される。定性法で陽性の場合は，定量法を行うことが多く，定量法で高値のときは活動性梅毒の確率が高い。

保険メモ　梅毒血清反応（STS）定性，梅毒血清反応（STS）半定量及び梅毒血清反応（STS）定量は，従来の梅毒沈降反応（ガラス板法，VDRL法，RPR法，凝集法等）をいい，梅毒血清反応（STS）定性，梅毒血清反応（STS）半定量及び梅毒血清反応（STS）定量ごとに梅毒沈降反応を併せて2種類以上ずつ行った場合でも，それぞれ主たるもののみ算定する。

関連検査　梅毒トレポネーマ抗体，梅毒トレポネーマ抗体（FTA-ABS試験），抗カルジオリピンβ_2グリコプロテインI複合体抗体，抗カルジオリピンIgG抗体

D012　1　判免　**15点**
抗ストレプトリジンO（ASO）定性　antistreptolysin-O
レセ電：160039910／ASO定性　血液
抗ストレプトリジンO（ASO）半定量　anti-streptolysin-O
レセ電：160193510／ASO半定量　血液
抗ストレプトリジンO（ASO）定量　antistreptolysin-O
レセ電：160193610／ASO定量　血液

適応　リウマチ熱，猩紅熱，急性糸球体腎炎，皮膚化膿症，急性扁桃炎，血管性紫斑病，溶連菌感染症，膿痂疹，習慣性扁桃炎

意義　A群溶連菌が産生するストレプトリジンO（ASO）に対する抗体を検出するもの。溶連菌感染の診断は，2週間以上の間隔で2回以上測定して変動があれば陽性と判断する。しかし臨床の場では診断結果を2週間以上待つわけに

はいかないので基準値を参考にして判断することがある。またASK（抗ストレプトキナーゼ），ADNaseB（抗デオキシリボヌクレアーゼB価）やASP（抗連鎖球菌多糖抗体）と組み合わせて検査するのがよいとされる。

関連検査 抗ストレプトキナーゼ（ASK），C反応性蛋白（CRP），免疫電気泳動法

D012 2 判免 26点

トキソプラズマ抗体定性 toxoplasma gondii antibody

レセ電：160193710／トキソプラズマ抗体定性 血液

トキソプラズマ抗体半定量 toxoplasma gondii antibody

レセ電：160040110／トキソプラズマ抗体半定量 血液

適応 トキソプラズマ症，網脈絡膜炎，局所トキソプラズマ症（リンパ腺型，網膜脈絡炎型，皮膚発疹型，心炎型），先天性トキソプラズマ症

意義 トキソプラズマ症は寄生虫疾患で，ネコが本来の宿主であるが，他の哺乳類や鳥類にも寄生感染する。ヒトでは妊娠母体に感染すると，胎児に先天性トキソプラズマ症を発症する。またAIDS（後天性免疫不全症候群）の合併症-急性トキソプラズマ症などが問題になる。一方，通常の免疫能をもつ成人にトキソプラズマの不顕性感染もあり，発熱，発疹，リンパ節炎，網脈絡膜炎などの症状を呈することがある。妊婦の感染の診断，不顕性感染のスクリーニングに有用である。

関連検査 トキソプラズマIgM抗体

D012 3 判免 29点

抗ストレプトキナーゼ（ASK）定性 anti-streptokinase

レセ電：160040810／ASK定性 血液

抗ストレプトキナーゼ（ASK）半定量 anti-streptokinase

レセ電：160193810／ASK半定量 血液

適応 溶連菌感染症，急性扁桃炎，膿痂疹，丹毒，猩紅熱，リウマチ熱，急性糸球体腎炎，習慣性扁桃炎

意義 溶血性連鎖球菌のうちA，C，G群の産生するストレプトキナーゼを測定して，連鎖球菌感染症の有無を診断する検査である。ASO価と組み合わせて検査することで感染症の状態をより正確に把握することができる。

関連検査 抗ストレプトリジンO（ASO），C反応性蛋白（CRP），抗デオキシリボヌクレアーゼ抗体（ADNase）

D012 4 判免 32点

梅毒トレポネーマ抗体定性 treponema pallidum hemagglutination

レセ電：160040910／梅毒トレポネーマ抗体定性 血液

適応 梅毒，手術前*，内視鏡検査等実施前*

意義 梅毒トレポネーマの抽出抗原を利用してTP（梅毒病原体）抗体の有無を検出する血球凝集試験である。脂質抗原を用いたSTS（梅毒血清反応）よりも特異性，再現性ともに優れており，広く利用されている。定性法で陽性の場合，定量法を行うことが多い。また，STSとの組み合わせは，治療効果の判定などに有用である。

関連検査 梅毒血清反応（STS），梅毒トレポネーマ抗体（FTA-ABS試験）

D012 4 判免 32点

マイコプラズマ抗体定性 mycoplasma antibody

レセ電：160041010／マイコプラズマ抗体定性 血液

マイコプラズマ抗体半定量 mycoplasma antibody

レセ電：160193910／マイコプラズマ抗体半定量 血液

適応 マイコプラズマ肺炎，非定型肺炎，気管支炎，ギラン・バレー症候群，関節炎，多形滲出性紅斑

意義 本検査は，肺炎マイコプラズマの原因菌に対する特異抗体を測定するもので，補体結合反応（CF）と間接赤血球凝集反応（IHA）があり，臨床的有用性は高い。ただ1回の検査だけで，過去の感染によるものか，現在の疾病による上昇かの判断は難しく，急性期と回復期のペア血清で4倍以上の抗体価上昇を確認して初めて診断ができる。また寒冷凝集反応(CHA)は非特異的であるが，簡便に出来るので補助的検査として有用である。

保険メモ マイコプラズマ抗体定性，マイコプラズマ抗体半定量，マイコプラズマ抗原定性（免疫クロマト法）又はマイコプラズマ抗原定性（FA法）を併せて実施した場合は，主たるもののみ算定する。

関連検査 寒冷凝集反応，抗酸菌分離培養検査，マイコプラズマ抗原，ウイルス・細菌核酸多項目同時検出，ウイルス・細菌核酸多項目同

時検出（SARS-CoV-2核酸検出）

D012　5 判免 **34点**
梅毒血清反応（STS）半定量　standard serologic test for syphilis（STS）
レセ電：160203010／STS半定量　血液
梅毒血清反応（STS）定量　standard serologic test for syphilis（STS）
レセ電：160040710／STS定量　血液

適応　梅毒

意義　定性法と同じく梅毒感染の有無を確認するための検査である。脂質抗原を用いたSTS検査では陰性反応を呈するが，一部には陰性化しないケースもあるので，この検査を実施して感染の有無を判定する。

保険メモ　梅毒血清反応（STS）定性，梅毒血清反応（STS）半定量及び梅毒血清反応（STS）定量は，従来の梅毒沈降反応（ガラス板法，VDRL法，RPR法，凝集法等）をいい，梅毒血清反応（STS）定性，梅毒血清反応（STS）半定量及び梅毒血清反応（STS）定量ごとに梅毒沈降反応を併せて2種類以上ずつ行った場合でも，それぞれ主たるもののみ算定する。

関連検査　梅毒トレポネーマ抗体，梅毒トレポネーマ抗体（FTA-ABS試験）

D012　6 判免 **53点**
梅毒トレポネーマ抗体半定量　treponema hemagglutination test
レセ電：160041510／梅毒トレポネーマ抗体半定量　血液
梅毒トレポネーマ抗体定量　treponema hemagglutination test
レセ電：160194010／梅毒トレポネーマ抗体定量　血液

適応　梅毒

意義　梅毒トレポネーマ血球凝集試験で，抗体の有無を判定する本検査は，特異性，再現性に優れ，広く利用されている。定量値が高い場合は活動性梅毒の可能性が高い。

関連検査　梅毒血清反応（STS），抗核抗体

D012　7 判免 **60点**
アデノウイルス抗原定性（糞便）　adenovirus antigen
レセ電：160112810／アデノウイルス抗原定性（糞便）　便

適応　急性胃腸炎，急性出血性膀胱炎

意義　アデノウイルスは，ロタウイルスとともに，ウイルス性乳幼児下痢症の病原体である。細菌性下痢症との鑑別にも有用である。なお測定法では糞便を検体とするラテックス凝集法は迅速な診断が可能。また角結膜ぬぐい液を検体に用いるFLISA法や免疫クロマト法などがある。

保険メモ　アデノウイルス抗原定性（糞便）とロタウイルス抗原定性（糞便）又は定量（糞便）を同時に行った場合は，主たる検査のみ算定する。

関連検査　ウイルス抗体価（アデノウイルス）

D012　7 判免 **60点**
迅速ウレアーゼ試験定性　rapid urease test
レセ電：160172750／迅速ウレアーゼ試験定性　胃・十二指腸粘膜

適応　ヘリコバクター・ピロリ感染症，胃潰瘍，十二指腸潰瘍，胃MALTリンパ腫，特発性血小板減少性紫斑病，早期胃癌内視鏡的治療後*，胃炎

意義　胃粘膜生検組織中のウレアーゼ酵素活性を測定することで，ヘリコバクター・ピロリ感染を診断する。本検査は手技が簡単で，除菌前の診断の有用性は高い。しかし除菌後の検出感度は若干低いため，除菌判定には他の検査と組み合わせて実施することが多い。

保険メモ　迅速ウレアーゼ試験定性を含むヘリコバクター・ピロリ感染診断の保険診療上の取扱いについては「ヘリコバクター・ピロリ感染の診断及び治療に関する取扱いについて」（平成12年10月31日保険発第180号）に即して行う。

関連検査　ヘリコバクター・ピロリ抗体，尿素呼気試験（UBT），ヘリコバクター・ピロリ抗原，細菌培養同定検査，病理組織標本作製，ヘリコバクター・ピロリ核酸及びクラリスロマイシン耐性遺伝子検出

D012　8 判免 **65点**
ロタウイルス抗原定性（糞便）　rotavirus antigen
レセ電：160112910／ロタウイルス抗原定性（糞便）　糞便
ロタウイルス抗原定量（糞便）　rotavirus antigen
レセ電：160194110／ロタウイルス抗原定量（糞便）　糞便

適応　乳児嘔吐下痢症，ウイルス性胃腸炎，ロタウイルス性胃腸炎，急性胃腸炎，乳児下痢症，乳児白色便下痢症

意義　冬期に多い乳幼児のウイルス性下痢症の原因菌である。感染の主たる症状は，発熱，

嘔吐，白色水様性下痢症状を呈する疾患で，通常1週間以内に回復する。糞便中のロタウイルスの抗原検査は，乳幼児下痢症の診断に有用である。

保険メモ　アデノウイルス抗原定性（糞便）とロタウイルス抗原定性（糞便）又は定量（糞便）を同時に行った場合は，主たる検査のみ算定する。

関連検査　アデノウイルス抗原

D012　9	判免　70点
ヘリコバクター・ピロリ抗体定性・半定量　helicobacter pylori antibody	
レセ電：160172450／ヘリコバクター・ピロリ抗体定性・半定量	血液・尿

適応　胃潰瘍，十二指腸潰瘍，ヘリコバクター・ピロリ感染症，胃MALTリンパ腫，特発性血小板減少性紫斑病，早期胃癌内視鏡的治療後*，胃炎

意義　ヘリコバクター・ピロリは，胃・十二指腸潰瘍の起因菌と考えられている。本検査は血中あるいは尿中のヘリコバクター・ピロリ抗体を検出するもので，除菌前の診断には有用であるが，除菌後の抗体価低下が緩やかであるため，除菌効果の判定を行うには，除菌後6ヶ月以上の期間を置くことを原則としている。

保険メモ　(1)　ヘリコバクター・ピロリ抗体定性･半定量は，LA法，免疫クロマト法，金コロイド免疫測定法又はEIA法（簡易法）により実施した場合に算定する。

(2)　当該検査を含むヘリコバクター・ピロリ感染診断の保険診療上の取扱いについては「ヘリコバクター・ピロリ感染の診断及び治療に関する取扱いについて」(平成12年10月31日保険発第180号）に即して行う。

関連検査　迅速ウレアーゼ試験，尿素呼気試験（UBT），ヘリコバクター・ピロリ抗原，ヘリコバクター・ピロリ抗体，細菌培養同定検査，病理組織標本作製，ヘリコバクター・ピロリ核酸及びクラリスロマイシン耐性遺伝子検出

D012　9	判免　70点
クラミドフィラ・ニューモニエIgG抗体　chlamydophila pneumoniae antibody-IgG	
レセ電：160167350／クラミドフィラ・ニューモニエIgG抗体	血液

適応　クラミジア肺炎，クラミジア感染症，咽頭炎，気管支炎

意義　クラミドフィラ・ニューモニエは，主に気管支炎や肺炎など急性呼吸器感染症をひきおこす病原体である。従来からのPCR法，蛍光抗体法，Micro　IF法などの測定法は操作が煩雑であまり使われていない。本検査はクラミドフィラ・ニューモニエ外膜複合体蛋白に血清を反応させ，ついで酵素標識した抗ヒトIgG抗体を加え，吸光度を測定する酵素免疫測定法で，検査結果の精度は高い。クラミドフィラ･ニューモニエの初感染では，IgG抗体が感染の約4週間後から上昇，また再感染者でも上昇するので，クラミドフィラ・ニューモニエ感染症の確定診断に有用である。

保険メモ　(1)　クラミドフィラ・ニューモニエIgM抗体を，クラミドフィラ・ニューモニエIgG抗体又はクラミドフィラ・ニューモニエIgA抗体と併せて実施した場合は，主たるもの1つに限り算定する。

(2)　D023微生物核酸同定・定量検査の肺炎クラミジア核酸検出とクラミドフィラ・ニューモニエIgG抗体，クラミドフィラ・ニューモニエIgA抗体若しくはクラミドフィラ・ニューモニエIgM抗体又はD023微生物核酸同定・定量検査のウイルス・細菌核酸多項目同時検出を併せて実施した場合は，主たるもののみを算定する。

関連検査　クラミドフィラ・ニューモニエIgM抗体，クラミドフィラ・ニューモニエIgA抗体，ウイルス抗体価（オーム病クラミジア），クラミジア・トラコマチス抗原，クラミジア・トラコマチス核酸検出，ウイルス・細菌核酸多項目同時検出，ウイルス・細菌核酸多項目同時検出（SARS-CoV-2核酸検出），肺炎クラミジア核酸検出

D012　10	判免　75点
クラミドフィラ・ニューモニエIgA抗体　chlamydophila pneumoniae antibody-IgA	
レセ電：160167450／クラミドフィラ・ニューモニエIgA抗体	血液

適応　クラミジア肺炎，クラミジア感染症，気管支炎，咽頭炎

意義　クラミドフィラ・ニューモニエは，気管支炎や肺炎など急性呼吸器感染症をひきおこす主要な病原体である。従来はPCR法，蛍光抗体法，Micro　IF法などの測定法があったが，日常的にあまり使われていない。それに代わって血清抗体価測定法がクラミドフィラ・ニューモニエ感染症の確定診断に用いられている。本検査は，IgG同様にIgA抗体の上昇をクラミドフィラ・ニューモニエ感染症診断の指標に用いる。しかし，不顕性感染も少なくないため，ペア血清によるIgGとの組み合わせによる判定も

有用である。

保険メモ　(1)　クラミドフィラ・ニューモニエIgM抗体を，クラミドフィラ・ニューモニエIgG抗体又はクラミドフィラ・ニューモニエIgA抗体と併せて実施した場合は，主たるもの1つに限り算定する。

(2)　D023微生物核酸同定・定量検査の肺炎クラミジア核酸検出とクラミドフィラ・ニューモニエIgG抗体，クラミドフィラ・ニューモニエIgA抗体若しくはクラミドフィラ・ニューモニエIgM抗体又はD023微生物核酸同定・定量検査のウイルス・細菌核酸多項目同時検出を併せて実施した場合は，主たるもののみを算定する。

関連検査　クラミドフィラ・ニューモニエIgM抗体，クラミドフィラ・ニューモニエIgG抗体，ウイルス抗体価（オーム病クラミジア），クラミジア・トラコマチス抗原，クラミジア・トラコマチス核酸検出，ウイルス・細菌核酸多項目同時検出，ウイルス・細菌核酸多項目同時検出（SARS-CoV-2核酸検出），肺炎クラミジア核酸検出

【D012　11　ウイルス抗体価（定性・半定量・定量）（1項目当たり）】

意義　ウイルス抗体価は，急性期と回復期のペア血清を用いて，ウイルスに対する特異抗体を測定し，4倍以上上昇していれば当該ウイルスに感染していると診断できる。ウイルス抗体価の測定には，中和反応（NT），赤血球凝集抑制反応（HI），補体結合反応（CF），免疫蛍光抗体法（FA），酵素免疫法（ELISA）などがある。

保険メモ　◎同一検体についてウイルス抗体価（定性･半定量･定量）の測定を行った場合は，8項目を限度として算定する。

(1)　ウイルス抗体価（定性・半定量・定量）は，治療上必要な場合に行うものとし，次に掲げるものを当該検査の対象とする。

(ア)　アデノウイルス
(イ)　コクサッキーウイルス
(ウ)　サイトメガロウイルス
(エ)　EBウイルス
(オ)　エコーウイルス
(カ)　ヘルペスウイルス
(キ)　インフルエンザウイルスA型
(ク)　インフルエンザウイルスB型
(ケ)　ムンプスウイルス
(コ)　パラインフルエンザウイルスⅠ型
(サ)　パラインフルエンザウイルスⅡ型
(シ)　パラインフルエンザウイルスⅢ型
(ス)　ポリオウイルスⅠ型
(セ)　ポリオウイルスⅡ型
(ソ)　ポリオウイルスⅢ型
(タ)　RSウイルス
(チ)　風疹ウイルス
(ツ)　麻疹ウイルス
(テ)　日本脳炎ウイルス
(ト)　オーム病クラミジア
(ナ)　水痘・帯状疱疹ウイルス

(2)　ウイルス抗体価（定性・半定量・定量）に当たって，同一検体について同一ウイルスに対する複数の測定方法を行った場合であっても，所定点数のみを算定する。

(3)　グロブリンクラス別ウイルス抗体価は，ウイルス抗体価（定性・半定量・定量）と併せて測定した場合にあっては，いずれか一方の点数を算定する。

D012　11　包 判免　79点
ウイルス抗体価（定性・半定量・定量）（アデノウイルス）　adenovirus
レセ電：160041610／アデノウイルス抗体価（定性・半定量・定量）　血液

適応　出血性膀胱炎，咽頭結膜熱，流行性角結膜炎，急性出血性膀胱炎，急性胃腸炎，急性咽頭炎，急性上気道炎

関連検査　アデノウイルス抗原，ウイルス・細菌核酸多項目同時検出，ウイルス・細菌核酸多項目同時検出（SARS-CoV-2核酸検出）

D012　11　包 判免　79点
ウイルス抗体価（定性・半定量・定量）（コクサッキーウイルス）　coxsackie virus
レセ電：160041710／コクサッキーウイルス抗体価（定性・半定量・定量）　血液

適応　ヘルパンギーナ，手足口病，無菌性髄膜炎，心筋炎，上気道感染症，流行性胸膜痛

D012　11　包 判免　79点
ウイルス抗体価（定性・半定量・定量）（サイトメガロウイルス）　cytomegalo virus
レセ電：160041810／サイトメガロウイルス抗体価（定性・半定量・定量）　血液

適応　サイトメガロウイルス肺炎，先天性巨細胞封入体症，乳児肝炎，骨髄移植後，腎移植後，肝移植後，HIV感染者，先天性サイトメガロウイルス感染症

保険メモ　先天性サイトメガロウイルス感染の診断を目的として，D023微生物核酸同定・定量検査のサイトメガロウイルス核酸検出と

D012感染症免疫学的検査のウイルス抗体価（定性・半定量・定量）又はグロブリンクラス別ウイルス抗体価におけるサイトメガロウイルスを対象とした検査を併せて実施した場合には，主たるもののみ算定する。

関連検査　グロブリンクラス別ウイルス抗体価（サイトメガロウイルス），サイトメガロウイルスpp65抗原，サイトメガロウイルス核酸検出，サイトメガロウイルス核酸定量，ウイルス・細菌核酸多項目同時検出

D012　11　包　判免　79点
ウイルス抗体価（定性・半定量・定量）（EBウイルス）　Epstein-Barr virus
レセ電：160041910／EBウイルス抗体価（定性・半定量・定量）　血液

適応　伝染性単核症，上咽頭癌，胃癌，白血病，悪性リンパ腫，膿胸関連リンパ腫，慢性活動性EBウイルス感染症

関連検査　グロブリンクラス別ウイルス抗体価（EBウイルス）

D012　11　包　判免　79点
ウイルス抗体価（定性･半定量･定量）（エコーウイルス）　ECHO virus
レセ電：160042010／エコーウイルス抗体価（定性・半定量・定量）　血液・髄液

適応　無菌性髄膜炎，ヘルパンギーナ，心膜炎，心筋炎，肝炎，流行性筋痛症，結膜炎，急性発疹症，脳炎，脳症，精巣炎

関連検査　RSウイルス抗原，アデノウイルス抗原，エンテロウイルス

D012　11　包　判免　79点
ウイルス抗体価（定性・半定量・定量）（ヘルペスウイルス）　herpes virus
レセ電：160042110／ヘルペスウイルス抗体価（定性・半定量・定量）　血液

適応　口唇ヘルペス，ヘルペスウイルス性角結膜炎，ヘルペス脳炎，ヘルペスウイルス性歯肉口内炎，カポジ水痘様発疹症，性器ヘルペス，陰部ヘルペス

関連検査　単純ヘルペスウイルス抗原，グロブリンクラス別ウイルス抗体価（ヘルペスウイルス），ウイルス・細菌核酸多項目同時検出

D012　11　包　判免　79点
ウイルス抗体価（定性・半定量・定量）（インフルエンザウイルスA型）　influenza virus type A
レセ電：160042210／インフルエンザウイルスA型抗体価（定性・半定量・定量）　血液
ウイルス抗体価（定性・半定量・定量）（インフルエンザウイルスB型）　influenza virus type B
レセ電：160042310／インフルエンザウイルスB型抗体価（定性・半定量・定量）　血液

適応　インフルエンザ，急性呼吸器感染症，脳炎，脳症，心筋炎

保険メモ　(1)　インフルエンザウイルス抗原定性とウイルス抗体価（定性・半定量・定量）のインフルエンザウイルスA型若しくはインフルエンザウイルスB型を併せて実施した場合は，主たるもののみ算定する。

(2)　ヒトメタニューモウイルス抗原定性とウイルス抗体価（定性・半定量・定量）のインフルエンザウイルスA型若しくはインフルエンザウイルスB型，若しくはインフルエンザウイルス抗原定性又はRSウイルス抗原定性のうち3項目を併せて実施した場合には，主たるもの2つに限り算定する。ただし，ウイルス抗体価（定性・半定量・定量）のインフルエンザウイルスA型若しくはインフルエンザウイルスB型又はインフルエンザウイルス抗原定性を併せて実施した場合は1項目として数える。

関連検査　インフルエンザウイルス抗原，インフルエンザ核酸検出，ウイルス・細菌核酸多項目同時検出，ウイルス・細菌核酸多項目同時検出（SARS-CoV-2核酸検出）

D012　11　包　判免　79点
ウイルス抗体価（定性・半定量・定量）（ムンプスウイルス）　mumps virus
レセ電：160042410／ムンプスウイルス抗体価（定性・半定量・定量）　血液・髄液

適応　無菌性髄膜炎，脳炎，脳症，精巣炎，流行性耳下腺炎

関連検査　グロブリンクラス別ウイルス抗体価（ムンプスウイルス）

D012　11　包　判免　79点
ウイルス抗体価（定性・半定量・定量）（パラインフルエンザウイルスI型）　parainfluenza virus type 1
レセ電：160042510／パラインフルエンザウイルス1型抗体価（定性・半定量・定量）　血液

適応　気管支炎，急性閉塞性喉頭炎，肺炎，急性呼吸器感染症

関連検査　インフルエンザウイルス抗原，インフルエンザ核酸検出，ウイルス・細菌核酸多項目同時検出，ウイルス・細菌核酸多項目同時検出（SARS-CoV-2核酸検出）

D012　11　包　判免　79点
ウイルス抗体価（定性・半定量・定量）（パラインフルエンザウイルスII型）　parainfluenza virus type 2
レセ電：160042610／パラインフルエンザウイルス2型抗体価（定性・半定量・定量）　血液

適応　気管支炎，急性閉塞性喉頭炎，肺炎，急性呼吸器感染症

関連検査　インフルエンザウイルス抗原，インフルエンザ核酸検出，ウイルス・細菌核酸多項目同時検出，ウイルス・細菌核酸多項目同時検出（SARS-CoV-2核酸検出）

D012　11　包　判免　79点
ウイルス抗体価（定性・半定量・定量）（パラインフルエンザウイルスIII型）　parainfluenza virus type 3
レセ電：160042710／パラインフルエンザウイルス3型抗体価（定性・半定量・定量）　血液

適応　気管支炎，急性閉塞性喉頭炎，肺炎，急性呼吸器感染症

関連検査　インフルエンザウイルス抗原，インフルエンザ核酸検出，ウイルス・細菌核酸多項目同時検出，ウイルス・細菌核酸多項目同時検出（SARS-CoV-2核酸検出）

D012　11　包　判免　79点
ウイルス抗体価（定性・半定量・定量）（ポリオウイルスI型）　polio virus type 1
レセ電：160042810／ポリオウイルス1型抗体価（定性・半定量・定量）　血液・髄液
ウイルス抗体価（定性・半定量・定量）（ポリオウイルスII型）　polio virus type 2
レセ電：160042910／ポリオウイルス2型抗体価（定性・半定量・定量）　血液・髄液
ウイルス抗体価（定性・半定量・定量）（ポリオウイルスIII型）　polio virus type 3
レセ電：160043010／ポリオウイルス3型抗体価（定性・半定量・定量）　血液・髄液

適応　ポリオ，急性灰白髄炎

D012　11　包　判免　79点
ウイルス抗体価（定性・半定量・定量）（RSウイルス）　respiratory syncytial virus
レセ電：160043110／RSウイルス抗体価（定性・半定量・定量）　血液

適応　細気管支炎，乳幼児肺炎，上気道炎，急性呼吸器感染症，気管支炎

関連検査　RSウイルス抗原，ウイルス・細菌核酸多項目同時検出，ウイルス・細菌核酸多項目同時検出（SARS-CoV-2核酸検出）

D012　11　包　判免　79点
ウイルス抗体価（定性・半定量・定量）（風疹ウイルス）　rubella virus（風疹）
レセ電：160043210／風疹ウイルス抗体価（定性・半定量・定量）　血液

適応　風疹

関連検査　グロブリンクラス別ウイルス抗体価（風疹ウイルス）

D012　11　包　判免　79点
ウイルス抗体価（定性・半定量・定量）（麻疹ウイルス）　measles virus（麻疹）
レセ電：160043310／麻疹ウイルス抗体価（定性・半定量・定量）　血液

適応　麻疹

関連検査　グロブリンクラス別ウイルス抗体価（麻疹ウイルス）

D012 11 ㊁ 判免 79点
ウイルス抗体価（定性・半定量・定量）（日本脳炎ウイルス） Japanese encephalitis virus
レセ電：160043410／日本脳炎ウイルス抗体価（定性・半定量・定量） 血液・髄液

適応 日本脳炎
関連検査 HCV抗体，エンテロウイルス

D012 11 ㊁ 判免 79点
ウイルス抗体価（定性・半定量・定量）（オーム病クラミジア） chlamydia psittaci
レセ電：160043510／オーム病クラミジア抗体価（定性・半定量・定量） 血液

適応 間質性肺炎，異型肺炎，心筋炎，心内膜炎，心外膜炎
関連検査 クラミドフィラ・ニューモニエIgG抗体，クラミドフィラ・ニューモニエIgA抗体，クラミドフィラ・ニューモニエIgM抗体

D012 11 ㊁ 判免 79点
ウイルス抗体価（定性・半定量・定量）（水痘・帯状疱疹ウイルス） varicella-zoster virus
レセ電：160174310／水痘・帯状疱疹ウイルス抗体価（定性・半定量・定量） 血液

適応 水痘，帯状疱疹
関連検査 単純ヘルペスウイルス抗原，グロブリンクラス別ウイルス抗体価（ヘルペスウイルス），水痘ウイルス抗原，ウイルス・細菌核酸多項目同時検出

D012 12 判免 80点
クロストリジオイデス・ディフィシル抗原定性 clostridium difficile antigen
レセ電：160007110／クロストリジオイデス・ディフィシル抗原定性 糞便

適応 下痢症，偽膜性大腸炎，抗菌薬関連下痢症*
意義 細菌性腸炎などの治療で抗生物質を投与すると菌交代現象の結果，クロストリジウム・ディフィシルが増殖し偽膜性大腸炎をひきおこす。この増殖時にトキシンA，Bという毒素を産生するので，両トキシンの検出が診断上有効である。
関連検査 細菌顕微鏡検査，細菌培養同定検査

D012 12 判免 80点
ヘリコバクター・ピロリ抗体 helicobacter pylori antibody
レセ電：160172550／ヘリコバクター・ピロリ抗体 血液・尿

適応 ヘリコバクター・ピロリ感染症，胃潰瘍，十二指腸潰瘍，胃MALTリンパ腫，特発性血小板減少性紫斑病，早期胃癌内視鏡的治療後*，胃炎
意義 ヘリコバクター・ピロリは，胃・十二指腸潰瘍の起因菌と考えられている。したがって，血清や尿を検体として抗体を検出しヘリコバクター・ピロリの保菌者と診断されれば除菌の対象になる。なお除菌判定を行う場合は，除菌後，6ヶ月以上の期間をおいて実施する。
保険メモ ヘリコバクター・ピロリ抗体を含むヘリコバクター・ピロリ感染診断の保険診療上の取扱いについては「ヘリコバクター・ピロリ感染の診断及び治療に関する取扱いについて」（平成12年10月31日保険発第180号）に即して行う。
関連検査 迅速ウレアーゼ試験，尿素呼気試験（UBT），ヘリコバクター・ピロリ抗原，細菌培養同定検査，病理組織標本作製，ヘリコバクター・ピロリ核酸及びクラリスロマイシン耐性遺伝子検出

D012 12 判免 80点
百日咳菌抗体定性 bordetella antibody
レセ電：160194210／百日咳菌抗体定性 血液
百日咳菌抗体半定量 bordetella antibody
レセ電：160044010／百日咳菌抗体半定量 血液

適応 百日咳
意義 百日咳は小児の代表的感染性疾患で，百日咳菌の感染により発症する。従来，百日咳菌感染の判断は，培養で菌を確認するか細菌凝集反応法による百日咳抗体の測定によっていた。百日咳抗体測定は細菌凝集反応法で百日咳が産生する菌体成分に対する抗体を測定し，感染の指標とするもの。
関連検査 細菌顕微鏡検査，細菌培養同定検査，ウイルス・細菌核酸多項目同時検出，ウイルス・細菌核酸多項目同時検出（SARS-CoV-2核酸検出），百日咳菌抗原，百日咳菌・パラ百日咳菌核酸同時検出

D012　13　判免　85点
HTLV-I抗体定性　HTLV-1 / human T cell leukemia virus antibody
レセ電：160194310／HTLV-1抗体定性　血液
HTLV-I抗体半定量　HTLV-1 / human T cell leukemia virus antibody
レセ電：160043810／HTLV-1抗体半定量　血液

適応　HTLV-1関連脊髄症（HAM），成人T細胞白血病リンパ腫

意義　成人T細胞性白血病の原因ウイルスであるHTLV-1（ヒトT細胞白血病ウイルス）に対する抗体価の検査である。本検査は，成人T細胞白血病やHTLV-1関連ミエロパチーの診断などに不可欠である。PA法（ゼラチン粒子凝集法）はスクリーニングに有用であるが，陽性反応の確認にはFA法（蛍光抗体法）やWB法が行われる。

保険メモ　HTLV-Ⅰ抗体定性又は半定量は，粒子凝集法により実施した場合に算定する。

関連検査　顆粒球スクリーニング検査，T細胞・B細胞百分率，T細胞サブセット検査

D012　14　判免　93点
トキソプラズマ抗体　toxoplasma antibody-IgG
レセ電：160043710／トキソプラズマ抗体　血液

適応　トキソプラズマ症，先天性トキソプラズマ症

意義　トキソプラズマ感染を調べる定量検査である。妊娠母体の初感染，新生児感染の診断にはIgM，IgG抗体を測定する。IgM抗体価精密測定では，感染初期あるいは慢性感染の再活性化で陽性を示す。

関連検査　トキソプラズマIgM抗体

D012　15　判免　95点
トキソプラズマIgM抗体　toxoplasma antibody-IgM
レセ電：160151350／トキソプラズマIgM抗体　血液

適応　トキソプラズマ症，先天性トキソプラズマ症

意義　トキソプラズマ症は，Toxoplasma gondiによる寄生虫疾患である。ネコが宿主であるが，他の哺乳類や鳥類にも寄生感染する。妊娠母体に感染すると先天性トキソプラズマ症を発症するほか，AIDS合併症の急性トキソプラズマ症にも注意が必要である。IgM抗体価は，初期感染や慢性感染の再活性化時に陽性となる。

関連検査　トキソプラズマ抗体

D012　16　判免　109点
HIV-1,2抗体定性　HIV 1 and 2 / human immunodeficiency virus-1,2 antibody
レセ電：160153050／HIV-1，2抗体定性　血液
HIV-1,2抗体半定量　HIV 1 and 2 / human immunodeficiency virus-1,2 antibody
レセ電：160194510／HIV-1，2抗体半定量　血液

適応　HIV感染症，後天性免疫不全症候群

意義　本検査は，HIV-1とHIV-2を区別せずに陽性・陰性の判定を行うEIA法と，区別してそれぞれ陽性・陰性を判定するPA法がある。また免疫クロマト法は，ごく少量の血液で二つの抗体を測定する簡便さがある。

保険メモ　(1)　診療録等から非加熱血液凝固因子製剤の投与歴が明らかな者及び診療録等が確認できないため血液凝固因子製剤の投与歴は不明であるが，昭和53年から昭和63年の間に入院し，かつ，次のいずれかに該当する者に対して，HIV-1抗体，HIV-1,2抗体定性，同半定量，HIV-1,2抗体定量，HIV-1,2抗原・抗体同時測定定性又はHIV-1,2抗原・抗体同時測定定量を実施した場合は，HIV感染症を疑わせる自他覚症状の有無に関わらず所定点数を算定する。

ただし，保険医療機関において採血した検体の検査を保健所に委託した場合は，算定しない。

(ア)　新生児出血症（新生児メレナ，ビタミンK欠乏症等）等の病気で「血が止まりにくい」との指摘を受けた者
(イ)　肝硬変や劇症肝炎で入院し，出血の著しかった者
(ウ)　食道静脈瘤の破裂，消化器系疾患により大量の吐下血があった者
(エ)　大量に出血するような手術を受けた者（出産時の大量出血も含む）

なお，間質性肺炎等後天性免疫不全症候群の疾病と鑑別が難しい疾病が認められる場合やHIVの感染に関連しやすい性感染症が認められる場合，既往がある場合又は疑われる場合でHIV感染症を疑う場合は，本検査を算定できる。

(2)　K920輸血（「4」自己血輸血を除く。以下この項において同じ）を算定した患者又は血漿成分製剤（新鮮液状血漿，新鮮凍結人血漿等）の輸注を行った患者に対して，一連として行われた当該輸血又は輸注の最終日から起算して，概ね2か月後にHIV-1抗体，HIV-1,2抗体定性，同半定量，HIV-1,2抗体定量，HIV-1,2抗原・抗体同時測定定性又はHIV-1,2抗原・抗体同時測定

定量の測定が行われた場合は，HIV感染症を疑わせる自他覚症状の有無に関わらず，当該輸血又は輸注につき1回に限り，所定点数を算定できる。
(3)　他の保険医療機関において輸血料の算定又は血漿成分製剤の輸注を行った場合であっても(2)と同様とする。
(4)　(2)又は(3)の場合においては，診療報酬明細書の摘要欄に当該輸血又は輸注が行われた最終日を記載する。
(5)　HIV-1,2抗体定性，同半定量，及びHIV-1,2抗体定量は，LA法，EIA法，PA法又は免疫クロマト法による。
(6)　診療報酬明細書の「摘要」欄への記載事項（K920輸血料（「4」の自己血輸血を除く。）を算定した患者又は血漿成分製剤（新鮮液状血漿，新鮮凍結人血漿等）の輸注を行った患者の場合）当該輸血又は輸注が行われた最終年月日を記載する。
レセ電：850100165／輸血又は輸注最終年月日（HIV-1,2抗体定性）；（元号）yy”年”mm”月”dd”日”
レセ電：850100166／輸血又は輸注最終年月日（HIV-1,2抗体半定量）；（元号）yy”年”mm”月”dd”日”
<記載要領>

関連検査　HIV-1抗体，HIV-1核酸定量，HIV抗原，HIVジェノタイプ薬剤耐性，HIV-1,2抗原・抗体同時測定

D012　16　判免　109点
HIV-1,2抗原・抗体同時測定定性　HIV 1 and 2 / human immunodeficiency virus-1,2 antibody
レセ電：160194710／HIV-1，2抗原・抗体同時測定定性　血液

適応　HIV感染症，後天性免疫不全症候群

意義　本検査は，HIV-1とHIV-2を区別せずに陽性・陰性の判定を行うEIA法と，区別してそれぞれ陽性・陰性を判定するPA法がある。また免疫クロマト法は，ごく少量の血液で二つの抗体を測定する簡便さがある。

保険メモ　(1)　診療録等から非加熱血液凝固因子製剤の投与歴が明らかな者及び診療録等が確認できないため血液凝固因子製剤の投与歴は不明であるが，昭和53年から昭和63年の間に入院し，かつ，次のいずれかに該当する者に対して，HIV-1抗体，HIV-1,2抗体定性，同半定量，HIV-1,2抗体定量，HIV-1,2抗原・抗体同時測定定性又はHIV-1,2抗原・抗体同時測定定量を実施した場合は，HIV感染症を疑わせる自他覚症状の有無に関わらず所定点数を算定する。ただし，保険医療機関において採血した検体の検査を保健所に委託した場合は，算定しない。
(ア)　新生児出血症（新生児メレナ，ビタミンK欠乏症等）等の病気で「血が止まりにくい」との指摘を受けた者
(イ)　肝硬変や劇症肝炎で入院し，出血の著しかった者
(ウ)　食道静脈瘤の破裂，消化器系疾患により大量の吐下血があった者
(エ)　大量に出血するような手術を受けた者（出産時の大量出血も含む）

なお，間質性肺炎等後天性免疫不全症候群の疾病と鑑別が難しい疾病が認められる場合やHIVの感染に関連しやすい性感染症が認められる場合，既往がある場合又は疑われる場合でHIV感染症を疑う場合は，本検査を算定できる。
(2)　K920輸血（「4」自己血輸血を除く。以下この項において同じ）を算定した患者又は血漿成分製剤（新鮮液状血漿，新鮮凍結人血漿等）の輸注を行った患者に対して，一連として行われた当該輸血又は輸注の最終日から起算して，概ね2か月後にHIV-1抗体，HIV-1,2抗体定性，同半定量，HIV-1,2抗体定量，HIV-1,2抗原・抗体同時測定定性又はHIV-1,2抗原・抗体同時測定定量の測定が行われた場合は，HIV感染症を疑わせる自他覚症状の有無に関わらず，当該輸血又は輸注につき1回に限り，所定点数を算定できる。
(3)　他の保険医療機関において輸血料の算定又は血漿成分製剤の輸注を行った場合であっても(2)と同様とする。
(4)　(2)又は(3)の場合においては，診療報酬明細書の摘要欄に当該輸血又は輸注が行われた最終日を記載する。
(5)　診療報酬明細書の「摘要」欄への記載事項（K920輸血料（「4」の自己血輸血を除く。）を算定した患者又は血漿成分製剤（新鮮液状血漿，新鮮凍結人血漿等）の輸注を行った患者の場合）当該輸血又は輸注が行われた最終年月日を記載する。
レセ電：850100167／輸血又は輸注最終年月日（HIV-1,2抗原・抗体同時測定定性）；（元号）yy”年”mm”月”dd”日”
<記載要領>

関連検査　HIV-1抗体，HIV-1核酸定量，HIV抗原，HIV-1,2抗体，HIVジェノタイプ薬剤耐性

免疫学的検査

D012 17 判免 113点
HIV-1抗体 HIV1 / human immunodeficiency virus-1 antibody
レセ電：160117510／HIV-1抗体 血液

適応 HIV感染症，後天性免疫不全症候群
意義 後天性免疫不全症候群（AIDS）の原因ウイルスであるHIV-1とHIV-2の感染を調べるスクリーニング検査。本検査で陽性の場合は，確認試験としてWB（ウエスタンブロット）法を用いる。
保険メモ (1) 診療録等から非加熱血液凝固因子製剤の投与歴が明らかな者及び診療録等が確認できないため血液凝固因子製剤の投与歴は不明であるが，昭和53年から昭和63年の間に入院し，かつ，次のいずれかに該当する者に対して，HIV-1抗体，HIV-1,2抗体定性，同半定量，HIV-1,2抗体定量，HIV-1,2抗原・抗体同時測定定性又はHIV-1,2抗原・抗体同時測定定量を実施した場合は，HIV感染症を疑わせる自他覚症状の有無に関わらず所定点数を算定する。ただし，保険医療機関において採血した検体の検査を保健所に委託した場合は，算定しない。
(ア) 新生児出血症（新生児メレナ，ビタミンK欠乏症等）等の病気で「血が止まりにくい」との指摘を受けた者
(イ) 肝硬変や劇症肝炎で入院し，出血の著しかった者
(ウ) 食道静脈瘤の破裂，消化器系疾患により大量の吐下血があった者
(エ) 大量に出血するような手術を受けた者（出産時の大量出血も含む）
なお，間質性肺炎等後天性免疫不全症候群の疾病と鑑別が難しい疾病が認められる場合やHIVの感染に関連しやすい性感染症が認められる場合，既往がある場合又は疑われる場合でHIV感染症を疑う場合は，本検査を算定できる。
(2) K920輸血（「4」自己血輸血を除く。以下この項において同じ）を算定した患者又は血漿成分製剤（新鮮液状血漿，新鮮凍結人血漿等）の輸注を行った患者に対して，一連として行われた当該輸血又は輸注の最終日から起算して，概ね2か月後にHIV-1抗体，HIV-1,2抗体定性，同半定量，HIV-1,2抗体定量，HIV-1,2抗原・抗体同時測定定性又はHIV-1,2抗原・抗体同時測定定量の測定が行われた場合は，HIV感染症を疑わせる自他覚症状の有無に関わらず，当該輸血又は輸注につき1回に限り，所定点数を算定できる。
(3) 他の保険医療機関において輸血料の算定又は血漿成分製剤の輸注を行った場合であっても(2)と同様とする。
(4) (2)又は(3)の場合においては，診療報酬明細書の摘要欄に当該輸血又は輸注が行われた最終日を記載する。
(5) 診療報酬明細書の「摘要」欄への記載事項（K920輸血料（「4」の自己血輸血を除く。）を算定した患者又は血漿成分製剤（新鮮液状血漿，新鮮凍結人血漿等）の輸注を行った患者の場合）当該輸血又は輸注が行われた最終年月日を記載する。
レセ電：850100168／輸血又は輸注最終年月日（HIV-1抗体）;（元号）yy”年”mm”月”dd”日”
＜記載要領＞
関連検査 HIV-1,2抗体，HIV-2抗体，HIV-1核酸定量，HIV抗原，HIVジェノタイプ薬剤耐性，HIV-1,2抗原・抗体同時測定

D012 18 判免 116点
抗酸菌抗体定量 anti-mycobacteria antibody
レセ電：160194410／抗酸菌抗体定量 血液

適応 結核，非定型抗酸菌感染症
意義 本検査は，血清から抗酸菌の表層抗原（LAM）に対する特異抗体を検出し，結核の感染を診断する。検査開始から20分程度で呈色反応の結果が得られ簡便である。非結核性抗酸菌症でも高い陽性率を示すことから補助的診断には有用である。
保険メモ 抗酸菌抗体定量又は同定性は，金コロイド免疫測定法又はEIA法により実施した場合に算定する。
関連検査 抗酸菌分離培養検査，結核菌群抗原，結核菌群核酸検出，マイコバクテリウム・アビウム及びイントラセルラー（MAC）核酸検出，抗酸菌核酸同定，ナイアシンテスト

D012 18 判免 116点
抗酸菌抗体定性 anti-mycobacteria antibody
レセ電：160173650／抗酸菌抗体定性 血液

適応 結核，非定型抗酸菌感染症
意義 本検査は，血清から抗酸菌の表層抗原（LAM）に対する特異抗体を検出し，結核の感染を診断する。検査開始から20分程度で呈色反応の結果が得られ簡便である。非結核性抗酸菌症でも高い陽性率を示すことから補助的診断には有用である。
保険メモ 抗酸菌抗体定量又は同定性は，金コロイド免疫測定法又はEIA法により実施した場合に算定する。
関連検査 抗酸菌分離培養検査，結核菌群抗

原，結核菌群核酸検出，マイコバクテリウム・アビウム及びイントラセルラー（MAC）核酸検出，抗酸菌核酸同定，ナイアシンテスト

D012　19　判免　**121点**
A群β溶連菌迅速試験定性　group A-beta streptococci-rapid detection
レセ電：160044110／A群β溶連菌迅速試験定性　咽頭液

適応　猩紅熱，リウマチ熱，急性咽頭炎，急性扁桃炎，溶連菌感染症

意義　A群β溶連菌は，連鎖球菌のA群のβ溶血性連鎖球菌（化膿連鎖球菌）である。扁桃腺炎や喉頭炎はA群β溶連菌によるものか，他の菌によるものかの迅速な診断が求められる。本検査は綿棒で採取した咽頭ぬぐい液を検体としてラテックス凝集反応を用い，約10分で判定が可能。精度も高い。

保険メモ　A群β溶連菌迅速試験定性とD018細菌培養同定検査を同時に実施した場合は，A群β溶連菌迅速試験定性の所定点数のみを算定する。この場合において，A群β溶連菌迅速試験定性の結果が陰性のため，引き続いて細菌培養同定検査を実施した場合であっても，A群β溶連菌迅速試験定性の所定点数のみ算定する。

関連検査　フィブリノゲン，抗ストレプトリジンO（ASO），C反応性蛋白（CRP），細菌培養同定検査，A群β溶血連鎖球菌核酸検出

D012　20　判免　**127点**
HIV-1,2抗体定量　HIV 1 and 2 / human immunodeficiency virus-1,2 antibody
レセ電：160194610／HIV-1，2抗体定量　血液

適応　HIV感染症，後天性免疫不全症候群

意義　本検査は，HIV-1とHIV-2を区別せずに陽性・陰性の判定を行うEIA法と，区別してそれぞれ陽性・陰性を判定するPA法がある。また免疫クロマト法は，ごく少量の血液で二つの抗体を測定する簡便さがある。

保険メモ　(1)　診療録等から非加熱血液凝固因子製剤の投与歴が明らかな者及び診療録等が確認できないため血液凝固因子製剤の投与歴は不明であるが，昭和53年から昭和63年の間に入院し，かつ，次のいずれかに該当する者に対して，HIV-1抗体，HIV-1,2抗体定性，同半定量，HIV-1,2抗体定量，HIV-1,2抗原・抗体同時測定定性又はHIV-1,2抗原・抗体同時測定定量を実施した場合は，HIV感染症を疑わせる自他覚症状の有無に関わらず所定点数を算定する。ただし，保険医療機関において採血した検体の検査を保健所に委託した場合は，算定しない。

(ア)　新生児出血症（新生児メレナ，ビタミンK欠乏症等）等の病気で「血が止まりにくい」との指摘を受けた者
(イ)　肝硬変や劇症肝炎で入院し，出血の著しかった者
(ウ)　食道静脈瘤の破裂，消化器系疾患により大量の吐下血があった者
(エ)　大量に出血するような手術を受けた者（出産時の大量出血も含む）

なお，間質性肺炎等後天性免疫不全症候群の疾病と鑑別が難しい疾病が認められる場合やHIVの感染に関連しやすい性感染症が認められる場合，既往がある場合又は疑われる場合でHIV感染症を疑う場合は，本検査を算定できる。

(2)　K920輸血（「4」自己血輸血を除く。以下この項において同じ）を算定した患者又は血漿成分製剤（新鮮液状血漿，新鮮凍結人血漿等）の輸注を行った患者に対して，一連として行われた当該輸血又は輸注の最終日から起算して，概ね2か月後にHIV-1抗体，HIV-1,2抗体定性，同半定量，HIV-1,2抗体定量，HIV-1,2抗原・抗体同時測定定性又はHIV-1,2抗原・抗体同時測定定量の測定が行われた場合は，HIV感染症を疑わせる自他覚症状の有無に関わらず，当該輸血又は輸注につき1回に限り，所定点数を算定できる。

(3)　他の保険医療機関において輸血料の算定又は血漿成分製剤の輸注を行った場合であっても(2)と同様とする。

(4)　(2)又は(3)の場合においては，診療報酬明細書の摘要欄に当該輸血又は輸注が行われた最終日を記載する。

(5)　HIV-1,2抗体定性，同半定量，及びHIV-1,2抗体定量は，LA法，EIA法，PA法又は免疫クロマト法による。

(6)　診療報酬明細書の「摘要」欄への記載事項（K920輸血料（「4」の自己血輸血を除く。）を算定した患者又は血漿成分製剤（新鮮液状血漿，新鮮凍結人血漿等）の輸注を行った患者の場合）当該輸血又は輸注が行われた最終年月日を記載する。

レセ電：850100170／輸血又は輸注最終年月日（HIV-1,2抗体定量）；（元号）yy”年”mm”月”dd”日”
<記載要領>

関連検査　HIV-1抗体，HIV-1核酸定量，HIV抗原，HIVジェノタイプ薬剤耐性，HIV-1,2抗原・抗体同時測定

免疫学的検査

D012　20　判免　127点
HIV-1,2抗原・抗体同時測定定量　HIV 1 and 2 / human immunodeficiency virus-1,2 antibody
レセ電：160194810／HIV-1，2抗原・抗体同時測定定量　血液

適応　HIV感染症，後天性免疫不全症候群

意義　本検査は，HIV-1とHIV-2を区別せずに陽性・陰性の判定を行うEIA法と，区別してそれぞれ陽性・陰性を判定するPA法がある。また免疫クロマト法は，ごく少量の血液で二つの抗体を測定する簡便さがある。

保険メモ　(1)　診療録等から非加熱血液凝固因子製剤の投与歴が明らかな者及び診療録等が確認できないため血液凝固因子製剤の投与歴は不明であるが，昭和53年から昭和63年の間に入院し，かつ，次のいずれかに該当する者に対して，HIV-1抗体，HIV-1,2抗体定性，同半定量，HIV-1,2抗体定量，HIV-1,2抗原・抗体同時測定定性又はHIV-1,2抗原・抗体同時測定定量を実施した場合は，HIV感染症を疑わせる自他覚症状の有無に関わらず所定点数を算定する。ただし，保険医療機関において採血した検体の検査を保健所に委託した場合は，算定しない。

(ア)　新生児出血症（新生児メレナ，ビタミンK欠乏症等）等の病気で「血が止まりにくい」との指摘を受けた者

(イ)　肝硬変や劇症肝炎で入院し，出血の著しかった者

(ウ)　食道静脈瘤の破裂，消化器系疾患により大量の吐下血があった者

(エ)　大量に出血するような手術を受けた者（出産時の大量出血も含む）

なお，間質性肺炎等後天性免疫不全症候群の疾病と鑑別が難しい疾病が認められる場合やHIVの感染に関連しやすい性感染症が認められる場合，既往がある場合又は疑われる場合でHIV感染症を疑う場合は，本検査を算定できる。

(2)　K920輸血（「4」自己血輸血を除く。以下この項において同じ）を算定した患者又は血漿成分製剤（新鮮液状血漿，新鮮凍結人血漿等）の輸注を行った患者に対して，一連として行われた当該輸血又は輸注の最終日から起算して，概ね2か月後にHIV-1抗体，HIV-1,2抗体定性，同半定量，HIV-1,2抗体定量，HIV-1,2抗原・抗体同時測定定性又はHIV-1,2抗原・抗体同時測定定量の測定が行われた場合は，HIV感染症を疑わせる自他覚症状の有無に関わらず，当該輸血又は輸注につき1回に限り，所定点数を算定できる。

(3)　他の保険医療機関において輸血料の算定又は血漿成分製剤の輸注を行った場合であっても(2)と同様とする。

(4)　(2)又は(3)の場合においては，診療報酬明細書の摘要欄に当該輸血又は輸注が行われた最終日を記載する。

(5)　診療報酬明細書の「摘要」欄への記載事項（K920輸血料（「4」の自己血輸血を除く。）を算定した患者又は血漿成分製剤（新鮮液状血漿，新鮮凍結人血漿等）の輸注を行った患者の場合）当該輸血又は輸注が行われた最終年月日を記載する。

レセ電：850100169／輸血又は輸注最終年月日（HIV-1,2抗原・抗体同時測定定量）；（元号）yy”年”mm”月”dd”日”
<記載要領>

関連検査　HIV-1抗体，HIV-1核酸定量，HIV抗原，HIVジェノタイプ薬剤耐性，HIV-1,2抗体

D012　21　判免　129点
ヘモフィルス・インフルエンザb型（Hib）抗原定性（尿）　Haemophilus influenza type b antigen
レセ電：160122050／Hib抗原定性（尿）　尿

適応　細菌性髄膜炎，インフルエンザ菌性髄膜炎，敗血症，菌血症，肺炎

意義　小児科領域の重篤な疾病である髄膜炎・菌血症を惹起するインフルエンザ菌はb型の莢膜血清型を持つ菌である。したがって，ヘモフィルスインフルエンザb型抗原を検出することによって髄膜炎の診断を行う。

関連検査　細菌培養同定検査

D012　21　判免　129点
ヘモフィルス・インフルエンザb型（Hib）抗原定性（髄液）　Haemophilus influenza type b antigen
レセ電：160122150／Hib抗原定性（髄液）　髄液

適応　細菌性髄膜炎，インフルエンザ菌性髄膜炎

意義　小児科領域の重篤な疾病である髄膜炎・菌血症を惹起するインフルエンザ菌はb型の莢膜血清型を持つ菌である。したがって，ヘモフィルスインフルエンザb型抗原を検出することによって髄膜炎の診断を行う。

関連検査　細菌顕微鏡検査，細菌培養同定検査

D012　22	判免	132点
インフルエンザウイルス抗原定性　influenza virus antigen		
レセ電：160169450／インフルエンザウイルス抗原定性		咽頭・鼻腔拭い液

適応　インフルエンザウイルス感染症

意義　インフルエンザは発症後48時間以内の診断であれば抗ウイルス剤（タミフル等）投与が有効なので，迅速な診断が要求される。検査は鼻腔ぬぐい液や咽頭ぬぐい液から抽出した抗原を検出するが，鼻腔ぬぐい液のほうが感度がよいとされている。

保険メモ　(1)　インフルエンザウイルス抗原定性は，発症後48時間以内に実施した場合に限り算定することができる。

(2)　本検査とウイルス抗体価（定性・半定量・定量）のインフルエンザウイルスA型若しくはインフルエンザウイルスB型を併せて実施した場合は，主たるもののみ算定する。

(3)　本検査は光学的抗原抗体反応（OIA法）により実施した場合にも算定できる。

(4)　ヒトメタニューモウイルス抗原定性とウイルス抗体価（定性・半定量・定量）のインフルエンザウイルスA型若しくはインフルエンザウイルスB型，若しくはインフルエンザウイルス抗原定性又はRSウイルス抗原定性のうち3項目を併せて実施した場合には，主たるもの2つに限り算定する。ただし，ウイルス抗体価（定性・半定量・定量）のインフルエンザウイルスA型若しくはインフルエンザウイルスB型又はインフルエンザウイルス抗原定性を併せて実施した場合は1項目として数える。

(5)　問：「鼻咽頭ぬぐい液又は鼻腔ぬぐい液中のA型インフルエンザウイルス抗原及びB型インフルエンザウイルス抗原の検出」を使用目的として令和2年11月10日付けで薬事承認された「ルミパルス　Flu-A&B」（富士レビオ株式会社）はいつから保険適用となるのか。答：令和2年11月17日より保険適用となる。なお，当該検査を実施する場合は，D012感染症免疫学的検査のインフルエンザウイルス抗原定性を算定すること。<事務連絡　20201117>

(6)　問：「鼻咽頭ぬぐい液又は鼻腔ぬぐい液中のA型インフルエンザウイルス抗原及びB型インフルエンザウイルス抗原の検出」を使用目的として令和2年12月22日付けで薬事承認された「ルミパルスプレスト　Flu-A&B」（富士レビオ株式会社）はいつから保険適用となるのか。答：令和2年12月22日より保険適用となる。なお，当該検査を実施する場合は，D012感染症免疫学的検査のインフルエンザウイルス抗原定性を算定すること。<事務連絡　20201222>

(7)　問：「鼻咽頭ぬぐい液又は鼻腔ぬぐい液中のA型インフルエンザウイルス抗原及びB型インフルエンザウイルス抗原の検出」を使用目的として令和3年2月18日付けで薬事承認された「HISCL　インフルエンザ試薬」（シスメックス株式会社）はいつから保険適用となるのか。答：令和3年2月18日より保険適用となる。なお，当該検査を実施する場合は，D012感染症免疫学的検査のインフルエンザウイルス抗原定性を算定すること。<事務連絡　20210218>

(8)　問：「鼻咽頭ぬぐい液又は鼻腔ぬぐい液中のA型インフルエンザウイルス抗原及びB型インフルエンザウイルス抗原の検出」を使用目的として令和4年3月17日付けで薬事承認された「Exdia　EKテスト　Influenza　A＋B」（栄研化学株式会社）はいつから保険適用となるのか。答：令和4年3月17日より保険適用となる。なお，当該検査を実施する場合は，D012感染症免疫学的検査のインフルエンザウイルス抗原定性を算定すること。<事務連絡　20220317>

関連検査　ウイルス抗体価（インフルエンザウイルスA型，インフルエンザウイルスB型，パラインフルエンザウイルスⅠ型，パラインフルエンザウイルスⅡ型，パラインフルエンザウイルスⅢ型），インフルエンザ核酸検出，ウイルス・細菌核酸多項目同時検出，ウイルス・細菌核酸多項目同時検出（SARS-CoV-2核酸検出），SARS-CoV-2・インフルエンザウイルス抗原同時検出，SARS-CoV-2・インフルエンザウイルス・RSウイルス抗原同時検出，内視鏡用テレスコープを用いた咽頭画像等解析（インフルエンザの診断の補助に用いるもの）

D012　23	判免	134点
カンジダ抗原定性　candida antigen		
レセ電：160141850／カンジダ抗原定性		血液
カンジダ抗原半定量　candida antigen		
レセ電：160194910／カンジダ抗原半定量		血液
カンジダ抗原定量　candida antigen		
レセ電：160195010／カンジダ抗原定量		血液

適応　カンジダ症，肺カンジダ症，深在性真菌症，真菌血症

意義　深在性カンジダ症の抗原検出には血液培養法があるが，臨床的感度，特異度が低いなどの欠点があった。ラテックス凝集法によるカンジダ抗原測定法は，血液培養法の短所を補うもので，カンジダ血症やカンジダ肺炎の診断に

有用である。

保険メモ (1) カンジダ抗原定性，半定量又は定量は，カンジダ血症又はカンジダ肺炎の診断の目的で行った場合に算定する。

(2) (1→3)-β-D-グルカンをカンジダ抗原定性，同半定量，同定量，アスペルギルス抗原，D-アラビニトール，クリプトコックス抗原半定量又はクリプトコックス抗原定性と併せて実施した場合は，主たるもののみ算定する。

関連検査 D-アラビニトール，(1→3)-β-D-グルカン，エンドトキシン，アスペルギルス抗原

D012 23 判免 134点
梅毒トレポネーマ抗体（FTA-ABS試験）定性 fluorescent treponemal antibody absorption test
レセ電：160044710／FTA-ABS試験定性 血液
梅毒トレポネーマ抗体（FTA-ABS試験）半定量 fluorescent treponemal antibody absorption test
レセ電：160203110／FTA-ABS試験半定量 血液

適応 梅毒

意義 梅毒トレポネーマに対する抗体を検出するもので，梅毒の確定診断方法として有用である。本検査は梅毒トレポネーマ抗体より感度もよく，迅速性かつ特異度に優れている。しかし後期梅毒では常に陽性で，治療による変化もないため抗体価の変化を治療効果の判定に使用できない。

関連検査 梅毒血清反応（STS），抗カルジオリピンβ_2グリコプロテインI複合体抗体，抗カルジオリピンIgG抗体

D012 24 判免 138点
RSウイルス抗原定性 respiratory syncytial virus antigen
レセ電：160117610／RSウイルス抗原定性 咽頭・鼻腔拭い液

適応 RSウイルス感染症，急性細気管支炎，小児肺炎，気管支炎

意義 RSウイルスは，主として乳幼児に呼吸器感染をひき起こす病原因子である。本検査は，鼻咽頭分泌物やぬぐい液を検体に用いるので，迅速に判定ができる。

保険メモ (1) RSウイルス抗原定性は，以下のいずれかに該当する患者について，当該ウイルス感染症が疑われる場合に適用する。

(ア) 入院中の患者
(イ) 1歳未満の乳児
(ウ) パリビズマブ製剤の適応となる患者

(2) ヒトメタニューモウイルス抗原定性とウイルス抗体価（定性・半定量・定量）のインフルエンザウイルスA型若しくはインフルエンザウイルスB型，若しくはインフルエンザウイルス抗原定性又はRSウイルス抗原定性のうち3項目を併せて実施した場合には，主たるもの2つに限り算定する。ただし，ウイルス抗体価（定性・半定量・定量）のインフルエンザウイルスA型若しくはインフルエンザウイルスB型又はインフルエンザウイルス抗原定性を併せて実施した場合は1項目として数える。

関連検査 ウイルス抗体価（アデノウイルス，インフルエンザウイルスA型，インフルエンザウイルスB型，パラインフルエンザウイルスI型，パラインフルエンザウイルスII型，パラインフルエンザウイルスIII型），アデノウイルス抗原，インフルエンザウイルス抗原，ウイルス・細菌核酸多項目同時検出，ウイルス・細菌核酸多項目同時検出（SARS-CoV-2核酸検出），SARS-CoV-2・RSウイルス核酸同時検出，SARS-CoV-2・RSウイルス抗原同時検出，SARS-CoV-2・インフルエンザウイルス・RSウイルス抗原同時検出

D012 25 判免 142点
ヘリコバクター・ピロリ抗原定性 helicobacter pylori antigen
レセ電：160175450／ヘリコバクター・ピロリ抗原定性 便

適応 ヘリコバクター・ピロリ感染症，胃潰瘍，十二指腸潰瘍，胃MALTリンパ腫，特発性血小板減少性紫斑病，早期胃癌内視鏡的治療後*，胃炎

意義 ヘリコバクター・ピロリは，胃潰瘍・十二指腸潰瘍の発症に関与しているとされる。この治療の除菌療法には感染診断が必要である。本検査は糞便を検体に使うので非侵襲的であり，HP抗原を特異的に検出し，他の細菌とは反応しないため正確な判定が可能である。また除菌治療後（6ヶ月）の判定にも有用である。

保険メモ (1) ヘリコバクター・ピロリ抗原定性は，EIA法又は免疫クロマト法により測定した場合に限り算定できる。

(2) 当該検査を含むヘリコバクター・ピロリ感染診断の保険診療上の取扱いについては「ヘリコバクター・ピロリ感染の診断及び治療に関する取扱いについて」（平成12年10月31日保険発第180号）に即して行う。

関連検査 ヘリコバクター・ピロリ抗体，尿素呼気試験（UBT），迅速ウレアーゼ試験，細菌培養同定検査，病理組織標本作製，ヘリコバクター・ピロリ核酸及びクラリスロマイシン耐性遺伝子検出

D012　25 判免 **142点**
ヒトメタニューモウイルス抗原定性 human metapneumovirus antigen
レセ電：160202550／ヒトメタニューモウイルス抗原定性　鼻咽頭拭い液・鼻腔吸引液

適応 ヒトメタニューモウイルス肺炎，肺炎
意義 ヒトメタニューモウイルスは，2001年に発見された呼吸器疾患の原因ウイルスの1つで，乳幼児において季節性の下気道疾患を引き起こす。RSウイルスと同様，重症化例や集団感染が問題になることがある。本検査は，当該ウイルス感染症が疑われる6歳未満の画像診断により肺炎が強く疑われる患者に対して，免疫クロマト法により，鼻咽頭拭い液又は鼻腔吸引液中の抗原の検出を行う。既存のウイルス分離法やRT-PCR法とよく相関し，5～15分程度で迅速に診断できる。
保険メモ (1)　ヒトメタニューモウイルス抗原定性とウイルス抗体価（定性・半定量・定量）のインフルエンザウイルスA型若しくはインフルエンザウイルスB型，若しくはインフルエンザウイルス抗原定性又はRSウイルス抗原定性のうち3項目を併せて実施した場合には，主たるもの2つに限り算定する。ただし，ウイルス抗体価（定性・半定量・定量）のインフルエンザウイルスA型若しくはインフルエンザウイルスB型又はインフルエンザウイルス抗原定性を併せて実施した場合は1項目として数える。
(2)　本検査は，当該ウイルス感染症が疑われる6歳未満の患者であって，画像診断又は胸部聴診所見により肺炎が強く疑われる患者を対象として測定した場合に算定する。
関連検査 ウイルス抗体価（インフルエンザウイルスA型，インフルエンザウイルスB型），インフルエンザウイルス抗原，RSウイルス抗原，ウイルス・細菌核酸多項目同時検出，ウイルス・細菌核酸多項目同時検出（SARS-CoV-2核酸検出）

D012　26 判免 **146点**
肺炎球菌抗原定性（尿） Streptococcus pneumoniae antigen
レセ電：160104250／肺炎球菌抗原定性（尿）　尿

適応 肺炎，細菌性髄膜炎，肺炎球菌感染症
意義 肺炎球菌は髄膜炎・菌血症・肺炎の起因菌である。髄液，尿中の肺炎球菌抗原の検出によって的確な診断を行うことができる。本検査は，抗体と感作させた黄色ブドウ球菌を試薬とする共同凝集反応で，培養よりも早く30分程度で判定が可能である。
関連検査 細菌培養同定検査

D012　26 判免 **146点**
肺炎球菌抗原定性（髄液） Streptococcus pneumoniae antigen
レセ電：160104150／肺炎球菌抗原定性（髄液）　髄液

適応 細菌性髄膜炎，肺炎球菌感染症
意義 肺炎球菌は髄膜炎・菌血症・肺炎の起因菌である。髄液，尿中の肺炎球菌抗原の検出によって的確な診断を行うことができる。本検査は，抗体と感作させた黄色ブドウ球菌を試薬とする共同凝集反応で，培養よりも早く30分程度で判定が可能である。
関連検査 肺炎球菌莢膜抗原，細菌顕微鏡検査，細菌培養同定検査

D012　27 判免 **148点**
マイコプラズマ抗原定性（免疫クロマト法） mycoplasma pneumonia antigen
レセ電：160202050／マイコプラズマ抗原定性（免疫クロマト法）　咽頭拭い液

適応 マイコプラズマ感染症，マイコプラズマ肺炎，非定型肺炎
意義 本検査は，免疫クロマト法により咽頭拭い液中のマイコプラズマニューモニア抗原を検出するもので，PCR法（核酸検出法），培養法と同様に特異度が高く，かつ検査に要する時間は15分程度と迅速に診断することができる。
保険メモ マイコプラズマ抗原定性（免疫クロマト法），マイコプラズマ抗体定性若しくは同半定量又はマイコプラズマ抗原定性（FA法）を併せて実施した場合は，主たるもののみ算定する。
関連検査 マイコプラズマ抗体，寒冷凝集反応，マイコプラズマ核酸検出，ウイルス・細菌核酸多項目同時検出，ウイルス・細菌核酸多項目同時検出（SARS-CoV-2核酸検出）

D012 28 判免 150点
ノロウイルス抗原定性 qualitative noroviral antigen test
レセ電：160195110／ノロウイルス抗原定性
糞便・吐物

適応 急性胃腸炎，急性下痢症*，ウイルス性胃腸炎，ノロウイルス性胃腸炎，食中毒

意義 初冬から春の始めにかけて乳幼児や高齢者に急性胃腸炎を発症するウイルスで，ウイルス性急性胃腸炎の代表的な原因ウイルスである。抗生物質は無効であり，細菌性胃腸炎との鑑別が大切である。また，ヒト排泄の便，吐物や，ヒトの手，便器などを介して二次感染が起こる。ノロウイルスはカリシウイルス科に属する1本鎖RNAウイルスで，この科に属するヒト感染性ウイルスにはサポウイルスがある。ヒトに感染するウイルスは遺伝子学的にgroup Ⅰ，Ⅱ，Ⅳであるが，これらはさらに細分化される。現在は免疫学的にウイルス抗原を15分程度で検出するイムノクロマト法が便利である。

保険メモ ノロウイルス抗原定性は，以下のいずれかに該当する患者について，当該ウイルス感染症が疑われる場合に算定する。
(ア) 3歳未満の患者
(イ) 65歳以上の患者
(ウ) 悪性腫瘍の診断が確定している患者
(エ) 臓器移植後の患者
(オ) 抗悪性腫瘍剤，免疫抑制剤，又は免疫抑制効果のある薬剤を投与中の患者

D012 28 判免 150点
インフルエンザ菌（無莢膜型）抗原定性
Non-typeable Haemophilus influenzae
レセ電：160201250／インフルエンザ菌（無莢膜型）抗原定性
中耳貯留液・耳漏・上咽頭（鼻咽腔）鼻汁

適応 中耳炎，副鼻腔炎

意義 インフルエンザ菌感染症疑い時に，インフルエンザ菌感染が確認されることで，培養検査の結果を待たずに，抗菌薬の選択にあたって有意義な情報が得られ，治療方針選択の一助になる。

保険メモ インフルエンザ菌（無莢膜型）抗原定性は，ELISA法により，インフルエンザ菌感染が疑われる中耳炎又は副鼻腔炎患者に対して，インフルエンザ菌（無莢膜型）感染の診断の目的で実施した場合に算定する。

関連検査 ヘモフィルス・インフルエンザb型（Hib）抗原，ウイルス・細菌核酸多項目同時検出

D012 28 判免 150点
SARS-CoV-2抗原定性 SARS-CoV-2 antigen detection
レセ電：160229850／SARS-CoV-2抗原定性
鼻咽頭拭い液・鼻腔拭い液

適応 COVID-19

意義 酵素免疫反応を測定原理としたイムノクロマト法により，SARS-CoV-2感染の診断補助として，鼻咽頭拭い液又は鼻腔拭い液中のSARS-CoV-2抗原を検出する。

保険メモ (1) SARS-CoV-2抗原定性は，COVID-19（新型コロナウイルス感染症をいう。以下同じ）が疑われる患者に対して，COVID-19の診断を目的として実施した場合に1回に限り算定する。ただし，本検査の結果が陰性であったものの，COVID-19以外の診断がつかない場合は，さらに1回に限り算定できる。この場合において，本検査が必要と判断した医学的根拠を診療報酬明細書の摘要欄に記載する。
(2) 本検査を実施した場合，SARS-CoV-2・インフルエンザウイルス抗原同時検出定性，SARS-CoV-2・RSウイルス抗原同時検出定性，SARS-CoV-2・インフルエンザウイルス・RSウイルス抗原同時検出定性及びSARS-CoV-2抗原定量については，別に算定できない。
(3) 診療報酬明細書の「摘要」欄への記載事項（本検査の結果が陰性であったものの，COVID-19以外の診断がつかない場合であって，さらに1回算定した場合）
検査が必要と判断した医学的根拠を記載する。
レセ電：830100500／検査が必要と判断した医学的根拠（SARS-CoV-2抗原定性）；******
<記載要領>

関連検査 SARS-CoV-2核酸検出，淋菌及びクラミジア・トラコマチス同時核酸検出，レジオネラ核酸検出，マイコプラズマ核酸検出，百日咳菌核酸検出，インフルエンザ核酸検出，細菌核酸・薬剤耐性遺伝子同時検出，インターフェロン-λ3（IFN-λ3），SARS-CoV-2・インフルエンザウイルス抗原同時検出，SARS-CoV-2・RSウイルス核酸同時検出，SARS-CoV-2・RSウイルス抗原同時検出，SARS-CoV-2・インフルエンザウイルス・RSウイルス抗原同時検出

D012　29 判免 152点
クラミドフィラ・ニューモニエIgM抗体　chlamydophila pneumoniase IgM antibody
レセ電：160177050／クラミドフィラ・ニューモニエIgM抗体　血液

適応　クラミジア・ニューモニエ感染症，肺炎，上気道感染症，気管支炎，咽頭炎

意義　本検査は，肺炎，気管支炎及び急性上気道炎など呼吸器感染症患者のうち，クラミドフィラ・ニューモニエ感染の疑いのあるものの診断に用いられる。クラミドフィラ・ニューモニエに感染するとIgM抗体が感染2～3週間後から急激に上昇し，ついでIgG抗体やIgA抗体が感染後4～5週間後からゆっくり上昇する。

保険メモ　(1)　クラミドフィラ・ニューモニエIgM抗体を，クラミドフィラ・ニューモニエIgG抗体又はクラミドフィラ・ニューモニエIgA抗体と併せて実施した場合は，主たるもの1つに限り算定する。
(2)　D023微生物核酸同定・定量検査の肺炎クラミジア核酸検出とクラミドフィラ・ニューモニエIgG抗体，クラミドフィラ・ニューモニエIgA抗体若しくはクラミドフィラ・ニューモニエIgM抗体又はD023微生物核酸同定・定量検査のウイルス・細菌核酸多項目同時検出を併せて実施した場合は，主たるもののみを算定する。

関連検査　クラミドフィラ・ニューモニエIgA抗体，クラミドフィラ・ニューモニエIgG抗体，クラミジア・トラコマチス抗原，クラミジア・トラコマチス核酸検出，ウイルス抗体価（オーム病クラミジア），ウイルス・細菌核酸多項目同時検出，ウイルス・細菌核酸多項目同時検出（SARS-CoV-2核酸検出），肺炎クラミジア核酸検出

D012　29 判免 152点
クラミジア・トラコマチス抗原定性　chlamydia trachomatis antigen
レセ電：160120610／クラミジア・トラコマチス抗原定性　分泌液・尿

適応　新生児眼炎，クラミジア尿道炎，非淋菌性尿道炎，前立腺炎，新生児結膜炎，トラコーマ，子宮頸管炎，封入体性結膜炎，クラミジア肺炎，新生児肺炎*，骨盤内感染症*，卵管炎，卵巣炎，子宮付属器炎，骨盤内炎症性疾患，乳児肺炎，クラミジア感染症，精巣上体炎

意義　クラミジアトラコマチスは性行為感染症からトラコーマまで広範囲の感染症をひき起こす。泌尿生殖器では尿道炎，子宮頸管炎などを発症する。初尿（男子），尿道分泌物，頸管粘液を検体にし，抗原の有無を調べて診断する。同じように結膜炎，トラコーマや肺炎の場合は，結膜・鼻咽腔内分泌物を検体にして抗原を測定する。

保険メモ　(1)　クラミジア・トラコマチス抗原定性は，泌尿器，生殖器，結膜又は鼻咽腔内からの検体によるものであり，本検査に係る検体採取料は所定点数に含まれる。
(2)　クラミジア・トラコマチス抗原定性について，結膜又は鼻咽腔内からの検体による場合は，封入体結膜炎若しくはトラコーマ又は乳児クラミジア・トラコマチス肺炎の診断のために実施した場合に算定できる。
(3)　D023微生物核酸同定・定量検査のクラミジア・トラコマチス核酸検出と本区分のクラミジア・トラコマチス抗原定性を併用した場合は，主なもののみ算定する。
(4)　D023微生物核酸同定・定量検査の淋菌及びクラミジア・トラコマチス同時核酸検出は，D012感染症免疫学的検査の淋菌抗原定性，同区分のクラミジア・トラコマチス抗原定性，D018細菌培養同定検査（淋菌及びクラミジアによる感染を疑って実施するもの），D023微生物核酸同定・定量検査の淋菌核酸検出又はクラミジア・トラコマチス核酸検出を併せて実施した場合は，主たるもののみ算定する。
(5)　問：クラミジアトラコマチス抗原精密測定（編注；クラミジア・トラコマチス抗原定性）は，泌尿器，生殖器，結膜又は鼻咽腔内からの検体によるものとあるが，複数の部位からの検体により検査した場合は，その部位ごとに算定できるのか。答：主たるもののみ1つを算定する。
＜事務連絡　20080328＞

関連検査　クラミドフィラ・ニューモニエIgG抗体，クラミドフィラ・ニューモニエIgA抗体，クラミドフィラ・ニューモニエIgM抗体，クラミジア・トラコマチス核酸検出，ウイルス抗体価（オーム病クラミジア），グロブリンクラス別クラミジア・トラコマチス抗体

D012　30 判免 157点
アスペルギルス抗原　aspergillus fumigatus antigen
レセ電：160158350／アスペルギルス抗原　血液

適応　侵襲性肺アスペルギルス症

意義　アスペルギルス症患者の多くは免疫不全状態におかれているため臨床診断が難しかった。本検査はガラクトマン抗原を検出するのに30分程度で，感度，特異度も高く，迅速な診断

を可能にした。ELISA法はLA法に比べ結果が判明するまで2時間30分かかるが，LA法（目視判定）の感度を高めたもので，吸光度測定を行うため，より確度の高い判定ができるようになった。

保険メモ　(1)　アスペルギルス抗原はLA法又はELISA法により，侵襲性肺アスペルギルス症の診断のために実施した場合にのみ算定できる。

(2)　(1→3)-β-D-グルカンをカンジダ抗原定性，同半定量，同定量，アスペルギルス抗原，D-アラビニトール，クリプトコックス抗原半定量又は同定性と併せて実施した場合は，主たるもののみ算定する。

関連検査　細菌培養同定検査

D012　31 判免　**159点**
大腸菌O157抗体定性　escherichia Coli. O157 LPS antibody
レセ電：160168250／大腸菌O157抗体定性　血液

適応　出血性腸炎，腸管出血性大腸菌感染症，溶血性尿毒症症候群

意義　本検査はラテックス凝集反応を用い検体中の大腸菌O157LPS抗体を検出するものである。感染第3病日から血清中に出現し，6日以降には全例で陽性になるといわれている。従来，便培養法では大腸菌O157感染を確定できない患者に対し，血清中の抗体価検査で早期診断が可能になった。

保険メモ　大腸菌O157抗体定性，大腸菌O157抗原定性及びD018細菌培養同定検査の消化管からの検体によるもののうちいずれかを複数測定した場合は，主たるもののみ算定する。なお，大腸菌O157抗体定性はLA法による。

関連検査　大腸菌ベロトキシン，細菌培養同定検査

D012　31 判免　**159点**
HTLV-I抗体　HTLV-1 / human T cell leukemia virus antibody
レセ電：160045210／HTLV-1抗体　血液

適応　HTLV-1関連脊髄症（HAM），成人T細胞白血病リンパ腫

意義　HTLV-1抗体の測定は，成人T細胞白血病（ATL），HTLV-1関連脊髄症（HAM）の診断に有用である。また，HTLV-1のキャリア検出にも用いられる。CLIA法（化学発光免疫測定法）は，従来数時間を要した測定時間を著しく短縮したもので，感度，特異度とも従来法と比べ遜色ない。

関連検査　末梢血液一般検査，乳酸デヒドロゲナーゼ（LD），アスパラギン酸アミノトランスフェラーゼ（AST），アラニンアミノトランスフェラーゼ（ALT）

D012　32 判免　**160点**
D-アラビニトール　D-arabinitol
レセ電：160143550／D-アラビニトール　血液

適応　カンジダ症，肺カンジダ症，深在性真菌症，真菌血症

意義　D-アラビニトールはカンジダ菌の主要代謝産物である。本検査は一般的な酵素反応で短時間に測定でき，深在性カンジダ症（カンジダ肺炎，カンジダ血症）の早期診断に用いられる。カンジダ抗原検出法にくらべ陽性率でやや低い場合があるが，偽陽性がないこと，カンジダ菌体の生菌の増殖を反映するなどの点で優れている。

保険メモ　(1)　D-アラビニトールは，カンジダ血症又はカンジダ肺炎の診断の目的で行った場合に算定する。

(2)　(1→3)-β-D-グルカンをカンジダ抗原定性，同半定量，同定量，アスペルギルス抗原，D-アラビニトール，クリプトコックス抗原半定量又は同定性と併せて実施した場合は，主たるもののみ算定する。

関連検査　カンジダ抗原，(1→3)-β-D-グルカン，エンドトキシン，アスペルギルス抗原

D012　33 判免　**161点**
大腸菌O157抗原定性　escherichia Coli.O157 LPS antigen
レセ電：160164350／大腸菌O157抗原定性　便

適応　出血性腸炎，腸管出血性大腸菌感染症，溶血性尿毒症症候群

意義　ベロ毒素産生大腸菌である腸管出血性大腸菌O157による感染は，4～8日の潜伏期間後，出血性の下痢症をおこし，重症例では死亡する。本検査は，患者の糞便から大腸菌O157LPS抗原をELISA法により簡便に検出する。サルモネラ感染症でも陽性となるので，その場合は大腸菌ベロトキシン検査か，細菌培養検査を行って鑑別する。

保険メモ　大腸菌O157抗体定性，大腸菌O157抗原定性及びD018細菌培養同定検査の消化管からの検体によるもののうちいずれかを複数測定した場合は，主たるもののみ算定する。なお，大腸菌O157抗体定性はLA法による。

関連検査　大腸菌ベロトキシン，細菌培養同

定検査，大腸菌O157抗体

D012 34 判免 **166点**
クリプトコックス抗原半定量 cryptococcus neoformans antigen
レセ電：**160195210／クリプトコックス抗原半定量** 血液・髄液

D012 35 判免 **169点**
クリプトコックス抗原定性 cryptococcus neoformans antigen
レセ電：**160151950／クリプトコックス抗原定性** 血液・髄液

適応 クリプトコッカス性髄膜炎，急性肺クリプトコッカス症，皮膚クリプトコッカス症，骨クリプトコッカス症，播種性クリプトコッカス症

意義 クリプトコックス・ネオフォルマンスは，経気道感染により肺に感染し，その後血行性に皮膚や中枢神経に播種される。臨床的には肺クリプトコッカス症，皮膚クリプトコッカス症，クリプトコッカス髄膜炎などの病態がある。悪性リンパ腫，白血病やAIDSに合併する日和見感染症としても注目されている。本検査はラテックス凝集法によりクリプトコックス・ネオファルマンス抗原そのものを測定するものである。

保険メモ (1→3)-β-D-グルカンをカンジダ抗原定性，同半定量，同定量，アスペルギルス抗原，D-アラビニトール，クリプトコックス抗原半定量又はクリプトコックス抗原定性と併せて実施した場合は，主たるもののみ算定する。

関連検査 細菌顕微鏡検査，細菌培養同定検査

D012 36 判免 **170点**
マイコプラズマ抗原定性（FA法） Mycoplasma antigen
レセ電：**160153150／マイコプラズマ抗原定性（FA法）** 咽頭拭い液

適応 マイコプラズマ肺炎，マイコプラズマ感染症，非定型肺炎

意義 マイコプラズマ肺炎が疑われる場合に行う。従来は分離培養法や抗体測定を実施してきたが，診断まで2～4週間の時間を要した。本検査は咽頭拭い液中のマイコプラズマを直接蛍光抗体法（FA法）で検出するもので，約1時間で判定できる。

保険メモ マイコプラズマ抗原定性（FA法），マイコプラズマ抗体定性，同半定量又はマイコプラズマ抗原定性（免疫クロマト法）を併せて実施した場合は，主たるもののみ算定する。

関連検査 寒冷凝集反応，ウイルス・細菌核酸多項目同時検出，ウイルス・細菌核酸多項目同時検出（SARS-CoV-2核酸検出）

D012 37 判免 **175点**
大腸菌血清型別 serotyping of enteropathogenic E. coli
レセ電：**160162750／大腸菌血清型別** 菌株

適応 病原性大腸菌感染症，下痢症，食中毒，出血性大腸菌感染症

意義 通常，腸管内の大腸菌は病原性を発揮することはない。しかし一部の大腸菌は，下痢，急性胃腸炎，大腸炎の起因菌とされ，これらが病原性大腸菌と呼ばれている。病原性大腸菌は特定の血清型をもっているので，分離された菌を調べ病原性の有無を判定することができる。本検査は血清抗体法の凝集反応により，大腸菌のO抗原かH抗原かを同定するもので，病原性大腸菌の補助診断に有用である。

保険メモ 大腸菌血清型別は，D018細菌培養同定検査により大腸菌が確認され，及びD023-2その他の微生物学的検査の大腸菌ベロトキシン定性により毒素が確認又は腸管出血性大腸菌用の選択培地に菌の発育が確認され，並びに血清抗体法により大腸菌のO抗原又はH抗原の同定を行った場合に，使用した血清の数，菌種等に関わらず算定する。この場合においてD018細菌培養同定検査の費用は別に算定できない。

関連検査 細菌培養同定検査，大腸菌O157抗原，大腸菌O157抗体，大腸菌ベロトキシン

D012 38 判免 **179点**
アデノウイルス抗原定性（糞便を除く。） adenovirus antigen
レセ電：**160148810／アデノウイルス抗原定性（糞便を除く。）** 角膜・咽頭拭い液

適応 アデノウイルス結膜炎，流行性角結膜炎，急性出血性結膜炎，咽頭結膜熱，急性咽頭炎，急性扁桃炎

意義 伝染性の強い流行性結膜炎や咽頭結膜熱などの診断に用いる。角膜拭い液や咽頭拭い液を検体とする免疫クロマト法は感度もよく，短時間で判定できる。

関連検査 ウイルス抗体価（アデノウイルス），ウイルス・細菌核酸多項目同時検出，ウイルス・細菌核酸多項目同時検出（SARS-CoV-2核酸検出）

D012　38 判免 179点
肺炎球菌細胞壁抗原定性　cell wall antigen of diplococcus pneumonia
レセ電：160188850／肺炎球菌細胞壁抗原定性
喀痰・咽頭拭い液

適応 中耳炎，副鼻腔炎，肺炎，下気道感染症

意義 喀痰，上咽頭ぬぐい液，中耳貯留液・耳漏又は上咽頭（鼻咽腔）鼻汁中の肺炎球菌抗原を検出する。既存検査と比較し，⑴感染の早い段階から抗原の検出が可能，⑵検体の採取が比較的容易，⑶感度が高い-という特徴がある。培養結果よりも早く起因菌を診断することにより，適切な抗生剤を早期に選択できるとされる。

保険メモ ⑴　肺炎球菌細胞壁抗原定性は，次のいずれかの場合に算定する。
㋐　喀痰又は上咽頭ぬぐいを検体として，イムノクロマト法により，肺炎又は下気道感染症の診断に用いた場合
㋑　イムノクロマト法により，中耳炎及び副鼻腔炎の診断に用いた場合
⑵　本検査と肺炎球菌莢膜抗原定性（尿・髄液）を併せて実施した場合には，主たるもののみ算定する。

関連検査 肺炎球菌莢膜抗原，細菌培養同定検査，レジオネラ抗原

D012　39 判免 180点
淋菌抗原定性　neisseria gonorrhoeae
レセ電：160058550／淋菌抗原定性
尿道・子宮頸管分泌物

適応 淋病，尿道炎，子宮頸管炎，不妊症

意義 本検査は淋菌感染の疑いがある場合，尿道・頸管分泌物を綿棒で採取し，淋菌抗原を検出する。この検査法は淋菌を培養しなくても迅速に同定でき，3～4時間で判定が可能である。

保険メモ ⑴　淋菌抗原定性は，D018細菌培養同定検査を同時に実施した場合は，別に算定できない。
⑵　D023微生物核酸同定・定量検査の淋菌核酸検出，本区分の淋菌抗原定性又はD018細菌培養同定検査（淋菌感染を疑って実施するもの）を併せて実施した場合は，主なもののみ算定する。
⑶　D023微生物核酸同定・定量検査の淋菌及びクラミジア・トラコマチス同時核酸検出は，D012感染症免疫学的検査の淋菌抗原定性，同区分のクラミジア・トラコマチス抗原定性，D018細菌培養同定検査（淋菌及びクラミジアによる感染を疑って実施するもの），D023微生物核酸同定・定量検査の淋菌核酸検出又はクラミジア・トラコマチス核酸検出を併せて実施した場合は，主たるもののみ算定する。

関連検査 淋菌核酸検出，細菌培養同定検査

D012　39 判免 180点
単純ヘルペスウイルス抗原定性　herpes simplex virus antigen
レセ電：160044210／単純ヘルペスウイルス抗原定性
各塗抹標本

適応 ヘルペスウイルス感染症，口唇ヘルペス，ヘルペスウイルス性角結膜炎，性器ヘルペス，先天性ヘルペスウイルス感染症

意義 単純ヘルペスウイルスは1型と2型があり，感染経路，部位に違いがあるとされる。本検査は，両方について行えば型別確認ができる。単純ヘルペスウイルスは，初感染と潜伏感染の再発の場合がある。初感染の急性病期には血清抗体が陰性であるため，本検査が有用である。

保険メモ ⑴　単純ヘルペスウイルス抗原定性は，ヘルペスウイルスの型別確認を行った場合に算定できる。
⑵　診療報酬明細書の「摘要」欄への記載事項
（医学的な必要性から，本検査を2回目以上算定する場合）
その理由を記載する。
レセ電:830100844／ 2回目以上算定する理由(単純ヘルペスウイルス抗原定性（皮膚））；＊＊＊＊＊＊
<記載要領>

関連検査 ウイルス抗体価（ヘルペスウイルス，水痘・帯状疱疹ウイルス），グロブリンクラス別ウイルス抗体価（ヘルペスウイルス），ウイルス・細菌核酸多項目同時検出

D012　39 判免 180点
単純ヘルペスウイルス抗原定性（皮膚）
herpes simplex virus antigen
レセ電：160235950／単純ヘルペスウイルス抗原定性（皮膚）　皮疹（水疱・膿疱）の内容物・びらんのぬぐい液・潰瘍のぬぐい液

適応 単純ヘルペスウイルス感染症*

意義 イムノクロマト法により，単純ヘルペスウイルス感染の診断の補助として，皮疹（水疱・膿疱）の内容物又はびらん・潰瘍のぬぐい液中の単純ヘルペスウイルス抗原を検出する。

保険メモ 単純ヘルペスウイルス抗原定性（皮膚）は，単純ヘルペスウイルス感染症が疑われる皮膚病変を認めた初発の患者を対象として，イムノクロマト法により測定した場合に算

定する。なお，医学的な必要性から，本検査を2回以上算定する場合は，その理由を診療報酬明細書の摘要欄に記載する。ただし，本検査と，単純ヘルペスウイルス抗原定性，単純ヘルペスウイルス抗原定性（角膜）及び単純ヘルペスウイルス抗原定性（性器）は併せて算定できない。

関連検査 水痘ウイルス抗原

D012　40 判免 **184点**
カンピロバクター抗原定性（糞便） Detection of Campylobacter antigen from feces
レセ電：160236050／**カンピロバクター抗原定性（糞便）** 糞便

適応 カンピロバクター腸炎，感染性腸炎，細菌性腸炎，感染性下痢症，細菌性下痢症

意義 イムノクロマト法により，カンピロバクター感染の診断の補助として，糞便中のカンピロバクター抗原を検出する。

保険メモ カンピロバクター抗原定性（糞便）は，カンピロバクター感染を疑う患者を対象として，イムノクロマト法により測定した場合に算定できる。

関連検査 細菌培養同定検査

D012　41 判免 **188点**
肺炎球菌莢膜抗原定性（尿） streptococcus pneumoniae capsular antigen
レセ電：160177150／**肺炎球菌莢膜抗原定性（尿）** 尿

適応 肺炎球菌肺炎，急性肺炎

意義 本検査は肺炎球菌感染症患者の診断に用いる。肺炎球菌感染症では，初期から莢膜多糖体が尿中に排泄されるため，尿中の莢膜抗原を検出することにより，肺炎球菌肺炎の早期診断，治療に役立てる。

保険メモ (1) 肺炎球菌莢膜抗原定性（尿・髄液）は，免疫クロマト法により実施した場合に限り算定できる。
(2) 肺炎球菌細胞壁抗原定性と肺炎球菌莢膜抗原定性（尿・髄液）を併せて実施した場合には，主たるもののみ算定する。

関連検査 細菌培養同定検査，細菌薬剤感受性検査，レジオネラ抗原，肺炎球菌細胞壁抗原，ウイルス・細菌核酸多項目同時検出

D012　41 判免 **188点**
肺炎球菌莢膜抗原定性（髄液） streptococcus pneumoniae capsular antigen
レセ電：160201850／**肺炎球菌莢膜抗原定性（髄液）** 髄液

適応 細菌性髄膜炎，急性細菌性髄膜炎

意義 本検査は，免疫クロマト法により髄液中の肺炎球菌莢膜抗原を検出するもので，従来の髄液グラム染色法，ラテックス凝集法，細菌培養法と比較し，操作が簡便で，かつ迅速に判定することができる。また，培養法に対して感度，特異度ともに高い。

保険メモ (1) 肺炎球菌莢膜抗原定性（尿・髄液）は，免疫クロマト法により実施した場合に限り算定できる。
(2) 肺炎球菌細胞壁抗原定性と肺炎球菌莢膜抗原定性（尿・髄液）を併せて実施した場合には，主たるもののみ算定する。

関連検査 肺炎球菌抗原，肺炎球菌細胞壁抗原，ウイルス・細菌核酸多項目同時検出

D012　42 判免 **195点**
(1→3) -β-D-グルカン (1-3) beta-D-glucan
レセ電：160160150／**(1→3) -β-D-グルカン** 血液

適応 深在性真菌症，アスペルギルス肺炎，消化管カンジダ症，肺アスペルギローマ，副鼻腔アスペルギローマ，播種性真菌症*，真菌血症，真菌性髄膜炎，侵襲性肺アスペルギルス症，アレルギー性気管支肺アスペルギルス症，カンジダ性敗血症，カンジダ症，ニューモシスチス肺炎，肺カンジダ症

意義 β-D-グルカンは真菌細胞壁多糖に由来する多くの真菌の構成成分である。深在性真菌感染症は，全身の免疫機能低下を来たす疾患で，抵抗力が減退した患者にみられる日和見感染症である。真菌性敗血症，真菌性髄膜炎など重篤な合併症をひきおこすこともある。本検査は真菌に共通する抗原 (1→3) -β-D-グルカンを測定するもので，深在性真菌症に対する感度，特異度が高く，グラム陽性・陰性菌とは反応しない。

保険メモ (1→3) -β-D-グルカンは，発色合成基質法，比濁時間分析法又はELISA法により，深在性真菌感染症が疑われる患者に対する治療法の選択又は深在性真菌感染症に対する治療効果の判定に使用した場合に算定する。

なお，本検査をカンジダ抗原定性，同半定量，同定量，アスペルギルス抗原，D-アラビニトール，クリプトコックス抗原半定量又はクリプトコックス抗原定性と併せて実施した場合は，主たるもののみ算定する。

関連検査 細菌培養同定検査，エンドトキシン，カンジダ抗原，D-アラビニトール，アスペルギルス抗原

D012　43　判免　200点
ブルセラ抗体定性　brucella antibody
レセ電：160044810／ブルセラ抗体定性　血液
ブルセラ抗体半定量　brucella antibody
レセ電：160203210／ブルセラ抗体半定量　血液

適応　ブルセラ症，不明熱，波状熱，マルタ熱

意義　ブルセラ症は，ブルセラ属菌による人獣共通感染症である。本疾患は波状熱とも呼ばれ，波状形の熱が持続するほか，発汗，疼痛，リンパ節腫大，肝脾腫などの症状を示す伝染性疾患である。本検査は，血清とブルセラ菌液を反応させて凝集の有無を確認するもの。

関連検査　抗ストレプトリジンO（ASO），寒冷凝集反応

D012　43　判免　200点
グロブリンクラス別クラミジア・トラコマチス抗体　chlamydia trachomatis antibody-IgG, IgA
レセ電：160117810／グロブリンクラス別クラミジア・トラコマチス抗体　血液

適応　乳児肺炎，新生児肺炎*，骨盤内炎症性疾患，非淋菌性尿道炎，子宮頸管炎，卵管炎，クラミジア感染症，前立腺炎，クラミジア肺炎，精巣上体炎，子宮付属器炎，卵巣炎，クラミジア尿道炎，骨盤内感染症*

意義　クラミジアトラコマチス感染症の確認には抗原検査を実施するが，抗原分離不能な疾患（骨盤内感染症）の場合，血中抗体価を測定する。新生児，乳幼児のクラミジアトラコマチス肺炎ではIgM抗体がIgG抗体やIgA抗体より先に出現してくることから，活動性肺炎の指標としてIgM抗体を測定することは診断的有用性が高い。

保険メモ　(1)　グロブリンクラス別クラミジア・トラコマチス抗体は，クラミジア・トラコマチス抗原検出不能又は検体採取の困難な疾患（骨盤内感染症，卵管炎，副睾丸炎，新生児・乳児肺炎等）の診断に際し，IgG抗体価又はIgA抗体価を測定した場合又は新生児・乳幼児肺炎の診断に際し，IgM抗体価を測定した場合に算定する。

(2)　IgG抗体価，IgA抗体価及びIgM抗体価のうち2項目以上を同時に測定した場合は，主たるもののみ算定する。

関連検査　クラミジア・トラコマチス抗原

【D012　44　グロブリンクラス別ウイルス抗体価（1項目当たり）】

保険メモ　◎同一検体について，グロブリンクラス別ウイルス抗体価の測定を行った場合は，2項目を限度として算定する。

(1)　グロブリンクラス別ウイルス抗体価は，下記の項目のウイルスのIgG型ウイルス抗体価又はIgM型ウイルス抗体価を測定した場合に算定する。ただし，ヒトパルボウイルスB19は，紅斑が出現している15歳以上の成人について，このウイルスによる感染症が強く疑われ，IgM型ウイルス抗体価を測定した場合に算定する。

- (ア)　ヘルペスウイルス
- (イ)　風疹ウイルス
- (ウ)　サイトメガロウイルス
- (エ)　EBウイルス
- (オ)　麻疹ウイルス
- (カ)　ムンプスウイルス
- (キ)　ヒトパルボウイルスB19
- (ク)　水痘・帯状疱疹ウイルス

(2)　同一ウイルスについてIgG型ウイルス抗体価及びIgM型ウイルス抗体価を測定した場合にあっては，いずれか一方の点数を算定する。

(3)　ウイルス抗体価（定性・半定量・定量）と併せて測定した場合にあっては，いずれか一方の点数を算定する。

(4)　問：グロブリンクラス別ウイルス抗体価精密測定（編注；グロブリンクラス別ウイルス抗体価（1項目当たり））の対象となるウイルスのうち，ヘルペスウイルスにはどのようなウイルスが含まれるか。答：単純ヘルペスウイルス1型，単純ヘルペスウイルス2型が含まれる。

＜事務連絡　20080509＞

D012　44　包　判免　200点
グロブリンクラス別ウイルス抗体価（1項目当たり）
レセ電：160118010／グロブリンクラス別ウイルス抗体価　血液

意義　感染症の初期には免疫グロブリンのIgM型が，次にIgG型が産生される。IgM抗体は半減期が短くまた感染後数週間で消失する。これに反してIgG抗体は半減期が長く，また長期間血液中に存在する。この現象を利用して，感染の初期か，感染が長期に亘っているかの診断を行う。

D012 44 ㊙ 判免 200点
グロブリンクラス別ウイルス抗体価（ヘルペスウイルス） varicella-zoster virus
レセ電：160046010／グロブリンクラス別ウイルス抗体価（ヘルペス） 血液

適応 口唇ヘルペス，ヘルペスウイルス性角結膜炎，ヘルペス脳炎，ヘルペスウイルス性歯肉口内炎，カポジ水痘様発疹症，性器ヘルペス，陰部ヘルペス

意義 単純ヘルペスウイルスの初感染の多くは不顕性感染であるが，感染後神経節に潜伏感染し，疲労，妊娠，怪我，熱性疾患などの原因でウイルスが再活性化され，口唇周辺，陰部などの皮膚に水疱を生ずる。(口唇ヘルペス，陰部ヘルペス）初感染時に発症する病態としては，新生児ヘルペス脳炎，ヘルペスウイルス性歯肉口内炎などがある。本検査では単純ヘルペスウイルスのIgG抗体価，IgM抗体価を測定する。通常は急性期に比べて有意な回復期のIgG抗体価上昇，若しくは急性期のIgM抗体価の上昇により診断する。IgM抗体の測定は特に初感染時に有用である。

関連検査 ウイルス抗体価（ヘルペスウイルス，水痘・帯状疱疹ウイルス），単純ヘルペスウイルス抗原

D012 44 ㊙ 判免 200点
グロブリンクラス別ウイルス抗体価（風疹ウイルス） rubella virus
レセ電：160046210／グロブリンクラス別ウイルス抗体価（風疹） 血液

適応 風疹

意義 風疹ウイルス（ルベラウイルス）のIgG抗体価又はIgM抗体価を測定する。初期（発症）と回復期のIgG抗体価をペア測定し，その値をくらべて判断するが，IgM抗体の上昇が認められれば初感染の診断指標となる。母体の妊娠初期の感染により，先天性風疹症候群児（先天性心疾患，白内障，難聴など）の生まれる危険性があり，抗体価測定が決め手となる。

関連検査 ウイルス抗体価（風疹ウイルス）

D012 44 ㊙ 判免 200点
グロブリンクラス別ウイルス抗体価（サイトメガロウイルス） cytomegalovirus
レセ電：160109410／グロブリンクラス別ウイルス抗体価（サイトメガロ） 血液

適応 サイトメガロウイルス肺炎，先天性サイトメガロウイルス感染症

意義 サイトメガロウイルスのIgG抗体価又はIgM抗体価を測定する。初期（発症）と回復期のIgG抗体価をペア測定し，その値をくらべて判断するが，IgM抗体の上昇が認められれば初感染の診断指標となる。また，患者末梢血白血球核内pp65抗原を検査し陽性であれば活動性CMV感染が疑われる。

保険メモ 先天性サイトメガロウイルス感染の診断を目的として，d023微生物核酸同定・定量検査のサイトメガロウイルス核酸検出とd012感染症免疫学的検査のウイルス抗体価（定性・半定量・定量）又はグロブリンクラス別ウイルス抗体価におけるサイトメガロウイルスを対象とした検査を併せて実施した場合には，主たるもののみ算定する。

関連検査 サイトメガロウイルスpp65抗原，ウイルス抗体価（サイトメガロウイルス），サイトメガロウイルス核酸検出，サイトメガロウイルス核酸定量

D012 44 ㊙ 判免 200点
グロブリンクラス別ウイルス抗体価（EBウイルス） Epstein-Barr virus
レセ電：160121510／グロブリンクラス別ウイルス抗体価（EB） 血液

適応 伝染性単核症，上咽頭癌，胃癌，白血病，悪性リンパ腫，慢性活動性EBウイルス感染症

意義 EBウイルスのIgG抗体価又はIgM抗体価を測定する。初期（発症）と回復期のIgG抗体価をペア測定し，その値をくらべて判断するが，IgM抗体の上昇が認められれば診断指標となる。

関連検査 ウイルス抗体価（EBウイルス）

D012 44 ㊙ 判免 200点
グロブリンクラス別ウイルス抗体価（麻疹ウイルス） measles virus
レセ電：160157210／グロブリンクラス別ウイルス抗体価（麻疹） 血液

適応 麻疹，亜急性硬化性全脳炎

意義 麻疹ウイルスのIgG抗体価又はIgM抗体価を測定する。初期（発症）と回復期のIgG抗体価をペア測定し，その値をくらべて判断するが，IgM抗体の上昇が認められれば診断指標となる。

関連検査 ウイルス抗体価（麻疹ウイルス）

D012　44 ㊃ 判免 **200点**
グロブリンクラス別ウイルス抗体価（ムンプスウイルス） mumps virus
レセ電：160157310／**グロブリンクラス別ウイルス抗体価（ムンプス）** 血液

適応 無菌性髄膜炎，脳炎，脳症，精巣炎，流行性耳下腺炎

意義 ムンプスウイルスのIgG抗体価又はIgM抗体価を測定する。初期（発症）と回復期のIgG抗体価をペア測定し，その値をくらべて判断するが，IgM抗体の上昇が認められれば診断指標となる。

関連検査 ウイルス抗体価（ムンプスウイルス）

D012　44 ㊃ 判免 **200点**
グロブリンクラス別ウイルス抗体価（ヒトパルボウイルスB19） human parvovirus B19
レセ電：160167550／**グロブリンクラス別ウイルス抗体価（ヒトパルボウイルスB19）** 血液

適応 伝染性紅斑

意義 ヒトパルボウイルスB19に妊婦が感染すると発疹を伴うため風疹との鑑別診断が難しい。本検査は感染初期に出現するIgM抗体を測定するもの。妊婦の初感染により，胎児水腫，流産などが起きる。

D012　44 ㊃ 判免 **200点**
グロブリンクラス別ウイルス抗体価（水痘・帯状疱疹ウイルス） varicella-zoster virus
レセ電：160204610／**グロブリンクラス別ウイルス抗体価（水痘・帯状疱疹ウイルス）** 血液

適応 水痘，帯状疱疹

意義 水痘は水痘・帯状疱疹ウイルスの初感染の際に起きる疾患で，発熱と発疹を主症状とし主に小児が罹患する。水痘治癒後もウイルスは神経節に潜伏して，後年宿主の免疫力低下などにより再活性化され帯状疱疹を起こす。水痘では急性期にIgM抗体価が陽性となり，2ヶ月程度で下降する。IgG抗体価は発症1週後くらいから上昇し，2～4週後にピークとなり，その後は徐々に下降するが長期間陽性が続く。帯状疱疹の場合は，病初期からIgG抗体価が高値を示すが，IgM抗体価の上昇は通常認められない。

関連検査 ウイルス抗体価（ヘルペスウイルス，水痘・帯状疱疹ウイルス），単純ヘルペスウイルス抗原，水痘ウイルス抗原

D012　45 判免 **203点**
ツツガムシ抗体定性 rickettsia tsutsugamushi antibody / orientia tsutsugamushi antibody
レセ電：160117710／**ツツガムシ抗体定性** 血液
ツツガムシ抗体半定量 rickettsia tsutsugamushi antibody / orientia tsutsugamushi antibody
レセ電：160195310／**ツツガムシ抗体半定量** 血液

適応 ツツガムシ病

意義 ツツガムシ病は，ツツガムシの刺し傷口からツツガムシリケッチアに感染して発症する熱性発疹性疾患である。この疾病の確定診断は抗体価を測定して行われる。Gilliam株，Kato株，Karp株など3標準株を用いた抗体検査では，急性期と回復期血清のペアで測定し，抗体価の上昇を確認する。

保険メモ ツツガムシ抗体半定量又は同定性は，各株ごとに算定する。

D012　46 判免 **205点**
レジオネラ抗原定性（尿） legionella pneumophilia antigen in urine
レセ電：160174950／**レジオネラ抗原定性（尿）** 尿

適応 レジオネラ症，レジオネラ感染症，肺炎

意義 レジオネラ菌に汚染された風呂水や温泉などから感染し流行する。重症のレジオネラ肺炎や非肺炎性レジオネラ症の起因菌でもある。本検査は尿中のレジオネラ抗原を検査するもので，肺炎発症の初期から陽性を示すので早期診断に有効である。

保険メモ レジオネラ抗原定性（尿）は，症状や所見からレジオネラ症が疑われる患者に対して，ELISA法又は免疫クロマト法により実施した場合に限り1回を限度として算定する。

関連検査 細菌培養同定検査，抗酸菌同定，肺炎球菌莢膜抗原

D012　47 判免 **210点**
単純ヘルペスウイルス抗原定性（角膜） Corneal herpes simplex virus antigen (qualitative)
レセ電：160188950／**単純ヘルペスウイルス抗原定性（角膜）** 角膜上皮

適応 角膜ヘルペス

意義 角膜上皮細胞中の単純ヘルペスウイル

ス抗原を検出し，単純ヘルペスウイルス感染の補助診断に用いる。イムノクロマト法は従来の蛍光抗体法に比べ簡便であり，測定時間も15分程度からで迅速に結果が得られる。

保険メモ　単純ヘルペスウイルス抗原定性（角膜）は，角膜ヘルペスが疑われる角膜上皮病変を認めた患者に対し，イムノクロマト法により行った場合に算定する。

関連検査　ウイルス抗体価（ヘルペスウイルス，水痘・帯状疱疹ウイルス），グロブリンクラス別ウイルス抗体価（ヘルペスウイルス），ウイルス・細菌核酸多項目同時検出

D012　47 判免 **210点**
単純ヘルペスウイルス抗原定性（性器）
Herpes simplex viral antigen
レセ電：160201950／**単純ヘルペスウイルス抗原定性（性器）**　水泡・潰瘍病変

適応　性器ヘルペス，ヘルペスウイルス感染症，単純ヘルペス，再発性単純ヘルペス

意義　水疱，潰瘍又はびらん中の単純ヘルペスウイルス抗原を検出し，性器ヘルペスウイルス感染症の診断補助に用いる。本検査は免疫クロマト法によるもので，ウイルス分離同定法と感度，特異度ともに同等であり，かつ検査に要する時間は15分程度と迅速に診断することができる。

関連検査　グロブリンクラス別ウイルス抗体価（ヘルペスウイルス），ウイルス・細菌核酸多項目同時検出

D012　47 判免 **210点**
アニサキスIgG・IgA抗体　anti-anisakis larva antibody-IgG･IgA
レセ電：160158250／**アニサキスIgG・IgA抗体**　血液

適応　アニサキス症，胃アニサキス症，腸アニサキス症

意義　サバ，アジ，イカなどの海産物の生食で感染し，アニサキスが胃腸粘膜に進入し胃腸症状をひきおこす。胃アニサキス症では，食後数時間以内の場合，内視鏡で虫体を見つけ摘出するが，腸や肺などの進入例の診断は難しい。アニサキス症感染後3～4時間たつと，血中抗体が上昇するので血清中のIgG，IgAを測定し，診断の一助にする。

保険メモ　アニサキスIgG・IgA抗体は，腸アニサキス症，肉芽腫を伴う慢性胃アニサキス症又はアニサキス異所迷入例（肺アニサキス症等）における診断のために実施した場合に限り算定できる。

関連検査　特異的IgE

D012　48 判免 **217点**
百日咳菌抗原定性　Bordetella pertussis antigen
レセ電：160226350／**百日咳菌抗原定性**　鼻咽頭拭い液

適応　百日咳

意義　百日咳菌感染の診断の補助として，イムノクロマト法により鼻咽頭拭い液中の百日咳菌抗原を検出する。

保険メモ　⑴　百日咳菌抗原定性は，関連学会が定めるガイドラインの百日咳診断基準における臨床判断例の定義を満たす患者に対して，イムノクロマト法により百日咳菌抗原を測定した場合に算定する。
⑵　本検査とD023微生物核酸同定・定量検査の百日咳菌核酸検出若しくは百日咳菌・パラ百日咳菌核酸同時検出，同区分のウイルス・細菌核酸多項目同時検出（SARS-CoV-2核酸検出を含まないもの）又はウイルス・細菌核酸多項目同時検出（SARS-CoV-2核酸検出を含む）を併せて実施した場合は，主たるもののみ算定する。
⑶　問：D012感染症免疫学的検査の百日咳菌抗原定性における「関連学会が定めるガイドライン」とは，具体的には何を指すのか。答：現時点では，日本小児呼吸器学会及び日本小児感染症学会の「小児呼吸器感染症診療ガイドライン」を指す。
＜事務連絡　20220331＞

関連検査　百日咳菌核酸検出，百日咳菌抗体，百日咳菌・パラ百日咳菌核酸同時検出

D012　49 判免 **223点**
赤痢アメーバ抗体半定量　entamoeba histolytica antibody
レセ電：160117910／**赤痢アメーバ抗体半定量**　血液

適応　アメーバ性肝膿瘍，アメーバ赤痢，アメーバ症，アメーバ性非赤痢性大腸炎

意義　赤痢アメーバ症の病原体の検出が糞便顕微鏡検査で難しい場合には，血中赤痢アメーバ抗体価をIFA法（間接蛍光検体法）により測定する。この方法は結果の判定までに要する時間が2時間，感度，迅速性とも優れている。

関連検査　C反応性蛋白（CRP），細菌培養同定検査，赤痢アメーバ抗原

D012　49 判免　**223点**
赤痢アメーバ抗原定性　entamoeba histolytica antigen
レセ電：**160227150／赤痢アメーバ抗原定性**
糞便

適応　アメーバ赤痢，アメーバ性肝膿瘍，アメーバ症，アメーバ性非赤痢性大腸炎

意義　赤痢アメーバ感染の診断補助として，酵素免疫測定法を原理としたイムノクロマトグラフ法により糞便中の赤痢アメーバ抗原を検出する。

保険メモ　赤痢アメーバ抗原定性は，腸管アメーバ症の症状を呈する患者に対して，アメーバ赤痢の診断を目的として，酵素免疫測定法（定性）により糞便中の赤痢アメーバ抗原を測定した場合に算定する。

関連検査　細菌顕微鏡検査

D012　50 判免　**225点**
SARS-CoV-2・インフルエンザウイルス抗原同時検出定性　Multiplexed detection for SARS-CoV-2 and influenza antigen
レセ電：**160230050／SARS-CoV-2・インフルエンザウイルス抗原同時検出定性**
鼻咽頭拭い液・鼻腔拭い液

適応　COVID-19，インフルエンザ

意義　SARS-CoV-2感染又はインフルエンザウイルス感染の診断補助として，イムノクロマト法により鼻咽頭拭い液又は鼻腔拭い液中のSARS-CoV-2抗原，A型インフルエンザウイルス抗原及びB型インフルエンザウイルス抗原を検出する。

保険メモ　(1)　SARS-CoV-2・インフルエンザウイルス抗原同時検出定性は，COVID-19が疑われる患者に対して，COVID-19の診断を目的として実施した場合に1回に限り算定する。ただし，本検査の結果が陰性であったものの，COVID-19以外の診断がつかない場合は，さらに1回に限り算定できる。この場合において，本検査が必要と判断した医学的根拠を診療報酬明細書の摘要欄に記載する。

(2)　本検査を実施した場合，インフルエンザウイルス抗原定性，SARS-CoV-2抗原定性，SARS-CoV-2・RSウイルス抗原同時検出定性，SARS-CoV-2・インフルエンザウイルス・RSウイルス抗原同時検出定性及びSARS-CoV-2抗原定量については，別に算定できない。

(3)　診療報酬明細書の「摘要」欄への記載事項（本検査の結果が陰性であったものの，COVID-19以外の診断がつかない場合であって，さらに1回算定した場合）
検査が必要と判断した医学的根拠を記載する。
レセ電：830100503／検査が必要と判断した医学的根拠（SARS-CoV-2・インフルエンザウイルス抗原同時検出（定性））；＊＊＊＊＊＊
＜記載要領＞

(4)　問：発熱等によりインフルエンザが疑われる患者に検査を行う場合であって，インフルエンザウイルス単独の検査キットが入手できないため，新型コロナウイルスとインフルエンザウイルスの同時検出の検査キットを使用した場合，SARS-CoV-2（新型コロナウイルス）・インフルエンザ抗原同時検出（定性）を算定してよいか。答：差し支えない。
＜事務連絡　20230127＞

関連検査　インフルエンザウイルス抗原，SARS-CoV-2抗原，SARS-CoV-2・インフルエンザ核酸同時検出，インフルエンザ核酸検出，SARS-CoV-2核酸検出，ウイルス・細菌核酸多項目同時検出（SARS-CoV-2核酸検出），SARS-CoV-2・RSウイルス核酸同時検出，SARS-CoV-2・インフルエンザウイルス・RSウイルス抗原同時検出

D012　51 判免　**227点**
水痘ウイルス抗原定性（上皮細胞）　varicella zoster virus antigen in epithrid cell
レセ電：**160125850／水痘ウイルス抗原定性（上皮細胞）**
上皮細胞標本

適応　水痘，帯状疱疹

意義　水痘，帯状疱疹ウイルスは，ヘルペスウイルスの一種で，一般的に小児期の初感染で水痘を発症させ，治癒後ウイルスが体内に残り，加齢，癌等で自己免疫機能が低下したときに帯状疱疹を発症する。（潜伏感染）これらの臨床像は，細菌感染症，接触皮膚炎，単純ヘルペスと類似するので，このような場合に，水痘，帯状疱疹の診断を迅速・簡便に行うのに有用な検査である。

関連検査　ウイルス抗体価（水痘・帯状疱疹ウイルス），ウイルス・細菌核酸多項目同時検出，単純ヘルペスウイルス抗原

D012　52 判免　**229点**
エンドトキシン　endotoxin precise measrement
レセ電：**160115510／エンドトキシン**　血液

適応　敗血症，エンドトキシン血症，エンドトキシンショック

意義　エンドトキシンは，グラム陰性桿菌の

菌体の構成成分であるリポ多糖で，発熱性，アジュバント作用，抗腫瘍活性，ショックなど多彩な生物学的活性を有している。グラム陰性桿菌に起因する敗血症，菌血症，重症感染症では，血中のエンドトキシンが高値であるため，血中エンドトキシンの測定は早期診断，治療効果，経過観察に有用である。

保険メモ (1) D007血液化学検査のプロカルシトニン（PCT）定量又は同半定量は，D012感染症免疫学的検査のエンドトキシンを併せて実施した場合は，主たるもののみ算定する。

(2) D007血液化学検査のプレセプシン定量とプロカルシトニン（PCT）定量，同半定量又はD012感染症免疫学的検査のエンドトキシン検査を併せて実施した場合は，主たるもののみ算定する。

関連検査 カンジダ抗原，D-アラビニトール，アスペルギルス抗原，(1→3)-β-D-グルカン

D012　53 判免 233点

デングウイルス抗原定性 dengue virus antigen

レセ電：160205550／デングウイルス抗原定性　血液

適応 デング熱

意義 デング熱を疑う患者であって，入院を要する患者に対して，酵素免疫測定法（ELISA法）により，血清中のデングウイルスNS1抗原を検出する。感染初期のデング熱を診断することができるため，入院を要するような患者において速やかに重点的な治療を開始できる。

保険メモ ◎厚生労働大臣が定める施設基準を満たす保険医療機関において実施した場合に算定する。

(1) デングウイルス抗原定性及び同抗原・抗体同時測定定性は，国立感染症研究所が作成した「蚊媒介感染症の診療ガイドライン」に基づきデング熱を疑う患者が，入院を要する場合に限り算定できる。

(2) デングウイルス抗原定性及び同抗原・抗体同時測定定性は，感染症の発生の状況，動向及び原因を明らかにするための積極的疫学調査を目的として実施された場合は算定できない。

(3) デングウイルス抗原定性及び同抗原・抗体同時測定定性を併せて実施した場合は，主たるもののみ算定する。

D012　53 判免 233点

デングウイルス抗原・抗体同時測定定性

dengue virus antigen and antibody

レセ電：160208950／デングウイルス抗原・抗体同時測定定性　血液

適応 デング熱

意義 イムノクロマト法により，全血又は血清中のデングウイルスNS1抗原，抗デングウイルスIgG抗体及び抗デングウイルスIgM抗体を検出する。感染初期及び2回目感染のデング熱を診断することができるため，入院を要するような患者に対して速やかに重点的な治療を開始できる。

保険メモ ◎厚生労働大臣が定める施設基準を満たす保険医療機関において実施した場合に算定する。

(1) デングウイルス抗原・抗体同時測定定性は，デングウイルスNS1抗原，IgG抗体及びIgM抗体を，イムノクロマト法を用いて同時に測定した場合に算定できる。

(2) デングウイルス抗原定性及び同抗原・抗体同時測定定性は，国立感染症研究所が作成した「蚊媒介感染症の診療ガイドライン」に基づきデング熱を疑う患者が，入院を要する場合に限り算定できる。

(3) デングウイルス抗原定性及び同抗原・抗体同時測定定性は，感染症の発生の状況，動向及び原因を明らかにするための積極的疫学調査を目的として実施された場合は算定できない。

(4) デングウイルス抗原定性及び同抗原・抗体同時測定定性を併せて実施した場合は，主たるもののみ算定する。

関連検査 デングウイルス抗原

D012　53 判免 233点

白癬菌抗原定性 Trichophyton antigen

レセ電：160230550／白癬菌抗原定性　爪

適応 爪白癬

意義 爪白癬の診断補助として，イムノクロマト法により爪中の白癬菌抗原を検出する。

保険メモ (1) 白癬菌抗原定性は，爪白癬が疑われる患者に対して，イムノクロマト法により爪中の白癬菌抗原を測定した場合に算定する。

(2) 本検査は，以下のいずれかに該当する場合に算定できる。

(ア) KOH直接鏡検が陰性であったものの，臨床所見等から爪白癬が疑われる場合。なお，この場合においては，本検査を実施し

た医学的な必要性を診療報酬明細書の摘要欄に記載する。

(イ) KOH直接鏡検が実施できない場合。なお，この場合においては，KOH直接鏡検を実施できない理由を診療報酬明細書の摘要欄に記載する。

(3) 本検査は，関連学会の定める指針に従って実施する。

(4) 診療報酬明細書の「摘要」欄への記載事項
(KOH直接鏡検が陰性であったものの，臨床所見等から爪白癬が疑われる場合)
検査を実施した医学的な必要性を記載する。
レセ電：830100496／医学的な必要性（白癬菌抗原定性）；＊＊＊＊＊＊
レセ電：830100497／ KOH直接鏡検を実施できない理由（白癬菌抗原定性）；＊＊＊＊＊＊
＜記載要領＞

(5) 問：D012感染症免疫学的検査の白癬菌抗原定性における「関連学会の定める指針」とは，具体的には何を指すのか。答：現時点では，日本皮膚科学会の「白癬菌抗原キット（販売名：デルマクイック爪白癬）の臨床活用に関して」を指す。＜事務連絡　20220331＞

関連検査 細菌顕微鏡検査

D012　54 判免 **257点**
百日咳菌抗体　Bordtella pertussis antibody
レセ電：**160152450／百日咳菌抗体**　血液

適応 百日咳

意義 百日咳は特徴的な咳き込みと頑固な咳を症状とする小児の代表的な感染性疾患であり，百日咳菌の感染により起こる。百日咳の診断は百日咳菌の分離培養により行うが感度はあまり良くない。そこで百日咳菌抗体価キットを用いて，百日咳毒素（PT）及び線維状血球凝集素（FHA）に対する抗体価を同時に測定し，数時間で診断ができるようになった。

関連検査 マイコプラズマ抗体，細菌顕微鏡検査，細菌培養同定検査，ウイルス・細菌核酸多項目同時検出，ウイルス・細菌核酸多項目同時検出（SARS-CoV-2核酸検出），百日咳菌抗原，百日咳菌・パラ百日咳菌核酸同時検出

D012　55 判免 **280点**
HIV-1抗体（ウエスタンブロット法）　HIV1 / human immunodeficiency virus 1 antibody
レセ電：**160118110／ HIV-1抗体（ウエスタンブロット法）**　血液

適応 HIV感染症，後天性免疫不全症候群，HIV-1感染症

意義 AIDSの原因ウイルスで，HIV-1感染の確認検査の一つである。EIA法，PA法，免疫クロマト法などのスクリーニングでHIV-1が陽性であった場合に，本検査はウエスタンブロット法又はIFA法で行う。

保険メモ (1) HIV-1抗体（ウエスタンブロット法）及びHIV-2抗体（ウエスタンブロット法）は，スクリーニング検査としてのHIV-1,2抗体定性若しくは同半定量，HIV-1,2抗原・抗体同時測定定性，HIV-1抗体，HIV-1,2抗体定量又はHIV-1,2抗原・抗体同時測定定量によって陽性が確認された症例について，確定診断を目的としてウエスタンブロット法より行った場合に，それぞれ算定する。

(2) D023微生物核酸同定・定量検査のHIV-1核酸定量とD012感染症免疫学的検査のHIV-1抗体（ウエスタンブロット法）を併せて実施した場合は，それぞれを算定することができる。

(3) HIV-1特異抗体及びHIV-2特異抗体を実施した場合，HIV-1抗体（ウエスタンブロット法）及びHIV-2抗体（ウエスタンブロット法）は，別に算定できない。

関連検査 HIV-1,2抗体，HIV-2抗体，HIV-1核酸定量，HIV抗原，HIV-1特異抗体・HIV-2特異抗体

D012　56 判免 **291点**
結核菌群抗原定性　M.tuberculosis complex-specific antigen
レセ電：**160173450／結核菌群抗原定性**　菌株・喀痰

適応 結核

意義 本検査は，結核菌が特異的に菌体外に分泌するMPB64を検出し，結核菌の同定を行う方法である。免疫クロマト法により，菌体又は培養液を検体とし，高感度かつ迅速，簡便に結果が得られる。従来のナイアシンテスト，アキュプローブ，PCR，MTD法などとの比較でも精度的に劣らない。

関連検査 抗酸菌分離培養検査，ナイアシンテスト，結核菌群核酸検出，マイコバクテリウム・アビウム及びイントラセルラー（MAC）核酸検出，抗酸菌核酸同定

D012　57 判免 **356点**
サイトメガロウイルスpp65抗原定性　leukocytomegalovirus pp65 antigen
レセ電：**160163850／サイトメガロウイルスpp65抗原定性**　血液

適応 サイトメガロウイルス感染症，サイト

メガロウイルス肺炎，造血幹細胞移植後*，臓器移植後*，後天性免疫不全症候群，サイトメガロウイルス腸炎

意義　サイトメガロウイルスは成人の大半が既往感染者であるが，臓器移植後やAIDSなど免疫低下状態の患者に感染が再燃し発症しやすくなる。pp65抗原はサイトメガロウイルス（CMV）の被膜を構成する物質である。本検査は末梢血白血球中のCMVpp65抗原を染める免疫染色法であり，陽性ならば核が赤～赤紫色を呈するので，活動性サイトメガロウイルス感染症のモニタリング，早期診断，治療効果判定に有用である。

保険メモ　(1)　サイトメガロウイルスpp65抗原定性は免疫染色法により，臓器移植後若しくは造血幹細胞移植後の患者又はHIV感染者又は高度細胞性免疫不全の患者に対して行った場合に限り算定できる。ただし，高度細胞性免疫不全の患者については，当該検査が必要であった理由について，診療報酬明細書の摘要欄に記載する。

(2)　診療報酬明細書の「摘要」欄への記載事項（高度細胞性免疫不全の患者に対して算定した場合）

当該検査が必要であった理由を記載する。

レセ電：830100456／高度細胞性免疫不全に対して算定した必要性理由（サイトメガロウイルスpp65抗原定性必要理由）；＊＊＊＊＊＊

＜記載要領＞

関連検査　グロブリンクラス別ウイルス抗体価（サイトメガロウイルス），ウイルス抗体価（サイトメガロウイルス），サイトメガロウイルス核酸検出，サイトメガロウイルス核酸定量

D012　58　判免　**380点**

HIV-2抗体（ウエスタンブロット法）　HIV2 / human immunodeficiency virus 2 antibody

レセ電：**160154450／HIV-2抗体（ウエスタンブロット法）**　血液

適応　HIV感染症，後天性免疫不全症候群，HIV-2感染症

意義　AIDSの原因ウイルスHIV-2の感染を確認診断するための検査。PA法，ELISA法などのスクリーニング検査でHIV-2抗体が陽性の場合に，このウエスタンブロット法を実施する。

保険メモ　(1)　HIV-1抗体（ウエスタンブロット法）及びHIV-2抗体（ウエスタンブロット法）は，スクリーニング検査としてのHIV-1,2抗体定性若しくは同半定量，HIV-1,2抗原・抗体同時測定定性，HIV-1抗体，HIV-1,2抗体定量又はHIV-1,2抗原・抗体同時測定定量によって陽性が確認された症例について，確定診断を目的としてウエスタンブロット法より行った場合に，それぞれ算定する。

(2)　HIV-1特異抗体及びHIV-2特異抗体を実施した場合，HIV-1抗体（ウエスタンブロット法）及びHIV-2抗体（ウエスタンブロット法）は，別に算定できない。

関連検査　HIV-1抗体，HIV-1,2抗体，HIV-1核酸定量，HIV抗原，HIV-1特異抗体・HIV-2特異抗体

D012　59　判免　**420点**

SARS-CoV-2・RSウイルス抗原同時検出定性　Multiplexed detection for SARS-CoV-2 and respiratory syncytial virus antigen

レセ電：**160234850／SARS-CoV-2・RSウイルス抗原同時検出定性**

鼻咽頭ぬぐい液・鼻腔ぬぐい液

適応　COVID-19，RSウイルス感染症

意義　SARS-CoV-2感染又はRSウイルス感染の診断補助として，鼻咽頭ぬぐい液又は鼻腔ぬぐい液中のSARS-CoV-2抗原及びRSウイルス抗原を検出する。

保険メモ　(1)　SARS-CoV-2・RSウイルス抗原同時検出定性は，COVID-19が疑われる患者に対して，COVID-19の診断を目的として実施した場合に1回に限り算定する。ただし，本検査の結果が陰性であったものの，COVID-19又はRSウイルス感染以外の診断がつかない場合は，さらに1回に限り算定できる。この場合において，本検査が必要と判断した医学的根拠を診療報酬明細書の摘要欄に記載する。

(2)　本検査を実施した場合，RSウイルス抗原定性，SARS-CoV-2抗原定性，SARS-CoV-2・インフルエンザウイルス抗原同時検出定性，SARS-CoV-2・インフルエンザウイルス・RSウイルス抗原同時検出定性及びSARS-CoV-2抗原定量については，別に算定できない。

(3)　診療報酬明細書の「摘要」欄への記載事項（本検査の結果が陰性であったものの，COVID-19又はRSウイルス感染以外の診断がつかない場合であって，さらに1回算定した場合）検査が必要と判断した医学的根拠を記載する。

レセ電：830100845／検査が必要と判断した医学的根拠（SARS-CoV-2・RSウイルス抗原同時検出定性）；＊＊＊＊＊＊

＜記載要領＞

関連検査　RSウイルス抗原，SARS-CoV-2抗原，SARS-CoV-2・インフルエンザウイルス・

RSウイルス抗原同時検出

D012 59 判免 420点
SARS-CoV-2・インフルエンザウイルス・RSウイルス抗原同時検出定性 Multiplexed detection for SARS-CoV-2 virus, influenza virus and respiratory syncytial virus antigen
レセ電：160235450／SARS-CoV-2・インフルエンザ・RS抗原同時検出定性
鼻咽頭ぬぐい液・鼻腔ぬぐい液

適応 COVID-19，インフルエンザ，RSウイルス感染症

意義 免疫クロマト法により，SARS-CoV-2感染，インフルエンザウイルス感染又はRSウイルス感染の診断の補助として，鼻咽頭ぬぐい液又は鼻腔ぬぐい液中のSARS-CoV-2抗原，A型インフルエンザウイルス抗原，B型インフルエンザウイルス抗原及びRSウイルス抗原を検出する。

保険メモ (1) SARS-CoV-2・インフルエンザウイルス・RSウイルス抗原同時検出定性は，COVID-19が疑われる患者に対して，COVID-19の診断を目的として実施した場合に1回に限り算定する。ただし，本検査の結果が陰性であったものの，COVID-19以外の診断がつかない場合は，さらに1回に限り算定できる。この場合において，本検査が必要と判断した医学的根拠を診療報酬明細書の摘要欄に記載する。
(2) 本検査を実施した場合，インフルエンザウイルス抗原定性，RSウイルス抗原定性，SARS-CoV-2抗原定性，SARS-CoV-2・インフルエンザウイルス抗原同時検出定性，SARS-CoV-2・RSウイルス抗原同時検出定性及びSARS-CoV-2抗原定量については，別に算定できない。
(3) 診療報酬明細書の「摘要」欄への記載事項
(本検査の結果が陰性であったものの，COVID-19以外の診断がつかない場合であって，さらに1回算定した場合)
検査が必要と判断した医学的根拠を記載する。
レセ電：830100846／検査が必要と判断した医学的根拠（SARS-CoV-2・インフルエンザウイルス・RSウイルス抗原同時検出定性）；＊＊＊＊＊＊
<記載要領>

関連検査 インフルエンザウイルス抗原，RSウイルス抗原，SARS-CoV-2抗原，SARS-CoV-2・インフルエンザウイルス抗原同時検出，SARS-CoV-2・RSウイルス抗原同時検出

D012 60 判免 425点
HTLV-I抗体（ウエスタンブロット法及びラインブロット法） HTLV-1 / human T cell leukemia virus antibody
レセ電：160142650／HTLV-1抗体（ウエスタンブロット法及びラインブロット法） 血液

適応 HTLV-1関連脊髄症（HAM），成人T細胞白血病リンパ腫

意義 成人T細胞性白血病（ATL），HTLV-1関連脊髄症（HAM）の確定診断のために行う検査。HTLVの検出にはPA法やEIA法が用いられるが，偽陽性になる例もあるので，感度，特異度の高いウエスタンブロット法又はラインブロット法を確定診断に用いる意義は大きい。

保険メモ HTLV-Ｉ抗体（ウエスタンブロット法及びラインブロット法）は，HTLV-Ｉ抗体定性，半定量又はHTLV-Ｉ抗体によって陽性が確認された症例について，確定診断を目的としてウエスタンブロット法又はラインブロット法により行った場合に算定する。

D012 61 判免 560点
SARS-CoV-2抗原定量 SARS-CoV-2 antigen detection
レセ電：160229950／SARS-CoV-2抗原定量
鼻咽頭拭い液・鼻腔拭い液・唾液

適応 COVID-19

意義 2ステップサンドイッチ法に基づいた化学発光酵素免疫測定法（CLEIA法），電気化学発光免疫測定法（ECLIA法）又は化学発光免疫測定法（CLIA法）により，SARS-CoV-2感染の診断補助として，鼻咽頭拭い液，鼻腔拭い液又は唾液中のSARS-CoV-2抗原を測定する。

保険メモ (1) SARS-CoV-2抗原定量は，COVID-19が疑われる患者に対して，COVID-19の診断を目的として，化学発光酵素免疫測定法（定量），電気化学発光免疫測定法（定量），化学発光免疫測定法（定量）又は免疫光導波検出法により実施した場合に1回に限り算定する。ただし，本検査の結果が陰性であったものの，COVID-19以外の診断がつかない場合は，さらに1回に限り算定できる。この場合において，本検査が必要と判断した医学的根拠を診療報酬明細書の摘要欄に記載する。
(2) 本検査を実施した場合，SARS-CoV-2抗原定性，SARS-CoV-2・インフルエンザウイルス抗原同時検出定性，SARS-CoV-2・RSウイルス抗原同時検出定性及びSARS-CoV-2・インフルエンザウイルス・RSウイルス抗原同時検出定性

については，別に算定できない。

(3) 診療報酬明細書の「摘要」欄への記載事項（本検査の結果が陰性であったものの，COVID-19以外の診断がつかない場合であって，さらに1回算定した場合）

検査が必要と判断した医学的根拠を記載する。

レセ電：830100501／検査が必要と判断した医学的根拠（SARS-CoV-2抗原検出（定量））；******

<記載要領>

関連検査 SARS-CoV-2核酸検出，淋菌及びクラミジア・トラコマチス同時核酸検出，レジオネラ核酸検出，マイコプラズマ核酸検出，百日咳菌核酸検出，インフルエンザ核酸検出，細菌核酸・薬剤耐性遺伝子同時検出，インターフェロン-λ3（IFN-λ3），SARS-CoV-2・インフルエンザウイルス抗原同時検出，SARS-CoV-2・RSウイルス核酸同時検出，SARS-CoV-2・RSウイルス抗原同時検出，SARS-CoV-2・インフルエンザウイルス・RSウイルス抗原同時検出

D012　62 判免 **600点**
HIV抗　原　HIV1 p24 / human immunodeficiency virus antibody
レセ電：**160118210／HIV抗原**　血液

適応 HIV感染症，後天性免疫不全症候群

意義 HIV感染が疑われる段階では抗原検査を行う。HIV感染者の中には抗体陽性になるまで数年かかる例もあるほか，高度の免疫不全では陰性の場合もある。本検査はHIV感染リスクが高い症例に対しEIA法によってHIVのp24抗原を検出するもので，HIV感染者の症状判断，AIDS発症の予測などの指標として利用する。

保険メモ HIV抗原は，HIV感染者の経過観察又はHIV感染ハイリスク群が急性感染症状を呈した場合の確定診断に際して測定した場合に算定する。

関連検査 HIV-1抗体，HIV-1,2抗体，HIV-1核酸定量

D012　63 判免 **660点**
HIV-1特異抗体・HIV-2特異抗体　HIV1 / human immunodeficiency virus-1 specific antibody and HIV2 / human immunodeficiency virus-2 specific antibody
レセ電：**160225550／HIV-1特異抗体・HIV-2特異抗体**　血液

適応 ヒト免疫不全ウイルス感染，HIV感染症，後天性免疫不全症候群，HIV-1感染症，HIV-2感染症

意義 ヒト免疫不全症ウイルス感染の診断補助として，イムノクロマト法により全血，血清又は血漿中のHIV-1特異抗体及びHIV-2特異抗体を検出する。

保険メモ HIV-1特異抗体・HIV-2特異抗体は，スクリーニング検査としてのHIV-1,2抗体定性若しくは同半定量，HIV-1,2抗原・抗体同時測定定性，HIV-1抗体，HIV-1,2抗体定量又はHIV-1,2抗原・抗体同時測定定量によって陽性が確認された症例について，確定診断を目的として，全血，血清又は血漿を検体とし，イムノクロマト法により測定した場合に算定する。なお，本検査を実施した場合，HIV-1抗体（ウエスタンブロット法）及びHIV-2抗体（ウエスタンブロット法）は，別に算定できない。

関連検査 HIV-1抗体，HIV-2抗体

D012　64 判免 **822点**
抗トリコスポロン・アサヒ抗体　anti-trichosporon asahii antibody
レセ電：**160201550／抗トリコスポロン・アサヒ抗体**　血液

適応 夏型過敏性肺炎

意義 夏型過敏性肺炎は我が国の過敏性肺炎のうち約75%を占めている。夏型過敏性肺炎の診断は主として帰宅誘発試験が用いられてきたが，臨床像からだけでは他の原因による過敏性肺炎との鑑別は困難であった。本検査は，原因真菌として分離頻度，抗原陽性率が高いトリコスポロン・アサヒ（Trichosporon asahii）の特異的抗体を検出するものであり，誘発試験による患者への負担軽減と，夏型過敏性肺炎に対する適切な治療が可能となる。

保険メモ 抗トリコスポロン・アサヒ抗体は，ELISA法により，夏型過敏性肺炎の鑑別診断を目的として測定した場合に算定できる。なお，鑑別診断目的の対象患者は，厚生省特定疾患びまん性肺疾患調査研究班による「過敏性肺炎の診断の手引と診断基準」により，夏型過敏性肺炎が疑われる患者とする。

関連検査 末梢血液一般検査，末梢血液像，C反応性蛋白（CRP）

D012　65 判免 **873点**
鳥特異的IgG抗体　bird allergen-specific IgG antibody
レセ電：**160226750／鳥特異的IgG抗体**　血液

適応 鳥関連過敏性肺炎

意義 鳥関連過敏性肺炎の診断補助として，蛍光酵素免疫測定法（FEIA法）により血清中

又は血漿中の鳥抗原に対する特異的免疫グロブリンG（IgG）を測定する。

保険メモ　(1)　鳥特異的IgG抗体は，診察又は画像診断等により鳥関連過敏性肺炎が強く疑われる患者を対象として，EIA法により測定した場合に算定する。なお，本検査が必要と判断した医学的根拠を診療報酬明細書の摘要欄に記載する。

(2)　診療報酬明細書の「摘要」欄への記載事項
検査が必要と判断した医学的根拠を記載する。
レセ電：830100498／検査が必要と判断した医学的根拠（鳥特異的IgG抗体）；＊＊＊＊＊＊
<記載要領>

D012　66　判免　**12850点**
抗アデノ随伴ウイルス9型（AAV9）抗体
adeno-associated virus serotype 9 antibody
レセ電：**160224450／抗アデノ随伴ウイルス9型（AAV9）抗体**　血液

適応　脊髄性筋萎縮症

意義　脊髄性筋萎縮症におけるオナセムノゲン　アベパルボベクの適応を判定するための補助として，血清中の抗アデノ随伴ウイルス9型（AAV9）抗体を測定する。オナセムノゲン　アベパルボベクの適応は，抗AAV9抗体が陰性の患者に限られる。

保険メモ　◎厚生労働大臣が定める施設基準に適合しているものとして地方厚生局長等に届け出た保険医療機関において実施した場合に限り算定する。

(1)　抗アデノ随伴ウイルス9型（AAV9）抗体は，2歳未満の脊髄性筋萎縮症患者に対して，オナセムノゲンアベパルボベクの適応の判定の補助を目的として実施する場合に，原則として患者1人につき1回に限り算定できる。ただし，2回以上算定する場合は，その医療上の必要性について診療報酬明細書の摘要欄に記載する。

(2)　診療報酬明細書の「摘要」欄への記載事項
(2回以上算定する場合)
必要性を記載する。
レセ電：830100499／2回以上算定する必要性（抗アデノ随伴ウイルス9型（AAV9）抗体）；＊＊＊＊＊＊
<記載要領>

関連検査　遺伝学的検査（処理が複雑なもの）

【D013　肝炎ウイルス関連検査】

保険メモ　◎患者から1回に採取した血液を用いて本区分の3から14までに掲げる検査を3項目以上行った場合は，所定点数にかかわらず，検査の項目数に応じて次に掲げる点数により算定する。

イ　3項目　290点
ロ　4項目　360点
ハ　5項目以上　425点

3　HBs抗原，HBs抗体
4　HBe抗原，HBe抗体
5　HCV抗体定性・定量，HCVコア蛋白
6　HBc抗体半定量・定量
7　HCVコア抗体
8　HA-IgM抗体，HA抗体，HBc-IgM抗体
9　HCV構造蛋白及び非構造蛋白抗体定性，HCV構造蛋白及び非構造蛋白抗体半定量
10　HE-IgA抗体定性
11　HCV血清群別判定
12　HBVコア関連抗原（HBcrAg）
13　デルタ肝炎ウイルス抗体
14　HCV特異抗体価，HBVジェノタイプ判定

D013　1　判免　**29点**
HBs抗原定性・半定量　hepatitis B virus. surface antigen（HBsAg）
レセ電：**160046810／HBs抗原定性・半定量**　血液

適応　B型急性肝炎，B型慢性肝炎，ウイルス性肝炎，肝硬変症，肝癌，劇症肝炎

意義　HBs抗原はB型肝炎ウイルス粒子の表面を覆う蛋白で，抗原の血中出現の状況から急・慢性B型肝炎の診断，肝障害の判定などに用いる。また術前のB型肝炎感染症検査にも利用する。検出時間は短く，簡便な手法である。

保険メモ　HBs抗原定性・半定量は免疫クロマト法，赤血球凝集法，粒子凝集法，EIA法（簡易法），金コロイド凝集法による。

関連検査　HBe抗原，HBe抗体，HBc抗体，HBc-IgM抗体，HBV核酸定量

D013　2　判免　**32点**
HBs抗体定性　hepatitis B virus. surface antibody（HBsAb）
レセ電：**160195410／HBs抗体定性**　血液
HBs抗体半定量　hepatitis B virus. surface antibody（HBsAb）
レセ電：**160047410／HBs抗体半定量**　血液

適応　HBVキャリア，ウイルス性肝炎，B型急性肝炎，B型慢性肝炎，肝硬変症，肝癌，劇症肝炎

意義　B型肝炎感染の疑いがある場合，既往感染歴を調べるときやワクチン効果を判定するときなどに行う。既感染の場合は，HBs抗体と

免疫学的検査

HBe抗体が陽性で，抗原は陰性を示す。迅速かつ簡便な検査であるが，精密測定にくらべ感度は低い。

保険メモ　HBs抗体半定量は，赤血球凝集法，粒子凝集法，EIA法（簡易法），金コロイド凝集法による。

関連検査　HBe抗原，HBe抗体，HBc抗体，HBc-IgM抗体，HBV核酸定量

D013　3　㊓ 判免　88点
HBs抗原　hepatitis B virus. surface antigen (HBsAg)
レセ電：160049210／HBs抗原　血液

適応　HBVキャリア，ウイルス性肝炎，急性肝炎，慢性肝炎，肝硬変症，肝癌，劇症肝炎，手術前*

意義　肝機能障害があり，B型急性肝炎又はB型慢性肝炎感染が疑われる場合に実施する。また，B型肝炎ウイルスキャリア，術前の感染症検査などにも利用される。ECLIA法（電気化学発光免疫測定法）は，EIA法，RIA法と相関性があり約20分で判定結果が得られる。

保険メモ　(1)　免疫抑制剤の投与や化学療法を行う患者に対して，B型肝炎の再活性化を考慮し，当該治療開始前にHBs抗原，HBs抗体及びHBc抗体半定量・定量を同時に測定した場合は，患者1人につきそれぞれ1回に限り算定できる。

(2)　問：厚生労働省「難治性の肝・胆道疾患に関する調査研究」班劇症肝炎分科会および「肝硬変を含めたウイルス性肝疾患の治療の標準化に関する研究」班合同報告など，免疫抑制剤の投与や化学療法により発症するB型肝炎について，新たな知見が示されているところである。この中で示されているような，免疫抑制剤の投与や化学療法を行う患者又は行っている患者（肝炎症状がないものを含む）に対して，B型肝炎の再活性化を考慮して，HBs抗原を測定し，これを算定することは可能か。答：当該報告のガイドライン等を踏まえ，医学的に妥当かつ適切であれば，HBs抗原を測定し算定しても差し支えない。<事務連絡　20110916>

(3)　問：「疑義解釈資料の送付について（その9）」（平成23年9月16日付け事務連絡）において，「免疫抑制剤の投与や化学療法を行う患者又は行っている患者（肝炎症状がないものを含む。）に対して，B型肝炎の再活性化を考慮して，HBs抗原を測定し，これを算定することは可能か。」に対し，「当該報告のガイドライン等を踏まえ，医学的に妥当かつ適切であれば，HBs抗原を測定し算定しても差し支えない。」とあるが，C型慢性肝疾患の患者に対して抗C型肝炎ウイルス治療を行う場合においても，B型肝炎の再活性化が考慮されるが，この場合についてもHBs抗原を測定し，これを算定することは可能か。答：医学的に妥当かつ適切であれば，差し支えない。<事務連絡　20161117>

関連検査　HBe抗原，HBe抗体，HBc抗体，HBc-IgM抗体，HBV核酸定量

D013　3　㊓ 判免　88点
HBs抗体　hepatitis B virus. surface antibody (HBsAb)
レセ電：160049510／HBs抗体　血液

適応　肝機能障害，HBVキャリア，ウイルス性肝炎，B型急性肝炎，B型慢性肝炎，肝硬変症，肝癌，劇症肝炎

意義　肝機能障害があり，急・慢性B型肝炎の感染が疑われるとき，既感染症の確認やワクチンの効果，接種の判断を行う場合などに実施する。

保険メモ　免疫抑制剤の投与や化学療法を行う患者に対して，B型肝炎の再活性化を考慮し，当該治療開始前にHBs抗原，HBs抗体及びHBc抗体半定量・定量を同時に測定した場合は，患者1人につきそれぞれ1回に限り算定できる。

関連検査　HBe抗原，HBe抗体，HBc抗体，HBc-IgM抗体，HBV核酸定量

D013　4　㊓ 判免　98点
HBe抗原　hepatitis B virus. envelope antigen (HBeAg)
レセ電：160050010／HBe抗原　血液

適応　肝機能障害，HBVキャリア，ウイルス性肝炎，B型急性肝炎，B型慢性肝炎，肝硬変症，肝癌，劇症肝炎

意義　B型肝炎ウイルスの感染によるB型急性肝炎，B型慢性肝炎が疑われる場合，既感染の有無，B型肝炎無症候性キャリアなどを判断するときなどに用いる検査。

関連検査　HBs抗原，HBs抗体，HBc抗体，HBc-IgM抗体，HBV核酸定量，HBV核酸プレコア変異及びコアプロモーター変異検出

D013　4　㊓ 判免　98点
HBe抗体　hepatitis B virus. envelope antibody (HBeAb)
レセ電：160050110／HBe抗体　血液

適応　肝機能障害，HBVキャリア，ウイルス性肝炎，B型急性肝炎，B型慢性肝炎，肝硬変症，

劇症肝炎，肝細胞癌

意義 B型急性肝炎，B型慢性肝炎感染の疑いがある場合，B型肝炎無症候性キャリア，既感染などを確認するときなどに実施する。既感染ではHBs抗体，HBe抗体陽性で抗原は陰性を呈す。

関連検査 HBs抗原，HBs抗体，HBc抗体，HBc-IgM抗体，HBV核酸定量，HBV核酸プレコア変異及びコアプロモーター変異検出

D013 5 ㊇ 判免 **102点**
HCV抗体定性・定量 hepatitis C virus antibody（HCVAb）
レセ電：160118510／HCV抗体定性・定量
血液

適応 C型急性肝炎，C型慢性肝炎，ウイルス性肝炎，劇症肝炎，肝癌，肝細胞癌，肝硬変症，HCVキャリア

意義 C型肝炎ウイルスの感染を調べるスクリーニング検査である。急性C型肝炎の初期には陰性（感染後抗体が出現するまである程度期間を要する）のこともあるため，数週間後に改めて測定する必要がある。

関連検査 HCVコア蛋白，HCV構造蛋白及び非構造蛋白抗体，HCVコア抗体，HCV特異抗体価，HCV血清群別判定

D013 5 ㊇ 判免 **102点**
HCVコア蛋白 hepatitis C virus core protein
レセ電：160167750／HCVコア蛋白 血液

適応 C型急性肝炎，C型慢性肝炎，肝硬変症，肝細胞癌，HCVキャリア

意義 この検査はHCVの構造蛋白であるコア蛋白を定量的に測定する。血中のHCV量を知ることでインターフェロンの効果判定，C型慢性肝炎の経過観察，C型急性肝炎の治療効果の判定などに用いられる。

保険メモ HCVコア蛋白は，EIA法又はIRMA法による。

関連検査 HCV血清群別判定，HCV抗体，HCVコア抗体，HCV特異抗体価，HCV核酸検出，HCV核酸定量

D013 6 ㊇ 判免 **130点**
HBc抗体半定量・定量 hepatitis B virus. core antibody（HBcAb）
レセ電：160120710／HBc抗体半定量・定量
血液

適応 ウイルス性肝炎，肝機能障害，HBVキャリア，B型急性肝炎，B型慢性肝炎，肝硬変症，肝癌，劇症肝炎

意義 B型肝炎ウイルス感染，症状を確認するための検査。HBc抗体の多くはHBc-IgG抗体で，発症約1ヶ月後から血液中に出現し，3～4ヶ月後に最高値に達し，以後長年持続する。また，HBc-IgM抗体は，血中HBs抗原が陽性になった直後から血液中に出現し，数ヶ月で消失する。これら抗体の血中出現の様子からB型肝炎の診断を行う。

保険メモ (1) 免疫抑制剤の投与や化学療法を行う患者に対して，B型肝炎の再活性化を考慮し，当該治療開始前にHBs抗原，HBs抗体及びHBc抗体半定量・定量を同時に測定した場合は，患者1人につきそれぞれ1回に限り算定できる。

(2) HBc抗体半定量・定量とHBc-IgM抗体を同時に測定した場合は，一方の所定点数を算定する。

関連検査 HBs抗原，HBs抗体，HBe抗原，HBe抗体，HBc-IgM抗体，HBV核酸定量，HBV核酸プレコア変異及びコアプロモーター変異検出

D013 7 ㊇ 判免 **143点**
HCVコア抗体 hepatitis C virus core antibody
レセ電：160153850／HCVコア抗体 血液

適応 C型肝炎，C型慢性肝炎，急性肝炎，肝硬変症，劇症肝炎，肝癌

意義 本検査によるコア抗体価はHCV-RNAの存在，消長を鋭敏に反映しており，C型肝炎のRNA量を推定，治療効果の判定などに用いる。Jcc-2抗原のELISA法によるものとC22-3抗原のIRMA法によるものがある。

関連検査 HCV抗体，HCV特異抗体価，HCVコア蛋白，HCV構造蛋白及び非構造蛋白抗体，HCV血清群別判定，HCV核酸定量

D013 8 ㊇ 判免 **146点**
HA-IgM抗体 IgM hepatitis A virus antibody（IgM-HA Ab）
レセ電：160120910／HA-IgM抗体 血液

適応 A型肝炎，劇症肝炎，ウイルス性肝炎

意義 A型肝炎は発症初期血清にHA-IgM抗体が陽性であることで診断する。A型肝炎ウイルス（HAV）は発症前後の患者の糞便中に一過性に排泄され，血液中には1～4週間でHA-IgM抗体が現れる。測定方法はRIA法，EIA法などがある。

保険メモ HA抗体とHA-IgM抗体を同時に

測定した場合は，一方の所定点数のみを算定する。

関連検査　プロトロンビン時間（PT），総ビリルビン，直接ビリルビン，アルカリホスファターゼ（ALP），γ-グルタミルトランスフェラーゼ（γ-GT），アスパラギン酸アミノトランスフェラーゼ（AST），アラニンアミノトランスフェラーゼ（ALT），HA抗体，抱合型ビリルビン

D013　8　包　判免　**146点**
HA抗体　hepatitis A virus antibody（HAAb）
レセ電：**160120810／HA抗体**　血液

適応　A型肝炎，急性肝炎，劇症肝炎，ウイルス性肝炎，肝機能障害

意義　肝機能検査の異常などから，その原因の同定が困難な場合，A型肝炎などウイルス肝炎が疑われる場合に行う。

保険メモ　HA抗体とHA-IgM抗体を同時に測定した場合は，一方の所定点数のみを算定する。

関連検査　総ビリルビン，直接ビリルビン，アルカリホスファターゼ（ALP），γ-グルタミルトランスフェラーゼ（γ-GT），アスパラギン酸アミノトランスフェラーゼ（AST），アラニンアミノトランスフェラーゼ（ALT），HA-IgM抗体，抱合型ビリルビン

D013　8　包　判免　**146点**
HBc-IgM抗体　IgM hepatitis B virus. core antibody（IgM-HBc　Ab）
レセ電：**160121010／HBc-IgM抗体**　血液

適応　急性肝炎，ウイルス性肝炎，肝機能障害，HBVキャリア，肝硬変症，劇症肝炎，肝癌

意義　急性B型肝炎と無症候性キャリアの急性発症例や慢性肝炎の増悪例などの鑑別に有用である。高値の場合はB型急性肝炎である。測定方法はRIA法，EIA法がある。

保険メモ　HBc抗体半定量・定量とHBc-IgM抗体を同時に測定した場合は，一方の所定点数を算定する。

関連検査　HBs抗原，HBs抗体，HBe抗原，HBe抗体，HBV核酸定量，HBV核酸プレコア変異及びコアプロモーター変異検出

D013　9　包　判免　**160点**
HCV構造蛋白及び非構造蛋白抗体定性
hepatitis C virus antibody（HBC-2，3）
レセ電：**160154550／HCV構造蛋白及び非構造蛋白抗体定性**　血液
HCV構造蛋白及び非構造蛋白抗体半定量
hepatitis C virus antibody（HBC-2，3）
レセ電：**160195510／HCV構造蛋白及び非構造蛋白抗体半定量**　血液

適応　C型肝炎，C型慢性肝炎，肝硬変症

意義　受身赤血球凝集反応法による定性法は，血清又は血漿中のHCV関連抗体を検出するものである。C100-3抗原を用いた第一世代のEIA法と比較して，臨床的感度及び特異度に優れ，より早期にHCV関連抗原を検出できる利点がある。急性期のC型肝炎と慢性ウイルス肝炎の鑑別診断に特に有用である。

関連検査　HCV抗体，HCVコア蛋白，HCVコア抗体，HCV特異抗体価，HCV血清群別判定，HCV核酸定量

D013　10　包　判免　**210点**
HE-IgA抗体定性
レセ電：**160189450／HE-IgA抗体定性**　血液

適応　E型肝炎

意義　E型肝炎ウイルスの感染を診断できる初の検査。E型肝炎は激症化しやすいのでこれに対する慎重な対応が可能になるほか，成因不明の場合に行われていた薬剤性肝炎や自己免疫肝炎に対する諸検査が不要になる。また，肝機能が正常化すれば経過観察を終了できるなど，E型肝炎検査の意義は大きい。

D013　11　包　判免　**215点**
HCV血清群別判定　antigenitics of group 1,2 hepatitis C virus（HCV　Ab）
レセ電：**160162450／HCV血清群別判定**　血液

適応　C型肝炎

意義　本検査は遺伝子型特異型発現蛋白を用いたC14抗体測定による判定法であり，グループ1（C14-1），グループ2（C14-2）に対する抗体価をEIA法で測定し，インターフェロンの治療効果判定の指標とする検査である。グループ2の方がインターフェロンの有効率が高い。

保険メモ　HCV血清群別判定は，EIA法により，C型肝炎の診断が確定した患者に対して，C型肝炎の治療法の選択の目的で実施した場合に，患者1人につき1回に限り算定できる。

関連検査　HCV抗体，HCV核酸定量

D013 12 ㊓ 判免 **252点**
HBVコア関連抗原（HBcrAg） HB core-related antigen（HBcrAg）
レセ電：160182050／HBcrAg 血液

適応 B型急性肝炎，B型慢性肝炎
意義 本検査は，未治療例ではHBV核酸定量検査（HBV-DNA）との相関がよく，B型肝炎ウイルス感染の診断・モニタリングとして利用される。また，ラミブジンなどによる既治療例においてはHBV核酸定量値が陰性化しても陽性を示すことがあり，治療効果の判定に用いられる。B型肝炎ウイルスコア関連抗原は，HBV核酸定量よりも短時間で測定が可能なため，検査の迅速化の目的でも使用される。
保険メモ HBVコア関連抗原（HBcrAg）は，HBV感染の診断の補助及び治療効果の判定の目的で，血清又は血漿中のHBVコア関連抗原（HBcrAg）を測定した場合に1月に1回に限り算定する。なお，D023微生物核酸同定・定量検査のHBV核酸定量を同時に測定した場合は，主たるもののみ算定する。

D013 13 ㊓ 判免 **330点**
デルタ肝炎ウイルス抗体 hepatitis delta virus antibody（HDV Ab）
レセ電：160118610／デルタ肝炎ウイルス抗体 血液

適応 B型急性肝炎，B型慢性肝炎，劇症肝炎，肝硬変症，デルタ肝炎
意義 デルタ肝炎ウイルスはB型肝炎ウイルス（HBV）感染と同時又は重複して感染する不完全ウイルスで，この感染は劇症肝炎や慢性活動性肝炎の増悪要因として働く。感染早期に検出できる。
関連検査 アラニンアミノトランスフェラーゼ（ALT），HBs抗原，HBe抗原，HBe抗体，HBc-IgM抗体

D013 14 ㊓ 判免 **340点**
HCV特異抗体価 HCV specific antibody
レセ電：160153250／HCV特異抗体価 血液

適応 C型肝炎，C型慢性肝炎，ウイルス性肝炎，急性肝炎，肝硬変症，劇症肝炎，肝癌
意義 本検査は，4種のHCV特異抗原（5'-1-1，C100-3，C33c，C22-3）に対する抗体を検出するものである。反応バンド数及び各バンドの反応強度を観察することでHCV抗体陽性症例の解析を行うもの。
関連検査 HCV抗体，HCVコア抗体，HCVコア蛋白，HCV構造蛋白及び非構造蛋白抗体，HCV血清群別判定，HCV核酸定量

D013 14 ㊓ 判免 **340点**
HBVジェノタイプ判定 HBV (hepatitis B virus) genotype detection
レセ電：160189050／HBVジェノタイプ判定 血液

適応 B型肝炎
意義 HBs抗原陽性血清中のPreS2抗原エピトープを検出し，B型肝炎ウイルスジェノタイプA，B，C，Dを判定する。B型肝炎はジェノタイプによりインターフェロンの効果が異なるため，型によってその治療法が選択できる。
保険メモ HBVジェノタイプ判定は，B型肝炎の診断が確定した患者に対して，B型肝炎の治療法の選択の目的で実施した場合に，患者1人につき1回に限り算定できる。
関連検査 HBV核酸定量

【D014 自己抗体検査】

保険メモ ◎本区分の10から16まで，18，19，23及び37に掲げる検査を2項目又は3項目以上行った場合は，所定点数にかかわらず，それぞれ320点又は490点を算定する。

10	抗サイログロブリン抗体
11	抗甲状腺ペルオキシダーゼ抗体
12	抗Jo-1抗体定性，抗Jo-1抗体半定量，抗Jo-1抗体定量
13	抗RNP抗体定性，抗RNP抗体半定量，抗RNP抗体定量
14	抗Sm抗体定性，抗Sm抗体半定量，抗Sm抗体定量
15	C1q結合免疫複合体
16	抗Scl-70抗体定性，抗Scl-70抗体半定量，抗Scl-70抗体定量，抗SS-B／La抗体定性，抗SS-B／La抗体半定量，抗SS-B／La抗体定量
18	抗SS-A／Ro抗体定性，抗SS-A／Ro抗体半定量，抗SS-A／Ro抗体定量
19	抗RNAポリメラーゼⅢ抗体
23	抗ARS抗体
37	抗MDA5抗体，抗TIF1-γ抗体，抗Mi-2抗体

◎本区分の48及び49に掲げる検査については，厚生労働大臣が定める施設基準に適合しているものとして地方厚生局長等に届け出た保険医療機関において実施した場合に限り算定する。

48	抗HLA抗体（スクリーニング検査）
49	抗HLA抗体（抗体特異性同定検査）

D014 1 判免 11点
寒冷凝集反応 cold agglutination test
レセ電：160052710／寒冷凝集 血液

適応 寒冷凝集素症，マイコプラズマ肺炎，自己免疫性溶血性貧血
意義 4℃付近の低温で赤血球を凝集する抗体である寒冷凝集素（CA）の検査。寒冷凝集素症の診断に使われ，マイコプラズマ肺炎でも陽性となる。
関連検査 マイコプラズマ抗体，マイコプラズマ抗原，免疫電気泳動法

D014 2 判免 30点
リウマトイド因子（RF）定量 rheumatoid factor（RF）
レセ電：160195610／RF定量 血液

適応 関節リウマチ，全身性強皮症，皮膚筋炎，多発性筋炎，リウマチ熱，全身性エリテマトーデス
意義 リウマトイド因子（RF）は，関節リウマチ患者の血清中に出現する免疫グロブリンで，IgGに対する自己抗体とされている。リウマチ以外の関節症との判別に用いる。定量はラテックス凝集法（LA）による。
保険メモ (1) リウマトイド因子（RF）定量，抗ガラクトース欠損IgG抗体定性，同定量，マトリックスメタロプロテイナーゼ-3（MMP-3），C_1q結合免疫複合体，モノクローナルRF結合免疫複合体及びIgG型リウマトイド因子のうち3項目以上を併せて実施した場合には，主たるもの2つに限り算定する。
(2) 抗ガラクトース欠損IgG抗体定性，同定量と，リウマトイド因子（RF）定量を併せて実施した場合は，主たるもののみ算定する。
関連検査 赤血球沈降速度（ESR），C反応性蛋白（CRP），抗DNA抗体，血清補体価（CH_{50}），C_1q結合免疫複合体，IgG型リウマトイド因子，抗ガラクトース欠損IgG抗体

D014 3 判免 37点
抗サイログロブリン抗体半定量 thyroglobulin antibody
レセ電：160053510／抗サイログロブリン抗体半定量 血液

適応 橋本病，慢性甲状腺炎，甲状腺機能低下症，バセドウ病，甲状腺腫，甲状腺癌
意義 橋本病（慢性甲状腺炎）を診断するために用いられる検査。この抗体は甲状腺濾胞内コロイド成分であるサイログロブリンと反応する自己抗体である。受身粒子凝集反応で検出する。
関連検査 トリヨードサイロニン（T_3），甲状腺刺激ホルモン（TSH），サイロキシン（T_4），遊離サイロキシン（FT_4），サイログロブリン，甲状腺ラジオアイソトープ摂取率（RI），抗甲状腺マイクロゾーム抗体，抗甲状腺ペルオキシダーゼ抗体

D014 3 判免 37点
抗甲状腺マイクロゾーム抗体半定量 anti-micorosome antibody
レセ電：160176750／抗甲状腺マイクロゾーム抗体半定量 血液

適応 橋本病，慢性甲状腺炎，甲状腺機能低下症，バセドウ病，甲状腺腫，甲状腺癌
意義 橋本病（慢性甲状腺炎）を診断するために用いられる検査。この抗体は甲状腺細胞のマイクロゾーム分画と反応する自己抗体である。受身粒子凝集反応で検出する。
保険メモ 抗甲状腺ペルオキシダーゼ抗体を，抗甲状腺マイクロゾーム抗体半定量と併せて実施した場合は，主たるもののみ算定する。
関連検査 トリヨードサイロニン（T_3），甲状腺刺激ホルモン（TSH），サイロキシン（T_4），甲状腺ラジオアイソトープ摂取率（RI），抗サイログロブリン抗体，抗甲状腺ペルオキシダーゼ抗体

D014 4 判免 55点
Donath-Landsteiner試験 Donath-Landsteiner test（寒冷溶血）
レセ電：160009950／Donath-Landsteiner試験 血液

適応 発作性寒冷ヘモグロビン尿症
意義 発作性寒冷血色素尿症患者の血液中には寒冷溶血素（自己抗体）がある。この抗体は低温状態では溶血を起こさないが，37℃で溶血を起こす。これを利用し，患者血清をヒト赤血球と低温化で反応させ，再び加温して寒冷溶血素を確認する検査である。
関連検査 Coombs試験，寒冷凝集反応

免疫学的検査

D014　5 判免 **99点**

抗核抗体（蛍光抗体法）定性　anti nuclear antibody（ANA）

レセ電：**160182510／抗核抗体（蛍光抗体法）定性**　血液

抗核抗体（蛍光抗体法）半定量　anti nuclear antibody（ANA）

レセ電：**160195710／抗核抗体（蛍光抗体法）半定量**　血液

抗核抗体（蛍光抗体法）定量　anti nuclear antibody（ANA）

レセ電：**160195810／抗核抗体（蛍光抗体法）定量**　血液

適応　全身性エリテマトーデス，薬剤誘発性ループス，オーバーラップ症候群，混合性結合組織病，全身性強皮症，シェーグレン症候群，皮膚筋炎，多発性筋炎

意義　抗核抗体群（核蛋白，核酸，核小体等）を一括してスクリーニングする検査法で，抗体群のうちどれかが存在すれば陽性となる。自己免疫疾患，膠原病の診断に有用である。

関連検査　抗DNA抗体，抗Sm抗体，血清補体価（CH_{50}），C_1q結合免疫複合体，IgG型リウマトイド因子，抗カルジオリピンβ_2グリコプロテインI複合体抗体，抗セントロメア抗体，抗カルジオリピンIgG抗体，リウマトイド因子（RF），抗RNP抗体

D014　6 判免 **107点**

抗インスリン抗体　anti insulin antibody

レセ電：**160054110／抗インスリン抗体**　血液

適応　インスリン自己免疫症候群，1型糖尿病

意義　インスリンに対する抗体を調べる検査で，インスリン自己免疫症候群（低血糖症），インスリン治療を受けている患者が検査対象になる。

関連検査　ヘモグロビンA1c（HbA1c），グルコース，インスリン（IRI），C-ペプチド（CPR），グルカゴン，抗グルタミン酸デカルボキシラーゼ抗体（抗GAD抗体），抗IA-2抗体

D014　7 判免 **110点**

抗核抗体（蛍光抗体法を除く。）　anti nuclear antibody

レセ電：**160121210／抗核抗体（蛍光抗体法除く。）**　血液

適応　全身性エリテマトーデス，薬剤誘発性ループス，オーバーラップ症候群，混合性結合組織病，全身性強皮症，シェーグレン症候群，皮膚筋炎，多発性筋炎

意義　細胞核成分（核蛋白，核酸，ヒストン，核糖蛋白，核小体等）に対する自己抗体を検出する検査で，自己免疫性疾患，膠原病の診断に用いる。

関連検査　抗DNA抗体，抗SS-A／Ro抗体，抗RNP抗体，抗Sm抗体，抗SS-B／La抗体，抗Scl-70抗体，血清補体価（CH_{50}），モノクローナルRF結合免疫複合体，C_1q結合免疫複合体，IgG型リウマトイド因子，抗カルジオリピンβ_2グリコプロテインI複合体抗体，抗セントロメア抗体，抗カルジオリピンIgG抗体，リウマトイド因子（RF）

D014　8 判免 **111点**

抗ガラクトース欠損IgG抗体定性　anti galactosyl IgG antibody

レセ電：**160168750／抗ガラクトース欠損IgG抗体定性**　血液

抗ガラクトース欠損IgG抗体定量　anti galactosyl IgG antibody

レセ電：**160195910／抗ガラクトース欠損IgG抗体定量**　血液

適応　関節リウマチ

意義　関節リウマチ（RA）患者では，IgGに対する抗体であるリウマトイド因子（RF）が出現するが，本検査はガラクトース欠損IgGに対するリウマトイド因子類似の自己抗体を検出する。RA患者のIgGはガラクトース欠損により糖鎖異常を起こしている背景がある。

保険メモ　(1)　リウマトイド因子（RF）定量，抗ガラクトース欠損IgG抗体定性，同定量，マトリックスメタロプロテイナーゼ-3（MMP-3），C_1q結合免疫複合体，モノクローナルRF結合免疫複合体及びIgG型リウマトイド因子のうち3項目以上を併せて実施した場合には，主たるもの2つに限り算定する。

(2)　抗ガラクトース欠損IgG抗体定性，同定量は，ECLIA法又はレクチン酵素免疫測定法による。なお，リウマトイド因子（RF）定量を併せて実施した場合は，主たるもののみ算定する。

(3)　抗シトルリン化ペプチド抗体定性，同定量，抗ガラクトース欠損IgG抗体定性，同定量，マトリックスメタロプロテイナーゼ-3（MMP-3），C1q結合免疫複合体，モノクローナルRF結合免疫複合体及びIgG型リウマトイド因子のうち2項目以上を併せて実施した場合には，主たるもの1つに限り算定する。

関連検査　抗DNA抗体，抗核抗体，抗RNP

抗体，抗Sm抗体，IgG型リウマトイド因子，C反応性蛋白（CRP），血清補体価（CH_{50}），リウマトイド因子（RF）

D014　9　判免　116点
マトリックスメタロプロテイナーゼ-3（MMP-3）
matrix metalloproteinase-3
レセ電：160173150／MMP-3　血液

適応　関節リウマチ

意義　MMP-3は滑膜で産生される酵素蛋白で，関節破壊を予測する因子として，関節リウマチの活動性評価に有用である。

保険メモ　(1)　リウマトイド因子(RF)定量，抗ガラクトース欠損IgG抗体定性，同定量，マトリックスメタロプロテイナーゼ-3（MMP-3），C_1q結合免疫複合体，モノクローナルRF結合免疫複合体及びIgG型リウマトイド因子のうち3項目以上を併せて実施した場合には，主たるもの2つに限り算定する。
(2)　抗シトルリン化ペプチド抗体定性，同定量，抗ガラクトース欠損IgG抗体定性，同定量，マトリックスメタロプロテイナーゼ-3（MMP-3），C_1q結合免疫複合体，モノクローナルRF結合免疫複合体及びIgG型リウマトイド因子のうち2項目以上を併せて実施した場合には，主たるもの1つに限り算定する。

関連検査　抗ガラクトース欠損IgG抗体，IgG型リウマトイド因子，リウマトイド因子（RF）

D014　10　包　判免　136点
抗サイログロブリン抗体　anti thyroglobulin antibody（anti　Tg　Ab）
レセ電：160141750／抗サイログロブリン抗体　血液

適応　橋本病，慢性甲状腺炎，甲状腺機能低下症，バセドウ病，甲状腺腫，甲状腺癌

意義　甲状腺組織に対する自己抗体は，抗サイログロブリン抗体（ATG）と抗マイクロゾーム抗体（AMC）の2種類があり，橋本病，バセドウ病など自己免疫性甲状腺疾患で陽性となる。特に橋本病の診断に有用である。

関連検査　トリヨードサイロニン（T_3），サイロキシン（T_4），抗甲状腺ペルオキシダーゼ抗体，抗甲状腺マイクロゾーム抗体

D014　11　包　判免　138点
抗甲状腺ペルオキシダーゼ抗体　anti thyroid peroxidase antibody（anti　TPO　Ab）
レセ電：160157450／抗甲状腺ペルオキシダーゼ抗体　血液

適応　橋本病，慢性甲状腺炎，甲状腺機能低下症，バセドウ病，甲状腺腫，甲状腺癌

意義　甲状腺細胞マイクロゾーム分画中抗原（ペルオキシダーゼ）に反応する抗体を検出するもので，自己免疫性甲状腺疾患（特に橋本病）の鑑別診断，経過観察に用いる。

保険メモ　抗甲状腺ペルオキシダーゼ抗体を，抗甲状腺マイクロゾーム抗体半定量と併せて実施した場合は，主たるもののみ算定する。

関連検査　サイログロブリン，抗サイログロブリン抗体，トリヨードサイロニン（T_3），甲状腺刺激ホルモン（TSH），サイロキシン（T_4），遊離トリヨードサイロニン（FT_3），遊離サイロキシン（FT_4），抗TSHレセプター抗体（TRAb），甲状腺刺激抗体（TSAb）

D014　12　包　判免　140点
抗Jo-1抗体定性　anti Jo-1 antibody
レセ電：160152050／抗Jo-1抗体定性　血液
抗Jo-1抗体半定量　anti Jo-1 antibody
レセ電：160196010／抗Jo-1抗体半定量　血液
抗Jo-1抗体定量　anti Jo-1 antibody
レセ電：160196110／抗Jo-1抗体定量　血液

適応　多発性筋炎，皮膚筋炎

意義　抗Jo-1抗体は，抗ENA抗体の一つで多発性筋炎，皮膚筋炎の診断に有用である。

保険メモ　抗ARS抗体と抗Jo-1抗体定性，同半定量又は同定量を併せて実施した場合は主たるもののみ算定する。

関連検査　クレアチンキナーゼ（CK），ミオグロビン，抗DNA抗体，抗核抗体，抗RNP抗体，抗Sm抗体，抗SS-A／Ro抗体，抗Scl-70抗体，抗SS-B／La抗体

D014　13　包　判免　144点
抗RNP抗体定性　anti ribonucleoprotein antibody
レセ電：160145510／抗RNP抗体定性　血液
抗RNP抗体半定量　anti ribonucleoprotein antibody
レセ電：160196210／抗RNP抗体半定量　血液
抗RNP抗体定量　anti ribonucleoprotein antibody
レセ電：160196310／抗RNP抗体定量　血液

適応　混合性結合組織病，全身性エリテマトーデス，全身性強皮症，シェーグレン症候群，皮膚筋炎，多発性筋炎

意義　リポ核蛋白（RNP）に対する自己抗体で，抗U1-RNP抗体とも呼ばれる。本抗体は混合性結合組織病（MCTD）のマーカー抗体で，

レイノー病，非腎症SLE，皮膚血管炎などでも陽性となることがある。

関連検査 抗DNA抗体，抗核抗体，抗Sm抗体，リウマトイド因子（RF），血清補体価（CH_{50}），C_1q結合免疫複合体，IgG型リウマトイド因子

D014 14 ㊣ 判免 **147点**

抗Sm抗体定性 anti Sm antibody
レセ電：160145710／抗Sm抗体定性 血液

抗Sm抗体半定量 anti Sm antibody
レセ電：160196410／抗Sm抗体半定量 血液

抗Sm抗体定量 anti Sm antibody
レセ電：160196510／抗Sm抗体定量 血液

適応 全身性エリテマトーデス

意義 ヒストン核蛋白に対する自己抗体で，全身性エリテマトーデス（SLE）に感度は低い（20-30%）が特異性が高い。

関連検査 抗DNA抗体，抗核抗体，抗RNP抗体，抗カルジオリピンβ_2グリコプロテインI複合体抗体，抗セントロメア抗体，抗カルジオリピンIgG抗体

D014 15 ㊣ 判免 **153点**

C_1q結合免疫複合体 immune complex. C1q binding（IC）
レセ電：160119210／C1q結合免疫複合体 血液

適応 関節リウマチ，全身性エリテマトーデス，糸球体腎炎，シェーグレン症候群，結節性多発動脈炎，全身性強皮症

意義 免疫複合体（IC）は，補体を活性化して組織障害をおこす。全身性エリテマトーデス等の自己免疫疾患では，流血中に検出されることがある。本検査は，C_1qの結合活性を利用してICを検出するもの。

保険メモ (1) リウマトイド因子（RF）定量，抗ガラクトース欠損IgG抗体定性，同定量，マトリックスメタロプロテイナーゼ-3（MMP-3），C_1q結合免疫複合体，モノクローナルRF結合免疫複合体及びIgG型リウマトイド因子のうち3項目以上を併せて実施した場合には，主たるもの2つに限り算定する。

(2) 抗シトルリン化ペプチド抗体定性，同定量，抗ガラクトース欠損IgG抗体定性，同定量，マトリックスメタロプロテイナーゼ-3（MMP-3），C_1q結合免疫複合体，モノクローナルRF結合免疫複合体及びIgG型リウマトイド因子のうち2項目以上を併せて実施した場合には，主たるもの1つに限り算定する。

関連検査 血清補体価（CH_{50}），C_3，C_4，抗DNA抗体，抗RNP抗体，抗Sm抗体，IgG型リウマトイド因子，抗核抗体，リウマトイド因子（RF）

D014 16 ㊣ 判免 **157点**

抗Scl-70抗体定性 anti Scl-70 antibody
レセ電：160146010／抗Scl-70抗体定性 血液

抗Scl-70抗体半定量 anti Scl-70 antibody
レセ電：160197010／抗Scl-70抗体半定量 血液

抗Scl-70抗体定量 anti Scl-70 antibody
レセ電：160197110／抗Scl-70抗体定量 血液

適応 全身性強皮症

意義 DNAtopoisomerase I というDNA切断酵素に対する自己抗体である。全身性強皮症において感度はあまり高くない（30～40%）が，同症のマーカー抗体として用いられる。

関連検査 抗核抗体，抗DNA抗体，抗RNP抗体，抗Sm抗体，抗SS-A／Ro抗体，抗SS-B／La抗体，抗カルジオリピンβ_2グリコプロテインI複合体抗体，抗セントロメア抗体，抗カルジオリピンIgG抗体

D014 16 ㊣ 判免 **157点**

抗SS-B／La抗体定性 anti Sjogren syndrome B / La antibody
レセ電：160146110／抗SS-B／La抗体定性 血液

抗SS-B／La抗体半定量 anti Sjogren syndrome B / La antibody
レセ電：160196810／抗SS-B／La抗体半定量 血液

抗SS-B／La抗体定量 anti Sjogren syndrome B / La antibody
レセ電：160196910／抗SS-B／La抗体定量 血液

適応 シェーグレン症候群，全身性エリテマトーデス，オーバーラップ症候群，混合性結合組織病，全身性強皮症，皮膚筋炎，多発性筋炎，関節リウマチ

意義 核内に存在するSS-B／La抗原に対する自己抗体で，抗SS-A／Ro抗体と同様の意義を有するが，よりシェーグレン症候群に特異性が高いとされている。

関連検査 抗核抗体，抗SS-A／Ro抗体，抗DNA抗体，抗RNP抗体，抗Sm抗体，抗Scl-70抗体，抗カルジオリピンβ_2グリコプロテインI複合体抗体，抗セントロメア抗体，抗カルジオリピンIgG抗体

D014　17 判免 159点
抗DNA抗体定量　anti native DNA antibody / anti deoxyribonucleic acid antibody
レセ電：160197210／抗DNA抗体定量　血液
抗DNA抗体定性　anti native DNA antibody / anti deoxyribonucleic acid antibody
レセ電：160054310／抗DNA抗体定性　血液

適応　全身性エリテマトーデス，オーバーラップ症候群，混合性結合組織病

意義　DNAに対する自己抗体で，全身性エリテマトーデス（SLE）の診断と経過観察に用いる。抗2本鎖DNA（dsDNA）抗体と抗1本鎖DNA（ssDNA）抗体があり，SLEで陽性率が高いのは前者である。

関連検査　抗核抗体，抗Sm抗体，血清補体価（CH_{50}），C_1q結合免疫複合体，抗RNP抗体，IgG型リウマトイド因子，抗カルジオリピンβ_2グリコプロテインI複合体抗体，抗セントロメア抗体，抗カルジオリピンIgG抗体，リウマトイド因子（RF）

D014　18 包 判免 161点
抗SS-A／Ro抗体定性　anti Sjogren syndrome A / Ro antibody
レセ電：160145910／抗SS-A／Ro抗体定性　血液
抗SS-A／Ro抗体半定量　anti Sjogren syndrome A / Ro antibody
レセ電：160196610／抗SS-A／Ro抗体半定量　血液
抗SS-A／Ro抗体定量　anti Sjogren syndrome A / Ro antibody
レセ電：160196710／抗SS-A／Ro抗体定量　血液

適応　シェーグレン症候群，全身性エリテマトーデス，混合性結合組織病，全身性強皮症，多発性筋炎，皮膚筋炎，関節リウマチ

意義　核内と細胞質に存在するSS-A／Ro抗原に対する自己抗体で，シェーグレン症候群，全身性エリテマトーデスなどで陽性となる。乾燥症状に関連している。

関連検査　抗RNP抗体，抗Sm抗体，抗SS-B／La抗体，抗DNA抗体，抗Scl-70抗体，抗カルジオリピンβ_2グリコプロテインI複合体抗体，抗セントロメア抗体，抗カルジオリピンIgG抗体，抗核抗体

D014　19 包 判免 170点
抗RNAポリメラーゼⅢ抗体　serum anti-RNA polymerase 3 antibody
レセ電：160188550／抗RNAポリメラーゼ3抗体　血液

適応　強皮症，強皮症腎クリーゼ

意義　強皮症は，皮膚硬化の範囲が全身におよぶびまん型と，肘及び膝より遠位に限られる限局型に分類される。抗RNAポリメラーゼⅢ抗体は，びまん型の全身性強皮症に特異性が高く，腎クリーゼと関連がある。

保険メモ　(1)　抗RNAポリメラーゼⅢ抗体は，びまん性型強皮症の確定診断を目的として行った場合に，1回を限度として算定できる。また，その際陽性と認められた患者に関し，腎クリーゼのリスクが高い者については治療方針の決定を目的として行った場合に，また，腎クリーゼ発症後の者については病勢の指標として測定した場合に，それぞれ3月に1回を限度として算定できる。

(2)　診療報酬明細書の摘要欄に前回の実施日（初回の場合は初回である旨）を記載する。

(3)　診療報酬明細書の「摘要」欄への記載事項（算定回数が複数月に1回又は年1回のみとされている検査を実施した場合）
前回の実施年月日（初回の場合は初回である旨）を記載する
レセ電：850190025／前回実施年月日（抗RNAポリメラーゼ3抗体）;（元号）yy”年”mm”月”dd”日”
レセ電：820190025／初回（抗RNAポリメラーゼ3抗体）
<記載要領>

関連検査　抗Scl-70抗体，抗セントロメア抗体，抗好中球細胞質ミエロペルオキシダーゼ抗体（MPO-ANCA）

D014　20 判免 174点
抗セントロメア抗体定量　anti centromere antibody
レセ電：160197310／抗セントロメア抗体定量　血液
抗セントロメア抗体定性　anti centromere antibody
レセ電：160163950／抗セントロメア抗体定性　血液

適応　原発性胆汁性肝硬変，強皮症，原発性胆汁性胆管炎，全身性強皮症

意義　染色体セントロメアの部分に存在する

抗原と反応する自己抗体で，全身性強皮症の亜型のCREST型（特に手指・顔面の皮膚硬化症）に特異的な抗体である。原発性胆汁性胆管炎(旧称：原発性胆汁性肝硬変）でも陽性を示すが低率である。

保険メモ　抗セントロメア抗体定量又は同定性は，原発性胆汁性胆管炎又は強皮症の診断又は治療方針の決定を目的に用いた場合に限り算定できる。

関連検査　抗核抗体，抗SS-A／Ro抗体，抗RNP抗体，抗Sm抗体，抗DNA抗体，抗ミトコンドリア抗体，抗Scl-70抗体，抗SS-B／La抗体

D014　21　判免　**181点**

抗ミトコンドリア抗体定性　anti mitochondria antibody（AMA）

レセ電：160054510／**抗ミトコンドリア抗体定性**　血液

抗ミトコンドリア抗体半定量　anti mitochondria antibody（AMA）

レセ電：160203310／**抗ミトコンドリア抗体半定量**　血液

適応　原発性胆汁性胆管炎

意義　細胞内のミトコンドリアと反応する自己抗体で，原発性胆汁性胆管炎（PBC）での陽性率，特異度とも高いため，PBCの鑑別診断上重要である。抗ミトコンドリア抗体はM1～M9まで9種類あるが，PBCに特異的で，高頻度，高力価で検出されるのは抗M2抗体である。

関連検査　抗核抗体，抗セントロメア抗体，アルカリホスファターゼ（ALP），γ-グルタミルトランスフェラーゼ（γ-GT），ロイシンアミノペプチダーゼ（LAP），アスパラギン酸アミノトランスフェラーゼ（AST），アラニンアミノトランスフェラーゼ（ALT），抗LKM-1抗体

D014　22　判免　**189点**

抗ミトコンドリア抗体定量　anti mitochondria antibody（AMA）

レセ電：160197510／**抗ミトコンドリア抗体定量**　血液

適応　原発性胆汁性胆管炎

意義　細胞内のミトコンドリアと反応する自己抗体で，原発性胆汁性胆管炎（PBC）での陽性率，特異度とも高いため，PBCの鑑別診断上重要である。抗ミトコンドリア抗体はM1～M9まで9種類あるが，PBCに特異的で，高頻度，高力価で検出されるのは抗M2抗体である。

関連検査　抗核抗体，抗セントロメア抗体，アルカリホスファターゼ（ALP），γ-グルタミルトランスフェラーゼ（γ-GT），ロイシンアミノペプチダーゼ（LAP），アスパラギン酸アミノトランスフェラーゼ（AST），アラニンアミノトランスフェラーゼ（ALT），抗LKM-1抗体

D014　23　包　判免　**190点**

抗ARS抗体　anti-aminoacyl tRNA synthetase antibody

レセ電：160202650／**抗ARS抗体**　血液

適応　多発性筋炎，皮膚筋炎

意義　多発性筋炎・皮膚筋炎（PM／DM）の診断に用いられる自己抗体である。

保険メモ　抗ARS抗体と抗Jo-1抗体定性，同半定量又は同定量を併せて実施した場合は主たるもののみ算定する。

関連検査　抗Jo-1抗体，抗RNP抗体，抗SS-B／La抗体，抗SS-A／Ro抗体，抗DNA抗体

D014　24　判免　**193点**

抗シトルリン化ペプチド抗体定性　anti-cytclic citrullinated peptide antibodies（anti-CCP-Ab）

レセ電：160181150／**抗シトルリン化ペプチド抗体定性**　血液

抗シトルリン化ペプチド抗体定量　anti-cytclic citrullinated peptide antibodies（anti-CCP-Ab）

レセ電：160197410／**抗シトルリン化ペプチド抗体定量**　血液

適応　関節リウマチ

意義　シトルリン化環状ペプチドを抗原として検出される抗体で，関節リウマチに特異的に認められる。リウマイド因子（RF）と同等の感度とより高い特異度を有する。特にRF陰性患者における測定意義は高い。

保険メモ　(1)　抗シトルリン化ペプチド抗体定性又は同定量は，以下のいずれかの場合に算定できる。

(ア)　関節リウマチと確定診断できない者に対して診断の補助として検査を行った場合に，原則として1回を限度として算定できる。ただし，当該検査結果が陰性の場合においては，3月に1回に限り算定できる。なお，当該検査を2回以上算定するに当たっては，検査値を診療報酬明細書の摘要欄に記載する。

(イ)　(ア)とは別に，関節リウマチに対する治療薬の選択のために行う場合においては，患者1人につき原則として1回に限り算定す

る。ただし，臨床症状・検査所見等の変化を踏まえ，再度治療薬を選択する必要がある場合においては，6月に1回に限り算定できる。なお，当該検査を2回以上算定するに当たっては，その医学的な必要性を診療報酬明細書の摘要欄に記載する。

(2) 抗シトルリン化ペプチド抗体定性，同定量，抗ガラクトース欠損IgG抗体定性，同定量，マトリックスメタロプロテイナーゼ-3（MMP-3），C_1q結合免疫複合体，モノクローナルRF結合免疫複合体及びIgG型リウマトイド因子のうち2項目以上を併せて実施した場合には，主たるもの1つに限り算定する。

(3) 診療報酬明細書の「摘要」欄への記載事項
（関節リウマチの確定診断がつかず抗シトルリン化ペプチド抗体定性又は定量を2回以上算定する場合）
「未確」と表示し，当該検査の実施年月日及び検査値をすべて記載する。
レセ電：850100171／検査の実施年月日（抗シトルリン化ペプチド抗体定性；(元号) yy”年”mm”月”dd”日”
レセ電：850100172／検査の実施年月日（抗シトルリン化ペプチド抗体定量）;(元号) yy”年”mm”月”dd”日”
レセ電：842100050／未確　検査値（抗シトルリン化ペプチド抗体定性）；＊＊＊＊＊＊
レセ電：842100051／未確　検査値（抗シトルリン化ペプチド抗体定量）；＊＊＊＊＊＊
（再度治療薬を選択する必要があり抗シトルリン化ペプチド抗体定性又は定量を2回以上算定する場合）
その医学的な必要性を記載する。
レセ電：830100128／検査を2回以上算定する医学的な必要性（抗シトルリン化ペプチド抗体定性）；＊＊＊＊＊＊
レセ電：830100129／検査を2回以上算定する医学的な必要性（抗シトルリン化ペプチド抗体定量）；＊＊＊＊＊＊
<記載要領>

関連検査　IgG型リウマトイド因子，抗ガラクトース欠損IgG抗体，リウマトイド因子（RF）

D014　25 判免　**194点**
モノクローナルRF結合免疫複合体　immune complex. monoclonal rheumatoid factor
レセ電：160143750／モノクローナルRF結合免疫複合体　血液

適応　関節リウマチ，全身性エリテマトーデス，膠原病，糸球体腎炎，シェーグレン症候群，結節性多発動脈炎，全身性強皮症

意義　免疫複合体（IC）は，全身性エリテマトーデス（SLE）などの自己免疫疾患の診断・治療経過観察に用いる。本検査はマウスモノクローナルリウマトイド因子を利用した方法である。

保険メモ　(1) リウマトイド因子（RF）定量，抗ガラクトース欠損IgG抗体定性，同定量，マトリックスメタロプロテイナーゼ-3（MMP-3），C_1q結合免疫複合体，モノクローナルRF結合免疫複合体及びIgG型リウマトイド因子のうち3項目以上を併せて実施した場合には，主たるもの2つに限り算定する。
(2) 抗シトルリン化ペプチド抗体定性，同定量，抗ガラクトース欠損IgG抗体定性，同定量，マトリックスメタロプロテイナーゼ-3（MMP-3），C_1q結合免疫複合体，モノクローナルRF結合免疫複合体及びIgG型リウマトイド因子のうち2項目以上を併せて実施した場合には，主たるもの1つに限り算定する。

関連検査　C_1q結合免疫複合体，抗DNA抗体，血清補体価（CH_{50}），抗RNP抗体，抗Sm抗体，IgG型リウマトイド因子，抗核抗体，リウマトイド因子（RF）

D014　26 判免　**198点**
IgG型リウマトイド因子　rheumatoid factor-IgG（IgG-RF）
レセ電：160151650／IgG型リウマトイド因子　血液

適応　関節リウマチ

意義　IgG型リウマトイド因子を測定するものである。関節リウマチ（RA）において，通常のリウマトイド因子（主にIgM型）検査に補助的に用いる。

保険メモ　(1) リウマトイド因子（RF）定量，抗ガラクトース欠損IgG抗体定性，同定量，マトリックスメタロプロテイナーゼ-3（MMP-3），C_1q結合免疫複合体，モノクローナルRF結合免疫複合体及びIgG型リウマトイド因子のうち3項目以上を併せて実施した場合には，主たるもの2つに限り算定する。

(2)　抗シトルリン化ペプチド抗体定性，同定量，抗ガラクトース欠損IgG抗体定性，同定量，マトリックスメタロプロテイナーゼ-3（MMP-3），C_1q結合免疫複合体，モノクローナルRF結合免疫複合体及びIgG型リウマトイド因子のうち2項目以上を併せて実施した場合には，主たるもの1つに限り算定する。

関連検査　抗核抗体，C反応性蛋白（CRP），血清補体価（CH_{50}），C_1q結合免疫複合体，抗ガラクトース欠損IgG抗体，リウマトイド因子（RF）

D014　27	判免　214点
抗TSHレセプター抗体（TRAb） thyroid stimulating hormone binding inhibitor immunoglobulins / TSH receptor antibody (TRAb)	
レセ電：160035810／TRAb	血液

適応　バセドウ病，甲状腺機能亢進症，甲状腺機能低下症

意義　バセドウの診断に利用される。標識TSHとTSH受容体の結合阻害をみている（RRA法）ため，TSH結合阻害免疫グロブリン（TBII）とも呼ばれる。近年は，標識TSHの替わりに抗TSH受容体モノクロナール抗体を用いる測定法（ECLIA法による）もある。甲状腺刺激機能をみる甲状腺刺激抗体（TSAb）とは区別される。

保険メモ　抗TSHレセプター抗体（TRAb）及び甲状腺刺激抗体（TSAb）を同時に行った場合は，いずれか一方のみ算定する。

関連検査　カルシトニン，抗サイログロブリン抗体，遊離トリヨードサイロニン（FT_3），遊離サイロキシン（FT_4），甲状腺刺激抗体（TSAb）

D014　28	判免　215点
抗LKM-1抗体 anti-liver-kidney-microsome type1 antibodies	
レセ電：160173250／抗LKM-1抗体	血液

適応　自己免疫性肝炎

意義　肝や腎のミクロゾーム分画に対する自己抗体で，自己免疫性肝炎の2型の診断のために測定する。

保険メモ　(1)　抗LKM-1抗体は，ウイルス肝炎，アルコール性肝障害及び薬剤性肝障害のいずれでもないことが確認され，かつ，抗核抗体陰性の自己免疫性肝炎が強く疑われる患者を対象として測定した場合に限り算定できる。

(2)　本検査を実施した場合は，診療報酬明細書の摘要欄に抗核抗体陰性を確認した年月日を記載する。

(3)　診療報酬明細書の「摘要」欄への記載事項
抗核抗体陰性を確認した年月日を記載する。
レセ電：850100173／抗核抗体陰性確認年月日（抗LKM-1抗体）；（元号）yy”年”mm”月”dd”日”
＜記載要領＞

関連検査　抗核抗体，抗平滑筋抗体，抗ミトコンドリア抗体，アルカリホスファターゼ（ALP），γ-グルタミルトランスフェラーゼ（γ-GT），アスパラギン酸アミノトランスフェラーゼ（AST），アラニンアミノトランスフェラーゼ（ALT），抗セントロメア抗体

D014　29	判免　223点
抗カルジオリピンβ2グリコプロテインI複合体抗体 anti cardiolipin-beta2 glycoprotein 1 complex antibody	
レセ電：160154350／抗カルジオリピンβ2グリコプロテインI複合体抗体	血液

適応　抗リン脂質抗体症候群，動脈血栓症，静脈血栓症，習慣流産，全身性エリテマトーデス

意義　抗リン脂質抗体症候群（APS）に特異的に出現するカルジオリピンとβ_2グリコプロテインIとの複合体に対する自己抗体を定量的に検出するもので，抗リン脂質抗体症候群の診断に役立つ。

保険メモ　(1)　抗カルジオリピンβ_2グリコプロテインI複合体抗体と抗カルジオリピンIgG抗体，抗カルジオリピンIgM抗体，抗β_2グリコプロテインIIgG抗体又は抗β_2グリコプロテインIIgM抗体を併せて実施した場合は，主たるもののみ算定する。

(2)　抗カルジオリピンIgM抗体と抗カルジオリピンβ_2グリコプロテインI複合体抗体及び抗リン脂質抗体検査のいずれか2つ以上を併せて実施した場合は，主たるもののみ算定する。

(3)　抗β_2グリコプロテインIIgG抗体と抗カルジオリピンβ_2グリコプロテインI複合体抗体及び抗リン脂質抗体検査のいずれか2つ以上を併せて実施した場合は，主たるもののみ算定する。

(4)　抗β_2グリコプロテインIIgM抗体と抗カルジオリピンβ_2グリコプロテインI複合体抗体及び抗リン脂質抗体検査のいずれか2つ以上を併せて実施した場合は，主たるもののみ算定する。

関連検査　抗DNA抗体，抗核抗体，梅毒血清反応（STS），梅毒トレポネーマ抗体，梅毒トレポネーマ抗体（FTA-ABS試験），抗RNP抗

体，抗Sm抗体，抗Scl-70抗体，ループスアンチコアグラント，抗カルジオリピンIgM抗体，抗β_2グリコプロテインⅡIgG抗体，抗β_2グリコプロテインⅡIgM抗体

D014　30　判免　226点
抗カルジオリピンIgG抗体　anti cardiolipin antibody-IgG（anti-CLAb）
レセ電：160164050／抗カルジオリピンIgG抗体　血液

適応　抗リン脂質抗体症候群，動脈血栓症，静脈血栓症，習慣流産，全身性エリテマトーデス

意義　リン脂質であるカルジオリピンに対する抗体で，抗リン脂質抗体症候群の診断に使われる。全身性エリテマトーデス（SLE）でも陽性を示すことがある。

保険メモ　(1)　抗カルジオリピンIgG抗体，抗カルジオリピンIgM抗体，抗β_2グリコプロテインⅠIgG抗体及び抗β_2グリコプロテインⅠIgM抗体を併せて実施した場合は，主たるもの3つに限り算定する。
(2)　抗カルジオリピンβ_2グリコプロテインⅠ複合体抗体と抗カルジオリピンIgG抗体，抗カルジオリピンIgM抗体，抗β_2グリコプロテインⅡIgG抗体又は抗β_2グリコプロテインⅡIgM抗体を併せて実施した場合は，主たるもののみ算定する。

関連検査　抗核抗体，梅毒血清反応（STS），梅毒トレポネーマ抗体，梅毒トレポネーマ抗体（FTA-ABS試験），抗RNP抗体，抗Sm抗体，抗Scl-70抗体，ループスアンチコアグラント，抗カルジオリピンIgM抗体，抗β_2グリコプロテインⅡIgG抗体，抗β_2グリコプロテインⅡIgM抗体

D014　30　判免　226点
抗カルジオリピンIgM抗体　anti cardiolipin antibody-IgM
レセ電：160228750／抗カルジオリピンIgM抗体　血液

適応　抗リン脂質抗体症候群，動脈血栓症，静脈血栓症，習慣流産，全身性エリテマトーデス

意義　抗リン脂質抗体症候群の診断の補助として，IgM型の抗カルジオリピン抗体を測定する。

保険メモ　(1)　抗カルジオリピンIgM抗体は，抗リン脂質抗体症候群の診断を目的として，ELISA法又はCLIA法により実施した場合に，一連の治療につき2回に限り算定する。
(2)　抗カルジオリピンIgG抗体，抗カルジオリピンIgM抗体，抗β_2グリコプロテインⅠIgG抗体及び抗β_2グリコプロテインⅠIgM抗体を併せて実施した場合は，主たるもの3つに限り算定する。
(3)　抗カルジオリピンβ_2グリコプロテインⅠ複合体抗体と抗カルジオリピンIgG抗体，抗カルジオリピンIgM抗体，抗β_2グリコプロテインⅡIgG抗体又は抗β_2グリコプロテインⅡIgM抗体を併せて実施した場合は，主たるもののみ算定する。

関連検査　抗カルジオリピンβ_2グリコプロテインⅠ複合体抗体，抗カルジオリピンIgG抗体，ループスアンチコアグラント，抗β_2グリコプロテインⅡIgG抗体，抗β_2グリコプロテインⅡIgM抗体

D014　30　判免　226点
抗β_2グリコプロテインⅡIgG抗体　anti beta2 glycoprotein 1 antibody-IgG
レセ電：160228850／抗β2グリコプロテインⅡIgG抗体　血液

適応　抗リン脂質抗体症候群，動脈血栓症，静脈血栓症，習慣流産，全身性エリテマトーデス

意義　抗リン脂質抗体症候群の診断の補助として，IgG型の抗β_2グリコプロテインⅠ抗体を測定する。

保険メモ　(1)　抗β_2グリコプロテインⅠIgG抗体は，抗リン脂質抗体症候群の診断を目的として，CLEIA法又はCLIA法により実施した場合に，一連の治療につき2回に限り算定する。
(2)　抗カルジオリピンIgG抗体，抗カルジオリピンIgM抗体，抗β_2グリコプロテインⅠIgG抗体及び抗β_2グリコプロテインⅠIgM抗体を併せて実施した場合は，主たるもの3つに限り算定する。
(3)　抗カルジオリピンβ_2グリコプロテインⅠ複合体抗体と抗カルジオリピンIgG抗体，抗カルジオリピンIgM抗体，抗β_2グリコプロテインⅡIgG抗体又は抗β_2グリコプロテインⅡIgM抗体を併せて実施した場合は，主たるもののみ算定する。

関連検査　抗カルジオリピンβ_2グリコプロテインⅠ複合体抗体，抗カルジオリピンIgG抗体，ループスアンチコアグラント，抗カルジオリピンIgM抗体，抗β_2グリコプロテインⅡIgM抗体

D014　30 判免 **226点**
抗β_2グリコプロテインIIgM抗体　anti beta2 glycoprotein 1 antibody-IgM
レセ電：160228950／抗β2グリコプロテインIIgM抗体　血液

適応　抗リン脂質抗体症候群，動脈血栓症，静脈血栓症，習慣流産，全身性エリテマトーデス

意義　抗リン脂質抗体症候群の診断の補助として，IgM型の抗β_2グリコプロテインI抗体を測定する。

保険メモ　(1)　抗β_2グリコプロテインＩIgM抗体は，抗リン脂質抗体症候群の診断を目的として，CLEIA法又はCLIA法により実施した場合に，一連の治療につき2回に限り算定する。
(2)　抗カルジオリピンIgG抗体，抗カルジオリピンIgM抗体，抗β_2グリコプロテインＩIgG抗体及び抗β_2グリコプロテインＩIgM抗体を併せて実施した場合は，主たるもの3つに限り算定する。
(3)　抗カルジオリピンβ_2グリコプロテインＩ複合体抗体と抗カルジオリピンIgG抗体，抗カルジオリピンIgM抗体，抗β_2グリコプロテインIIgG抗体又は抗β_2グリコプロテインIIgM抗体を併せて実施した場合は，主たるもののみ算定する。

関連検査　抗カルジオリピンβ_2グリコプロテインI複合体抗体，抗カルジオリピンIgG抗体，ループスアンチコアグラント，抗カルジオリピンIgM抗体，抗β_2グリコプロテインIIgG抗体

D014　31 判免 **239点**
IgG_2（TIA法によるもの）　Immunoglobulin G2
レセ電：160205750／IgG2（TIA法）　血液

適応　原発性免疫不全症候群

意義　IgGには4つのサブクラスがあるが，IgG_2を欠損する小児は気道感染症を反復しやすいので，このサブクラスを測定する意義がある。本検査は，免疫比濁法（TIA法）により，血清又は血漿中のIgG_2を測定する。

保険メモ　IgG_2（TIA法によるもの）及びIgG_2（ネフェロメトリー法によるもの）は，原発性免疫不全等を疑う場合に算定する。これらを併せて実施した場合は，IgG_2（TIA法によるもの）により算定する。

関連検査　抗カルジオリピンIgG抗体，抗TSHレセプター抗体（TRAb），IgG_4

D014　32 判免 **251点**
抗好中球細胞質ミエロペルオキシダーゼ抗体（MPO-ANCA）　anti neutrophil cytoplasmic myeloperoxidase antibody
レセ電：160167850／MPO-ANCA　血液

適応　急速進行性糸球体腎炎，顕微鏡的多発血管炎，多発血管炎性肉芽腫症，アレルギー性肉芽腫性血管炎，ANCA関連血管炎

意義　抗好中球細胞質抗体（ANCA）のうち，ミエロペルオキシダーゼに対する抗体（MPO-ANCA）を定量する検査である。半月体形成腎炎や巣状壊死性腎炎などの病態診断，生検の適応判断，予後判定に有用である。

保険メモ　(1)　抗好中球細胞質ミエロペルオキシダーゼ抗体（MPO-ANCA）は，ELISA法，CLEIA法，ラテックス免疫比濁法又はFIA法により，急速進行性糸球体腎炎の診断又は経過観察のために測定した場合に算定する。
(2)　問：D014自己抗体検査の抗好中球細胞質ミエロペルオキシダーゼ抗体（MPO-ANKA）については，「急速進行性糸球体腎炎の診断又は経過観察のために測定した場合に算定する。」とあるが，「ANCA関連血管炎」，「顕微鏡的多発血管炎」，「アレルギー性肉芽腫性血管炎」又は「ウェジナー肉芽腫症」の診断又は経過観察のために測定した場合であっても算定できるか。答：傷病名等から急速進行性糸球体腎炎であることが医学的に判断できる場合には算定して差し支えない。＜事務連絡　20140331＞

関連検査　尿素窒素，クレアチニン，抗糸球体基底膜抗体（抗GBM抗体），抗好中球細胞質プロテイナーゼ3抗体（PR3-ANCA）

D014　33 判免 **252点**
抗好中球細胞質プロテイナーゼ3抗体（PR3-ANCA）　cytoplasmic-anti-neutrophil cytoplasmic antibody（ANCA）
レセ電：160197710／PR3-ANCA　血液

適応　急速進行性糸球体腎炎，多発血管炎性肉芽腫症

意義　好中球細胞質に対する自己抗体（ANCA）のうち，細胞質を均一に顆粒状に染める抗体を細胞質性好中球細胞質抗体（C-ANCA）という。本検査はその対応抗原であるプロテナーゼ-3（PR-3）に対する反応を測定する。多発血管炎性肉芽腫症の診断に使われる。

関連検査　末梢血液像，抗好中球細胞質ミエロペルオキシダーゼ抗体（MPO-ANCA），抗糸

球体基底膜抗体（抗GBM抗体）

D014 34 判免 262点
抗糸球体基底膜抗体（抗GBM抗体） anti glomerular basement membrane antibody
レセ電：160169050／抗GBM抗体 血液

適応 グッドパスチャー症候群，抗糸球体基底膜腎炎

意義 糸球体基底膜（GBM）に反応する自己抗体で，抗GBM抗体腎炎（急速進行性糸球体腎炎），グッドパスチャー症候群（肺出血を伴う糸球体腎炎）の診断に使われる。

保険メモ 抗糸球体基底膜抗体（抗GBM抗体）は，抗糸球体基底膜抗体腎炎及びグッドパスチャー症候群の診断又は治療方針の決定を目的として行った場合に限り算定する。

関連検査 抗好中球細胞質ミエロペルオキシダーゼ抗体（MPO-ANCA），抗好中球細胞質プロテイナーゼ3抗体（PR3-ANCA）

D014 35 判免 265点
ループスアンチコアグラント定量 lupus anti-coagulant
レセ電：160197610／ループスアンチコアグラント定量 血液

適応 抗リン脂質抗体症候群

意義 ループスアンチコアグラント（LA）は，抗リン脂質抗体に属し，抗カルジオリピン抗体とともに抗リン脂質抗体症候群（習慣流産，動静脈血栓症）の診断マーカーである。多くのステップでリン脂質が関与する血液凝固反応を用いて定量測定される。

保険メモ ループスアンチコアグラント定量及び同定性は，希釈ラッセル蛇毒試験法又はリン脂質中和法により，抗リン脂質抗体症候群の診断を目的として行った場合に限り算定する。

関連検査 抗カルジオリピンβ_2グリコプロテインI複合体抗体，活性化部分トロンボプラスチン時間（APTT），抗カルジオリピンIgG抗体，抗カルジオリピンIgM抗体，抗β_2グリコプロテインIIgG抗体，抗β_2グリコプロテインIIgM抗体

D014 35 判免 265点
ループスアンチコアグラント定性 lupus anti-coagulant
レセ電：160169150／ループスアンチコアグラント定性 血液

適応 抗リン脂質抗体症候群

意義 ループスアンチコアグラント（LA）は，抗リン脂質抗体に属し，抗カルジオリピン抗体とともに抗リン脂質抗体症候群（習慣流産，動静脈血栓症）の診断マーカーである。多くのステップでリン脂質が関与する血液凝固反応を用いて定性的に検出される。

保険メモ ループスアンチコアグラント定量及び同定性は，希釈ラッセル蛇毒試験法又はリン脂質中和法により，抗リン脂質抗体症候群の診断を目的として行った場合に限り算定する。

関連検査 活性化部分トロンボプラスチン時間（APTT），抗カルジオリピンIgG抗体，抗カルジオリピンIgM抗体，抗β_2グリコプロテインIIgG抗体，抗β_2グリコプロテインIIgM抗体

D014 36 判免 270点
抗デスモグレイン3抗体 anti-desmoglein 3 antibody in serum
レセ電：160175350／抗デスモグレイン3抗体 血液

適応 天疱瘡，尋常性天疱瘡，水疱性類天疱瘡

意義 自己免疫性水疱症である天疱瘡では，上皮細胞間成分であるデスモグレインに対する自己抗体（抗デスモグレイン1抗体又は抗デスモグレイン3抗体）がみられる。抗デスモグレイン3抗体が陽性であれば，尋常性天疱瘡と診断できる。

保険メモ (1) 抗デスモグレイン3抗体は，ELISA法又はCLEIA法により，天疱瘡の鑑別診断又は経過観察中の治療効果判定を目的として測定した場合に算定できる。なお，鑑別診断目的の対象患者は，厚生労働省難治性疾患政策研究事業研究班による「天疱瘡診断基準」により，天疱瘡が強く疑われる患者とする。
(2) 尋常性天疱瘡の患者に対し，経過観察中の治療効果判定の目的で，本検査と抗デスモグレイン1抗体を併せて測定した場合は，主たるもののみ算定する。
(3) 天疱瘡又は水疱性類天疱瘡の鑑別診断の目的で，抗デスモグレイン1抗体，抗デスモグレイン3抗体及び抗BP180-NC16a抗体同時測定と抗デスモグレイン3抗体若しくは抗BP180-NC16a抗体又は抗デスモグレイン1抗体を併せて測定した場合は，主たるもののみ算定する。

関連検査 抗デスモグレイン1抗体，抗BP180-NC16a抗体，抗デスモグレイン1抗体，抗デスモグレイン3抗体及び抗BP180-NC16a抗体同時測定

D014 36 判免 270点
抗BP180-NC16a抗体 serum anti-BP180NC16a antibody
レセ電：160181650／抗BP180-NC16a抗体
血液

適応 水疱性類天疱瘡，天疱瘡

意義 水疱性類天疱瘡は，表皮真皮結合に重要な役割を果たす蛋白質BP180に対する自己抗体により発現する。本検査はその一つであるBP180NC16a抗体を測定する。

保険メモ (1) 抗BP180-NC16a抗体は，ELISA法又はCLEIA法により，水疱性類天疱瘡の鑑別診断又は経過観察中の治療効果判定を目的として測定した場合に算定できる。
(2) 天疱瘡又は水疱性類天疱瘡の鑑別診断の目的で，抗デスモグレイン1抗体，抗デスモグレイン3抗体及び抗BP180-NC16a抗体同時測定と抗デスモグレイン3抗体若しくは抗BP180-NC16a抗体又は抗デスモグレイン1抗体を併せて測定した場合は，主たるもののみ算定する。

関連検査 抗デスモグレイン1抗体，抗デスモグレイン3抗体，抗デスモグレイン1抗体，抗デスモグレイン3抗体及び抗BP180-NC16a抗体同時測定

D014 37 包 判免 270点
抗MDA5抗体 Anti-melanoma differentiation associated gene 5 antibody
レセ電：160209150／抗MDA5抗体 血液

適応 皮膚筋炎，多発性筋炎

意義 ELISA法により測定される。抗MDA5抗体陽性の皮膚筋炎は皮膚症状はあるが，筋炎はなく，急速進行性間質性肺炎を合併しやすい特徴をもつ。

保険メモ 抗MDA5抗体，抗TIF1-γ抗体及び抗Mi-2抗体は，厚生労働省難治性疾患克服研究事業自己免疫疾患に関する調査研究班による「皮膚筋炎診断基準」を満たす患者において，ELISA法により測定した場合に算定できる。

関連検査 抗ARS抗体，抗Jo-1抗体，抗RNP抗体，抗核抗体，抗Mi-2抗体，抗TIF1-γ抗体

D014 37 包 判免 270点
抗TIF1-γ抗体 Anti-transcriptional intermediary factor 1-gamma antibody
レセ電：160209350／抗TIF1-γ抗体 血液

適応 皮膚筋炎，多発性筋炎

意義 ELISA法により測定される。抗TIF1-γ抗体陽性の皮膚筋炎は悪性腫瘍を合併しやすい特徴をもつ。

保険メモ 抗MDA5抗体，抗TIF1-γ抗体及び抗Mi-2抗体は，厚生労働省難治性疾患克服研究事業自己免疫疾患に関する調査研究班による「皮膚筋炎診断基準」を満たす患者において，ELISA法により測定した場合に算定できる。

関連検査 抗ARS抗体，抗Jo-1抗体，抗RNP抗体，抗核抗体，抗MDA5抗体，抗Mi-2抗体

D014 37 包 判免 270点
抗Mi-2抗体 Anti-Mi-2 antibody
レセ電：160209250／抗Mi-2抗体 血液

適応 皮膚筋炎，多発性筋炎

意義 ELISA法により測定される。抗Mi-2抗体陽性の皮膚筋炎はステロイド治療が奏功し，間質性肺炎の合併が少ないという特徴をもつ。

保険メモ 抗MDA5抗体，抗TIF1-γ抗体及び抗Mi-2抗体は，厚生労働省難治性疾患克服研究事業自己免疫疾患に関する調査研究班による「皮膚筋炎診断基準」を満たす患者において，ELISA法により測定した場合に算定できる。

関連検査 抗ARS抗体，抗Jo-1抗体，抗RNP抗体，抗核抗体，抗MDA5抗体，抗TIF1-γ抗体

D014 38 判免 290点
抗好中球細胞質抗体（ANCA）定性 cytoplasmic-anti-neutrophil cytoplasmic antibody（ANCA）
レセ電：160153950／ANCA定性 血液

適応 急速進行性糸球体腎炎，顕微鏡的多発血管炎，多発血管炎性肉芽腫症，アレルギー性肉芽腫性血管炎，ANCA関連血管炎

意義 好中球細胞質に対する自己抗体（ANCA）のうち，細胞質を均一に顆粒状に染める抗体を細胞質性好中球細胞質抗体（C-ANCA）という。多発血管炎性肉芽腫症で高率に検出され，特異度も高い。

関連検査 末梢血液像，抗好中球細胞質ミエロペルオキシダーゼ抗体（MPO-ANCA），抗糸球体基底膜抗体（抗GBM抗体）

D014 39 判免 300点
抗デスモグレイン1抗体 anti-desmoglein 1 antibody in serum
レセ電：160175250／抗デスモグレイン1抗体
血液

適応 天疱瘡，落葉状天疱瘡，水疱性類天疱瘡

意義 自己免疫性水疱症である天疱瘡では，

上皮細胞間成分であるデスモグレインに対する自己抗体（抗デスモグレイン1抗体又は抗デスモグレイン3抗体）がみられる。抗デスモグレイン1抗体が陽性で，抗デスモグレイン3抗体が陰性であれば，落葉状天疱瘡と診断する。

保険メモ　(1)　抗デスモグレイン1抗体は，ELISA法又はCLEIA法により，天疱瘡の鑑別診断又は経過観察中の治療効果判定を目的として測定した場合に算定できる。なお，鑑別診断目的の対象患者は，厚生労働省難治性疾患政策研究事業研究班による「天疱瘡診断基準」により，天疱瘡が強く疑われる患者とする。

(2)　落葉状天疱瘡の患者に対し，経過観察中の治療効果判定の目的で，本検査と抗デスモグレイン3抗体を併せて測定した場合は，主たるもののみ算定する。

(3)　天疱瘡又は水疱性類天疱瘡の鑑別診断の目的で，抗デスモグレイン1抗体，抗デスモグレイン3抗体及び抗BP180-NC16a抗体同時測定と抗デスモグレイン3抗体若しくは抗BP180-NC16a抗体又は抗デスモグレイン1抗体を併せて測定した場合は，主たるもののみ算定する。

関連検査　抗デスモグレイン3抗体，抗BP180-NC16a抗体，抗デスモグレイン1抗体，抗デスモグレイン3抗体及び抗BP180-NC16a抗体同時測定

D014　40　判免　330点
甲状腺刺激抗体（TSAb）　thyroid stimulating antibody
レセ電：160162550／TSAb　血液

適応　バセドウ病，甲状腺機能亢進症

意義　甲状腺細胞上のTSHレセプターに結合し，甲状腺を刺激する甲状腺刺激性自己抗体（TSAb）を測定する検査である。本検査は，患者血清を処理したイムノグロブリン分画とブタ甲状腺細胞を反応させ，cAMPの濃度からTSAb活性を測定するもので，TRAb（TSHレセプター抗体）よりもバセドウ病に対する特異度は高い。

保険メモ　抗TSHレセプター抗体（TRAb）及び甲状腺刺激抗体（TSAb）を同時に行った場合は，いずれか一方のみ算定する。

関連検査　トリヨードサイロニン（T_3），甲状腺刺激ホルモン（TSH），サイロキシン（T_4），遊離サイロキシン（FT_4），遊離トリヨードサイロニン（FT_3），抗TSHレセプター抗体（TRAb），抗サイログロブリン抗体，抗甲状腺ペルオキシダーゼ抗体，抗甲状腺マイクロゾーム抗体

D014　41　判免　377点
IgG_4　Immunoglobulin G4
レセ電：160185410／IgG4　血液

適応　自己免疫性膵炎，ミクリッツ病，IgG_4関連疾患

意義　自己免疫性膵炎をはじめとするIgG4が関与する一連の疾患（IgG4関連疾患）の診断のために測定される。

保険メモ　IgG_4は，ネフェロメトリー法又はTIA法による。

関連検査　Bence Jones蛋白同定，クリオグロブリン，特異的IgE，非特異的IgE

D014　42　判免　388点
IgG_2（ネフェロメトリー法によるもの）　Immunoglobulin G2
レセ電：160205150／IgG2（ネフェロメトリー法）　血液

適応　原発性免疫不全症候群

意義　血清又は血漿中のIgG_2をネフェロメトリー法により測定し，IgGサブクラス欠損・欠乏症を診断する。

保険メモ　IgG_2（TIA法によるもの）及びIgG_2（ネフェロメトリー法によるもの）は，原発性免疫不全等を疑う場合に算定する。これらを併せて実施した場合は，IgG_2（TIA法によるもの）により算定する。

関連検査　IgG_4

D014　43　判免　460点
抗GM1IgG抗体　anti-GM1IgG antibody
レセ電：160181450／抗GM1IgG抗体　血液

適応　ギラン・バレー症候群

意義　ギラン・バレー症候群ではガングリオシドに対する自己抗体がみられる。その一つ抗GM1IgG抗体は，他の神経疾患では低値か検出されないため，検出されればギラン・バレー症候群の可能性が高くなる。

保険メモ　抗GM1IgG抗体は，ELISA法により，進行性筋力低下又は深部腱反射低下等のギラン・バレー症候群が疑われる所見が見られる場合において，診断時に1回に限り算定でき，経過観察時は算定できない。

D014　43　判免　460点
抗GQ1bIgG抗体　anti-GQ1bIgG antibody
レセ電：160181550／抗GQ1bIgG抗体　血液

適応　ミラーフィッシャー症候群

意義　ガングリオシドGQ1bに対する自己抗

体で，ギラン・バレー症候群の亜型であるフィッシャー症候群の診断に用いられる。

保険メモ　抗GQ1bIgG抗体は，ELISA法により，眼筋麻痺又は小脳性運動失調等のフィッシャー症候群が疑われる場合において，診断時に1回に限り算定でき，経過観察時は算定できない。

D014　44　判免　490点
抗デスモグレイン1抗体、抗デスモグレイン3抗体及び抗BP180-NC16a抗体同時測定　Combined measurement of anti-desmoglein 1 antibody in serum, anti-desmoglein 3 antibody in serum and serum anti-BP180NC16a antibody
レセ電：160215450／抗デスモグレイン1，3及び抗BP180-NC16a抗体同時測定　血液

適応　天疱瘡，水疱性類天疱瘡

意義　自己免疫性水疱症（天疱瘡・水疱性類天疱瘡）を天疱瘡が疑われる疾患から鑑別するための検査で，間接蛍光抗体法（IF法）で行われる。

保険メモ　(1)　抗デスモグレイン1抗体，抗デスモグレイン3抗体及び抗BP180-NC16a抗体同時測定は，天疱瘡又は水疱性類天疱瘡が疑われる患者に対して，間接蛍光抗体法（IF法）により，鑑別診断を目的として測定した場合に算定できる。なお，天疱瘡についての鑑別診断目的の対象患者は，厚生労働省　難治性疾患政策研究事業研究班による「天疱瘡診断基準」により，天疱瘡が強く疑われる患者とする。
(2)　天疱瘡又は水疱性類天疱瘡の鑑別診断の目的で，本検査と抗デスモグレイン3抗体若しくは抗BP180-NC16a抗体又は抗デスモグレイン1抗体を併せて測定した場合は，主たるもののみ算定する。

関連検査　抗デスモグレイン3抗体，抗BP180-NC16a抗体，抗デスモグレイン1抗体

D014　45　判免　775点
抗アセチルコリンレセプター抗体（抗AChR抗体）　anti acetylcholine receptor antibody
レセ電：160118410／抗AChR抗体　血液

適応　重症筋無力症

意義　抗アセチルコリンレセプター抗体（抗AChR抗体）は，重症筋無力症に特異的な自己抗体である。アセチルコリンレセプターとヘビ神経毒との結合を阻害する抗体（阻害型）とその非阻害型を測定する。眼筋型より全身型筋無力症の陽性率が高い。

保険メモ　(1)　抗アセチルコリンレセプター抗体（抗AChR抗体）は，重症筋無力症の診断又は診断後の経過観察の目的で行った場合に算定できる。
(2)　本検査と抗筋特異的チロシンキナーゼ抗体を併せて測定した場合は，主たるもののみ算定する。

関連検査　髄液一般検査，抗筋特異的チロシンキナーゼ抗体

D014　46　判免　970点
抗グルタミン酸レセプター抗体　Glutamine receptor autoantibody
レセ電：160182610／抗グルタミン酸レセプター抗体　血液

適応　ラスムッセン脳炎，持続性部分てんかん，オプソクローヌス・ミオクローヌス症候群

意義　中枢神経内で重要な役割を担っているグルタミン酸受容体の自己抗体である。ラスムッセン脳炎などで検出されており，この自己抗体の測定は，疾患の診断の補助として使用される。

保険メモ　抗グルタミン酸レセプター抗体は，ラスムッセン脳炎，小児の慢性進行性持続性部分てんかん又はオプソクローヌス・ミオクローヌス症候群の診断の補助として行った場合に，月1回を限度として算定できる。

D014　47　判免　1000点
抗アクアポリン4抗体　anti-aquaporin4 antibody
レセ電：160202250／抗アクアポリン4抗体　血液

適応　視神経脊髄炎

意義　視神経に炎症を起こす疾患のうち，予後の悪いとされる視神経脊髄炎（NMO）の診断に使われる。

保険メモ　(1)　抗アクアポリン4抗体は，ELISA法により視神経脊髄炎の診断（治療効果判定を除く）を目的として測定した場合に算定できる。なお，当該検査の結果は陰性であったが，臨床症状・検査所見等の変化を踏まえ，視神経脊髄炎が強く疑われる患者に対して，疾患の診断を行う必要があり，当該検査を再度実施した場合においても算定できる。ただし，この場合，前回の検査実施日及び検査を再度実施する医学的な必要性について診療報酬明細書の摘要欄に記載する。
(2)　診療報酬明細書の「摘要」欄への記載事項（抗アクアポリン4抗体を再度実施した場合）

前回の検査実施日及び検査を再度実施する医学的な必要性を記載する。
レセ電：850100174／前回実施年月日（抗アクアポリン4抗体）；（元号）yy”年”mm”月”dd”日”
レセ電：830100130／再度実施する医学的な必要性（抗アクアポリン4抗体）；＊＊＊＊＊＊
<記載要領>

関連検査　髄液一般検査，精密視野検査，中心フリッカー試験

D014　47 判免　**1000点**
抗筋特異的チロシンキナーゼ抗体　anti-muscle-specific tyrosine kinase antibody
レセ電：**160202350／抗筋特異的チロシンキナーゼ抗体**　血液

適応　重症筋無力症
意義　重症筋無力症が疑われる抗アセチルコリンレセプター抗体陰性の患者に対して測定される。
保険メモ　(1)　抗筋特異的チロシンキナーゼ抗体は，RIA法により重症筋無力症の診断又は診断後の経過観察を目的として測定した場合に算定できる。
(2)　本検査と抗アセチルコリンレセプター抗体（抗AChR抗体）を併せて測定した場合は，主たるもののみ算定する。
関連検査　抗アセチルコリンレセプター抗体（抗AChR抗体），髄液一般検査，テンシロンテスト

D014　47 判免　**1000点**
抗P／Q型電位依存性カルシウムチャネル抗体（抗P／Q型VGCC抗体）　anti-P/Q-type voltage-gated calcium channel (P/Q-type VGCC) antibody
レセ電：**160228350／抗P／Q型VGCC抗体**　血液

適応　ランバート・イートン筋無力症候群*
意義　ランバート・イートン筋無力症候群の診断の補助として，測定される。
保険メモ　(1)　抗P／Q型電位依存性カルシウムチャネル抗体（抗P／Q型VGCC抗体）は，ランバート・イートン筋無力症候群の診断を目的として，RIA法により測定した場合に算定する。
(2)　本検査は，臨床症状によりランバート・イートン筋無力症候群が疑われる患者であって，反復刺激誘発筋電図検査において異常所見を認める患者を対象として実施した場合に限り算定できる。ただし，医学的な必要性から反復刺激誘発筋電図検査において異常所見を認めない患者を対象として実施する場合には，診療報酬明細書の摘要欄にその詳細な理由を記載する。
(3)　診療報酬明細書の「摘要」欄への記載事項
（反復刺激誘発筋電図検査において異常所見を認めない患者を対象として実施する場合）
その詳細な理由を記載する。
レセ電：830100504／医学的な必要性（抗P／Q型電位依存性カルシウムチャネル抗体（抗P／Q型VGCC抗体））；＊＊＊＊＊＊
<記載要領>

関連検査　誘発筋電図

D014　48 判免　**1000点**
抗HLA抗体（スクリーニング検査）　anti-human leukocyte antigen antibody (screening test)
レセ電：**160211910／抗HLA抗体（スクリーニング検査）**　血液

適応　肺移植後，心移植後，肝移植後，膵移植後，小腸移植後，腎移植後，抗体関連拒絶反応*
意義　ドナーとレシピエントのHLAがミスマッチの移植において，レシピエントが獲得する抗HLA抗体を検出することは抗体関連拒絶反応の診断に有用となる。本検査は，複数のHLA抗原に対する反応を調べることで，抗HLA抗体の有無をスクリーニングするものである。
保険メモ　◎厚生労働大臣が定める施設基準に適合しているものとして地方厚生局長等に届け出た保険医療機関において実施した場合に算定する。
(1)　抗HLA抗体（スクリーニング検査）は，肺移植，心移植，肝移植，膵移植，小腸移植若しくは腎移植後の患者又は日本臓器移植ネットワークに移植希望者として登録された患者であって，輸血歴や妊娠歴等から医学的に既存抗体陽性が疑われるものに対して実施した場合に，原則として1年に1回に限り算定する。ただし，抗体関連拒絶反応を強く疑う場合等，医学的必要性がある場合には，1年に1回に限り更に算定できる。なお，この場合においては，その理由及び医学的な必要性を診療録及び診療報酬明細書の摘要欄に記載する。
(2)　診療報酬明細書の摘要欄に前回の実施日（初回の場合は初回である旨）を記載する。
(3)　診療報酬明細書の「摘要」欄への記載事項
（1年に2回以上実施する場合）
その理由及び医学的な必要性を記載する。

レセ電：830100131／1年に2回以上実施する医学的な必要性（抗HLA抗体（スクリーニング検査））；＊＊＊＊＊＊
<記載要領>
(4)　診療報酬明細書の「摘要」欄への記載事項（算定回数が複数月に1回又は年1回のみとされている検査を実施した場合）
前回の実施年月日（初回の場合は初回である旨）を記載する
レセ電：850190026／前回実施年月日（抗HLA抗体（スクリーニング検査））；（元号）yy”年”mm”月”dd”日”
レセ電:820190026／初回(抗HLA抗体(スクリーニング検査))
<記載要領>

D014　49　判免　**4850点**
抗HLA抗体（抗体特異性同定検査） anti-human leukocyte antigen antibody (specific antibody identification test)
レセ電：160212010／抗HLA抗体（抗体特異性同定検査）　血液

適応　抗体関連拒絶反応*

意義　抗HLA抗体（スクリーニング検査）が陽性になった際に，単独のHLA抗原に対する反応を調べ，ドナーのHLA特異的な抗体を同定する。

保険メモ　◎厚生労働大臣が定める施設基準に適合しているものとして地方厚生局長等に届け出た保険医療機関において実施した場合に算定する。
(1)　抗HLA抗体（抗体特異性同定検査）は，抗HLA抗体（スクリーニング検査）によって陽性が確認された症例について，抗体関連拒絶反応の確定診断を目的に行われた場合，又は抗HLA抗体獲得の確定を目的に行われた場合に算定する。ただし，抗体関連拒絶反応と診断された患者の経過観察時に行った場合又は日本臓器移植ネットワークに移植希望者として登録された患者であって，抗HLA抗体検査（抗体特異性同定検査）の結果が陽性であったものに対して脱感作療法を行った場合には，1年に2回に限り更に算定できる。なお，この場合においては，その理由及び医学的な必要性を診療録及び診療報酬明細書の摘要欄に記載する。
(2)　診療報酬明細書の摘要欄に前回の実施日（初回の場合は初回である旨）を記載する。
(3)　診療報酬明細書の「摘要」欄への記載事項（1年に2回以上実施する場合）
その理由及び医学的な必要性を記載する。
レセ電：830100132／1年に2回以上実施する医学的な必要性（抗HLA抗体（抗体特異性同定検査））；＊＊＊＊＊＊
<記載要領>
(4)　診療報酬明細書の「摘要」欄への記載事項（算定回数が複数月に1回又は年1回のみとされている検査を実施した場合）
前回の実施年月日（初回の場合は初回である旨）を記載する
レセ電：850190027／前回実施年月日（抗HLA抗体（抗体特異性同定検査））；（元号）yy”年”mm”月”dd”日”
レセ電：820190027／初回（抗HLA抗体（抗体特異性同定検査））
<記載要領>
(5)　問：D014自己抗体検査の抗HLA抗体（抗体特異性同定検査）について，留意事項通知において示されている「脱感作療法」とは具体的に何を指すのか。答：現時点では，日本移植学会の「臓器移植抗体陽性診療ガイドライン2023」に示されているもののうち，抗CD20モノクローナル抗体投与によるもの，又は人免疫グロブリン製剤投与によるものを指す。
<事務連絡　20240328>

【D015　血漿蛋白免疫学的検査】

D015　1　判免　**16点**
C反応性蛋白（CRP）定性 c-reactive protein（CRP）
レセ電：160054610／CRP定性　血液

適応　細菌感染症，心筋梗塞，悪性腫瘍，膠原病，外傷，亜急性甲状腺炎

共用基準範囲（JCCLS）
0.00～0.14mg／dL

意義　急性期蛋白の一つで，細菌感染症，膠原病，心筋梗塞，悪性腫瘍，外科手術後などの急性炎症や組織崩壊が起こると血中に増加する。他の急性期蛋白と比べ，鋭敏に病態を反映するため，炎症，組織崩壊性疾患の診断，経過判定に用いられる。

保険メモ　血清アミロイドA蛋白（SAA）をC反応性蛋白（CRP）定性又はC反応性蛋白（CRP）と併せて測定した場合は，主たるもののみ算定する。

関連検査　赤血球沈降速度（ESR），末梢血液一般検査，蛋白分画，抗ストレプトキナーゼ（ASK），トランスサイレチン（プレアルブミン），α_2-マクログロブリン，α_1-アンチトリプシン，リウマトイド因子（RF），インターロイキン-6

（IL-6）

D015　1 ㊣ 判免 **16点**
C反応性蛋白（CRP）c-reactive protein（CRP）
レセ電：160054710／CRP　血液

適応 細菌感染症，心筋梗塞，悪性腫瘍，膠原病，外傷，亜急性甲状腺炎

共用基準範囲（JCCLS）

0.00～0.14mg／dL

意義 C反応性蛋白（CRP）は，急性期蛋白の一つで，細菌感染症，膠原病，心筋梗塞，悪性腫瘍，外科手術後などの急性炎症や組織崩壊が起こると血中に増加する。他の急性期蛋白と比べ，鋭敏に病態を反映するため，炎症，組織崩壊性疾患の診断，経過判定に用いられる。定量法の検査には免疫比濁法（TIA法），レーザーネフェロメトリー法，ラテックス凝集免疫測定法などがある。

保険メモ 血清アミロイドA蛋白（SAA）をC反応性蛋白（CRP）定性又はC反応性蛋白（CRP）と併せて測定した場合は，主たるもののみ算定する。

関連検査 赤血球沈降速度（ESR），末梢血液一般検査，末梢血液像，α_1-アンチトリプシン，蛋白分画，ハプトグロビン，α_1-酸性糖蛋白測定，抗ストレプトキナーゼ（ASK），トランスサイレチン（プレアルブミン），α_2-マクログロブリン，リウマトイド因子（RF），インターロイキン-6（IL-6）

D015　2 判免 **30点**
赤血球コプロポルフィリン定性 RBC coproporphyrin（RBCCP）
レセ電：160114310／赤血球コプロポルフィリン定性　血液

適応 鉛中毒，ポルフィリン症，肝疾患

意義 コプロポルフィリンは，ヘム合成の中間代謝産物であるポルフィリン体の一つである。ポルフィリン症，鉛中毒，貧血などでヘム合成に異常が起こるとポルフィリン体が血中に増加する。

関連検査 鉄（Fe），δアミノレブリン酸（δ-ALA），ポルフォビリノゲン，ウロポルフィリン，赤血球プロトポルフィリン

D015　2 判免 **30点**
グルコース-6-ホスファターゼ（G-6-Pase）glucose-6-phosphatase
レセ電：160020810／G-6-Pase　血液

適応 肝腫大，腎腫大，低血糖，糖原病1型

意義 G-6-Paseは，グルコース-6-リン酸に関与する酵素で，糖原病1型（フォン・ギールケ病）の診断に用いる。先天的にこの酵素欠乏症である糖原病1型は，新生児から乳幼児期に肝腫大，腎腫大，低血糖，アシドーシス，高尿酸血症などを引き起こす。

関連検査 アルカリホスファターゼ（ALP），コリンエステラーゼ（ChE），乳酸デヒドロゲナーゼ（LD），アスパラギン酸アミノトランスフェラーゼ（AST），アラニンアミノトランスフェラーゼ（ALT）

D015　3 判免 **34点**
グルコース-6-リン酸デヒドロゲナーゼ（G-6-PD）定性 glucose-6-phosphate dehydrogenase
レセ電：160022710／G-6-PD定性　血液

適応 溶血性貧血，G6PD欠乏性貧血

意義 G-6-PDは，グルコース-6-リン酸脱水素酵素のことで赤血球中に含まれる酵素である。この酵素欠乏症は，感染症や酸化作用のある薬剤（サルファ剤，スルホンアミド，ニトロフラントイン，抗マラリア剤）の投与で，急性溶血性貧血を惹起する。

関連検査 末梢血液像，赤血球抵抗試験，総ビリルビン，直接ビリルビン，乳酸デヒドロゲナーゼ（LD），γ-グルタミルトランスフェラーゼ（γ-GT），クレアチンキナーゼ（CK），アスパラギン酸アミノトランスフェラーゼ（AST），アラニンアミノトランスフェラーゼ（ALT），LDアイソザイム，ハプトグロビン，CK-MB，心室筋ミオシン軽鎖Ⅰ，ミオグロビン，抱合型ビリルビン

D015　3 判免 **34点**
赤血球プロトポルフィリン定性 RBC protoporphyrin
レセ電：160114410／赤血球プロトポルフィリン定性　血液

適応 先天性ポルフィリン症，鉄欠乏性貧血，鉛中毒

意義 先天性ポルフィリン症，鉛中毒の診断に用いられる。

関連検査 δアミノレブリン酸（δ-ALA），鉄（Fe），フェリチン

D015 4 判免 38点
血清補体価（CH_{50}） 50% hemolytic unit of complement
レセ電：160054910／CH50 血液

適応 全身性エリテマトーデス，急性糸球体腎炎，慢性糸球体腎炎，血清病，感染症*，膜性増殖性糸球体腎炎，悪性関節リウマチ，原発性免疫不全症候群

意義 血清補体価は，補体の示す溶血活性を測定する検査で，補体蛋白，関連因子の総合的な活性を反映する。全身性エリテマトーデスや糸球体腎炎では，補体の消耗で低値を示し，病勢の指標となる。

関連検査 C_3，C_4，C_1q結合免疫複合体，抗RNP抗体，抗Sm抗体，抗核抗体，リウマトイド因子（RF）

D015 4 判免 38点
免疫グロブリン（IgG） immunoglobulinG
レセ電：160055210／IgG 血液

適応 多発性骨髄腫，悪性リンパ腫，低ガンマグロブリン血症，高IgG血症，自己免疫疾患*，ガンマ重鎖病，原発性免疫不全症候群

共用基準範囲(JCCLS)
861～1747mg／dL

意義 免疫グロブリンのうち最も濃度が高く，液性免疫の担い手として中心的役割を果たしている。感染症を含む炎症性疾患，自己免疫疾患で上昇する。それらの疾患のほか，M蛋白になった時の濃度変化，免疫不全状態（濃度低下）の把握を目的に測定される。

保険メモ 免疫グロブリンは，IgG，IgA，IgM及びIgDを測定した場合に，それぞれ所定点数を算定する。

関連検査 総蛋白，蛋白分画，Bence Jones蛋白同定，特異的IgE，非特異的IgE，免疫電気泳動法

D015 4 判免 38点
免疫グロブリン（IgA） immunoglobulinA
レセ電：160055010／IgA 血液

適応 多発性骨髄腫，悪性リンパ腫，低ガンマグロブリン血症，高IgA血症，自己免疫疾患*，アルファ重鎖病，IgA腎症，原発性免疫不全症候群

共用基準範囲(JCCLS)
93～393mg／dL

意義 免疫グロブリンの一つで，生体防御として粘膜免疫を担う。感染症を含む炎症性疾患や自己免疫疾患で変動する。他にはM蛋白になった時の濃度変化，免疫不全状態（濃度低下）の把握を目的に測定される。

保険メモ 免疫グロブリンは，IgG，IgA，IgM及びIgDを測定した場合に，それぞれ所定点数を算定する。

関連検査 総蛋白，蛋白分画，Bence Jones蛋白同定，特異的IgE，非特異的IgE，免疫電気泳動法

D015 4 判免 38点
免疫グロブリン（IgM） immunoglobulinM
レセ電：160055310／IgM 血液

適応 多発性骨髄腫，悪性リンパ腫，低ガンマグロブリン血症，高IgM血症，自己免疫疾患*，ミュー重鎖病，抗MAG抗体陽性ニューロパチー，原発性マクログロブリン血症，原発性免疫不全症候群

共用基準範囲(JCCLS)
M：33～183mg／dL，F：50～269mg／dL

意義 免疫グロブリンの一つで，感染に対応する液性免疫で最初に濃度が増加する。感染症を含む炎症性疾患や自己免疫疾患で変動するほか，M蛋白になった時の濃度変化，免疫不全状態の把握を目的に測定される。

保険メモ 免疫グロブリンは，IgG，IgA，IgM及びIgDを測定した場合に，それぞれ所定点数を算定する。

関連検査 総蛋白，蛋白分画，Bence Jones蛋白同定，特異的IgE，非特異的IgE，免疫電気泳動法

D015 4 判免 38点
免疫グロブリン（IgD） immunoglobulinD
レセ電：160055110／IgD 血液

適応 多発性骨髄腫，高IgD血症，低ガンマグロブリン血症，原発性免疫不全症候群

意義 免疫グロブリンの一つで機能はよく分かっていない。M蛋白になった時の濃度変化の把握を目的に測定される。

保険メモ 免疫グロブリンは，IgG，IgA，IgM及びIgDを測定した場合に，それぞれ所定点数を算定する。

関連検査 総蛋白，蛋白分画，Bence Jones蛋白同定，特異的IgE，非特異的IgE，免疫電気泳動法

D015 5 判免 42点
クリオグロブリン定性 cryoglobulin
レセ電：160054810／クリオグロブリン定性
血液
クリオグロブリン定量 cryoglobulin
レセ電：160197810／クリオグロブリン定量
血液

適応 本態性クリオグロブリン血症，膠原病，糸球体腎炎，原発性マクログロブリン血症，多発性骨髄腫，C型肝炎

意義 クリオグロブリンは血清を4～8℃の低温に置くと白色沈殿（又はゲル化）する蛋白成分で，これを37℃に加温し沈殿物が再溶解すれば陽性と判断される。クリオグロブリン陽性疾患には，原疾患のない本態性クリオグロブリン血症と，さまざまな病態に付随して認められる続発性クリオグロブリン血症がある。続発性クリオグロブリン血症では，免疫グロブリン産生異常症（多発性骨髄腫，原発性マクログロブリン血症），自己免疫性疾患（全身性エリテマトーデス，関節リウマチ，糸球体腎炎），感染症，その他（肝疾患，腎疾患，悪性腫瘍）などがある。

関連検査 免疫グロブリン，C_3，C_4，免疫電気泳動法

D015 6 判免 47点
血清アミロイドA蛋白（SAA） serum amyloid A protein
レセ電：160160250／SAA 血液

適応 ウイルス感染症，急性肺炎，急性気管支炎，心筋梗塞，悪性腫瘍，膠原病

意義 AAアミロイドーシスでの前駆蛋白でCRPと並ぶ鋭敏な急性期蛋白である。あらゆる炎症性疾患で上昇するが，CRPが上昇し難いウイルス感染症や免疫抑制時でも上昇が明確なことがある。

保険メモ 血清アミロイドA蛋白（SAA）をC反応性蛋白（CRP）定性又はC反応性蛋白（CRP）と併せて測定した場合は，主たるもののみ算定する。

関連検査 C反応性蛋白（CRP），末梢血液一般検査，末梢血液像

D015 7 判免 60点
トランスフェリン（Tf） transferrin（Tf）
レセ電：160124550／Tf 血液

適応 ヘモクロマトーシス，鉄欠乏性貧血，蛋白漏出性胃腸症

意義 トランスフェリンは血中で鉄を運ぶ蛋白質である。トランスフェリンが結合する鉄量を総鉄結合能（TIBC）という。そのためトランスフェリンの測定はTIBCの測定と同じ意味を持つ。鉄欠乏性貧血で軽度増加し，肝疾患，ネフローゼ症候群，炎症で低値を示す。

保険メモ トランスフェリン（Tf），C_3及びC_4は，SRID法等による。

関連検査 総蛋白，鉄（Fe），銅（Cu），フェリチン，セルロプラスミン，免疫電気泳動法

D015 8 判免 70点
C_3 complement C3
レセ電：160124350／C3 血液

適応 全身性エリテマトーデス，急性糸球体腎炎，慢性糸球体腎炎，血清病，膜性増殖性糸球体腎炎，悪性関節リウマチ，先天性免疫不全症候群

共用基準範囲（JCCLS）
73～138mg／dL

意義 補体経路の中心的蛋白で古典経路，副経路，レクチン経路のいずれの活性化でも消耗して濃度が低下する。特に全身性エリテマトーデスではその低下が疾患活動性に相関する。炎症では濃度が上昇する。

保険メモ トランスフェリン（Tf），C_3及びC_4は，SRID法等による。

関連検査 C_4，血清補体価（CH_{50}），C_1q結合免疫複合体，リウマトイド因子（RF）

D015 8 判免 70点
C_4 complement C4
レセ電：160124450／C4 血液

適応 全身性エリテマトーデス，急性糸球体腎炎，慢性糸球体腎炎，血清病，膜性増殖性糸球体腎炎，悪性関節リウマチ，先天性免疫不全症候群

共用基準範囲（JCCLS）
11～31mg／dL

意義 C_4は，免疫複合体形成により活性化される古典経路にのみ関連した成分で，全身性エリテマトーデスの活動性を反映し低下する。C_3,CH_{50}と組み合わせて測定することが多い。

保険メモ トランスフェリン（Tf），C_3及びC_4は，SRID法等による。

関連検査 血清補体価（CH_{50}），C_3，C_1q結合免疫複合体，リウマトイド因子（RF）

D015 9 判免 90点
セルロプラスミン ceruloplasmin
レセ電：160028410／セルロプラスミン 血液

適応　ウイルソン病，肝硬変症，吸収不良症候群，メンケス病

意義　セルロプラスミンは，肝で合成される糖蛋白で，血中では銅を運ぶ役割を担うことから銅蛋白ともいわれる。ウイルソン病では著しく減少する。炎症で増加する。

関連検査　末梢血液一般検査，骨髄像，アルカリホスファターゼ（ALP），ロイシンアミノペプチダーゼ（LAP），鉄（Fe），アスパラギン酸アミノトランスフェラーゼ（AST），アラニンアミノトランスフェラーゼ（ALT），銅（Cu），トランスフェリン（Tf），C反応性蛋白（CRP），ハプトグロビン，α_1-アンチトリプシン

D015　10　判免　**98点**
β_2-マイクログロブリン　beta2-microglobulin
レセ電：**160036610／β2-マイクログロブリン**　血液

適応　腎機能不全，多発性骨髄腫，原発性マクログロブリン血症，悪性リンパ腫

意義　すべての有核細胞膜に存在し，組織適合性抗原（HLA）に含まれている。活動性の高い細胞での産生が増加するため，多発性骨髄腫などの腫瘍マーカーとして用いられる。低分子蛋白として腎で排泄されるので，糸球体濾過値が低下すると血中濃度は増加する。尿中濃度は尿細管障害で増加する。

保険メモ　診療報酬明細書の「摘要」欄への記載事項
（同一月に2回以上の算定の場合）
当該検査の実施年月日及び前回測定値をすべて記載する。
レセ電：880100016／検査実施年月日及び検査結果（β2-マイクログロブリン）;（元号）yy”年”mm”月”dd”日”　検査値：＊＊＊＊＊＊＊＊
<記載要領>

関連検査　N-アセチルグルコサミニダーゼ（NAG），アルブミン，尿素窒素，尿酸，α_1-マイクログロブリン，腎クリアランステスト，フィッシュバーグ，尿蛋白，クレアチニン，α_2-マクログロブリン，Ⅳ型コラーゲン，シスタチンC

D015　10　判免　**98点**
β_2-マイクログロブリン（尿）　beta2-microglobulin
レセ電：**160137550／β2-マイクログロブリン（尿）**　尿

適応　尿細管障害，金属中毒，ファンコニー症候群

意義　β_2-マイクログロブリンは低分子のため容易に腎で濾過され，尿細管で再吸収される。そのため尿細管障害で尿中濃度が増加する。

関連検査　N-アセチルグルコサミニダーゼ（NAG），アルブミン，尿素窒素，尿酸，α_1-マイクログロブリン，腎クリアランステスト，フィッシュバーグ，尿蛋白，クレアチニン，α_2-マクログロブリン，Ⅳ型コラーゲン，シスタチンC

D015　11　判免　**100点**
非特異的IgE半定量　immunoglobulin E
レセ電：**160118810／非特異的IgE半定量**　血液
非特異的IgE定量　immunoglobulin E
レセ電：**160197910／非特異的IgE定量**　血液

適応　アトピー性皮膚炎，気管支喘息，アレルギー性鼻炎，アレルギー性結膜炎，多発性骨髄腫，食物アレルギー，じんま疹

意義　IgEは血清中にごく微量存在する免疫グロブリンで，気管支喘息，アレルギー性鼻炎，じんま疹など1型（即時型）アレルギー反応が関与する疾患で高値を示す。血清IgE値の測定は1型アレルギーのスクリーニング検査として用いられる。寄生虫疾患やホジキン病でも増加する。非特異的IgEは，血中総濃度を測定するものである。

関連検査　末梢血液一般検査，蛋白分画，特異的IgE，B細胞表面免疫グロブリン，免疫グロブリン，免疫グロブリン遊離L鎖κ／λ比，免疫電気泳動法

D015　12　判免　**101点**
トランスサイレチン（プレアルブミン）　prealbumin
レセ電：**160055710／トランスサイレチン（プレアルブミン）**　血液

適応　栄養失調症，食事摂取不足

意義　トランスサイレチンは肝で合成される。半減期が約2日と短いため，栄養状態の指標として有用である。

関連検査　カリウム，総コレステロール，総蛋白，アルブミン，アルカリホスファターゼ（ALP），アスパラギン酸アミノトランスフェラーゼ（AST），アラニンアミノトランスフェラーゼ（ALT），C反応性蛋白（CRP），レチノール結合蛋白（RBP），トランスフェリン

D015　13　包 判免　110点
特異的IgE半定量・定量　allergen-specific IgE antibodies
レセ電：160056110／特異的IgE半定量・定量
血液

適応　アトピー性皮膚炎，アレルギー性鼻炎，気管支喘息，じんま疹，食物アレルギー，アレルギー性結膜炎

意義　IgEは気管支喘息，アレルギー性鼻炎，アトピー性皮膚炎など1型アレルギーに関与する免疫グロブリンである。特異的IgEは特定アレルゲンに対するIgE抗体を個別に測定しアレルギーの原因を同定する。

保険メモ　◎特異的IgE半定量・定量検査は，特異抗原の種類ごとに所定点数を算定する。ただし，患者から1回に採取した血液を用いて検査を行った場合は，1,430点を限度として算定する。

関連検査　免疫グロブリン，非特異的IgE，免疫グロブリンL鎖κ／λ比，免疫グロブリン遊離L鎖κ／λ比，免疫電気泳動法

D015　14　判免　129点
α_1-マイクログロブリン　alpha1-microglobulin (α_1-M)
レセ電：160029610／α1-マイクログロブリン
血液

適応　腎機能不全

意義　α_1-マイクログロブリンは肝細胞で産生される糖蛋白で，低分子のため，腎不全などで糸球体濾過値が低下すると血中濃度が上昇し，肝障害で低下する。

関連検査　尿素窒素，尿酸，ナトリウム及びクロール，β_2-マイクログロブリン，腎クリアランステスト，フィッシュバーグ，尿蛋白，N-アセチルグルコサミニダーゼ（NAG），クレアチニン，シスタチンC

D015　14　判免　129点
α_1-マイクログロブリン（尿）　alpha1-microglobulin (α_1-M)
レセ電：160134450／α1-マイクログロブリン（尿）
尿

適応　薬剤性腎障害，金属中毒，ファンコニー症候群

意義　α_1-マイクログロブリンは低分子のため，容易に腎で濾過され，尿細管で再吸収される。そのため尿細管障害で尿中濃度が増加する。

関連検査　尿素窒素，尿酸，ナトリウム及びクロール，β_2-マイクログロブリン，腎クリアランステスト，フィッシュバーグ，尿蛋白，N-アセチルグルコサミニダーゼ（NAG），クレアチニン，シスタチンC

D015　14　判免　129点
ハプトグロビン（型補正を含む。）　haptoglobin (Hp)
レセ電：160056310／ハプトグロビン　血液

適応　自己免疫性溶血性貧血，鎌状赤血球症，サラセミア，発作性夜間ヘモグロビン尿症，溶血性貧血

意義　ハプトグロビン（Hp）は溶血で遊離したヘモグロビン（Hb）と複合体を形成し網内細胞に取り込まれるため，溶血性疾患で低値となる。炎症性疾患では増加する。Hpには表現型としてHp1-1，2-1，2-2の3型があり，血中濃度が異なる。

関連検査　末梢血液一般検査，末梢血液像，アルカリホスファターゼ（ALP），乳酸デヒドロゲナーゼ（LD），鉄（Fe），アスパラギン酸アミノトランスフェラーゼ（AST），アラニンアミノトランスフェラーゼ（ALT），トランスフェリン（Tf），総ビリルビン，直接ビリルビン，蛋白分画，α_1-アンチトリプシン，抱合型ビリルビン

D015　15　判免　132点
レチノール結合蛋白（RBP）　retinol binding protein
レセ電：160118910／RBP　血液・尿

適応　栄養失調症，ビタミンA欠乏症，クワシオルコル，肝疾患，吸収不良症候群

意義　レチノール結合蛋白は血漿中ビタミンAの特異的な結合蛋白で，肝で合成される。血中半減期が約16時間と短く，トランスサイレチンと同様，栄養状態，肝での蛋白合成の指標となる。

関連検査　トランスサイレチン（プレアルブミン），トランスフェリン

D015　16　判免　160点
C_3プロアクチベータ　C3 proactivator (C_3PA)
レセ電：160055810／C3プロアクチベータ
血液

適応　慢性糸球体腎炎，全身性エリテマトーデス，自己免疫性溶血性貧血

意義　補体の副経路（第2経路）活性化に関与する血清蛋白の一つでB因子とも呼ばれる。C_3プロアクチベータの低下は補体副経路の活性

化の亢進又は産生低下を示唆する。

関連検査 血清補体価（CH_{50}），C_4

D015 17 判免 170点
免疫電気泳動法（抗ヒト全血清） Immunoelectrophoresis (anti-human whole serum)
レセ電：160212110／免疫電気泳動法（抗ヒト全血清） 血液・尿

適応 単クローン性免疫グロブリン血症，多発性骨髄腫，原発性マクログロブリン血症，悪性リンパ腫，異常蛋白血症，低ガンマグロブリン血症

意義 免疫電気泳動法（IEP）は，蛋白分画で異常所見があった場合，抗体を用い主な蛋白の増減，性状を調べる検査で，各種血清蛋白の量的異常のスクリーニング検査として有用である。抗ヒト全血清を使用した場合，約30種近くの血清蛋白が免疫沈降線として肉眼で観察できる。

保険メモ (1) 免疫電気泳動法（抗ヒト全血清）及び免疫電気泳動法（特異抗血清）については，同一検体につき一回に限り算定する。
(2) 同一検体について免疫電気泳動法（抗ヒト全血清）及び免疫電気泳動法（特異抗血清）を併せて行った場合は，主たる検査の所定点数のみを算定する。
(3) 免疫グロブリンL鎖κ／λ比と免疫電気泳動法（抗ヒト全血清）又は免疫電気泳動法（特異抗血清）を同時に実施した場合は，主たるもののみ算定する。

関連検査 総蛋白，蛋白分画，尿蛋白，Bence Jones蛋白同定，クリオグロブリン，免疫グロブリン，非特異的IgE，免疫グロブリンL鎖κ／λ比，免疫グロブリン遊離L鎖κ／λ比

D015 17 判免 170点
インターロイキン-6（IL-6） interleukin-6 (IL-6)
レセ電：160225450／インターロイキン-6（IL-6） 血液

適応 全身性炎症反応症候群，サイトカイン放出症候群，多臓器不全

意義 外傷や感染など侵襲が生体に加わると，サイトカインが産生される。この生体反応は元来生体防御に働いているが，サイトカインが過剰に産生されると，逆に多臓器障害を引き起こす（全身性炎症反応症候群，サイトカイン放出症候群）。これは新型コロナウイルス感染症（COVID-19）で知られるようになった。IL-6は代表的な炎症性サイトカインの一種であり，血中IL-6を測定することにより，臓器障害発生の予測が可能である。

保険メモ (1) インターロイキン-6（IL-6）は，全身性炎症反応症候群の患者（疑われる患者を含む）の重症度判定の補助を目的として，血清又は血漿を検体とし，ECLIA法，CLIA法又はCLEIA法により測定した場合に，一連の治療につき2回に限り算定する。なお，本検査を実施した年月日を診療報酬明細書に記載する。また，医学的な必要性から一連の治療につき3回以上算定する場合においては，その詳細な理由を診療報酬明細書の摘要欄に記載する。
(2) 診療報酬明細書の「摘要」欄への記載事項
実施した年月日を記載する。
レセ電：850100437／実施年月日（インターロイキン-6（IL-6））；（元号）yy”年”mm”月”dd”日”
(3回以上算定する場合)
その詳細な理由を記載する。
レセ電：830100762／3回以上算定する詳細な理由（インターロイキン-6（IL-6））；＊＊＊＊＊＊
<記載要領>

関連検査 C反応性蛋白（CRP），プロカルシトニン（PCT），フィブリン・フィブリノゲン分解産物（FDP），Dダイマー

D015 18 判免 179点
TARC thymus and activation-regulated chemokaine
レセ電：160184350／TARC 血液

適応 アトピー性皮膚炎

意義 TARCは，炎症・免疫反応にとって必須である白血球の生体内移動及び組織への浸潤を担う細胞遊走反応を誘導するケモカイン群の一つである。アトピー性皮膚炎において血中のTARC濃度は，重症度を鋭敏に反映する。

保険メモ (1) アトピー性皮膚炎の重症度評価の補助を目的として，血清中のTARC量を測定する場合に，月1回を限度として算定できる。
(2) アトピー性皮膚炎の重症度評価を行うことを目的としてSCCA2及びTARCを同一月中に併せて行った場合は，主たるもののみ算定する。

関連検査 アトピー鑑別試験，好酸球数，特異的IgE，SCCA2

D015 18 判免 179点
TARC（COVID-19） thymus and activation-regulated chemokaine (COVID-19)
レセ電：160227050／TARC（COVID-19） 血液

適応　COVID-19

意義　新型コロナウイルス感染症(COVID-19) 患者の重症化リスクの判定補助として，測定される。

保険メモ　COVID-19と診断された患者（呼吸不全管理を要する中等症以上の患者を除く）の重症化リスクの判定補助を目的として，血清中のTARC量を測定する場合は，一連の治療につき1回を限度として算定できる。

D015　19 判免 **180点**
ヘモペキシン　hemopexin (Hpx)
レセ電：160056210／ヘモペキシン　血液

適応　自己免疫性溶血性貧血，鎌状赤血球症，サラセミア，発作性夜間ヘモグロビン尿症，溶血性貧血

意義　ヘモペキシン（Hpx）は崩壊した赤血球から放出されるヘムと結合するため，溶血が起こると血中濃度が減少する。

関連検査　総蛋白，蛋白分画，ハプトグロビン，免疫電気泳動法

D015　20 判免 **191点**
APRスコア定性　acute phase reactants score
レセ電：160104350／APRスコア定性　血液

適応　新生児の細菌感染症

意義　感染症の急性期に増加する急性期蛋白（APR）のうち，α_1-酸性糖蛋白，ハプトグロビン，CRPの3者を同時に簡易検出して，点数を一本化して算定するもので，新生児の細菌感染症の診断に用いる。

保険メモ　APRスコア定性は，α_1-酸性糖蛋白，ハプトグロビン及びC反応性蛋白（CRP）定性の3つを測定した場合に算定する。

関連検査　赤血球沈降速度（ESR），末梢血液一般検査，C反応性蛋白（CRP），ハプトグロビン

D015　21 判免 **194点**
アトピー鑑別試験定性　CAP phadiatop
レセ電：160143850／アトピー鑑別試験定性　血液

適応　アレルギー性鼻炎，気管支喘息，アレルギー性結膜炎，アトピー性皮膚炎

意義　アトピー性疾患の原因アレルゲンの検索を定性的に行う検査である。頻度の高い12種類の吸入アレルゲンに対する特異的IgEを測定する。アトピー性疾患患者と非アトピー性疾患患者の鑑別に有用である

保険メモ　アトピー鑑別試験定性は，12種類の吸入性アレルゲン（ヤケヒョウヒダニ，コナヒョウヒダニ，ネコ皮屑，イヌ皮屑，ギョウギシバ，カモガヤ，ブタクサ，ヨモギ，シラカンバ（属），スギ，カンジダ，アルテルナリア）に対する特異的IgEを測定した場合に算定する。

関連検査　好酸球数，非特異的IgE，特異的IgE，皮内反応検査

D015　22 判免 **201点**
Bence Jones蛋白同定（尿）　Bence-Jones protein
レセ電：160004910／Bence Jones蛋白同定（尿）　尿

適応　多発性骨髄腫，原発性マクログロブリン血症，原発性アミロイドーシス

意義　多発性骨髄腫や原発性マクログロブリン血症で尿中に出現するモノクローナルに増加した免疫グロブリンL鎖であるベンスジョーンズ（B-J）蛋白を免疫電気泳動法又は免疫固定法により同定する。

関連検査　尿沈渣，尿素窒素，クレアチニン，尿蛋白，免疫電気泳動法

D015　23 判免 **204点**
癌胎児性フィブロネクチン定性（頸管腟分泌液）　oncofetal fibronectin in cervical mucus
レセ電：160156550／癌胎児性フィブロネクチン定性（頸管腟分泌液）腟・子宮頸管分泌液

適応　破水，切迫早産

意義　頸管腟分泌液中のフィブロネクチンは，羊水由来のもので，妊娠22～36週までは通常存在しない。卵膜の破綻，損傷又は脆弱化などにより癌胎児性フィブロネクチンが腟分泌液中に増加すると，切迫流産（早期破水）の指標になる。

保険メモ　(1)　癌胎児性フィブロネクチン定性（頸管腟分泌液）は，破水の診断のために妊娠満22週以上満37週未満の者を対象として測定した場合又は切迫早産の診断のために妊娠満22週以上満33週未満の者を対象として測定した場合のみ算定する。
(2)　癌胎児性フィブロネクチン定性（頸管腟分泌液）及びD007血液化学検査の腟分泌液中インスリン様成長因子結合蛋白1型（IGFBP-1）定性を併せて実施した場合は，主たるもののみ算定する。

関連検査　癌胎児性抗原（CEA），塩基性フェトプロテイン（BFP），顆粒球エラスターゼ

D015　24 判免 **218点**
免疫電気泳動法（特異抗血清） Immunoelectrophoresis (anti-specific components, anti-human immunoglobulin)
レセ電：160212210／免疫電気泳動法（特異抗血清） 血液・尿

適応 単クローン性免疫グロブリン血症，多発性骨髄腫，原発性マクログロブリン血症，悪性リンパ腫，低ガンマグロブリン血症，原発性アミロイドーシス

意義 蛋白分画や免疫電気泳動（抗ヒト全血清）で単クローン性免疫グロブリン（M蛋白）が疑われた場合，各ヒト免疫グロブリン成分に対する抗体を用いて免疫電気泳動を行うことで，M蛋白の種類を同定できる。多発性骨髄腫の診断において重要な検査である。

保険メモ (1) 免疫電気泳動法（抗ヒト全血清）及び免疫電気泳動法（特異抗血清）については，同一検体につき一回に限り算定する。
(2) 同一検体について免疫電気泳動法（抗ヒト全血清）及び免疫電気泳動法（特異抗血清）を併せて行った場合は，主たる検査の所定点数のみを算定する。
(3) 免疫電気泳動法（特異抗血清）は，免疫固定法により実施した場合にも算定できる。
(4) 免疫グロブリンL鎖κ／λ比と免疫電気泳動法（抗ヒト全血清）又は免疫電気泳動法（特異抗血清）を同時に実施した場合は，主たるもののみ算定する。

関連検査 総蛋白，蛋白分画，尿蛋白，Bence Jones蛋白同定，クリオグロブリン，免疫グロブリン，非特異的IgE，免疫グロブリンL鎖κ／λ比，免疫グロブリン遊離L鎖κ／λ比，血管内皮増殖因子（VEGF）

D015　25 判免 **253点**
C_1インアクチベータ C1 inactivator（C_1-INH）
レセ電：160056610／C1インアクチベータ 血液

適応 血管神経性浮腫，遺伝性血管性浮腫

意義 C_1インアクチベータ（C_1INH）は，補体因子C_1rとC_1sの抑制因子で，同時に内因系凝固因子及びプラスミンに阻害作用があり，キニン生成系や線溶系の抑制にも関与している。C_1INHは，先天性欠損症である遺伝性血管神経性浮腫の確定診断に用いる。

関連検査 血清補体価（CH_{50}），C_3，C_4

D015　26 判免 **300点**
SCCA2 squamous cell carcinoma antigen 2 (SCCA2)
レセ電：160225850／SCCA2 血液

適応 アトピー性皮膚炎

意義 15歳以下の小児におけるアトピー性皮膚炎の重症度評価に有用である。TARCは年齢別の評価が必要であるが，SCCA2は考慮不要である。

保険メモ (1) SCCA2は，15歳以下の小児におけるアトピー性皮膚炎の重症度評価を行うことを目的として，ELISA法により測定した場合に，月1回を限度として算定する。
(2) アトピー性皮膚炎の重症度評価を行うことを目的として本検査及びTARCを同一月中に併せて行った場合は，主たるもののみ算定する。

関連検査 TARC

D015　27 判免 **330点**
免疫グロブリンL鎖κ／λ比 immunoglobulin light chain kappa / lambda ratio
レセ電：160159150／免疫グロブリンL鎖κ／λ比 血液

適応 単クローン性免疫グロブリン血症，多発性骨髄腫，原発性マクログロブリン血症，原発性アミロイドーシス

意義 免疫グロブリン分子は，H鎖（Heavy chain）とL鎖（Light chain）から構成され，L鎖はκ型とλ型の二つの型がある。単クローン性免疫グロブリン血症では，κ，λのいずれか一方が増加しκ／λ比が大きく変わるため，その間接的診断に用いられる。

保険メモ (1) 免疫グロブリンL鎖κ／λ比はネフェロメトリー法により，高免疫グロブリン血症の鑑別のために測定した場合に算定できる。
(2) 免疫グロブリンL鎖κ／λ比と免疫電気泳動法（抗ヒト全血清）又は免疫電気泳動法（特異抗血清）を同時に実施した場合は，主たるもののみ算定する。

関連検査 総蛋白，蛋白分画，骨髄像，免疫グロブリン，特異的IgE，非特異的IgE，免疫電気泳動法，染色体検査

D015　28 判免 **340点**
インターフェロン-λ3（IFN-λ3） interferon-lambda3
レセ電：160225950／IFN-λ3 血液

適応 COVID-19

意義 2ステップサンドイッチ法を用いた化学発光酵素免疫測定法（CLEIA法）により，SARS-CoV-2陽性患者の重症化リスクの判定補助として，血清中のインターフェロン-λ3を測定する。

保険メモ (1) インターフェロン-λ3（IFN-λ3）は，COVID-19と診断された患者（呼吸不全管理を要する中等症以上の患者を除く）の重症化リスクの判定補助を目的として，2ステップサンドイッチ法を用いた化学発光酵素免疫測定法により測定した場合に算定する。
(2) 本検査を2回以上算定する場合は，前回の検査結果が基準値未満であることを確認する。
(3) 問：令和3年2月3日付けで保険適用されたインターフェロン-λ3（IFN-λ3）について,「呼吸不全管理を要する中等症以上の患者を除く。」とあるが,「呼吸不全管理を要する中等症」の患者とは,「新型コロナウイルス感染症（COVID-19）診療の手引き」に記載されている，中等症Ⅱに該当する患者と考えてよいか。答：差し支えない。＜事務連絡 20210203＞

関連検査 SARS-CoV-2抗 原，SARS-CoV-2核酸検出

D015 28 判免 **340点**
sFlt-1／PlGF比 soluble fms-like tyrosine kinase 1 / placental growth factor ratio
レセ電：**160227250／sFlt-1／PlGF比** 血液

適応 妊娠高血圧腎症，子宮内発育遅延

意義 ハイリスク妊婦における妊娠高血圧腎症（PE）の短期発症予測の補助として，血清中の可溶性fms様チロシンキナーゼ1（sFlt-1）及び胎盤増殖因子（PlGF）を測定する。

保険メモ (1) sFlt-1／PlGF比は，血清を検体とし，ECLIA法により可溶性fms様チロシンキナーゼ1（sFlt-1）及び胎盤増殖因子（PlGF）を測定し，sFlt-1／PlGF比を算出した場合に算定する。
(2) 本検査は，妊娠18週から36週未満の妊娠高血圧腎症が疑われる妊婦であって，以下のリスク因子のうちいずれか1つを有するものに対して実施した場合に，原則として一連の妊娠につき1回に限り算定できる。なお，リスク因子を2つ以上有する場合は，原則として当該点数は算定できない。
(ア) 収縮期血圧が130mmHg以上又は拡張期血圧80mmHg以上
(イ) 蛋白尿
(ウ) 妊娠高血圧腎症を疑う臨床症状又は検査所見
(エ) 子宮内胎児発育遅延
(オ) 子宮内胎児発育遅延を疑う検査所見
(3) 本検査を算定する場合は，(2)のリスク因子のいずれに該当するかを診療報酬明細書の摘要欄に記載する。また，(2)の(ウ)又は(オ)に該当する場合は，その医学的根拠を併せて記載する。なお，医学的な必要性から，リスク因子を2つ以上有する妊婦において算定する場合，又は一連の妊娠につき2回以上算定する場合は，その詳細な理由を診療報酬明細書の摘要欄に記載する。
(4) 診療報酬明細書の「摘要」欄への記載事項
リスク因子のいずれに該当するかを記載する。
レセ電：820100860／（イ） 収縮期血圧が130mmHg以上又は拡張期血圧80mmHg以上（sFlt-1／PlGF比）
レセ電：820100861／（ロ） 蛋白尿（sFlt-1／PlGF比）
レセ電：820100862／（ハ） 妊娠高血圧腎症を疑う臨床症状又は検査所見（sFlt-1／PlGF比）
レセ電：820100863／（ニ） 子宮内胎児発育遅延（sFlt-1／PlGF比）
レセ電：820100864／（ホ） 子宮内胎児発育遅延を疑う検査所見（sFlt-1／PlGF比）
((ハ) 妊娠高血圧腎症を疑う臨床症状又は検査所見に該当する場合)
医学的根拠を記載する。
レセ電：830100506／（ハ）に該当する医学的根拠（sFlt-1／PlGF比）；＊＊＊＊＊＊
((ホ) 子宮内胎児発育遅延を疑う検査所見に該当する場合)
医学的根拠を記載する。
レセ電：830100507／（ホ）に該当する医学的根拠（sFlt-1／PlGF比）；＊＊＊＊＊＊
(リスク因子を2つ以上有する妊婦において算定する場合)
詳細な理由を記載する。
レセ電：830100508／医学的必要性（リスク因子を2つ以上有する妊婦）（sFlt-1／PlGF比）；＊＊＊＊＊＊
(一連の妊娠につき2回以上算定する場合)
詳細な理由を記載する。
レセ電：830100509／医学的必要性（一連の妊娠につき2回以上算定）（sFlt-1／PlGF比）；＊＊＊＊＊＊
＜記載要領＞

D015　29 判免 388点
免疫グロブリン遊離L鎖κ／λ比
レセ電：160189350／免疫グロブリン遊離L鎖κ／λ比　血液

適応　多発性骨髄腫，単クローン性ガンマグロブリン血症，原発性マクログロブリン血症，原発性アミロイドーシス

意義　単クローン性（腫瘍性）に増殖した形質細胞では，免疫グロブリンの軽鎖（L鎖）が重鎖（H鎖）より過剰に産生され，H鎖に結合できない遊離L鎖が，κ型又はλ型のいずれかに偏って血中で増加する。これを利用して多発性骨髄腫の診断や治療効果の判定を行う。

関連検査　骨髄像，蛋白分画，免疫グロブリン，特異的IgE，非特異的IgE，免疫電気泳動法

D015　30 判免 593点
結核菌特異的インターフェロン-γ産生能　mycobacterium tuberculosis interferon-gamma release assay
レセ電：160177450／結核菌特異的インターフェロン-γ産生能　血液

適応　結核，肺結核

意義　患者の血液と結核菌特異抗原を混合培養し，感染しているとT細胞から産生されるインターフェロン-γを検出することで結核菌感染を診断する。従来のツベルクリン反応は，BCG接種でも陽性となるが，本検査はBCG接種の影響を受けない。

保険メモ　結核菌特異的インターフェロン-γ産生能は，診察又は画像診断等により結核感染が強く疑われる患者を対象として測定した場合のみ算定できる。

関連検査　抗酸菌分離培養検査

【D016　細胞機能検査】

D016　1 判免 155点
B細胞表面免疫グロブリン　B lymphocyte surface membrane-Immunoglobulins
レセ電：160056910／B細胞表面免疫グロブリン　血液

適応　免疫不全，慢性リンパ性白血病，悪性リンパ腫，非ホジキンリンパ腫，ヘアリー細胞白血病

意義　表面免疫グロブリン（SIg）が存在するのはB細胞のみである。IFA法（間接蛍光抗体法）によりSIgを検出することで，リンパ球中のB細胞比率を知ることができる。SIgの種類もB細胞の分化，成熟過程で異なるため，グロブリンのクラスごとに一連の検査を実施することでB細胞の分化異常，腫瘍性の病体診断に用いられる。

保険メモ　問：D016細胞機能検査の1　B細胞表面免疫グロブリンは，（Sm-Ig），（Sm-Ig）Sm-IgG，（Sm-Ig）Sm-IgA等の検査法又は測定回数に関わらず，1回分として算定するのか。答：そのとおり。<事務連絡　20120809>

関連検査　T細胞・B細胞百分率

D016　2 判免 185点
T細胞サブセット検査（一連につき）　T cell subsets analysis
レセ電：160057210／T細胞サブセット検査　血液

適応　免疫不全，HIV感染症，伝染性単核症，成人T細胞白血病リンパ腫

意義　T細胞は，ヘルパー／インデューサーT細胞（CD4），サプレッサー／細胞障害性T細胞（CD8）に分類される。モノクローナル抗体法によるT細胞サブセット検査は，CD4，CD8抗体を用いて，T細胞の亜分画比を測定するもので，免疫不全疾患の診断に用いられる。

保険メモ　顆粒球スクリーニング検査は，白血球墨粒貪食試験，NBT還元能検査を，顆粒球機能検査は，化学遊走物質，細菌，光化学反応を用いた検査を，T細胞サブセット検査は，免疫不全の診断目的に行う検査をいい，いずれも検査方法にかかわらず，一連として算定する。

関連検査　B細胞表面免疫グロブリン，T細胞・B細胞百分率

D016　3 判免 193点
T細胞・B細胞百分率　T and B lymphocyte subpopulation
レセ電：160057310／T細胞・B細胞百分率　血液

適応　免疫不全，サイトメガロウイルス感染症，伝染性単核球症，成人T細胞白血病リンパ腫

意義　細胞表面抗原に反応するモノクローナル抗体を用いて，リンパ球をT細胞とB細胞に分離し，その比率を求めるものである。T・B細胞の百分比は，免疫不全症，白血病，悪性リンパ腫，後天性免疫不全症候群などの診断，治療経過の判定に用いる。

関連検査　造血器腫瘍細胞抗原検査，B細胞表面免疫グロブリン

D016 4 判免 200点
顆粒球機能検査（種目数にかかわらず一連につき） neutrophil phagocytosis function
レセ電：160056810／顆粒球機能検査 血液

適応 多核好中球機能障害，原発性免疫不全症候群，慢性肉芽腫症，チェディアック・東症候群，ミエロペルオキシダーゼ欠損症，G6PD欠乏性貧血，先天性白血球機能不全症

意義 顆粒球の機能検査には，貪食・殺菌機能，遊走機能をみる検査がある。化学遊走物質を用いる検査は合成ペプチドを用いて顆粒球の遊走能をみる検査で，ボイデン法，アガロース法などがある。細菌を用いた検査は遊走物質として細菌を用い遊走能をみる。細菌を食細胞に取り込ませて貪食・殺菌能をみる検査。光化学反応を用いる検査は化学物質を用いて顆粒球の殺菌機能をみるもので，好中球のルミノール反応は，慢性肉芽腫症やミエロペルオキシダーゼ欠損症などの診断に有用である。

保険メモ 顆粒球スクリーニング検査は，白血球墨粒貪食試験，NBT還元能検査を，顆粒球機能検査は，化学遊走物質，細菌，光化学反応を用いた検査を，T細胞サブセット検査は，免疫不全の診断目的に行う検査をいい，いずれも検査方法にかかわらず，一連として算定する。

関連検査 赤血球沈降速度（ESR），C反応性蛋白（CRP），血清補体価（CH_{50}），免疫グロブリン，C_3，C_4

D016 5 判免 220点
顆粒球スクリーニング検査（種目数にかかわらず一連につき） screening test for granulocyte function
レセ電：160056710／顆粒球スクリーニング検査 血液

適応 慢性肉芽腫症，多核好中球機能障害，チェディアック・東症候群，白血球機能障害，ミエロペルオキシダーゼ欠損症

意義 顆粒球（好中球）の機能である貪食・殺菌能をスクリーニングする検査である。白血球墨粒貪食試験は墨汁と血液を反応させた塗抹標本を顕微鏡で観察し，墨汁を自己の細胞に貪食している数から貪食率を求める。NBT還元能検査は顆粒球の殺菌機能である活性酸素の産生量をNBTの還元性（NBT溶液の赤変）を使って間接的に評価する。慢性肉芽腫症ではNBT還元能の低下が診断指標になる。

保険メモ 顆粒球スクリーニング検査は，白血球墨粒貪食試験，NBT還元能検査を，顆粒球機能検査は，化学遊走物質，細菌，光化学反応を用いた検査を，T細胞サブセット検査は，免疫不全の診断目的に行う検査をいい，いずれも検査方法にかかわらず，一連として算定する。

D016 6 判免 320点
赤血球・好中球表面抗原検査
レセ電：160175710／赤血球・好中球表面抗原検査 血液

適応 発作性夜間ヘモグロビン尿症

意義 赤血球及び好中球を対象にCD55，CD59の2種類のモノクローナル抗体を用いて，発作性夜間ヘモグロビン尿症（PNH）の鑑別診断を行うものである。PNHの血球で欠損している膜蛋白に対する特異的なモノクローナル抗体（CD55，CD59）を用いて反応させ，染色後のフローサイトメトリー分析でPNHの確定診断を行う。異常血球の定量測定ができるため病態に対応した治療が可能になる。

保険メモ 赤血球・好中球表面抗原検査は，発作性夜間血色素尿症（PHN）の鑑別診断のため，2種類のモノクローナル抗体を用いて赤血球及び好中球の表面抗原の検索を行った場合に算定できる。

関連検査 赤血球抵抗試験，網赤血球数

D016 7 判免 345点
リンパ球刺激試験（LST）（1薬剤） lymphocyte stimulation test by a single drug
レセ電：160212310／LST（1薬剤） 血液

D016 7 判免 425点
リンパ球刺激試験（LST）（2薬剤） lymphocyte stimulation test by two drugs
レセ電：160212410／LST（2薬剤） 血液

D016 7 判免 515点
リンパ球刺激試験（LST）（3薬剤以上） lymphocyte stimulation test by more than three drugs
レセ電：160212510／LST（3薬剤以上） 血液

適応 薬疹，薬剤アレルギー

意義 リンパ球を薬剤アレルギーの原因として疑われる薬剤で刺激して，リンパ球が活性化されるかみることで，その薬剤に感作されているか判定する細胞性免疫検査である。

保険メモ リンパ球刺激試験（LST）は，Con-A，PHA又は薬疹の被疑医薬品によるものである。

D016　8　判免　640点
顆粒球表面抗原検査　Granulocyte surface antigen test
レセ電：160239910／顆粒球表面抗原検査 血液

適応　先天性グリコシルホスファチジルイノシトール欠損症

意義　先天性グリコシルホスファチジルイノシトール（GPI）欠損症では，GPIアンカー型タンパク質であるCD16の発現が低下しており，これを評価するためにフローサイトメトリーを用いて顆粒球表面抗原を解析する。

保険メモ　(1)　顆粒球表面抗原検査は，「指定難病に係る診断基準及び重症度分類等について」（平成26年11月12日付け健発1112第1号厚生労働省健康局長通知）において示されている診断基準に基づき，臨床症状・検査所見等から先天性グリコシルホスファチジルイノシトール（GPI）欠損症が強く疑われた患者に対し，当該疾患の診断を目的として，モノクローナル抗体を用いて顆粒球の表面抗原の解析を行った場合に算定できる。なお本検査を実施した場合には，当該診断基準に基づいて，当該疾患を疑う根拠を診療報酬明細書の摘要欄に記載する。

(2)　診療報酬明細書の「摘要」欄への記載事項
本検査を実施した場合には，「指定難病に係る診断基準及び重症度分類等について」（平成26年11月12日付け健発1112第1号厚生労働省健康局長通知）において示されている診断基準に基づいて，当該疾患を疑う根拠を記載する。
レセ電：830100847／先天性グリコシルホスファチジルイノシトール（GPI）欠損症を疑う根拠（顆粒球表面抗原検査）；＊＊＊＊＊＊
＜記載要領＞

関連検査　アルカリホスファターゼ（ALP）

§.6　微生物学的検査

【D017　排泄物、滲出物又は分泌物の細菌顕微鏡検査】

保険メモ　◎同一検体について当該検査とD002尿沈渣（鏡検法）又はD002-2尿沈渣（フローサイトメトリー法）を併せて行った場合は，主たる検査の所定点数のみ算定する。

(1)　排泄物，滲出物又は分泌物の細菌顕微鏡検査は，尿，糞便，喀痰，穿刺液，胃液，十二指腸液，胆汁，膿，眼分泌液，鼻腔液，咽喉液，口腔液，その他の滲出物等について細菌，原虫等の検査を行った場合に該当する。

(2)　染色の有無及び方法の如何にかかわらず，また，これら各種の方法を2以上用いた場合であっても，1回として算定する。

(3)　当該検査とD002尿沈渣（鏡検法）又はD002-2尿沈渣（フローサイトメトリー法）を同一日に併せて算定する場合は，当該検査に用いた検体の種類を診療報酬明細書の摘要欄に記載する。

(4)　症状等から同一起因菌によると判断される場合であって，当該起因菌を検索する目的で異なる複数の部位又は同一部位の複数の箇所から検体を採取した場合は，主たる部位又は1箇所のみの所定点数を算定する。

(5)　D004穿刺液・採取液検査の関節液検査とD017排泄物，滲出物又は分泌物の細菌顕微鏡検査を併せて実施した場合は，主たるもののみ算定する。

(6)　診療報酬明細書の「摘要」欄への記載事項
（排泄物，滲出物又は分泌物の細菌顕微鏡検査，尿沈渣（鏡検法）又は尿沈渣（フローサイトメトリー法）を同一日に併せて算定する場合）
当該検査に用いた検体の種類を記載する。
レセ電：830100133／検体の種類（S-蛍光M，位相差M，暗視野M）；＊＊＊＊＊＊
レセ電：830100134／検体の種類（S-M）；＊＊＊＊＊＊
レセ電：830100135／検体の種類（S-保温装置使用アメーバM）；＊＊＊＊＊＊
＜記載要領＞

D017　1　判微　50点
細菌顕微鏡検査（蛍光顕微鏡、位相差顕微鏡、暗視野装置等を使用するもの）microscopic examination (mycobacteria)（S-蛍光M，S-暗視野M）
レセ電：160057510／S-蛍光M，位相差M，暗視野M　排泄物・滲出物・分泌物

微生物学的検査

適応　結核，非結核性抗酸菌症，敗血症，細菌感染症，ウイルス感染症，レプトスピラ感染症，原虫感染症*

意義　蛍光顕微鏡を使用するものは，蛍光色素で染色した微生物の検出と蛍光抗体法による微生物の検出，同定に利用される。位相差顕微鏡は，標本内部のわずかな位相差（屈折率×厚さ／波長）を明暗のコントラストに変えて観察する。細菌，真菌，原虫の外形や内部構造を生きたまま無染色で観察できるため，組織切片中の微生物の観察に用いる。暗視野装置は，光学顕微鏡に暗視野照射用コンデンサーを取り付けて生きたままの微生物や染色困難な細菌の運動状態まで観察する方法で，原虫や普通の染色では染まらないスピロヘータの検出・形態観察に利用される。

関連検査　細菌培養同定検査，大腸菌O157抗原，抗酸菌分離培養検査，関節液検査

D017　1　35点
集菌塗抹法加算　microscopic examination for bacteria in excreta, exudate and secretion (additional point by collective smear)
レセ電：160185570／集菌塗抹法加算
排泄物・滲出物・分泌物

適応　結核，敗血症，細菌感染症，ウイルス感染症，レプトスピラ感染症，原虫感染症*，抗酸菌症*

意義　排泄物，滲出物又は分泌物の細菌顕微鏡検査において試料を遠心操作などで集菌効果を高めて塗抹標本を作製し，顕微鏡観察する検査。

保険メモ　◎集菌塗抹法を行った場合には，集菌塗抹法加算として，35点を所定点数に加算する。

D017　2　判微　45点
細菌顕微鏡検査（保温装置使用アメーバ検査）　amebae, microscopic [feces]
レセ電：160057850／S-保温装置使用アメーバM
便

適応　アメーバ赤痢，トリコモナス腟炎

意義　栄養型赤痢アメーバは，低温に曝すと死滅してしまうため，検体採取から1～2時間以内に粘血便の塗抹標本を37℃に加熱しながら顕微鏡検査を行うと，栄養型アメーバ赤痢の偽足による運動性が観察できる。また，同様に腟トリコモナスの運動性も塗抹標本で観察できる。

関連検査　糞便塗抹顕微鏡検査，虫卵検出

D017　3　迅　判微　67点
細菌顕微鏡検査（その他のもの）　microscopic examination (mycobacteria)（S-M）
レセ電：160057710／S-M
尿・便等

適応　細菌感染症，真菌症，スピロヘータ感染症，原虫感染症*

意義　蛍光顕微鏡，位相差顕微鏡，暗視野装置，保温装置などを用いないで細菌，原虫を検査する方法。原虫類，一部のスピロヘータ類を除く細菌・真菌類は，原則的に培養検査を行わなければ菌種，菌型の同定はできない。しかし特定の検査材料中から検出された場合に限り，塗抹染色標本の顕微鏡検査で病原菌を推定することができる。その主な病原菌は，抗酸菌，肺炎球菌，グレブシエラ，ジフテリア菌，髄膜炎菌，淋菌，ブドウ球菌，連鎖球菌，カンジダ，クリプトコッカス，レプトスピラ，梅毒トレポネーマ，マラリア原虫，赤痢アメーバ，ジアルジア，トリコモナスなど。

関連検査　細菌培養同定検査，赤痢アメーバ抗原，白癬菌抗原

【D018　細菌培養同定検査】

保険メモ　(1)　細菌培養同定検査は，抗酸菌を除く一般細菌，真菌，原虫等を対象として培養を行い，同定検査を行うことを原則とする。

(2)　同定検査を予定して培養したものであれば，菌が陰性の場合であっても「1」から「5」までの項により算定するが，あらかじめ培養により菌の有無のみを検索する場合は，検体の種類にかかわらず，「6」の簡易培養により算定する。

(3)　細菌培養同定検査は，検体ごとに「1」から「5」までの所定点数を算定できるが，同一検体を用いて簡易培養を併せて行った場合は，「6」の簡易培養は算定できない。

(4)　症状等から同一起因菌によると判断される場合であって，当該起因菌を検索する目的で異なった部位から，又は同一部位の数か所から検体を採取した場合は，主たる部位又は1か所のみの所定点数を算定する。ただし，血液を2か所以上から採取した場合に限り，「3」の血液又は穿刺液を2回算定できる。この場合，「注1」及び「注2」の加算（編注；「注1」嫌気性培養加算及び「注2」質量分析装置加算）は2回算定できる。

(5)　各検体別の所定点数には，定量培養を行った場合を含む。

(6)　「3」における穿刺液とは，胸水，腹水，髄

液及び関節液をいい，「5」の「その他の部位からの検体」とは，「1」から「4」までに掲げる部位に含まれない全ての部位からの検体をいい，例えば，皮下からの検体をいう。

(7)「6」の簡易培養は，Dip-Slide法，簡易培地等を用いて簡単な培養を行うものである。

(8) ウロトレース，ウリグロックスペーパー等の尿中細菌検査用試験紙による検査は，D000尿中一般物質定性半定量検査に含まれるものであり，別に算定できない。

(9) 嫌気性培養のみを行った場合は，「1」から「6」までの所定点数のみ算定し，「注1」の加算（編注；嫌気性培養加算）は算定できない。

(10) D012感染症免疫学的検査のA群β溶連菌迅速試験定性とD018細菌培養同定検査を同時に実施した場合は，A群β溶連菌迅速試験定性の所定点数のみを算定する。この場合において，A群β溶連菌迅速試験定性の結果が陰性のため，引き続いて細菌培養同定検査を実施した場合であっても，A群β溶連菌迅速試験定性の所定点数のみ算定する。

(11) D012感染症免疫学的検査の大腸菌O157抗原定性，大腸菌O157抗体定性及びD018細菌培養同定検査の消化管からの検体によるもののうちいずれかを複数測定した場合は，主たるもののみ算定する。

(12) D012感染症免疫学的検査の大腸菌血清型別は，D018細菌培養同定検査により大腸菌が確認され，及びD023-2その他の微生物学的検査の大腸菌ベロトキシン定性により毒素が確認又は腸管出血性大腸菌用の選択培地に菌の発育が確認され，並びに血清抗体法により大腸菌のO抗原又はH抗原の同定を行った場合に，使用した血清の数，菌種等に関わらず算定する。この場合においてD018細菌培養同定検査の費用は別に算定できない。

(13) D012感染症免疫学的検査の淋菌抗原定性は，D018細菌培養同定検査を同時に実施した場合は，別に算定できない。

(14) D023微生物核酸同定・定量検査の淋菌核酸検出，D012感染症免疫学的検査の淋菌抗原定性又はD018細菌培養同定検査（淋菌感染を疑って実施するもの）を併せて実施した場合は，主なもののみ算定する。

(15) D023微生物核酸同定・定量検査のA群β溶血連鎖球菌核酸検出とD012感染症免疫学的検査のA群β溶連菌迅速試験定性又はD018細菌培養同定検査を併せて実施した場合は，主たるもののみ算定する。

(16) D023微生物核酸同定・定量検査の淋菌及びクラミジア・トラコマチス同時核酸検出と，D012感染症免疫学的検査のクラミジア・トラコマチス抗原定性，同区分の淋菌抗原定性，D018細菌培養同定検査（淋菌及びクラミジアによる感染を疑って実施するもの），D023微生物核酸同定・定量検査のクラミジア・トラコマチス核酸検出又は淋菌核酸検出を併せて実施した場合は，主たるもののみ算定する。

D018 1　判微　**180点**

細菌培養同定検査（口腔からの検体） bacterial culture and identification (oral)

レセ電：160058210／**細菌培養同定検査（口腔）**

口腔粘膜

適応　扁桃腺炎，咽頭炎，溶連菌感染症，ジフテリア，百日咳，急性上気道炎

意義　口腔内の病状所見から起因菌を想定することは難しい。従って口腔粘膜や咽頭分泌物を採取し，分離培養・同定を行う。

関連検査　細菌顕微鏡検査，細菌薬剤感受性検査，A群β溶血連鎖球菌核酸検出

D018 1　判微　**180点**

細菌培養同定検査（気道からの検体） bacterial culture and identification

レセ電：160144410／**細菌培養同定検査（気道）**

喀痰・気道分泌物

細菌培養同定検査（呼吸器からの検体） bacterial culture and identification (respiratory)

レセ電：160144510／**細菌培養同定検査（呼吸器）**

喀痰・気道分泌物

適応　肺炎，急性気管支炎，慢性気管支炎，気管支拡張症，肺気腫，びまん性汎細気管支炎，肺化膿症，副鼻腔炎

意義　喀痰や気道分泌物の培養は，気道感染疾患の原因菌同定のために必要である。喀出痰の採取には常在菌の混入に留意しなければならない。

関連検査　細菌顕微鏡検査，細菌薬剤感受性検査

D018 2　判微　**200点**

細菌培養同定検査（消化管からの検体） bacterial culture and identification (gastro-intestinal tract specimens)

レセ電：160058310／**細菌培養同定検査（消化管）**

便・消化液

適応　赤痢，チフス，パラチフス，コレラ，腸管出血性大腸菌感染症，サルモネラ感染症，

腸炎ビブリオ感染症，エルシニア腸炎，MRSA腸炎，胆のう炎，胆管炎，肝膿瘍，サルモネラ症

意義 糞便の培養は，排泄便から採取するが，腸内にはさまざまな細菌が常在しているので，原因菌を同定するには培地の選択等に留意することが肝要である。胆汁の培養は，胆道感染症の起因菌を判別するために行う。無菌的に採取するため内視鏡的採取法などが用いられる。また胃液は，気道分泌物に含まれる結核菌を検出するのに用いられる。

関連検査 細菌顕微鏡検査，細菌薬剤感受性検査，ヘリコバクター・ピロリ核酸及びクラリスロマイシン耐性遺伝子検出，糞便中カンピロバクター抗原

D018 3 判微 225点
細菌培養同定検査（血液） bacterial culture and identification (blood stream infection)
レセ電：160058610／**細菌培養同定検査（血液）**
血液

適応 菌血症，敗血症，腸チフス，細菌性心膜炎，パラチフス，ブルセラ症，野兎病，レプトスピラ症，不明熱

意義 血液培養は血液中の菌の有無を確認するための検査で，敗血症，菌血症が対象疾患である。穿刺液には，腹水，胸水，関節液，髄液がある。とりわけ髄液の培養は髄膜炎の診断には不可欠である。

関連検査 細菌顕微鏡検査，細菌薬剤感受性検査

D018 3 判微 225点
細菌培養同定検査（穿刺液） bacterial culture and identification (body fluid)
レセ電：160144710／**細菌培養同定検査（穿刺液）**
穿刺液

適応 化膿性髄膜炎，真菌性髄膜炎，腹膜炎，胸膜炎，心膜炎，膿胸，関節炎

意義 血液培養は血液中の菌の有無を確認するための検査で，敗血症，菌血症が対象疾患である。穿刺液には，腹水，胸水，関節液，髄液がある。とりわけ髄液の培養は髄膜炎の診断には不可欠である。

関連検査 細菌顕微鏡検査，細菌薬剤感受性検査

D018 4 判微 190点
細菌培養同定検査（泌尿器からの検体）
bacterial culture and identification (urogenital tract specimens)
レセ電：160058410／**細菌培養同定検査（泌尿器）**
尿

適応 腎盂腎炎，尿路感染症，膀胱炎

意義 尿の培養検査は，尿路感染症の原因菌の確定診断のために行う。また尿道分泌物，子宮・腟分泌物など生殖器分泌物の培養検査は性感染症の診断に重要である。

関連検査 細菌顕微鏡検査，細菌薬剤感受性検査

D018 4 判微 190点
細菌培養同定検査（生殖器からの検体）
bacterial culture and identification
レセ電：160144610／**細菌培養同定検査（生殖器）**
分泌物

適応 前立腺炎，子宮頸管炎，腟炎，淋病，クラミジアトラコマチス感染症，尿道炎，バルトリン腺炎，子宮内膜炎

意義 尿の培養検査は，尿路感染症の原因菌の確定診断のために行う。また尿道分泌物，子宮・腟分泌物など生殖器分泌物の培養検査は性感染症の診断に重要である。

関連検査 細菌顕微鏡検査，細菌薬剤感受性検査

D018 5 判微 180点
細菌培養同定検査（その他の部位からの検体） bacterial culture and identification
レセ電：160058710／**細菌培養同定検査（その他）**
分泌物等

適応 創傷感染症，膿痂疹，膿瘍，外耳炎，結膜炎，中耳炎，トラコーマ，乳様突起炎，眼瞼炎，角膜潰瘍，涙のう炎

意義 耳鼻咽喉科，眼科等の感染症及び皮膚感染症の起因菌の検査である。膿，耳漏，眼脂の分泌物が検体として用いられる。

関連検査 細菌顕微鏡検査，細菌薬剤感受性検査

D018 6 判微 60点
細菌培養同定検査（簡易培養） viable counts
レセ電：160058810／**細菌培養同定検査（簡易培養）**
尿

適応 尿路感染症，膀胱炎，腎盂腎炎

意義　検体中の細菌を培養し，総細菌数を半定量する市販キット品を使用するもので，グラム陰性桿菌の有無を判定する。測定法のディップスライド法は2種類の培地を塗布したスライドを尿に浸し，容器に入れて37℃で24時間培養するもの。判定は対照表を使って細菌数とグラム陰性菌の有無を確認する。

関連検査　細菌顕微鏡検査，細菌薬剤感受性検査

D018　7　122点
嫌気性培養加算（細菌培養同定検査）
レセ電：160058970／**嫌気性培養加算（細菌培養同定検査）**

意義　嫌気性菌の同定を目的とした検査である。

保険メモ　◎同一検体について一般培養と併せて嫌気性培養を行った場合は，嫌気性培養加算として，122点を所定点数に加算する。

(1)　嫌気性培養のみを行った場合は，「1」から「6」までの所定点数のみ算定し，嫌気性培養加算は算定できない。

D018　8　40点
質量分析装置加算（細菌培養同定検査）
Addition for a bacterial identification using Matrix-assisted laser desorption ionization-time of flight mass spectrometry
レセ電：160212670／**質量分析装置加算（細菌培養同定検査）**

意義　培養による細菌検出後に質量分析装置を用いて同定検査を行うことにより，迅速な菌種同定が可能となり，適切な抗菌薬の選択を行うことができる。

保険メモ　◎入院中の患者に対して，質量分析装置を用いて細菌の同定を行った場合は，質量分析装置加算として，40点を所定点数に加算する。

(1)　質量分析装置加算については，入院中の患者に対して細菌培養同定検査を当該保険医療機関内で実施する際に，質量分析装置を用いて細菌の同定を行った場合に，所定点数に加算する。

【D019　細菌薬剤感受性検査】

保険メモ　細菌薬剤感受性検査は，結果として菌が検出できず実施できなかった場合においては算定しない。

D019　1　判微　185点
細菌薬剤感受性検査（1菌種）　drug susceptibility test for bacteria
レセ電：160146210／**細菌薬剤感受性検査（1菌種）**　菌株

D019　2　判微　240点
細菌薬剤感受性検査（2菌種）　drug susceptibility test for bacteria
レセ電：160146310／**細菌薬剤感受性検査（2菌種）**　菌株

D019　3　判微　310点
細菌薬剤感受性検査（3菌種以上）　drug susceptibility test for bacteria
レセ電：160146410／**細菌薬剤感受性検査（3菌種以上）**　菌株

適応　細菌感染症

意義　薬剤感受性検査は，分離培養された細菌に対する薬剤の抗菌力を調べるもので，抗菌剤の選択，用量を決めるのに重要である。また耐性菌かどうかを判断する上でも大事な検査である。検査法には種々の濃度の薬剤を含んだ培地で細菌を培養し，感受性を調べる希釈法や平板培地に菌を塗布し，24時間培養し，ディスク周辺の阻止円の形成により感受性を知るディスク拡散法などがある。

関連検査　細菌培養同定検査，大腸菌O157抗原，薬剤耐性菌検出，抗菌薬併用効果スクリーニング，黄色ブドウ球菌ペニシリン結合蛋白2'（PBP2'）

D019　4　判微　50点
薬剤耐性菌検出　Detection of drug resistant bacteria
レセ電：160217910／**薬剤耐性菌検出**　菌株

適応　敗血症，菌血症，細菌性髄膜炎，肺炎，尿路感染症，腎盂腎炎，前立腺炎，胆管炎，腹腔内感染症*，術後感染症，皮膚軟部組織感染症*

意義　薬剤耐性菌を検出することにより，従来の薬剤感受性検査に比較し，より適切な抗菌薬の選択が可能となる。

保険メモ　薬剤耐性菌検出は，基質特異性拡張型β-ラクタマーゼ産生，メタロβ-ラクタマーゼ産生，AmpC産生等の薬剤耐性因子の有無の確認を行った場合に算定する。

関連検査　細菌薬剤感受性検査，細菌核酸・薬剤耐性遺伝子同時検出，抗菌薬併用効果スクリーニング，黄色ブドウ球菌ペニシリン結合蛋白2'（PBP2'）検出

D019　5　判微　150点
抗菌薬併用効果スクリーニング　Screening for antimicrobial combination effects
レセ電：160218010／抗菌薬併用効果スクリーニング　菌株

適応　敗血症，菌血症，細菌性髄膜炎，肺炎，尿路感染症，腎盂腎炎，前立腺炎，胆管炎，腹腔内感染症*，術後感染症，皮膚軟部組織感染症*

意義　多剤耐性グラム陰性桿菌に対する抗菌薬の併用効果をチェッカーボード法を用いて測定することにより，有効な抗菌薬の組み合わせを選択することができる。

保険メモ　抗菌薬併用効果スクリーニングは，多剤耐性グラム陰性桿菌が検出された際に，チェッカーボード法により，抗菌薬の併用効果の確認を行った場合に算定する。

関連検査　細菌薬剤感受性検査，細菌核酸・薬剤耐性遺伝子同時検出，薬剤耐性菌検出

【D019-2　酵母様真菌薬剤感受性検査】

D019-2　判微　150点
酵母様真菌薬剤感受性検査　drug susceptibility test (yeast form fungi)
レセ電：160164450／酵母様真菌薬剤感受性検査　菌株

適応　深在性真菌症

意義　分離細菌に対する抗菌剤の有効度を判定する検査。検査室で使用されている96穴マイクロプレートを用いた微量液体試験法で，被検菌の接種，結果の判定などは簡便である。

保険メモ　⑴　酵母様真菌薬剤感受性検査は，深在性真菌症（カンジダ，クリプトコックスに限る）であり，原因菌が分離できた患者に対して行った場合に限り算定する。
⑵　問：D019-2酵母様真菌薬剤感受性検査は，D019細菌薬剤感受性検査と別に算定可能か。
答：医学的に必要があれば，算定可。
＜事務連絡　20060331＞

関連検査　細菌培養同定検査

【D020　抗酸菌分離培養検査】

保険メモ　⑴　抗酸菌分離培養検査は，検体の採取部位が異なる場合であっても，同時に又は一連として検体を採取した場合は，1回のみ所定点数を算定する。
⑵　抗酸菌分離培養検査は，結核患者の退院の可否を判断する目的で，患者の病状を踏まえ頻回に行われる場合においても算定できる。

D020　1　判微　300点
抗酸菌分離培養検査（液体培地法）（酸素感受性蛍光センサーによるもの）　mycobacteria culture
レセ電：160059210／抗酸菌分離培養検査（液体培地法）（酸素感受性蛍光センサー）その他
抗酸菌分離培養検査（液体培地法）（二酸化炭素センサーによるもの）　mycobacteria culture
レセ電：160172250／抗酸菌分離培養検査（液体培地法）（二酸化炭素センサー）　その他
抗酸菌分離培養検査（液体培地法）（酸化還元呈色色素によるもの）　mycobacteria culture
レセ電：160172350／抗酸菌分離培養検査（液体培地法）（酸化還元呈色色素）　その他

適応　結核，非結核性抗酸菌症

意義　抗酸菌とは，ある種のアニリン色素で染色すると酸による脱色に対して抵抗性をもっている微生物で，結核菌，らい菌が代表的なもの。患者から採取した検体を液体培地で分離培養し抗酸菌の同定を行う検査である。液体培地を用いた迅速培養法では，酸素感受性蛍光センサー，二酸化炭素センサー又は酸化還元呈色色素等を用いて検出する。酸素感受性蛍光センサー法（MGIT法）は，試験管培地の底にある酸素感受性蛍光センサーで抗酸菌が消費する酸素を検出するもので，蛍光が感知されれば陽性判定となる。

保険メモ　抗酸菌分離培養（液体培地法）は，液体培地を用いて培養を行い，酸素感受性蛍光センサー，二酸化炭素センサー又は酸化還元呈色色素を用いて検出を行った場合に算定する。

関連検査　抗酸菌同定

D020　2　判微　209点
抗酸菌分離培養検査（それ以外のもの）　mycobacteria culture
レセ電：160169910／抗酸菌分離培養検査（それ以外）　喀痰等

適応　結核，非結核性抗酸菌症

意義　患者から採取した検体（喀出痰，気道分泌物，胃液，髄液，糞便，尿，胸水，腹水など）を用いて，小川培地などにより培養し，抗酸菌の同定を行う検査である。

保険メモ　⑴　抗酸菌分離培養検査（液体培地法）は，液体培地を用いて培養を行い，酸素感受性蛍光センサー，二酸化炭素センサー又は

酸化還元呈色色素を用いて検出を行った場合に算定する。
(2)　抗酸菌分離培養検査（それ以外のもの）は，(1)に掲げるもの以外について算定する。
関連検査　抗酸菌同定

【D021　抗酸菌同定（種目数にかかわらず一連につき）】

D021　判微　361点
抗酸菌同定（種目数にかかわらず一連につき）
mycobacteria identification
レセ電：160059410／抗酸菌同定　菌株

適応　結核，非結核性抗酸菌症
意義　培地にコロニーが発育した場合，結核菌か非結核性抗酸菌かを鑑別するための検査である。本検査は分離培養された抗酸菌についてコロニーの発育期間，性状，温度域のほか，耐熱カタラーゼ試験，ナイアシンテスト（基本診療料に含まれる），硝酸塩還元試験，アルカリスルファターゼ試験，ツィーン80水解試験などを用いて鑑別する。
保険メモ　(1)　抗酸菌同定は，検査方法，培地数にかかわらず，1回のみ所定点数を算定する。
(2)　D023微生物核酸同定・定量検査のマイコバクテリウム・アビウム及びイントラセルラー（MAC）核酸検出は，D021抗酸菌同定と併せて実施された場合にあっては，主なもののみ算定する。
関連検査　抗酸菌分離培養検査

【D022　抗酸菌薬剤感受性検査（培地数に関係なく）】

D022　判微　400点
抗酸菌薬剤感受性検査（培地数に関係なく）
drug susceptibility test (mycobacteria)
レセ電：160059610／抗酸菌薬剤感受性検査
菌株

適応　結核，非結核性抗酸菌症
意義　結核の化学療法は，長期の投薬が多いため耐性菌が出現しやすい。そのため結核患者に化学療法を行う場合は，感受性検査を行い耐性有無の確認が重要である。小川培地での培養検査は，約4週間の期間を要するが，最近は培地の改良にともない，より短期間で結果を得ることができるようになった。
保険メモ　◎4薬剤以上使用した場合に限り算定する。
(1)　抗酸菌薬剤感受性検査は，直接法，間接法等の方法及び培地数にかかわらず，感受性検査を行った薬剤が4種類以上の場合に限り算定する。
(2)　混合薬剤耐性検査においても，使われた薬剤が4種類以上の場合に限り算定する。
関連検査　抗酸菌同定，抗酸菌分離培養検査

【D023　微生物核酸同定・定量検査】

D023　1　判微　188点
クラミジア・トラコマチス核酸検出　chlamydia trachomatis nucleic acid detection
レセ電：160158650／クラミジア・トラコマチス核酸検出
子宮頸管・尿道拭い液・尿・咽頭擦過物

適応　尿道炎，慢性前立腺炎，子宮頸管炎，卵管炎，トラコーマ，咽頭炎，クラミジア感染症，骨盤内感染症*，クラミジア肺炎
意義　本検査はクラミジア・トラコマチス核酸を迅速に検出するものである。クラミジア・トラコマチス感染症は淋菌感染症とともに性感染症の代表的疾患で，男性は尿道炎，女性では子宮頸管炎を惹起しやすい。症状は淋菌感染症にくらべ軽い。測定にはPCR法，LCR法，SDA法などがある。また，TMA法による同時増幅法，HPA法及びDKA法若しくは核酸ハイブリダイゼーション法による同時検出法，SDA法又はTRC法においては，淋菌及びクラミジア・トラコマチス同時核酸検出だけでなく，淋菌核酸又はクラミジア・トラコマチス核酸を個別に測定することが可能である。
保険メモ　(1)　クラミジア・トラコマチス核酸検出とD012感染症免疫学的検査のクラミジア・トラコマチス抗原定性を併用した場合は，主なもののみ算定する。
(2)　クラミジア・トラコマチス核酸検出は，PCR法，LCR法，ハイブリッドキャプチャー法若しくはTMA法による同時増幅法並びにHPA法及びDKA法若しくは核酸ハイブリダイゼーション法による同時検出法，SDA法又はTRC法により，泌尿器，生殖器又は咽頭からの検体により実施した場合に限り算定できる。
(3)　淋菌及びクラミジア・トラコマチス同時核酸検出は，D012感染症免疫学的検査の淋菌抗原定性，同区分のクラミジア・トラコマチス抗原定性，D018細菌培養同定検査（淋菌及びクラミジアによる感染を疑って実施するもの），本区分の淋菌核酸検出又はクラミジア・トラコマチス核酸検出を併せて実施した場合は，主たるもののみ算定する。
(4)　問：クラミジアトラコマチス核酸同定精密

検査（編注；クラミジア・トラコマチス核酸検出）は，泌尿器，生殖器又は咽頭からの検体によるとあるが，複数の部位からの検体により検査した場合は，その部位ごとに算定できるのか。
答：主たるもののみ1つを算定する。
＜事務連絡　20080509＞

関連検査 クラミドフィラ・ニューモニエIgG抗体，クラミドフィラ・ニューモニエIgA抗体，クラミドフィラ・ニューモニエIgM抗体，クラミジア・トラコマチス抗原，ウイルス抗体価（オーム病クラミジア）

D023　2 ………… 判微　198点
淋菌核酸検出　Neisseria gonorrhoeae nucleic acid detection
レセ電：160164150／淋菌核酸検出
子宮頸管・尿道拭い液・尿・咽頭うがい液

適応 淋病，尿道炎，子宮頸管炎，卵管炎，咽頭炎

意義 淋菌感染症はSTD（性感染症）の代表的疾患で，男性は尿道炎，女性は子宮頸管炎を起こしやすい。DNAプローブ法では，淋菌に特異なリボソームRNAと相補的なDNAプローブを使用するので，常在するナイセリア属，大腸菌とはまったく反応しないため，特異度は従来法にくらべ高い。LCR法による増幅とEIA法の組み合わせ，PCR法による増幅と核酸ハイブリダイゼーション法の組み合わせ，SDA法など各種の遺伝子学的検査を用いることで迅速な診断が可能である。また，TMA法による同時増幅法，HPA法及びDKA法若しくは核酸ハイブリダイゼーション法による同時検出法，SDA法又はTRC法においては，淋菌及びクラミジア・トラコマチス同時核酸検出だけでなく，淋菌核酸又はクラミジア・トラコマチス核酸を個別に測定することが可能である。

保険メモ (1) 淋菌核酸検出，D012感染症免疫学的検査の淋菌抗原定性又はD018細菌培養同定検査（淋菌感染を疑って実施するもの）を併せて実施した場合は，主なもののみ算定する。
(2) 淋菌核酸検出は，DNAプローブ法，LCR法による増幅とEIA法による検出を組み合わせた方法，PCR法による増幅と核酸ハイブリダイゼーション法による検出を組み合わせた方法，SDA法，TMA法による同時増幅法並びにHPA法及びDKA法による同時検出法又はTRC法による。淋菌核酸検出は，泌尿器，生殖器又は咽頭からの検体（尿検体を含む）によるものである。なお，SDA法，PCR法による増幅と核酸ハイブリダイゼーション法による検出を組み合わせた方法，TMA法による同時増幅法並びにHPA法及びDKA法による同時検出法又はTRC法においては咽頭からの検体も算定できる。
(3) 淋菌及びクラミジア・トラコマチス同時核酸検出は，D012感染症免疫学的検査の淋菌抗原定性，同区分のクラミジア・トラコマチス抗原定性，D018細菌培養同定検査（淋菌及びクラミジアによる感染を疑って実施するもの），本区分の淋菌核酸検出又はクラミジア・トラコマチス核酸検出を併せて実施した場合は，主たるもののみ算定する。

関連検査 細菌培養同定検査，細菌薬剤感受性検査

D023　3 ………… 判微　204点
A群β溶血連鎖球菌核酸検出　group A beta hemolytic streptococcus nucleic acid detection
レセ電：160236450／A群β溶血連鎖球菌核酸検出　咽頭拭い液

適応 猩紅熱，リウマチ熱，急性咽頭炎，急性扁桃炎，溶連菌感染症

意義 等温核酸増幅検出法（NEAR法）により，A群β溶血連鎖球菌感染の診断の補助として，咽頭拭い液中のA群β溶血連鎖球菌核酸を検出する。

保険メモ A群β溶血連鎖球菌核酸検出は，A群β溶血連鎖球菌感染が疑われる15歳未満の患者を対象として，等温核酸増幅法により測定し，当日中に結果を説明した場合に算定できる。なお，本検査とD012感染症免疫学的検査のA群β溶連菌迅速試験定性又はD018細菌培養同定検査を併せて実施した場合は，主たるもののみ算定する。

関連検査 A群β溶連菌迅速試験，細菌培養同定検査

D023　4 ………… 判微　256点
HBV核酸定量　hepatitis B virus DNA
レセ電：160160350／HBV核酸定量　血液

適応 急性肝炎，慢性肝炎，肝硬変症，劇症肝炎，ウイルス性肝炎，肝癌

意義 本検査は，B型肝炎ウイルス（HBV）の核酸を定量的に測定するため，従来法より検出感度が高く低濃度領域まで測定できる。B型肝炎患者の病態把握，治療法の選択や経過観察に用いられる。またインターフェロン効果の判定指標になる。

保険メモ (1) HBV核酸定量は，分岐DNA

プローブ法，TMA法又はPCR法による。また，B型肝炎ウイルス既感染者であって，免疫抑制剤の投与や化学療法を行っている悪性リンパ腫等の患者に対して，B型肝炎の再活性化を考慮し，HBV核酸定量を行った場合は，当該治療中及び治療終了後1年以内に限り，月1回を限度として算定できる。

(2)　D013肝炎ウイルス関連検査のHBVコア関連抗原（HBcrAg）は，D023微生物核酸同定・定量検査のHBV核酸定量を同時に測定した場合は，主たるもののみ算定する。

(3)　診療報酬明細書の「摘要」欄への記載事項（B型肝炎ウイルス既感染者であって，免疫抑制剤の投与や化学療法を行っている悪性リンパ腫等の患者に対して，B型肝炎の再活性化を考慮し，「4」のHBV核酸定量を行った場合）

治療中又は治療終了年月日を記載する。

レセ電：850100438／治療終了年月日（HBV核酸定量）；(元号) yy” 年” mm” 月” dd” 日”

レセ電：820100865／B型肝炎ウイルス既感染者であって，免疫抑制剤の投与や化学療法を行っている悪性リンパ腫等の患者の治療中（HBV核酸定量）

＜記載要領＞

(4)　問：厚生労働省「難治性の肝・胆道疾患に関する調査研究」班劇症肝炎分科会および「肝硬変を含めたウイルス性肝疾患の治療の標準化に関する研究」班合同報告など，免疫抑制剤の投与や化学療法により発症するB型肝炎について，新たな知見が示されているところである。この中で示されているようなB型肝炎ウイルスの感染が確認された患者及びB型肝炎ウイルス既往感染者（それぞれ，肝炎症状がない者を含む）について，免疫抑制剤の投与や化学療法を行う際，もしくはそれらを行った後に，B型肝炎の再活性化を考慮して，HBV核酸定量検査（編注；HBV核酸定量）を行った場合に，これを算定することは可能か。答：医学的に妥当かつ適切であれば，差し支えない。

＜事務連絡　20110922＞

(5)　問：上記問に関連し，HBV核酸定量検査（編注；HBV核酸定量）により，現在，B型肝炎ウイルスに感染していることが確認された患者に対して，免疫抑制剤の投与や化学療法を行う際に，肝機能異常が認められない場合でも，核酸アナログ製剤を投与し，これを算定することは認められるか。答：免疫抑制剤の投与や化学療法を行っている患者については，HBV再活性化に起因した肝炎は劇症化する頻度が高率であると報告されていることから，肝機能の異常が確認されていない場合であっても投与対象と解されるため，医学的に妥当かつ適切であれば算定して差し支えない。

＜事務連絡　20110922＞

(6)　問：「疑義解釈資料の送付について（その10）」（平成23年9月22日付け事務連絡）の問1において，「B型肝炎ウイルスの感染が確認された患者及びB型肝炎ウイルス既往感染者（それぞれ，肝炎症状がない者を含む）について，免疫抑制剤の投与や化学療法を行う際，もしくはそれらを行った後に，B型肝炎の再活性化を考慮して，HBV核酸定量検査（編注；HBV核酸定量）を行った場合に，これを算定することは可能か。」に対し，「医学的に妥当かつ適切であれば，差し支えない。」とあるが，B型肝炎ウイルスの感染が確認された患者及びB型肝炎ウイルス既往感染者（それぞれ，肝炎症状がない者を含む）であって，C型慢性肝疾患の患者に対して抗C型肝炎ウイルス治療を行う際もしくは治療を行った後に，B型肝炎の再活性化を考慮し，HBV核酸定量検査（編注；HBV核酸定量）を行った場合も，これを算定することは可能か。答：医学的に妥当かつ適切であれば，差し支えない。

＜事務連絡　20161117＞

関連検査　HBs抗原，HCV抗体，HBc抗体

D023　5　判微　**262点**

淋菌及びクラミジア・トラコマチス同時核酸検出 neisseria gonorrhose and chlamydia trachomatis nucleic acid amplification

レセ電：**160177650／淋菌及びクラミジア・トラコマチス同時核酸検出**

尿・分泌物・咽頭うがい液

適応　淋菌感染症，クラミジア感染症

意義　性感染症の代表的な起因菌である淋菌とクラミジアトラコマチスとの混合感染患者からクラミジアトラコマチス及び淋菌のRNAを同時に検出する。1回の採取検体で2項目の検査ができることは，検査の効率化が図られるばかりでなく，クラミジアと淋菌感染の鑑別診断にも有用である。

保険メモ　(1)　淋菌及びクラミジア・トラコマチス同時核酸検出は，クラミジア・トラコマチス感染症若しくは淋菌感染症が疑われる患者又はクラミジア・トラコマチスと淋菌による重複感染が疑われる患者であって，臨床所見，問診又はその他の検査による病原微生物鑑別が困難なものに対して治療法選択のために実施した場合及びクラミジア・トラコマチスと淋菌の重複感染者に対して治療効果判定に実施した場合

に算定できる。
ただし，D012感染症免疫学的検査の，クラミジア・トラコマチス抗原定性，同区分の淋菌抗原定性，D018細菌培養同定検査（淋菌及びクラミジアによる感染を疑って実施するもの），本区分のクラミジア・トラコマチス核酸検出又は淋菌核酸検出を併せて実施した場合は，主たるもののみ算定する。
⑵　淋菌及びクラミジア・トラコマチス同時核酸検出は，TMA法による同時増幅法並びにHPA法及びDKA法による同時検出法，PCR法による同時増幅法及び核酸ハイブリダイゼーション法による同時検出法，SDA法又はTRC法による。淋菌及びクラミジア・トラコマチス同時核酸検出は，泌尿器，生殖器又は咽頭からの検体（尿検体を含む）によるものである。なお，TMA法による同時増幅法並びにHPA法及びDKA法による同時検出法，SDA法，PCR法による同時増幅法及び核酸ハイブリダイゼーション法による同時検出法又はTRC法においては咽頭からの検体も算定できる。
関連検査　淋菌核酸検出，グロブリンクラス別クラミジア・トラコマチス抗体，ウイルス・細菌核酸多項目同時検出（SARS-CoV-2核酸検出），SARS-CoV-2抗原検出，SARS-CoV-2核酸検出

D023　6　判微　291点
マイコプラズマ核酸検出
レセ電：160189650／マイコプラズマ核酸検出
咽頭拭い液・鼻咽頭拭い液・喀痰

適応　マイコプラズマ感染症
意義　既存の検査が，発症後1週間以内及び2～3週間後の2回の測定が必要で，発症後すぐには診断できなかったのに対し，本検査は発症後2日程度で診断が可能になり，より迅速に診断することができる。
関連検査　マイコプラズマ抗原，ウイルス・細菌核酸多項目同時検出，ウイルス・細菌核酸多項目同時検出（SARS-CoV-2核酸検出），SARS-CoV-2抗原，SARS-CoV-2核酸検出

D023　6　判微　291点
インフルエンザ核酸検出　influenza virus-identification of nucleic acid testing
レセ電：160198010／インフルエンザ核酸検出
咽頭拭い液

適応　インフルエンザ
意義　インフルエンザウイルスはオルトミクソウイルス科に属するRNAウイルスである。核酸同定検査はウイルス遺伝子を構成するRNAを抽出・増幅して検出する検査で，抗原検査に比べて感度が高く，ウイルス型も同定できる。また，ウイルス量が少量でも検出できるため，発症前の段階でも判定が可能である。核酸同定法としては，RT-PCR法，リアルタイムPCR法，LAMP法，NASBA法がある。前2者はウイルス量が10個程度でも1.5～3時間で，LAMP法はウイルス量が40個程度で1.5～3時間以内に，NASBA法＋イムノクロマト法では10個程度のウイルス量で1時間以内に同定することができる。
保険メモ　⑴　インフルエンザ核酸検出は，以下のいずれかに該当する患者について，発症12時間以内に実施し，当日中に結果を説明した場合に限り算定する。なお，当該検査が必要である理由を診療報酬明細書の摘要欄に記載する。
㋐　5歳未満の幼児
㋑　65歳以上の高齢者
㋒　妊婦
㋓　その他重症化リスクのある患者
⑵　診療報酬明細書の「摘要」欄への記載事項
当該検査が必要である理由を記載する。
レセ電：820101181／ア　5歳未満の幼児（インフルエンザ核酸検出）
レセ電：820101182／イ　65歳以上の高齢者（インフルエンザ核酸検出）
レセ電：820101183／ウ　妊婦（インフルエンザ核酸検出）
レセ電：820101184／エ　その他重症化リスクのある患者（インフルエンザ核酸検出）
＜記載要領＞
⑶　問：D023微生物核酸同定・定量検査のインフルエンザ核酸検出の対象となる重症患者とは，具体的にどのような患者を指すのか。答：たとえばインフルエンザ抗原が陰性であるが，インフルエンザウイルス感染が強く疑われる，人工呼吸器管理や入院による集学的治療が必要な患者等である。＜事務連絡　20120330＞
⑷　問：「鼻咽頭ぬぐい液又は鼻腔ぬぐい液中のA型及びB型インフルエンザウイルスRNAの検出」を使用目的として令和2年12月21日付けで薬事承認された「ジーンキューブ　FluA／B」（東洋紡株式会社）はいつから保険適用となるのか。答：令和2年12月21日より保険適用となる。なお，当該検査を実施する場合は，D023微生物核酸同定・定量検査のインフルエンザ核酸検出を算定すること。
＜事務連絡　20201222＞

(5)　問：「鼻咽頭拭い液又は鼻腔拭い液から抽出されたB型インフルエンザウイルスRNAの検出」を使用目的として令和3年2月2日付けで薬事承認された「Loopamp　B型インフルエンザウイルス検出試薬キット」（栄研化学株式会社）はいつから保険適用となるのか。答：令和3年2月2日より保険適用となる。なお，当該検査を実施する場合は，D023微生物核酸同定・定量検査のインフルエンザ核酸検出を算定すること。＜事務連絡　20210202＞

(6)　問：「鼻咽頭ぬぐい液又は鼻腔ぬぐい液中のA型及びB型インフルエンザウイルスRNAの検出」を使用目的として令和3年11月30日付けで薬事承認された「スマートジーン　Flu　A,B」（株式会社ミズホメディー）はいつから保険適用となるのか。答：令和3年11月30日より保険適用となる。なお，当該検査を実施する場合は，D023微生物核酸同定・定量検査のインフルエンザ核酸検出を算定すること。
＜事務連絡　20211130＞

(7)　問：D023微生物核酸同定・定量検査のインフルエンザ核酸検出における「その他重症化リスクのある患者」とは，具体的には何を指すのか。答：現時点では，日本感染症学会・日本臨床微生物学会の「インフルエンザ核酸検出検査の有効活用に向けた提言」における「インフルエンザ合併症のリスクの高い患者」を指す。
＜事務連絡　20240328＞

関連検査　ウイルス抗体価（インフルエンザウイルスA型，インフルエンザウイルスB型，パラインフルエンザウイルスⅠ型，パラインフルエンザウイルスⅡ型，パラインフルエンザウイルスⅢ型），インフルエンザウイルス抗原，ウイルス・細菌核酸多項目同時検出，ウイルス・細菌核酸多項目同時検出（SARS-CoV-2核酸検出），SARS-CoV-2抗原，SARS-CoV-2・インフルエンザウイルス抗原同時検出，SARS-CoV-2核酸検出，SARS-CoV-2・インフルエンザ核酸同時検出，SARS-CoV-2・インフルエンザ・RSウイルス核酸同時検出

D023　7 判微　**292点**
レジオネラ核酸検出
レセ電：160189550／レジオネラ核酸検出喀痰

適応　レジオネラ症

意義　尿中抗原検査では検出できない，血清群Ⅰ以外の血清型のレジオネラも検出することができ，診断の感度を上げることができる。

関連検査　細菌培養同定検査，ウイルス・細菌核酸多項目同時検出（SARS-CoV-2核酸検出），SARS-CoV-2抗原，SARS-CoV-2核酸検出

D023　8 判微　**310点**
EBウイルス核酸定量　Epstein-Barr virus nucleic acid amplification
レセ電：160212710／EBウイルス核酸定量

適応　EBウイルス感染症，伝染性単核球症，臓器移植後*，造血幹細胞移植後*，急性拒絶反応，急性移植片対宿主病，移植後リンパ増殖性疾患，悪性リンパ腫，白血病，再生不良性貧血，慢性活動性EBウイルス感染症

意義　移植患者，血液疾患患者等におけるEBウイルス感染状態の把握に有用である。

保険メモ　(1)　EBウイルス核酸定量は，以下のいずれかに該当する患者に対して，リアルタイムPCR法により実施した場合に算定する。

(ア)　臓器移植後の患者については，移植後3月以内の場合は1週に1回，移植後1年以内の場合は1月に1回に限り算定する。ただし，移植後1年以内にEBウイルス核酸定量の測定を行い，核酸量の高値が認められた患者については，移植後1年以上経過した場合も，3月に1回に限り算定できる。

(イ)　造血幹細胞移植後の患者であって，HLA型不一致の移植が行われた患者又は移植に伴い抗胸腺細胞グロブリンが投与された患者については，移植後3月以内の場合は1週に1回，移植後1年以内の場合は1月に1回に限り算定する。

(ウ)　臓器移植後の急性拒絶反応又は造血幹細胞移植後の急性移植片対宿主病に対して抗胸腺細胞グロブリンが投与された患者については，抗胸腺細胞グロブリンの投与開始日から起算して2月以内の場合は1週に1回，6月以内の場合は1月に1回に限り算定する。

(エ)　移植後リンパ増殖性疾患を疑う患者に対して，当該疾患の診断の補助又は診断された後の経過観察を目的として実施する場合に算定する。ただし，経過観察を目的とする場合は，当該疾患と診断された日から起算して1月以内の場合は1週に1回，6月以内の場合は1月に1回に限り算定する。

(オ)　悪性リンパ腫又は白血病の患者に対して，EBウイルス陽性の確認又は確認された後の経過観察を目的として実施する場合に算定する。ただし，経過観察を目的とする場合は，悪性リンパ腫又は白血病と診断された日から1年以内に限り，1月に1回に限り算定する。

(カ)　再生不良性貧血の患者であって，抗胸腺

細胞グロブリンが投与された患者については，抗胸腺細胞グロブリンの投与開始日から起算して2月以内の場合は1週に1回，6月以内の場合は1月に1回に限り算定する。

(キ)　慢性活動性EBウイルス感染症を疑う患者に対して，当該疾患の診断の補助又は診断された後の経過観察を目的に実施された場合は，1月に1回に限り算定する。

(ク)　上咽頭癌を疑う患者に対して，当該疾患の診断の補助又は診断された後の治療効果判定を目的として実施した場合に，それぞれ1回に限り算定できる。ただし，D012感染症免疫学的検査のウイルス抗体価（定性・半定量・定量）又はグロブリンクラス別ウイルス抗体価におけるEBウイルスを対象とした検査を併せて実施した場合には，主たるもののみ算定する。

(2)　診療報酬明細書の「摘要」欄への記載事項

「診療報酬の算定方法の一部改正に伴う実施上の留意事項について」別添1第2章第3部D023微生物核酸同定・定量検査の(7)のアからクまでに規定するものの中から該当するものを選択して記載し，併せて，該当するものに応じ，以下の事項を記載する。

・アに該当する場合，臓器移植の実施年月日

・イに該当する場合，造血幹細胞移植の実施年月日

・ウに該当する場合，抗胸腺細胞グロブリンの投与開始日

・エのうち移植後リンパ増殖性疾患の経過経過観察を目的として実施する場合，移植後リンパ増殖性疾患と診断された年月日及び医学的根拠

・オのうちEBウイルス陽性が確認された後の経過観察を目的として実施する場合，EBウイルス陽性を確認した年月日及び医学的根拠

・カに該当する場合，抗胸腺細胞グロブリンの投与開始日

・キに該当する場合，医学的根拠

レセ電：820100139／ア　臓器移植後の患者

レセ電：820100140／イ　造血幹細胞移植後の患者で留意事項通知に規定するもの

レセ電：820100141／ウ　留意事項通知に規定する抗胸腺細胞グロブリンが投与された患者

レセ電：820100142／エ　移植後リンパ増殖性疾患患者（経過観察目的）

レセ電：820100143／オ　悪性リンパ腫又は白血病の患者（経過観察目的）

レセ電：820100144／カ　再生不良性貧血の患者で抗胸腺細胞グロブリンが投与されたもの

レセ電：820100145／キ　慢性活動性EBウイルス感染症等の患者

レセ電：820101185／ク　上咽頭癌の患者

レセ電：850100175／臓器移植実施年月日（EBウイルス核酸定量）;（元号）yy”年”mm”月”dd”日”

レセ電：850100176／造血幹細胞移植実施年月日（EBウイルス核酸定量）;（元号）yy”年”mm”月”dd”日”

レセ電：850100177／移植後リンパ増殖性疾患と診断された年月日（EBウイルス核酸定量）;（元号）yy”年”mm”月”dd”日”

レセ電：850100178／EBウイルス陽性を確認した年月日（EBウイルス核酸定量）;（元号）yy"年"mm"月"dd"日"

レセ電：850100179／抗胸腺細胞グロブリンの投与開始年月日（EBウイルス核酸定量）;（元号）yy”年”mm”月”dd”日”

レセ電：830100136／移植後リンパ増殖性疾患と診断した医学的根拠（EBウイルス核酸定量）;＊＊＊＊＊＊

レセ電：830100137／EBウイルス陽性を確認した医学的根拠（EBウイルス核酸定量）;＊＊＊＊＊＊

レセ電：830100848／留意事項通知キに該当する医学的根拠（EBウイルス核酸定量）;＊＊＊＊＊＊

<記載要領>

D023　9　判微　**330点**

HCV核酸検出　hepatitis C virus RNA

レセ電：160159750／HCV核酸検出　血液

適応　C型肝炎

意義　C型肝炎ウイルス（HCV）の核酸をPCR法又はTMA法で同定する検査である。血中の微量のHCVを検出するとともに，インターフェロン（IFN）の治療経過も把握できる。

保険メモ　(1)　HCV核酸検出は，PCR法又はTMA法により，C型肝炎の治療方法の選択及び治療経過の観察に用いた場合にのみ算定できる。

(2)　治療方法の選択の場合においては，抗体陽性であり，かつ，HCV核酸定量で検出限界を下回る者について実施した場合に算定できるものとし，治療経過の観察の場合においては，本検査とHCV核酸定量を併せて実施した場合には，いずれか一方に限り算定する。

関連検査　アラニンアミノトランスフェラーゼ（ALT），HBc抗体，HA抗体，デルタ肝炎ウイルス抗体，HBV核酸定量

D023 10 判微 **347点**

HPV核酸検出 HPV nuclear acid identification test

レセ電：160185610／HPV核酸検出

子宮頸部分泌物

適応 子宮頸癌，子宮頸部異形成，HPV関連癌*

意義 子宮頸部異形成は子宮頸癌の前癌病変であるが，子宮頸部擦過物を用いた本検査により，ヒトパピローマウイルス（HPV）の有無とその遺伝子型を調べ，「自然軽快する異形成」と「子宮頸癌に進行する異形成」を区別することができる。

保険メモ ◎厚生労働大臣が定める施設基準に適合しているものとして地方厚生局長等に届け出た保険医療機関において，細胞診によりベセスダ分類がASC-USと判定された患者又は過去にK867子宮頸部（腟部）切除術，K867-3子宮頸部摘出術（腟部切断術を含む）若しくはK867-4子宮頸部異形成上皮又は上皮内癌レーザー照射治療を行った患者に対して行った場合に限り算定する。

(1) HPV核酸検出及びHPV核酸検出（簡易ジェノタイプ判定）は，予め行われた細胞診の結果，ベセスダ分類上ASC-US（意義不明異型扁平上皮）と判定された患者又は過去に子宮頸部円錐切除若しくはレーザー照射治療を行った患者に対して行った場合に限り算定できる。なお，過去に子宮頸部円錐切除又はレーザー照射治療を行った患者以外の患者については，細胞診と同時に実施した場合は算定できない。

(2) HPV核酸検出とHPV核酸検出（簡易ジェノタイプ判定）を併せて実施した場合は，主たるもの1つに限り算定する。

(3) 問：HPV核酸同定検査（編注；HPV核酸検出）について，当該保険医療機関が，産婦人科ではなく婦人科を標榜している場合であっても算定してよいか。答：算定できる。
<事務連絡 20100329>

(4) 問：HPV核酸同定検査（編注；HPV核酸検出）は，単にHPVが検出できれば算定できるか。答：単にHPVを検出するだけでは算定できない。ハイリスク型HPV（16，18，31，33，35，39，45，51，52，56，58，59，68型を指す）が検出できる検査を行った場合に限り算定できる。<事務連絡 20100329>

(5) 問：HPV核酸同定検査（編注；HPV核酸検出）は施設基準を満たしていれば外注検査であっても算定できるか。答：算定できる。
<事務連絡 20100430>

関連検査 扁平上皮癌関連抗原（SCC抗原）

D023 11 判微 **347点**

HPV核酸検出（簡易ジェノタイプ判定）
HPV nucleic acid identification (simple genotype detection)

レセ電：160201450／HPV核酸検出（簡易ジェノタイプ判定）

組織

適応 子宮頸部軽度異形成，子宮頸部中等度異形成，子宮頸部異形成，子宮頸癌，HPV関連癌*

意義 本検査は子宮頸部細胞中のヒトパピローマウイルス（HPV）16型，18型及びその他の12種類のハイリスク型（31，33，35，39，45，51，52，56，58，59，66及び68型）DNAの検出を行う。子宮頸部細胞診にてASC-US（意義不明な異型扁平上皮）と診断された患者に対して，従来の13種類のジェノタイプのハイリスク型HPV核酸検出に加え，より悪性度の高いHPV16型と18型の個別同定が可能になり，子宮頸がんの早期発見，早期治療において臨床的に意義がある。

保険メモ ◎厚生労働大臣が定める施設基準に適合しているものとして地方厚生局長等に届け出た保険医療機関において，細胞診によりベセスダ分類がASC-USと判定された患者又は過去にK867子宮頸部（腟部）切除術，K867-3子宮頸部摘出術（腟部切断術を含む）若しくはK867-4子宮頸部異形成上皮又は上皮内癌レーザー照射治療を行った患者に対して行った場合に限り算定する。

(1) HPV核酸検出及びHPV核酸検出（簡易ジェノタイプ判定）は，予め行われた細胞診の結果，ベセスダ分類上ASC-US（意義不明異型扁平上皮）と判定された患者又は過去に子宮頸部円錐切除若しくはレーザー照射治療を行った患者に対して行った場合に限り算定できる。なお，過去に子宮頸部円錐切除又はレーザー照射治療を行った患者以外の患者については，細胞診と同時に実施した場合は算定できない。

(2) HPV核酸検出とHPV核酸検出（簡易ジェノタイプ判定）を併せて実施した場合は，主たるもの1つに限り算定する。

関連検査 HPVジェノタイプ判定

D023 12 判微 350点
腟トリコモナス及びマイコプラズマ・ジェニタリウム同時核酸検出 Detection of Trichomonas vaginalis (TV) and Mycoplasma genitalium (MG) DNA
レセ電：160234150／**腟トリコモナス及びマイコプラズマ・ジェニタリウム同時核酸検出**
尿・腟擦過物・子宮頸管擦過物

適応 マイコプラズマ・ジェニタリウム感染症*，腟トリコモナス感染症*，腟トリコモナス症，尿道炎，子宮頸管炎，骨盤内炎症性疾患，性感染症，マイコプラズマ・ジェニタリウム感染症

意義 リアルタイムPCR法により，腟トリコモナス感染又はマイコプラズマ・ジェニタリウム感染の診断の補助として，尿，腟擦過物又は子宮頸管擦過物中の腟トリコモナスDNA及びマイコプラズマ・ジェニタリウムDNAを検出する。

保険メモ 腟トリコモナス及びマイコプラズマ・ジェニタリウム核酸同時検出は，以下のいずれかに該当する場合であって，リアルタイムPCR法により測定した場合に算定する。
(ア) 腟トリコモナス感染症を疑う患者であって，鏡検が陰性又は実施できないもの若しくはマイコプラズマ・ジェニタリウム感染症を疑う患者に対して，治療法の選択を目的として行った場合。
(イ) 腟トリコモナス感染症又はマイコプラズマ・ジェニタリウム感染症の患者に対して，治療効果判定を目的として実施した場合。

D023 13 判微 360点
百日咳菌核酸検出 Bordetella pertussis nucleic acid identification
レセ電：160209450／**百日咳菌核酸検出**
後鼻腔拭い液

適応 百日咳

意義 LAMP法（核酸増幅法）により，後鼻腔拭い液から抽出された百日咳菌ゲノムDNAを検出する。百日咳菌感染の早期診断ができるようになり，抗菌薬の効果が得られる時期に，適切な診断及び治療を行うことが可能となる。

保険メモ (1) 百日咳菌核酸検出は，関連学会が定めるガイドラインの百日咳診断基準における臨床判断例の定義を満たす患者に対して，LAMP法により測定した場合に算定できる。
(2) D012感染症免疫学的検査の百日咳菌抗原定性とD023微生物核酸同定・定量検査の百日咳菌核酸検出又はウイルス・細菌核酸多項目同時検出を併せて実施した場合は，主たるもののみ算定する。

関連検査 百日咳菌抗体，細菌培養同定検査，ウイルス・細菌核酸多項目同時検出，ウイルス・細菌核酸多項目同時検出（SARS-CoV-2核酸検出），百日咳菌抗原，SARS-CoV-2抗原，SARS-CoV-2核酸検出，百日咳菌・パラ百日咳菌核酸同時検出

D023 13 判微 360点
肺炎クラミジア核酸検出 Chlamydophila pneumoniae nucleic acid detection
レセ電：160230450／**肺炎クラミジア核酸検出**
鼻咽頭拭い液・喀痰

適応 肺炎クラミジア感染*，クラミジア肺炎，クラミジア感染症

意義 肺炎クラミジア感染の診断補助として，核酸増幅法であるLAMP法により鼻咽頭拭い液又は喀痰から抽出された肺炎クラミジア（Chlamydophila pneumoniae）DNAを検出する。

保険メモ (1) 肺炎クラミジア核酸検出は，肺炎クラミジア感染の診断を目的として，LAMP法により実施した場合に算定する。
(2) 本検査とD012感染症免疫学的検査のクラミドフィラ・ニューモニエIGG抗体，クラミドフィラ・ニューモニエIGa抗体若しくはクラミドフィラ・ニューモニエIGM抗体，本区分のウイルス・細菌核酸多項目同時検出（SARS-CoV-2核酸検出を含まないもの）又はウイルス・細菌核酸多項目同時検出（SARS-CoV-2核酸検出を含む）を併せて実施した場合は，主たるもののみを算定する。

関連検査 クラミドフィラ・ニューモニエIgG抗体，クラミドフィラ・ニューモニエIgA抗体，クラミドフィラ・ニューモニエIgM抗体，ウイルス・細菌核酸多項目同時検出

D023 13 判微 360点
百日咳菌・パラ百日咳菌核酸同時検出 Bordetella pertussis and Bordetella parapertussis nucleic acid identification
レセ電：160234250／**百日咳菌・パラ百日咳菌核酸同時検出**　鼻咽頭拭い液・咽頭拭い液

適応 百日咳，百日咳様疾患*，遷延性咳嗽

意義 PCR法により，百日咳の診断補助として，鼻咽頭拭い液又は咽頭拭い液中の百日咳菌及びパラ百日咳菌ゲノムDNAを検出する。

保険メモ (1) 百日咳菌・パラ百日咳菌核酸

同時検出は，関連学会が定めるガイドラインの百日咳診断基準における臨床判断例の定義を満たす患者に対して，PCR法により測定した場合に算定できる。
(2)　問：D023微生物核酸同定・定量検査の百日咳菌・パラ百日咳菌核酸同時検出における「関連学会が定めるガイドライン」とは，具体的には何を指すのか。答：現時点では，日本呼吸器学会の「咳嗽・喀痰の診療ガイドライン2019」を指す。＜事務連絡　20240328＞

関連検査　百日咳菌核酸検出，百日咳菌抗体，百日咳菌抗原

D023　13　判微　360点
ヘリコバクター・ピロリ核酸及びクラリスロマイシン耐性遺伝子検出　helicobacter pylori nucleic acid detection and clarithromycin resistant nucleic acid detection
レセ電：160235150／ヘリコバクター・ピロリ核酸及びクラリスロマイシン耐性遺伝子検出　胃内視鏡廃液

適応　ヘリコバクター・ピロリ感染症，胃潰瘍，十二指腸潰瘍，胃MALTリンパ腫，特発性血小板減少性紫斑病，早期胃癌内視鏡的治療後*，胃炎

意義　核酸増幅法により，ヘリコバクター・ピロリ感染及びクラリスロマイシン低感受性のヘリコバクター・ピロリ感染の診断補助として，胃内視鏡廃液中のヘリコバクター・ピロリDNA及び23S　rRNA遺伝子ドメインV領域の変異を検出する。

保険メモ　(1)　ヘリコバクター・ピロリ核酸及びクラリスロマイシン耐性遺伝子検出は，ヘリコバクター・ピロリ感染が強く疑われる患者に対し，PCR法により測定した場合に算定できる。
(2)　当該検査を含むヘリコバクター・ピロリ感染診断の保険診療上の取扱いについては「ヘリコバクター・ピロリ感染の診断及び治療に関する取扱いについて」（平成12年10月31日保険発第180号）に即して行う。

関連検査　迅速ウレアーゼ試験，尿素呼気試験（UBT），ヘリコバクター・ピロリ抗体，ヘリコバクター・ピロリ抗原，細菌培養同定検査，病理組織標本作製

D023　14　判微　410点
抗酸菌核酸同定　nucleic acid detection (mycobacteria)
レセ電：160152150／抗酸菌核酸同定　菌株

適応　結核，非結核性抗酸菌症

意義　本検査は，微生物核酸同定検査の一つである。マイクロプレート上に結核菌等の18種類の抗酸菌群をおいて，核酸ハイブリダイゼーションを実施するため，抗酸菌の同定が一度に測定できるので，結核の確定診断や非結核性抗酸菌症の鑑別に有用な検査である。

保険メモ　(1)　抗酸菌核酸同定は，マイクロプレート・ハイブリダイゼーション法によるものをいう。
(2)　当該検査は，結核患者の退院の可否を判断する目的で，患者の病状を踏まえ頻回に行われる場合においても算定できる。

関連検査　抗酸菌同定，ナイアシンテスト，抗酸菌分離培養検査

D023　14　判微　410点
結核菌群核酸検出　nucleic acid detection (M.tuberculosis complex)
レセ電：160157850／結核菌群核酸検出　菌株

適応　結核

意義　本検査はヒト体液や気管支洗浄液由来の検体材料中の結核菌群のリボソームRNAを増幅し，この副産物をDNAプローブ法で検出する。培養せずに生体材料が直接検出できるので早期診断に有用である。測定には核酸増幅と液相ハイブリダイゼーション法による検出，LCR法による核酸増幅とEIA法による検出を組み合わせた方法がある。

保険メモ　(1)　結核菌群核酸検出は，核酸増幅と液相ハイブリダイゼーション法による検出を組み合わせた方法，LCR法による核酸増幅とEIA法による検出を組み合わせた方法，LAMP法又は核酸増幅とキャピラリ電気泳動分離による検出を組み合わせた方法による。
　なお，結核患者の退院の可否を判断する目的で，患者の病状を踏まえ頻回に行われる場合においても算定できる。
(2)　結核菌群リファンピシン耐性遺伝子検出，結核菌群ピラジナミド耐性遺伝子検出及び結核菌群イソニアジド耐性遺伝子検出と結核菌群核酸検出を併用した場合は，主たるもののみ算定する。

関連検査　細菌薬剤感受性検査，抗酸菌分離培養検査，抗酸菌同定，ナイアシンテスト，結核菌群リファンピシン耐性遺伝子及びイソニアジド耐性遺伝子同時検出

D023 15 判微 412点
HCV核酸定量 hepatitis C virus RNA
レセ電：160158450／HCV核酸定量 血液

適応 C型慢性肝炎，C型急性肝炎，HCVキャリア，ウイルス性肝炎

意義 分岐DNAプローブ法，PCR法又はTMA法と核酸ハイブリダイゼーション法を組み合わせた方法により，C型肝炎ウイルス（HCV）のRNA量を定量するので，インターフェロンの治療を開始する前の効果予測，投与中の治療経過の観察に用いられる。

保険メモ (1) HCV核酸定量は，分岐DNAプローブ法，PCR法又はTMA法と核酸ハイブリダイゼーション法を組み合わせた方法により，急性C型肝炎の診断，C型肝炎の治療法の選択及び治療経過の観察に用いた場合にのみ算定できる。
(2) 治療経過の観察の場合において，HCV核酸検出及びHCV核酸定量を併せて実施した場合は，主たるもののみ算定する。

関連検査 アスパラギン酸アミノトランスフェラーゼ（AST），アラニンアミノトランスフェラーゼ（ALT），HBc抗体，HA抗体，HCV核酸検出

D023 16 判微 421点
マイコバクテリウム・アビウム及びイントラセルラー（MAC）核酸検出 nucleic acid detection (nontuberculous mycobacteria)
レセ電：160142150／MAC核酸検出 菌株

適応 非結核性抗酸菌症，マイコバクテリウム・アビウム・イントラセルラーコンプレックス感染症*

意義 本検査は，検体中の非結核性抗酸菌（マイコバクテリウムアビウム及びマイコバクテリウムイントラセルラー）DNAを，PCR法で増幅し，プローブを用いて鑑別・同定するもの。従来法に比べ，より迅速に検出できるようになった。なお，本検査に先立って結核菌の陰性を確認することが望ましい。

保険メモ (1) マイコバクテリウム・アビウム及びイントラセルラー（MAC）核酸検出は，他の検査により結核菌が陰性であることが確認された場合のみに算定できる。
(2) D021抗酸菌同定と併せて実施された場合にあっては，主なもののみ算定する。

関連検査 抗酸菌同定，淋菌核酸検出，ナイアシンテスト，抗酸菌分離培養検査，結核菌群リファンピシン耐性遺伝子及びイソニアジド耐性遺伝子同時検出

D023 17 判微 450点
HBV核酸プレコア変異及びコアプロモーター変異検出 hepatitis B virus pre-core mutation and core-promoter mutant gene fixation
レセ電：160175150／HBV核酸プレコア変異及びコアプロモーター変異検出 血液

適応 B型急性肝炎，B型慢性肝炎，劇症肝炎，ウイルス性肝炎

意義 本検査はPCR法でB型肝炎患者血清中のB型肝炎ウイルス（HBV）のDNAの遺伝子変異を検出するものである。B型急性肝炎では，変異型ウイルス（プレコア又はコアプロモーター）の感染により重症化・劇症化しやすいとの報告がある。本検査は，脳症発症前に劇症化を予知する目的で行う。またB型慢性肝炎では病態の増悪期にウイルス遺伝子を調べることで，抗ウイルス薬の選択判断が可能になる。

保険メモ (1) HBV核酸プレコア変異及びコアプロモーター変異検出は，下記(2)又は(3)に掲げる患者に対し，PCR法により測定した場合に限り算定できる。
(2) B型急性肝炎患者に対しては，劇症肝炎が疑われる場合に限り，患者1人につき1回算定できる。
(3) B型慢性肝炎患者に対しては，経過観察中にALT異常値などにより肝炎増悪が疑われ，かつ，抗ウイルス薬等のB型肝炎治療薬の投与対象患者の選択のために行われた場合に限り算定できる。なお，本検査実施以降は，D013肝炎ウイルス関連検査のうちB型肝炎に関する検査（ただし，抗ウイルス薬等のB型肝炎治療薬の治療効果判定に用いる検査を除く）は，算定できない。

関連検査 HBs抗原，HBs抗体，HBc抗体，HBV核酸定量

D023 17 判微 450点
ブドウ球菌メチシリン耐性遺伝子検出 nucleic acid detection (methicillin-resistant Staphylococcus aureus)
レセ電：160156650／ブドウ球菌メチシリン耐性遺伝子検出 培養菌株

適応 MRSA感染症

意義 メチシリン耐性黄色ブドウ球菌（MRSA）の耐性に関係している細胞壁合成酵素PBP-2′を支配するmecA遺伝子と黄色ブドウ球菌に特異的なプロテインAの構造遺伝子で

あるspa遺伝子の2つを同時にED-PCR法やPCR法を用いて検出することにより，ブドウ球菌がMRSAかどうかの判断を行う。ED-PCR法では3時間で判定が可能である。

保険メモ (1)　ブドウ球菌メチシリン耐性遺伝子検出は，ED-PCR法又はPCR法により，血液培養により黄色ブドウ球菌が検出された患者又は免疫不全状態であって，MRSA感染症が強く疑われる患者を対象として測定した場合のみ算定できる。

(2)　D023-2その他の微生物学的検査の黄色ブドウ球菌ペニシリン結合蛋白2'（PBP2'）定性と本検査を併せて実施した場合は，主たるもののみ算定する。

(3)　細菌核酸・薬剤耐性遺伝子同時検出とブドウ球菌メチシリン耐性遺伝子検出，D023-2その他の微生物学的検査の黄色ブドウ球菌ペニシリン結合蛋白2'（PBP2'）定性又は黄色ブドウ球菌ペニシリン結合蛋白2'（PBP2'）定性（イムノクロマト法によるもの）を併せて実施した場合には，主たるもののみ算定する。

関連検査 細菌薬剤感受性検査，細菌核酸・薬剤耐性遺伝子同時検出，黄色ブドウ球菌ペニシリン結合蛋白2'（PBP2'）

D023　17 ……………………………… 判微　**450点**

SARSコロナウイルス核酸検出　gene detction for SARS corona virus

レセ電：160175550／SARSコロナウイルス核酸検出　　鼻腔・咽頭拭い液・糞便

適応 重症急性呼吸器症候群，SARSコロナウイルス感染症

意義 SARSは，重症急性呼吸器症候群とも呼ばれ，2～10日の潜伏期の後にインフルエンザ様の症状が現れ，呼吸困難，乾性咳嗽，低酸素症を呈する。X線写真などで肺炎像が出現する。このうち10～20%の患者が急性呼吸器症候群をひきおこす。本検査は，糞便又は鼻腔咽頭拭い液を検体とし，LAMP法を用いてSARSコロナウイルス遺伝子を特異的に増幅し，標的遺伝子配列の有無を判断する。

保険メモ (1)　SARSコロナウイルス核酸検出は，LAMP法により測定した場合に限り算定できる。

(2)　本検査は，糞便又は鼻腔咽頭拭い液からの検体により行うものである。

(3)　本検査は，「感染症の予防及び感染症の患者に対する医療に関する法律第12条第1項及び第14条第2項に基づく届出の基準等について」（平成18年3月8日健感発第0308001号）による臨床的特徴，届出基準によりSARS感染症の患者であることが強く疑われる者に対して行った場合に，診断の確定までの間に1回を限度として算定する。ただし，発症後10日以内に他疾患であるとの診断がつかない場合は，さらに1回に限り算定できる。

関連検査 細菌培養同定検査，抗酸菌分離培養検査，抗酸菌同定，抗酸菌核酸同定，結核菌群核酸検出，ウイルス・細菌核酸多項目同時検出，ウイルス・細菌核酸多項目同時検出（SARS-CoV-2核酸検出）

D023　17 ……………………………… 判微　**450点**

HTLV-1核酸検出　nucleic acid detection for HTLV-1

レセ電：160206710／HTLV-1核酸検出　　血液

適応 HTLV-1感染症

意義 HTLV-Ⅰ抗体(ウエスタンブロット法)によって判定保留となった妊婦を対象として，PCR法によりウイルス核酸を検出することで，確実な診断が可能となる。確定診断がつくことで，適切な感染防止対策を行うことができる。

保険メモ (1)　HTLV-1核酸検出は，D012感染症免疫学的検査のHTLV-Ⅰ抗体（ウエスタンブロット法及びラインブロット法）によって判定保留となった妊婦，移植者（生体部分肺移植，生体部分肝移植，生体腎移植又は生体部分小腸移植の場合に限る）又は臓器等提供者（生体部分肺移植，生体部分肝移植，生体腎移植又は生体部分小腸移植の場合に限る）を対象として測定した場合にのみ算定する。本検査を実施した場合は，HTLV-Ⅰ抗体（ウエスタンブロット法及びラインブロット法）の判定保留を確認した年月日を診療報酬明細書の摘要欄に記載する。

(2)　診療報酬明細書の「摘要」欄への記載事項

HTLV-Ⅰ抗体（ウエスタンブロット法及びラインブロット法）の判定保留を確認した年月日を記載する。

レセ電：850100180／HTLV－1抗体判定保留確認年月日（HTLV－1核酸検出）;（元号）yy”年”mm”月”dd”日”

＜記載要領＞

関連検査 HTLV-Ⅰ抗体

D023　17 判微 450点
単純疱疹ウイルス・水痘帯状疱疹ウイルス核酸定量 nucleic acid determination for herpes simplex virus and varicella-zoster virus
レセ電：160208710／単純疱疹ウイルス・水痘帯状疱疹ウイルス核酸定量　血液

適応 単純ヘルペス，水痘，帯状疱疹，単純疱疹ウイルス感染症*，水痘帯状疱疹ウイルス感染症*，免疫不全

意義 免疫不全状態であって，単純疱疹ウイルス感染症又は水痘帯状疱疹ウイルス感染症が強く疑われる患者を対象として，リアルタイムPCR法によりウイルス核酸を検出するもので，早期診断により，抗ウイルス薬による治療を早期かつ適切に開始することができる。

保険メモ 単純疱疹ウイルス・水痘帯状疱疹ウイルス核酸定量は，免疫不全状態であって，単純疱疹ウイルス感染症又は水痘帯状疱疹ウイルス感染症が強く疑われる患者を対象としてリアルタイムPCR法により測定した場合に，一連として1回のみ算定できる。

関連検査 ウイルス抗体価（ヘルペスウイルス，水痘・帯状疱疹ウイルス），グロブリンクラス別ウイルス抗体価（ヘルペスウイルス，水痘・帯状疱疹ウイルス），単純ヘルペスウイルス抗原，水痘ウイルス抗原，ウイルス・細菌核酸多項目同時検出

D023　17 判微 450点
サイトメガロウイルス核酸定量 cytomegalovirus DNA detection
レセ電：160224550／サイトメガロウイルス核酸定量　血液

適応 サイトメガロウイルス感染症，サイトメガロウイルス肺炎，臓器移植後*，造血幹細胞移植後*，後天性免疫不全症候群

意義 リアルタイムPCR法により，サイトメガロウイルス感染症の診断補助として，血漿又は全血中のサイトメガロウイルス（CMV）DNAを測定する。

保険メモ (1) サイトメガロウイルス核酸定量は，以下のいずれかに該当する場合であって，血液を検体としてリアルタイムPCR法によりサイトメガロウイルスDNAを測定した場合に算定する。

(ア) 臓器移植後若しくは造血幹細胞移植後の患者，HIV感染者又は高度細胞性免疫不全の患者に対して，サイトメガロウイルス感染症の診断又は治療効果判定を目的として行った場合。ただし，高度細胞性免疫不全の患者については，本検査が必要であった理由について，診療報酬明細書の摘要欄に記載する。

(イ) 症候性先天性サイトメガロウイルス感染症患者に対して，治療効果判定を目的として行った場合。

(2) 診療報酬明細書の「摘要」欄への記載事項
（高度細胞性免疫不全の患者に算定する場合）
検査が必要であった理由について記載する。
レセ電：830100513／検査が必要な理由（サイトメガロウイルス核酸定量）；******
<記載要領>

関連検査 サイトメガロウイルスpp65抗原，グロブリンクラス別ウイルス抗体価（サイトメガロウイルス），ウイルス抗体価（サイトメガロウイルス），サイトメガロウイルス核酸検出，ウイルス・細菌核酸多項目同時検出

D023　18 判微 520点
HIV-1核酸定量 HIV-1 nucleic acid amplification
レセ電：160163650／HIV-1核酸定量　血液

適応 HIV感染症，後天性免疫不全症候群，HIV-1感染症

意義 HIV感染検査にはT細胞サブセットなどいくつかあるが，特に感染初期などでは検出感度面に課題があった。これに対し本検査は，核酸ハイブリダイゼーション法により血清中のHIV-1RNA量を高感度に測定するもので，感染後の各ステージのHIVウイルス増殖活性を的確に評価することが可能になり，投薬効果の判定，病状の進行予知に有用である。

保険メモ (1) HIV-1核酸定量は，PCR法と核酸ハイブリダイゼーション法を組み合わせた方法又はTMA法と核酸ハイブリダイゼーション法を組み合わせた方法により，HIV感染者の経過観察に用いた場合又はD012感染症免疫学的検査のHIV-1,2抗体定性，同半定量，HIV-1,2抗原・抗体同時測定定性，HIV-1抗体，HIV-1,2抗原・抗体同時測定定量，又はHIV-1,2抗体定量が陽性の場合の確認診断に用いた場合にのみ算定する。

(2) 当該検査とD012感染症免疫学的検査のHIV-1抗体（ウエスタンブロット法）を併せて実施した場合は，それぞれを算定することができる。

関連検査 HIV-1,2抗体，T細胞サブセット検査

D023　18　130点
濃縮前処理加算（HIV-1核酸定量）
レセ電：160170070／濃縮前処理加算（HIV-1核酸定量）

保険メモ　◎検体の超遠心による濃縮前処理を加えて行った場合は，濃縮前処理加算として，130点を所定点数に加算する。

D023　19　判微　700点
SARS-CoV-2核酸検出（検査委託）　SARS-CoV-2 nucleic acid detection
レセ電：160229450／SARS-CoV-2核酸検出（検査委託）喀痰・気道吸引液・肺胞洗浄液・咽頭拭い液・鼻腔吸引液・鼻腔拭い液・唾液
SARS-CoV-2核酸検出（検査委託以外）
SARS-CoV-2 nucleic acid detection
レセ電：160229550／SARS-CoV-2核酸検出（検査委託以外）　喀痰・気道吸引液・肺胞洗浄液・咽頭拭い液・鼻腔吸引液・鼻腔拭い液・唾液

適応　COVID-19
意義　COVID-19の病因診断及びCOVID-19の治療を目的として入院している者に対し退院可能かどうかの判断に有用である。
保険メモ　(1)　SARS-CoV-2核酸検出は，COVID-19が疑われる患者に対して，COVID-19の診断を目的として実施した場合に1回に限り算定する。ただし，本検査の結果が陰性であったものの，COVID-19以外の診断がつかない場合は，さらに1回に限り算定できる。この場合において，本検査が必要と判断した医学的根拠を診療報酬明細書の摘要欄に記載する。なお，採取した検体を，検体採取を行った保険医療機関以外の施設へ輸送し検査を委託により実施する場合は，国立感染症研究所が作成した「感染性物質の輸送規則に関するガイダンス　2013-2014版」に記載されたカテゴリーBの感染性物質の規定に従う。
(2)　本検査を実施した場合，SARS-CoV-2・インフルエンザウイルス核酸同時検出，SARS-CoV-2・RSウイルス核酸同時検出，SARS-CoV-2・インフルエンザ・RSウイルス核酸同時検出及びウイルス・細菌核酸多項目同時検出（SARS-CoV-2核酸検出を含む）については，別に算定できない。
(3)　診療報酬明細書の「摘要」欄への記載事項（本検査の結果が陰性であったものの，COVID-19以外の診断がつかない場合であって，さらに1回算定した場合）
検査が必要と判断した医学的根拠を記載する。
レセ電：830100511／検査が必要と判断した医学的根拠（SARS-CoV-2核酸検出）；＊＊＊＊＊＊
<記載要領>
関連検査　淋菌及びクラミジア・トラコマチス同時核酸検出，レジオネラ核酸検出，マイコプラズマ核酸検出，百日咳菌核酸検出，インフルエンザ核酸検出，細菌核酸・薬剤耐性遺伝子同時検出，SARS-CoV-2抗原，ウイルス・細菌核酸多項目同時検出（SARS-CoV-2核酸検出），SARS-CoV-2・インフルエンザ核酸同時検出，インターフェロン-λ3（IFN-λ3），SARS-CoV-2・インフルエンザウイルス抗原同時検出，SARS-CoV-2・RSウイルス核酸同時検出，SARS-CoV-2・インフルエンザ・RSウイルス核酸同時検出

D023　19　判微　700点
SARS-CoV-2・インフルエンザ核酸同時検出（検査委託）　Multiplexed detection for SARS-CoV-2 and influenza nucleic acid
レセ電：160229650／SARS-CoV-2・インフルエンザ核酸同時検出（検査委託）
唾液・鼻咽頭ぬぐい液・鼻腔ぬぐい液
SARS-CoV-2・インフルエンザ核酸同時検出（検査委託以外）　Multiplexed detection for SARS-CoV-2 and influenza nucleic acid
レセ電：160229750／SARS-CoV-2・インフルエンザ核酸同時検出（検査委託以外）
唾液・鼻咽頭ぬぐい液・鼻腔ぬぐい液

適応　COVID-19，インフルエンザ
意義　SARS-CoV-2感染又はインフルエンザウイルス感染の診断補助として，唾液，鼻咽頭ぬぐい液又は鼻腔ぬぐい液中のSARS-CoV-2のRNA，A型及びB型インフルエンザウイルスのRNAを検出する。
保険メモ　(1)　SARS-CoV-2・インフルエンザ核酸同時検出は，COVID-19が疑われる患者に対して，COVID-19の診断を目的として実施した場合に1回に限り算定する。ただし，本検査の結果が陰性であったものの，COVID-19以外の診断がつかない場合は，さらに1回に限り算定できる。この場合において，本検査が必要と判断した医学的根拠を診療報酬明細書の摘要欄に記載する。なお，採取した検体を，検体採取を行った保険医療機関以外の施設へ輸送し検査を委託により実施する場合は，国立感染症研究所が作成した「感染性物質の輸送規則に関するガイダンス　2013-2014版」に記載されたカテ

ゴリーBの感染性物質の規定に従う。

(2) 本検査を実施した場合，D012感染症免疫学的検査のインフルエンザウイルス抗原定性，本区分のインフルエンザ核酸検出，SARS-CoV-2核酸検出，SARS-CoV-2・RSウイルス核酸同時検出，SARS-CoV-2・インフルエンザ・RSウイルス核酸同時検出及びウイルス・細菌核酸多項目同時検出（SARS-CoV-2核酸検出を含む）については，別に算定できない。

(3) 診療報酬明細書の「摘要」欄への記載事項（本検査の結果が陰性であったものの，COVID-19以外の診断がつかない場合であって，さらに1回算定した場合）

検査が必要と判断した医学的根拠を記載する。

レセ電：830100518／検査が必要と判断した医学的根拠（SARS-CoV-2・インフルエンザ核酸同時検出）；＊＊＊＊＊＊

＜記載要領＞

関連検査 インフルエンザ核酸検出，SARS-CoV-2核酸検出，ウイルス・細菌核酸多項目同時検出（SARS-CoV-2核酸検出），SARS-CoV-2・インフルエンザウイルス抗原同時検出，SARS-CoV-2・RSウイルス核酸同時検出，SARS-CoV-2・インフルエンザ・RSウイルス核酸同時検出

D023 19 判微 **700点**

SARS-CoV-2・RSウイルス核酸同時検出（検査委託） Multiplexed detection for SARS-CoV-2 and respiratory syncytial virus nucleic acid

レセ電：**160234550／ SARS-CoV-2・RSウイルス核酸同時検出（検査委託）**

鼻咽頭ぬぐい液・鼻腔ぬぐい液

SARS-CoV-2・RSウイルス核酸同時検出（検査委託以外） Multiplexed detection for SARS-CoV-2 and respiratory syncytial virus nucleic acid

レセ電：**160234650／ SARS-CoV-2・RSウイルス核酸同時検出（検査委託以外）**

鼻咽頭ぬぐい液・鼻腔ぬぐい液

適応 COVID-19，RSウイルス感染症

意義 PCR法により，SARS-CoV-2感染又はRSウイルス感染の診断補助として，生体試料中のSARS-CoV-2RNA，鼻咽頭ぬぐい液又は鼻腔ぬぐい液中のRSウイルスRNAを検出する。

保険メモ (1) SARS-CoV-2・RSウイルス核酸同時検出は，COVID-19が疑われる患者に対して，COVID-19の診断を目的として実施した場合に1回に限り算定する。ただし，本検査の結果が陰性であったものの，COVID-19以外の診断がつかない場合は，さらに1回に限り算定できる。この場合において，本検査が必要と判断した医学的根拠を診療報酬明細書の摘要欄に記載する。なお，採取した検体を，検体採取を行った保険医療機関以外の施設へ輸送し検査を委託により実施する場合は，国立感染症研究所が作成した「感染性物質の輸送規則に関するガイダンス 2013-2014版」に記載されたカテゴリーBの感染性物質の規定に従う。

(2) 本検査を実施した場合，D012感染症免疫学的検査のRSウイルス抗原定性，本区分のSARS-CoV-2核酸検出，SARS-CoV-2・インフルエンザ核酸同時検出，SARS-CoV-2・インフルエンザ・RSウイルス核酸同時検出及びウイルス・細菌核酸多項目同時検出（SARS-CoV-2核酸検出を含む）については，別に算定できない。

(3) 診療報酬明細書の「摘要」欄への記載事項（本検査の結果が陰性であったものの，COVID-19以外の診断がつかない場合であって，さらに1回算定した場合）

検査が必要と判断した医学的根拠を記載する。

レセ電：830100849／検査が必要と判断した医学的根拠（SARS-CoV-2・RSウイルス核酸同時検出）；＊＊＊＊＊＊

＜記載要領＞

関連検査 RSウイルス抗原，SARS-CoV-2核酸検出，SARS-CoV-2・インフルエンザ核酸同時検出，ウイルス・細菌核酸多項目同時検出（SARS-CoV-2核酸検出），SARS-CoV-2抗原，SARS-CoV-2・インフルエンザウイルス抗原同時検出，SARS-CoV-2・インフルエンザ・RSウイルス核酸同時検出

D023　19 判微 **700点**

SARS-CoV-2・インフルエンザ・RSウイルス核酸同時検出（検査委託） Multiplexed detection for SARS-CoV-2 virus, influenza virus and respiratory syncytial virus nucleic acid

レセ電：**160235250／SARS-CoV-2・インフルエンザ・RS核酸同時検出（委託）**

鼻咽頭ぬぐい液・鼻腔ぬぐい液

SARS-CoV-2・インフルエンザ・RSウイルス核酸同時検出（検査委託以外） Multiplexed detection for SARS-CoV-2 virus, influenza virus and respiratory syncytial virus nucleic acid

レセ電：**160235350／SARS-CoV-2・インフルエンザ・RS核酸同時検出（委託外）**

鼻咽頭ぬぐい液・鼻腔ぬぐい液

適応 COVID-19，インフルエンザ，RSウイルス感染症

意義 PCR法により，SARS-CoV-2感染，インフルエンザウイルス感染又はRSウイルス感染の診断補助として，鼻咽頭ぬぐい液又は鼻腔ぬぐい液中のSARS-CoV-2RNA，A型及びB型インフルエンザウイルスRNA並びにRSウイルスRNAを検出する。

保険メモ (1) SARS-CoV-2・インフルエンザ・RSウイルス核酸同時検出は，COVID-19が疑われる患者に対して，COVID-19の診断を目的として実施した場合に1回に限り算定する。ただし，本検査の結果が陰性であったものの，COVID-19以外の診断がつかない場合は，さらに1回に限り算定できる。この場合において，本検査が必要と判断した医学的根拠を診療報酬明細書の摘要欄に記載する。なお，採取した検体を，検体採取を行った保険医療機関以外の施設へ輸送し検査を委託により実施する場合は，国立感染症研究所が作成した「感染性物質の輸送規則に関するガイダンス　2013-2014版」に記載されたカテゴリーBの感染性物質の規定に従う。

(2) 本検査を実施した場合，D012感染症免疫学的検査のインフルエンザウイルス抗原定性，RSウイルス抗原定性，本区分のインフルエンザ核酸検出，SARS-CoV-2核酸検出，SARS-CoV-2・インフルエンザ核酸同時検出，SARS-CoV-2・RSウイルス核酸同時検出及びウイルス・細菌核酸多項目同時検出（SARS-CoV-2核酸検出を含む）については，別に算定できない。

(3) 診療報酬明細書の「摘要」欄への記載事項

（本検査の結果が陰性であったものの，COVID-19以外の診断がつかない場合であって，さらに1回算定した場合）

検査が必要と判断した医学的根拠を記載する。

レセ電：830100850／検査が必要と判断した医学的根拠（SARS-CoV-2・インフルエンザ・RSウイルス核酸同時検出）；＊＊＊＊＊＊

＜記載要領＞

関連検査 インフルエンザ核酸検出，SARS-CoV-2核酸検出，SARS-CoV-2・インフルエンザ核酸同時検出，SARS-CoV-2・RSウイルス核酸同時検出，ウイルス・細菌核酸多項目同時検出（SARS-CoV-2核酸検出）

D023　20 判微 **801点**

サイトメガロウイルス核酸検出 cytomegalovirus nucleic acid detection

レセ電：**160210450／サイトメガロウイルス核酸検出**　尿

適応 先天性サイトメガロウイルス感染症

意義 等温核酸増幅法により，尿中サイトメガロウイルスの核酸を直接検出することにより，先天性サイトメガロウイルス感染の適切な診断を早期に行うことが可能となる。

保険メモ (1) サイトメガロウイルス核酸検出は，先天性サイトメガロウイルス感染の診断を目的として，尿を検体として等温核酸増幅法により測定した場合に，1回に限り算定できる。

(2) 先天性サイトメガロウイルス感染の診断を目的として，サイトメガロウイルス核酸検出とD012感染症免疫学的検査のウイルス抗体価（定性・半定量・定量）又はグロブリンクラス別ウイルス抗体価におけるサイトメガロウイルスを対象とした検査を併せて実施した場合には，主たるもののみ算定する。

関連検査 ウイルス抗体価（サイトメガロウイルス），グロブリンクラス別ウイルス抗体価（サイトメガロウイルス），サイトメガロウイルスpp65抗原，サイトメガロウイルス核酸定量，ウイルス・細菌核酸多項目同時検出

D023　21 判微 **850点**

結核菌群リファンピシン耐性遺伝子検出 simultaneous gene identification of Mycobacterium tubeculosis complex and rifampicin resistance

レセ電：**160174550／結核菌群リファンピシン耐性遺伝子検出**　菌株

適応 結核

意義 本検査は，培養検査で分離された結核

微生物学的検査

菌を用いてハイブリダイゼーション法によりrpoB遺伝子の変異からリファンピシン耐性結核菌を検出し，診断を行うものである。従来法では培養を行うため，2～4週間が必要であったが，本法では2時間で診断が可能になった。

保険メモ (1) 結核菌群リファンピシン耐性遺伝子検出，結核菌群ピラジナミド耐性遺伝子検出及び結核菌群イソニアジド耐性遺伝子検出は，同時に結核菌を検出した場合に限り算定する。
(2) 結核菌群リファンピシン耐性遺伝子検出，結核菌群ピラジナミド耐性遺伝子検出及び結核菌群イソニアジド耐性遺伝子検出と結核菌群核酸検出を併用した場合は，主たるもののみ算定する。
(3) 当該検査は，薬剤耐性結核菌感染が疑われる患者を対象として測定した場合のみ算定できる。

関連検査 抗酸菌分離培養検査，ナイアシンテスト，結核菌群抗原，結核菌群核酸検出，マイコバクテリウム・アビウム及びイントラセルラー（MAC）核酸検出，抗酸菌核酸同定，抗酸菌薬剤感受性検査，結核菌群イソニアジド耐性遺伝子検出，結核菌群リファンピシン耐性遺伝子及びイソニアジド耐性遺伝子同時検出

D023 21 判微 **850点**
結核菌群ピラジナミド耐性遺伝子検出 detection of pyrazinamide resistant mycobacterium tuberculosis gene
レセ電：160201350／**結核菌群ピラジナミド耐性遺伝子検出** 喀痰・培養菌株

適応 結核

意義 結核菌に感染しており，抗結核薬を投与する必要のある患者に対し，喀痰中又は抗酸菌用培地で培養した結核菌群pncA遺伝子中の変異の検出を行う。ピラジナミド耐性結核を早期に診断することで，早期から有効な化学療法を開始できるとともに，新たなピラジナミド耐性結核発生が抑制される。

保険メモ (1) 結核菌群リファンピシン耐性遺伝子検出，結核菌群ピラジナミド耐性遺伝子検出及び結核菌群イソニアジド耐性遺伝子検出は，同時に結核菌を検出した場合に限り算定する。
(2) 結核菌群リファンピシン耐性遺伝子検出，結核菌群ピラジナミド耐性遺伝子検出及び結核菌群イソニアジド耐性遺伝子検出と結核菌群核酸検出を併用した場合は，主たるもののみ算定する。
(3) 当該検査は，薬剤耐性結核菌感染が疑われる患者を対象として測定した場合のみ算定できる。

関連検査 結核菌群抗原，抗酸菌分離培養検査，抗酸菌同定，結核菌群核酸検出，結核菌群イソニアジド耐性遺伝子検出

D023 21 判微 **850点**
結核菌群イソニアジド耐性遺伝子検出 isoniazid resistant nucleic acid detection (mycobacterium tuberculosis complex)
レセ電：160202150／**結核菌群イソニアジド耐性遺伝子検出**

適応 結核

意義 本検査は薬剤耐性結核菌感染が疑われる患者に対して，ハイブリダイゼーション法により喀痰又は抗酸菌用培地で培養した培養菌株中の結核菌群inhA，fabG1，katG遺伝子中の変異を検出するもので，既存法では約1ヶ月必要なイソニアジド感受性が，約1日で判定診断できる。

保険メモ (1) 結核菌群リファンピシン耐性遺伝子検出，結核菌群ピラジナミド耐性遺伝子検出及び結核菌群イソニアジド耐性遺伝子検出は，同時に結核菌を検出した場合に限り算定する。
(2) 結核菌群リファンピシン耐性遺伝子検出，結核菌群ピラジナミド耐性遺伝子検出及び結核菌群イソニアジド耐性遺伝子検出と結核菌群核酸検出を併用した場合は，主たるもののみ算定する。
(3) 当該検査は，薬剤耐性結核菌感染が疑われる患者を対象として測定した場合のみ算定できる。

関連検査 抗酸菌核酸同定，結核菌群核酸検出，結核菌群ピラジナミド耐性遺伝子検出，結核菌群リファンピシン耐性遺伝子検出，結核菌群リファンピシン耐性遺伝子及びイソニアジド耐性遺伝子同時検出

D023 22 判微 **963点**
ウイルス・細菌核酸多項目同時検出（SARS-CoV-2核酸検出を含まないもの） Multiplexed detection for viral and bacterial genes
レセ電：160216850／**ウイルス・細菌核酸多項目同時検出（CoV-2核酸検出含まない）** 鼻腔咽頭拭い液

適応 インフルエンザ，ヒトメタニューモウイルス肺炎，RSウイルス感染症，マイコプラズ

マ感染症，マイコプラズマ肺炎，クラミジア肺炎，百日咳，肺炎，小児肺炎，非定型肺炎，間質性肺炎，重症急性呼吸器症候群，気管支炎，急性細気管支炎，急性呼吸器感染症，急性咽頭炎，急性閉塞性喉頭炎，コロナウイルス感染症

意義 マイクロアレイ法（定性）により，病原性微生物及びウイルス感染の診断の補助として，鼻腔咽頭拭い液中のインフルエンザウイルス，コロナウイルス，パラインフルエンザウイルス，ヒトメタニューモウイルス，アデノウイルス，RSウイルス，ヒトライノウイルス／エンテロウイルス，マイコプラズマ・ニューモニエ，クラミジア・ニューモニエ，百日咳菌の核酸同定を行う。

保険メモ ◎厚生労働大臣が定める施設基準に適合しているものとして地方厚生局長等に届け出た保険医療機関において，厚生労働大臣が定める患者に対して実施した場合に限り算定する。

(1) ウイルス・細菌核酸多項目同時検出は，重症呼吸器感染症と診断された又は疑われる場合に，病原微生物の検索を目的として，マイクロアレイ法（定性）により，鼻腔咽頭拭い液中のインフルエンザウイルス，コロナウイルス，パラインフルエンザウイルス，ヒトメタニューモウイルス，アデノウイルス，RSウイルス，ヒトライノウイルス，エンテロウイルス，マイコプラズマ・ニューモニエ，クラミジア・ニューモニエ及び百日咳菌の核酸検出を同時に行った場合に，一連の治療につき1回に限り算定する。なお，検査を実施した年月日を診療報酬明細書の摘要欄に記載する。

(2) 本検査は，以下のいずれかに該当する場合に算定できる。

(ア) A300救命救急入院料，A301特定集中治療室管理料，A301-4小児特定集中治療室管理料，A302新生児特定集中治療室管理料又はA303総合周産期特定集中治療室管理料の「2」新生児集中治療室管理料を算定する病床で集中治療が行われた場合。

(イ) (ア)に掲げる病床以外の病床で，(ア)に掲げる病床で行われる集中治療に準じた治療が行われた場合。なお，この場合においては，治療内容を診療報酬明細書の摘要欄に記載する。

(3) 一連の治療期間において別に実施した以下の検査については別に算定できない。

(ア) D012感染症免疫学的検査のマイコプラズマ抗体定性

(イ) D012感染症免疫学的検査のマイコプラズマ抗体半定量

(ウ) D012感染症免疫学的検査のクラミドフィラ・ニューモニエIgG抗体

(エ) D012感染症免疫学的検査のクラミドフィラ・ニューモニエIgA抗体

(オ) D012感染症免疫学的検査のウイルス抗体価（定性・半定量・定量）（1項目当たり）において算定対象として掲げられているもののうち，インフルエンザウイルスA型，インフルエンザウイルスB型，パラインフルエンザウイルスⅠ型，パラインフルエンザウイルスⅡ型，パラインフルエンザウイルスⅢ型又はRSウイルスに関する検査

(カ) D012感染症免疫学的検査の百日咳菌抗体定性

(キ) D012感染症免疫学的検査の百日咳菌抗体半定量

(ク) D012感染症免疫学的検査のインフルエンザウイルス抗原定性

(ケ) D012感染症免疫学的検査のRSウイルス抗原定性

(コ) D012感染症免疫学的検査のヒトメタニューモウイルス抗原定性

(サ) D012感染症免疫学的検査のマイコプラズマ抗原定性（免疫クロマト法）

(シ) D012感染症免疫学的検査のクラミドフィラ・ニューモニエIgM抗体

(ス) D012感染症免疫学的検査のマイコプラズマ抗原定性（FA法）

(セ) D012感染症免疫学的検査のアデノウイルス抗原定性（糞便を除く）

(ソ) D012感染症免疫学的検査の百日咳菌抗原定性

(タ) D012感染症免疫学的検査の百日咳菌抗体

(チ) D023微生物核酸同定・定量検査のマイコプラズマ核酸検出

(ツ) D023微生物核酸同定・定量検査のインフルエンザ核酸検出

(テ) D023微生物核酸同定・定量検査の百日咳菌核酸検出

(ト) D023微生物核酸同定・定量検査の肺炎クラミジア核酸検出

(ナ) D023微生物核酸同定・定量検査の百日咳菌・パラ百日咳菌核酸同時検出

(4) D023微生物核酸同定・定量検査の肺炎クラミジア核酸検出とD012感染症免疫学的検査のクラミドフィラ・ニューモニエIgG抗体，クラミドフィラ・ニューモニエIgA抗体若しくはクラミドフィラ・ニューモニエIgM抗体又はウイ

ルス・細菌核酸多項目同時検出を併せて実施した場合は，主たるもののみを算定する。

(5) D012感染症免疫学的検査の百日咳菌抗原定性とD023微生物核酸同定・定量検査の百日咳菌核酸検出又はウイルス・細菌核酸多項目同時検出を併せて実施した場合は，主たるもののみ算定する。

(6) 診療報酬明細書の「摘要」欄への記載事項
検査を実施した年月日を記載する。
レセ電:850100181／検査実施年月日（ウイルス・細菌核酸多項目同時検出（SARS-CoV-2核酸検出を含まないもの））;(元号) yy”年” mm”月” dd”日”
(「診療報酬の算定方法の一部改正に伴う実施上の留意事項について」別添1第2章第3部D023の17ウイルス・細菌核酸多項目同時検出（SARS-CoV-2核酸検出を含まないもの）の（32）のイの（ロ）に該当する場合)
治療内容を記載する。
レセ電：830100140／治療内容（ウイルス・細菌核酸多項目同時検出（SARS-CoV-2核酸検出を含まないもの））；＊＊＊＊＊＊
<記載要領>

(7) 問：令和元年11月1日付けで保険適用されたウイルス・細菌核酸多項目同時検出の対象患者について，同年10月31日付け改正留意事項通知において，「重症呼吸器感染症と診断した，又は疑われる場合」とあるが，どのような患者を指すのか。答：小児においては，日本小児呼吸器学会及び日本小児感染症学会の小児呼吸器感染症診療ガイドラインにおける，上気道炎の重症度分類であるWestleyのクループスコア又は気道狭窄の程度の評価で重症以上，若しくは小児市中肺炎の重症度分類で重症と判定される呼吸器感染症患者をいう。成人においては，一般社団法人日本呼吸器学会の成人肺炎診療ガイドラインにおける，市中肺炎又は医療・介護関連肺炎の重症度分類で重症以上，若しくは院内肺炎の重症度分類で中等症以上と判定される呼吸器感染症患者をいう。
<事務連絡　20191202>

関連検査 マイコプラズマ抗体，ウイルス抗体価（アデノウイルス，インフルエンザウイルスA型，インフルエンザウイルスB型，パラインフルエンザウイルスⅠ型，パラインフルエンザウイルスⅡ型，パラインフルエンザウイルスⅢ型，RSウイルス），百日咳菌抗体，RSウイルス抗原，インフルエンザウイルス抗原，マイコプラズマ抗原，ヒトメタニューモウイルス抗原，アデノウイルス抗原，マイコプラズマ核酸検出，百日咳菌核酸検出，インフルエンザ核酸検出，SARSコロナウイルス核酸検出，クラミドフィラ・ニューモニエIgM抗体，クラミドフィラ・ニューモニエIgG抗体，クラミドフィラ・ニューモニエIgA抗体，ウイルス・細菌核酸多項目同時検出（SARS-CoV-2核酸検出），肺炎クラミジア核酸検出

D023　22 判微　963点
結核菌群リファンピシン耐性遺伝子及びイソニアジド耐性遺伝子同時検出 detection of rifampicin resistant mycobacterium tuberculosis gene and isoniazid resistant mycobacterium tuberculosis gene
レセ電：**160235850／結核菌群リファンピシン耐性遺伝子・イソニアジド耐性遺伝子同時検出**　喀痰

適応 結核

意義 リアルタイムPCR法により，リファンピシン耐性結核菌感染又はイソニアジド耐性結核菌感染の診断補助として，喀痰中の結核菌群rpoB遺伝子，katG遺伝子及びinhA遺伝子中の変異を検出する。

保険メモ (1) 結核菌群リファンピシン耐性遺伝子及びイソニアジド耐性遺伝子同時検出は，塗抹検査又はその他の検査所見で結核菌感染の診断が確定した患者を対象として，薬剤耐性結核菌感染を疑う場合に算定する。

(2) 本検査と結核菌群リファンピシン耐性遺伝子検出及び結核菌群イソニアジド耐性遺伝子検出を併せて実施した場合は，主たるもののみ算定する。

関連検査 結核菌群リファンピシン耐性遺伝子検出，結核菌群イソニアジド耐性遺伝子検出，結核菌群核酸検出，マイコバクテリウム・アビウム及びイントラセルラー（MAC）核酸検出

D023　23 判微　1350点
ウイルス・細菌核酸多項目同時検出（SARS-CoV-2核酸検出・検査委託） Multiplexed detection for viral and bacterial genes (SARS-CoV-2 nucleic acid detection)
レセ電：**160224050／ウイルス・細菌核酸多項目同時検出（検査委託）**　鼻咽頭ぬぐい液

ウイルス・細菌核酸多項目同時検出（SARS-CoV-2核酸検出・検査委託以外） Multiplexed detection for viral and bacterial genes (SARS-CoV-2 nucleic acid detection)
レセ電：**160224150／ウイルス・細菌核酸多項目同時検出（検査委託以外）**　鼻咽頭ぬぐい液

適応　COVID-19

意義　PCRマイクロアレイ法により，鼻咽頭拭い液中のインフルエンザウイルス，コロナウイルス，パラインフルエンザウイルス，ヒトメタニューモウイルス，アデノウイルス，RSウイルス，ヒトライノウイルス／エンテロウイルス，マイコプラズマ・ニューモニエ，クラミジア・ニューモニエ，百日咳菌，パラ百日咳菌及びSARS-CoV-2の核酸を検出する。

保険メモ　(1)　ウイルス・細菌核酸多項目同時検出（SARS-CoV-2核酸検出を含む）は，COVID-19が疑われる患者であって，医学的に多項目の病原微生物の検索の必要性が高いと考えられる患者に対し，マイクロアレイ法（定性）により，鼻咽頭拭い液中のインフルエンザウイルス，コロナウイルス，パラインフルエンザウイルス，ヒトメタニューモウイルス，アデノウイルス，RSウイルス，ヒトライノウイルス／エンテロウイルス，マイコプラズマ・ニューモニエ，クラミジア・ニューモニエ，百日咳菌，パラ百日咳菌及びSARS-CoV-2の核酸検出を同時に行った場合，一連の治療につき1回に限り算定する。この場合において，本検査が必要と判断した医学的根拠を診療報酬明細書の摘要欄に記載する。

(2)　採取した検体を，検体採取を行った保険医療機関以外の施設へ輸送し検査を委託により実施する場合は，国立感染症研究所が作成した「感染性物質の輸送規則に関するガイダンス2013-2014版」に記載されたカテゴリーBの感染性物質の規定に従う。

(3)　本検査を実施した場合，D012感染症免疫学的検査のSARS-CoV-2抗原定性，SARS-CoV-2・インフルエンザウイルス抗原同時検出定性，SARS-CoV-2・RSウイルス抗原同時検出定性，SARS-CoV-2・インフルエンザウイルス・RSウイルス抗原同時検出定性，SARS-CoV-2抗原定量，本区分のSARS-CoV-2核酸検出，SARS-CoV-2・インフルエンザ核酸同時検出，SARS-CoV-2・RSウイルス核酸同時検出，SARS-CoV-2・インフルエンザ・RSウイルス核酸同時検出，ウイルス・細菌核酸多項目同時検出（SARS-CoV-2核酸検出を含まないもの）及び(32)のウに規定する検査（編注；D012感染症免疫学的検査のマイコプラズマ抗体定性，マイコプラズマ抗体半定量，クラミドフィラ・ニューモニエIgG抗体，クラミドフィラ・ニューモニエIgA抗体，ウイルス抗体価（定性・半定量・定量）（1項目当たり）において算定対象として掲げられているもののうち，インフルエンザウイルスA型，インフルエンザウイルスB型，パラインフルエンザウイルスⅠ型，パラインフルエンザウイルスⅡ型，パラインフルエンザウイルスⅢ型又はRSウイルスに関する検査，百日咳菌抗体定性，百日咳菌抗体半定量，インフルエンザウイルス抗原定性，RSウイルス抗原定性，ヒトメタニューモウイルス抗原定性，マイコプラズマ抗原定性（免疫クロマト法），クラミドフィラ・ニューモニエIgM抗体，マイコプラズマ抗原定性（FA法），アデノウイルス抗原定性（糞便を除く），百日咳菌抗原定性，百日咳菌抗体，本区分のマイコプラズマ核酸検出，インフルエンザ核酸検出，百日咳菌核酸検出，肺炎クラミジア核酸検出，百日咳菌・パラ百日咳菌核酸同時検出）については，別に算定できない。

(4)　診療報酬明細書の「摘要」欄への記載事項
検査が必要と判断した医学的根拠を記載する。
レセ電：830100515／検査が必要と判断した医学的根拠（ウイルス・細菌核酸多項目同時検出（SARS-CoV-2核酸検出を含む。））；******
<記載要領>

関連検査　ウイルス・細菌核酸多項目同時検出，マイコプラズマ抗体，ウイルス抗体価（アデノウイルス，インフルエンザウイルスA型，インフルエンザウイルスB型，パラインフルエンザウイルスⅠ型，パラインフルエンザウイルスⅡ型，パラインフルエンザウイルスⅢ型，RSウイルス），百日咳菌抗体，RSウイルス抗原，インフルエンザウイルス抗原，マイコプラズマ抗原，ヒトメタニューモウイルス抗原，アデノウイルス抗原，マイコプラズマ核酸検出，百日咳菌核酸検出，インフルエンザ核酸検出，SARSコロナウイルス核酸検出，クラミドフィラ・ニューモニエIgM抗体，クラミドフィラ・ニューモニエIgG抗体，クラミドフィラ・ニューモニエIgA抗体，淋菌及びクラミジア・トラコマチス同時核酸検出，レジオネラ核酸検出，細菌核酸・薬剤耐性遺伝子同時検出，SARS-CoV-2・インフルエンザウイルス抗原同時検出，SARS-CoV-2核酸検出，SARS-CoV-2・インフルエンザ核酸同時検出，SARS-CoV-2・RSウイルス核酸同時検出，SARS-CoV-2・インフルエンザ・RSウイルス核酸同時検出

D023　24　判微　1700点
細菌核酸・薬剤耐性遺伝子同時検出　Nucleic Acid Test for Detection of Bacteria and Resistance Determinants
レセ電：160210150／細菌核酸・薬剤耐性遺伝子同時検出　血液

適応　敗血症，菌血症

意義　マイクロアレイ法により，血液培養陽性となった培養液中のグラム陽性菌又はグラム陰性菌の核酸同定及び薬剤耐性遺伝子を検出する。敗血症の原因となった細菌名及び関連する薬剤耐性遺伝子の情報を同時にかつ短時間で確認することが可能となり，より早期から適切な抗菌薬の検討ができるようになる。

保険メモ　◎厚生労働大臣が定める施設基準を満たす保険医療機関において実施した場合に算定する。

(1)　細菌核酸・薬剤耐性遺伝子同時検出は，敗血症が疑われる患者に対して，細菌核酸及び関連する薬剤耐性遺伝子（計15項目以上）をマイクロアレイ法により同時測定した場合に，当該疾患に対する一連の治療につき1回に限り算定できる。なお，本検査を行う場合には，関連学会が定める実施指針を遵守する。

(2)　細菌核酸・薬剤耐性遺伝子同時検出とブドウ球菌メチシリン耐性遺伝子検出，D023-2その他の微生物学的検査の黄色ブドウ球菌ペニシリン結合蛋白2'（PBP2'）定性又は黄色ブドウ球菌ペニシリン結合蛋白2'（PBP2'）定性（イムノクロマト法によるもの）を併せて実施した場合には，主たるもののみ算定する。

(3)　本検査を実施した場合には，関連学会が定める敗血症診断基準に基づいて，敗血症を疑う根拠を診療録及び診療報酬明細書の摘要欄に記載する。

(4)　診療報酬明細書の「摘要」欄への記載事項
関連学会が定める敗血症診断基準に基づいて，敗血症を疑う根拠を記載する。
レセ電：830100141／敗血症を疑う根拠（細菌核酸・薬剤耐性遺伝子同時検出）；＊＊＊＊＊＊
＜記載要領＞

関連検査　ブドウ球菌メチシリン耐性遺伝子検出，クロストリジオイデス・ディフィシルのトキシンB遺伝子検出，薬剤耐性菌検出，抗菌薬併用効果スクリーニング，ウイルス・細菌核酸多項目同時検出（SARS-CoV-2核酸検出），SARS-CoV-2抗原，SARS-CoV-2核酸検出，黄色ブドウ球菌ペニシリン結合蛋白2'（PBP2'）

D023　24　判微　1700点
ウイルス・細菌核酸多項目同時検出（髄液）　Multiplexed detection for viral and bacterial genes
レセ電：160234950／ウイルス・細菌核酸多項目同時検出（髄液）　髄液

適応　髄膜炎，脳炎

意義　マイクロアレイ法により，病原性細菌，ウイルス及び酵母様真菌感染の診断補助として，脳脊髄液中の細菌（Escherichia coli K1, Haemophilus influenzae, Listeria monocytogenes, Neisseria meningitidis, Streptococcus agalactiae, Streptococcus pneumoniae），ウイルス（Cytomegalovirus, Human herpesvirus 6,Human parechovirus, Varicella zoster virus, Enterovirus, Herpes simplex virus 1, Herpes simplex virus 2）及び酵母様真菌（Cryptococcus neoformans／gattii）を検出する。

保険メモ　◎厚生労働大臣が定める施設基準に適合しているものとして地方厚生局長等に届け出た保険医療機関において実施した場合に限り算定する。

(1)　ウイルス・細菌核酸多項目同時検出（髄液）は，関連学会が定めるガイドラインに基づき，問診，身体所見又は他の検査所見から髄膜炎又は脳炎が強く疑われる患者に対して，脳脊髄液中の病原体の核酸検出を目的として，マイクロアレイ法（定性）により，大腸菌，インフルエンザ菌，リステリア菌，髄膜炎菌，B　群溶連菌，肺炎球菌，サイトメガロウイルス，ヒトヘルペスウイルス，ヒトパレコウイルス，エンテロウイルス，単純疱疹ウイルス・水痘帯状疱疹ウイルス及びクリプトコックスの核酸検出を同時に行った場合に，一連の治療につき1回に限り算定する。なお，髄膜炎又は脳炎を疑う臨床症状又は検査所見及び医学的な必要性を診療報酬明細書の摘要欄に詳細に記載する。

(2)　一連の治療期間において別に実施した以下の検査については別に算定できない。

(ア)　D012感染症免疫学的検査のウイルス抗体価（定性・半定量・定量）（1項目当たり）において算定対象として掲げられているもののうち，サイトメガロウイルス，ヘルペスウイルス及び水痘・帯状疱疹ウイルスに関する検査

(イ)　D012感染症免疫学的検査の肺炎球菌抗原定性（尿・髄液）

(ウ)　D012感染症免疫学的検査のインフルエ

ンザ菌（無莢膜型）抗原定性
(エ)　D012感染症免疫学的検査のクリプトコックス抗原半定量
(オ)　D012感染症免疫学的検査のクリプトコックス抗原定性
(カ)　D012感染症免疫学的検査の単純ヘルペスウイルス抗原定性，単純ヘルペスウイルス抗原定性（皮膚）
(キ)　D012感染症免疫学的検査の肺炎球菌莢膜抗原定性（尿・髄液）
(ク)　D012感染症免疫学的検査の単純ヘルペスウイルス抗原定性（角膜），単純ヘルペスウイルス抗原定性（性器）
(ケ)　D012感染症免疫学的検査のサイトメガロウイルスpp65抗原定性
(コ)　D023微生物核酸同定・定量検査の単純疱疹ウイルス・水痘帯状疱疹ウイルス核酸定量，サイトメガロウイルス核酸定量
(サ)　D023微生物核酸同定・定量検査のサイトメガロウイルス核酸検出

(3)　診療報酬明細書の「摘要」欄への記載事項
髄膜炎又は脳炎を疑う臨床症状又は検査所見及び医学的な必要性を詳細に記載する。
レセ電：830100851／髄膜炎又は脳炎を疑う臨床症状又は検査所見及び医学的な必要性（ウイルス・細菌核酸多項目同時検出（髄液））；＊＊＊＊＊＊
<記載要領>
(4)　問：D023微生物核酸同定・定量検査のウイルス・細菌核酸多項目同時検出（髄液）における「関連学会が定めるガイドライン」とは，具体的には何を指すのか。答：現時点では，日本神経学会，日本神経治療学会及び日本神経感染症学会の「細菌性髄膜炎診療ガイドライン2014」を指す。<事務連絡　20240328>

関連検査　ウイルス抗体価（サイトメガロウイルス，ヘルペスウイルス，水痘・帯状疱疹ウイルス），インフルエンザ菌（無莢膜型）抗原，クリプトコックス抗原，単純ヘルペスウイルス抗原，肺炎球菌莢膜抗原，単純疱疹ウイルス・水痘帯状疱疹ウイルス核酸定量，サイトメガロウイルス核酸定量，サイトメガロウイルス核酸検出，水痘ウイルス抗原，ウイルス・細菌核酸多項目同時検出（SARS-CoV-2核酸検出）

D023　25　判微　**2000点**
HPVジェノタイプ判定　HPV (Human papillomavirus) genotype detection
レセ電：**160189150／HPVジェノタイプ判定**
組織

適応　子宮頸部軽度異形成，子宮頸部中等度異形成

意義　生検によって確認されたCIN1又はCIN2の患者に対して，ハイリスクHPVのそれぞれの有無を確認する。存在するHPVの型によって，治療や経過観察の期間を計画できる。

保険メモ　(1)　HPVジェノタイプ判定は，あらかじめ行われた組織診断の結果，CIN1又はCIN2と判定された患者に対し，治療方針の決定を目的として，ハイリスク型HPVのそれぞれの有無を確認した場合に算定する。
(2)　当該検査は，HPV核酸検出及びHPV核酸検出（簡易ジェノタイプ判定）の施設基準を届け出ている保険医療機関のみ算定できる。
(3)　当該検査を算定するに当たっては，あらかじめ行われた組織診断の実施日及び組織診断の結果，CIN1又はCIN2のいずれに該当するかを診療報酬明細書の摘要欄に記載する。
(4)　同一の患者について，当該検査を2回目以降行う場合は，当該検査の前回実施日を上記に併せて記載する。
(5)　診療報酬明細書の「摘要」欄への記載事項
あらかじめ行われた組織診断の実施日及び組織診断の結果，CIN1又はCIN2のいずれに該当するかを記載する。
レセ電：850190225／あらかじめ行われた組織診断の実施日（HPVジェノタイプ判定）；(元号) yy"年"mm"月"dd"日"
レセ電：820100146／CIN1
レセ電：820100147／CIN2
(当該検査の2回目以降を算定した場合)
前回実施年月日を記載する。
レセ電：850100182／前回実施年月日（HPVジェノタイプ判定）；（元号）yy"年"mm"月"dd"日"
<記載要領>

関連検査　HPV核酸検出

D023　26　判微　**6000点**
HIVジェノタイプ薬剤耐性　HIV genotypic resistance analysis test
レセ電：**160178710／HIVジェノタイプ薬剤耐性**
血液

適応　HIV感染症，後天性免疫不全症候群

意義　HIV感染症の治療は，プロテアーゼ阻害剤と逆転写酵素阻害剤の併用療法が行われるが，HIVウイルスがこの治療中に変異し薬剤耐性ウイルスが出現する。本検査は，被験ウイルスのプロテアーゼ遺伝子と逆転写酵素遺伝子領域の塩基配列を解析し，標準ウイルス株の配列

と照合することで耐性変異の有無を判定する。治療薬を変更する場合には重要な情報である。なおこの薬剤耐性検査にはジェノタイプ（遺伝子型）とフェノタイプ（表現型）がある。

保険メモ　(1)　HIVジェノタイプ薬剤耐性は，抗HIV治療の選択及び再選択の目的で行った場合に，3月に1回を限度として算定できる。
(2)　診療報酬明細書の摘要欄に前回の実施日（初回の場合は初回である旨）を記載する。
(3)　診療報酬明細書の「摘要」欄への記載事項（算定回数が複数月に1回又は年1回のみとされている検査を実施した場合）
前回の実施年月日（初回の場合は初回である旨）を記載する
レセ電：850190029／前回実施年月日（HIVジェノタイプ薬剤耐性）；（元号）yy”年”mm”月”dd”日”
レセ電：820190029／初回（HIVジェノタイプ薬剤耐性）
<記載要領>

関連検査　HIV抗原，HIV-1,2抗体，HIV-1抗体，HIV-1核酸定量

D023　27　100点
迅速微生物核酸同定・定量検査加算　Addition for a rapid bacterial identification using nucleic acid amplification
レセ電：160212870／迅速微生物核酸同定・定量検査加算

意義　結核，マイコプラズマ，レジオネラ，百日咳等の呼吸器感染症を疑う症例について，微生物核酸同定・定量検査を当日中に実施し報告することにより，迅速な鑑別診断が可能となり，速やかに適切な抗菌薬を開始できる。

保険メモ　◎マイコプラズマ核酸検出，レジオネラ核酸検出，百日咳菌核酸検出又は結核菌群核酸検出の結果について，検査実施日のうちに説明した上で文書により情報を提供した場合は，迅速微生物核酸同定・定量検査加算として，100点を所定点数に加算する。

【D023-2　その他の微生物学的検査】

D023-2　1　判微　55点
黄色ブドウ球菌ペニシリン結合蛋白2'（PBP2'）定性　Staphylococcus aureus penicillin-binding protein 2'
レセ電：160173050／PBP2'定性　菌株

適応　黄色ブドウ球菌敗血症，MRSA感染症，菌血症，敗血症

意義　本検査は検体中のメチシリン耐性黄色ブドウ球菌（MRSA）が産生するペニシリン結合蛋白2'（PBP2'）をラテックス凝集法（LA）を用いて検出しMRSAの判定を行うものである。従来の判定法に比べ，短時間で結果が得られ，早期の診断・治療を可能にした。

保険メモ　(1)　黄色ブドウ球菌ペニシリン結合蛋白2'（PBP2'）定性は，血液培養により黄色ブドウ球菌が検出された患者又は免疫不全状態であって，MRSA感染症が強く疑われる患者を対象として測定した場合のみ算定できる。
(2)　本検査とD023微生物核酸同定・定量検査のブドウ球菌メチシリン耐性遺伝子検出を併せて実施した場合は，主たるもののみ算定する。
(3)　D023微生物核酸同定・定量検査の細菌核酸・薬剤耐性遺伝子同時検出とブドウ球菌メチシリン耐性遺伝子検出，D023-2その他の微生物学的検査の黄色ブドウ球菌ペニシリン結合蛋白2'（PBP2'）定性又は黄色ブドウ球菌ペニシリン結合蛋白2'（PBP2'）定性（イムノクロマト法によるもの）を併せて実施した場合には，主たるもののみ算定する。

関連検査　ブドウ球菌メチシリン耐性遺伝子検出，細菌培養同定検査，細菌核酸・薬剤耐性遺伝子同時検出

D023-2　2　判微　70点
尿素呼気試験（UBT）　13C-urea breath test
レセ電：160172850／UBT　呼気

適応　ヘリコバクター・ピロリ感染症，胃潰瘍，十二指腸潰瘍，胃MALTリンパ腫，特発性血小板減少性紫斑病，早期胃癌内視鏡的治療後*，胃炎

意義　^{13}C-尿素を経口投与すると，尿素は胃で菌のウレアーゼ（尿素分解酵素）により$^{13}CO_2$となり呼気中に放出される。本検査はこの呼気中の$^{13}CO_2$の変化によってヘリコバクター・ピロリの存在を知る診断法である。なお，口腔内細菌のウレアーゼ活性はUBT値に影響を与えるため，^{13}C-尿素の服用直後に口内洗浄することが重要である。

保険メモ　尿素呼気試験（UBT）を含むヘリコバクター・ピロリ感染診断の保険診療上の取扱いについては「ヘリコバクター・ピロリ感染の診断及び治療に関する取扱いについて」（平成12年10月31日保険発第180号）に即して行う。

関連検査　ヘリコバクター・ピロリ抗体，迅速ウレアーゼ試験，ヘリコバクター・ピロリ抗原，細菌培養同定検査，病理組織標本作製，ヘリコバクター・ピロリ核酸及びクラリスロマイ

シン耐性遺伝子検出

D023-2　3 判微 **184点**
大腸菌ベロトキシン定性 Escherichia coli Vero cytotoxin
レセ電：**160162650／大腸菌ベロトキシン定性**
便・菌株

適応 病原性大腸菌感染症，腸管出血性大腸菌感染症，溶血性尿毒症症候群，感染性腸炎

意義 病原性大腸菌のうちベロトキシンを産生する腸管出血性大腸菌は，重篤な出血性大腸炎をひきおこすほか溶血性尿毒症性症候群を合併する例も多い。本検査は患者の便から分離した大腸菌が放出するベロトキシンを検出する検査で，大腸菌O157を含むすべての大腸菌のベロトキシン産生を検出できるため，腸管出血性大腸菌感染症の診断に有用である。

保険メモ (1) 大腸菌ベロトキシン定性は，D018細菌培養同定検査により大腸菌が確認され，病原性大腸菌が疑われる患者に対して行った場合に算定する。
(2) 大腸菌ベロトキシン定性のうち，細菌培養を行うことなく糞便から直接検出する方法であってELISA法によるものについては，臨床症状や流行状況から腸管出血性大腸菌感染症が強く疑われる場合に限り，D018細菌培養同定検査を踏まえることなく行った場合にも算定できる。

関連検査 細菌培養同定検査

D023-2　4 判微 **291点**
黄色ブドウ球菌ペニシリン結合蛋白2'（PBP2'）定性（イムノクロマト法によるもの） Detection of Staphylococcus aureus penicillin-binding protein 2' (PBP2')
レセ電：**160234050／PBP2'定性（イムノクロマト法）**
培養液・菌懸濁液・分離培地上のコロニー

適応 MRSA菌血症*，MRSA感染症，MRSA肺炎，MRSA腸炎，MRSA骨・関節感染症*，MRSA皮膚軟部組織感染症*，MRSA髄膜炎，MRSA骨髄炎，MRSA菌血症

意義 イムノクロマト法により，MRSA感染の診断補助として，培養液，菌懸濁液又は分離培地上のコロニー中の，黄色ブドウ球菌のペニシリン結合蛋白2'（PBP2'）を検出する。

保険メモ (1) 黄色ブドウ球菌ペニシリン結合蛋白2'（PBP2'）定性（イムノクロマト法によるもの）は，血液培養により黄色ブドウ球菌が検出された患者又は免疫不全状態であって，MRSA感染症が強く疑われる患者を対象とし，血液培養で陽性となった培養液を検体として，イムノクロマト法により測定した場合のみ算定できる。
(2) 本検査は，D023微生物核酸同定・定量検査のブドウ球菌メチシリン耐性遺伝子検出が実施できない場合に限り算定できることとし，黄色ブドウ球菌ペニシリン結合蛋白2'（PBP2'）定性と併せて算定できない。

関連検査 ブドウ球菌メチシリン耐性遺伝子検出，細菌核酸・薬剤耐性遺伝子同時検出，細菌薬剤感受性検査，薬剤耐性菌検出

D023-2　5 判微 **450点**
クロストリジオイデス・ディフィシルのトキシンB遺伝子検出 Clostridioides difficile toxin B nucleic acid detection
レセ電：**160216150／クロストリジオイデス・ディフィシルのトキシンB遺伝子検出**　糞便

適応 クロストリジオイデス・ディフィシル感染症*

意義 リアルタイムPCR法により，Clostidioides（Clostridium）difficile感染症（CDI）の診断補助として，糞便中のClostidioides（Clostridium）difficile トキシンBDNAを検出する。

保険メモ ◎厚生労働大臣が定める施設基準を満たす保険医療機関において実施した場合に算定する。
(1) クロストリジオイデス・ディフィシルのトキシンB遺伝子検出は，以下の(ア)から(ウ)をいずれも満たす入院中の患者に対して実施した場合に限り算定する。
- (ア) クロストリジオイデス・ディフィシル感染症を疑う場合であって，D012感染症免疫学的検査のクロストリジオイデス・ディフィシル抗原定性において，クロストリジオイデス・ディフィシル抗原陽性かつクロストリジオイデス・ディフィシルトキシン陰性である。
- (イ) 2歳以上でBristol Stool Scale 5以上の下痢症状がある。
- (ウ) 24時間以内に3回以上，又は平常時より多い便回数がある。

(2) 本検査は，関連学会の定める指針に沿って実施した場合に限り算定できる。なお，下痢症状並びに本検査を行う前のクロストリジオイデス・ディフィシル抗原及びクロストリジオイデス・ディフィシルトキシンの検査結果について診療録に記載する。

関連検査　細菌核酸・薬剤耐性遺伝子同時検出

生　体　検　査

§.7　呼吸循環機能検査等

保険メモ　◎D200からD204までに掲げる呼吸機能検査等については，各所定点数及びD205に掲げる呼吸機能検査等判断料の所定点数を合算した点数により算定し，D206からD214-2までに掲げる呼吸循環機能検査等については，特に規定する場合を除き，同一の患者につき同一月において同一検査を2回以上実施した場合における2回目以降の当該検査の費用は，所定点数の100分の90に相当する点数により算定する。
◎使用したガスの費用として，購入価格を10円で除して得た点数を所定点数に加算する。

(1)　2回目以降100分の90で算定する場合の「同一の検査」
D208心電図検査の「1」から「5」まで，D209負荷心電図検査の「1」及び「2」，D210ホルター型心電図検査の「1」及び「2」については，それぞれ同一の検査として扱う。また，準用が通知されている検査については，当該検査が準ずることとされている検査と同一の検査として扱う。

(2)　呼吸循環機能検査等に係る一般事項
(ア)　通則の「特に規定する場合」とは，D208心電図検査の「注」又はD209負荷心電図検査の「注1」に掲げる場合をさす。
(イ)　D200スパイログラフィー等検査からD203肺胞機能検査までの各検査については，特に定めのない限り，次に掲げるところによる。
イ　実測値から算出される検査値については算定できない。
ロ　測定方法及び測定機器は限定しない。
ハ　負荷を行った場合は，負荷の種類及び回数にかかわらず，その前後の検査について，それぞれ1回のみ所定点数を算定する。
ニ　使用したガス（CO，CO_2，He等）は，購入価格を10円で除して得た点数を別に算定できる。
ホ　喘息に対する吸入誘発試験は，負荷試験に準ずる。

(3)　肺活量計による肺活量の測定は，別に算定できない。

【D200　スパイログラフィー等検査】

保険メモ　左右別肺機能検査の所定点数には，カテーテル挿入並びに他のスパイログラフィー等検査及びD201換気力学的検査，又は側副換気の有無を検出する検査を実施する際に，カテーテル挿入及び側副換気の有無を検出する検査の費用を含む。

D200　200/100
喘息に対する吸入誘発試験
レセ電：160062570／吸入誘発（喘息に対する）

適応　気管支喘息

保険メモ　喘息に対する吸入誘発試験は，負荷試験に準ずる。

関連検査　肺気量分画測定，フローボリュームカーブ

D200　1　判呼 新 乳 幼　90点
肺気量分画測定（安静換気量測定、最大換気量測定を含む）　fractional lung volume（肺気分画）
レセ電：160062610／肺気量分画測定

適応　肺線維症，肺気腫，気管支喘息，咽頭腫瘍，喉頭腫瘍，びまん性汎細気管支炎，サルコイドーシス，慢性閉塞性肺疾患（COPD），肺水腫，間質性肺炎，閉塞性細気管支炎，胸膜炎，重症筋無力症

意義　呼吸計を用いて吸気量，呼気量の測定を行って肺の換気能力を調べるもので，呼吸器疾患の診断，経過観察，治療効果判定などに用いる。分画測定には肺活量のほか，1回換気量（安静呼吸時の1回の呼吸量），予備吸気量（安静吸気位から最大吸気位までの気量），予備呼気量（安静呼気位から最大呼気位までの気量），残気量（最大呼気位でなお肺に残存している気量）などがある。

保険メモ　(1)　肺気量分画測定には，予備吸気量，1回換気量及び予備呼気量の全ての実測及び実測値から算出される最大呼吸量の測定のほか，安静換気量及び最大換気量の測定が含まれる。
(2)　肺気量分画測定及びD202肺内ガス分布の指標ガス洗い出し検査を同時に実施した場合には，機能的残気量測定は算定できない。

関連検査　フローボリュームカーブ

D200　2　判呼 新 乳 幼　100点
フローボリュームカーブ（強制呼出曲線を含む）　flow volume curve（フローボリューム）
レセ電：160062710／フローボリューム

適応　気管支喘息，咽頭腫瘍，喉頭腫瘍，肺気腫，肺線維症，びまん性汎細気管支炎，肺水腫，間質性肺炎，閉塞性細気管支炎，胸膜炎，重症筋無力症

意義　肺活量の測定に際し，被検者に最大吸気位から最大呼気位まで一気に呼出させ，気流量（ボリューム）と気流速度（フロー）の関係パターンを曲線（フローボリューム曲線）で評価するもの。なお，上気道狭窄の鑑別には，吸気フローボリューム曲線が有用である。曲線パターンを分析することにより，軽度の病変なども推測できる。

保険メモ　フローボリュームカーブは，曲線を描写し記録した場合にのみ算定し，強制呼出曲線の描出に係る費用を含む。また，フローボリュームカーブから計算によって求められる努力肺活量，1秒量，1秒率，MMF，PFR等は，別に算定できない。

関連検査　肺気量分画測定

D200　3　判呼 新 乳 幼　140点
機能的残気量測定　functional residual capacity（残気）（FRC）
レセ電：160062810／機能的残気量測定

適応　肺線維症，肺気腫，気管支喘息，びまん性汎細気管支炎，閉塞性細気管支炎，肺水腫，間質性肺炎，サルコイドーシス，胸膜炎，重症筋無力症，慢性閉塞性肺疾患（COPD）

意義　機能的残気量とは，安静呼気位で肺に残存している気量。予備呼気量に残気量を足したものでもある。残気量は直接計測できないため，ガス希釈法や体プレスチモグラフなどで機能的残気量を測定し，そこから予備呼気量を引いて求める。肺の過膨張や肺胸郭の弾力性を知るうえで重要である。臨床的には，残気量・機能的残気量の増加は，気管支喘息，肺気腫などが，また減少は，肺線維症などが疑われる。

保険メモ　(1)　肺気量分画測定及びD202肺内ガス分布の指標ガス洗い出し検査を同時に実施した場合には，機能的残気量測定は算定できない。
(2)　体プレスチモグラフを用いる諸検査は，別に定めのない限り，機能的残気量測定により算定する。

関連検査　肺気量分画測定

D200　4　判呼 新 乳 幼　100点
呼気ガス分析　expiratory gas analysis
レセ電：160063010／呼気ガス分析

適応　心室中隔欠損症，心房中隔欠損症，動脈管開存症，ファロー四徴症，慢性閉塞性肺疾患（COPD），びまん性間質性肺炎，肺塞栓症，肺癌，狭心症，心筋症，慢性心不全，気管支喘息

意義　ダグラスバッグに呼気を集めて酸素濃度，二酸化炭素濃度を分析器で測定し，酸素摂取量や炭酸ガス排出量を算定する。主に酸素摂取量の測定に有用である。

関連検査　血液ガス分析，心臓カテーテル法による諸検査，超音波検査

D200　5　判呼 新 乳 幼　1010点
左右別肺機能検査　bronchospirometry（左右肺機能）
レセ電：160063110／左右別肺機能検査

適応　肺結核，肺腫瘍，肺線維症，慢性閉塞性肺疾患（COPD），慢性肺気腫，慢性気管支炎，肺のう胞症，胸膜炎，肺癌

意義　左右両肺の機能を個別に測定するもので，主に肺手術を行う場合，切除後に残存肺が十分に機能を代償しうるか，否かを知るために行われる。

関連検査　血液ガス分析，肺気量分画測定

【D201　換気力学的検査】

保険メモ　D200スパイログラフィー等検査の左右別肺機能検査の所定点数には，カテーテル挿入並びに他のスパイログラフィー等検査及びD201換気力学的検査，又は側副換気の有無を検出する検査を実施する際に，カテーテル挿入及び側副換気の有無を検出する検査の費用を含む。

D201　1　判呼 新 乳 幼　150点
呼吸抵抗測定（広域周波オシレーション法を用いた場合）　respiratory resistance measurement（呼吸抵抗）（Rrs）
レセ電：160198210／呼吸抵抗測定（広域周波オシレーション法）

適応　特発性肺線維症，間質性肺炎，肺水腫，無気肺，胸水貯留，塵肺症，サルコイドーシス，胸膜炎，重症筋無力症，肺気腫，慢性気管支炎，びまん性汎細気管支炎，閉塞性細気管支炎，気管支喘息

意義　気道，肺組織，胸部など全呼吸器の抵

抗（呼吸のしにくさ）を測定する検査である。口腔から気道内に正弦波を送り込み，口腔内圧と気速を測定する。呼吸抵抗＝口腔内圧／気速として呼吸抵抗を算出する。気管支喘息，慢性肺気腫，肺線維症などの閉塞性肺疾患で異常高値を示す。

関連検査 フローボリュームカーブ

D201 1 判呼 新 乳 幼 60点
呼吸抵抗測定（その他の場合） respiratory resistance measurement（呼吸抵抗）（Rrs）
レセ電：160198310／呼吸抵抗測定（その他）

適応 特発性肺線維症，間質性肺炎，肺水腫，無気肺，胸水貯留，塵肺症，サルコイドーシス，胸膜炎，重症筋無力症，肺気腫，慢性気管支炎，びまん性汎細気管支炎，閉塞性細気管支炎，気管支喘息

意義 気道，肺組織，胸部など全呼吸器の抵抗（呼吸のしにくさ）を測定する検査である。口腔から気道内に正弦波を送り込み，口腔内圧と気速を測定する。呼吸抵抗＝口腔内圧／気速として呼吸抵抗を算出する。気管支喘息，慢性肺気腫，肺線維症などの閉塞性肺疾患で異常高値を示す。

関連検査 肺気量分画測定

D201 2 判呼 新 乳 幼 135点
コンプライアンス測定 lung compliance（コンプライアンス）
レセ電：160063310／コンプライアンス測定

適応 特発性肺線維症，間質性肺炎，肺水腫，無気肺，胸水貯留，塵肺症，サルコイドーシス，胸膜炎，重症筋無力症，肺気腫，慢性気管支炎，びまん性汎細気管支炎，閉塞性細気管支炎，気管支喘息

意義 肺の弾性を表すコンプライアンスは，圧力を加えることにより，変化する気道内圧に対する換気量の変化の割合を測定することで得られる。コンプライアンス測定には，静肺コンプライアンスと動肺コンプライアンスがある。肺の弾性収縮力が低下する肺気腫や，弾性収縮力が大きくなる肺線維症などの診断に用いられる。

保険メモ コンプライアンス測定の所定点数には，動肺コンプライアンス測定及び静肺コンプライアンス測定の双方を含む。

関連検査 呼吸抵抗測定

D201 2 判呼 新 乳 幼 135点
気道抵抗測定 airway resistance（気道抵抗）（Raw）
レセ電：160063410／気道抵抗測定

適応 気管支喘息，気道狭窄，肺気腫，慢性気管支炎

意義 気道抵抗は，呼吸時に気道を流れる気流の摩擦抵抗で，1L／secの空気が流れるために何cmH_2Oの圧力が必要かを表すものである。肺胞内と気道口の圧力差を気流速度で除して求める。体プレスチモグラフボックスを用いる。気道抵抗値が大きいと呼吸困難を示唆する。

関連検査 フローボリュームカーブ

D201 2 判呼 新 乳 幼 135点
肺粘性抵抗測定 pulmonary resistance（肺粘性抵抗）
レセ電：160063550／肺粘性抵抗測定

適応 肺気腫，気管支喘息，気道狭窄，慢性気管支炎

意義 肺粘性抵抗とは，肺胞と気道の粘性抵抗で，胸腔内と口腔内の圧力差から弾力差を差し引いた粘性圧を，気流速度で除して求める。通常，胸腔内圧は食道内圧で代用される。閉塞性肺疾患の診断に用いる。

関連検査 コンプライアンス測定，気道抵抗測定

D201 2 判呼 新 乳 幼 135点
1回呼吸法による吸気分布検査 single breath test
レセ電：160063750／吸気分布

適応 びまん性汎細気管支炎，肺気腫，無気肺

意義 残気量位から，純酸素を最大吸気位まで吸入させ，さらに最大呼気位までゆっくり呼出させる間呼気窒素濃度を測定し，その呼気ガス分布障害の有無をモニターする。

関連検査 肺気量分画測定，フローボリュームカーブ

【D202 肺内ガス分布】

D202 1 判呼 新 乳 幼 135点
指標ガス洗い出し検査 wash out method／N2 washout test（洗い出し）
レセ電：160063810／指標ガス洗い出し検査

適応 慢性気管支炎，慢性肺気腫，びまん性汎細気管支炎，気管支拡張症，気管支喘息

意義 肺内ガス分布測定法の一つである。吸入したガスが肺内に不均等に分布すると，ガス交換が十分行われず，酸素不足を招くことがある。検査の際には，100％酸素を吸入させ，窒素の洗い出しを調べる。単一呼吸法と多呼吸法がある。患者に純酸素を吸入させ，肺内のガスを酸素で洗い出すことにより，肺内窒素は次第に減少する。このときの窒素濃度などを連続的に測定して，肺内ガス不均等の程度を知る。

保険メモ D200スパイログラフィー等検査の肺気量分画測定及びD202肺内ガス分布の指標ガス洗い出し検査を同時に実施した場合には，D200スパイログラフィー等検査の機能的残気量測定は算定できない。

関連検査 肺気量分画測定，フローボリュームカーブ

D202 2 判呼 新 乳 幼 135点
クロージングボリューム測定 closing volume（クロージングボリューム）（CV）
レセ電：160063910／クロージングボリューム測定

適応 びまん性汎細気管支炎，慢性気管支炎，慢性肺気腫，気管支喘息

意義 肺末梢の細気管支，毛細気管支の閉塞状態の診断に有用な検査である。肺は最大呼気位ではほぼ均等に拡張しているが，肺気量が減少すると下部肺の局所肺気量は減少し，さらに肺気量を減じて残気量位付近まで呼出させると，下部肺の末梢気道は閉塞状態になる。この時点から残気量位までの肺気量がクロージングボリュームである。被検者に全部呼出させてから，純酸素を吸入させたときの窒素濃度曲線から測定する。

関連検査 肺気量分画測定，フローボリュームカーブ

【D203 肺胞機能検査】

D203 1 判呼 新 乳 幼 180点
肺拡散能力検査 pulmonary carbon monoxide diffusing capacity / pulmonary diffusing capacity test（肺拡散能力）（DLCO）
レセ電：160064010／肺拡散能力検査

適応 肺炎，間質性肺炎，サルコイドーシス，塵肺症，肺気腫，肺線維症，アミロイドーシス，慢性閉塞性肺疾患（COPD），気管支喘息，びまん性汎細気管支炎，膠原病，肺水腫，胸膜病変，胸郭異常，肺好酸球性肉芽腫症，慢性肉芽腫症

意義 肺胞と毛細血管とのガス交換は，拡散現象で行われる。すなわち，肺胞内の酸素は毛細血管に，毛細血管内の二酸化炭素は肺胞内に移行し，ガス交換が行われる。肺胞から毛細血管内の赤血球内へモグロビンまでの移動量を拡散能力という。拡散能力に障害が起こると，肺活量が十分なのに低酸素血症を生じ，息切れなどをきたす。本検査は，ヘモグロビンと結合力が高く，生体内にはほとんど存在しない一酸化炭素を被検者に吸入させ，その呼気濃度の変化から拡散能力を求める。拡散能障害は，ガス交換能障害を意味する。

関連検査 肺気量分画測定

D203 2 判呼 新 乳 幼 135点
死腔量測定 dead space / dead volume（死腔量）
レセ電：160064110／死腔量測定

適応 肺塞栓症，急性呼吸不全，低酸素血症，先天性心疾患，心房中隔欠損症，心室中隔欠損症，ファロー四徴症，気管支喘息，気管支拡張症，慢性閉塞性肺疾患（COPD），肺癌

意義 ガス交換が行われない気道部分を死腔量という。死腔の測定方法は，動脈血の炭酸ガス分圧と呼気の炭酸ガス分圧を測定し，生理学的死腔量を算出するBohr法と，酸素1回呼吸法での窒素ガス濃度とクロージングボリューム測定から解剖学的死腔量を算出するFowler法がある。

関連検査 肺気量分画測定，機能的残気量測定

D203 2 判呼 新 乳 幼 135点
肺内シャント検査 intrapulmonary shunt（肺内シャント）
レセ電：160064210／肺内シャント検査

適応 肺気腫，びまん性汎細気管支炎，急性呼吸不全，低酸素血症，心臓弁膜症，先天性心疾患，心房中隔欠損症，心室中隔欠損症

意義 肺内シャントは，肺血量のうち肺胞における有効なガス交換を受けない血流のことで，この血流が多いと低酸素血症を生じる。通常，純酸素を吸入した状態で行う動脈血ガス分析より得られた肺胞気酸素分圧からシャント率を求める簡便法が用いられる。

関連検査 超音波検査

【D204　基礎代謝測定】

D204 判呼 新 乳 幼 85点
基礎代謝測定　basal metabolic rate（BMR）
レセ電：160064310／BMR

適応 甲状腺機能亢進症，甲状腺機能低下症，アジソン病，クッシング病，クレチン病，先端巨大症，褐色細胞腫，悪性腫瘍，副甲状腺機能低下症，下垂体機能低下症，尿崩症，本態性高血圧症，多血症，糖尿病

意義 基礎代謝とは，生命維持に必要な最低限の動作（心拍動，呼吸運動，体温保持）に要する代謝で，この状態にしたときに消費されるエネルギー量を基礎代謝量という。基礎代謝は，甲状腺ホルモンと密接な関係にあり，基礎代謝の測定は，甲状腺機能の評価に有用である。空腹安静時の酸素摂取量と炭酸ガス排出量を測定し，二酸化炭素排出量／酸素排出量に相当する酸素の燃焼カロリーから単位あたりのエネルギー量を算出する。

保険メモ 基礎代謝測定の所定点数には，患者に施用する窒素ガス又は酸素ガスの費用を含む。

関連検査 甲状腺刺激ホルモン（TSH），甲状腺ラジオアイソトープ摂取率（RI），赤血球沈降速度（ESR），C反応性蛋白（CRP），遊離トリヨードサイロニン（FT_3），遊離サイロキシン（FT_4）

【D206　心臓カテーテル法による諸検査（一連の検査について）】

保険メモ ◎新生児又は3歳未満の乳幼児（新生児を除く）に対して当該検査を行った場合は，新生児加算又は乳幼児加算として，右心カテーテルについては10,800点又は3,600点を，左心カテーテルについては12,000点又は4,000点を，それぞれ所定点数に加算する。
◎当該検査に当たって，卵円孔又は欠損孔を通しての左心カテーテル検査，経中隔左心カテーテル検査（ブロッケンブロー），伝導機能検査，ヒス束心電図，診断ペーシング，期外（早期）刺激法による測定・誘発試験，冠攣縮誘発薬物負荷試験又は冠動脈造影を行った場合は，卵円孔・欠損孔加算，ブロッケンブロー加算，伝導機能検査加算，ヒス束心電図加算，診断ペーシング加算，期外刺激法加算，冠攣縮誘発薬物負荷試験加算又は冠動脈造影加算として，それぞれ800点，2,000点，400点，400点，400点，800点，800点又は1,400点を加算する。
◎血管内超音波検査又は血管内光断層撮影を実施した場合は，血管内超音波検査加算又は血管内光断層撮影加算として，400点を所定点数に加算する。
◎冠動脈血流予備能測定検査を実施した場合は，冠動脈血流予備能測定検査加算として，600点を所定点数に加算する。
◎循環動態解析装置を用いて冠動脈血流予備能測定検査を実施した場合は，冠動脈血流予備能測定検査加算（循環動態解析装置）として，7,200点を所定点数に加算する。
◎厚生労働大臣が定める施設基準に適合しているものとして地方厚生局長等に届け出た保険医療機関において，血管内視鏡検査を実施した場合は，血管内視鏡検査加算として，400点を所定点数に加算する。
◎同一月中に血管内超音波検査，血管内光断層撮影，冠動脈血流予備能測定検査及び血管内視鏡検査のうち，2以上の検査を行った場合には，主たる検査の点数を算定する。
◎カテーテルの種類，挿入回数によらず一連として算定し，諸監視，血液ガス分析，心拍出量測定，脈圧測定，肺血流量測定，透視，造影剤注入手技，造影剤使用撮影及びエックス線診断の費用は，全て所定点数に含まれるものとする。
◎エックス線撮影に用いられたフィルムの費用は，E400フィルムの所定点数により算定する。
◎心腔内超音波検査を実施した場合は，心腔内超音波検査加算として，400点を所定点数に加算する。
(1) 心臓カテーテル検査により大動脈造影，肺動脈造影及び肺動脈閉塞試験を行った場合においても，心臓カテーテル法による諸検査により算定するものとし，血管造影等のエックス線診断の費用は，別に算定しない。
(2) 心臓カテーテル法による諸検査のようなカテーテルを用いた検査を実施した後の縫合に要する費用は，所定点数に含まれる。
(3) 「注5」の循環動態解析装置を用いる冠動脈血流予備能測定検査（編注；冠動脈血流予備能測定検査加算（循環動態解析装置））は，関連学会の定める指針に沿って行われた場合に限り算定する。ただし，本加算とE200-2血流予備量比コンピューター断層撮影は併せて算定できない。
(4) 「注5」の循環動態解析装置を用いる冠動脈血流予備能測定検査（編注；冠動脈血流予備能測定検査加算（循環動態解析装置））を実施した場合,「注4」の冠動脈血流予備能測定検査（編注；冠動脈血流予備能測定検査加算）に係る特定保険医療材料は算定できない。
(5) 右心カテーテル及び左心カテーテルを同時

に行った場合であっても，「注1」，「注2」，「注3」，「注4」及び「注5」の加算（編注；「注1」新生児加算，乳幼児加算，「注2」卵円孔・欠損孔加算，ブロッケンブロー加算，伝導機能検査加算，ヒス束心電図加算，診断ペーシング加算，期外刺激法加算，冠攣縮誘発薬物負荷試験加算，冠動脈造影加算，「注3」血管内超音波検査加算，血管内光断層撮影加算，「注4」冠動脈血流予備能測定検査加算，「注5」冠動脈血流予備能測定検査加算（循環動態解析装置））は1回のみに限られる。

⑹ 「注3」，「注4」，「注5」及び「注6」に掲げる加算（編注；「注3」血管内超音波検査加算，血管内光断層撮影加算，「注4」冠動脈血流予備能測定検査加算，「注5」，冠動脈血流予備能測定検査加算（循環動態解析装置），「注6」血管内視鏡検査加算）は主たる加算を患者1人につき月1回に限り算定する。

⑺ 心筋生検を行った場合は，D417組織試験採取，切採法の所定点数を併せて算定する。

⑻ 問：心臓カテーテル法による諸検査において，右心カテーテル，左心カテーテルを同時に行い，その際心筋生検を行った場合は，心筋生検法を右心，左心を別部位としてそれぞれに算定できるか。答：ディスポーザブルの鉗子を用いた場合に限り，1回を限度として算定する。左右別には算定できない。
＜事務連絡　20100430＞

⑼ 問：D206心臓カテーテル法による諸検査の注5に規定する冠動脈血流予備能測定検査加算（循環動態解析装置）における「関連学会の定める指針」とは，具体的には何を指すのか。答：現時点では，日本循環器学会，日本医学放射線学会，日本核医学会，日本画像医学会，日本冠疾患学会，日本小児循環器学会，日本心エコー図学会，日本心血管インターベンション治療学会，日本心血管画像動態学会，日本心臓核医学会，日本心臓病学会，日本超音波医学会，日本動脈硬化学会，日本不整脈心電学会及び日本脈管学会の「慢性冠動脈疾患診断ガイドライン」を指す。＜事務連絡　20220331＞

D206　1　減　新　乳　3600点
心臓カテーテル法による諸検査（右心カテーテル）（一連の検査について）　right cardiac catheterization（右心カテ）
レセ電：160064610／心カテ（右心）

適応　拡張型心筋症，狭心症，肥大型心筋症，心不全，先天性心疾患，後天性弁膜疾患，肺高血圧症，不整脈，肺性心，大動脈弁狭窄症，僧帽弁狭窄症，急性冠症候群，ファロー四徴症，心筋梗塞

意義　カテーテルを上肢静脈（又は下肢静脈）から挿入し，右室から肺動脈まで進め各部の圧測定（右房圧，右室圧，肺動脈楔入圧，肺動脈拡張末期圧等）及び血管造影（右室造影，肺動脈造影等）などを行うもの。血液の短絡に伴う先天性心疾患，三尖弁，肺動脈弁の異常，心不全，肺動脈の異常などの診断に用いる。

D206　2　減　新　乳　4000点
心臓カテーテル法による諸検査（左心カテーテル）（一連の検査について）　left cardiac catheterization（左心カテ）
レセ電：160064510／心カテ（左心）

適応　拡張型心筋症，狭心症，肥大型心筋症，後天性弁膜疾患，大動脈弁閉鎖不全症，大動脈弁狭窄症，僧帽弁閉鎖不全症，僧帽弁狭窄症，先天性心疾患，心室中隔欠損症，ファロー四徴症，急性冠症候群，心筋梗塞

意義　血液シャントを伴う先天性心疾患，左室の収縮・拡張機能異常，大動脈弁・僧帽弁の狭窄又は閉鎖不全，冠動脈血流などを診断する。上腕動脈（又は大腿動脈）からカテーテルを挿入し，左室内に進め左心系内圧を測定する。また造影剤を注入し，左室・冠動脈造影を行う。さらに，カテーテル治療にも用いられる。

D206　4　800点
卵円孔加算（心臓カテーテル法）
レセ電：160064970／卵円孔加算（心臓カテーテル法）

意義　通常，心房中隔の卵円孔は出生とともに閉鎖されるが，これが完全に閉鎖せずに残る場合があり，これを卵円孔開存という。右心カテーテル法においてカテーテルを右房から心房中隔を経て左房に進め，左心系の検査を行う手法である。

関連検査　超音波検査

D206　4　800点
欠損孔加算（心臓カテーテル法）
レセ電：160065070／欠損孔加算（心臓カテーテル法）

意義　欠損孔とは，先天的に心房中隔壁に欠損が生じ孔があいている状態をいう。右心カテーテル法でカテーテルを右房から心房中隔を通り，左房に進め，左心系の検査を行う手法である。

関連検査　超音波検査

D206　4　2000点
ブロッケンブロー加算（心臓カテーテル法）
レセ電：160065170／ブロッケンブロー加算

意義　右心カテーテルの加算で，ブロッケンブローカテーテルを用いて心房中隔卵円孔に穿刺針で孔をあけ，カテーテルを右房から左房，さらには左室に進め，圧測定や造影を行う。
関連検査　超音波検査

D206　4　400点
伝導機能検査加算（心臓カテーテル法）
レセ電：160065270／伝導機能検査加算

意義　血液を拍出させるために，心臓を収縮させる信号を，鼓動リズム調節部から心筋へ伝え，伝導機能を検査するものである。

D206　4　400点
ヒス束心電図加算（心臓カテーテル法）　His bundle electrocardiogram
レセ電：160065650／ヒス束心電図加算

適応　房室ブロック，不整脈，洞不全症候群，心室頻拍
意義　ヒス束とは，房室結節から脚に分かれるまで間の部分である。右心カテーテルを行う際に，カテーテルを右室三尖弁付近で心室中隔に接触させ，ヒス束から刺激電気を直接取り出し，房室結節からヒス束に伝導障害が起きた状況を評価する。

D206　4　400点
診断ペーシング加算（心臓カテーテル法）
レセ電：160065750／診断ペーシング加算

適応　房室ブロック，発作性上室頻拍
意義　治療目的ではなく，診断目的で行われるペーシングのことで，心腔内伝導機能検査の1つである。電極カテーテルを心腔内に挿入し，電気刺激を記録し，伝導機能や心機能を評価する。

D206　4　800点
期外刺激法加算（心臓カテーテル法）
レセ電：160065370／期外刺激法加算（心臓カテーテル法）

意義　経静脈的アプローチによる検査で，右心カテーテルの加算項目である。電極カテーテルを使用し，電気刺激で不整脈を誘発させる。この結果より薬物療法，カテーテルアブレーション，ペースメーカーの植込みなど治療方針が選択される。

D206　4　800点
冠攣縮誘発薬物負荷試験加算（心臓カテーテル法）
レセ電：160212970／冠攣縮誘発薬物負荷試験加算

適応　冠攣縮性狭心症
意義　狭心症や心筋梗塞例に対して施行する冠動脈造影法では，動脈硬化による冠動脈狭窄は診断できるが，機能的な異常である冠攣縮は評価が不可能である。本法により，冠攣縮性狭心症の診断，治療の反応性などが評価でき，冠攣縮性狭心症が疑われる患者の予後改善に寄与しうる。

D206　4　1400点
冠動脈造影加算（心臓カテーテル法）　coronary angiography
レセ電：160065470／冠動脈造影加算

適応　冠動脈狭窄症，不安定狭心症，急性冠症候群，胸痛，大動脈弁狭窄症，心不全
意義　上腕動脈や大腿動脈からカテーテルを挿入して造影剤を注入し，冠動脈を造影する。冠動脈の病変，狭窄部位を検出するために行う。冠動脈狭窄症，不安定狭心症，非典型的な胸痛，大動脈弁狭窄症などの診断に有用である。

D206　5　400点
血管内超音波検査加算（心臓カテーテル法）　intravascular ultrasound imaging
レセ電：160164970／血管内超音波検査加算

意義　心臓カテーテル検査に用い，冠動脈の形態的，組織的観察を行う。超小型の探触子を心臓カテーテルとともに挿入し，冠血管などを360度の断面層で連続的に観察することができる。冠動脈造影のみでは把握できない血管壁，血栓の厚さなどの状態を捕捉し，より正確な診断と治療が行えるようになる。

D206　5　400点
血管内光断層撮影加算（心臓カテーテル法）
レセ電：160186170／血管内光断層撮影加算

意義　超音波より波長の短い「光」を利用するため，優れた解像度を得ることが可能となる。

D206　6　600点
冠動脈血流予備能測定検査加算（心臓カテーテル法）
レセ電：160186270／冠動脈血流予備能測定検査加算

意義　心筋血流（冠動脈血流）には余力があり，運動などの負荷がかかった時には心筋は血流量を増加させ，心臓に必要な仕事量に対応する。この心筋血流の余力を心筋血流予備能という。虚血性心疾患では，病変部の血流予備能が低下しており，重症度の評価に有用な指標とされる。

D206　7 7200点
冠動脈血流予備能測定検査加算（循環動態解析装置） Fractional flow reserve of coronary artery
レセ電：160225150／**冠動脈血流予備能測定検査加算（循環動態解析装置）**

適応　冠動脈疾患，冠動脈狭窄症，安定狭心症，急性冠症候群，胸痛

意義　冠血流予備量比（fractional flow reserve：FFR）は，冠動脈狭窄によりどの程度血流が障害されているかを示す指標である。心臓カテーテル検査に続いて行い，圧センサー付きガイドワイヤーを挿入し，冠血管拡張薬を点滴投与しながら狭窄の近位部（Pa）と遠位部（Pd）の圧を測定し，その比（Pd／Pa）であるFFRを算出する。FFR値により，経皮的冠動脈インターベンションの適応の有無を判断する。

D206　8 400点
血管内視鏡検査加算（心臓カテーテル法）
レセ電：160170270／**血管内視鏡検査加算**

意義　光ファイバー血管内視鏡を用いて血管内腔を直接観察する検査で，血管造影所見によって血管内壁の病変（色・形・サイズなど）の評価が可能である。

D206　9 400点
心腔内超音波検査加算（心臓カテーテル法） Cardiac catheterization-intracardiac echogram
レセ電：160198470／**心腔内超音波検査加算**

適応　心房細動，心房粗動，発作性上室頻拍

意義　カテーテルアブレーション（電気生理的な灼射法）治療では，不整脈の原因となっている心腔内の位置や状態を正確に把握するために，超音波などを利用した画像診断技術が用いられる。心腔内超音波カテーテルは，リアルタイムに心腔内をスキャンでき，3Dマッピングシステムを組み合わせ，より鮮明な画像の抽出が可能である。この方法を用いることで，診断能の向上及び治療手技の安全性の向上が期待される。

【D207　体液量等測定】

保険メモ　体液量等測定の所定点数には，注射又は採血を伴うものについては第6部第1節第1款の注射実施料及びD400血液採取を含む。

D207　1 減 新 乳 幼 60点
体液量測定 body fluid volume
レセ電：160067010／**体液量測定**　血液・尿

適応　脱水症，尿崩症，下痢症，熱傷，副腎機能低下症，浮腫，うっ血性心不全，ネフローゼ症候群，肝硬変症，慢性腎不全，腹水症，発熱性疾患*

意義　体液は体重の約60%を占め，細胞内液と細胞外液に分類される。本検査では，生体の全水分中に均一に分布する色素や放射性同位元素などの指示薬を投与し，体液中の指示薬濃度を測定して体液量を求める。脱水症，浮腫，うっ血性心不全などの診断に用いる。

関連検査　尿浸透圧，末梢血液一般検査，総蛋白，ナトリウム及びクロール，カリウム

D207　1 減 新 乳 幼 60点
細胞外液量測定 extracellular fluid volume
レセ電：160068050／**細胞外液量測定**　血液・尿

適応　脱水症，尿崩症，下痢症，熱傷，副腎機能低下症，浮腫，うっ血性心不全，ネフローゼ症候群，肝硬変症，慢性腎不全，腹水症，発熱性疾患*

意義　細胞外液は組織間液と血漿に区分される。本検査では，指示薬を投与し，一定時間後に尿中・血中の指示薬濃度を測定し，細胞外液量を求める。脱水症，浮腫，うっ血性心不全などの診断に用いる。

D207　2 減 新 乳 幼 100点
血流量測定 blood flow volume / blood stream volume
レセ電：160067110／**血流量測定**

適応　閉塞性動脈硬化症，脳動脈硬化症，末梢動脈塞栓症，末梢動脈循環不全，深部静脈血栓症

意義　電磁血流計，超音波ドプラ法などの測定機器を用いて，全身及び四肢などの血行状態を把握する検査で，末梢動脈の循環不全や閉塞の有無を測定する。

保険メモ　血流量測定は，電磁式によるものを含む。

D207　2　減 新 乳 幼　**100点**
皮膚灌流圧測定　skin perfusion pressure
レセ電：160207010／**皮膚灌流圧測定**

適応 閉塞性動脈硬化症，バージャー病，閉塞性血栓血管炎，糖尿病性壊疽

意義 皮膚灌流圧（skin perfusion pressure：SPP）は皮膚のレベルの微小循環の指標で，どの程度の圧で微小循環が灌流しているかを反映し，下肢虚血の重症度評価に用いる。下肢の測定部位にレーザーセンサープローブを設置し，その上から測定部位に合わせたサイズ（足趾用，中足用，下腿用）のカフを巻き加圧する。その後，一定の速度で減圧し，遮断されていた血流が再び灌流し始めた時のカフ圧をSPPとする。

保険メモ 皮膚灌流圧測定は，2箇所以上の測定を行う場合は，一連につき2回を限度として算定する。

関連検査 血流量測定，脈波図、心機図、ポリグラフ検査

D207　2　減 新 乳 幼　**100点**
皮弁血流検査　blood flow in skin flap（皮弁血流）
レセ電：160067210／**皮弁血流検査**

適応 皮膚移植後

意義 有茎皮弁移植は，血行を温存した状態で皮膚・皮下組織などを移植に用いるもので，この皮弁の生着状態を判定するため皮弁血流を測定する。指示薬を移植された側に注入し，移植皮弁での注入指示薬分布を調べる方法やレーザードプラ血流計を用いる方法などがある。

保険メモ 皮弁血流検査は，1有茎弁につき2回までを限度として算定するものとし，使用薬剤及び注入手技料は，所定点数に含まれ，別に算定しない。

D207　2　減 新 乳 幼　**100点**
循環血流量測定（色素希釈法によるもの）
circulating blood volume
レセ電：160068250／**循環血流量測定（色素希釈法）**
血液

適応 不整脈，脱水症，腎不全，心不全，先天性心疾患，多血症，褐色細胞腫

意義 循環血流（液）量とは，総血液量から臓器などに貯蔵されている血液量を引いたもので，心臓と血管を流れる血液の総量である。心拍出量や血圧の調節に重要な役割を果たす。色素希釈法は，エバンス・ブルーという色素を患者に注入し，色素注入後より正確に10分後の血液を採取し，エバンス・ブルー濃度を測定して検体のヘマトクリット値と合わせて算出する方法である。

D207　2　減 新 乳 幼　**100点**
電子授受式発消色性インジケーター使用皮膚表面温度測定　dermal thermometry
レセ電：160143950／**電子授受式発消色性インジケーター使用皮膚表面温度測定**

適応 四肢血行再建術後の血流障害*，皮膚移植後，閉塞性動脈硬化症，糖尿病性血管障害，レイノー病，閉塞性血栓血管炎，動脈閉塞症

意義 皮膚の表面温度から皮膚の血行状態を把握する検査である。皮弁形成術，四肢の血行再建術後の血流状態モニターとして利用する。円形シールを皮膚の測定部位に貼付し，温度を測定するもので，2℃刻みの色素マーク濃度を読み取ることにより，0.5℃単位で皮膚表面温度を判定する。簡便で安価であり，従来法に比べ，精度に遜色はない。

保険メモ 電子授受式発消色性インジケーター使用皮膚表面温度測定は，皮弁形成術及び四肢の血行再建術後に，術後の血行状態を調べるために行った場合に算定する。
ただし，術後1回を限度とする。
なお，使用した電子授受式発消色性インジケーターの費用は，所定点数に含まれ，別に算定できない。

D207　3　減 新 乳 幼　**150点**
心拍出量測定　cardiac output（CO）
レセ電：160067410／**心拍出量測定**
血液・動脈血

適応 心不全，心筋症，心筋梗塞，肺性心，肺高血圧症，甲状腺機能亢進症，心房細動，心膜炎

意義 心拍出量とは，心臓から送り出される血液量を指し，1分あたりの血液量で表される。この心拍出量を，1分あたりの脈拍数で割って得られる1回拍出量は，心臓の収縮力，左室の大きさ，全身の循環血流量に影響される。本検査には，カテーテル挿入による熱希釈法や色素希釈法，放射性同位元素を使用する心臓シンチグラム法などがある。

保険メモ ◎カテーテルの交換の有無にかかわらず一連として算定する。

D207　3 減 新 乳 幼 150点
循環時間測定　circulation time / mean transit time
レセ電：160067610／循環時間測定　血液

適応　心不全，腎不全，真性多血症，先天性心疾患

意義　血液の循環時間とは，血液がある一定の部位より別の部位に流れる時間をいい，本検査は，心臓のポンプ機能を評価するものである。本検査では，指示薬を静注し，体循環のいずれかの場所で検出し，循環に要した時間を測定する。デュリン法（静注し舌で苦味を感じるまでの時間），エーテル法（静注後吐息にエーテル臭がするまでの時間）や色素希釈法などがある。

保険メモ　◎カテーテルの交換の有無にかかわらず一連として算定する。

D207　3 減 新 乳 幼 150点
循環血液量測定（色素希釈法以外によるもの）　blood volume except by dye dilution method
レセ電：160067710／循環血液量測定（色素希釈法以外）　血液

適応　心不全，出血，腎不全，ショック，脱水症，ネフローゼ症候群，先天性心疾患，褐色細胞腫

意義　循環血液量とは，総血液量から臓器などに貯蔵されている血液量を引いたもので，心臓と血管を流れる血液の総量である。心拍出量や血圧の調節に重要な役割を果たす。単位時間当たりの循環血液量（循環赤血球量＋循環血漿量）を測定し，循環障害の診断に用いる。色素希釈法以外に熱希釈法がある。低温水などを指示薬とし，指示薬を注入して，指示薬の温度変化で血流量を測定する。

保険メモ　◎カテーテルの交換の有無にかかわらず一連として算定する。

D207　3 減 新 乳 幼 150点
脳循環測定（色素希釈法によるもの）　cerebral blood flow by dye dilution method
レセ電：160068350／脳循環測定（色素希釈法）

適応　脳動脈硬化症，脳梗塞，シャイ・ドレーガー症候群

意義　本検査は，脳内血流量を色素希釈法で測定し，慢性脳循環不全の診断に用いる。血流中に色素を注入し，色素の希釈濃度の変化を測定・分析することで，色素の注入部位からチェック部位までの循環状態を検査する。脳循環の異常，狭窄などの有無や程度を知ることができる。

保険メモ　◎カテーテルの交換の有無にかかわらず一連として算定する。

D207　3 1300点
心拍出量測定加算（体液量等測定）
レセ電：160067570／心拍出量測定加算

意義　心拍出量とは，心臓がポンプとして，1分間に拍出する（送り出す）血液量である。カテーテルを用いる本検査には，熱希釈法と色素希釈法がある。

保険メモ　◎心拍出量測定に際してカテーテルを挿入した場合は，心拍出量測定加算として，開始日に限り1,300点を所定点数に加算する。この場合において，挿入に伴う画像診断及び検査の費用は算定しない。

D207　4 新 乳 幼 200点
血管内皮機能検査（一連につき）
レセ電：160189850／血管内皮機能検査

適応　冠攣縮性狭心症，高血圧症，糖尿病，脂質異常症，冠状動脈狭窄症，動脈硬化症

意義　容積脈波の変化を測定・分析することで，血管内皮反応の測定及び記録を行う検査である。解剖学的な狭窄を検討するCT，MRI検査などに，本検査を加えることにより，より低侵襲に高リスクの患者を発見できると考えられる。

保険メモ　血管内皮機能検査を行った場合は，局所ボディプレティスモグラフ又は超音波検査等，血管内皮反応の検査方法及び部位数にかかわらず，1月に1回に限り，一連として当該区分において算定する。この際，超音波検査を用いて行った場合であっても，超音波検査の費用は算定しない。

D207　5 減 新 乳 幼 1350点
脳循環測定（笑気法によるもの）　cerebral blood flow by N2O method
レセ電：160067810／脳循環測定（笑気法）

適応　脳動脈硬化症，脳梗塞，心不全

意義　本検査は，脳内血流量を笑気法により測定する。笑気ガスを少量吸入させ，動脈と内頸静脈の笑気濃度を測定して脳血流量を算出し，脳循環の異常や狭窄の状態を評価する。

【D208　心電図検査】

保険メモ　D210-4T波オルタナンス検査の実施に当たり行ったD208心電図検査，D209負荷心電図検査，D210ホルター型心電図検査及び

D211トレッドミルによる負荷心肺機能検査，サイクルエルゴメーターによる心肺機能検査は別に算定できない。

D208　1　減 新 乳 幼　130点
心電図検査（四肢単極誘導及び胸部誘導を含む最低12誘導）electrocardiography（ECG12）
レセ電：160068410／ECG12

適応　狭心症，高血圧症，心筋梗塞，不整脈，心筋症，先天性心疾患，肺性心，心膜炎，原発性アルドステロン症，副甲状腺機能亢進症，甲状腺機能亢進症，高カルシウム血症，急性冠症候群，心肥大

意義　心筋が活動すると電気的興奮がおこり，活動電位が生じる。これを，体表上の2点間の電位差として記録するもので，不整脈，心肥大，心筋梗塞，先天性心疾患，電解質代謝異常等の診断，経過，治療効果判定に用いる。心電図検査は通常，四肢誘導と胸部誘導の合計12誘導を記録して判断する。

保険メモ　四肢単極誘導及び胸部誘導を含む最低12誘導は，普通，標準肢誘導（Ⅰ，Ⅱ，Ⅲ），単極肢誘導（$_aV_R$，$_aV_L$，$_aV_F$），胸部誘導（V_1，V_2，V_3，V_4，V_5，V_6）の12誘導で，その他特別の場合にV_7，V_8，食道誘導等を行う場合もこれに含まれる。

関連検査　負荷心電図検査，ホルター型心電図検査，超音波検査，加算平均心電図による心室遅延電位測定

D208　2　減 新 乳 幼　150点
心電図検査（ベクトル心電図）vectorcardiogram / vectorcardiograhy（VCG）
レセ電：160068850／VCG

適応　右脚ブロック，左脚ブロック，心肥大，狭心症，心筋症，心筋梗塞，急性冠症候群

意義　心起電力の変化を3次元図形として，時間的，空間的，定量的に把握して立体的に観察する。1心拍動の心起電力の瞬時ベクトルを前額面，水平面，矢状面の3面に投影記録するものでベクトル心電計を使用する。通常の心電図より心腔内刺激伝導障害や心筋梗塞の部位と程度をより詳細に知ることができる。また，左室肥大，非典型的な心筋梗塞などの検出にも有用である。

D208　2　減 新 乳 幼　150点
心電図検査（体表ヒス束心電図）body surface His bundle electrocardiogram
レセ電：160068750／体表ヒス束心電図

適応　不整脈，心筋症，心肥大，狭心症，肺性心，急性冠症候群，心筋梗塞

意義　ヒス束心電図は，通常心臓カテーテル法によりヒス束から直接刺激電導を取り出し記録するが，体表ヒス束心電図は，カテーテルを体内に挿入することなく，体表から非侵襲的に心筋の刺激電導系の異常を検出する方法である。

D208　3　減 新 乳 幼　150点
携帯型発作時心電図記憶伝達装置使用心電図検査
レセ電：160150650／携帯型発作時心電図記憶伝達装置使用心電図

適応　狭心症，不整脈，電解質異常，高カリウム血症，低カリウム血症，高カルシウム血症，急性冠症候群，心筋梗塞

意義　本検査は，狭心症や特定の不整脈のように発作的に生じる心疾患の診断，虚血性心疾患患者の回復期並びに維持期の在宅療養に際して，病状変化の早期発見などを目的に行われる。本装置は携帯型であり，自覚症状のあるときに患者が自分で心電図を記録し，電話回線を使って主治医に電送する。その後，医師がこれを再生し，病態を診断する。在宅で病状変化に迅速な対応ができるため，診断の精度を高めることができる。

保険メモ　携帯型発作時心電図記憶伝達装置使用心電図検査は，入院中の患者以外の患者に対して，携帯型発作時心電図記憶伝達装置を用いて発作時等の心電図を記録させた場合に，一連につき1回算定する。

関連検査　ホルター型心電図検査

D208　4　減 新 乳 幼　200点
加算平均心電図による心室遅延電位測定
averaging electrocardiogram
レセ電：160198510／加算平均心電図による心室遅延電位測定

適応　心室頻拍，心室細動，ブルガダ症候群，QT延長症候群，原因不明の失神*，心筋梗塞，心筋症

意義　心筋梗塞や心筋炎などで心筋が損傷したり，変性が起こるとその部位に刺激が伝わりにくくなったり，伝わらなくなり，心室性の頻

拍発作を起こしやすくなる。この遅延した微小電位のことを心室遅延電位と呼び，遅延電位を計ることにより，生体にとって危険な頻拍発作を起こす状態かどうかを事前に知ることができる。そのために体表面から記録する方法として加算平均心電図がある。通常の心電図では記録困難な微小な電位を，500拍以上2回心電図を重ねて記録することで大きく描き出す。

保険メモ　(1)　心筋梗塞，心筋症，Brugada症候群等により，致死性の心室性不整脈が誘発される可能性がある患者に対し行われた場合に算定する。

(2)　当該検査の実施に当たり行った他の心電図検査は，別に算定できない。

(3)　問：D208心電図検査の加算平均心電図による心室遅延電位測定の通知に，「当該検査の実施に当たり行った他の心電図検査は，別に算定できない。」とあるが，「他の心電図検査」とは具体的に何が該当するのか。答：D208心電図検査からD211トレッドミルによる負荷心肺機能検査，サイクルエルゴメーターによる心肺機能検査までが該当する。

<事務連絡　20130124>

関連検査　超音波検査

D208　5　　減　新　乳　幼　90点
心電図検査（その他）（6誘導以上）（ECG）
レセ電：160068510／ECG（6誘導以上）

適応　狭心症，心肥大，心筋症，急性冠症候群，不整脈，心筋梗塞，左脚ブロック

意義　通常は，四肢単極誘導や胸部誘導を含む12誘導を行うが，測定時間の短縮を要する緊急時や被検者が四肢欠損の場合などには，6誘導以上の誘導で実施する。

D208　5　　70点
心電図診断（他医療機関の描写）
レセ電：160068610／ECG診断（他医描写）

適応　狭心症，高血圧症，心筋梗塞，不整脈，心筋症，先天性心疾患，肺性心，心膜炎，原発性アルドステロン症，副甲状腺機能亢進症，甲状腺機能亢進症，高カルシウム血症，急性冠症候群，心肥大，右脚ブロック，左脚ブロック，電解質異常，高カリウム血症，低カリウム血症，発作性心房細動，心房粗動，発作性上室頻拍，心室期外収縮，心室頻拍，心室細動，WPW症候群，ブルガダ症候群，QT延長症候群，原因不明の失神*

意義　心筋が活動すると電気的興奮がおこり，活動電位が生じる。これを，体表上の2点間の電位差として記録するもので，不整脈，心肥大，心筋梗塞，先天性心疾患，電解質代謝異常等の診断，経過，治療効果判定に用いる。心電図検査は通常，四肢誘導と胸部誘導の合計12誘導を記録して判断する。

保険メモ　◎当該保険医療機関以外の医療機関で描写した心電図について診断を行った場合は，1回につき70点とする。

(1)　当該保険医療機関以外の医療機関で描写したものについて診断のみを行った場合は，診断料として1回につき所定点数を算定できるが，患者が当該傷病につき当該医療機関で受診していない場合は算定できない。

(2)　当該保険医療機関以外の医療機関で描写した検査について診断を行った場合の算定については，2回目以降においても100分の90の算定としない。

【D209　負荷心電図検査】

D209　1　　減　新　乳　幼　380点
負荷心電図検査（四肢単極誘導及び胸部誘導を含む最低12誘導）exercise stress electrocardiogram test
レセ電：160069210／ECG負荷12

D209　2　　減　新　乳　幼　190点
負荷心電図検査（その他）（6誘導以上）
exercise stress electrocardiogram test
レセ電：160069310／ECG負荷（6誘導以上）

適応　狭心症，肥大型心筋症，不整脈，心筋梗塞

意義　安静時心電図検査では異常を示さない潜在性の心疾患や病状を把握するため，運動や薬物などの負荷を加え，診断精度を高める。運動負荷には，マスター2階段負荷試験，トレッドミル法，サイクルエルゴメーター法が，薬剤負荷には，亜硝酸アミル，メトキサミンなどがある。

保険メモ　◎D208心電図検査であって，同一の患者につき，負荷心電図検査と同一日に行われたものの費用は，所定点数に含まれるものとする。

(1)　負荷心電図検査の「負荷」は，運動負荷，薬剤負荷をいい，負荷の種類及び回数によらない。

(2)　負荷心電図検査には，この検査を行うために一連として実施された心電図検査を含むものであり，同一日に行われた心電図検査は，別に算定できない。

(3)　D210-4T波オルタナンス検査の実施に当た

り行ったD208心電図検査，D209負荷心電図検査，D210ホルター型心電図検査及びD211トレッドミルによる負荷心肺機能検査，サイクルエルゴメーターによる心肺機能検査は別に算定できない。

関連検査　心電図検査，超音波検査

D209　3	70点
負荷心電図診断（他医療機関の描写） exercise stress electrocardiogram test	
レセ電：160069410／ECG負荷診断（他医描写）	

適応　狭心症，肥大型心筋症，不整脈，心筋梗塞

意義　安静時心電図検査では異常を示さない潜在性の心疾患や病状を把握するため，運動や薬物などの負荷を加え，診断精度を高める。運動負荷には，マスター2階段負荷試験，トレッドミル法，サイクルエルゴメーター法が，薬剤負荷には，亜硝酸アミル，メトキサミンなどがある。

保険メモ　◎当該保険医療機関以外の医療機関で描写した負荷心電図について診断を行った場合は，1回につき70点とする。

(1)　当該保険医療機関以外の医療機関で描写したものについて診断のみを行った場合は，診断料として1回につき所定点数を算定できるが，患者が当該傷病につき当該医療機関で受診していない場合は算定できない。

(2)　当該保険医療機関以外の医療機関で描写した検査について診断を行った場合の算定については，2回目以降においても100分の90の算定としない。

【D210　ホルター型心電図検査】

D210　1	減 新 乳 幼　90点
ホルター型心電図検査（30分又はその端数を増すごとに） holter electrocardiogram (Holter　ECG)	
レセ電：160069510／ホルター型心電図検査	
D210　2	減 新 乳 幼　1750点
ホルター型心電図検査（8時間を超えた場合） holter electrocardiogram (Holter　ECG)	
レセ電：160069610／ホルター型心電図検査（8時間超）	

適応　狭心症，洞結節機能低下，不整脈，無症候性心筋虚血

意義　通常の心電図検査（12誘導心電図）では，一過性の心電図変化は見逃しやすいため，携帯用小型心電計を用いて，食事・睡眠時を含む長時間（24時間）連続記録し，解析する。発症時刻を特定できない狭心症や不整脈の発作の診断，病状分析，治療効果の判定に用いる。

保険メモ　◎解析に係る費用は，所定点数に含まれるものとする。

(1)　ホルター型心電図検査は，患者携帯用の記録装置を使って長時間連続して心電図記録を行った場合に算定するものであり，所定点数には，単に記録を行うだけではなく，再生及びコンピューターによる解析を行った場合の費用を含む。

(2)　やむを得ず不連続に記録した場合においては，記録した時間を合算した時間により算定する。また，24時間を超えて連続して記録した場合であっても，「8時間を超えた場合」により算定する。

(3)　D210-4T波オルタナンス検査の実施に当たり行ったD208心電図検査，D209負荷心電図検査，D210ホルター型心電図検査及びD211トレッドミルによる負荷心肺機能検査，サイクルエルゴメーターによる心肺機能検査は別に算定できない。

関連検査　心電図検査，超音波検査

【D210-2　体表面心電図、心外膜興奮伝播図】

D210-2	減 新 乳 幼　1500点
体表面心電図 body surface isopotential mapping / body surface electrocardiogram	
レセ電：160069750／体表面心電図	

適応　WPW症候群，心室頻拍，不整脈，狭心症，先天性心疾患，急性冠症候群，心筋梗塞

意義　体表面心電図は，胸壁上の広い領域から多数の単極誘導を記録し，それらの電位変化を二次元座標に電位図として構築する方法である。誘導数が多く，心臓の電気現象に関するより多くの情報を得ることができ，心筋梗塞範囲やWPW症候群における副伝導路の位置確認などに有用である。

関連検査　心電図検査，超音波検査

D210-2	減 新 乳 幼　1500点
心外膜興奮伝播図	
レセ電：160069850／心外膜興奮伝播図	

適応　WPW症候群，心室頻拍，不整脈，狭心症，先天性心疾患，急性冠症候群，心筋梗塞

意義　心外膜興奮伝播図は，心臓手術の際，心外膜より直接，興奮伝播図をとるもので，WPW症候群，心室頻拍などの発症部位を確認することができる。

【D210-3 植込型心電図検査】

D210-3	減 新 乳 幼 90点
植込型心電図検査	
レセ電：160186310／植込型心電図検査	

適応 原因不明の失神*，心原性失神，潜因性脳梗塞*

意義 小さなループ式心電計を，手術で胸部の皮膚の下に入れ，心臓の活動を常時監視する方法。埋込式のため入浴制限などがないので通常生活が可能である。心拍数が乱れると自動で検知し，その前後の心電図波形を記録する。記録された心電図は，無線で随時読み出すことができる。

保険メモ ◎厚生労働大臣が定める施設基準を満たす保険医療機関において行われる場合に限り算定する。
◎30分又はその端数を増すごとに算定する。
◎解析に係る費用は，所定点数に含まれるものとする。
(1) 短期間に失神発作を繰り返し，その原因として不整脈が強く疑われる患者であって，心臓超音波検査及び心臓電気生理学的検査（心電図検査及びホルター型心電図検査を含む）等によりその原因が特定できない者又は関連する学会の定める診断基準に従い，心房細動検出を目的とする植込型心電図記録計検査の適応となり得る潜因性脳梗塞と判断された者に対して，原因究明を目的として使用した場合に限り算定できる。
(2) 植込型心電図検査は，患者の皮下に植込まれた記録装置を使って長時間連続して心電図記録を行った場合に算定するものであり，所定点数には，単に記録を行うだけではなく，再生及びコンピューターによる解析を行った場合の費用を含む。
(3) 植込型心電図記録計を使用し診断を行った場合は，当該機器が植込まれた時間ではなく，心電図が記録された時間に応じて算定する。
(4) 診療報酬明細書の「摘要」欄への記載事項
心電図が記録されていた時間を記載する。
レセ電：852100006／心電図が記録されていた時間（植込型心電図検査）
<記載要領>

関連検査 心電図検査，ホルター型心電図検査，超音波検査

【D210-4 T波オルタナンス検査】

D210-4	減 新 乳 幼 1100点
T波オルタナンス検査 T wave alternans test	
レセ電：160198610／T波オルタナンス検査	

適応 心室頻拍，心室細動，ブルガダ症候群，QT延長症候群，原因不明の失神*，心筋梗塞，心筋症

意義 T波オルタナンスとは，心電図のT波の振幅を1心拍毎に計測し，振幅の変動をスペクトル解析の手法を用いて数値化したものである。

保険メモ (1) 心筋梗塞，心筋症，Brugada症候群等により，致死性の心室性不整脈が誘発される可能性がある患者に対し行われた場合に算定する。
(2) 当該検査の実施に当たり行ったD208心電図検査，D209負荷心電図検査，D210ホルター型心電図検査及びD211トレッドミルによる負荷心肺機能検査，サイクルエルゴメーターによる心肺機能検査は別に算定できない。

【D211 トレッドミルによる負荷心肺機能検査、サイクルエルゴメーターによる心肺機能検査】

保険メモ ◎負荷の回数又は種類にかかわらず所定点数により算定する。
◎D200スパイログラフィー等検査又はD208心電図検査であって，同一の患者につき当該検査と同一日に行われたものの費用は，所定点数に含まれるものとする。
(1) トレッドミルによる負荷心肺機能検査，サイクルエルゴメーターによる心肺機能検査には，この検査を行うために一連として実施されたD208心電図検査，D200スパイログラフィー等検査を含むものであり，負荷の種類及び回数にかかわらず，所定点数により算定する。
(2) 呼吸器疾患に対して施行された場合にも，所定点数を算定できる。
(3) D210-4T波オルタナンス検査の実施に当たり行ったD208心電図検査，D209負荷心電図検査，D210ホルター型心電図検査及びD211トレッドミルによる負荷心肺機能検査，サイクルエルゴメーターによる心肺機能検査は別に算定できない。
(4) D215超音波検査の心臓超音波検査の負荷心エコー法には，負荷に係る費用が含まれており，また併せて行ったD211トレッドミルによる負荷心肺機能検査，サイクルエルゴメーターによる心肺機能検査は別に算定できない。

D211　減 新 乳 幼　1600点
トレッドミルによる負荷心肺機能検査　tread-mill method（トレッドミル／フカ）
レセ電：160069910／トレッドミルによる負荷心肺機能検査

適応　狭心症，不整脈，心筋症，急性冠症候群，慢性閉塞性肺疾患（COPD），肺線維症，肺高血圧症，肺塞栓症，心筋梗塞，心不全

意義　トレッドミルは，運動負荷装置の一種で，ベルトコンベアの上を歩行し，回転速度や傾斜を次第に増加させることにより運動負荷を行う。トレッドミルによる運動負荷中，心電図，血圧をモニターして心肺機能を測定する検査で，狭心症，不整脈疾患の診断，重症度の評価に用いる。負荷後，シンチグラムを行い，運動負荷による心筋の状態を調べ，より検査精度を高める場合もある。

関連検査　心電図検査，ホルター型心電図検査，超音波検査

D211　減 新 乳 幼　1600点
サイクルエルゴメーターによる心肺機能検査
cardiopulmonary exercise-test
レセ電：160070050／サイクルエルゴメーターによる心肺機能検査

適応　狭心症，不整脈，心不全，心筋症，急性冠症候群，慢性閉塞性肺疾患（COPD），肺線維症，肺高血圧症，肺塞栓症，心筋梗塞

意義　サイクルエルゴメーターは，運動負荷装置の一種で，車輪のない据置自転車型装置を漕ぎ，ペダルに多段階連続的な抵抗をかけることにより運動負荷を行う。サイクルエルゴメーターによる運動負荷中は，心電図，血圧，酸素摂取量，呼吸数などをモニターし，冠動脈疾患，不整脈，呼吸器疾患の診断，重症度の評価を行う。また，負荷後にシンチグラムを行い，運動負荷による心筋の状態を調べる場合もある。

関連検査　心電図検査，ホルター型心電図検査，超音波検査

D211　520点
連続呼気ガス分析加算
レセ電：160186470／連続呼気ガス分析加算

意義　運動強度が増加すると，ガス交換系とガス輸送系が動員され，エネルギー代謝の亢進は，有気的代謝の増加によって代償される。しかし，運動強度があるレベルを越えるとエネルギー産生は，有気的代謝のみでは足りず，無気的代謝によって補足される。この一連の変化をみる検査である。

保険メモ　◎運動療法における運動処方の作成，心・肺疾患の病態や重症度の判定，治療方針の決定又は治療効果の判定を目的として連続呼気ガス分析を行った場合には，連続呼気ガス分析加算として，520点を所定点数に加算する。

【D211-2　喘息運動負荷試験】

D211-2　減 新 乳 幼　800点
喘息運動負荷試験
レセ電：160186510／喘息運動負荷試験

適応　気管支喘息

意義　気管支喘息の患者に対して，気道反応性の評価，治療方針の決定等を目的に，スパイログフィー，酸素飽和度モニター，運動負荷機器を用いて負荷前後の換気機能の変化を測定する方法である。

保険メモ　◎喘息の気道反応性の評価，治療方針の決定等を目的として行った場合に算定する。

(1)　喘息運動負荷試験は，運動負荷前後での換気機能の変化を観察した場合に算定できる。

(2)　喘息運動負荷試験には，この検査を行うために一連として実施されたD208心電図検査，D200スパイログラフィー等検査を含むものであり，負荷の種類及び回数にかかわらず，所定点数により算定する。

関連検査　フローボリュームカーブ

【D211-3　時間内歩行試験】

D211-3　減 新 乳 幼　200点
時間内歩行試験　walking test within three hours
レセ電：160198710／時間内歩行試験

適応　慢性閉塞性肺疾患（COPD），気管支拡張症，慢性副鼻腔炎，肺癌，肺線維症，慢性胸膜疾患*，塵肺症，肺好酸球増多症*，肺性心，肺高血圧症，肺塞栓症，アレルギー性鼻炎，サルコイドーシス，睡眠時無呼吸症候群，虚血性心疾患，狭心症，心筋梗塞，過敏性肺炎

意義　時間内（6分間）に呼吸器・循環器疾患を持つ患者にできるだけ長く歩いてもらい，到達した距離等を評価する試験。特別な器具や設備を必要とせず，比較的重症例にも実施可能であり，日常生活における機能障害の重症度を評価するのに適している。米国胸部学会が標準的な実施方法・評価方法を定めており，標準的な検査として確立している。

呼吸循環機能検査等

保険メモ ◎厚生労働大臣が定める施設基準に適合しているものとして地方厚生局長等に届け出た保険医療機関において行われる場合に限り算定する。
◎D200スパイログラフィー等検査及びD220からD223-2までに掲げる諸監視であって，時間内歩行試験と同一日に行われたものの費用は，所定点数に含まれるものとする。
(1) 時間内歩行試験は，在宅酸素療法を施行している患者又はC103在宅酸素療法指導管理料の算定要件を満たす患者若しくは本試験により算定要件を満たすことが可能となる患者で在宅酸素療法の導入を検討している患者に対し，医師又は医師の指導管理の下に看護職員，臨床検査技師若しくは理学療法士がパルスオキシメーター等を用いて動脈血酸素飽和度を測定しながら6分間の歩行を行わせ，到達した距離，動脈血酸素飽和度及び呼吸・循環機能検査等の結果を記録し，医師が患者の運動耐容能等の評価及び治療方針の決定を行った場合に，年4回を限度として算定する。なお，当該検査の実施に係る時間（準備や説明に要した時間を含む）については，第7部リハビリテーションを実施した時間に含めることはできない。
(2) 医師の指導管理の下に看護職員，臨床検査技師又は理学療法士が6分間の歩行を行わせる場合は，医師が同一建物内において当該看護職員，臨床検査技師又は理学療法士と常時連絡が取れる状態かつ緊急事態に即時的に対応できる体制であること。
(3) 以下の事項を診療録に記載する
(ア) 当該検査結果の評価
(イ) 到達した距離，施行前後の動脈血酸素飽和度，呼吸・循環機能検査等の結果
(4) 当該検査を算定する場合にあっては，過去の実施日を診療報酬明細書の摘要欄に記載する。
(5) 診療報酬明細書の「摘要」欄への記載事項
過去の実施年月日を記載する。
レセ電：850100184／過去実施年月日（時間内歩行試験）；(元号) yy” 年” mm” 月” dd” 日”
<記載要領>
(6) 問：D211-3時間内歩行試験の実施に当たり，前後の血液ガス分析は必須なのか。答：時間内歩行試験の実施に当たっては，患者の状態等を勘案の上，医学的に必要かつ妥当な検査を実施し，結果を診療録に記載すること。
<事務連絡 20120330>
(7) 問：(A) D211-3時間内歩行試験は，年に4回を限度として算定できるが，初回の実施から1年間に4回か。それとも1／1～12／31までの間に4回か。(B)過去の実施日の記載は，上記(A)回答の1年間に行ったもののみでよいか。答：(A) 1／1～12／31までの間に4回である。(B)よい。<事務連絡 20120809>
関連検査 超音波検査，血液ガス分析，フローボリュームカーブ，終夜経皮的動脈血酸素飽和度測定

【D211-4 シャトルウォーキングテスト】

D211-4	減 新 乳 幼 200点
シャトルウォーキングテスト shuttle walking test	
レセ電：160207110／シャトルウォーキングテスト	

適応 慢性閉塞性肺疾患（COPD），肺線維症，肺高血圧症，肺塞栓症，肺性心，塵肺症，気管支拡張症
意義 シャトルウォーキングテストは，慢性呼吸器疾患患者の運動耐容能を評価する症候限界性の運動負荷試験である。この方法では，10mのコースを信号音に合わせて歩行し，決められた時間内に10mの歩行が完遂できなかった時点の歩行距離若しくは運動時間により最大運動能力を評価する。漸増負荷法のincremental shuttle walking test（ISWT）と一定負荷法のendurance shuttle walking test（ESWT）がある。
保険メモ ◎厚生労働大臣が定める施設基準に適合しているものとして地方厚生局長等に届け出た保険医療機関において行われる場合に限り算定する。
◎D200スパイログラフィー等検査及びD220からD223-2までに掲げる諸監視であって，シャトルウォーキングテストと同一日に行われたものの費用は，所定点数に含まれるものとする。
(1) シャトルウォーキングテストは，在宅酸素療法を施行している患者又はC103在宅酸素療法指導管理料の算定要件を満たす患者若しくは本試験により算定要件を満たすことが可能となる患者であって在宅酸素療法の導入を検討しているものに対し，医師又は医師の指導管理の下に看護職員若しくは臨床検査技師がパルスオキシメーター等を用いて動脈血酸素飽和度を測定しながら一定の距離を往復で歩行させ，歩行可能距離又は歩行持続時間，動脈血酸素飽和度及び呼吸・循環機能検査等の結果を記録し，医師が患者の運動耐容能等の評価及び治療方針の決定を行った場合に，年に4回を限度として算定す

る。なお，D211-3時間内歩行試験を併せて実施した場合には，時間内歩行試験又はシャトルウォーキングテストを合わせて年に4回を限度として算定する。
(2) 医師の指導管理の下に看護職員又は臨床検査技師がシャトルウォーキングテストを行う場合は，医師が同一建物内において当該看護職員又は臨床検査技師と常時連絡が取れる状態かつ緊急事態に即時的に対応できる体制であること。
(3) 以下の事項を診療録に記載する。
(ア) 当該検査結果の評価
(イ) 歩行可能距離又は歩行持続時間，施行前後の動脈血酸素飽和度，呼吸・循環機能検査等の結果
(4) 当該検査を算定する場合にあっては，以下の事項を診療報酬明細書の摘要欄に記載する。
(ア) 過去の実施日
(イ) 在宅酸素療法の実施の有無又は流量の変更を含む患者の治療方針
(5) 診療報酬明細書の「摘要」欄への記載事項
過去の実施年月日，在宅酸素療法の実施の有無又は流量の変更を含む患者の治療方針を記載する。
レセ電：850100185／過去実施年月日（シャトルウォーキングテスト）;（元号）yy”年”mm”月”dd”日”
レセ電：830100143／在宅酸素療法の実施の有無又は流量の変更を含む患者の治療方針（シャトルウォーキングテスト）; ＊＊＊＊＊＊
＜記載要領＞
関連検査 時間内歩行試験

【D212 リアルタイム解析型心電図】

D212 減 新 乳 幼 600点
リアルタイム解析型心電図 real time electrocardiogram (Real time ECG)
レセ電：160125550／リアルタイム解析型心電図

適応 期外収縮性不整脈，狭心症，肥大型心筋症，高カリウム血症，高カルシウム血症，急性冠症候群，心筋梗塞
意義 入院患者以外の患者に対して，リアルタイム解析型心電図記録計を用いて，8時間以上日常生活中の心電図をモニターしながら同時に波形を解析し，異常波形出現のみを記録し，迅速な対応処置に利用する。
保険メモ (1) リアルタイム解析型心電図とは，入院中の患者以外の患者に対して8時間以上心電図をモニターしながら同時に波形を解析し，異常波形発現時にのみ記録を行い得るものをいう。
(2) リアルタイム解析型心電図記録計を用いて8時間以上心電図をモニターした場合は，解析の費用を含め，一連の使用について1回として算定する。
関連検査 心電図検査，ホルター型心電図検査

【D212-2 携帯型発作時心電図記録計使用心電図検査】

D212-2 減 新 乳 幼 500点
携帯型発作時心電図記録計使用心電図検査
レセ電：160125950／携帯型発作時心電図記録計使用心電図検査

適応 狭心症，不整脈，高カリウム血症，低カリウム血症，急性冠症候群，心筋梗塞
意義 動悸，胸痛，胸部不快感などを訴える患者について，その症状が心臓由来か否かを調べるために行われる。2日以上連続記録が可能な携帯型心電図記録計を用いて，患者自身が症状自覚時に記録スイッチを入れ，心電図を記録する。医師はこの記録を再生して心疾患の鑑別，診断を行う。従来のホルター心電計では記録が困難な低頻度の発作記録にも有用である。
保険メモ 心電図を2日間以上連続して記録することができる携帯型発作時心電図記録計を用いて，記録スイッチ入力前を含む心電図を記録した場合に，解析の費用を含め，一連の使用について1回として算定する。
関連検査 ホルター型心電図検査

【D213 心音図検査】

D213 減 新 乳 幼 150点
心音図検査 phonocardiogram / phonocardiography (PCG)
レセ電：160071910／PCG

適応 心臓弁膜症，先天性心疾患，心筋症，急性冠症候群，心筋梗塞
意義 心音という音エネルギーを電気エネルギーに変換し，心音と心雑音を客観的に機械的振動として記録する検査である。心臓の収縮期・拡張期に発する弁・心筋・血流などの音を高性能マイクで収集し，経時的にグラフとして記録したもので，弁膜症や先天性心疾患の診断に有用である。聴診所見との比較によって，精度を上げることができる。
関連検査 心電図検査，超音波検査

D213　減 新 乳 幼　300点
亜硝酸アミル吸入心音図検査　amyl nitrite inhalation phonocardiogram / amyl nitrite inhalation phonocardiography
レセ電：160072030／亜硝酸アミル吸入心音図検査

適応　心臓弁膜症，先天性心疾患，心筋症，急性冠症候群，心筋梗塞

意義　心音という音エネルギーを電気エネルギーに変換し，心音と心雑音を客観的に機械的振動として記録する検査である。心臓の収縮期・拡張期に発する弁・心筋・血流などの音を高性能マイクで収集し，経時的にグラフとして記録したもので，弁膜症や先天性心疾患の診断に有用である。聴診所見との比較によって，精度を上げることができる。本検査は，血管拡張剤である亜硝酸アミルを吸入させて心拍出量の増大，頻脈，血圧低下など循環動態に一時的変化をおこさせて心音図を記録し，経時的変化などから心雑音の種類や原因を診断することができる。

保険メモ　亜硝酸アミル吸入心音図検査の点数算定は，薬剤負荷の前後の検査をそれぞれ1回として心音図検査により算定し，亜硝酸アミルについては，D500薬剤により算定する。

関連検査　超音波検査

【D214　脈波図、心機図、ポリグラフ検査】

保険メモ　◎数種目を行った場合でも同時に記録を行った最高検査数により算定する。
◎脈波図，心機図又はポリグラフ検査の一部として記録した心電図は，検査数に数えない。
◎検査の実施ごとに1（編注；1検査）から6（編注；血管伸展性検査）までに掲げる所定点数を算定する。
(1) 脈波図については，次に掲げる検査を2以上行った場合であり，脈波曲線を描写し記録した場合に算定する。
(ア) 心及び肝拍動図
(イ) 動脈波
(ウ) 静脈波
(エ) 容積脈波
(オ) 指尖脈波
(カ) 心尖（窩）拍動図
また，心機図とは各種脈波図と心電図，心音図検査等の2以上を同時に記録し，循環機能の解析を行う検査である。

D214　1　減 新 乳 幼　60点
脈波図、心機図、ポリグラフ検査（1検査）
sphygmography:mechanocardiography:polygraph
レセ電：160071550／脈波図，心機図，ポリグラフ検査（1検査）

D214　2　減 新 乳 幼　80点
脈波図、心機図、ポリグラフ検査（2検査）
sphygmography:mechanocardiography:polygraph
レセ電：160070110／脈波図，心機図，ポリグラフ検査（2検査）

D214　3　減 新 乳 幼　130点
脈波図、心機図、ポリグラフ検査（3又は4検査）
sphygmography:mechanocardiography:polygraph
レセ電：160070210／脈波図，心機図，ポリグラフ検査（3又は4検査）

D214　4　減 新 乳 幼　180点
脈波図、心機図、ポリグラフ検査（5又は6検査）
sphygmography:mechanocardiography:polygraph
レセ電：160070310／脈波図，心機図，ポリグラフ検査（5又は6検査）

D214　5　減 新 乳 幼　220点
脈波図、心機図、ポリグラフ検査（7検査以上）
sphygmography:mechanocardiography:polygraph
レセ電：160070410／脈波図，心機図，ポリグラフ検査（7検査以上）

適応　閉塞性動脈硬化症，バージャー病，閉塞性血栓血管炎，膠原病，心臓弁膜症，動脈管開存症，動脈硬化症，肺高血圧症，心筋症，下肢静脈血栓症，心房中隔欠損症，心室中隔欠損症

意義　［脈波図］脈波図は，静脈波，心及び肝拍動図，動脈波，容積脈波，指尖脈波，心尖（窩）拍動図をいい，これらを2つ以上行い，脈波曲線を描写記録した場合に算定できる。血液循環系の動態診断に有用である。［心機図］心尖拍動図，頸動脈波，頸静脈脈など心臓・大血管の動きに基づく振動を体表面から非観血的にとらえ記録した脈波を指し，一般的に心電図，心音図検査と同時に記録し，循環機能の解析を行う検査である。［ポリグラフ］手術中や心臓カテーテルなどの検査中，患者の状態を把握する目的で心電図，血圧，血流波形，呼吸などの生体情報を同時に記録する監視装置である。

保険メモ　「1」（編注；1検査）から「5」（編

呼吸循環機能検査等

注；7検査以上）までの検査数については，種目又は部位を順次変えて検査した場合であっても，一連の検査のうちの最高検査数による。

関連検査 心電図検査，血管伸展性検査，超音波検査

D214　6	減 新 乳 幼　100点
血管伸展性検査　arterial stiffness	
レセ電：160071750／**血管伸展性**	

適応 動脈硬化症，末梢性血管障害，高血圧症，脳梗塞，糖尿病，慢性腎臓病，脂質異常症，閉塞性動脈硬化症

意義 血流は動脈壁を伸縮させ，心臓から末梢へ送られる。この動脈壁の伸縮が動脈の拍動であり，血管が横軸方向へ伸びる性質を伸展性という。本検査では，動脈壁の伸展性から動脈硬化の状態を評価する。従来，カテーテルを用いて冠動脈内にアセチルコリンなどを投与し，その血管の拡張反応をみる侵襲的方法が行われていたが，近年，超音波装置を用いた非侵襲的方法が開発され，上腕動脈などで血流依存性血管拡張反応をみることが可能となった。

保険メモ (1) 血管伸展性検査は，描写し記録した脈波図により脈波伝達速度を求めて行うものであり，このために行った脈波図検査と併せて算定できない。

(2) 閉塞性動脈硬化症は，血管伸展性検査により算定する。

関連検査 脈波図、心機図、ポリグラフ検査，超音波検査

D214　7	200/100
負荷試験（運動又は薬剤の負荷）	
レセ電：160071370／**負荷（運動又は薬剤）**	

保険メモ 運動又は薬剤の負荷による検査を行った場合には，負荷前後の検査をそれぞれ1回の検査として算定し，複数の負荷を行った場合であっても，負荷の種類及び回数にかかわらず，所定点数の100分の200を限度として算定する。

【D214-2　エレクトロキモグラフ】

D214-2	減 新 乳 幼　260点
エレクトロキモグラフ　electrokymography	
レセ電：160071850／**エレクトロキモグラフ**	

適応 心筋梗塞，不整脈，心筋症，心不全，解離性大動脈瘤

意義 胸部X写真上で，心拍動による陰影が拡大・縮小しておこる光線の明暗の変化を光電管装置で増幅，記録するものである。心臓の位置，容積の変化などが記録される。この動態記録図（エレクトロキモグラフ）上に，心電図を同時に記録して比較解析することもできる。

§.8 超音波検査等

保険メモ ◎D215（心臓超音波検査の胎児心エコー法の場合を除く）及びD216に掲げる超音波検査等について，同一患者につき同一月において同一検査を2回以上実施した場合における2回目以降の当該検査の費用は，所定点数の100分の90に相当する点数により算定する。

【D215 超音波検査（記録に要する費用を含む。）】

保険メモ (1)「1」（編注；Aモード法）から「5」（編注；血管内超音波法）までに掲げる検査のうち2以上のものを同一月内に同一の部位について行った場合，同一月内に2回以上行った場合の算定方法の適用においては，同一の検査として扱う。

(2) 超音波検査を同一の部位に同時に2以上の方法を併用する場合は，主たる検査方法により1回として算定する。また，同一の方法による場合は，部位数にかかわらず，1回のみの算定とする。

(3) 超音波検査（心臓超音波検査の胎児心エコー法を除く）を算定するに当たっては，当該検査で得られた主な所見を診療録に記載する又は検査実施者が測定値や性状等について文書に記載する。なお，医師以外が検査を実施した場合は，その文書について医師が確認した旨を診療録に記載する。

(4) 検査で得られた画像を診療録に添付する。また，測定値や性状等について文書に記載した場合は，その文書を診療録に添付する。

(5) 超音波検査の記録に要した費用（フィルム代，印画紙代，記録紙代，テープ代等）は，所定点数に含まれる。

D215 1 減 新 乳 幼 **150点**
超音波検査（Aモード法） A-mode ultrasonography / Amplitude-mode ultrasonography
レセ電：160072110／**超音波検査（Aモード法）**

適応 眼軸計測*，白内障，脳腫瘍

意義 超音波を検査部位にあてて反射してくる波の強さの変化を振幅で表したもので，超音波検査の最も基本的手法である。眼軸長の測定や脳腫瘍の検出に使われる。

関連検査 眼底カメラ撮影，精密眼圧測定，矯正視力検査，光学的眼軸長測定

D215 2 減 新 乳 幼 **400点**
超音波検査（断層撮影法（心臓超音波検査を除く。））（訪問診療時に行った場合）
Ultrasonography at visit medical treatment
レセ電：160218310／**超音波検査（断層撮影法）（訪問診療）**

適応 胸水，腹水，肝臓疾患*，胆嚢疾患*，膵疾患，腸管疾患*，脾腫，腎・尿路系疾患*，膀胱疾患*，子宮疾患*，卵巣疾患*，運動器の病変・疾患*，下肢血管・末梢血管の病変・疾患*，体表臓器（皮膚·皮下組織，乳腺，甲状腺，唾液腺，リンパ節など）の病変・疾患*

意義 断層撮影法（Bモード法）は，体内の組織から反射される超音波の信号を輝点に変換し，ディスプレイ上に断層画像としてリアルタイムに描出したもので，胸腹部をはじめ下肢血管，頭頸部，四肢，運動器，体表（乳腺，甲状腺，唾液腺，リンパ節など），末梢血管など多くの領域の検査に用いられている。超音波診断装置の小型化に伴い，訪問診療時に活用されてきている。ただし，観察に際しては，対象部位に応じて適切な探触子を使用する

保険メモ ◎訪問診療時に行った場合は，月1回に限り算定する。

(1) C001在宅患者訪問診療料（Ⅰ）又はC001-2在宅患者訪問診療料（Ⅱ）を算定した日と同一日に，患家等で断層撮影法（心臓超音波検査を除く）を行った場合は，部位にかかわらず，断層撮影法（心臓超音波検査を除く）の「訪問診療時に行った場合」を月1回に限り算定する。

D215 2 減 新 乳 幼 **530点**
超音波検査（断層撮影法（心臓超音波検査を除く。））（その他の場合）（胸腹部）
Brightness-mode ultrasonography
レセ電：160072210／**超音波検査（断層撮影法）（胸腹部）**

適応 胆のう結石症，胆管結石症，胆のうポリープ，胆のう炎，胆のう癌，胆管癌，肝硬変症，脂肪肝，肝癌，肝炎，アルコール性肝障害，肝血管腫，肝膿瘍，膵癌，膵炎，膵のう胞，腎結石症，水腎症，腎不全，腎癌，腎のう胞，腎動脈狭窄症，膀胱癌，尿管結石症，膀胱結石症，副腎腫瘍，前立腺癌，前立腺肥大症，胃癌，大腸癌，イレウス，腸重積症，虫垂炎，子宮癌，子宮筋腫，卵巣腫瘍，胎児発育遅延*，腹腔内リンパ節腫大*，脾腫，腹水症，腹部大動脈瘤，肺疾患*，肺水腫，胸水，後腹膜腫瘍

意義　断層撮影法(Bモード法)による検査で，胸部，腹部をはじめ膀胱，前立腺などの検査に用いられている。

保険メモ　(1)　断層撮影法（心臓超音波検査を除く）の「その他の場合」の「胸腹部」を算定する場合は，検査を行った領域について診療報酬明細書の摘要欄に該当項目を記載する。複数領域の検査を行った場合は，その全てを記載する。また，(カ)に該当する場合は，具体的な臓器又は領域を診療報酬明細書の摘要欄に記載する。

(ア)　消化器領域
(イ)　腎・泌尿器領域
(ウ)　女性生殖器領域
(エ)　血管領域（大動脈・大静脈等）
(オ)　腹腔内・胸腔内の貯留物等
(カ)　その他

(2)　診療報酬明細書の「摘要」欄への記載事項
検査を行った領域を記載する。
レセ電：820100681／超音波検査（断層撮影法）(胸腹部)：ア　消化器領域
レセ電：820100682／超音波検査（断層撮影法）(胸腹部)：イ　腎・泌尿器領域
レセ電：820100683／超音波検査（断層撮影法）(胸腹部)：ウ　女性生殖器領域
レセ電：820100684／超音波検査（断層撮影法）(胸腹部)：エ　血管領域（大動脈・大静脈等）
レセ電：820100685／超音波検査（断層撮影法）(胸腹部)：オ　腹腔内・胸腔内の貯留物等
レセ電：820100686／超音波検査（断層撮影法）(胸腹部)：カ　その他
（カに該当する場合）
具体的な臓器又は領域を記載する。
レセ電：830100144／具体的な臓器又は領域；＊＊＊＊＊＊＊＊
＜記載要領＞

(3)　問：16週以降の切迫流産又は35週未満の切迫早産の患者に対し，診断や症状の改善や悪化等の経時的変化判定のため，経腟超音波断層法を用いて頸管長計測や頸管開大等の形態的異常，血腫形成等の胎盤異常を観察し，また，破水時には胎児，臍帯と胎盤の位置関係等を観察した場合，D215超音波検査の断層撮影法（心臓超音波検査を除く）の「その他の場合」の胸腹部を算定できるのか。答：切迫流早産の臨床症状である粘液性血性帯下，子宮出血，不規則または規則的子宮収縮の出現と増加，また子宮口開大や頸管展退，あるいは頸管熟化の所見，若しくは前期破水が認められた患者に対し施行した場合に限り算定する。なお，切迫流早産に伴う症状及び所見について，診療録に記載しておくこと。＜事務連絡　20080710＞

(4)　問：区分番号「D215」超音波検査について，往診時に患家等で超音波検査の断層撮影法を行った場合は「イ　訪問診療時に行った場合」と「ロ　その他の場合」はどちらを算定するのか。答：往診時には「ロ　その他の場合」を算定する。＜事務連絡　20200331＞

関連検査　経皮的腎生検法，超音波減衰法検査，前立腺針生検法

D215　2　減 新 乳 幼　**450点**
超音波検査（断層撮影法（心臓超音波検査を除く。））（その他の場合）（下肢血管）
ultrasonography (lower limbs)
レセ電：160213010／**超音波検査（断層撮影法）（下肢血管）**

適応　動脈血栓症，下肢閉塞性動脈硬化症，末梢動脈疾患，静脈血栓症，深部静脈血栓症，静脈瘤，下肢静脈瘤，血栓性静脈炎，閉塞性血栓血管炎，バージャー病

意義　下肢動脈，下肢表在静脈，下肢深部静脈などを対象に下肢血管の超音波検査を行う。それぞれ検査，観察する血管や部位は異なるが，下肢閉塞性動脈硬化症，下肢静脈瘤，深部静脈血栓症などを診断するためにドプラ法を併用しながら検査する。

保険メモ　問：区分番号「D215」超音波検査について，往診時に患家等で超音波検査の断層撮影法を行った場合は「イ　訪問診療時に行った場合」と「ロ　その他の場合」はどちらを算定するのか。答：往診時には「ロ　その他の場合」を算定する。
＜事務連絡　20200331＞

関連検査　脈波図、心機図、ポリグラフ検査，血管伸展性検査，Dダイマー

D215　2　減 新 乳 幼　**350点**
超音波検査（断層撮影法（心臓超音波検査を除く。））（その他の場合）（その他）（頭頸部、四肢、体表、末梢血管等）ultrasonography
レセ電：160165010／**超音波検査（断層撮影法）（その他）**

適応　表在リンパ節腫大*，先天性股関節脱臼，腱板損傷，血腫，滑液のう腫，皮膚腫瘍，皮下腫瘍，乳癌，線維腺腫，乳腺症，動脈硬化症，動脈血栓症，静脈血栓症，動静脈瘻，精巣腫瘍，鼡径ヘルニア，陰嚢水腫，静脈瘤，甲状腺腫瘍，バセドウ病，橋本病，亜急性甲状腺炎，副甲状

腺腫瘍*，関節リウマチ，耳下腺腫瘍，顎下腺腫瘍，唾石症

意義 断層撮影法(Bモード法)による検査で，「その他」には頭頸部，四肢，運動器，体表（乳腺，甲状腺，唾液腺，リンパ節，外陰部，会陰部など），末梢血管など多くの領域が含まれる。

保険メモ (1) 体表には肛門，甲状腺，乳腺，表在リンパ節等を含む。

(2) 問：区分番号「D215」超音波検査について，往診時に患家等で超音波検査の断層撮影法を行った場合は「イ　訪問診療時に行った場合」と「ロ　その他の場合」はどちらを算定するのか。答：往診時には「ロ　その他の場合」を算定する。<事務連絡　20200331>

関連検査 前眼部三次元画像解析

D215　3　減 新 乳 幼　**880点**

超音波検査（心臓超音波検査）（経胸壁心エコー法） ultrasonographic echo cardiography

レセ電：160072510／超音波検査（心臓超音波検査）（経胸壁心エコー法）

適応 細菌性心内膜炎，心筋梗塞，心筋症，肺高血圧症，大動脈瘤，心臓弁膜症，先天性心疾患，三尖弁閉鎖不全症，心筋炎，心室中隔欠損症，心内膜炎，心肥大，心不全，心房中隔欠損症，僧帽弁狭窄症，僧帽弁閉鎖不全症，大動脈弁狭窄症，大動脈弁閉鎖不全症，粘液腫

意義 心臓超音波検査（UCG）は，患者に苦痛や不快感を与えずに心臓の機能や形態を検査する方法で，経胸壁と経食道アプローチがある。表示法には断層撮影法（Bモード法），Mモード法，ドプラ法などがある。経胸壁の断層撮影法は，心室，心房，心筋，心房中隔，血管などの形態情報を連続的に得ることができる。心肥大の有無，心筋梗塞の領域，心筋異常，弁膜症，先天性心疾患の診断などに用いる。またMモード法は，心筋や弁などの動きを経時的に記録するもので，心機能の評価に用いられる。

保険メモ ◎心臓超音波検査に伴って同時に記録した心電図，心音図，脈波図及び心機図の検査の費用は，所定点数に含まれるものとする。

(1) 心臓超音波検査の所定点数には，同時に記録した心音図，脈波図，心電図及び心機図の検査の費用を含む。

(2) 心臓超音波検査の所定点数にはパルスドプラ法の費用が含まれており，別に算定できない。

D215　3　減 新 乳 幼　**500点**

超音波検査（心臓超音波検査）（Mモード法）

レセ電：160072610／超音波検査（心臓超音波検査）（Mモード法）

適応 心臓弁膜症，先天性心疾患，細菌性心内膜炎，心筋梗塞，心筋症，肺高血圧症，大動脈瘤，心筋炎，心室中隔欠損症，心内膜炎，心肥大，心不全，心房中隔欠損症，僧帽弁狭窄症，僧帽弁閉鎖不全症，大動脈弁狭窄症，大動脈弁閉鎖不全症，三尖弁閉鎖不全症

意義 Mモード法は，弁や心筋の動きを経時的に記録する方法で，弁の動く速さ，心筋の厚さの変化，心室・心房の内径変化などをとらえることができる。心臓弁膜症，心筋梗塞，心奇形などでは本検査による情報が有用である。

保険メモ ◎心臓超音波検査に伴って同時に記録した心電図，心音図，脈波図及び心機図の検査の費用は，所定点数に含まれるものとする。

(1) 心臓超音波検査の所定点数には，同時に記録した心音図，脈波図，心電図及び心機図の検査の費用を含む。

(2) 心臓超音波検査の所定点数にはパルスドプラ法の費用が含まれており，別に算定できない。

(3) 心臓超音波検査のMモード法はMモード法のみで検査を行った場合に算定する。心臓超音波検査以外で，Mモード法のみの検査を行った場合は，心臓超音波検査のMモード法により算定する。

関連検査 心電図検査，負荷心電図検査

D215　3　減 新 乳 幼　**1500点**

超音波検査（心臓超音波検査）（経食道心エコー法） trans esophageal echocardiography（TEE）

レセ電：160160410／超音波検査（心臓超音波検査）（経食道心エコー法）

適応 感染性心内膜炎，大動脈解離，心筋梗塞，心筋症，肺高血圧症，大動脈瘤，心臓弁膜症，先天性心疾患，心房中隔欠損症

意義 先端に超音波装置が備わった内視鏡を経口的に食道内に挿入して行うもので，肋骨，胸骨等による観察の障害が少なく，特に左房，僧帽弁，心房中隔，右房，大動脈病変等の描出に有用である。経胸壁心臓超音波検査（UCG）では十分に得られなかった領域の情報を得るために使用される。断層撮影法，Mモード法，パルスドプラ法，カラードプラ法の検査が可能である。

保険メモ ◎心臓超音波検査に伴って同時に

記録した心電図，心音図，脈波図及び心機図の検査の費用は，所定点数に含まれるものとする。
⑴　心臓超音波検査の所定点数には，同時に記録した心音図，脈波図，心電図及び心機図の検査の費用を含む。
⑵　心臓超音波検査の所定点数にはパルスドプラ法の費用が含まれており，別に算定できない。

関連検査　心電図検査，負荷心電図検査

D215　3　新 乳 幼　300点
超音波検査（心臓超音波検査）（胎児心エコー法）
レセ電：160186610／超音波検査（心臓超音波検査）（胎児心エコー法）

適応　先天性心疾患，複雑心奇形

意義　母体の腹壁に超音波探触子を密着させ，胎児の心臓を描出し先天性心疾患などを診断する。出産前に異常が分かれば，各領域の医師が連携し，分娩の方法や出産後の治療のあり方などを検討できる。

保険メモ　◎心臓超音波検査に伴って同時に記録した心電図，心音図，脈波図及び心機図の検査の費用は，所定点数に含まれるものとする。
◎厚生労働大臣が定める施設基準に適合しているものとして地方厚生局長等に届け出た保険医療機関において行われる場合に，月1回に限り算定する。
⑴　心臓超音波検査の所定点数には，同時に記録した心音図，脈波図，心電図及び心機図の検査の費用を含む。
⑵　心臓超音波検査の所定点数にはパルスドプラ法の費用が含まれており，別に算定できない。
⑶　心臓超音波検査の胎児心エコー法は，胎児の心疾患が強く疑われた症例に対して，循環器内科，小児科又は産婦人科の経験を5年以上有する医師（胎児心エコー法を20症例以上経験している者に限る）が診断又は経過観察を行う場合に算定し，胎児心エコー法診断加算は，当該検査に伴って診断を行った場合に限り算定する。その際，当該検査で得られた主な所見を診療録に記載する。また，ドプラ法（1日につき）の胎児心音観察に係る費用は所定点数に含まれており，別に算定できない。
⑷　問：胎児心エコー法について，当該保険医療機関が，産婦人科ではなく産科を標榜している場合であっても算定してよいか。答：算定できる。<事務連絡　20110329>

D215　3　1000点
胎児心エコー法診断加算（超音波検査）（心臓超音波検査）（胎児心エコー法）
レセ電：160213170／胎児心エコー法診断加算（超音波検査・胎児心エコー法）

適応　先天性心疾患，複雑心奇形

意義　妊婦に対して胎児心エコースクリーニングを行うことにより，出生前に先天性心疾患の有無を発見，予測することが可能である。

保険メモ　◎当該検査に伴って診断を行った場合は，胎児心エコー法診断加算として，1,000点を所定点数に加算する。
⑴　心臓超音波検査の胎児心エコー法は，胎児の心疾患が強く疑われた症例に対して，循環器内科，小児科又は産婦人科の経験を5年以上有する医師（胎児心エコー法を20症例以上経験している者に限る）が診断又は経過観察を行う場合に算定し，胎児心エコー法診断加算は，当該検査に伴って診断を行った場合に限り算定する。その際，当該検査で得られた主な所見を診療録に記載する。また，ドプラ法（1日につき）の胎児心音観察に係る費用は所定点数に含まれており，別に算定できない。

D215　3　減 新 乳 幼　2010点
超音波検査（心臓超音波検査）（負荷心エコー法）　stress echocardiography
レセ電：160198810／超音波検査（心臓超音波検査）（負荷心エコー法）

適応　急性冠症候群，大動脈弁狭窄症，僧帽弁狭窄症，特発性拡張型心筋症，川崎病，心房中隔欠損症

意義　負荷心エコー法は，虚血発生後心電図や胸痛に先行する壁運動異常を検出するためであり，無症候性虚血をとらえることができる鋭敏な検査法である。負荷心エコー法では心筋での酸素の需要を高める運動や薬の静注により虚血を誘発する。負荷心エコー法では運動負荷か薬剤負荷を行い，運動負荷ではトレッドミルが用いられ，薬剤負荷ではドブタミンが一般的である。ドブタミン負荷心エコー法では一回の検査で心筋虚血と生存能の2者を検出できるという。ドブタミン負荷心エコー法の虚血性心疾患診断における感度75-90％，特異度80-95％と高い。

保険メモ　◎心臓超音波検査に伴って同時に記録した心電図，心音図，脈波図及び心機図の検査の費用は，所定点数に含まれるものとする。
⑴　心臓超音波検査の所定点数には，同時に記

録した心音図，脈波図，心電図及び心機図の検査の費用を含む。
⑵　心臓超音波検査の所定点数にはパルスドプラ法の費用が含まれており，別に算定できない。
⑶　心臓超音波検査の負荷心エコー法には，負荷に係る費用が含まれており，また併せて行ったD211トレッドミルによる負荷心肺機能検査，サイクルエルゴメーターによる心肺機能検査は別に算定できない。

関連検査　心電図検査，負荷心電図検査，トレッドミルによる負荷心肺機能検査

D215　3	減 新 乳 幼　530点
超音波検査（心臓超音波検査以外）（断層撮影法とMモード法併用）	
レセ電：160072450／超音波検査（心臓超音波検査以外）（断層撮影法とMモード法）	

適応　腹部大動脈瘤，腹部大動脈解離*

保険メモ　心臓超音波検査以外で，断層撮影法とMモード法を併用した場合の点数算定は，断層撮影法（心臓超音波検査を除く）の「その他の場合」の胸腹部により算定する。

D215　3	減 新 乳 幼　500点
超音波検査（心臓超音波検査以外）（Mモード法）	
レセ電：160072750／超音波検査（心臓超音波検査以外）（Mモード法）	

適応　腹部大動脈瘤，腹部大動脈解離*

意義　Mモード法は，弁や心筋の動きを経時的に記録する方法で，弁の動く速さ，心筋の厚さの変化，心室・心房の内径変化などをとらえることができる。心臓弁膜症，心筋梗塞，心奇形などでは本検査による情報が必要不可欠なものである。

保険メモ　心臓超音波検査のMモード法はMモード法のみで検査を行った場合に算定する。心臓超音波検査以外で，Mモード法のみの検査を行った場合は，心臓超音波検査のMモード法により算定する。

D215　4	減 新 乳 幼　20点
超音波検査（ドプラ法）（胎児心音観察）（1日につき）　doppler method	
レセ電：160072910／超音波検査（ドプラ法）（胎児心音観察）	

適応　妊娠の確定診断，胎児不整脈，胎児機能不全

意義　ドプラ法とは，動いている物体にあたった反射波の周波数は，その物体の速度に応じて変化するというドプラ効果を応用したもので，血流の速度や流れの解析などに用いられる。本検査は経腹的に探触子をあてて，胎児心音の確認を行うもので，妊娠初期より胎児心音の確認が可能である。

D215　4	減 新 乳 幼　20点
超音波検査（ドプラ法）（末梢血管血行動態検査）（1日につき）　doppler method	
レセ電：160150050／超音波検査（ドプラ法）（末梢血管血行動態検査）	

適応　閉塞性動脈硬化症，閉塞性血栓血管炎，動静脈瘻，レイノー病，胸郭出口症候群，末梢動脈疾患，下肢静脈瘤，慢性動脈閉塞症

意義　本検査は，末梢血管の血行動態を知るために行われる。パルスドプラ法，連続波ドプラ法による血流測定やカラードプラ法による血流のフローマッピングを行うものである。

保険メモ　ドプラ法の末梢血管血行動態検査は，慢性動脈閉塞症の診断及び病態把握のために行った場合に算定する。

D215　4	減 新 乳 幼　150点
超音波検査（ドプラ法）（脳動脈血流速度連続測定）（1日につき）　doppler method	
レセ電：160147110／超音波検査（ドプラ法）（脳動脈血流速度連続測定）	

適応　くも膜下出血，脳動脈閉塞症，脳血栓症，脳手術後の経過観察*

意義　本検査は，経頭蓋骨的に連続波ドプラ法又はパルスドプラ法を行って連続的に特定の部位の脳動脈血流を測定し血流を分析するものである。微小血栓の診断にも用いられている。

保険メモ　◎ドプラ法について，脳動脈血流速度連続測定及び脳動脈血流速度マッピング法を併せて行った場合は，主たるものの所定点数のみにより算定する。
⑴　ドプラ法の脳動脈血流速度連続測定とは，経頭蓋骨的に連続波又はパルスドプラを用いて，ソノグラムを記録して血流の分析を行う場合をいう。

D215　4	減 新 乳 幼　400点
超音波検査（ドプラ法）（脳動脈血流速度マッピング法）（1日につき）　doppler method	
レセ電：160147210／超音波検査（ドプラ法）（脳動脈血流速度マッピング法）	

適応　くも膜下出血，脳動脈閉塞症，脳血栓症，脳手術後の経過観察*

意義　本検査は，経頭蓋骨的にパルスドプラ

法を行って，頭蓋内動脈の血流速度を描出記録するものである。

保険メモ　◎ドプラ法について，脳動脈血流速度連続測定及び脳動脈血流速度マッピング法を併せて行った場合は，主たるものの所定点数のみにより算定する。

(1)　ドプラ法の脳動脈血流速度マッピング法とは，パルスドプラにより脳内動脈の描出を行う場合をいう。

D215　5　減 新 乳 幼　**4290点**
超音波検査（血管内超音波法）　intravascular ultrasonography imaging
レセ電：160161710／超音波検査（血管内超音波法）

適応　狭心症，心筋梗塞，心臓弁膜症，川崎病，心内膜炎，解離性大動脈瘤，大動脈血栓症，大動脈炎症候群，腎動脈狭窄症

意義　本検査は通常，血管カテーテル検査の中の1検査として行われる。血管内に超小型の探触子をカテーテルとともに挿入し，血管内や血流を映像化する検査である。血管を360°の断層面で連続観察することが可能で，管腔だけではなく，血管壁とその周辺組織の性状，形態，動きなどを評価できるため，血管狭窄部位の診断，経過観察に有用である。

保険メモ　◎血管内超音波法について，呼吸心拍監視，新生児心拍・呼吸監視，カルジオスコープ（ハートスコープ），カルジオタコスコープ，血液ガス分析，心拍出量測定，脈圧測定，透視，造影剤注入手技，造影剤使用撮影及びエックス線診断の費用は，所定点数に含まれるものとする。
◎血管内超音波法と同一月中に行った血管内視鏡検査は所定点数に含まれるものとする。

(1)　血管内超音波法の算定は次の方法による。
　(ア)　検査を実施した後の縫合に要する費用は所定点数に含まれる。
　(イ)　本検査を，左心カテーテル検査及び右心カテーテル検査と併せて行った場合は，左心カテーテル検査及び右心カテーテル検査の所定点数に含まれる。
　(ウ)　エックス線撮影に用いられたフィルムの費用は，E400フィルムの所定点数により算定する。
　(エ)　D220呼吸心拍監視，新生児心拍・呼吸監視，カルジオスコープ（ハートスコープ），カルジオタコスコープの費用は，所定点数に含まれる。

関連検査　心臓カテーテル法による諸検査

D215　6　**180点**
造影剤使用加算（超音波検査）
レセ電：160182970／造影剤使用加算（超音波検査）

適応　肝癌，虚血性心疾患，乳癌，心筋虚血

意義　断層撮影法で，静脈内注射，動脈注射，点滴注射による造影剤使用検査に適用する。

保険メモ　◎断層撮影法（心臓超音波検査を除く）又は心臓超音波検査について，造影剤を使用した場合は，造影剤使用加算として，180点を所定点数に加算する。この場合において，造影剤注入手技料及び麻酔料（L008マスク又は気管内挿管による閉鎖循環式全身麻酔に係るものを除く）は，加算点数に含まれるものとする。

(1)「造影剤を使用した場合」とは，静脈内注射，動脈注射又は点滴注射により造影剤を使用し検査を行った場合をいう。また，心臓超音波検査においては，心筋虚血の診断を目的とした場合に算定できる。この場合，心筋シンチグラフィーを同一月に実施した場合には主たるもののみ算定する。

D215　7　**150点**
パルスドプラ法加算（超音波検査）
レセ電：160072370／パルスドプラ法加算

適応　閉塞性動脈硬化症，末梢動脈疾患，静脈瘤，頚動脈狭窄，腎動脈狭窄

意義　断層撮影法で血管の血流診断のためにパルスドプラ法を併せて行った場合に適用する。

保険メモ　◎断層撮影法（心臓超音波検査を除く）について，パルスドプラ法を行った場合は，パルスドプラ法加算として，150点を所定点数に加算する。

(1)　断層撮影法（心臓超音波検査を除く）において血管の血流診断を目的としてパルスドプラ法を併せて行った場合には，「注2」に掲げる加算（編注；パルスドプラ法加算）を算定できる。

D215　8　**150点**
微小栓子シグナル加算（ドプラ法）（脳動脈血流速度連続測定）　Ultrasonography (HITS:high intensity transient signals / MES:microembolic signals)
レセ電：160207270／微小栓子シグナル加算

意義　側頭部又は大後頭孔の頭皮上から探触子をあてて行う超音波検査で，頭蓋内動脈を飛散する血栓をドプラ法を用いて微小栓子シグナル（Microembolic signals：MES）として検

出する。頸動脈内膜切除術（CEA），頸動脈ステント留置術，血管内治療や人工弁置換術・補助人工心臓などの術中モニタリングに使用したり，頭蓋内脳血管の狭窄・閉塞の有無や脳梗塞患者の病態診断に役立てる。

保険メモ　◎ドプラ法（1日につき）の脳動脈血流速度連続測定について，微小栓子シグナル（HITS／MES）の検出を行った場合は，微小栓子シグナル加算として，150点を所定点数に加算する。

【D215-2　肝硬度測定】

D215-2　新 乳 幼　200点
肝硬度測定
レセ電：160189750／肝硬度測定

適応　B型慢性肝炎，C型慢性肝炎，アルコール性肝炎，非アルコール性脂肪性肝炎，自己免疫性肝炎，原発性胆汁性胆管炎，薬剤性肝障害，ヘモクロマトーシス，ウイルソン病，肝硬変症，代償性肝硬変，非代償性肝硬変，肝炎後肝硬変，B型肝硬変，C型肝硬変，アルコール性肝硬変，非代償性アルコール性肝硬変，自己免疫性肝硬変，原発性胆汁性肝硬変，薬物性肝硬変，門脈性肝硬変

意義　肝臓の硬さについて，非侵襲的に計測し，客観的・定量的に評価するため，超音波を用いて評価する。肝線維化の程度を定性的，定量的に表示，判定できる。肝臓の硬さを測定できるモダリティには，フィブロスキャン，超音波装置，MRI等があるが，肝硬度測定はフィブロスキャンなどを使用する。

保険メモ　(1)　肝硬度測定は，汎用超音波画像診断装置のうち，使用目的，効能又は効果として，肝臓の硬さについて，非侵襲的に計測するものとして薬事承認又は認証を得ているものを使用し，肝硬変の患者（肝硬変が疑われる患者を含む）に対し，肝臓の硬さを非侵襲的に測定した場合に，原則として3月に1回に限り算定する。ただし，医学的な必要性から3月に2回以上算定する場合には，診療報酬明細書の摘要欄にその理由及び医学的根拠を詳細に記載する。

(2)　診療報酬明細書の摘要欄に前回の実施日（初回の場合は初回である旨）を記載する。

(3)　診療報酬明細書の「摘要」欄への記載事項（3月に2回以上算定する場合）

その理由及び詳細な医学的根拠を算定する。

レセ電：830100145／3月に2回以上算定する理由・医学的根拠（肝硬度測定）；＊＊＊＊＊＊

（肝硬度測定，超音波エラストグラフィー及び超音波減衰法検査について，同一の患者につき，当該検査実施日より3月以内において，医学的な必要性から別に算定する必要がある場合）

その理由及び医学的根拠を詳細に記載する。

レセ電：830100147／別に算定する理由及び医学的根拠（肝硬度測定）；＊＊＊＊＊＊

<記載要領>

(4)　診療報酬明細書の「摘要」欄への記載事項（算定回数が複数月に1回又は年1回のみとされている検査を実施した場合）

前回の実施年月日（初回の場合は初回である旨）を記載する

レセ電：850190030／前回実施年月日（肝硬度測定）；（元号）yy”年”mm”月”dd”日”

レセ電：820190030／初回（肝硬度測定）

<記載要領>

関連検査　超音波減衰法検査

【D215-3　超音波エラストグラフィー】

D215-3　新 乳 幼　200点
超音波エラストグラフィー　ultrasound elastography
レセ電：160207310／超音波エラストグラフィー

適応　B型慢性肝炎，C型慢性肝炎，アルコール性肝炎，非アルコール性脂肪性肝炎，自己免疫性肝炎，原発性胆汁性胆管炎，薬剤性肝障害，門脈圧亢進症，ヘモクロマトーシス，ウイルソン病，肝硬変症，代償性肝硬変，非代償性肝硬変，肝炎後肝硬変，B型肝硬変，C型肝硬変，アルコール性肝硬変，非代償性アルコール性肝硬変，自己免疫性肝硬変，原発性胆汁性肝硬変，薬物性肝硬変，門脈性肝硬変

意義　近年，非侵襲的に組織弾性を測定できる装置として開発された超音波エラストグラフィーは肝生検に代わり，超音波画像で対象部位を観察しながら肝線維化の程度を直接評価することが可能で，非侵襲的肝線維化診断方法として利用されている。肝臓の硬さを測定できるモダリティには，フィブロスキャン，超音波装置，MRI等があるが，超音波エラストグラフィーは超音波装置などを使用する。

保険メモ　◎D215-2肝硬度測定を算定する患者については，当該検査の費用は別に算定しない。

(1)　超音波エラストグラフィーは，汎用超音波画像診断装置のうち，使用目的又は効果として，肝臓の硬さについて，非侵襲的に計測するものとして薬事承認又は認証を得ているものを使用

超音波検査等

し，肝硬変の患者（肝硬変が疑われる患者を含む）に対し，肝臓の線維化の程度を非侵襲的に評価した場合に，原則として3月に1回に限り算定する。ただし，医学的な必要性から3月に2回以上算定する場合には，診療報酬明細書の摘要欄にその理由及び医学的根拠を詳細に記載する。

⑵　D215-2肝硬度測定について，同一の患者につき，当該検査実施日より3月以内に行われたものの費用は，原則として所定点数に含まれるものとする。ただし，医学的な必要性から別途肝硬度測定を算定する必要がある場合には，診療報酬明細書の摘要欄にその理由及び医学的根拠を詳細に記載する。

⑶　診療報酬明細書の摘要欄に前回の実施日（初回の場合は初回である旨）を記載する。

⑷　診療報酬明細書の「摘要」欄への記載事項（3月に2回以上算定する場合）
その理由及び詳細な医学的根拠を算定する。
レセ電：830100146／3月に2回以上算定する理由・医学的根拠（超音波エラストグラフィー）；＊＊＊＊＊＊
（肝硬度測定，超音波エラストグラフィー及び超音波減衰法検査について，同一の患者につき，当該検査実施日より3月以内において，医学的な必要性から別に算定する必要がある場合）
その理由及び医学的根拠を詳細に記載する。
レセ電：830100148／別に算定する理由及び医学的根拠（超音波エラストグラフィー）；＊＊＊＊＊＊
＜記載要領＞

⑸　診療報酬明細書の「摘要」欄への記載事項（算定回数が複数月に1回又は年1回のみとされている検査を実施した場合）
前回の実施年月日（初回の場合は初回である旨）を記載する
レセ電：850190031／前回実施年月日（超音波エラストグラフィー）；（元号）yy”年”mm”月”dd”日”
レセ電：820190031／初回（超音波エラストグラフィー）
＜記載要領＞

関連検査　肝硬度測定，経皮的針生検法，ヒアルロン酸，Ⅳ型コラーゲン，超音波検査，超音波減衰法検査

【D215-4　超音波減衰法検査】

D215-4　新　乳　幼　**200点**
超音波減衰法検査　Ultrasound attenuation imaging
レセ電：**160231410／超音波減衰法検査**

適応　脂肪性肝疾患*，慢性肝炎，肝硬変症，非アルコール性脂肪肝，非アルコール性脂肪肝炎，アルコール性脂肪肝，アルコール性脂肪肝炎*，代謝異常関連脂肪性肝疾患*

意義　脂肪性肝疾患で慢性肝炎又は肝硬変の疑いがある患者に対して，体表から肝臓に超音波を照射し，超音波の減衰量を測定する。非侵襲的に短時間で測定可能で，即座に測定値が表示される。肝脂肪量が多い程減衰量が大きくなる。肝硬度測定及びエラストグラフィーと同時に行うことができる。

保険メモ　◎D215-2肝硬度測定又はD215-3超音波エラストグラフィーを算定する患者については，当該検査の費用は別に算定しない。

⑴　超音波減衰法検査は，汎用超音波画像診断装置のうち，使用目的又は効果として，超音波の減衰量を非侵襲的に計測し，肝臓の脂肪量を評価するための情報を提供するものとして薬事承認又は認証を得ているものを使用し，脂肪性肝疾患の患者であって慢性肝炎又は肝硬変の疑いがある者に対し，肝臓の脂肪量を評価した場合に，3月に1回に限り算定する。

⑵　当該検査の実施に当たっては，関係学会が定めるガイドラインを踏まえ適切に行う。

⑶　D215-2肝硬度測定又はD215-3超音波エラストグラフィーについて，同一の患者につき，当該検査実施日より3月以内に行われたものの費用は，原則として所定点数に含まれるものとする。ただし，医学的な必要性から別途肝硬度測定又は超音波エラストグラフィーを算定する必要がある場合には，診療報酬明細書の摘要欄にその理由及び医学的根拠を詳細に記載する。

⑷　診療報酬明細書の摘要欄に前回の実施日（初回の場合は初回である旨）を記載する。

⑸　診療報酬明細書の「摘要」欄への記載事項（肝硬度測定，超音波エラストグラフィー及び超音波減衰法検査について，同一の患者につき，当該検査実施日より3月以内において，医学的な必要性から別に算定する必要がある場合）
その理由及び医学的根拠を詳細に記載する。
レセ電：830100619／別に算定する理由及び医学的根拠（超音波減衰法検査）；＊＊＊＊＊＊
（脂肪性肝疾患の患者であって慢性肝炎又は肝硬変の疑いがある者に対し，肝臓の脂肪量を評

価した場合）
前回の実施年月日（初回の場合は初回である旨）を記載する。
レセ電：850190052／前回実施年月日（超音波減衰法検査）;（元号）yy" 年" mm" 月" dd" 日"
レセ電：820190057／初回（超音波減衰法検査）
＜記載要領＞
(6) 問：D215-4超音波減衰法検査における「関係学会が定めるガイドライン」とは，具体的には何を指すのか。答：現時点では，日本消化器病学会・日本肝臓学会の「NAFLD／NASH診療ガイドライン」を指す。
＜事務連絡　20220331＞
関連検査 肝硬度測定，超音波エラストグラフィー，超音波検査，経皮的針生検法

【D216　サーモグラフィー検査（記録に要する費用を含む）】

D216	減 新 乳 幼 200点
サーモグラフィー検査（記録に要する費用を含む） thermography	
レセ電：160073010／サーモグラフィー検査	

適応 動脈狭窄，慢性動脈閉塞症，静脈瘤，リンパ浮腫，レイノー病，頭痛，三叉神経痛，椎間板ヘルニア，間欠性跛行，リウマチ様関節炎，乳房腫瘍，甲状腺腫，皮膚腫瘍，骨肉腫，神経性食欲不振症，代謝障害，自律神経障害，末梢動脈疾患，動静脈瘻，末梢性動静脈奇形

意義 赤外線カメラを用いて皮膚表面の温度分布をカラー描出する検査である。サーモグラフィーは，体表から放出される電磁波が体表温度によって変化することを利用したものであり，体表温度分布の変化速度は血流などの影響を強く受けるため，血行障害，局所の炎症などによる皮膚の温度変化を観察し，障害の程度判定に用いる。臨床的には末梢循環障害などの診断に利用される。

保険メモ ◎同一患者につき同一月において同一検査を2回以上実施した場合における2回目以降の当該検査の費用は，所定点数の100分の90に相当する点数により算定する。

関連検査 血管伸展性検査

D216	100点
負荷検査加算（サーモグラフィー検査）（記録に要する費用を含む。） exercise thermography	
レセ電：160073170／負荷検査加算（サーモグラフィー検査）	

意義 負荷検査として，駆血及び解除による反応性充血負荷，薬物負荷（血管拡張剤），冷却負荷，温熱負荷，歩行負荷などがある。

保険メモ ◎負荷検査を行った場合は，負荷検査加算として，負荷の種類又は回数にかかわらず100点を所定点数に加算する。

【D216-2　残尿測定検査】

保険メモ ◎残尿測定検査は，患者1人につき月2回に限り算定する。
(1) 残尿測定検査は，前立腺肥大症，神経因性膀胱又は過活動膀胱の患者に対し，超音波若しくはカテーテルを用いて残尿を測定した場合に算定する。
(2) 超音波検査によるものと導尿によるものを同一日に行った場合は，主たるもののみ算定する。
(3) 問：D216-2残尿測定検査において，2回目については，100分の90の算定となるのか。答：残尿測定検査については，月2回を上限とし，2回目も100分の100で算定する。
＜事務連絡　20100430＞

D216-2　1	新 乳 幼 55点
残尿測定検査（超音波によるもの）	
レセ電：160170310／残尿測定検査（超音波によるもの）	

適応 前立腺肥大症，神経因性膀胱，過活動膀胱

意義 超音波断層法で，排尿後の膀胱内の残尿量を測定し，膀胱機能，下部尿路の状態を診断する。臨床的には前立腺肥大症や神経因性膀胱の重症度を判定し治療法を決めるのに必要な検査である。

D216-2　2	新 乳 幼 45点
残尿測定検査（導尿によるもの）	
レセ電：160186710／残尿測定検査（導尿によるもの）	

適応 前立腺肥大症，神経因性膀胱，過活動膀胱

意義 排尿後の残尿は，個体差はあるが通常は0.53mL程度と言われているが，50～100mL以上あれば膀胱排出能の低下が疑われる。排尿後にカテーテルで導尿し残尿を測定し，膀胱排出能を評価する。

【D217　骨塩定量検査】

D217　1 新 乳 幼 **360点**
骨塩定量検査（DEXA法による腰椎撮影）
bone mineral analysis DEXA;dual energy x-Ray absorptiometry
レセ電：160091310／**骨塩定量検査（DEXA法による腰椎撮影）**

適応　骨粗鬆症
意義　腰椎の骨塩量を測定し，骨の硬さや骨密度を評価する。本法は，吸収X線光子スペクトロメトリー装置を用いて，X線二重光子吸収法で骨塩定量を行うものである。腰椎は，皮質骨と海綿骨の割合が3対7と，骨代謝が盛んな海綿骨の骨塩量を反映するため，DEXA法による腰椎の測定値は，骨粗鬆症の予後を示す指標とされる。
保険メモ　◎検査の種類にかかわらず，患者1人につき4月に1回に限り算定する。
(1)　骨塩定量検査は，骨粗鬆症の診断及びその経過観察の際のみ算定できる。ただし，4月に1回を限度とする。
(2)　診療報酬明細書の摘要欄に前回の実施日(初回の場合は初回である旨）を記載する。
(3)　診療報酬明細書の「摘要」欄への記載事項(算定回数が複数月に1回又は年1回のみとされている検査を実施した場合）
前回の実施年月日（初回の場合は初回である旨）を記載する
レセ電：850190032／前回実施年月日（骨塩定量検査（DEXA法による腰椎撮影））；(元号）yy”年”mm”月”dd”日”
レセ電:820190032／初回（骨塩定量検査（DEXA法による腰椎撮影））
<記載要領>

D217　1 **90点**
大腿骨同時撮影加算（DEXA法） bone mineral analysis DEXA ; dual energy x-Ray absorptiometry (additional point by femur examination)
レセ電：160186870／**大腿骨同時撮影加算（DEXA法）**

適応　骨粗鬆症
意義　大腿骨の骨塩量を同時に測定し，骨密度などを詳しく評価する。
保険メモ　◎同一日にDEXA法により大腿骨撮影を行った場合には，大腿骨同時撮影加算として，90点を所定点数に加算する。
(1)　DEXA法による腰椎撮影の注（編注；大腿骨同時撮影加算（DEXA法））はDEXA法による腰椎撮影及び大腿骨撮影を同一日に行った場合にのみ算定できる。

D217　2 新 乳 幼 **140点**
骨塩定量検査（腰椎）（REMS法） bone mineral density measurement using by REMS
レセ電：160226050／**骨塩定量検査（腰椎）（REMS法）**

適応　骨粗鬆症
意義　腰椎の骨塩量を測定するために，骨の硬さや骨密度などを計測して評価する。本法は骨の性状の診断のために，骨から反射した超音波パルスを計測して骨密度推定値を解析する。
保険メモ　◎検査の種類にかかわらず，患者1人につき4月に1回に限り算定する。
(1)　骨塩定量検査は，骨粗鬆症の診断及びその経過観察の際のみ算定できる。ただし，4月に1回を限度とする。
(2)　REMS法（腰椎）は，REMS法（Radiofrequency Echographic Multi-spectrometry）による腰椎の骨塩定量検査を実施した場合に算定する。
(3)　診療報酬明細書の摘要欄に前回の実施日(初回の場合は初回である旨）を記載する。
(4)　診療報酬明細書の「摘要」欄への記載事項(算定回数が複数月に1回又は年1回のみとされている検査を実施した場合）
前回の実施年月日（初回の場合は初回である旨）を記載する
レセ電：850190229／前回実施年月日（骨塩定量検査（REMS法（腰椎））；(元号）yy”年”mm”月”dd”日”
レセ電:820190497／初回（骨塩定量検査（REMS法（腰椎））
<記載要領>

D217　2 **55点**
大腿骨同時検査加算（REMS法） bone mineral density measurement using by using REMS (additional point by femur examination)
レセ電：160226170／**大腿骨同時検査加算（REMS法）**

適応　骨粗鬆症
意義　大腿骨についても同時に，骨の硬さや骨密度などを計測して評価する。本法は骨の性状の診断のために，骨から反射した超音波パルスを計測して骨密度推定値を解析する。

保険メモ　◎同一日にREMS法により大腿骨の骨塩定量検査を行った場合には，大腿骨同時検査加算として，55点を所定点数に加算する。

(1)　REMS法（腰椎）の大腿骨同時検査加算は，REMS法により腰椎及び大腿骨の骨塩定量検査を同一日に行った場合にのみ算定できる。

D217　3　新 乳 幼　**140点**

骨塩定量検査（MD法、SEXA法等） bone mineral analysis MD:microdensitometry SEXA:single Energy x-Rey Absorptiometry

レセ電：**160147310／骨塩定量検査（MD法，SEXA法等）**

適応　骨粗鬆症

意義　X線の吸収率を用いて骨塩の定量的測定を行い，骨密度などを評価する。MD法は標準アルミニウムステップウェッジとともに第2中手骨を撮影し，同一X線フィルム上の骨格陰影濃度をアルミニウムステップと対比するもの。SEXA法は，海綿骨分布の最も多い踵骨と橈骨に対し単色X線光子を使って行う。

保険メモ　◎検査の種類にかかわらず，患者1人につき4月に1回に限り算定する。

(1)　骨塩定量検査は，骨粗鬆症の診断及びその経過観察の際のみ算定できる。ただし，4月に1回を限度とする。

(2)　MD法，SEXA法等の方法には，DEXA法（dual Energy x-Ray Absorptiometry），単一光子吸収法（SPA：Single Photon Absorptiometry），二重光子吸収法（DPA：Dual Photon Absorptiometry），MD法（Microdensitometryによる骨塩定量法），DIP法（Digital Image Processing），SEXA法（single Energy x-Ray Absorptiometry），単色X線光子を利用した骨塩定量装置による測定及びpQCT（peripheral Quantitative Computed Tomography）による測定がある。

(3)　MD法による骨塩定量検査を行うことを目的として撮影したフィルムを用いて画像診断を併施する場合は，MD法，SEXA法等の所定点数又は画像診断の手技料（E001写真診断及びE002撮影）の所定点数のいずれか一方により算定する。ただし，E400フィルムの費用は，いずれの場合でも，手技料とは別に算定できる。

(4)　診療報酬明細書の摘要欄に前回の実施日（初回の場合は初回である旨）を記載する。

(5)　診療報酬明細書の「摘要」欄への記載事項（算定回数が複数月に1回又は年1回のみとされている検査を実施した場合）

前回の実施年月日（初回の場合は初回である旨）を記載する

レセ電：850190033／前回実施年月日（骨塩定量検査（MD法，SEXA法等））；（元号）yy”年”mm”月”dd”日”

レセ電：820190033／初回（骨塩定量検査（MD法，SEXA法等））

<記載要領>

D217　4　新 乳 幼　**80点**

骨塩定量検査（超音波法） bone mineral analysis

レセ電：**160170410／骨塩定量検査（超音波法）**

適応　骨粗鬆症

意義　本法は超音波を用いて骨密度を評価する。一般に踵骨を用いて検査する。骨塩の定量法はX線を使った検査が主流であるが，超音波法は放射線被曝がなく小型・軽量の利点がある。骨粗鬆症のスクリーニング検査として有用である。

保険メモ　◎検査の種類にかかわらず，患者1人につき4月に1回に限り算定する。

(1)　骨塩定量検査は，骨粗鬆症の診断及びその経過観察の際のみ算定できる。ただし，4月に1回を限度とする。

(2)　診療報酬明細書の摘要欄に前回の実施日（初回の場合は初回である旨）を記載する。

(3)　診療報酬明細書の「摘要」欄への記載事項（算定回数が複数月に1回又は年1回のみとされている検査を実施した場合）

前回の実施年月日（初回の場合は初回である旨）を記載する

レセ電：850190034／前回実施年月日（骨塩定量検査（超音波法））；（元号）yy”年”mm”月”dd”日”

レセ電：820190034／初回（骨塩定量検査（超音波法））

<記載要領>

§.9　監視装置による諸検査

【D218　分娩監視装置による諸検査】

D218　1 .... 新 乳 幼　510点
分娩監視装置による諸検査（1時間以内の場合） fetal monitor,cardiotocograph（分娩カンシ1）
レセ電：160073210／分娩監視装置による諸検査（1時間以内）

D218　2 .... 新 乳 幼　700点
分娩監視装置による諸検査（1時間を超え1時間30分以内の場合） fetal monitor,cardiotocograph（分娩カンシ2）
レセ電：160073310／分娩監視装置による諸検査（1時間超1時間30分）

D218　3 .... 新 乳 幼　890点
分娩監視装置による諸検査（1時間30分を超えた場合） fetal monitor,cardiotocograph（分娩カンシ3）
レセ電：160073410／分娩監視装置による諸検査（1時間30分超）

適応　異常分娩，潜在胎児機能不全，胎児機能不全

意義　分娩時の胎児心拍数と母体の子宮収縮像を，胎児陣痛心拍図で連続的にモニターすることにより，胎児の状態，陣痛の間隔・持続時間などの測定ができ，胎児の切迫仮死や異常分娩を診断し，緊急帝王切開などの必要性を判断できる。胎児心拍は，破水後に胎児頭皮に電極を装着して計測する方法があるが，感染のリスクを伴う。一般的には，母体の腹壁上に陣痛測定用圧トランスデューサー・胎児心拍数測定用超音波ドプラトランスデューサーを装着して測定する。

保険メモ　分娩監視装置による諸検査は，胎児仮死，潜在胎児仮死及び異常分娩の経過改善の目的で陣痛促進を行う場合にのみ算定できるものであり，陣痛曲線，胎児心電図及び胎児心音図を記録した場合も，所定点数に含まれる。

【D219　ノンストレステスト（一連につき）】

D219 .... 新 乳 幼　210点
ノンストレステスト（一連につき） nonstress test（NST）
レセ電：160147410／ノンストレステスト

適応　Rh不適合，胎盤機能不全，多胎妊娠，糖尿病，妊娠高血圧症候群，常位胎盤早期剥離，羊水異常症*，子宮内発育遅延，潜在胎児機能不全

意義　子宮収縮がない時期の胎児健康状態を評価する指標である。胎児の心拍数を計測し，一過性頻脈の有無により評価する。妊娠中期以降の胎児の健康状態を判定するために行う代表的検査の一つである。通常，30分～1時間かけて監視装置を用い，胎児心拍数，妊婦の子宮収縮，胎動自覚を連続して同時記録する。胎児の睡眠状態によっては，生理的に一過性頻脈がみられないため観察時間を延長する。

保険メモ　(1)　ノンストレステストは，以下に掲げる患者に対し行われた場合に算定する。
(ア)　40歳以上の初産婦である患者
(イ)　BMIが35以上の初産婦である患者
(ウ)　多胎妊娠の患者
(エ)　子宮内胎児発育不全の認められる患者
(オ)　子宮収縮抑制剤を使用中の患者
(カ)　妊娠高血圧症候群重症の患者
(キ)　常位胎盤早期剥離の患者
(ク)　前置胎盤（妊娠22週以降で出血等の症状を伴う場合に限る）の患者
(ケ)　胎盤機能不全の患者
(コ)　羊水異常症の患者
(サ)　妊娠30週未満の切迫早産の患者で，子宮収縮，子宮出血，頸管の開大，短縮又は軟化のいずれかの切迫早産の兆候を示し，かつ，以下のいずれかを満たすもの
　イ　前期破水を合併したもの
　ロ　経腟超音波検査で子宮頸管長が20㎜未満のもの
　ハ　切迫早産の診断で他の医療機関から搬送されたもの
　ニ　早産指数（tocolysis index）が3点以上のもの
(シ)　心疾患（治療中のものに限る）の患者
(ス)　糖尿病（治療中のものに限る）又は妊娠糖尿病（治療中のものに限る）の患者
(セ)　甲状腺疾患（治療中のものに限る）の患者
(ソ)　腎疾患（治療中のものに限る）の患者
(タ)　膠原病（治療中のものに限る）の患者
(チ)　特発性血小板減少性紫斑病（治療中のものに限る）の患者
(ツ)　白血病（治療中のものに限る）の患者
(テ)　血友病（治療中のものに限る）の患者
(ト)　出血傾向（治療中のものに限る）のある患者
(ナ)　HIV陽性の患者
(ニ)　Rh不適合の患者

ヌ　当該妊娠中に帝王切開術以外の開腹手術を行った患者又は行う予定のある患者

ただし，治療中のものとは，対象疾患について専門的治療が行われているものを指し，単なる経過観察のために年に数回程度通院しているのみでは算定できない。

(2)　ノンストレステストは入院中の患者に対して行った場合には1週間につき3回，入院中の患者以外の患者に対して行った場合には1週間につき1回に限り算定できる。なお，1週間の計算は暦週による。

【D220　呼吸心拍監視、新生児心拍・呼吸監視、カルジオスコープ（ハートスコープ）、カルジオタコスコープ】

保険メモ　◎心電曲線及び心拍数のいずれも観察した場合に算定する。

◎呼吸曲線を同時に観察した場合の費用は，所定点数に含まれるものとする。

◎人工呼吸と同時に行った呼吸心拍監視の費用は，人工呼吸の所定点数に含まれるものとする。

◎同一の患者につき，L008マスク又は気管内挿管による閉鎖循環式全身麻酔と同一日に行われた場合における当該検査の費用は，当該麻酔の費用に含まれる。

(1)　呼吸心拍監視は，重篤な心機能障害若しくは呼吸機能障害を有する患者又はそのおそれのある患者に対して，常時監視を行っている場合に算定されるものである。この際，呼吸曲線の観察の有無に関わらず，心電曲線，心拍数の観察を行った場合は，所定点数を算定する。

(2)　呼吸心拍監視，新生児心拍・呼吸監視，カルジオスコープ（ハートスコープ）又はカルジオタコスコープは，観察した呼吸曲線，心電曲線，心拍数のそれぞれの観察結果の要点を診療録に記載した場合に算定できる。

(3)　新生児心拍・呼吸監視，カルジオスコープ（ハートスコープ）又はカルジオタコスコープは，重篤な心機能障害若しくは呼吸機能障害を有する患者又はそのおそれのある患者に対し，心電曲線及び心拍数の観察を行っている場合に算定する。この際，呼吸曲線を同時に観察した場合の費用は所定点数に含まれる。

(4)　呼吸心拍監視，新生児心拍・呼吸監視，カルジオスコープ（ハートスコープ）又はカルジオタコスコープを同一日に行った場合は，主たるもののみ算定する。

(5)　診療報酬明細書の摘要欄に呼吸心拍監視，新生児心拍･呼吸監視，カルジオスコープ（ハートスコープ）又はカルジオタコスコープの算定開始日を記載する。

(6)　呼吸心拍監視装置等の装着を中止した後30日以内に再装着が必要となった場合の日数の起算日は，最初に呼吸心拍監視，新生児心拍・呼吸監視，カルジオスコープ（ハートスコープ）又はカルジオタコスコープを算定した日とする。特定入院料を算定した患者が引き続き呼吸心拍監視，新生児心拍・呼吸監視，カルジオスコープ（ハートスコープ）又はカルジオタコスコープを行う場合の日数の起算日についても同様とする。なお，当該検査を中止している期間についても実施日数の計算に含める。

(7)　7日を超えた場合は，検査に要した時間にかかわらず「3時間を超えた場合（1日につき）」の「7日を超え14日以内の場合」又は「14日を超えた場合」を上限として算定する。

(8)　人工呼吸を同一日に行った場合は，呼吸心拍監視，新生児心拍･呼吸監視，カルジオスコープ（ハートスコープ），カルジオタコスコープに係る費用はJ045人工呼吸の所定点数に含まれる。

(9)　診療報酬明細書の「摘要」欄への記載事項

算定開始年月日を記載する。

レセ電：850100186／算定開始年月日（呼吸心拍監視等）;（元号）yy”年”mm”月”dd”日”

<記載要領>

D220　1 ………… 50点
呼吸心拍監視（1時間以内又は1時間につき）
レセ電：160073510／呼吸心拍監視

D220　2 ………… 150点
呼吸心拍監視（3時間を超えた場合）（7日以内の場合）（1日につき）
レセ電：160102510／呼吸心拍監視（3時間超）（7日以内）

D220　2 ………… 130点
呼吸心拍監視（3時間を超えた場合）（7日を超え14日以内の場合）（1日につき）
レセ電：160165510／呼吸心拍監視（7日超14日以内）

D220　2 ………… 50点
呼吸心拍監視（3時間を超えた場合）（14日を超えた場合）（1日につき）
レセ電：160165610／呼吸心拍監視（14日超）

適応　呼吸不全，心不全，不整脈，脳卒中，急性冠症候群，心筋梗塞

意義　呼吸心拍監視装置は，心不全・呼吸不全・意識障害・術後をはじめ，手術中や心臓カテーテルなど，病態が急変する可能性のある患者に対して，心電図と呼吸を同時に連続的にモ

ニターし，心電図変化，心拍数，呼吸状態などを監視する装置である。

D220 1 50点
新生児心拍・呼吸監視（1時間以内又は1時間につき）
レセ電：160073650／新生児心拍・呼吸監視

D220 2 150点
新生児心拍・呼吸監視（3時間を超えた場合）（7日以内の場合）（1日につき）
レセ電：160102650／新生児心拍・呼吸監視（3時間超）（7日以内）

D220 2 130点
新生児心拍・呼吸監視（3時間を超えた場合）（7日を超え14日以内の場合）（1日につき）
レセ電：160165750／新生児心拍・呼吸監視（7日超14日以内）

D220 2 50点
新生児心拍・呼吸監視（3時間を超えた場合）（14日を超えた場合）（1日につき）
レセ電：160165850／新生児心拍・呼吸監視（14日超）

適応 呼吸不全，心不全，不整脈

意義 新生児特定集中治療室（NICU）で，超未熟児や重症疾患の新生児の呼吸，循環機能を監視するため必要な装置である。心拍・呼吸監視装置は，新生児の胸壁に貼付した電極で心電図R派を検出し，心拍数を測定すると同時に呼吸運動を記録し，異常の場合は，アラームする仕組みになっている。

D220 1 50点
カルジオスコープ（ハートスコープ）（1時間以内又は1時間につき） cardioscope
レセ電：160073750／カルジオスコープ（ハートスコープ）

D220 2 150点
カルジオスコープ（ハートスコープ）（3時間を超えた場合）（7日以内の場合）（1日につき） cardioscope
レセ電：160102750／カルジオスコープ（ハートスコープ・3時間超）（7日以内）

D220 2 130点
カルジオスコープ（ハートスコープ）（3時間を超えた場合）（7日を超え14日以内の場合）（1日につき） cardioscope
レセ電：160165950／カルジオスコープ（ハートスコープ）（7日超14日以内）

D220 2 50点
カルジオスコープ（ハートスコープ）（3時間を超えた場合）（14日を超えた場合）（1日につき） cardioscope
レセ電：160166050／カルジオスコープ（ハートスコープ）（14日超）

適応 呼吸不全，心不全，不整脈，脳卒中，急性冠症候群，心筋梗塞

意義 カルジオスコープは胸壁に電極をつけて心拍をモニターする装置である。術後やICUでの心拍監視モニターとして，また心臓カテーテル検査中や全身麻酔中の心拍監視モニターとして用いられる。

D220　1 .... 50点
カルジオタコスコープ（1時間以内又は1時間につき）　cardio-tachoscope
レセ電：160073850／カルジオタコスコープ

D220　2 .... 150点
カルジオタコスコープ（3時間を超えた場合）（7日以内の場合）（1日につき）　cardio-tachoscope
レセ電：160102850／カルジオタコスコープ（3時間超）（7日以内）

D220　2 .... 130点
カルジオタコスコープ（3時間を超えた場合）（7日を超え14日以内の場合）（1日につき）　cardio-tachoscope
レセ電：160166150／カルジオタコスコープ（7日超14日以内）

D220　2 .... 50点
カルジオタコスコープ（3時間を超えた場合）（14日を超えた場合）（1日につき）　cardio-tachoscope
レセ電：160166250／カルジオタコスコープ（14日超）

適応　呼吸不全，心不全，不整脈，脳卒中，急性冠症候群，心筋梗塞

意義　カルジオタコスコープは，単位時間ごとの心拍数を記録する装置である。

【D221-2　筋肉コンパートメント内圧測定】

D221-2 .... 新 乳 幼 620点
筋肉コンパートメント内圧測定　Muscle compartment pressure measurement
レセ電：160198910／筋肉コンパートメント内圧測定

適応　コンパートメント症候群

意義　下腿の筋肉群は強い筋膜によって，4区画（コンパートメント）に分かれているが，骨折，外傷性の筋肉内出血，長時間の圧迫又は動脈損傷等により強い圧力がかかると，急性コンパートメント症候群を起こし，疼痛，皮膚蒼白，下腿の脈拍消失など様々な症状が出現する。そこで，血圧計や中心静脈圧測定方法を用いた簡便なneedle manometer法で，針を各コンパートメントに刺して計測する。30mmHg以上の場合，本症とみなす。

保険メモ　◎筋肉コンパートメント内圧測定は骨折，外傷性の筋肉内出血，長時間の圧迫又は動脈損傷等により，臨床的に疼痛，皮膚蒼白，脈拍消失，感覚異常及び麻痺を認める等，急性のコンパートメント症候群が疑われる患者に対して，同一部位の診断を行う場合に，測定の回数にかかわらず1回のみ算定する。

【D222　経皮的血液ガス分圧測定、血液ガス連続測定】

D222　1 .... 100点
経皮的血液ガス分圧測定（1時間以内又は1時間につき）　blood gas analysis
レセ電：160073910／経皮的血液ガス分圧測定

D222　2 .... 630点
経皮的血液ガス分圧測定（5時間を超えた場合）（1日につき）　blood gas analysis
レセ電：160102910／経皮的血液ガス分圧測定（5時間超）

適応　新生児呼吸不全，貧血，ショック，肺胞低換気症候群，新生児心不全，神経筋疾患*，慢性呼吸器疾患*

意義　動脈のガス分圧の近似値を，加温した皮膚表面で非侵襲的連続的に測定できる。新生児の加温した皮膚面に貼付したセンサー電極で，皮下の毛細血管から拡散してくる酸素，炭酸ガスの分圧を測定することにより，経皮的血液ガス（$PtcO_2$，$PtcCO_2$）を求める。なお，成人に用いられることはない。

保険メモ　経皮的血液ガス分圧測定は，以下のいずれかに該当する場合に算定する。

(ア)　循環不全及び呼吸不全があり，酸素療法を行う必要のある新生児に対して測定を行った場合。その際には，測定するガス分圧の種類にかかわらず，所定点数により算定する。ただし，出生時体重が1,000g未満又は1,000g以上1,500g未満の新生児の場合は，それぞれ90日又は60日を限度として算定する。

(イ)　神経筋疾患，肺胞低換気症候群（難病の患者に対する医療等に関する法律第5条第1項に規定する指定難病の患者であって，同法第7条第4項に規定する医療受給者証を交付されているもの（同条第1項各号に規定する特定医療費の支給認定に係る基準を満たすものとして診断を受けたものを含む）に限る）又は慢性呼吸器疾患の患者に対し，NPPVの適応判定及び機器の調整を目的として経皮的に血中のPCO_2を測定した場合。その際には，1入院につき2日を限度として算定できる。

監視装置による諸検査

D222　1　100点
血液ガス連続測定（1時間以内又は1時間につき）
レセ電：160159350／血液ガス連続測定
D222　2　630点
血液ガス連続測定（5時間を超えた場合）（1日につき）
レセ電：160159450／血液ガス連続測定（5時間超）

適応　全身麻酔による手術時*，呼吸不全，貧血，ショック，敗血症

意義　血液ガス連続測定は，橈骨動脈穿刺を行い，血液ガス分析用センサーを挿入して連続的にガス分析を行うもので，動脈血中のpH，PO_2（酸素分圧），PCO_2（二酸化炭素分圧）を測定することによって，生体の酸塩基平衡，呼吸状態，麻酔などのチェックに用いる。閉鎖循環式全身麻酔で分離肺換気を必要とする場合に用いられる。

保険メモ　血液ガス連続測定は，閉鎖循環式全身麻酔において分離肺換気を行う際に血中のPO_2，PCO_2及びpHの観血的連続測定を行った場合に算定できる。

【D222-2　経皮的酸素ガス分圧測定（1日につき）】

D222-2　100点
経皮的酸素ガス分圧測定（1日につき）
transcutaneous oxygen tension
レセ電：160207410／経皮的酸素ガス分圧測定

適応　閉塞性動脈硬化症，バージャー病，閉塞性血栓血管炎，糖尿病性壊疽

意義　経皮的酸素ガス分圧は，動脈のガス分圧の近似値である。皮膚を加温することで毛細血管を動脈化させ，皮膚を透過した酸素分圧を貼付したセンサー電極で測定する。局所の皮膚血流と酸素化の状況を非侵襲的に判断できる検査法である。

保険メモ　(1)　重症下肢血流障害が疑われる患者に対し，虚血肢の切断若しくは血行再建に係る治療方針の決定又は治療効果の判定のために経皮的に血中のPO2を測定した場合に，3月に1回に限り算定する。
(2)　診療報酬明細書の摘要欄に前回の実施日（初回の場合は初回である旨）を記載する。
(3)　診療報酬明細書の「摘要」欄への記載事項（算定回数が複数月に1回又は年1回のみとされている検査を実施した場合）
前回の実施年月日（初回の場合は初回である旨）を記載する
レセ電：850190035／前回実施年月日（経皮的酸素ガス分圧測定）;（元号）yy”年”mm”月”dd”日”
レセ電：820190035／初回（経皮的酸素ガス分圧測定）
<記載要領>

関連検査　経皮的血液ガス分圧測定

【D223　経皮的動脈血酸素飽和度測定（1日につき）】

D223　新 乳 幼　35点
経皮的動脈血酸素飽和度測定（1日につき）
arterial oxygen saturation by pulse oximetry
レセ電：160155510／経皮的動脈血酸素飽和度測定

適応　呼吸不全，急性循環不全，貧血，ショック，麻酔時*

意義　動脈血酸素飽和度とは，動脈血中のヘモグロビンの酸素結合最大能力に対し，酸素が実際に取り込まれ結合している比率のことである。本検査は動脈血酸素分圧（PaO2）を測定する代わりに，パルスオキシメーターを用いて動脈血を採取することなく非侵襲的に連続して動脈血酸素飽和度を測定し，動脈血の酸素レベルをモニターして呼吸状態を診断する。指尖や耳朶に装着したプローブから波長の異なる2種類の光線を照射し，透過光量を測定することにより動脈血酸素飽和度を測定する。

保険メモ　◎人工呼吸と同時に行った経皮的動脈血酸素飽和度測定の費用は，人工呼吸の所定点数に含まれるものとする。
(1)　経皮的動脈血酸素飽和度測定は，次のいずれかに該当する患者に対して行った場合に算定する。
(ア)　呼吸不全若しくは循環不全又は術後の患者であって，酸素吸入若しくは突発性難聴に対する酸素療法を現に行っているもの又は酸素吸入若しくは突発性難聴に対する酸素療法を行う必要があるもの
(イ)　静脈麻酔，硬膜外麻酔又は脊椎麻酔を実施中の患者に行った場合
なお，閉鎖式全身麻酔を実施した際にL008マスク又は気管内挿管による閉鎖循環式全身麻酔を算定した日と同一日には算定できない。
(2)　C103在宅酸素療法指導管理料を算定している患者（これに係る在宅療養指導管理材料加算のみを算定している者を含み，医療型短期入所サービス費又は医療型特定短期入所サービス費

を算定している短期入所中の者を除く）については，経皮的動脈血酸素飽和度測定の費用は算定できない。

【D223-2　終夜経皮的動脈血酸素飽和度測定(一連につき)】

D223-2　新 乳 幼　100点
終夜経皮的動脈血酸素飽和度測定（一連につき）
レセ電：160178810／**終夜経皮的動脈血酸素飽和度測定**

適応　睡眠時無呼吸症候群

意義　パルスオキシメーターを用いて，夜間就寝中の呼吸状態を反映する睡眠時の経皮的動脈血酸素飽和度を連続測定し，睡眠時無呼吸症候群の診断に用いる。

保険メモ　(1)　終夜経皮的動脈血酸素飽和度測定は，睡眠時呼吸障害の疑われる患者に対して行った場合に算定し，数日間連続して測定した場合でも，一連のものとして算定する。

(2)　C103在宅酸素療法指導管理料を算定している患者（これに係る在宅療養指導管理材料加算のみを算定している者を含み，医療型短期入所サービス費又は医療型特定短期入所サービス費を算定している短期入所中の者を除く）については，終夜経皮的動脈血酸素飽和度測定（一連につき）の費用は算定できない。

(3)　問：終夜経皮的動脈血酸素飽和度測定（一連につき）の（一連につき）とは具体的にいつまでの期間をさすのか。答：診断が確定するまでの間。<事務連絡　20060328>

【D224　終末呼気炭酸ガス濃度測定(1日につき)】

D224　新 乳 幼　100点
終末呼気炭酸ガス濃度測定（1日につき）
レセ電：160155610／**終末呼気炭酸ガス濃度測定**

適応　呼吸不全，急性循環不全

意義　動脈血を採取せずに，呼気終末炭酸ガス濃度の測定により動脈血炭酸ガス分圧($PaCO_2$）を推定し，換気効率の推移を継続してモニターする検査法である。呼気終末の炭酸ガス濃度は，動脈血炭酸ガス分圧にほぼ近似する肺胞気炭酸ガスとなるため，相関性の高い指標である。

保険メモ　(1)　終末呼気炭酸ガス濃度測定は，気管内挿管又は気管切開している患者であって，次のいずれかに該当する患者に対して行った場合に算定する。

(ア)　人工呼吸器を装着している患者
(イ)　自発呼吸が不十分な患者
(ウ)　脳外傷等換気不全が生じる可能性が非常に高いと判断される患者

(2)　閉鎖式全身麻酔を実施した際にL008マスク又は気管内挿管による閉鎖循環式全身麻酔を算定した日と同一日には算定できない。

【D225　観血的動脈圧測定（カテーテルの挿入に要する費用及びエックス線透視の費用を含む。)】

D225　1　新 乳 幼　130点
観血的動脈圧測定（1時間以内の場合）
レセ電：160074010／**観血的動脈圧測定（1時間以内）**

D225　2　新 乳 幼　260点
観血的動脈圧測定（1時間を超えた場合）（1日につき）
レセ電：160074210／**観血的動脈圧測定（1時間超）**

適応　先天性心疾患，心臓弁膜症，心不全，虚血性心疾患，ショック，心筋炎，肺動脈疾患*

意義　本検査は，直接動脈圧を測定するもので，血圧（収縮期圧，拡張期圧，平均動脈圧，脈圧）や心拍数の急激な変動が予知される場合などに，血圧の即時変化を記録するために行われる。動脈圧測定カテーテルを動脈に挿入して，体外の計測器に接続し，観血的に持続的動脈圧波形を記録する。

保険メモ　◎カテーテルの交換の有無にかかわらず一連として算定する。

(1)　観血的動脈圧測定は，動脈圧測定用カテーテルを挿入して測定するもの又はエラスター針等を動脈に挿入してトランスデューサーを用いて測定するものをいう。

(2)　穿刺部位のガーゼ交換等の処置料及び材料料は別に算定できない。

(3)　D225-2非観血的連続血圧測定は，トノメトリー法により麻酔に伴って実施した場合に限り算定できるものとし，また，D225観血的動脈圧測定と同一日に実施した場合は，主たるもののみ算定する。

【D225-2　非観血的連続血圧測定(1日につき)】

D225-2　新 乳 幼　100点
非観血的連続血圧測定（1日につき）
レセ電：160157650／**非観血的連続血圧測定**

適応　手術時*

意義　手術時の血圧モニターに用いる。橈骨動脈上に圧センサーを装着し圧波形を非観血的に観察する。また，同じ腕にカフを巻いて測定した血圧を基準として，圧波形の変化から血圧が計算できる。本検査により心拍ごとの血圧を連続的に測定できる。

保険メモ　◎人工呼吸と同時に行った非観血的連続血圧測定の費用は，人工呼吸の所定点数に含まれるものとする。

(1)　非観血的連続血圧測定は，トノメトリー法により麻酔に伴って実施した場合に限り算定できるものとし，また，D225観血的動脈圧測定と同一日に実施した場合は，主たるもののみ算定する。

【D225-3　24時間自由行動下血圧測定】

D225-3 .... 新 乳 幼　200点
24時間自由行動下血圧測定　Ambulatory Blood Pressure Monitoring
レセ電：160183010／24時間自由行動下血圧測定

適応　高血圧症，白衣高血圧，夜間高血圧症*，本態性高血圧症

意義　昼夜（24時間）自由行動下の血圧測定を行うことで日内変動を記録し，さまざまな障害予測に用いる。上腕用カフ付きの携帯型血圧測定装置を24時間装着し，一定時間ごとに自動測定・記録した血圧データを解析する。

保険メモ　24時間自由行動下血圧測定は，日本循環器学会，日本心臓病学会及び日本高血圧学会の承認を得た「24時間血圧計の使用（ABPM）基準に関するガイドライン」に沿って行われた場合に，1月に1回に限り算定する。

【D225-4　ヘッドアップティルト試験】

D225-4 .... 新 乳 幼　1030点
ヘッドアップティルト試験　headup tilt test
レセ電：160199010／ヘッドアップティルト試験

適応　神経調節性失神

意義　失神の原因で最も多い神経調節性失神は，長時間の起立により，静脈血が下半身にうっ滞し，心拍出量の減少，心拍数の減少により，失神が誘発される。神経調節性失神を診断するには，ティルト台を使用して被検者を仰臥位から徐々に起こし，60～80度の傾斜位に保たせ，血圧，脈拍，症状の推移を観察する。本疾患を有する患者の場合，失神が誘発され，確定診断が可能となるため，特異性の高い検査法である。また，診断確定だけでなく，その程度の把握にも有用な検査である。

保険メモ　◎厚生労働大臣が定める施設基準に適合しているものとして地方厚生局長等に届け出た保険医療機関において行われる場合に限り算定する。

(1)　ヘッドアップティルト試験は，患者を臥位から傾斜位の状態に起こし，傾斜位の状態に保ちながら，連続的に血圧，脈拍及び症状の推移等を測定及び観察する検査をいう。なお，単に臥位及び立位又は座位時の血圧等を測定するだけのものは当該検査に該当しない。

(2)　失神発作があり，他の原因が特定されずに神経調節性失神が疑われる患者に対して，医師が行った場合に限り算定する。

(3)　使用する薬剤の費用は所定点数に含まれる。

(4)　検査に伴い施行した心電図に係る費用は別に算定できない。

(5)　診療録に，当該検査中に測定された指標等について記載する。

(6)　問：D225-4ヘッドアップティルト試験の際に行った血液検査は，別に算定できるか。答：算定して差し支えない。
＜事務連絡　20120330＞

【D226　中心静脈圧測定（1日につき）】

D226　1 .... 新 乳 幼　120点
中心静脈圧測定（4回以下の場合）（1日につき）　central venous pressure（CVP）
レセ電：160074310／中心静脈圧測定（4回以下）

D226　2 .... 新 乳 幼　240点
中心静脈圧測定（5回以上の場合）（1日につき）　central venous pressure（CVP）
レセ電：160074410／中心静脈圧測定（5回以上）

適応　三尖弁閉鎖不全症，心不全，不整脈，肺性心，肺水腫，重症妊娠高血圧症候群

意義　右心系の負荷を定量評価する目的で右房圧を反映する中心静脈圧を測定する。急性循環不全，循環血液量と心臓の状態の関係，大量の輸血，輸液をする場合の心負荷の判定，ショック時の状態，うっ血性心不全の観察などに用いる。内頸静脈，鎖骨下静脈，肘静脈等から挿入した中心静脈カテーテルによって中心静脈圧を測定する。

保険メモ　◎カテーテルの交換の有無にかかわらず一連として算定する。

(1)　穿刺部位のガーゼ交換等の処置料及び材料

料は別に算定できない。

(2) 中心静脈圧測定を算定中にカテーテルの挿入手技を行った場合（手術に関連して行う場合を除く）は，G005-2中心静脈注射用カテーテル挿入により算定する。
この場合において，カテーテルの挿入に伴う画像診断及び検査の費用は算定しない。

(3) D230観血的肺動脈圧測定と右心カテーテル法による諸検査又はD226中心静脈圧測定を同一日に実施した場合は，主たるもののみ算定する。

【D227 頭蓋内圧持続測定】

D227 1 　新 乳 幼	200点
頭蓋内圧持続測定（1時間以内又は1時間につき） intracranial pressure（ICP）	
レセ電：160074610／頭蓋内圧持続測定	
D227 2 　新 乳 幼	800点
頭蓋内圧持続測定（3時間を超えた場合）（1日につき） intracranial pressure（ICP）	
レセ電：160103010／頭蓋内圧持続測定（3時間超）	

適応 脳出血，くも膜下出血，脳腫瘍，頭部外傷，正常圧水頭症

意義 脳圧亢進状態を示す脳腫瘍，脳血管障害，急性期の頭部外傷などに用いられる。頭蓋骨にある孔からチューブを留置し，脳脊髄液を体外に導き，圧測定用トランスデューサーで計測する脳室内圧測定法と，頭蓋骨上のバーホールに圧トランスデューサーを埋め，硬膜下腔又は硬膜上から圧力を測る硬膜外圧測定法がある。

保険メモ 穿刺部位のガーゼ交換等の処置料及び材料料は別に算定できない。

【D228 深部体温計による深部体温測定（1日につき）】

D228	100点
深部体温計による深部体温測定（1日につき） deep body thermometer（DBT）	
レセ電：160074750／深部体温	

適応 悪性高熱症，脳卒中，静脈瘤，全身麻酔中モニター*，開心術中のモニター*，頭蓋内病変*

意義 深部体温計は，外気温の直接的な影響を受けることなく，身体各部の深部温を測定することができ，長時間にわたって連続的に深部温をモニタリングすることができる。中枢と末梢の深部温は，全身血行動態をよく反映するため，循環動態のモニターとして用いることができ，深部温の変動から，四肢血液循環状態，筋の産熱度合など一般の検温では得にくい情報を得ることができる。

保険メモ (1) 直腸温又は膀胱温の測定は，深部体温測定と異なるものであり，深部体温計による深部体温の測定には該当しない。

(2) D229前額部，胸部，手掌部又は足底部体表面体温測定による末梢循環不全状態観察とD228深部体温計による深部体温測定を同一日に行った場合は，主たるもののみ算定する。

【D229 前額部、胸部、手掌部又は足底部体表面体温測定による末梢循環不全状態観察（1日につき）】

D229	100点
前額部，胸部，手掌部又は足底部体表面体温測定による末梢循環不全状態観察（1日につき）	
レセ電：160150150／各部体表面体温測定による末梢循環不全状態観察	

適応 末梢循環不全，動脈硬化症，閉塞性血栓血管炎，レイノー症候群，大動脈縮窄症，内頸動脈閉塞症，深部静脈血栓症

意義 末梢循環不全は，血液ないし血漿の喪失，脱水，血液の小血管内貯留の際に，心臓への静脈血還流が急激に減少するために生じる。急速な全身衰弱，意識障害，四肢冷却，血圧低下，頻脈など特有な臨床症状を呈する。

保険メモ 前額部，胸部，手掌部又は足底部体表面体温測定による末梢循環不全状態観察とD228深部体温計による深部体温測定を同一日に行った場合は，主たるもののみ算定する。

【D230 観血的肺動脈圧測定】

D230 1 　新 乳 幼	180点
観血的肺動脈圧測定（1時間以内又は1時間につき）	
レセ電：160183910／観血的肺動脈圧測定（1時間以内又は1時間につき）	
D230 2 　新 乳 幼	570点
観血的肺動脈圧測定（2時間を超えた場合）（1日につき）	
レセ電：160075010／観血的肺動脈圧測定（2時間超）	

適応 心房中隔欠損症，僧帽弁狭窄症，肺高血圧症，肺梗塞，肺性心，心不全

意義 右心カテーテル法により上腕又は大腿

静脈から肺動脈カテーテル（Swan Ganzカテーテル）を挿入し，肺動脈圧を連続モニターする。カテーテルは右房，右室から肺動脈まで進め，バルーンを操作して肺動脈楔入圧，肺動脈圧を測定する。肺動脈楔入圧は，拡張期肺動脈圧と同値を示すため，左心不全の程度の評価が可能で，心筋梗塞，心不全の診断に役立つ。

保険メモ ◎カテーテルの交換の有無にかかわらず一連として算定する。

(1) 肺動脈楔入圧を持続的に測定する場合に所定点数を算定する。

(2) 測定のために右心カテーテル法により，バルーン付肺動脈カテーテルを挿入した場合には挿入日にカテーテル挿入加算を算定できる。この場合，使用したカテーテルの本数にかかわらず，一連として算定する。

(3) 観血的肺動脈圧測定と右心カテーテル法による諸検査又はD226中心静脈圧測定を同一日に実施した場合は，主たるもののみ算定する。

(4) 左心カテーテル法による諸検査を同一日に実施した場合は別に算定できる。

(5) 穿刺部位のガーゼ交換等の処置料及び材料料は別に算定できない。

> D230　3　1300点
> バルーン付肺動脈カテーテル挿入加算（観血的肺動脈圧測定）
> レセ電：160075170／バルーン付肺動脈カテーテル挿入加算（観血的肺動脈圧測定）

適応 心房中隔欠損症，僧帽弁狭窄症，肺高血圧症，肺梗塞，肺性心，心不全

保険メモ ◎バルーン付肺動脈カテーテルを挿入した場合は，バルーン付肺動脈カテーテル挿入加算として，開始日に限り1,300点を所定点数に加算する。この場合において，挿入に伴う画像診断及び検査の費用は算定しない。

(1) 測定のために右心カテーテル法により，バルーン付肺動脈カテーテルを挿入した場合には挿入日にカテーテル挿入加算を算定できる。この場合，使用したカテーテルの本数にかかわらず，一連として算定する。

【D231　人工膵臓検査（一連につき）】

> D231　新 乳 幼　5000点
> 人工膵臓検査（一連につき） artificial pancreas
> レセ電：160075210／人工膵臓検査

適応 インスリン抵抗性糖尿病，糖尿病性昏睡，糖尿病性腎症，インスリノーマ

意義 人工膵臓検査は，インスリン注射を必要とする糖尿病患者に用いるもので，血糖値を厳格にコントロールする必要がある糖尿病患者に対し，人工的に失われた膵内分泌能を置換した装置で，血糖値を1分ごとに連続測定できる。血管内に留置した二重腔カテーテルの1腔から吸引した血中グルコース値を連続測定し，その測定結果に基づきインスリン注入プログラムにより他の1腔からインスリンを自動注入して，生理的な血糖コントロールを行う。

保険メモ ◎厚生労働大臣が定める施設基準に適合しているものとして地方厚生局長等に届け出た保険医療機関において行われる場合に限り算定する。

(1) 人工膵臓検査は，糖尿病患者の治療に際してインスリン抵抗性の評価，至適インスリン用量の決定等を目的として，血管内に留置した二重腔カテーテルから吸引した血中のグルコース値を連続して測定した場合に算定できる。

(2) 算定の対象となる患者は，次の療養が必要な糖尿病等の患者であって，医師が人工膵臓検査以外による血糖調整が困難であると認めたものである。

- (ア) 糖尿病性腎症に対する透析時の血糖管理
- (イ) 難治性低血糖症の治療のための血糖消費量決定
- (ウ) インスリン抵抗性がみられる難治性糖尿病に対するインスリン感受性テスト及び血糖管理

(3) 2日以上にわたり連続して実施した場合においても，一連として1回の算定とする。

(4) 人工膵臓検査と同一日に行った血中グルコース測定は別に算定できない。

(5) 穿刺部位のガーゼ交換等の処置料及び材料料は別に算定できない。

(6) D231-2皮下連続式グルコース測定と，人工膵臓を同一日に行った場合は，主たるもののみ算定する。

関連検査 赤血球沈降速度（ESR），末梢血液一般検査，ヘモグロビンA1c（HbA1c），血液浸透圧，グルコース，アンモニア，ケトン体，アミラーゼ，尿素窒素，ナトリウム及びクロール，カリウム，インスリン（IRI），グルカゴン，無機リン及びリン酸，カルシウム，総コレステロール，皮下連続式グルコース測定

【D231-2　皮下連続式グルコース測定（一連につき）】

D231-2　新 乳 幼　700点
皮下連続式グルコース測定（一連につき）（診療所の場合）
レセ電：160186910／皮下連続式グルコース測定（診療所）
皮下連続式グルコース測定（一連につき）（病院の場合）
レセ電：160213210／皮下連続式グルコース測定（病院）

適応 糖尿病

意義 一時的に皮下留置したセンサーにより，組織間質液中のグルコース濃度を連続的に測定する。これまでの自己血糖測定では，就寝中の変動や早朝の血糖値上昇などの大きな変動が測定できなかった。本検査は，複数日にわたるグルコースの日内変動を測定することができる。施設規準に適合していることが必要である。

保険メモ ◎厚生労働大臣が定める施設基準に適合しているものとして地方厚生局長等に届け出た保険医療機関において行われる場合に限り算定する。

◎上記に規定する届出を行った診療所において行われる場合は，6月に2回に限り算定する。

⑴　糖尿病患者の治療に際してインスリン抵抗性の評価，至適インスリン用量の決定等を目的として，皮下に留置した電極から皮下組織中のグルコース値を連続して測定した場合に算定できる。

⑵　皮下連続式グルコース測定は以下に掲げる患者に対し行われた場合に算定する。また，算定した場合は，以下のいずれに該当するかを診療報酬明細書の摘要欄に明記する。

　㈠　治療方針策定のために血糖プロファイルを必要とする1型糖尿病患者

　㈡　低血糖発作を繰り返す等重篤な有害事象がおきている血糖コントロールが不安定な2型糖尿病患者であって，医師の指示に従い血糖コントロールを行う意志のある者

⑶　2日以上にわたり連続して実施した場合においても，一連として1回の算定とする。

⑷　皮下連続式グルコース測定と同一日に行った血中グルコース測定に係る費用は所定点数に含まれる。

⑸　D231人工膵臓検査（一連につき）又はJ043-6人工膵臓療法（1日につき）を同一日に行った場合は，主たるもののみ算定する。

⑹　穿刺部位のガーゼ交換等の処置料及び材料料は別に算定できない。

⑺　診療報酬明細書の摘要欄に前回の実施日（初回の場合は初回である旨）を記載する。

⑻　診療報酬明細書の「摘要」欄への記載事項

「診療報酬の算定方法の一部改正に伴う実施上の留意事項について」別添1第2章第3部D231-2皮下連続式グルコース測定の⑵のア又はイに規定するもののうち，該当するものを選択して記載する。

レセ電：820100151／ア　留意事項通知に規定する1型糖尿病患者（検査）

レセ電：820100152／イ　留意事項通知に規定する2型糖尿病患者（検査）

<記載要領>

⑼　診療報酬明細書の「摘要」欄への記載事項

（算定回数が複数月に1回又は年1回のみとされている検査を実施した場合）

前回の実施年月日（初回の場合は初回である旨）を記載する

レセ電：850190036／前回実施年月日（皮下連続式グルコース測定（診療所））;（元号）yy”年”mm”月”dd”日”

レセ電：820190036／初回（皮下連続式グルコース測定（診療所））

<記載要領>

関連検査 人工膵臓検査

【D232　食道内圧測定検査】

D232　新 乳 幼　780点
食道内圧測定検査　esophageal pressure measurement（食道内圧）
レセ電：160063650／食道内圧測定検査

適応 逆流性食道炎，食道アカラシア，胃食道逆流症，食道裂孔ヘルニア

意義 バルーン圧力カテーテルを胃内に挿入し，下部食道括約筋の圧力測定，食道の収縮状態の観察による嚥下障害把握や蠕動運動の圧力・速度・方向・頻度などから食道の運動機能を把握することにより，逆流性食道炎や食道アカラシアの診断を行う。

【D233　直腸肛門機能検査】

D233　1 ………… 新 乳 幼　800点
直腸肛門機能検査（1項目行った場合） anorectal function test (one parameter)
レセ電：160094550／直腸肛門機能検査（1項目）

D233　2 ………… 新 乳 幼　1200点
直腸肛門機能検査（2項目以上行った場合） anorectal function test (two parameters or more)
レセ電：160170510／直腸肛門機能検査（2項目以上）

適応　鎖肛，ヒルシュスプルング病，肛門括約筋不全，直腸肛門由来の排便障害

意義　直腸肛門の機能は，平滑筋，随意筋，自律神経，体性神経の協調作用によって維持されている。これを把握することは括約筋不全の診断や直腸肛門領域の手術法の妥当性評価に不可欠である。直腸肛門機能検査は，直腸肛門内圧測定，直腸感覚検査，直腸コンプライアンス検査，直腸肛門反射検査，排出能力検査の5つに分類される。直腸肛門内圧測定は，直腸内に圧センサーを挿入して引き抜きながら肛門管静止圧，随意収縮圧曲線を測定する。直腸感覚検査は，排便反射神経の働きを検査するもので，直腸内にバルーンを挿入し，刺激による反応を測定する。直腸コンプライアンス検査は，直腸内に挿入したバルーンに水を注入しながら，バルーンが感知される量や最大耐容量を測定し，便の貯留量を調べる。直腸肛門反射検査は，直腸肛門内圧測定で最大静止圧を示す部位でバルーンを膨らませ，肛門内圧が下がる反射の有無をみる。排出能力検査は，便の排出能力を知るため，拡張させたバルーンを排出するときの直腸内圧や肛門括約筋弛緩状態を観察する。

保険メモ　◎直腸肛門機能検査は，患者1人につき月1回に限り算定する。

(1)　直腸肛門機能検査とは，次の(ア)から(オ)までに掲げる検査をいう。
　(ア)　直腸肛門内圧測定
　(イ)　直腸感覚検査
　(ウ)　直腸コンプライアンス検査
　(エ)　直腸肛門反射検査
　(オ)　排出能力検査

(2)　直腸肛門機能検査は，ヒルシュスプルング病，鎖肛，肛門括約不全，直腸肛門由来の排便障害等の直腸肛門疾患に対して行う検査をいう。

(3)　直腸肛門機能検査は，直腸肛門内圧検査用バルーン，マイクロチップ，インフューズドオープンチップ又はマイクロバルーン等を用いて実施されるものである。

【D234　胃・食道内24時間pH測定】

D234 ………… 新 乳 幼　3000点
胃・食道内24時間pH測定
レセ電：160155810／胃・食道内24時間pH測定

適応　逆流性食道炎，胃食道逆流症

意義　先端にpH電極を有するケーブルを経鼻的に目的部位に挿入し，日常生活を行いながら24時間にわたってpHを測定，記録する。2チャンネル製のものは，食道と胃，胃と十二指腸内のpHを同時に測定できる。逆流性食道炎は，胃酸の逆流によるものが多いが，まれに胃切除後など胆汁，十二指腸液などアルカリの逆流によるものもあり，本検査は成因，診断に有用である。

保険メモ　(1)　胃・食道逆流症の診断及び治療方法の選択のために実施された場合に算定する。

(2)　胃・食道内24時間pH測定に用いる測定器，基準電極，pHカテーテル，ガラス電極，保護チューブ，電解液，電極用ゼリー，pH緩衝液等の費用は，所定点数に含まれる。

(3)　胃・食道内24時間pH測定は，概ね24時間以上連続して行われるものであり，これを1回として算定する。

(4)　食道内多チャンネルインピーダンス・pH測定検査を行った場合は所定点数を算定する。

§.10　脳波検査等

保険メモ　◎D235からD237-3までに掲げる脳波検査等については，各所定点数及びD238脳波検査判断料の所定点数を合算した点数により算定する。

【D235　脳波検査（過呼吸、光及び音刺激による負荷検査を含む。）】

D235　判脳 新 乳 幼　720点
脳波検査（8誘導以上）　electroencephalography（EEG8）
レセ電：160075310／EEG8

適応　てんかん，脳炎，代謝性脳症，肝性脳症，その他不明の意識障害，脳死判定，アルツハイマー病，ピック病，クロイツフェルト・ヤコブ病，亜急性硬化性全脳炎，脳腫瘍，脳血管障害，頭部外傷，頭部外傷後遺症

意義　脳波は，脳機能を評価するために行う検査であり，脳が電気生理学的な興奮状態にあるのか，抑制状態にあるのか，また，それが全般性に起こっているのか，局在性のものなのかを知ることができる。頭皮上の定位置に電極を置き，安静状態，賦活状態（過呼吸，睡眠，光刺激）下の電位変化を波形として描出する。EEGはCT等の画像診断に比べ，時間的解析能に優れている。また，てんかんや意識障害をきたす脳炎などの疾患では画像診断より大脳皮質活動を評価するEEGのほうが早期に発見でき，診断的価値が高い。

保険メモ　(1)　脳波検査を算定するものは，同時に8誘導以上の記録を行った場合である。
(2)　心臓及び脳手術中における脳波検査は，8誘導以上の場合は脳波検査により，それ以外の場合は誘導数をD214脈波図，心機図，ポリグラフ検査の検査数と読み替えて算定する。
(3)　D236脳誘発電位検査は，刺激又は負荷を加えながら脳活動電位を記録し，コンピューター等により解析を行うものであり，同時に記録した脳波検査については，別に算定できない。

関連検査　脳磁図

D235　新 乳 幼　60点
脳波検査（1誘導）　electroencephalography
レセ電：160200510／EEG1

D235　新 乳 幼　80点
脳波検査（2誘導）　electroencephalography（EEG2）
レセ電：160075750／EEG2

D235　新 乳 幼　130点
脳波検査（3から4誘導）　electroencephalography（EEG3～4）
レセ電：160075850／EEG3～4

D235　新 乳 幼　180点
脳波検査（5から6誘導）　electroencephalography（EEG5～6）
レセ電：160075950／EEG5～6

D235　新 乳 幼　220点
脳波検査（7誘導）　electroencephalography（EEG7）
レセ電：160076050／EEG7

適応　てんかん，脳炎，代謝性脳症，肝性脳症，その他不明の意識障害，脳死判定，アルツハイマー病，ピック病，クロイツフェルト・ヤコブ病，亜急性硬化性全脳炎，脳腫瘍，脳血管障害，頭部外傷，頭部外傷後遺症

意義　脳波は，脳機能を評価するために行う検査であり，脳が電気生理学的な興奮状態にあるのか，抑制状態にあるのか，また，それが全般性に起こっているのか，局在性のものなのかを知ることができる。頭皮上の定位置に電極を置き，安静状態，賦活状態（過呼吸，睡眠，光刺激）下の電位変化を波形として描出する。EEGはCT等の画像診断に比べ，時間的解析能に優れている。また，てんかんや意識障害をきたす脳炎などの疾患では画像診断より大脳皮質活動を評価するEEGのほうが早期に発見でき，診断的価値が高い。

保険メモ　(1)　8誘導未満の誘導数により脳波を測定した場合は，誘導数をD214脈波図，心機図，ポリグラフ検査の検査数と読み替えて算定するものとし，種々の賦活検査（睡眠，薬物を含む）を行った場合も，同区分の所定点数のみにより算定する。
(2)　心臓及び脳手術中における脳波検査は，8誘導以上の場合は脳波検査により，それ以外の場合は誘導数をD214脈波図，心機図，ポリグラフ検査の検査数と読み替えて算定する。

関連検査　脳磁図

D235 250点
賦活検査加算（脳波検査） sleep activation electroencephalography
レセ電：160075570／賦活検査加算（EEG）

適応 てんかん，脳炎，代謝性脳症，肝性脳症，その他不明の意識障害，脳死判定，アルツハイマー病，ピック病，クロイツフェルト・ヤコブ病，亜急性硬化性全脳炎，脳腫瘍，脳血管障害，頭部外傷，頭部外傷後遺症

意義 睡眠賦活には自然睡眠と薬物睡眠があるが，できるだけ自然睡眠で行うことが望ましい。一般的にてんかん性異常波は入眠期から軽眠期の睡眠初期に賦活されやすい。薬物賦活は，隠れたてんかん性脳波を賦活させるために痙攣をおこす薬物などを投与して異常脳波を誘発し，てんかんを診断するもの。最近では，特に必要な場合以外はほとんど行われない。

保険メモ ◎検査に当たって睡眠賦活検査又は薬物賦活検査を行った場合は，賦活検査加算として，これらの検査の別にかかわらず250点を所定点数に加算する。

D235 70点
脳波診断（他医療機関の描写） electroencephalography
レセ電：160075610／ EEG診断（他医描写）

適応 てんかん，脳炎，代謝性脳症，肝性脳症，その他不明の意識障害，脳死判定，アルツハイマー病，ピック病，クロイツフェルト・ヤコブ病，亜急性硬化性全脳炎，脳腫瘍，脳血管障害，頭部外傷，頭部外傷後遺症

意義 脳波は，脳機能を評価するために行う検査であり，脳が電気生理学的な興奮状態にあるのか，抑制状態にあるのか，また，それが全般性に起こっているのか，局在性のものなのかを知ることができる。頭皮上の定位置に電極を置き，安静状態，賦活状態（過呼吸，睡眠，光刺激）下の電位変化を波形として描出する。EEGはCT等の画像診断に比べ，時間的解析能に優れている。また，てんかんや意識障害をきたす脳炎などの疾患では画像診断より大脳皮質活動を評価するEEGのほうが早期に発見でき，診断的価値が高い。

保険メモ ◎当該保険医療機関以外の医療機関で描写した脳波について診断を行った場合は，1回につき70点とする。

【D235-2 長期継続頭蓋内脳波検査（1日につき）】

D235-2 判脳 新 乳 幼 500点
長期継続頭蓋内脳波検査（1日につき）
レセ電：160170610／長期継続頭蓋内脳波検査

適応 難治性てんかん

意義 難治性てんかん患者の手術に際し，切除対象となるてんかんの発作焦点の部位を特定するための検査である。本検査は頭蓋内に硬膜下電極又は深部電極を1～2週間留置し，連続脳波測定を行い，棘波などの発作波の焦点及びその広がりを調べる。

保険メモ ◎厚生労働大臣が定める施設基準に適合しているものとして地方厚生局長等に届け出た保険医療機関において行われる場合に限り算定する。

(1) 長期継続頭蓋内脳波検査は，難治性てんかんの患者に対し，硬膜下電極若しくは深部電極を用いて脳波測定を行った場合，患者1人につき14日間を限度として算定する。

【D235-3 長期脳波ビデオ同時記録検査（1日につき）】

D235-3 1 判脳 新 乳 幼 3500点
長期脳波ビデオ同時記録検査1（1日につき）
long-term simultaneous video-electroencephalography recording
レセ電：160207510／長期脳波ビデオ同時記録検査1

D235-3 2 判脳 新 乳 幼 900点
長期脳波ビデオ同時記録検査2（1日につき）
long-term simultaneous video-electroencephalography recording
レセ電：160187010／長期脳波ビデオ同時記録検査2

適応 難治性てんかん

意義 難治性てんかんの患者に対して，てんかん外科手術の術前診断や発作部位，程度の評価を行うため，発作時の画像とその脳波を同時に記録できるよう，長時間脳波とビデオを同期させて行う検査である。

保険メモ ◎長期脳波ビデオ同時記録検査1については，厚生労働大臣が定める施設基準に適合しているものとして地方厚生局長等に届け出た保険医療機関において行われる場合に限り算定する。

(1) 長期脳波ビデオ同時記録検査は，難治性てんかんの患者に対し，てんかん発作型診断，局在診断（硬膜下電極又は深部電極を用いて脳波測定を行っている患者に対するものに限る）又

は手術前後に行った場合，患者1人につきそれぞれ5日間を限度として算定する。

【D236　脳誘発電位検査（脳波検査を含む。）】

保険メモ　脳誘発電位検査は，刺激又は負荷を加えながら脳活動電位を記録し，コンピューター等により解析を行うものであり，同時に記録した脳波検査については，別に算定できない。

D236　1　判脳 新 乳 幼　850点
体性感覚誘発電位　somatosensory evoked potential（SEP）
レセ電：160076110／体性感覚誘発電位

適応　ミオクローヌスてんかん，多発性硬化症，脳血管障害，脊髄小脳変性症，代謝性脳疾患，脳炎，変形性頸椎症，椎間板ヘルニア，脊柱管狭窄症，脊柱側弯症，糖尿病性ニューロパチー，解離性感覚障害，意識障害，脳死判定，乳児重症ミオクロニーてんかん

意義　体性感覚誘導電位は，上肢又は下肢の感覚神経に電気刺激を与えることによって感覚伝導路や感覚皮質に誘発される電位を記録するもので，末梢神経，脊髄から大脳皮質感覚野に至る感覚神経伝導路の機能障害が検査できる。SEPには皮質SEP（中・長潜時SEP）と脊髄SEP・遠隔電場SEP（短潜時SEP）があるが，短潜時SEPは安定性と再現性があることから最も広く利用されている

関連検査　視覚誘発電位

D236　2　判脳 新 乳 幼　850点
視覚誘発電位　visual evoked potential（VEP）
レセ電：160076210／視覚誘発電位

適応　球後視神経炎，多発性硬化症，白質ジストロフィー，脊髄小脳変性症，心因性弱視*，脳腫瘍などによる視神経圧迫症，虚血性視神経障害，緑内障，レーベル遺伝性視神経症

意義　視覚誘発電位は，網膜に光や図形などの視覚刺激を与えて誘発される電位を記録するもので，網膜から視神経，外側膝状体から後頭葉の視覚野に至る視覚伝導路の機能障害を検査する。特に多発性硬化症の球後視神経炎では潜在病変が検出でき診断に有用である。VEPにはモニターに写る格子模様が見える程度の視力のあるものを対象とするパターンVEPと，視力の弱いもの，意識障害者などを対象に閃光刺激を用いるフラッシュVEPの二種類の方法がある。

関連検査　体性感覚誘発電位

D236　3　判脳 新 乳 幼　850点
聴性誘発反応検査　evoked response / auditory evoked potential（AEP）
レセ電：160076310／聴性誘発反応検査

適応　難聴の鑑別，昏睡原因・予後判定，多発性硬化症，脊髄小脳変性症，脳幹部腫瘍，脳死判定，シャルコー・マリー・トゥース病

意義　聴性誘発反応検査とは，音刺激に対する蝸牛，聴神経，脳幹，大脳皮質聴覚野に至る聴覚神経伝導路の機能障害を調べるものである。聴性誘発反応は潜時により，聴性脳幹反応ABR：Auditory Brainstem Response（短潜時成分），中間潜時反応（中潜時成分），頭頂部緩反応（長潜時成分）に分けられる。一般的にはABRが多用されている。

保険メモ　◎聴性誘発反応検査，脳波聴力検査，脳幹反応聴力検査又は中間潜時反応聴力検査を2種類以上行った場合は，主たるもののみ算定する。

(1)　本検査と聴性定常反応を両方行った場合は，主たるもののみ算定する。

関連検査　体性感覚誘発電位

D236　3　判脳 新 乳 幼　850点
脳波聴力検査
レセ電：160076450／脳波聴力検査

適応　難聴の鑑別，昏睡原因・予後判定，多発性硬化症，脊髄小脳変性症，脳幹腫瘍，聴神経腫瘍，脳死判定，シャルコー・マリー・トゥース病

意義　聴性誘発反応検査は脳波聴力検査とも呼ばれる。

保険メモ　◎聴性誘発反応検査，脳波聴力検査，脳幹反応聴力検査又は中間潜時反応聴力検査を2種類以上行った場合は，主たるもののみ算定する。

(1)　本検査と聴性定常反応を両方行った場合は，主たるもののみ算定する。

関連検査　脳幹反応聴力検査

D236　3　判脳 新 乳 幼　850点
脳幹反応聴力検査　auditory brainstem response（ABR）
レセ電：160076550／脳幹反応聴力検査

適応　難聴の鑑別，昏睡原因・予後判定，多発性硬化症，脊髄小脳変性症，脳幹腫瘍，聴神経腫瘍，脳死判定，シャルコー・マリー・トゥース病

意義　本検査は，ヘッドホンから与える音刺

激によって生じる電位を頭皮上から記録するものである。聴性誘発反応は，音刺激後10msec以内に出現する電位であり，蝸牛神経から脳幹部聴覚路由来の反応である。睡眠，覚醒のような意識レベルの影響を受けない反応のため，他覚的な聴力検査としても用いられ，詐聴や通常の聴力検査が行えないような乳幼児に対しても行うことができる。また，脳死判定にも本法は不可欠な検査となっている。

保険メモ ◎聴性誘発反応検査，脳波聴力検査，脳幹反応聴力検査又は中間潜時反応聴力検査を2種類以上行った場合は，主たるもののみ算定する。

(1) 本検査と聴性定常反応を両方行った場合は，主たるもののみ算定する。

関連検査 脳波聴力検査

D236 3 判脳 新 乳 幼 850点
中間潜時反応聴力検査 middle latency response（MLR）
レセ電：160076650／中間潜時反応聴力検査

適応 難聴の鑑別，昏睡原因・予後判定，多発性硬化症，脊髄小脳変性症，脳幹腫瘍，聴神経腫瘍，脳死判定，シャルコー・マリー・トゥース病

意義 聴性中間潜時反応は聴覚誘発電位のうち，音刺激後50msec以内にみられる電位であり，内側膝状体（中脳下部）から大脳皮質聴覚野の間で発生すると考えられている。聴性脳幹反応の発生源より中枢側を侵す病巣の部位診断に用いられる。

保険メモ ◎聴性誘発反応検査，脳波聴力検査，脳幹反応聴力検査又は中間潜時反応聴力検査を2種類以上行った場合は，主たるもののみ算定する。

(1) 本検査と聴性定常反応を両方行った場合は，主たるもののみ算定する。

関連検査 脳波検査

D236 4 判脳 新 乳 幼 1010点
聴性定常反応 auditory steady-state response;ASSR
レセ電：160187110／聴性定常反応

適応 先天性難聴，新生児・乳幼児の精密聴力検査*

意義 本検査は，繰り返し頻度の高い聴覚刺激に対する誘発反応である。刺激頻度は，睡眠下乳幼児には80Hz，覚醒成人では40Hzが選ばれる。従来は判定不能であった低音域も含めて高音域まで各周波数ごとの聴力を推定できる。周波数特性の高い刺激音を聞かせて脳波の定常的な反応を記録する他覚的聴力検査である。

保険メモ 聴性誘発反応検査，脳波聴力検査，脳幹反応聴力検査及び中間潜時反応聴力検査と本検査を両方行った場合は，主たるもののみ算定する。

関連検査 脳波検査

【D236-2 光トポグラフィー】

D236-2 1 判脳 新 乳 幼 670点
光トポグラフィー（脳外科手術の術前検査に使用するもの） Optical Topography
レセ電：160174010／光トポグラフィー（脳外科手術前検査）

適応 側頭葉腫瘍，難治性てんかん，言語野関連病変*

意義 頭蓋骨を介して大脳皮質に近赤外線を照射して戻ってきた反射光を測定することにより，ヘモグロビン濃度の変化を検出し，脳の活動状況を評価するもの。言語野関連病変また正中病変の脳外科手術に際しての言語優位半球の同定や難治性てんかんの手術時のてんかん焦点計測，抑うつ症状の鑑別診断の補助を目的に行われる。

保険メモ ◎厚生労働大臣が定める施設基準に適合しているものとして地方厚生局長等に届け出た保険医療機関以外の保険医療機関において行われる場合には，所定点数の100分の80に相当する点数により算定する。

(1) 「1」脳外科手術の術前検査に使用するもの

(ア) 近赤外光等により，血液中のヘモグロビンの相対的な濃度，濃度変化等を計測するものとして薬事承認又は認証を得ている医療機器を使用した場合であって，下記のイ又はロの場合に限り，各手術前に1回のみ算定できる。

イ 言語野関連病変（側頭葉腫瘍等）又は正中病変における脳外科手術に当たり言語優位半球を同定する必要がある場合

ロ 難治性てんかんの外科的手術に当たりてんかん焦点計測を目的に行われた場合

(イ) 当該検査を算定するに当たっては，手術実施日又は手術実施予定日を診療報酬明細書の摘要欄に記載する。また，手術が行われなかった場合はその理由を診療報酬明細書の摘要欄に記載する。

(2) 診療報酬明細書の「摘要」欄への記載事項

手術実施年月日又は手術実施予定年月日を記載する。

レセ電：850100187／手術実施年月日（光トポグラフィー（脳外科手術前検査））；（元号）yy"年"mm"月"dd"日"
レセ電：850100188／手術予定年月日（光トポグラフィー（脳外科手術前検査））；（元号）yy"年"mm"月"dd"日"
（手術が行われなかった場合）
その理由を記載する。
レセ電：830100149／手術が行われなかった理由（光トポグラフィー（脳外科手術前検査））；
＊＊＊＊＊＊
＜記載要領＞

関連検査 脳波検査

D236-2 2 判脳 新 乳 幼 **400点**
光トポグラフィー（抑うつ症状の鑑別診断の補助に使用するもの）（精神科救急体制の精神保健指定医） Optical Topography
レセ電：160203410／光トポグラフィー（抑うつ症状の鑑別診断）（精神保健指定医）

適応 うつ病，抑うつ状態

意義 頭蓋骨を介して大脳皮質に近赤外線を照射して戻ってきた反射光を測定することにより，ヘモグロビン濃度の変化を検出し，脳の活動状況を評価するもの。言語野関連病変また正中病変の脳外科手術に際しての言語優位半球の同定や難治性てんかんの手術時のてんかん焦点計測，抑うつ症状の鑑別診断の補助を目的に行われる。

保険メモ ◎厚生労働大臣が定める施設基準に適合しているものとして地方厚生局長等に届け出た保険医療機関において行われる場合に限り算定する。
◎厚生労働大臣が定める施設基準に適合しているものとして地方厚生局長等に届け出た保険医療機関以外の保険医療機関において行われる場合には，所定点数の100分の80に相当する点数により算定する。
(1) 「2」抑うつ症状の鑑別診断の補助に使用するもの
(ア) 抑うつ症状を有している場合であって，下記のイからハまでを全て満たす患者に実施し，当該保険医療機関内に配置されている精神保健指定医が鑑別診断の補助に使用した場合に，1回に限り算定できる。また，下記のイからハまでを全て満たしており，かつ，症状の変化等により，再度鑑別が必要である場合であって，前回の当該検査から1年以上経過している場合は，1回に限り算定できる。
イ 当該保険医療機関内に配置されている神経内科医又は脳神経外科医により器質的疾患が除外されている。
ロ うつ病として治療を行っている患者であって，治療抵抗性であること，統合失調症・双極性障害が疑われる症状を呈すること等により，うつ病と統合失調症又は双極性障害との鑑別が必要な患者である。
ハ 近赤外光等により，血液中のヘモグロビンの相対的な濃度，濃度変化等を測定するものとして薬事承認又は認証を得ている医療機器であって，10チャンネル以上の多チャンネルにより脳血液量変化を計測可能な機器を使用する。
(イ) 当該検査が必要な理由及び前回の実施日（該当する患者に限る）を診療報酬明細書の摘要欄に記載する。
(2) 「2」抑うつ症状の鑑別診断の補助に使用するものの「イ」地域の精神科救急医療体制を確保するために必要な協力等を行っている精神保健指定医による場合
以下の(ア)～(ウ)のいずれかの要件を満たした場合に算定できる。
(ア) 精神科救急医療体制整備事業の常時対応型精神科救急医療施設，身体合併症対応施設，地域搬送受入対応施設又は身体合併症後方搬送対応施設である。
(イ) 精神科救急医療体制整備事業の輪番対応型精神科救急医療施設又は協力施設であって，次のイ又はロのいずれかに該当する。
イ 時間外，休日又は深夜における入院件数が年4件以上である。そのうち1件以上は，精神科救急情報センター（精神科救急医療体制整備事業），救急医療情報センター，救命救急センター，一般医療機関，都道府県（政令市の地域を含むものとする。以下，本区分に同じ），市町村，保健所，警察，消防（救急車）等からの依頼である。
ロ 時間外，休日又は深夜における外来対応件数が年10件以上である。なお，精神科救急情報センター（精神科救急医療体制整備事業），救急医療情報センター，救命救急センター，一般医療機関，都道府県，市町村，保健所，警察，消防（救急車）等からの依頼の場合は，日中の対応であっても件数に含む。
(ウ) 当該保険医療機関の精神保健指定医が，精神科救急医療体制の確保への協力を行っており，次のイ又はロのいずれかに該当する。

イ　時間外，休日又は深夜における外来対応施設（自治体等の夜間・休日急患センター等や精神科救急医療体制整備事業の常時対応型又は輪番型の外来対応施設等）での外来診療又は救急医療機関への診療協力（外来，当直又は対診）を年6回以上行う。（いずれも精神科医療を必要とする患者の診療を行う）

ロ　精神保健福祉法上の精神保健指定医の公務員としての業務（措置診察等）について，都道府県に積極的に協力し，診察業務等を年1回以上行う。具体的には，都道府県に連絡先等を登録し，都道府県の依頼による公務員としての業務等に参画し，次のaからeまでのいずれかの診察あるいは業務を年1回以上行う。

a　措置入院及び緊急措置入院時の診察

b　医療保護入院及び応急入院のための移送時の診察

c　精神医療審査会における業務

d　精神科病院への立入検査での診察

e　その他都道府県の依頼による公務員としての業務

(2)　診療報酬明細書の「摘要」欄への記載事項

当該検査が必要な理由及び前回の実施年月日（該当する患者に限る）を記載する。

レセ電：830100150／検査の必要理由（光トポグラフィー（抑うつ症状の鑑別診断））；＊＊＊＊＊＊

レセ電：850100189／前回実施年月日（光トポグラフィー（抑うつ症状の鑑別診断））；（元号）yy”年”mm”月”dd”日”

＜記載要領＞

関連検査　脳波検査

D236-2　2　判脳 新 乳 幼　**200点**

光トポグラフィー（抑うつ症状の鑑別診断の補助に使用するもの）（イ以外の場合） Optical Topography

レセ電：160203510／光トポグラフィー（抑うつ症状の鑑別診断）（イ以外）

適応　うつ病，抑うつ状態

意義　頭蓋骨を介して大脳皮質に近赤外線を照射して戻ってきた反射光を測定することにより，ヘモグロビン濃度の変化を検出し，脳の活動状況を評価するもの。言語野関連病変また正中病変の脳外科手術に際しての言語優位半球の同定や難治性てんかんの手術時のてんかん焦点計測，抑うつ症状の鑑別診断の補助を目的に行われる。

保険メモ　◎厚生労働大臣が定める施設基準に適合しているものとして地方厚生局長等に届け出た保険医療機関において行われる場合に限り算定する。

◎厚生労働大臣が定める施設基準に適合しているものとして地方厚生局長等に届け出た保険医療機関以外の保険医療機関において行われる場合には，所定点数の100分の80に相当する点数により算定する。

(1)「2」抑うつ症状の鑑別診断の補助に使用するもの

(ア)　抑うつ症状を有している場合であって，下記のイからハを全て満たす患者に実施し，当該保険医療機関内に配置されている精神保健指定医が鑑別診断の補助に使用した場合に，1回に限り算定できる。また，下記のイからハを全て満たしており，かつ，症状の変化等により，再度鑑別が必要である場合であって，前回の当該検査から1年以上経過している場合は，1回に限り算定できる。

イ　当該保険医療機関内に配置されている神経内科医又は脳神経外科医により器質的疾患が除外されている。

ロ　うつ病として治療を行っている患者であって，治療抵抗性であること，統合失調症・双極性障害が疑われる症状を呈すること等により，うつ病と統合失調症又は双極性障害との鑑別が必要な患者である。

ハ　近赤外光等により，血液中のヘモグロビンの相対的な濃度，濃度変化等を測定するものとして薬事承認又は認証を得ている医療機器であって，10チャンネル以上の多チャンネルにより脳血液量変化を計測可能な機器を使用する。

(イ)　当該検査が必要な理由及び前回の実施日（該当する患者に限る）を診療報酬明細書の摘要欄に記載する。

(2)　診療報酬明細書の「摘要」欄への記載事項

当該検査が必要な理由及び前回の実施年月日（該当する患者に限る）を記載する。

レセ電：830100150／検査の必要理由（光トポグラフィー（抑うつ症状の鑑別診断））；＊＊＊＊＊＊

レセ電：850100189／前回実施年月日（光トポグラフィー（抑うつ症状の鑑別診断））；（元号）yy”年”mm”月”dd”日”

<記載要領>
関連検査 脳波検査

【D236-3 脳磁図】

D236-3 1 判脳 新 乳 幼 17100点
脳磁図（自発活動を測定するもの） Magnetoencephalography testing spontaneous activities（MEG）
レセ電：160218410／脳磁図（自発活動を測定）

適応 てんかん
意義 脳の自発的な電気的活動に伴って発生する微弱な磁気の分布を，磁気センサー（超伝導量子干渉素子：SQUID）を用いて頭皮上から測定する。脳波に比べると脳溝に埋もれたtangentialな双極子の検出に優れている。本検査は感覚中枢，運動中枢，視覚中枢の機能障害部位やてんかんの焦点位置とその広がりを診断し，手術部位や手術方法を選定するために行う。
保険メモ ◎厚生労働大臣が定める施設基準に適合しているものとして地方厚生局長等に届け出た保険医療機関において，てんかんの診断を目的として行われる場合に限り算定する。
(1) てんかんの患者に対する手術部位の診断や手術方法の選択を含めた治療方針の決定のために，自発脳磁図の測定及びてんかん性異常活動の解析を行った場合に，患者1人につき1回に限り算定できる。
(2) 当該検査を算定するに当たっては，手術実施日又は手術実施予定日を診療報酬明細書の摘要欄に記載する。また，手術が行われなかった場合はその理由を診療報酬明細書の摘要欄に記載する。
(3) 当該検査の実施に当たっては，関連学会の定める実施指針に沿って検査を行う。
(4) 診療報酬明細書の「摘要」欄への記載事項
手術実施年月日又は手術実施予定年月日を記載する。
レセ電：850100190／手術実施日（脳磁図（自発活動を測定するもの））；(元号) yy" 年" mm" 月" dd" 日"
レセ電:850100191／手術実施予定日(脳磁図(自発活動を測定するもの))；(元号) yy" 年" mm" 月" dd" 日"
(手術が行われなかった場合)
その理由を記載する。
レセ電：830100151／手術が行われなかった理由（脳磁図（その他のもの））；＊＊＊＊＊＊
<記載要領>
関連検査 脳波検査

D236-3 2 判脳 新 乳 幼 5100点
脳磁図（その他のもの） magnetoencephalography（MEG）
レセ電：160175810／脳磁図（その他）

適応 てんかん，中枢神経疾患に伴う感覚障害又は運動障害*
意義 脳の電気的活動に伴って発生する微弱な磁気の分布を，磁気センサー（超伝導量子干渉素子:SQUID）を用いて頭皮上から測定する。脳波に比べると脳溝に埋もれたtangentialな双極子の検出に優れている。本検査は感覚中枢，運動中枢，視覚中枢の機能障害部位やてんかんの焦点位置とその広がりを診断し，手術部位や手術方法を選定するために行う。
保険メモ ◎厚生労働大臣が定める施設基準に適合しているものとして地方厚生局長等に届け出た保険医療機関において行われる場合に限り算定する。
(1) 中枢神経疾患に伴う感覚障害若しくは運動障害，原発性てんかん又は続発性てんかんの鑑別診断のために行った場合に，患者1人につき1回に限り算定できる。
(2) 当該検査を算定するに当たっては，当該検査の医学的な必要性及び結果の概要を診療報酬明細書の摘要欄に記載する。
(3) 診療報酬明細書の「摘要」欄への記載事項
検査の医学的な必要性及び結果の概要を記載する。
レセ電：830100152／検査の医学的な必要性（脳磁図（その他のもの））；＊＊＊＊＊＊
レセ電：830100153／結果の概要（脳磁図（その他のもの））；＊＊＊＊＊＊
<記載要領>
関連検査 脳波検査

【D237 終夜睡眠ポリグラフィー】

D237 1 判脳 新 乳 幼 720点
終夜睡眠ポリグラフィー（携帯用装置を使用した場合） polygraphy during sleep
レセ電：160119410／終夜睡眠ポリグラフィー（携帯用装置使用）

適応 睡眠時無呼吸症候群
意義 終夜睡眠ポリグラフィー検査のうち，口・鼻の気流，胸部及び腹部の呼吸運動，パルスオキシメータによる酸素飽和度（SpO_2）などのいくつかの重要項目だけを連続的にモニターでき，在宅で検査可能な簡易装置。睡眠時無呼吸症候群（SAS）のスクリーニング検査として

脳波検査等

用いられる。

保険メモ (1) 問診，身体所見又は他の検査所見から睡眠時呼吸障害が強く疑われる患者に対し，睡眠時無呼吸症候群の診断を目的として使用した場合に算定する。なお，C107-2在宅持続陽圧呼吸療法指導管理料を算定している患者又は当該保険医療機関からの依頼により睡眠時無呼吸症候群に対する口腔内装置を製作した歯科医療機関から検査の依頼を受けた患者については，治療の効果を判定するため，6月に1回を限度として算定できる。

(2) 鼻呼吸センサー又は末梢動脈波センサー，気道音センサーによる呼吸状態及び経皮的センサーによる動脈血酸素飽和状態を終夜連続して測定した場合に算定する。この場合のD214脈波図，心機図，ポリグラフ検査，D223経皮的動脈血酸素飽和度測定及びD223-2終夜経皮的動脈血酸素飽和度測定の費用は所定点数に含まれる。

(3) 数日間連続して測定した場合でも，一連のものとして算定する。

(4) 診療録に検査結果の要点を記載する。

(5) D237-2反復睡眠潜時試験（MSLT）とD237終夜睡眠ポリグラフィーを併せて行った場合には，主たるもののみ算定する。

関連検査 終夜経皮的動脈血酸素飽和度測定

D237　2　判脳 新 乳 幼　**250点**

終夜睡眠ポリグラフィー（多点感圧センサーを有する睡眠評価装置を使用した場合）

overnight polysomnography by multi-point presser sensors

レセ電：160188750／終夜睡眠ポリグラフィー（多点感圧センサーを有する睡眠評価装置）

適応 睡眠時無呼吸症候群

意義 睡眠時無呼吸症候群の診断に用いられる検査である。従来の簡易検査の方法とは異なり，感圧センサーが多点配置されたシートを敷いて眠るだけで診断が可能になる。身体にセンサーを装着しないため，センサーがはずれることもない。シートの感圧センサーが，被検者の呼吸にともなう身体下の圧力変化，無呼吸・低呼吸，離床・体位変化（側臥位・仰臥位・腹臥位・体動）を検出する。

保険メモ (1) 多点感圧センサーを有する睡眠評価装置を使用する場合は，パルスオキシメーターモジュールを組み合わせて行い，問診，身体所見又は他の検査所見から睡眠時呼吸障害が強く疑われる患者に対し，睡眠時無呼吸症候群の診断を目的として使用し，解析を行った場合に算定する。

(2) C107-2在宅持続陽圧呼吸療法指導管理料を算定している患者又は当該保険医療機関からの依頼により睡眠時無呼吸症候群に対する口腔内装置を製作した歯科医療機関から検査の依頼を受けた患者については，治療の効果を判定するため，6月に1回を限度として算定できる。

(3) D223経皮的動脈血酸素飽和度測定及びD223-2終夜経皮的動脈血酸素飽和度測定の費用は所定点数に含まれる。

(4) 数日間連続して測定した場合でも，一連のものとして算定する。

(5) 診療録に検査結果の要点を記載する。

(6) D237-2反復睡眠潜時試験（MSLT）とD237終夜睡眠ポリグラフィーを併せて行った場合には，主たるもののみ算定する。

(7) 問：D237終夜睡眠ポリグラフィー（多点感圧センサーを有する睡眠評価装置を使用した場合）の算定要件に，「多点感圧センサーを有する睡眠評価装置を使用する場合は・・・・睡眠時無呼吸症候群の診断を目的として使用し，解析を行った場合に算定する。」とあり，「C107-2在宅持続陽圧呼吸療法指導管理料を算定している患者については，治療の効果を判定するため，6月に1回を限度として算定できる。」と示されている。C107-2在宅持続陽圧呼吸療法指導管理料を算定していない患者で，既に睡眠時無呼吸症候群と確定診断されている患者は算定できるか。答：算定できない。
<事務連絡　20120809>

(8) 問：D237終夜睡眠ポリグラフィー（多点感圧センサーを有する睡眠評価装置を使用した場合）の算定要件に，「D223経皮的動脈血酸素飽和度及びD223-2終夜経皮的動脈血酸素飽和度測定の費用は所定点数に含まれる。」とあり，「数日間連続して測定した場合でも，一連のものとして算定する。」と示されているが，検査の包括規定は次のいずれになるか。(A) 同日 (B) 同月（入院・外来問わず）(C) 同月において終夜睡眠ポリグラフィー（多点感圧センサーを有する睡眠評価装置を使用した場合）が算定されているレセプトにおいては算定できない。答：診断が確定するまでの間が「一連のもの」の期間である。<事務連絡　20120809>

関連検査 脳波検査

D237　3　判脳 新 乳 幼　**4760点**
終夜睡眠ポリグラフィー（1及び2以外の場合）（安全精度管理下で行うもの） overnight polysomnography under safety accuracy management
レセ電：160218510／終夜睡眠ポリグラフィー（1及び2以外）（安全精度管理下）

適応 睡眠時無呼吸症候群，てんかん，ナルコレプシー，レム睡眠行動障害，睡眠時ミオクローヌス，レストレスレッグス症候群

意義 本検査はポリソムノグラフィー（PSG）といわれる検査で，睡眠中の脳波をはじめとする種々の生理学的指標を8時間以上にわたって記録し，睡眠呼吸障害の状態を調べる。測定項目は，脳波，眼球運動，おとがい筋電図，鼻（又は口）の気流，胸壁・腹壁の呼吸運動，パルスオキシメーターによる経皮的酸素飽和度，心電図など。睡眠時無呼吸症候群の確定診断をなし得るのは本検査だけである。また，睡眠中多発するてんかん発作患者，ナルコレプシーで重篤な睡眠-覚醒リズム障害を伴う患者を対象に行う。

保険メモ ◎厚生労働大臣が定める施設基準に適合しているものとして地方厚生局長等に届け出た保険医療機関において行われる場合に限り算定する。

(1) 次のいずれかに該当する患者等であって，安全精度管理下に当該検査を実施する医学的必要性が認められるものに該当する場合に，1月に1回を限度として算定する。なお，C107-2在宅持続陽圧呼吸療法指導管理料を算定している患者については，治療の効果を判定するため，初回月に限り2回，翌月以後は1月に1回を限度として算定する。

なお，診療報酬明細書の摘要欄に下記(ア)から(オ)までのいずれかの要件を満たす医学的根拠を記載する。

(ア) 以下のいずれかの合併症を有する睡眠関連呼吸障害の患者
　a 心疾患，神経筋疾患（脳血管障害を含む）又は呼吸器疾患（継続的に治療を行っている場合に限る）
　b BMI35以上の肥満
　c 生活に常時介護を要する認知機能障害
(イ) 以下のいずれかの睡眠障害の患者
　a 中枢性過眠症
　b パラソムニア
　c 睡眠関連運動障害
　d 睡眠中多発するてんかん発作
(ウ) 13歳未満の小児の患者
(エ) C107-2在宅持続陽圧呼吸療法指導管理料を算定している患者であって，(ア)～(ウ)で治療の効果を判定するため，安全精度管理下にCPAPを用いて当該検査を実施する医学的必要性が認められる患者
(オ) その他，安全精度管理が医学的に必要と主治医が認める患者

(2) 当該検査を実施するに当たっては，下記(ア)から(エ)までに掲げる検査の全て（睡眠時呼吸障害の疑われない患者については(ア)のみ）を，当該患者の睡眠中8時間以上連続して当該保険医療機関内で測定し，記録する。また，当該検査は，専ら当該検査の安全及び精度の確保を担当する医師，看護師又は臨床検査技師の下で実施することとし，原則として当該検査の実施中に他の業務を兼任しない。
(ア) 8極以上の脳波，眼球運動及びおとがい筋筋電図
(イ) 鼻又は口における気流の検知
(ウ) 胸壁及び腹壁の換気運動記録
(エ) パルスオキシメーターによる動脈血酸素飽和度連続測定

(3) 脳波等の記録速度は，毎秒1.5センチメートル以上のものを標準とする。

(4) 同時に行った検査のうち，D200スパイログラフィー等検査から本区分「多点感圧センサーを有する睡眠評価装置を使用した場合」までに掲げるもの及びD239筋電図検査については，併せて算定できない。

(5) 測定を開始した後，患者の覚醒等やむを得ない事情により，当該検査を途中で中絶した場合には，当該中絶までに施行した検査に類似する検査項目によって算定する。

(6) 診療録に，検査結果の要点を記載し，検査中の安全精度管理に係る記録を添付するとともに，診療報酬明細書の摘要欄に，安全精度管理を要した患者の診断名（疑い病名を含む），検査中の安全精度管理を担当した従事者の氏名，検査中の安全精度管理に係る記録及び検査結果の要点を記載する。また，合併症を有する睡眠関連呼吸障害の患者に対して実施した場合は，当該患者の継続的な治療の内容，BMI又は日常生活の状況等の当該検査を実施する医学的な必要性についても診療報酬明細書の摘要欄に記載する。

(7) D237-2反復睡眠潜時試験（MSLT）とD237終夜睡眠ポリグラフィーを併せて行った場合には，主たるもののみ算定する。

(8) 診療報酬明細書の「摘要」欄への記載事項

「診療報酬の算定方法の一部改正に伴う実施上の留意事項について」別添1第2章第3部D237終夜睡眠ポリグラフィーの(3)の（イ）から（ホ）までのいずれかの要件を満たす医学的根拠を記載する。
レセ電：830100154／（イ）の要件を満たす医学的根拠（終夜睡眠ポリグラフィー（1及び2以外）（安全精度管理下））；＊＊＊＊＊＊
レセ電：830100155／（ロ）の要件を満たす医学的根拠（終夜睡眠ポリグラフィー（1及び2以外）（安全精度管理下））；＊＊＊＊＊＊
レセ電：830100156／（ハ）の要件を満たす医学的根拠（終夜睡眠ポリグラフィー（1及び2以外）（安全精度管理下））；＊＊＊＊＊＊
レセ電：830100157／（ニ）の要件を満たす医学的根拠（終夜睡眠ポリグラフィー（1及び2以外）（安全精度管理下））；＊＊＊＊＊＊
レセ電：830100778／（ホ）の要件を満たす医学的根拠（終夜睡眠ポリグラフィー（1及び2以外）（安全精度管理下））；＊＊＊＊＊＊
次の事項を記載する。
レセ電：830100521／安全精度管理を要した患者の診断名（疑い病名を含む。）（終夜睡眠ポリグラフィー（1及び2以外）（安全精度管理下））；＊＊＊＊＊＊
レセ電：830100522／検査中の安全精度管理に係る検査結果の要点（終夜睡眠ポリグラフィー（1及び2以外）（安全精度管理下））；＊＊＊＊＊＊
（合併症を有する睡眠関連呼吸障害の患者に対して実施した場合）
継続的な治療の内容，BMI又は日常生活の状況等の当該検査を実施する医学的な必要性について記載する。
レセ電：830100523／継続的な治療の内容（終夜睡眠ポリグラフィー（1及び2以外）（安全精度管理下））；＊＊＊＊＊＊
レセ電：830100524／BMI（終夜睡眠ポリグラフィー（1及び2以外）（安全精度管理下））；＊＊＊＊＊＊
レセ電：830100525／医学的な必要性（終夜睡眠ポリグラフィー（1及び2以外）（安全精度管理下））；＊＊＊＊＊＊
＜記載要領＞
(9)　問：区分番号「D237」終夜睡眠ポリグラフィーについて，「心疾患，神経筋疾患（脳血管障害を含む。）又は呼吸器疾患（継続的に治療を行っている場合に限る。）」とは具体的にどのような患者を指すか。答：例えば，複数の治療薬や酸素療法を行っている患者，冠動脈治療後の冠動脈疾患の患者，確定診断されている神経筋疾患の患者であって何らかの症状を有する者（この場合は，必ずしも内服治療や呼吸管理を行っている必要はなく，継続的な通院及び管理がなされていればよいものとする。）等，安全精度管理下に当該検査を実施する医学的必要性が認められるものが該当する。なお，高血圧のみの患者や，内服治療を受けているが無症状の脳血管障害の患者等，当該検査の医学的必要性が認められない場合は該当しない。
＜事務連絡　20200331＞
関連検査　反復睡眠潜時試験（MSLT）

D237　3　判脳 新 乳 幼　**3570点**
終夜睡眠ポリグラフィー（1及び2以外の場合）（その他のもの）　overnight polysomnography (others)
レセ電：**160218610／終夜睡眠ポリグラフィー（1及び2以外）（その他）**

適応　睡眠時無呼吸症候群，てんかん，ナルコレプシー，レム睡眠行動障害，睡眠時ミオクローヌス，レストレスレッグス症候群
意義　本検査はポリソムノグラフィー（PSG）といわれる検査で，睡眠中の脳波をはじめとする種々の生理学的指標を8時間以上にわたって記録し，睡眠呼吸障害の状態を調べる。測定項目は，脳波，眼球運動，おとがい筋電図，鼻（又は口）の気流，胸壁・腹壁の呼吸運動，パルスオキシメーターによる経皮的酸素飽和度，心電図など。睡眠時無呼吸症候群の確定診断をなし得るのは本検査だけである。また，睡眠中多発するてんかん発作患者，ナルコレプシーで重篤な睡眠-覚醒リズム障害を伴う患者を対象に行う。
保険メモ　(1)　他の検査により睡眠中無呼吸発作の明らかな患者に対して睡眠時無呼吸症候群の診断を目的として行った場合及び睡眠中多発するてんかん発作の患者又はうつ病若しくはナルコレプシーであって，重篤な睡眠，覚醒リズムの障害を伴うものの患者に対して行った場合に，1月に1回を限度として算定する。なお，C107-2在宅持続陽圧呼吸療法指導管理料を算定している患者については，治療の効果を判定するため，初回月に限り2回，翌月以後は1月に1回を限度として算定できる。当該検査を実施するに当たっては，下記(ア)から(エ)までに掲げる検査の全て（睡眠時呼吸障害の疑われない患者については(ア)のみ）を当該患者の睡眠中8時間以上連続して測定し，記録する。
(ア)　脳波，眼球運動及びおとがい筋筋電図

脳波検査等

(イ) 鼻又は口における気流の検知
(ウ) 胸壁及び腹壁の換気運動記録
(エ) パルスオキシメーターによる動脈血酸素飽和度連続測定

(2) 脳波等の記録速度は，毎秒1.5センチメートル以上のものを標準とする。
(3) 同時に行った検査のうち，D200スパイログラフィー等検査からD237終夜睡眠ポリグラフィーの多点感圧センサーを有する睡眠評価装置を使用した場合までに掲げるもの及びD239筋電図検査については，併せて算定できない。
(4) 測定を開始した後，患者の覚醒等やむを得ない事情により，当該検査を途中で中絶した場合には，当該中絶までに施行した検査に類似する検査項目によって算定する。
(5) 診療録に検査結果の要点を記載する。
(6) D237-2反復睡眠潜時試験（MSLT）とD237終夜睡眠ポリグラフィーを併せて行った場合には，主たるもののみ算定する。

関連検査 反復睡眠潜時試験（MSLT）

【D237-2 反復睡眠潜時試験（MSLT）】

D237-2 判脳 新 乳 幼 5000点
反復睡眠潜時試験（MSLT） multiple sleep latency test
レセ電：160183110／MSLT

適応 ナルコレプシー，特発性過眠症

意義 本検査は日中過眠（日中の眠気）の客観的診断法として用いられ，被検者の入眠潜時（記録開始から入眠までに要した時間）とREM潜時（入眠からREM睡眠の出現するまで）を反復測定することにより，日中過眠病態診断を行うもの。検査は，脳波，眼球運動などを導出して行われ，朝起床後1.5時間～2時間後に1回目の検査を行い，その後は2時間間隔で4～5回行う。入眠までの許容範囲は，各々検査時間の20分以内で，睡眠がみられなければ中止して，2時間後の検査開始まで待機する。入眠潜時が平均5～6分以内は日中仮眠と診断される。

保険メモ (1) 反復睡眠潜時試験（MSLT）は，ナルコレプシー又は特発性過眠症が強く疑われる患者に対し，診断の補助として，概ね2時間間隔で4回以上の睡眠検査を行った場合に1月に1回を限度として算定する。
(2) 関連学会より示されている指針を遵守し，適切な手順で行われた場合に限り算定できる。
(3) 本検査とD237終夜睡眠ポリグラフィーを併せて行った場合には，主たるもののみ算定する。

関連検査 脳波検査，終夜睡眠ポリグラフィー

【D237-3 覚醒維持検査】

D237-3 判脳 新 乳 幼 5000点
覚醒維持検査 Maintenance of Wakefulness Test
レセ電：160240010／覚醒維持検査

適応 ナルコレプシー，特発性過眠症，睡眠時無呼吸症候群

意義 睡眠ポリグラフの手法を用い，日中眠らないよう指示した条件下で覚醒・睡眠記録を行い，その平均入眠潜時を測定することにより，過眠症状を有する患者の社会生活で必要な覚醒維持能力及び治療効果を評価するものである。

保険メモ (1) 覚醒維持検査は，過眠症状を伴う睡眠障害の重症度又は治療効果の判定を目的として，概ね2時間間隔で4回以上の覚醒維持検査を行った場合に1月に1回を限度として算定する。
(2) 関連学会より示されている指針を遵守し，適切な手順で行われた場合に限り算定できる。

関連検査 反復睡眠潜時試験（MSLT），脳波検査，終夜睡眠ポリグラフィー

§.11 神経・筋検査

【D239 筋電図検査】

D239 1 判神 新 乳 幼 320点
筋電図(1肢につき) electromyogram(EMG)
レセ電：160076710／筋電図（1肢につき）
筋電図（針電極・1筋につき） electromyogram（EMG）
レセ電：160166510／筋電図（1筋につき）

適応 筋萎縮性側索硬化症，重症筋無力症，進行性筋ジストロフィー，末梢性顔面神経麻痺，末梢神経損傷，脊髄性筋萎縮症，腰椎椎間板ヘルニア，腰部脊柱管狭窄症，シャルコー・マリー・トゥース病，手根管症候群，多発性筋炎，中毒性ニューロパチー，パーキンソン症候群，舞踏病，運動ニューロン疾患，筋炎，筋強直性ジストロフィー，筋ジストロフィー，デュシェンヌ型筋ジストロフィー，ミオパシー

意義 筋電図は筋線維の興奮に伴う活動電位を電極によって検出し記録するもの。特に神経，筋疾患の診断に有用で，針筋電図，単一線維筋電図，表面筋電図などに分けられる。針筋電図は安静時若しくは随意収縮時の筋に針を刺して，活動を観察し，筋力低下の障害レベルの鑑別などに用いられる。単一線維筋電図は，微小電極を用いて1本1本の筋線維の活動電図を分離して記録するもので，神経筋接合障害の評価に主に用いられる。また，表面筋電図は皮膚表面に電極を貼り，筋全体の活動をとらえるもので，中枢神経障害による不随意運動や筋緊張異常の診断などに用いられる。

保険メモ (1) 筋電図（1肢につき（針電極にあっては1筋につき））において，顔面及び躯幹は，左右，腹背を問わずそれぞれ1肢として扱う。
(2) 問：D239筋電図検査の筋電図（1肢につき（針電極にあっては1筋につき））を左右の上肢に行った場合は200点（編注；320点）×2で算定するのか。答：左上肢，右上肢をそれぞれ「1肢」として，200点（編注；320点）×2で算定する。<事務連絡 20070420>

関連検査 誘発筋電図

D239 2 判神 新 乳 幼 200点
誘発筋電図（神経伝導速度測定を含む）（1神経につき） evoked electromyogram (evoked EMG)
レセ電：160076810／誘発筋電図

適応 末梢神経損傷，筋萎縮性側索硬化症，手根管症候群，糖尿病性末梢神経障害，ギラン・バレー症候群，重症筋無力症，多発ニューロパチー，シャルコー・マリー・トゥース病，多発性筋炎，絞扼性ニューロパチー，中毒性ニューロパチー，脊髄小脳変性症，白質ジストロフィー，頸椎症，腰部脊柱管狭窄症，末梢性顔面神経麻痺，多発性神経炎，糖尿病性ニューロパチー，慢性炎症性脱髄性多発神経炎

意義 誘発筋電図は，筋肉（筋線維）を支配している末梢神経（運動神経・感覚神経）を電気刺激して，それによって誘発される筋活動電位を表面電極で検出する検査の総称である。筋力低下や感覚障害を非侵襲的に評価できるため，種々の神経・筋疾患の診断に広く用いられる。検査は末梢運動神経伝導速度（Motor Conduction Velocity：MCV），感覚神経伝導速度（Sensory Conduction Velocity：SCV），神経・筋接合部の障害診断に用いられる反復刺激検査（Repetitive stimulation test）などがある。

保険メモ ◎2神経以上に対して行う場合には，複数神経加算として，1神経を増すごとに150点を所定点数に加算する。ただし，加算点数は1,050点を超えないものとする。
(1) 誘発筋電図（1神経につき）については，混合神経について，感覚神経及び運動神経をそれぞれ測定した場合には，それぞれを1神経として数える。また，左右の神経は，それぞれを1神経として数える。なお，横隔神経電気刺激装置の適応の判定を目的として実施する場合は，当該検査を横隔膜電極植込術前に1回に限り算定できる。
(2) 診療報酬明細書の「摘要」欄への記載事項
検査を行った神経名を記載する。
(感覚・運動の別，左・右の別を記載する。)
レセ電：830100158／正中神経（誘発筋電図）；******
レセ電：830100159／尺骨神経（誘発筋電図）；******
レセ電：830100160／腓腹神経（誘発筋電図）；******
レセ電：830100161／脛骨神経（誘発筋電図）；******
レセ電：830100162／腓骨神経（誘発筋電図）；******
レセ電：830100163／顔面神経（誘発筋電図）；******
レセ電：830100164／橈骨神経（誘発筋電図）；******

レセ電：830100165／三叉神経（誘発筋電図）；＊＊＊＊＊＊
レセ電：830100166／腋窩神経（誘発筋電図）；＊＊＊＊＊＊
レセ電：830100167／その他（誘発筋電図）；＊＊＊＊＊＊
<記載要領>
(3) 問：誘発筋電図における神経の数え方について，1神経とは，従前の1肢と同じ考えか。答：否。感覚神経と運動神経は別として計上する。
<事務連絡　20100329>
(4) 問：D239筋電図検査の誘発筋電図について，たとえば，片側の正中神経について，運動神経と感覚神経の神経伝導速度をそれぞれ測定した場合には，どのように算定するのか。答：運動神経と感覚神経をそれぞれ1神経として数え，合わせて2神経として算定する。
<事務連絡　20120330>

関連検査　単線維筋電図，抗P／Q型電位依存性カルシウムチャネル抗体（抗P／Q型VGCC抗体）

D239　3　判神　新　乳　幼　800点
中枢神経磁気刺激による誘発筋電図（一連につき）
レセ電：160174110／中枢神経磁気刺激による誘発筋電図

適応　多発性硬化症，筋萎縮性側索硬化症，運動ニューロン疾患

意義　中枢神経内の運動伝導路を評価できる唯一の生理学的検査法である。頭部や脊椎に磁気コイルをあて，中枢神経を刺激し，その支配筋に誘発される運動誘発電位（MEP）を計測する。大脳皮質運動野刺激により得られるMEPの潜時と脊髄根刺激時のMEPの潜時を測定し，その潜時差によって，中枢運動神経伝導時間（Central Motor Conduction Time：CMCT）を求める。多発性硬化症などにおける皮質下行路の錐体路機能の評価に有用である。

保険メモ　◎厚生労働大臣が定める施設基準に適合しているものとして地方厚生局長等に届け出た保険医療機関以外の保険医療機関において行われる場合には，所定点数の100分の80に相当する点数により算定する。
(1) 中枢神経磁気刺激による誘発筋電図については，多発性硬化症，運動ニューロン疾患等の神経系の運動障害の診断を目的として，単発若しくは二連発磁気刺激法による。検査する筋肉の種類及び部位にかかわらず，一連として所定点数により算定する。

D239　4　判神　新　乳　幼　1500点
単線維筋電図（一連につき）single fiber electromyography
レセ電：160218710／単線維筋電図

適応　重症筋無力症

意義　神経筋接合部の情報伝達の時間的ゆらぎ（ジッター）を単一運動単位のジッター値として定量的に測定し，神経筋接合部障害の診断に役立てる。神経筋接合部障害を調べる従来の臨床検査と比較し，最も診断感度が高い。

保険メモ　◎厚生労働大臣が定める施設基準に適合しているものとして地方厚生局長等に届け出た保険医療機関において行われる場合に限り算定する。
(1) 単線維筋電図（一連につき）については，重症筋無力症の診断を目的として，単線維筋電図に関する所定の研修を修了した十分な経験を有する医師により，単一の運動単位の機能の評価を行った場合に，一連として所定点数により算定する。診療報酬請求に当たっては，診療報酬明細書に当該医師が所定の研修を修了していること及び当該検査に係る十分な経験を有することを証する文書を添付し，検査実施日，実施医療機関の名称，診断名（疑いを含む）及び当該検査を行う医学的必要性の症状詳記を記載する。
(2) 診療報酬明細書の「摘要」欄への記載事項
検査実施年月日，実施医療機関の名称，診断名（疑いを含む）及び当該検査を行う医学的必要性の症状詳記を記載する。ただし，記載可能であれば，「摘要」欄への記載でも差し支えない。
レセ電：850190226／検査実施年月日（単線維筋電図）；(元号) yy”年”mm”月”dd”日”
レセ電：830100852／実施医療機関の名称（単線維筋電図）；＊＊＊＊＊＊＊＊
レセ電：830100853／診断名（疑いを含む。）（単線維筋電図）；＊＊＊＊＊＊＊＊
レセ電：830100854／検査を行う医学的必要性（単線維筋電図）；＊＊＊＊＊＊＊＊
<記載要領>

関連検査　誘発筋電図

【D239-2　電流知覚閾値測定（一連につき）】

D239-2　判神　新　乳　幼　200点
電流知覚閾値測定（一連につき）current perception threshold QST（CPT）
レセ電：160165110／電流知覚閾値測定

適応　末梢神経障害，手根管症候群，脊髄神

経根症，末梢性知覚障害*

意義 電流知覚閾値は，末梢神経部位における痛覚や振動覚に対応する知覚を定量的に評価するもの。正常と比較することで，知覚神経障害が初期症状である神経過敏状態か，神経障害の進行した状態であるかを診断するために用いられる。また知覚不全などの補助診断にも利用される。

保険メモ 電流知覚閾値測定は，末梢神経障害の重症度及び治療効果の判定を目的として，神経線維を刺激することによりその電流知覚閾値を測定した場合に，検査する筋肉の種類及び部位にかかわらず，一連につき所定点数により算定する。

関連検査 誘発筋電図

【D239-3　神経学的検査】

D239-3　判神　新　乳　幼　500点
神経学的検査
レセ電：160183210／神経学的検査

適応 認知症性疾患，脳血管障害，頭痛，てんかん，めまい，脳腫瘍，ビタミン欠乏性疾患，中毒性ニューロパチー，運動ニューロン疾患，脊髄小脳変性症，重症筋無力症，多発性筋炎，パーキンソン症候群，パーキンソン病，中枢神経系免疫疾患*，末梢神経疾患*，自律神経失調症，機能性神経疾患*，進行性筋ジストロフィー

意義 神経学的検査は，意識障害，言語，脳神経，運動系，感覚系，反射，協調運動，髄膜刺激症状，起立歩行等総合的な検査，診断を神経学的検査チャートを用いて行うもので，神経内科専門医，脳外科専門医（経験10年以上）が系統的神経診察の結果を判断する場合に認められる。脳卒中をはじめ慢性頭痛，めまい，しびれ，てんかん，神経系難病など多くの疾患が対象になる。

保険メモ ◎厚生労働大臣が定める施設基準に適合しているものとして地方厚生局長等に届け出た保険医療機関において行われる場合に限り算定する。

(1) 神経学的検査は，意識状態，言語，脳神経，運動系，感覚系，反射，協調運動，髄膜刺激症状，起立歩行等に関する総合的な検査及び診断を，成人においては「別紙様式19」の神経学的検査チャートを，小児においては「別紙様式19の2」の小児神経学的検査チャートを用いて行った場合に一連につき1回に限り算定する。

(2) 神経学的検査は，専ら神経系疾患（小児を対象とする場合を含む）の診療を担当する医師（専ら神経系疾患の診療を担当した経験を10年以上有するものに限る）として，地方厚生（支）局長に届け出ている医師が当該検査を行った上で，その結果を患者及びその家族等に説明した場合に限り算定する。

(3) 神経学的検査と一連のものとして実施された検査（眼振を検査した場合のD250平衡機能検査，眼底を検査した場合のD255精密眼底検査等を指す）については，所定点数に含まれ，別に算定できない。

(4) 問：D239-3神経学的検査について，例えば，意識障害のため検査不能な項目があった場合，検査ができなかった理由（「意識障害のため測定不能」など）を記載すればよいか。答：その通り。＜事務連絡　20080328＞

(5) 問：D239-3神経学的検査において，「一連のものとして実施された検査（眼振を検査した場合のD250平衡機能検査，眼底を検査した場合のD255精密眼底検査等を指す）については，所定点数に含まれ，別に算定できない。」とあるが，例えば，「D239-3」と「D250」の「1」から「5」までとは併算定ができないということか。答：神経学的検査としてD250平衡機能検査に該当する眼振検査をした場合には算定できないが，神経学的検査の結果特に必要と認め，神経学的検査に含まれない専門的な検査を行うなど，医学的見地から一連ではないと判断可能な場合においてはその限りではない。
＜事務連絡　20150630＞

関連検査 矯正視力検査

【D239-4　全身温熱発汗試験】

D239-4　判神　新　乳　幼　600点
全身温熱発汗試験　whole body hyperthermic sweat test
レセ電：160203610／全身温熱発汗試験　皮膚

適応 多系統萎縮症，パーキンソン病，多発ニューロパチー，特発性無汗症*，ホルネル症候群，ロス症候群*，パーキンソン病関連疾患*

意義 温熱による全身の発汗の有無及び発汗部位をヨウ素デンプン反応又は換気カプセル法を利用して確認することにより，発汗の障害部位を同定する。自律神経を制御する中枢・末梢神経系，皮膚の異常をきたす疾患の鑑別を目的とする。

保険メモ (1) 本検査は，多系統萎縮症，パーキンソン病，ポリニューロパチー，特発性無汗症，ホルネル症候群及びロス症候群等の患者に対し，ヨウ素デンプン反応又は換気カプセル法

神経・筋検査

を利用して患者の全身の発汗の有無及び発汗部位を確認した場合に，診断時に1回，治療効果判定時に1回に限り算定できる。

(2) 医師が直接監視を行うか，又は医師が同一建物内において直接監視をしている他の従事者と常時連絡が取れる状態かつ緊急事態に即時的に対応できる体制であること。

(3) 問：D239-4全身温熱発汗試験に「本検査は，多系統萎縮症，パーキンソン病，ポリニューロパチー，特発性無汗症，ホルネル症候群及びロス症候群等の患者に対し，ヨウ素デンプン反応を利用して患者の全身の発汗の有無及び発汗部位を確認した場合に，診断時に1回，治療効果判定時に1回に限り算定できる。」とあるが，この「等」にはどのような疾患が含まれるのか。答：パーキンソン病関連疾患が含まれる。
<事務連絡 20140331>

【D239-5 精密知覚機能検査】

D239-5 判神 新 乳 幼 280点
精密知覚機能検査 precision sensory function test
レセ電：160207810／精密知覚機能検査

適応 末梢神経障害，手関節部絞扼性神経障害，末梢神経損傷

意義 末梢神経損傷の患者に対して，知覚障害の部位や程度の評価を行うため，Semmes-Weinstein monofilament setを用いて知覚機能を定量的に測定する検査である。

保険メモ (1) 精密知覚機能検査は，末梢神経断裂，縫合術後又は絞扼性神経障害の患者に対して，当該検査に関する研修を受講した者が，Semmes-Weinstein monofilament setを用いて知覚機能を定量的に測定した場合に算定できる。なお，検査の実施に当たっては，関係学会の定める診療に関する評価マニュアルを遵守する。

(2) 問：区分番号「D239-5」精密知覚機能検査の算定留意事項にある「当該検査に関する研修」及び「関係学会の定める診療に関する評価マニュアル」とは何を指すのか。答：前者は日本ハンドセラピィ学会が行うSW-test講習を指し，後者は日本手外科学会及び日本ハンドセラピィ学会が定める「SWTによる静的触覚の評価マニュアル」を指す。<事務連絡 20160331>

【D240 神経・筋負荷テスト】

D240 1 判神 新 乳 幼 130点
テンシロンテスト（ワゴスチグミン眼筋力テストを含む） tensilon test
レセ電：160077010／テンシロンテスト

適応 重症筋無力症

意義 テンシロンは重症筋無力症の補助診断に用いられる。テンシロン(抗コリンエステラーゼ剤）を静注し，臨床症候を観察する。正常の場合，筋力に変化はないが，重症筋無力症では90～95%で改善を認める。ワゴスチグミン眼筋テストは，ワゴスチグミン（抗コリンエステラーゼ剤）を筋注し，眼瞼下垂や眼球運動障害が改善するかどうかをみる検査である。改善すれば重症筋無力症が疑われる。

保険メモ テンシロンテストについては，Edrophonium Chlorideを負荷して行う検査に伴う全ての検査（前後の観察及び精密眼圧測定を含む）を含む。

関連検査 誘発筋電図，抗アセチルコリンレセプター抗体（抗AChR抗体），抗筋特異的チロシンキナーゼ抗体

D240 2 判神 新 乳 幼 130点
瞳孔薬物負荷テスト
レセ電：160119510／瞳孔薬物負荷テスト

適応 アディー瞳孔，ホルネル症候群

意義 瞳孔は，副交感神経支配の瞳孔括約筋と交感神経支配の瞳孔散大筋のバランスによって支配されている。本検査は，自律神経検査の一つであり，薬物投与によって散瞳・縮瞳を発生させ，交感神経・副交感神経のバランス，障害程度などの自律神経機能を検査する。アドレナリン，チラミン，コカイン試験は交感神経刺激により散瞳をひきおこすもので，交感神経障害の部位によって反応パターンが異なる。またメコリル，ピロカルピン試験は副交感神経刺激によって縮瞳を起こす。

保険メモ 瞳孔薬物負荷テストは，ホルネル症候群又はアディー症候群について行った場合に，負荷する薬剤の種類にかかわらず，一連として所定点数により算定する。なお，使用した薬剤については，D500薬剤により算定する。

D240 3 判神 新 乳 幼 200点
乏血運動負荷テスト（乳酸測定等を含む）
レセ電：160077110／乏血運動負荷テスト

適応 糖原病，ミオクローヌスてんかん，ミトコンドリア脳筋症，MELAS症候群，MERRF

症候群，MNGIE，ピアソン症候群

意義 本検査は，筋肉の血流を少なくした乏血状態（低酸素状態）で運動負荷を与え，解糖系やグリコーゲン分解の障害を調べる検査である。上腕部をマンシェットで阻血して手の開閉運動を繰り返し，運動負荷前後での血中の乳酸及びピルビン酸値を測定する。糖原病では乳酸・ピルビン酸の上昇はみられないが，ミトコンドリア代謝異常では正常よりも著明に乳酸・ピルビン酸の上昇が持続される。

保険メモ 乏血運動負荷テストについては，血中乳酸，焦性ブドウ酸，カリウム，無機リン等の測定検査の費用及び採血料を含む。

関連検査 グルコース，カリウム，無機リン及びリン酸，有機モノカルボン酸

【D242　尿水力学的検査】

保険メモ 排尿筋圧測定の目的で，膀胱内圧測定と併せて直腸内圧を測定した場合には，膀胱内圧測定とD233直腸肛門機能検査の1項目行った場合の所定点数を併せて算定する。

また，内圧流量検査の目的で，D242に掲げる検査を複数行った場合には，それぞれの所定点数を算定する。

D242　1 新 乳 幼　**260点**
膀胱内圧測定　cystomery
レセ電：160077510／膀胱内圧

適応 神経因性膀胱，脳血管障害，脊髄腫瘍，脊髄ろう，脊髄損傷，前頭葉腫瘍，多発性硬化症，糖尿病性末梢神経障害，パーキンソン病，椎間板ヘルニア，多系統萎縮症，過活動膀胱，尿道狭窄症，前立腺肥大症，前立腺癌

意義 脊髄から出る副交感神経及び交感神経が排尿反射及び尿の貯蔵をつかさどっているため，脊髄障害や末梢神経疾患で膀胱の機能不全が現れる場合がある。本検査は，膀胱機能障害の型を決定するために必要な検査であり，膀胱内圧と膀胱容量の関係を調べ鑑別を行う。膀胱内圧測定用カテーテルを膀胱に挿入し，水又は炭酸ガスを圧媒体として注入して初発尿意と最大尿意の内圧と注入量を測定する。

D242　2 新 乳 幼　**260点**
尿道圧測定図
レセ電：160077610／尿道圧測定図

適応 神経因性膀胱，脊髄腫瘍，脊髄ろう，脊髄損傷，前頭葉腫瘍，脳血管障害，多発性硬化症，椎間板ヘルニア，糖尿病性末梢神経障害，パーキンソン病，多系統萎縮症，過活動膀胱，尿道狭窄症，前立腺肥大症，前立腺癌

意義 尿の貯留を維持するために尿道圧は膀胱圧よりも高くなくてはならない。尿生殖隔膜と尿道の筋が弛緩すると，膀胱圧が低くても失禁することがある。また，痙攣性であると膀胱圧をかなり高くしないと排尿が困難なため，尿管への逆流や残尿が生ずる。このような排尿障害診断のために，膀胱内圧測定とともに行われる場合がある。先端孔のある尿道内圧測定用カテーテルを用い，一定の速度で水を注入しながらカテーテルを引き抜き，尿道壁圧を連続的に記録し尿道内圧を測定する。

D242　3 新 乳 幼　**205点**
尿流測定　uroflowmetry
レセ電：160077710／尿流

適応 神経因性膀胱，脳血管障害，脊髄腫瘍，脊髄ろう，脊髄損傷，前頭葉腫瘍，多発性硬化症，糖尿病性末梢神経障害，パーキンソン病，椎間板ヘルニア，多系統萎縮症，過活動膀胱，尿道狭窄症，前立腺肥大症，前立腺癌

意義 尿道内圧と膀胱内収縮圧の平衡が保たれない場合に生じる失禁，尿管への尿の逆流現象などを知るための検査である。尿量計を用いて，排尿量を縦軸，時間軸を横軸として排尿能率を記録し，全排尿量，排尿時間，尿流量等を測定する。

D242　4 新 乳 幼　**310点**
括約筋筋電図　sphincter electromyogram
レセ電：160077810／括約筋筋電図

適応 神経因性膀胱，脳血管障害，脊髄腫瘍，脊髄ろう，脊髄損傷，前頭葉腫瘍，多発性硬化症，糖尿病性末梢神経障害，パーキンソン病，椎間板ヘルニア，多系統萎縮症，過活動膀胱，尿道狭窄症，前立腺肥大症，前立腺癌

意義 排尿反射に関係する筋群は，膀胱収縮筋，外尿道括約筋，尿生殖筋，骨盤筋でこれらの筋の緊張により尿道内圧と膀胱内圧は平衡を維持している。蓄尿には外尿道括約筋の収縮作用が関与しているため，この筋の機能を電気生理学的に調べることにより膀胱機能障害の原因を診断する。

§.12　耳鼻咽喉科学的検査

【D244　自覚的聴力検査】

D244　1　新 乳　350点
標準純音聴力検査　pure tone audiometry（純音）
レセ電：160078010／標準純音聴力検査

適応　難聴，音響外傷，鼓膜穿孔，耳管炎，耳垢栓塞，メニエール病，ハント症候群

意義　正常な耳と検査する耳を比べ，診断用オージオメーターを用いてさまざまな周波数の純音を聞かせ，どの程度弱い音を聞く能力があるかを調べる。気導聴力検査（空気を介して伝わる聴力を調べる方法）と骨導聴力検査（頭蓋骨から聴神経へ伝わる聴力を調べる方法）の両者を併せて求める検査である。これによって気導性か骨導性か混合性かの判断が可能で，正常耳との対照で難聴程度と範囲の診断を行う。

保険メモ　標準純音聴力検査は，日本工業規格の診断用オージオメーターを使用し，日本聴覚医学会制定の測定方法により，気導聴力（測定周波数250，500，1,000，2,000，4,000，8,000Hz）及び骨導聴力（測定周波数250，500，1,000，2,000，4,000Hz）を両耳について測定する方法をいう。

D244　1　新 乳　350点
自記オージオメーターによる聴力検査　self-recording audiometry / bekesy audiometry（自記オージオ）
レセ電：160078750／自記オージオ

適応　内耳性難聴，心因性難聴，後迷路性難聴，内耳性難聴

意義　自記オージオメーターによる聴力検査は，断続音と連続音を聞かせ気導聴覚閾値を測定する検査で，感音難聴の鑑別診断に用いる。聴覚順応や聴覚疲労を検出し，断続音と連続音記録を比較し，Jerger分類型により，内耳性難聴，後迷路性難聴，機能性難聴などを鑑別する。

D244　2　新 乳　350点
標準語音聴力検査　speech audiometry（語音）
レセ電：160147810／標準語音聴力検査

適応　難聴

意義　検査用語音を録音テープを用いて聞かせ，言葉を聞きとる能力を調べる。語音明瞭度検査や語音聴取検査，語音了解度検査など総合的に調べ，難聴の程度，障害部位，予後判定，補聴器の適合性，補聴器の選択を行うのに用いる。

D244　2　新 乳　350点
ことばのききとり検査　speech recognition test
レセ電：160078650／ことばのききとり検査

適応　難聴

意義　録音テープやCDを聞かせ，正答率を了解度として評価する語音聴力検査で，補聴器及び聴能訓練効果の評価を行う。

保険メモ　ことばのききとり検査は，難聴者の語音了解度を測定し，補聴器及び聴能訓練の効果の評価を行った場合に算定する。

D244　3　新 乳　110点
簡易聴力検査（気導純音聴力検査）
レセ電：160175910／簡易聴力検査（気導純音聴力）

適応　難聴

意義　診断用オージオメーターを使用して正常な耳と検査する耳を比べ，種々の周波数の純音を聞かせて，どの程度弱い音を聞く能力があるかを調べる。難聴程度の測定に用いる。

保険メモ　(1)　簡易聴力検査とは，室内騒音が30ホーン以下の防音室で行う検査である。
(2)　簡易聴力検査のうち気導純音聴力検査は，日本工業規格の診断用オージオメーターを使用して標準純音聴力検査時と同じ測定周波数について気導聴力検査のみを行った場合に算定する。

D244　3　新 乳　40点
簡易聴力検査（その他）（種目数にかかわらず一連につき）
レセ電：160176010／簡易聴力検査（その他）

適応　難聴

意義　音叉を用いる検査には，リンネ法（気導と骨導の聞こえている時間の長さを比べる検査），ウェーバー法（聞こえの偏りを比べる検査）とジェレ法（耳硬化症で特異なパターンを示す）などがある。オージオメーターは選別目的に応じた周波数と強度により測定する検査で，閉鎖骨試験（外耳道を閉鎖し伝音難聴を調べる）が用いられる。

保険メモ　(1)　簡易聴力検査とは，室内騒音が30ホーン以下の防音室で行う検査である。
(2)　簡易聴力検査のうちその他は，次に掲げる(ア)及び(イ)を一連として行った場合に算定する。
(ア)　音叉を用いる検査（ウェーバー法，リンネ法，ジュレ法を含む）

(イ) オージオメーターを用いる検査（閉鎖骨導試験（耳栓骨導試験），日本工業規格選別用オージオメーターによる気導検査を含む）

D244　4　新　乳　400点
後迷路機能検査（種目数にかかわらず一連につき）
レセ電：160078210／**後迷路機能検査**

適応　聴神経腫瘍，脳幹機能障害，側頭葉腫瘍

意義　内耳，後迷路のいずれかが障害されると感音難聴をひきおこすので内耳性か後迷路性難聴かの鑑別は重要である。本検査は両耳の音を合成して聞けるかどうかを調べる検査で，短音による検査，方向感機能検査，ひずみ語音明瞭度検査と一過性閾値上昇検査などがある。

保険メモ　後迷路機能検査とは，短音による検査，方向感機能検査，ひずみ語音明瞭度検査及び一過性閾値上昇検査（TTD）のうち，1種又は2種以上のものを組み合わせて行うものをいい，2種以上行った場合においても，所定点数により算定する。

D244　5　新　乳　400点
内耳機能検査（種目数にかかわらず一連につき）
レセ電：160078310／**内耳機能検査**

適応　老人性難聴，突発性難聴，騒音性難聴，ウイルス性内耳炎，音響外傷，頭部外傷，頭部外傷後遺症，メニエール病

意義　気導聴力と骨導聴力が同程度低下している場合は内耳性難聴が疑われる。測定にはレクルートメント検査（ABLB法，左右両耳の聴力差を調べる），音の強さ及び周波数の弁別域検査（識別できる音の変化），一過性閾値上昇検査などがある。

保険メモ　内耳機能検査の所定点数は，レクルートメント検査（ABLB法），音の強さ及び周波数の弁別域検査，SISIテスト等の内耳障害の鑑別に係る全ての検査の費用を含むものであり，検査の数にかかわらず，所定点数により算定する。

D244　5　新　乳　400点
耳鳴検査（種目数にかかわらず一連につき）
pitch much test / masking test
レセ電：160153350／**耳鳴検査**

適応　難聴，耳鳴症，外耳道異物，中耳炎，耳硬化症，内耳炎，メニエール病，更年期症候群，聴神経腫瘍

意義　診断用オージオメーター，自記オージオメーター，耳鳴検査装置を用い，日本聴覚医学会が制定した標準耳鳴検査法に沿った検査を行う。耳鳴同調音の検査(ピッチマッチング法)，ラウドネスの判定（ラウドネスバランス法），耳鳴遮蔽検査（マスキング法）などを実施する。

保険メモ　耳鳴検査は，診断用オージオメーター，自記オージオメーター又は耳鳴検査装置を用いて耳鳴同調音の検索やラウドネスの判定及び耳鳴り遮蔽検査等を行った場合に算定する。

D244　6　新　乳　150点
中耳機能検査（種目数にかかわらず一連につき）
レセ電：160078410／**中耳機能検査**

適応　鼓室硬化症，耳硬化症，中耳炎，滲出性中耳炎，中耳先天奇形，癒着性中耳炎

意義　骨導聴力が正常で気導聴力が低下している場合は中耳性難聴が疑われるため，これらの機能を検査する。鼓膜穿孔閉鎖検査（パッチテスト），骨導ノイズ法（マスキング），細小可聴閾値を調べる気導聴力検査がある。

保険メモ　中耳機能検査は，骨導ノイズ法，鼓膜穿孔閉鎖検査（パッチテスト），気導聴力検査等のうち2種以上を組み合わせて行った場合にのみ算定する。

【D244-2　補聴器適合検査】

D244-2　1　新　乳　1300点
補聴器適合検査（1回目）
レセ電：160170710／**補聴器適合検査（1回目）**

D244-2　2　新　乳　700点
補聴器適合検査（2回目以降）
レセ電：160170810／**補聴器適合検査（2回目以降）**

適応　先天性耳介奇形，耳硬化症，蝸牛障害，外耳道奇形，小児感音難聴，老人性難聴

意義　補聴器の適合判定，選択，調整のための検査である。補聴器使用下の語音聴力検査(効果判定)，環境音聴力検査（適合状態の評価及び不快レベル検査），総合的診断（質問紙による使用状況の評価，補聴器の調整）などを行う。

保険メモ　◎厚生労働大臣が定める施設基準に適合しているものとして地方厚生局長等に届け出た保険医療機関において行われる場合に，患者1人につき月2回に限り算定する。

(1) 補聴器適合検査は，聴力像に対し電気音響

的に適応と思われる補聴器を選択の上，音場での補聴器装着実耳検査を実施した場合に算定する。
(2)　植込型骨導補聴器の植え込み及び接合子付骨導端子又は骨導端子を交換した後，補聴器適合検査を実施した場合は，「2回目以降」により算定する。

【D245　鼻腔通気度検査】

D245 新 乳 300点
鼻腔通気度検査
レセ電：160078850／鼻腔通気度検査

適応　アレルギー性鼻炎，慢性副鼻腔炎，肥厚性鼻炎，鼻中隔弯曲症，睡眠時無呼吸症候群，鼻閉症

意義　鼻腔を通る空気の流量，流速を調べる検査で，炎症，腫瘍，嗅覚障害の診断に用いる。鼻閉（鼻づまり）を調べる簡便法に鼻腔通気度計がある。鼻腔の通気流量とその前後の圧力差を計測し，鼻腔の通気抵抗を測定する。

保険メモ　(1)　鼻腔通気度検査は，当該検査に関連する手術日の前後3月以内に行った場合に算定する。その場合は，診療報酬明細書の摘要欄に当該検査に関連する手術名及び手術日（手術前に当該検査を実施した場合においては手術実施予定日）を記載する。なお，手術に関係なく，睡眠時無呼吸症候群又は神経性（心因性）鼻閉症の診断の目的で行った場合にも，所定点数を算定できる。
(2)　診療報酬明細書の「摘要」欄への記載事項
当該検査に関連する手術名及び手術実施年月日（手術前に当該検査を実施した場合においては手術実施予定年月日）を記載する。
レセ電：830100168／鼻腔通気度検査に関連する手術名（鼻腔通気度検査）；＊＊＊＊＊＊
レセ電：850100192／手術実施年月日（鼻腔通気度検査）；（元号）yy”年”mm”月”dd”日”
レセ電：850100193／手術予定年月日（鼻腔通気度検査）；（元号）yy”年”mm”月”dd”日”
＜記載要領＞

【D246　アコースティックオトスコープを用いた鼓膜音響反射率検査】

D246 新 乳 100点
アコースティックオトスコープを用いた鼓膜音響反射率検査　acoustic otoscope
レセ電：160078550／鼓膜音響反射率（アコースティックオトスコープ）

適応　滲出性中耳炎，中耳疾患*

意義　外耳道から超音波を射入し，鼓膜からの反響の有無及びその程度を測定する検査で，中耳炎等による中耳腔内滲出液の状況を知ることができる。

保険メモ　アコースティックオトスコープを用いて鼓膜音響反射率検査と耳鏡検査及び鼓膜可動性検査を併せて行い，リコーダーで記録を診療録に残した場合のみ算定できる。なお，この場合の耳鏡検査及び鼓膜可動性検査の手技料は，当該所定点数に含まれ，別に算定できない。

【D247　他覚的聴力検査又は行動観察による聴力検査】

D247　1 新 乳 290点
鼓膜音響インピーダンス検査　impedance audiometry（インピーダンス／コマク）
レセ電：160078910／鼓膜音響インピーダンス検査

適応　中耳炎，耳硬化症，耳管開放症，鼓膜癒着症，外傷性耳小骨離断

意義　インピーダンスとはエネルギーの流れに対する抵抗で，エネルギーが音の場合は音響インピーダンスという。耳に入った音は鼓膜で反射されるので，この反射機能を測定することにより，鼓膜や耳小骨の振動，中耳腔の状態を把握する。測定はチンパノメトリー，静的コンプライアンス，耳小骨筋反射検査からなっており，これらの結果を総合的に判断する。

D247　2 新 乳 340点
チンパノメトリー　tympanometry（チンパノメトリー）
レセ電：160079010／チンパノメトリー

適応　耳管開放症，耳硬化症，外傷性耳小骨離断，滲出性中耳炎，癒着性中耳炎，耳管狭窄症

意義　中耳腔内圧と鼓膜・中耳伝音系の可動性を調べる検査である。インピーダンスオージオメーターを使用し外耳道の気圧を連続的に変化させ，鼓膜の振動を記録する。中耳腔の気圧，貯留液の有無の確認，滲出性中耳炎の診断，中

耳炎の経過観察に有用である。

D247 3 新 乳 **450点**
耳小骨筋反射検査 acoustic reflex（耳小骨筋）
レセ電：160079110／耳小骨筋反射検査

適応 耳硬化症，心因性難聴，聴神経障害，癒着性中耳炎，顔面神経障害，伝音難聴

意義 インピーダンスオージオメーターを用いて，周波数別の音刺激で発現する耳小骨筋の収縮によるコンプライアンスの変化を測定する。主にアブミ骨筋の収縮が記録されるので，顔面神経麻痺の部位診断や中耳機能の診断に用いられるほか，心因性難聴の聴力評価にも利用される。

D247 4 新 乳 **500点**
遊戯聴力検査 play audiometry（プレイオージオ）
レセ電：160079210／遊戯聴力検査

適応 幼児の難聴，先天性難聴

意義 純音聴力検査を幼児の遊びに取り入れ，遊びながら聞こえの検査を行う方法である。

D247 5 新 乳 **100点**
耳音響放射（OAE）検査（自発耳音響放射（SOAE）） otoacoustic emission test
レセ電：160170910／耳音響放射（OAE）検査（自発耳音響放射）

適応 感音難聴，耳鳴症

意義 耳音響放射（OAE）は，蝸牛から発生し外耳道で記録される音である。OAEはマイクとイヤホンを組み合わせた耳プローブを外耳道に挿入し，外有毛細胞を検査し，自発的に発生する耳音響放射を測定する。従来の蝸電図検査に比べ，脆弱性で測定の対象が後迷路性難聴と軽・中程度の内耳性難聴に限られる。

保険メモ 自発耳音響放射（SOAE）及び「その他の場合」の両方を同一月中に行った場合は，自発耳音響放射（SOAE）の所定点数は算定できない。

D247 5 新 乳 **300点**
耳音響放射（OAE）検査（その他の場合） otoacoustic emission test
レセ電：160171010／耳音響放射（OAE）検査（その他）

適応 メニエール病，難聴，突発性難聴，迷路性難聴

意義 誘発耳音響放射（EOAE）は音刺激で誘発された耳音響放射で，外耳道に刺激音を与えると，短時間で微弱な音放射を記録する。このほか結合音耳音響放射（DPOAE）がある。

保険メモ 耳音響放射（OAE）検査の「その他の場合」とは，誘発耳音響放射（EOAE）及び結合音耳音響放射（DPOAE）をいう。なお，自発耳音響放射（SOAE）及び「その他の場合」の両方を同一月中に行った場合は，自発耳音響放射（SOAE）の所定点数は算定できない。

【D248 耳管機能測定装置を用いた耳管機能測定】

D248 新 乳 **450点**
耳管機能測定装置を用いた耳管機能測定
レセ電：160152250／耳管機能（耳管機能測定装置）

適応 耳管機能低下，滲出性中耳炎，慢性中耳炎，耳管開放症，耳管狭窄症

意義 耳管機能測定装置を用いて，耳管の開大能を測定する検査で，音響耳管法，耳管鼓室気流動体法，加圧減圧法の3種の方法がある。音響耳管法は，鼻咽腔からの負荷音を外耳道のマイクロフォンで集音し，耳管の開閉程度を判断する。耳管鼓室気流動体法は，外界環境と中耳腔に生じさせた気圧差が解消される過程を外耳内の音響インピーダンス変化として記録する。加圧減圧法は鼓膜穿孔の症例に対し，外耳道に陰・陽圧を加え，耳管を開かせ，開大圧及び陰・陽圧平衡能を測定する。

保険メモ 耳管機能測定装置を用いた耳管機能測定において音響耳管法，耳管鼓室気流動体法又は加圧減圧法のいずれか又は複数により測定した場合に算定する。

【D249 蝸電図】

D249 新 乳 **750点**
蝸電図 electrocochleography
レセ電：160079310／蝸電図

適応 感音難聴

意義 音刺激で発生した蝸牛内電気反応は，蝸牛神経の活動電位で蝸牛神経機能を反映する。この活動電位を鼓室の内外から記録し，聴覚及び聴覚障害の部位診断に用いる。

【D250　平衡機能検査】

D250　1　新　乳　20点
平衡機能検査（標準検査）（種目数にかかわらず一連につき）balance test
レセ電：160079410／平衡機能検査（標準検査）

適応　平衡障害，めまい，メニエール病，末梢前庭障害，小脳性運動失調症，脳幹機能障害

意義　標準検査は立ち直り検査，上肢偏倚検査，下肢偏倚検査，自発眼振検査からなっている。立ち直り検査は静的体平衡のスクリーニング検査として位置づけられている。偏倚検査は，平衡神経系の左右差を検出するもの。自発眼振検査は眼振を検出し，めまい・平衡機能の指標とするもの。

保険メモ　(1)　標準検査とは，上肢偏倚検査（遮眼書字検査，指示検査，上肢偏倚反応検査，上肢緊張検査等），下肢偏倚検査（歩行検査，足ぶみ検査等），立ちなおり検査（ゴニオメーター検査，単脚起立検査，両脚起立検査等），自発眼振検査（正面，右，左，上，下の注視眼振検査，異常眼球運動検査，眼球運動の制限の有無及び眼位検査を含む検査）をいい，その数にかかわらず，一連として所定点数により算定する。

(2)　D239-3神経学的検査と一連のものとして実施された検査（眼振を検査した場合のD250平衡機能検査，眼底を検査した場合のD255精密眼底検査等を指す）については，所定点数に含まれ，別に算定できない。

【D250　2　平衡機能検査（刺激又は負荷を加える特殊検査（1種目につき））】

保険メモ　(1)　刺激又は負荷を加える特殊検査とは，次に掲げるものをいい，それぞれ検査1回につき所定点数により算定する。

(ア)　温度眼振検査（温度による眼振検査）

(イ)　視運動眼振検査（電動式装置又はそれに準じた定量的方法により刺激を行う検査）

(ウ)　回転眼振検査（電動式装置又はそれに準じた定量的方法により刺激を行う検査）

(エ)　視標追跡検査

(オ)　迷路瘻孔症状検査

(2)　D239-3神経学的検査と一連のものとして実施された検査（眼振を検査した場合のD250平衡機能検査，眼底を検査した場合のD255精密眼底検査等を指す）については，所定点数に含まれ，別に算定できない。

D250　2　新　乳　120点
平衡機能検査（刺激又は負荷を加える特殊検査）（温度眼振検査）caloric test
レセ電：160079610／平衡機能検査（温度眼振検査）

適応　小脳性運動失調症，迷路障害，脳腫瘍，メニエール病，耳帯状疱疹，前庭障害，突発性難聴，脳幹機能障害，脊髄小脳変性症，ハント症候群

意義　温度眼振検査は，一側ずつの刺激で生じる前庭眼反射の検査で，前庭機能の左右差を測定する。

D250　2　新　乳　120点
平衡機能検査（刺激又は負荷を加える特殊検査）（視運動眼振検査）optokinetic nystagmus test
レセ電：160079710／平衡機能検査（視運動眼振検査）

適応　小脳性運動失調症，迷路障害，脳腫瘍，メニエール病，耳帯状疱疹，前庭障害，突発性難聴，脳幹機能障害，脊髄小脳変性症

意義　視運動眼振検査は，脳幹や小脳の反応である視運動性眼振の異常をみる検査。

D250　2　新　乳　120点
平衡機能検査（刺激又は負荷を加える特殊検査）（回転眼振検査）rotation test
レセ電：160079810／平衡機能検査（回転眼振検査）

適応　小脳性運動失調症，迷路障害，脳腫瘍，メニエール病，耳帯状疱疹，前庭障害，突発性難聴，脳幹機能障害，脊髄小脳変性症，ハント症候群

意義　回転眼振検査は視覚を遮断し頭部の両側の半規管に与える刺激で誘発される眼振をみる検査で，中枢代償の状態を推定する。

D250　2　新　乳　120点
平衡機能検査（刺激又は負荷を加える特殊検査）（視標追跡検査）eye tracking test
レセ電：160079910／平衡機能検査（視標追跡検査）

適応　小脳性運動失調症，迷路障害，脳腫瘍，メニエール病，耳帯状疱疹，前庭障害，突発性難聴，脳幹機能障害，脊髄小脳変性症

意義　視標追跡調査は，頭を固定し移動する対象物を追視する眼球機能を調べる。中枢病変

の異常を測定する。

D250　2　新 乳　120点
平衡機能検査（刺激又は負荷を加える特殊検査）（迷路瘻孔症状検査）
レセ電：160080010／平衡機能検査（迷路瘻孔症状検査）

適応 小脳性運動失調症，迷路障害，脳腫瘍，メニエール病，耳帯状疱疹，前庭障害，突発性難聴，脳幹機能障害，脊髄小脳変性症

意義 迷路瘻孔症状検査は外耳道圧の変化により，内耳機能が迷路瘻孔や外リンパ瘻があると反応するため，瘻の存在を裏付ける検査である。

D250　3　新 乳　300点
平衡機能検査（頭位及び頭位変換眼振検査）（赤外線CCDカメラ等による場合） positioning nystagmus test by infrared CCD camera
レセ電：160199110／平衡機能検査（赤外線CCDカメラ等）

適応 メニエール病，内耳炎，前庭神経炎，突発性難聴，外リンパ瘻，聴神経腫瘍，遅発性内リンパ水腫，良性発作性めまい

意義 頭位眼振検査は頭位変換により耳石器に負荷を与える。頭位変換眼振検査は，急激な頭位変換により耳石器や半規管に動力による負荷を加え，潜在性眼振を顕在化させる検査である。内耳，脳幹や小脳の平衡神経系の異常を測定するために用いる。本法は赤外線CCDカメラが装着されたゴーグルにより，眼振及び異常眼球運動をTV画面上に拡大してモニターし，評価を行う。従来の電気眼振図やフレンツェル眼鏡を用いた眼振検査に比べ，小さな眼振も検出することが可能である。

保険メモ (1) 頭位及び頭位変換眼振検査の赤外線CCDカメラ等による場合は，赤外線カメラを用い，暗視野において眼振及び眼球運動等の観察を行った場合に算定する。

(2) 頭位及び頭位変換眼振検査と併せて行った浮遊耳石置換法は，当該検査料に含まれる。

(3) D239-3神経学的検査と一連のものとして実施された検査（眼振を検査した場合のD250平衡機能検査，眼底を検査した場合のD255精密眼底検査等を指す）については，所定点数に含まれ，別に算定できない。

D250　3　新 乳　140点
平衡機能検査（頭位及び頭位変換眼振検査）（その他の場合） positioning nystagmus test
レセ電：160199210／平衡機能検査（その他）

適応 メニエール病，小脳動脈塞栓症，末梢前庭障害，脳幹機能障害，良性発作性めまい，小脳性運動失調症

意義 頭位眼振検査は頭位変換により耳石器に負荷を与える。頭位変換眼振検査は，急激な頭位変換により耳石器や半規管に動力による負荷を加え，潜在性眼振を顕在化させる検査である。内耳，脳幹や小脳の平衡神経系の異常を測定するために用いる。

保険メモ (1) 頭位及び頭位変換眼振検査の「その他の場合」とは，フレンツェル眼鏡下における頭位眼振及び変換眼振検査をいい，その数にかかわらず，一連として所定点数により算定する。

(2) 頭位及び頭位変換眼振検査と併せて行った浮遊耳石置換法は，当該検査料に含まれる。

(3) D239-3神経学的検査と一連のものとして実施された検査（眼振を検査した場合のD250平衡機能検査，眼底を検査した場合のD255精密眼底検査等を指す）については，所定点数に含まれ，別に算定できない。

D250　4　新 乳　400点
平衡機能検査（電気眼振図（誘導数にかかわらず一連につき））（皿電極により4誘導以上記録を行った場合） electronystagmogram
レセ電：160179010／ENG（皿電極により4誘導以上）
D250　4　新 乳　260点
平衡機能検査（電気眼振図（誘導数にかかわらず一連につき））（その他の場合） electronystagmogram
レセ電：160080110／ENG（その他）

適応 めまい，平衡障害，メニエール病，末梢前庭障害

意義 眼球運動による角膜網膜電位の変化をとらえ，眼球運動を電気的に記録するもので，暗所や閉眼でも眼振の発生を確認できる。自発眼振検査など他の検査と併用して眼球運動の定量的測定を行う。

保険メモ (1) 電気眼振図をD278眼球電位図（EOG）と併せて行った場合は，主たる検査の所定点数のみを算定する。

(2) D239-3神経学的検査と一連のものとして実施された検査（眼振を検査した場合のD250平衡機能検査，眼底を検査した場合のD255精密眼底検査等を指す）については，所定点数に含まれ，別に算定できない。

【D250 5 平衡機能検査（重心動揺計、下肢加重検査、フォースプレート分析、動作分析検査）】

保険メモ (1) 重心動揺計，下肢加重検査，フォースプレート分析，動作分析検査に掲げる別の検査を行った場合には，それぞれ算定できる。

(2) D239-3神経学的検査と一連のものとして実施された検査（眼振を検査した場合のD250平衡機能検査，眼底を検査した場合のD255精密眼底検査等を指す）については，所定点数に含まれ，別に算定できない。

(3) 問：D250平衡機能検査「5」の重心動揺計は，「1」の標準検査を行った上，実施の必要が認められたものに限り算定する，とされているが，その他の「5」の下肢加重検査，フォースプレート分析，動作分析検査についても，あらかじめ「1」の標準検査を行う必要があるのか。答：その必要はない。<事務連絡 20080710>

(4) 問：D250平衡機能検査の「5」に掲げる別の検査を行った場合にはそれぞれ算定できるとされたが，1つの検査について複数の方法で行った場合にはそれぞれ算定できるか。答：1つの検査を複数の方法で行った場合には，1回のみ算定する。<事務連絡 20120330>

D250 5 新 乳 250点
平衡機能検査（重心動揺計） stabilometer
レセ電：160155910／平衡機能検査（重心動揺計）

適応 平衡障害，めまい，メニエール病，末梢前庭障害，運動失調

意義 重心動揺計は荷重変動を測定する検出器と，荷重信号のデータ処理装置からなる機器で，めまい・平衡障害など症状の客観的評価や病巣診断に用いる。重心動揺計を使って直立姿勢時の足底の荷重変動を検出し，変動速度・方向・集中度などを解析し，定量的測定を行う。平衡機能異常のスクリーニングや経過観察に有用である。

保険メモ 重心動揺計は，荷重変動を測定する検出器とこの荷重信号を記録・分析するデータ処理装置から成る装置を用いて，めまい・平衡障害の病巣診断のために行うものである。本検査は，当該装置を用いて，重心動揺軌跡を記録し，その面積（外周・矩形・実効値面積），軌跡長（総軌跡長・単位軌跡長・単位面積軌跡長），動揺中心変位，ロンベルグ率を全て計測した場合に算定するものである。なお，本検査は，標準検査を行った上，実施の必要が認められたものに限り算定するものである。

D250 5 新 乳 250点
平衡機能検査（下肢加重検査）
レセ電：160171950／平衡機能検査（下肢加重検査）

適応 中枢性めまい症，脳血管障害，パーキンソン病，変形性膝関節症，運動失調，膝内障

意義 足圧計測装置により左足，右足それぞれの足圧中心を計測し，左右下肢の荷重バランス及び歩行分析を行う。

保険メモ (1) 問：D250平衡機能検査「5」の下肢加重検査は，靴式足圧計測装置やシート式足圧接地足跡計測装置，プレート式足圧計測装置等を用いて行うが，一連の検査として，複数の装置を用いて計測した場合においても，1回しか算定できないのか。答：そのとおり。一連の検査につき1回である。
<事務連絡 20080710>

(2) 問：D250平衡機能検査「5」の下肢加重検査，フォースプレート分析，動作分析検査は，耳鼻科領域に限定されているのか。答：当該検査は，耳鼻科領域に限定するものではない。
<事務連絡 20080710>

D250 5 新 乳 250点
平衡機能検査（フォースプレート分析） force plate analysis
レセ電：160172050／平衡機能検査（フォースプレート分析）

適応 中枢性めまい症，末梢性めまい症，メニエール病，良性発作性めまい

意義 フォースプレートを用いて，歩行時の動的な時間，距離や足跡などの分析を行う。

保険メモ 問：D250平衡機能検査「5」の下肢加重検査，フォースプレート分析，動作分析検査は，耳鼻科領域に限定されているのか。答：当該検査は，耳鼻科領域に限定するものではない。<事務連絡 20080710>

D250　5 新 乳 **250点**
平衡機能検査（動作分析検査） motion analysis test
レセ電：160172150／**平衡機能検査（動作分析検査）**

適応 中枢性めまい症，末梢性めまい症，メニエール病，良性発作性めまい

意義 動作分析装置や慣性センサーにより，左右別に下肢荷重を計測し，足圧中心の移動分析を行う。

保険メモ 問：D250平衡機能検査「5」の下肢加重検査，フォースプレート分析，動作分析検査は，耳鼻科領域に限定されているのか。答：当該検査は，耳鼻科領域に限定するものではない。<事務連絡　20080710>

D250　6 新 乳 **300点**
平衡機能検査（ビデオヘッドインパルス検査） examination of the equilibrium (video Head Impulse Test)
レセ電：160231510／**平衡機能検査（ビデオヘッドインパルス検査）**

適応 メニエール病，前庭神経炎，内耳炎，外リンパ瘻，突発性難聴，前庭機能障害，迷路障害，小脳梗塞，脳幹梗塞，脊髄小脳変性症，聴神経腫瘍

意義 ビデオヘッドインパルス検査（video Head Impulse Test：vHIT）は，眼球運動記録用のCCDカメラと頭部運動の検出センサが内蔵されたゴーグルより構成される。高速度で被検者の頭部を約10度回転させた際の，頭部運動に対する眼球運動速度反応と反応低下時の代償性眼球運動（Catch Up Saccade：CUS）を測定することで，半規管機能を個別に定量的に評価して末梢性及び中枢性前庭障害を診断する。

保険メモ (1) ビデオヘッドインパルス検査は，眼球運動記録用のCCDカメラと頭部運動を検出するセンサーが内蔵されたゴーグルを用いて，定量的に平衡機能の評価を行った場合に算定する。

(2) D239-3神経学的検査と一連のものとして実施された検査（眼振を検査した場合のD250平衡機能検査，眼底を検査した場合のD255精密眼底検査等を指す）については，所定点数に含まれ，別に算定できない。

D250　7 **200点**
パワー・ベクトル分析加算（平衡機能検査）
レセ電：160156070／**パワー・ベクトル分析加算（平衡機能検査）**

意義 記録された重心動揺軌跡のコンピューター分析を行い，パワー・スペクトル，位置ベクトル，速度ベクトル，振幅確率密度分布を全て算出した場合に認められる。

保険メモ ◎重心動揺計，下肢加重検査，フォースプレート分析，動作分析検査について，パワー・ベクトル分析を行った場合には，パワー・ベクトル分析加算として200点を，刺激又は負荷を加えた場合には，刺激又は負荷加算として，1種目につき120点を所定点数に加算する。

(1) パワー・ベクトル分析加算は，記録された重心動揺軌跡のコンピューター分析を行い，パワー・スペクトル，位置ベクトル，速度ベクトル，振幅確率密度分布を全て算出した場合に算定する。

D250　7 **120点**
刺激又は負荷加算（平衡機能検査）
レセ電：160156170／**刺激又は負荷加算（平衡機能検査）**

意義 電気刺激，視運動刺激，傾斜刺激，水平運動刺激，振動刺激等姿勢反射誘発を加えて検査を行う場合に認められる。

保険メモ ◎重心動揺計，下肢加重検査，フォースプレート分析，動作分析検査について，パワー・ベクトル分析を行った場合には，パワー・ベクトル分析加算として200点を，刺激又は負荷を加えた場合には，刺激又は負荷加算として，1種目につき120点を所定点数に加算する。

(1) 刺激又は負荷加算は，電気刺激，視運動刺激，傾斜刺激，水平運動刺激，振動刺激等姿勢反射誘発を加えて本検査を行った場合に1種目ごとに算定する。

【D251　音声言語医学的検査】

D251　1 新 乳 **450点**
喉頭ストロボスコピー laryngoscopy（喉頭ストロボスコピー）
レセ電：160080210／**喉頭ストロボスコピー**

適応 声帯溝症，声帯のう胞，声帯ポリープ，声門癌，声帯萎縮，声帯瘢痕形成，声帯麻痺，喉頭癌，喉頭麻痺

意義 発声時声帯の振動は，そのままではぼやけて振動状態を観察できない。喉頭ストロボスコピーは，発声時声帯を静止又はスローモーションに変換するので，フラッシュ光源を用いて声帯を観察する。声帯ポリープ疾患，声帯溝症，声帯のう胞，声帯癌などの診断に有用である。

D251　2	新 乳 450点
音響分析	
レセ電：160080310／音響分析	

適応 声帯溝症，声帯のう胞，声帯ポリープ，声門癌，口蓋裂，耳管開放症，声帯萎縮，声帯瘢痕形成，声帯麻痺，軟口蓋麻痺，鼻咽腔閉鎖機能不全

意義 音声，発音，構音障害を有する患者に対し，サウンド・スペクトログラフ（音響分析装置）を用いて視覚的な評価を行う検査で音声パターン検査と音声スペクトル定量検査がある。音声パターン検査は音声の立ち上がり速度，強さの幅などを分析して嗄声の診断に役立てる。音声スペクトル定量検査は，音声スペクトルをモニターに表示し発声訓練をさせることができる。

保険メモ 音響分析は，種々の原因による音声障害及び発音，構音，話しことば等の障害がある患者に対して，音声パターン検査又は音声スペクトル定量検査のうちの一方又は両方を行った場合に算定する。

D251　3	新 乳 450点
音声機能検査	
レセ電：160080410／音声機能検査	

適応 声帯溝症，声帯のう胞，声帯癌，声帯萎縮，声帯ポリープ，痙攣性発声障害，喉頭麻痺，声帯結節症

意義 嗄声，弱音，声量の減少など発声機能障害を総合的に分析する検査である。音域検査（基本周波数），音の強さの測定（音圧），発声時呼吸流（呼気流率），発声持続時間（最長発声持続時間）の測定からなる。

保険メモ 音声機能検査とは，嗄声等の音声障害について，発声状態の総合的分析を行う検査であり，音域検査，声の強さ測定，発声時呼吸流の測定，発声持続時間の測定を組み合わせて，それぞれ又は同時に測定するものをいい，種類及び回数にかかわらず，一連として1回算定する。

【D252　扁桃マッサージ法】

D252	新 乳 40点
扁桃マッサージ法　tonsil massage	
レセ電：160080510／扁桃マッサージ法	

適応 慢性扁桃炎

意義 本検査は慢性扁桃炎に対する病巣誘発試験で，原病巣を刺激して遠隔臓器の反応をみる。扁桃マッサージ法は超短波法とマッサージ法がある。超短波法は誘発試験法として超短波の導子を直接扁桃に当てるか，両側下顎部に当てて照射する。マッサージ法は手指又は電動式マッサージ器を用いて行う。

保険メモ 扁桃マッサージ法は，慢性扁桃炎に対する病巣誘発試験として行われた場合に算定する。

【D253　嗅覚検査】

D253　1	新 乳 450点
基準嗅覚検査　test of olfactory function	
レセ電：160080610／基準嗅覚検査	

適応 カルマン症候群，シアン化水素中毒，中枢神経性嗅覚障害，鼻茸，鼻中隔弯曲症，副鼻腔炎，鼻腔腫瘍，嗅覚障害

意義 基準嗅覚検査は，嗅覚障害の有無や障害の程度を調べる検査である。T&Tオルファクトメーターを用いて5種類の基準臭素の希釈系列を低濃度から高濃度へ順に（8段階）嗅ぎ，検知閾値（最初の匂いの濃度）と認知閾値（匂いの範囲）を測定する。

保険メモ 基準嗅覚検査は，5種の基準臭（T&Tオルファクトメーター）による嗅力検査である。

D253　2	新 乳 45点
静脈性嗅覚検査	
レセ電：160080710／静脈性嗅覚検査	

適応 カルマン症候群，中枢神経性嗅覚障害，シアン化水素中毒，鼻茸，鼻中隔弯曲症，鼻腔腫瘍，副鼻腔炎，嗅覚障害

意義 静脈性嗅覚検査は，プロスルチアミンを静注し，嗅感発現（にんにく臭）までの潜伏時間と消失までの持続時間を測定し，嗅覚障害の程度を検査する。

保険メモ 静脈性嗅覚検査は，有嗅医薬品静注後の嗅感発現までの時間と嗅感の持続時間を測定するものであり，第6部第1節第1款の注射実施料は，所定点数に含まれる。

【D254　電気味覚検査（一連につき）】

D254 ……… 新 乳 300点
電気味覚検査（一連につき） electric gustometry（電気味覚）
レセ電：160080810／電気味覚検査

適応 味覚障害，亜鉛欠乏症
意義 本検査は，特殊な味（金属味）を指標とした2dbステップ，21レベルの刺激が可能で定量的に優れているため，味覚伝導路障害の診断に有用である。しかし甘味，塩味などの味覚域値に対する定性は不可能なため，一般の味覚障害には使えない。濾紙ディスク法は味覚障害のための検査で，甘，塩，酸，苦味の基本味覚を5段階の濃度別に定性的，定量的に測定する。
保険メモ 電気味覚検査については，検査の対象とする支配神経領域に関係なく所定点数を一連につき1回算定する。

D254 ……… 新 乳 300点
味覚定量検査（濾紙ディスク法）
レセ電：160080950／味覚定量検査（濾紙ディスク法）

適応 味覚障害，亜鉛欠乏症
意義 濾紙ディスク法は味覚障害のための検査で，6ヵ所の味覚神経領域別に甘，塩，酸，苦味の基本味覚を5段階の濃度別に計120くらいのディスクを使って低濃度から上昇法で定性的，定量的に測定する。
保険メモ (1) 濾紙ディスク法による味覚定量検査は，電気味覚検査により算定する。
(2) 問：D254電気味覚検査について，「(2)濾紙ディスク法による味覚定量検査は，電気味覚検査により算定する。」こととされているが，薬事承認されている味覚検査用試薬を用いる場合に加えて，「濾紙ディスク法による味覚定量検査における試薬調製について」（令和4年12月8日医政局医薬産業振興・医療情報企画課，労働基準局補償課事務連絡）に示される「濾紙ディスク法による味覚定量検査における味質液の標準的な調製方法」に基づき調製した味質液を用いた場合も算定できるか。答：算定可。ただし，濾紙ディスク法による味覚定量検査に用いるものとして薬事承認を得た味覚検査用試薬が安定的に供給されるまでの時限的・特例的な取扱いとする。<事務連絡　20221209>

§.13　眼科学的検査

【D255　精密眼底検査（片側）】

D255 ……… 判ロ 新 乳 56点
精密眼底検査（片側） indirect ophthalmoscopy / fundoscopy（精眼底）
レセ電：160081010／精密眼底検査（片）

D255 ……… 判ロ 新 乳 112点
精密眼底検査（両側） indirect ophthalmoscopy / fundoscopy
レセ電：160081130／精密眼底検査（両）

適応 強膜疾患，虹彩毛様体炎，白内障，糖尿病網膜症，網膜剥離，動脈硬化性網膜症，黄斑障害，白色瞳孔*，ぶどう膜炎，視神経症，黒内障，高血圧性網膜症
意義 眼底の状態を観察することにより，多くの眼科的疾患の異常を診断できるので，眼科領域では不可欠の検査である。散瞳剤を用いて，より精密に細血管や視神経の状態を直視できるため，網膜剥離，緑内障，視神経疾患などの診断に用いられるほか，糖尿病，高血圧症，脂質異常症，動脈硬化の診断にも有用である。検査では，手持式直像鏡，立体視が可能な額帯式倒像鏡，拡大眼底像が得られる電気直像鏡などを使用する。
保険メモ (1) 精密眼底検査は，手持式，額帯式，固定式等の電気検眼鏡による眼底検査をいい，眼底カメラ撮影のみでは算定できない。
(2) D239-3神経学的検査と一連のものとして実施された検査（眼振を検査した場合のD250平衡機能検査，眼底を検査した場合のD255精密眼底検査等を指す）については，所定点数に含まれ，別に算定できない。
(3) 問：精密眼底検査，汎網膜硝子体検査，眼底カメラ撮影，細隙燈顕微鏡検査を医師が行う際に，検査の実施と同時に画像情報を送信し，受信側の他の保険医療機関の医師が診断を行った場合でも，当該検査の点数は算定できるか。答：算定できる。なお，この場合の診療報酬は送信側の保険医療機関が請求することとなるが，診断等に係る費用については送信側，受信側の保険医療機関間における相互の合議に委ねることとなる。<事務連絡　20060328>
関連検査 遺伝性網膜ジストロフィ遺伝学的検査

【D255-2　汎網膜硝子体検査（片側）】

D255-2　判ロ 新 乳　150点
汎網膜硝子体検査（片側）
レセ電：160171110／汎網膜硝子体検査（片）

適応　増殖性網膜症，硝子体混濁，ぶどう膜炎，網膜硝子体界面症候群

意義　細隙燈顕微鏡と特殊レンズを用いて，網膜・網膜硝子体界面及び硝子体を詳細に検査する。網膜と硝子体の微細な変化や癒着などの異常を測定することができる。眼底の病変疾患の診断に有用である。

保険メモ　◎患者1人につき月1回に限り算定する。ただし，汎網膜硝子体検査と併せて行った，D255精密眼底検査（片側），D257細隙灯顕微鏡検査（前眼部及び後眼部）又はD273細隙灯顕微鏡検査（前眼部）に係る費用は所定点数に含まれるものとする。

(1)　増殖性網膜症，網膜硝子体界面症候群又は硝子体混濁を伴うぶどう膜炎の患者に対して，散瞳剤を使用し，細隙燈顕微鏡及び特殊レンズを用いて網膜，網膜硝子体界面及び硝子体の検査を行った場合に限り算定する。

【D256　眼底カメラ撮影】

D256　1　判ロ 新 乳　54点
眼底カメラ撮影（アナログ撮影）fundus photography（眼底カメラ）
レセ電：160203710／眼底カメラ撮影（アナログ撮影）

適応　強膜疾患，虹彩毛様体炎，白内障，視神経症，視覚障害，糖尿病網膜症，網膜剥離，緑内障，黄斑障害，硝子体出血，硝子体混濁，ぶどう膜炎，動脈硬化性網膜症，網膜白斑，網膜脈絡膜萎縮

意義　眼底カメラ撮影は眼底の精査を行う場合，記録のために使用される。

保険メモ　◎使用したフィルムの費用として，購入価格を10円で除して得た点数を所定点数に加算する。

(1)　眼底カメラ撮影は片側，両側の区別なく所定点数により算定する。

(2)　「通常の方法の場合」，「蛍光眼底法の場合」又は「自発蛍光撮影法の場合」のいずれか複数の検査を行った場合においては，主たる検査の所定点数により算定する。

(3)　使用したフィルム及び現像の費用は，10円で除して得た点数を加算する。

(4)　インスタントフィルムを使用した場合は，フィルムの費用として10円で除した点数を加算する。なお，1回当たり16点を限度とする。

(5)　アナログ撮影を行ったものをデジタルに変換した場合は，アナログ撮影を算定する。

D256　1　判ロ 新 乳　58点
眼底カメラ撮影（デジタル撮影）fundus photography（眼底カメラ）
レセ電：160203810／眼底カメラ撮影（デジタル撮影）

適応　強膜疾患，虹彩毛様体炎，白内障，視神経症，視覚障害，糖尿病網膜症，網膜剥離，緑内障，黄斑障害，硝子体出血，硝子体混濁，ぶどう膜炎，動脈硬化性網膜症，網膜白斑，網膜脈絡膜萎縮

意義　眼底カメラ撮影は眼底の精査を行う場合，記録のために使用される。

保険メモ　(1)　眼底カメラ撮影は片側，両側の区別なく所定点数により算定する。

(2)　「通常の方法の場合」，「蛍光眼底法の場合」又は「自発蛍光撮影法の場合」のいずれか複数の検査を行った場合においては，主たる検査の所定点数により算定する。

(3)　デジタル撮影とは，画像情報をデジタル処理して管理及び保存が可能な撮影方法をいう。

(4)　デジタル撮影したものをフィルムへプリントアウトした場合，デジタル撮影を算定できるが，当該フィルムの費用は別に算定できない。

D256　2　判ロ 新 乳　400点
眼底カメラ撮影（蛍光眼底法の場合）fluorescence fundus photography
レセ電：160081550／眼底カメラ撮影（蛍光眼底法）

適応　虹彩毛様体炎，脈絡膜炎，網膜障害，視神経症，視覚障害，視野欠損，色素異常症，夜盲症，眼虚血症候群，糖尿病網膜症

意義　蛍光眼底法はフルオレセイン又はインドシアニングリーン（蛍光色素-造影剤）を静注し，眼底の循環状態，網膜，網膜色素上皮脈絡膜の病変，血液眼関門の精査などのために眼底カメラによる撮影を行う検査である。

保険メモ　◎使用したフィルムの費用として，購入価格を10円で除して得た点数を所定点数に加算する。

(1)　眼底カメラ撮影は片側，両側の区別なく所定点数により算定する。

(2)　「通常の方法の場合」，「蛍光眼底法の場合」又は「自発蛍光撮影法の場合」のいずれか複数の検査を行った場合においては，主たる検査の

所定点数により算定する。

(3) 使用したフィルム及び現像の費用は，10円で除して得た点数を加算する。

(4) インスタントフィルムを使用した場合は，フィルムの費用として10円で除した点数を加算する。なお，1回当たり16点を限度とする。

関連検査 光干渉断層血管撮影，遺伝性網膜ジストロフィ遺伝学的検査

D256 3 判口 新 乳 510点
眼底カメラ撮影（自発蛍光撮影法の場合） autofluorescence retinal imaging レセ電：160199310／眼底カメラ撮影（自発蛍光撮影法）

適応 加齢黄斑変性，強度近視

意義 眼底自発蛍光は，主に網膜色素上皮中のリポフスチンの発する蛍光の有無及び多寡から網膜色素上皮の状態（老化や病的反応）を推測するものである。したがって，造影剤に対するショックなどのアレルギー反応がなく，被検者に負担のない非侵襲的な検査である。共焦点レーザー走査型検眼鏡（cSLO）又は特殊な励起及びバリアフィルターを挿入したデジタル眼底カメラで眼底自発蛍光が撮影できる。眼底自発蛍光は，強度近視あるいは加齢黄斑変性における網脈絡膜萎縮の変化について非侵襲的に評価できる方法である。

保険メモ ◎使用したフィルムの費用として，購入価格を10円で除して得た点数を所定点数に加算する。

(1) 眼底カメラ撮影は片側，両側の区別なく所定点数により算定する。

(2)「通常の方法の場合」，「蛍光眼底法の場合」又は「自発蛍光撮影法の場合」のいずれか複数の検査を行った場合においては，主たる検査の所定点数により算定する。

(3) 使用したフィルム及び現像の費用は，10円で除して得た点数を加算する。

(4) インスタントフィルムを使用した場合は，フィルムの費用として10円で除した点数を加算する。なお，1回当たり16点を限度とする。

関連検査 遺伝性網膜ジストロフィ遺伝学的検査

D256 4 100点
広角眼底撮影加算 ultrawide-field retinal imaging レセ電：160199410／広角眼底撮影加算

適応 未熟児網膜症，網膜芽細胞腫，網膜変性，糖尿病網膜症，網膜静脈閉塞症，コーツ病

意義 特殊レーザー光（Fourier Domain Mode Locked（FDML）laser）を用いることで，従来のスペクトラルドメイン光干渉断層計（SD-OCT）より200倍以上速い（1.37MHz）眼底用波長掃引型光干渉断層計（SS-OCT）が開発され，眼底70度の広角光干渉断層イメージングが可能であることが示された。眼底70度は通常の眼底カメラよりも広い画角であり，黄斑と視神経乳頭は言うに及ばず，後極部全体を含む広い範囲の3次元撮影が可能となった。これは，臨床的に極めて大きな意義があり，短時間で観察したい場所の断層像を切り出して観察できる。

保険メモ ◎広角眼底撮影を行った場合は，広角眼底撮影加算として，100点を所定点数に加算する。

(1) 広角眼底撮影加算は，次のいずれかに該当する場合に限り加算する。

(ア) 3歳未満の乳幼児であって，未熟児網膜症，網膜芽細胞腫又は網膜変性疾患が疑われる患者に対して広角眼底撮影を行った場合

(イ) 糖尿病網膜症，網膜静脈閉塞症又はコーツ病の患者に対して蛍光眼底法による観察のために広角眼底撮影を行った場合

【D256-2　眼底三次元画像解析】

D256-2 判口 新 乳 190点
眼底三次元画像解析 レセ電：160183310／眼底三次元画像解析

適応 脈絡膜炎，網膜障害，緑内障，加齢黄斑変性，黄斑円孔

意義 本検査は，緑内障の視神経乳頭の陥没拡大と網膜神経線維層欠損の精査，加齢黄斑変性，黄斑円孔などの的確な診断をするために行う。三次元画像の解析は，光干渉断層計(OCT)，偏光レーザーを照射して網膜神経線維層の厚みを計る共焦点走査レーザーポラリメーター（初期緑内障の診断に有効）のほか，共焦点走査レーザー眼底鏡による測定などがある。

保険メモ ◎患者1人につき月1回に限り算定する。ただし，眼底三次元画像解析と併せて行った，D256眼底カメラ撮影の「通常の方法の場合」に係る費用は，所定点数に含まれるものとする。

【D256-3　光干渉断層血管撮影】

D256-3　判ロ　新　乳　**400点**
光干渉断層血管撮影　Optical Coherence Tomography (OCT) angiography
レセ電：160213310／光干渉断層血管撮影

適応　糖尿病網膜症，網膜静脈閉塞症，黄斑変性

意義　蛍光造影剤を用いることなく，血管撮影機能を有する眼科用光干渉断層計を用い眼底血管像を観察・撮影する。蛍光造影剤を使用しないことにより薬剤による副作用がなく，検査の安全性は高い。

保険メモ　◎光干渉断層血管撮影は，患者1人につき月1回に限り算定する。ただし，当該検査と併せて行った，D256眼底カメラ撮影に係る費用は，所定点数に含まれるものとする。
(1)　光干渉断層血管撮影は片側，両側の区別なく所定点数により算定する。

関連検査　眼底カメラ撮影

【D257　細隙灯顕微鏡検査（前眼部及び後眼部）】

D257　判ロ　新　乳　**110点**
細隙灯顕微鏡検査（前眼部及び後眼部）
slit-lamp microscopy / slitlamp examination（精密スリットM）
レセ電：160081610／スリットM（前・後眼部）

適応　黄斑障害，網膜剥離，虹彩毛様体炎，ぶどう膜炎，緑内障，視神経症，視覚障害，強膜疾患，白内障，眼球障害*

意義　散瞳剤を用いて散瞳し，細隙光により作られた断面を顕微鏡で立体的にみる検査で，眼瞼，結膜，角膜，前房，虹彩，水晶体，硝子体，網脈絡膜などを観察する。

保険メモ　◎使用したフィルムの費用として，購入価格を10円で除して得た点数を所定点数に加算する。
(1)　散瞳剤を使用し，前眼部，透光体及び網膜に対して細隙灯顕微鏡検査を行った場合には，検査の回数にかかわらず，1回に限り所定点数を算定する。
(2)　細隙灯を用いた場合であって写真診断を必要として撮影を行った場合は，使用したフィルム代等については，眼底カメラ撮影の例により算定する。
(3)　D273細隙灯顕微鏡検査（前眼部）は，D257細隙灯顕微鏡検査（前眼部及び後眼部）と併せて算定できない。

関連検査　角膜ジストロフィー遺伝子検査

D257　判ロ　新　乳　**48点**
細隙灯顕微鏡検査（前眼部及び後眼部）後生体染色使用再検査
レセ電：160146550／スリットM（前・後眼部）後生体染色使用再検査

適応　黄斑障害，網膜剥離，虹彩毛様体炎，ぶどう膜炎，緑内障，視神経症，視覚障害，強膜疾患，白内障，眼球障害*

意義　散瞳剤を用いて散瞳し，細隙光により作られた断面を顕微鏡で立体的にみる検査で，眼瞼，結膜，角膜，前房，虹彩，水晶体，硝子体，網脈絡膜などを観察する。

保険メモ　細隙灯顕微鏡検査（前眼部及び後眼部）を行った後，更に必要があって生体染色を施して再検査を行った場合は，再検査1回に限りD273細隙灯顕微鏡検査（前眼部）により算定する。

【D258　網膜電位図（ERG）】

D258　判ロ　新　乳　**230点**
網膜電位図（ERG）　electroretinogram
レセ電：160081710／ERG

適応　白内障，網膜障害，糖尿病網膜症，緑内障，視神経症，視覚障害，脈絡膜炎，夜盲症，網膜変性，眼球障害*

意義　強い角膜混濁や白内障，硝子体出血などで眼底が透見できないとき，網膜機能を測定する検査で，夜盲性疾患など種々の網膜変性症の診断に用いる。

保険メモ　(1)　網膜電位図（ERG）は，前眼部又は中間透光体に混濁があって，眼底検査が不能の場合又は眼底疾患の場合に限り，誘導数にかかわらず，所定点数により算定する。
(2)　D258-3黄斑局所網膜電図及び全視野精密網膜電図は，D258網膜電位図（ERG）又はD258-2網膜機能精密電気生理検査（多局所網膜電位図）を併せて実施した場合は，主たるものの所定点数を算定する。

関連検査　精密眼底検査，黄斑局所網膜電図，全視野精密網膜電図，遺伝性網膜ジストロフィ遺伝学的検査

【D258-2　網膜機能精密電気生理検査（多局所網膜電位図）】

D258-2　判ロ　新　乳　500点
網膜機能精密電気生理検査（多局所網膜電位図）　multi-focal electroretinogram
レセ電：160187210／網膜機能精密電気生理検査（多局所網膜電位図）

適応　黄斑ジストロフィー，黄斑症，網膜疾患と視神経疾患との鑑別*，網膜手術前後*

意義　黄斑機能の他覚的検査である。

保険メモ　(1)　網膜機能精密電気生理検査（多局所網膜電位図）はD258網膜電位図（ERG）では十分な情報が得られないと医師が認めるものであって，以下に掲げる場合において算定できる。

(ア)　前眼部又は中間透光体に混濁があって，眼底検査が不能な黄斑疾患が疑われる患者に対して診断を目的として行う場合（初回診断時1回，以降3月に1回に限る）

(イ)　黄斑ジストロフィーの診断を目的とした場合（初回診断時1回，以降3月に1回に限る）

(ウ)　網膜手術の前後（それぞれ1回ずつに限る）

(2)　D258-3黄斑局所網膜電図及び全視野精密網膜電図は，D258網膜電位図（ERG）又はD258-2網膜機能精密電気生理検査（多局所網膜電位図）を併せて実施した場合は，主たるものの所定点数を算定する。

(3)　診療報酬明細書の摘要欄に前回の実施日（初回の場合は初回である旨）を記載する。

(4)　診療報酬明細書の「摘要」欄への記載事項
「診療報酬の算定方法の一部改正に伴う実施上の留意事項について」別添1第2章第3部D258-2網膜機能精密電気生理検査の(1)から(3)までに規定するものの中から該当するものを選択して記載する。

(1)又は(2)を記載した場合は，直近の算定月日（初回であればその旨）を，(3)を記載した場合は手術施行（予定を含む）年月日を記載する。

レセ電：820100153／(1)　留意事項通知に規定する患者に対する黄斑疾患の診断目的

レセ電：820100154／(2)　黄斑ジストロフィーの診断目的

レセ電：820100155／(3)　網膜手術の前後

レセ電：850190007／前回算定年月日（網膜機能精密電気生理検査）；(元号) yy”年”mm”月”dd”日”

レセ電：820190007／初回（網膜機能精密電気生理検査）

レセ電：850100194／手術実施年月日（網膜機能精密電気生理検査）；(元号) yy”年”mm”月”dd”日”

レセ電：850100195／手術予定年月日（網膜機能精密電気生理検査）；(元号) yy”年”mm”月”dd”日”

<記載要領>

(5)　診療報酬明細書の「摘要」欄への記載事項
（算定回数が複数月に1回又は年1回のみとされている検査を実施した場合）
前回の実施年月日（初回の場合は初回である旨）を記載する

レセ電：850190037／前回実施年月日（網膜機能精密電気生理検査（多局所網膜電位図））；(元号) yy”年”mm”月”dd”日”

レセ電：820190037／初回（網膜機能精密電気生理検査（多局所網膜電位図））

<記載要領>

関連検査　網膜電位図（ERG），黄斑局所網膜電図，全視野精密網膜電図

【D258-3　黄斑局所網膜電図、全視野精密網膜電図】

保険メモ　◎厚生労働大臣が定める施設基準に適合しているものとして地方厚生局長等に届け出た保険医療機関において行われる場合に限り算定する。

D258-3　判ロ　新　乳　800点
黄斑局所網膜電図　focal macular electroretinography
レセ電：160218810／黄斑局所網膜電図

適応　黄斑ジストロフィー

意義　眼底を観察しながら，黄斑局所に光刺激を与えることにより，その刺激部位からの網膜電位を記録する。網膜の外層から内層まで層別診断が可能となる。

保険メモ　(1)　黄斑局所網膜電図及び全視野精密網膜電図は，D258網膜電位図（ERG）では十分な情報が得られないと医師が認めるものであって，以下に掲げる場合において算定できる。

(ア)　黄斑局所網膜電図は，黄斑ジストロフィーの診断を目的に，網膜の層別機能解析を行った場合に，患者1人につき年1回に限り算定できる。ただし，当該検査を年2回以上算定する場合は，診療報酬明細書の摘要欄にその医学的必要性を記載する。

(イ)　D258網膜電位図（ERG）又はD258-2網膜機能精密電気生理検査（多局所網膜電位図）を併せて実施した場合は，主たるものの所定点数を算定する。

(2)　診療報酬明細書の「摘要」欄への記載事項（黄斑局所網膜電図又は全視野精密網膜電図を年2回以上算定する場合）
その医学的必要性を記載する。
レセ電：830100169／年2回以上算定する医学的必要性（黄斑局所網膜電図）；********
<記載要領>

関連検査　全視野精密網膜電図，網膜電位図（ERG），網膜機能精密電気生理検査

D258-3	判ロ 新 乳	800点
全視野精密網膜電図　full field electroretinography		
レセ電：160218910／全視野精密網膜電図		

適応　網膜色素変性，黄斑ジストロフィー

意義　杆体系と錐体系の網膜電図を分離して記録する。（網膜障害の診断に有用）

保険メモ　(1)　黄斑局所網膜電図及び全視野精密網膜電図は，D258網膜電位図（ERG）では十分な情報が得られないと医師が認めるものであって，以下に掲げる場合において算定できる。

(ア)　全視野精密網膜電図は，網膜色素変性疾患の鑑別と視機能の評価又は黄斑ジストロフィーの診断を目的に行った場合に，原則として患者1人につき年1回に限り算定できる。ただし，当該検査を年2回以上算定する場合は，診療報酬明細書の摘要欄にその医学的必要性を記載する。

(イ)　D258網膜電位図（ERG）又はD258-2網膜機能精密電気生理検査（多局所網膜電位図）を併せて実施した場合は，主たるものの所定点数を算定する。

(2)　診療報酬明細書の「摘要」欄への記載事項（黄斑局所網膜電図又は全視野精密網膜電図を年2回以上算定する場合）
その医学的必要性を記載する。
レセ電：830100170／年2回以上算定する医学的必要性（全視野精密網膜電図）；********
<記載要領>

関連検査　黄斑局所網膜電図，網膜電位図（ERG），網膜機能精密電気生理検査

【D259　精密視野検査（片側）】

D259	判ロ 新 乳	38点
精密視野検査（片側）　visual field test（精視野）		
レセ電：160081810／精密視野検査（片）		
D259	判ロ 新 乳	76点
精密視野検査（両側）　visual field test		
レセ電：160081930／精密視野検査（両）		

適応　視神経路病変，下垂体腫瘍，頭蓋咽頭腫，視神経膠腫，視交叉くも膜炎，緑内障，視神経炎，中心性網脈絡膜炎，網膜剥離，視覚障害，両眼の低視力，片眼低視力，網膜動脈閉塞症，網膜静脈閉塞症，視野欠損

意義　視野とは眼球の方向を固定して，見える範囲をいう。網膜から視中枢に至る部分（視神経，視神経交叉，視索外側膝状体，視皮質）の異常を調べる検査である。周辺視野計と中心視野計を用いて視野測定を行うが，平面的な視野を調べる際に，一般的に用いられるのは，1m又は50cm，2mの距離での測定である。

保険メモ　(1)　精密視野検査は，中心視野計又は周辺視野計を用いて視野の測定を行った場合に，それぞれ所定点数により算定する。
(2)　河本氏暗点計による検査及び機器を使用しない検査は，基本診療料に含まれる。

関連検査　抗アクアポリン4抗体，遺伝性網膜ジストロフィ遺伝学的検査

【D260　量的視野検査（片側）】

保険メモ　量的視野検査には，全視野にわたって検査する場合のほか，例えば，中心視野を特に重点的に検査する量的中心視野検査等，視野の一定部位を限定して検査する場合があるが，2つ以上の部位にわたって当該検査を同時に実施した場合においても，所定点数のみを算定する。

D260　1	判ロ 新 乳	195点
動的量的視野検査（片側）　kinetic visual field test		
レセ電：160082010／動的量的視野検査（片）		
D260　1	判ロ 新 乳	390点
動的量的視野検査（両側）　kinetic visual field test		
レセ電：160082130／動的量的視野検査（両）		

適応　視神経炎，網膜剥離，裂孔原性網膜剥離，中心性網脈絡膜炎，緑内障，変性近視，網膜色素変性症，網膜動脈閉塞症，網膜静脈閉塞症

意義 ゴールドマン視野計を用いて動的に量的視野（光に対する感度）を計測する検査である。明るさ，大きさ，色の違う何種類かの視標を，周辺から中心に向けて移動させ，視標ごとに見えた点を結んで等感度曲線であるイソプターを描出して視野内各部分の機能を調べる。

D260 2 判口 新 乳 290点
静的量的視野検査（片側） static visual field test
レセ電：160082210／静的量的視野検査（片）

適応 虚血性視神経症，視神経炎，中心性網脈絡膜炎，網膜剥離，緑内障，網膜色素変性症，網膜動脈閉塞症，網膜静脈閉塞症，エタンブトール視神経症

意義 量的視野を静的に計測する方法で，局所の視野性状を詳しく把握することができる。位置を固定した視標をだんだん明るくして，見えた地点の感度を測定する。視野内の多くの点で繰り返し行い，高感度のところを高く，また低感度のところを低くし立体的な視野図を作成する。

【D261 屈折検査】

D261 1 判口 新 乳 69点
屈折検査（6歳未満の場合） refraction test
レセ電：160207910／屈折検査（6歳未満）
D261 2 判口 69点
屈折検査（1以外の場合） refraction test
レセ電：160208010／屈折検査（1以外）

適応 近視，乱視，混合性乱視，角膜疾患，遠視，弱視，不同視

意義 眼球の屈折状態を検査するもので，自覚的屈折検定法と他覚的屈折検定法がある。検眼レンズによる自覚的屈折検定法は，度の異なる検眼レンズを用いて近視，遠視，乱視，老眼や視力障害を診断するもので，このほかビジョンテスターによる検査，乱視検査のクロスシリンダー法などがある。他覚的屈折検定法にはレフラクトメーター検査，レチノスコープ（検影器）などがある。

保険メモ (1) 屈折検査は，検眼レンズ等による自覚的屈折検定法又は検影法，レフラクトメーターによる他覚的屈折検定法をいい，両眼若しくは片眼又は検査方法の種類にかかわらず，所定点数により算定し，裸眼視力検査のみでは算定できない。

(2) 屈折検査とD263矯正視力検査を併施した場合は，屈折異常の疑いがあるとして初めて検査を行った場合又は眼鏡処方箋を交付した場合に限り併せて算定できる。ただし，本区分「6歳未満の場合」については，弱視又は不同視が疑われる場合に限り，3月に1回（散瞳剤又は調節麻痺剤を使用してその前後の屈折の変化を検査した場合には，前後各1回）に限り，D263矯正視力検査を併せて算定できる。

(3) 問：弱視又は不同視等が疑われる6歳未満の小児に対して，D261屈折検査とD263矯正視力検査を併施した場合は，3月に1回に限り併せて算定できるが，散瞳剤又は調節麻痺剤を使用してその前後の屈折の変化を検査した場合には，前後各1回の合計2回算定できるか。答：算定できる。<事務連絡 20160331>

D261 3 判口 新 乳 138点
屈折検査（散瞳剤又は調節麻痺剤の使用前後各1回）（6歳未満の場合）
レセ電：160082530／屈折検査（薬剤使用前後）（6歳未満）
D261 3 判口 138点
屈折検査（散瞳剤又は調節麻痺剤の使用前後各1回）（1以外の場合）
レセ電：160213430／屈折検査（薬剤使用前後）（1以外）

適応 近視，乱視，混合性乱視，角膜疾患，遠視，弱視，不同視

保険メモ 散瞳剤又は調節麻痺剤を使用してその前後の屈折の変化を検査した場合には，前後各1回を限度として所定点数を算定する。

D261 4 35点
小児矯正視力検査加算 corrected visual acuity test in children
レセ電：160219070／小児矯正視力検査加算
D261 4 70点
小児矯正視力検査加算（散瞳剤又は調節麻痺剤の使用前後各1回）
レセ電：160223270／小児矯正視力検査加算（薬剤使用前後）

適応 近視，乱視，混合性乱視，角膜疾患，遠視，弱視，不同視

意義 小児において，近視・遠視・乱視などの屈折異常を矯正した状態で視力を測定する。

保険メモ ◎「6歳未満の場合」について，弱視又は不同視と診断された患者に対して，眼鏡処方箋の交付を行わずに矯正視力検査を実施した場合には，小児矯正視力検査加算として，35点を所定点数に加算する。この場合において，D263矯正視力検査は算定しない。

⑴「注」に規定する加算（編注；小児矯正視力検査加算）は，「6歳未満の場合」について，弱視又は不同視と診断された患者に対して，眼鏡処方箋の交付を行わずに矯正視力検査を実施した場合に，3月に1回（散瞳剤又は調節麻痺剤を使用してその前後の屈折の変化を検査した場合には，前後各1回）に限り，所定点数に加算する。

【D262　調節検査】

D262 判ロ 新 乳 70点
調節検査　accommodation test（調節）
レセ電：160082610／調節検査

適応　調節不全，老視

意義　物を見るときに水晶体の厚さを変化させ，対象にピントを合わせるのを調節という。調節して見える最も近い点（近点）と，調節しないで見える遠点との距離の逆数が調節力である。本検査は調節力を近点計を用いて測定するが，調節に要する時間を測定する調節時間検査も含まれる。調節力の異常は，水晶体の弾力性低下や毛様筋の異常によるが，加齢，眼精疲労なども影響する。

保険メモ　調節検査は，近点計等による調節力の測定をいうものであり，両眼若しくは片眼又は検査方法（調節力検査及び調節時間検査等を含む）の種類にかかわらず，所定点数により算定する。

D262 判ロ 新 乳 140点
負荷調節検査
レセ電：160082730／負荷調節検査

適応　調節不全，老視

意義　負荷の前後に調節検査を行った場合に算定できる。

保険メモ　負荷調節検査を行った場合であって，負荷の前後に調節検査を行った場合には，所定点数の100分の200の点数を限度として算定する。

【D263　矯正視力検査】

D263　1 判ロ 新 乳 69点
矯正視力検査（眼鏡処方箋の交付を行う場合）　corrected visual acuity test
レセ電：160082810／矯正視力検査（眼鏡処方箋の交付）

矯正視力検査（1以外の場合）　corrected visual acuity test
レセ電：160179110／矯正視力検査（1以外）

適応　近視，乱視，結膜疾患，強膜疾患，角膜疾患，虹彩毛様体炎，白内障，脈絡膜疾患，網膜障害，緑内障，視神経症，視覚障害，調節不全，屈折異常，眼球障害*

意義　近視，遠視，乱視がある場合にレンズやピンホールを用いて矯正して得られる最高視力を測定する。眼球だけでなく中枢までを含めた視覚系の機能を検査する。遠距離視力，近距離視力，片眼視力，両眼視力について計測する。

保険メモ　⑴　眼鏡を処方する前後のレンズメーターによる眼鏡検査は，矯正視力検査に含むものとする。

⑵　D261屈折検査とD263矯正視力検査を併施した場合は，屈折異常の疑いがあるとして初めて検査を行った場合又は眼鏡処方箋を交付した場合に限り併せて算定できる。

⑶　問：弱視又は不同視等が疑われる6歳未満の小児に対して，D261屈折検査とD263矯正視力検査を併施した場合は，3月に1回に限り併せて算定できるが，散瞳剤又は調節麻痺剤を使用してその前後の屈折の変化を検査した場合には，前後各1回の合計2回算定できるか。答：算定できる。＜事務連絡　20160331＞

【D263-2　コントラスト感度検査】

D263-2 判ロ 新 乳 207点
コントラスト感度検査　Contrast sensitivity test
レセ電：160213510／コントラスト感度検査

適応　白内障

意義　水晶体混濁があるにも関わらず矯正視力が保たれている患者に対し，空間周波数特性（modulation transfer function：MTF）を用い視機能異常を検出する。

保険メモ　◎コントラスト感度検査は，患者1人につき手術の前後においてそれぞれ1回に限り算定する。

⑴　コントラスト感度検査は，空間周波数特性（MTF）を用いた視機能検査をいい，水晶体混

濁があるにも関わらず矯正視力が良好な白内障患者であって，K282水晶体再建術の手術適応の判断に必要な場合に，当該手術の前後においてそれぞれ1回に限り算定する。

【D264　精密眼圧測定】

D264 判ロ 新 乳 82点
精密眼圧測定　tonometry（精眼圧）
レセ電：160082910／精密眼圧

適応 緑内障，強膜疾患，角膜疾患，虹彩毛様体炎，脈絡膜疾患，網膜障害，視神経症，視覚障害，眼球障害*

意義 眼内圧（角膜と水晶体間の圧）を測定する検査である。眼圧が高まると視神経が圧迫・障害され緑内障を惹起する危険性がある。また眼圧の異常低下は角膜や網膜に皺襞を生じ，視力を低下させる。したがって眼機能を評価するうえで基本的な検査であり，特に緑内障の診断，経過観察には必要不可欠である。眼圧の測定には圧入式眼圧計（シェッツ氏眼圧計），ゴールドマン圧平眼圧計などを用いる。

保険メモ 精密眼圧測定は，ノンコンタクトトノメーター若しくはアプラネーショントノメーターを使用する場合又はディファレンシャル・トノメトリーにより眼内圧を測定する場合（眼球壁の硬性測定検査を行った場合を含む）をいい，検査の種類にかかわらず，所定点数により算定する。

D264　1 55点
負荷測定加算（精密眼圧測定）
レセ電：160083070／負荷測定加算（精密眼圧測定）

適応 緑内障

保険メモ ◎水分の多量摂取，薬剤の注射，点眼，暗室試験等の負荷により測定を行った場合は，負荷測定加算として，55点を所定点数に加算する。

(1)「注」の加算（編注；負荷測定加算）は，水分を多量に摂取させた場合，薬剤の注射，点眼若しくは暗室試験等の負荷により眼圧の変化をみた場合又は眼圧計等を使用して前房水の流出率，産出量を測定した場合に，検査の種類，負荷回数にかかわらず，1回のみ所定点数により算定する。

【D265　角膜曲率半径計測】

D265 判ロ 新 乳 84点
角膜曲率半径計測　keratometry（角膜曲率）
レセ電：160083150／角膜曲率

適応 角膜瘢痕，角膜混濁，白内障，屈折異常

意義 オフサルモメーターやオートケラトメーターを用いて角膜中央部を測定し，角膜表面の彎曲度を調べる検査である。角膜乱視の分類，程度や軸を診断したり，角膜屈折力を知ることもできる。計測値はコンタクトレンズのベースカーブや眼内レンズの度数決定に用いられる。

【D265-2　角膜形状解析検査】

D265-2 判ロ 新 乳 105点
角膜形状解析検査
レセ電：160171210／角膜形状解析検査

適応 初期円錐角膜，角膜移植後，白内障，白内障術後，角膜瘢痕，角膜乱視

意義 角膜全体の屈折力や形状を分析する検査である。角膜形状解析装置（プラチド円板，フォトケラトスコープ，TMS等）を用いて角膜形状の定量的解析を行うことにより，初期円錐角膜などの角膜変形疾患の診断が可能である。

保険メモ ◎角膜形状解析検査は，患者1人につき月1回に限り算定する。ただし，当該検査と同一月内に行ったD265角膜曲率半径計測は所定点数に含まれるものとする。

(1) 角膜形状解析検査は，初期円錐角膜などの角膜変形患者，角膜移植後の患者又は高度角膜乱視（2ジオプトリー以上）を伴う白内障患者の手術前後に行われた場合に限り算定する。

(2) 角膜移植後の患者については2か月に1回を限度として算定し，高度角膜乱視を伴う白内障患者については手術の前後各1回に限り算定する。

(3) 角膜変形患者に対して行われる場合は，コンタクトレンズ処方に伴う場合を除く。

関連検査 前眼部三次元画像解析

【D266　光覚検査】

D266 判ロ 新 乳 42点
光覚検査　photometry
レセ電：160083210／光覚検査

適応 昼盲，黄斑変性，網膜色素上皮変性，

眼科学的検査

夜盲，錐体ジストロフィー，黄斑ジストロフィー，視覚障害，1色覚

意義 光覚とは光の強さを識別する機能である。本検査は，光覚の異常を知るために，光電計を使って暗所で感じる最小の光の強さを測定する。アダプタメーター（順応計）を用いて測定する暗順応検査と明順応検査がある。

保険メモ 光覚検査とは，アダプトメーター等による光覚検査をいう。

【D267 色覚検査】

D267 1 判ロ 新 乳 70点
色覚検査（アノマロスコープ） anomaloscope
レセ電：160083450／色覚検査（アノマロスコープ）

適応 先天性色覚異常，昼盲，黄斑変性，網膜色素上皮変性，夜盲症，錐体ジストロフィー，黄斑ジストロフィー，視覚障害，後天性色覚異常，1色覚

意義 色覚検査は色覚異常の程度を調べる検査である。色覚検査表によるスクリーニングで色覚異常が疑われた場合，アノマロスコープ，色相配列検査，ランターンテスト，定量的色盲表検査などを行う。アノマロスコープ検査は純粋な黄色光と赤・緑の混合色による黄色光を比較して，均等に見える点を求める検査で，第一色覚異常と第二色覚異常の識別，色覚異常の程度を診断する。

D267 1 判ロ 新 乳 70点
色覚検査（色相配列検査を行った場合）
レセ電：160083550／色覚検査（色相配列検査）

適応 先天性色覚異常，昼盲，黄斑変性，網膜色素上皮変性，夜盲症，錐体ジストロフィー，黄斑ジストロフィー，視覚障害，後天性色覚異常，1色覚

意義 色覚検査は色覚異常の程度を調べる検査である。色覚検査表によるスクリーニングで色覚異常が疑われた場合，アノマロスコープ，色相配列検査，ランターンテスト，定量的色盲表検査などを行う。色相配列検査は色の違う色表を順番に並べさせる検査で強度色覚異常と中等度以下の色覚異常を識別できるが，確定診断はできない。

D267 2 判ロ 新 乳 48点
色覚検査（1以外の場合）
レセ電：160161810／色覚検査（1以外）

適応 先天性色覚異常，昼盲，黄斑変性，網膜色素上皮変性，夜盲症，錐体ジストロフィー，黄斑ジストロフィー，視覚障害，後天性色覚異常，1色覚

意義 ランターンテストと定量的色盲表検査による色覚検査である。ランターンテストは黄・緑・赤の色光区別を確かめる検査で，軽度の色覚異常の評価に用いる。定量的色盲表検査は，色覚異常の型や程度の判別に用いる。色覚検査表には石黒-大熊表，TMC表，標準色覚検査表，HRR表などがある。

保険メモ アノマロスコープ又は色相配列検査を行った場合以外（1以外）には，ランターンテスト及び定量的色盲表検査が含まれるが，色覚検査表による単なるスクリーニング検査は算定しない。

D267 3 判ロ 新 乳 48点
ランターンテスト lantern test
レセ電：160083650／ランターンテスト

適応 先天性色覚異常，昼盲，黄斑変性，網膜色素上皮変性，夜盲症，錐体ジストロフィー，黄斑ジストロフィー，視覚障害，後天性色覚異常，1色覚

意義 ランターンテストは黄・緑・赤の色光区別を確かめる検査で，軽度の色覚異常の評価に用いる。

保険メモ アノマロスコープ又は色相配列検査を行った場合以外（1以外）には，ランターンテスト及び定量的色盲表検査が含まれるが，色覚検査表による単なるスクリーニング検査は算定しない。

D267 3 判ロ 新 乳 48点
定量的色盲表検査（色盲／Q）
レセ電：160083750／定量的色盲表検査

適応 先天性色覚異常，昼盲，黄斑変性，網膜色素上皮変性，夜盲症，錐体ジストロフィー，黄斑ジストロフィー，視覚障害，後天性色覚異常，1色覚

意義 定量的色盲表検査は，色覚異常の型や程度の判別に用いる。色覚検査表には石黒-大熊表，TMC表，標準色覚検査表，HRR表などがある。

保険メモ アノマロスコープ又は色相配列検査を行った場合以外（1以外）には，ランターンテスト及び定量的色盲表検査が含まれるが，色覚検査表による単なるスクリーニング検査は算定しない。

【D268 眼筋機能精密検査及び輻輳検査】

D268 判ロ 新 乳 48点
眼筋機能精密検査及び輻輳検査(精眼筋)
レセ電：160083810／精密眼筋及び輻輳

適応 複視，眼筋麻痺，眼筋型重症筋無力症，斜視，外眼筋ミオパチー，調節不全，屈折異常

意義 両眼の視点を前方の一ヵ所に集中させる機能を輻輳（内よせ）といい，内よせを戻す機能を開散という。この機能は外眼筋に支配されている。眼筋や眼球運動に障害が生じると斜視，複視，輻輳障害をひきおこす。本検査は，斜視の程度を調べるのに有用である。

保険メモ 眼筋機能精密検査及び輻輳検査とは，マドックスによる複像検査，正切スカラによる眼位の検査，プリズムを用いた遮閉試験（交代遮閉試験），HESS赤緑試験，輻輳近点検査及び視診での眼球運動検査（遮閉-遮閉除去試験，9方向眼位検査，固視検査，Bielschowsky頭部傾斜試験及びParksの3ステップテスト）等をいう。

【D269 眼球突出度測定】

D269 判ロ 新 乳 38点
眼球突出度測定 exophthalmometry
レセ電：160083950／眼球突出度測定

適応 眼窩腫瘍，眼窩内疾患，眼窩蜂巣炎，甲状腺眼症，バセドウ病

意義 眼球突出度は，ヘルテル眼球突出計を用いて，眼窩外縁から角膜頂点までの距離を測定する。眼球突出は，バセドウ病，眼窩内腫瘍，眼窩蜂巣炎などに起因する。

【D269-2 光学的眼軸長測定】

D269-2 判ロ 新 乳 150点
光学的眼軸長測定
レセ電：160187310／光学的眼軸長測定

適応 白内障，白内障術後

意義 白内障手術時又は手術後の眼内レンズにおいて，従来の接触型ではない，光干渉装置を用いた眼軸長の検査である。

保険メモ 光学的眼軸長測定は非接触型機器を用いて眼軸長を測定した場合に算定する。接触型Aモード法による場合は，D215超音波検査のAモード法により算定する。

関連検査 超音波検査

【D271 角膜知覚計検査】

D271 判ロ 新 乳 38点
角膜知覚計検査 aesthesiometer
レセ電：160084150／角膜知覚計検査

適応 角膜炎，角膜ジストロフィー，ヘルペス角膜炎，神経栄養性角結膜炎

意義 角膜知覚計を用いた定量的検査である。ナイロン糸などを角膜に直接当てて刺激を感じる糸の長さによって異なる角膜の加圧を測定する。三叉神経痛や糖尿病など種々の角膜疾患で角膜知覚は低下するが，単純ヘルペス性角膜炎，神経麻痺性角膜潰瘍，糖尿病性角膜症などの診断に有用である。

【D272 両眼視機能精密検査、立体視検査（三杆法又はステレオテスト法による）、網膜対応検査（残像法又はバゴリニ線条試験による）】

D272 判ロ 新 乳 48点
両眼視機能精密検査（両視機能）
レセ電：160084210／両眼視機能精密検査

適応 麻痺性斜視，複視，斜視，形態覚遮断弱視

意義 両眼視機能は，同時視，融像，立体視が連動して働くが，斜視や弱視ではこれらの機能が阻害される。本検査は治療をすることによって両眼視機能を回復する能力がある斜視かどうかの調査，また治療後の両眼視機能を調べる検査で，Worth4灯法，赤フィルター法等を用いる。

保険メモ 両眼視機能精密検査とは，Worth4灯法，赤フィルター法等による両眼単視検査をいう。

D272 判ロ 新 乳 48点
立体視検査（三杆法、ステレオテスト法による）
レセ電：160084350／立体視検査

適応 麻痺性斜視，複視，斜視，形態覚遮断弱視

意義 両眼視機能の一つである立体視機能を調べるもので，斜視の診断に用いる。三杆法は平行に並んだ2本の杆に，別の一本を加えて横一列に並ばせる検査。ステレオテストは，左右2枚の凸レンズを通してスライドを見せ，立体視が可能かどうかを調べる検査である。

D272 判ロ 新 乳 48点
網膜対応検査（残像法、バゴリニ線条試験による）
レセ電：160084450／網膜対応検査

適応 麻痺性斜視，複視，斜視，形態覚遮断弱視

意義 両眼の像が正しく認識されているかどうかを調べる検査で，斜視の診断に用いる。残像法は線条のストロボを用いて右眼は垂直方向，左眼は水平方向に光を見せ，両眼の残像の位置から網膜の対応を調べる検査法。バゴリニ線状試験は，バゴリニ線状レンズを用い，光の線状の見え方で網膜対応を検査する。

【D273 細隙灯顕微鏡検査（前眼部）】

D273 判ロ 新 乳 48点
細隙灯顕微鏡検査（前眼部） slitlamp examination（スリットM）
レセ電：160084510／スリットM（前眼部）

適応 黄斑障害，白内障，網膜障害，脈絡膜疾患，緑内障，ぶどう膜炎，眼球運動障害，結膜疾患，角膜疾患，強膜疾患，視神経障害，視覚障害，調節不全，屈折異常

意義 スリット状の細隙光を眼球にあて，細隙光で作られた組織断面を顕微鏡で立体的に観察する検査である。眼瞼，結膜，角膜，前房，虹彩，水晶体，硝子体を観察する。また特殊レンズを使って眼底の網膜周辺部の観察にも利用される。

保険メモ ◎使用したフィルムの費用として，購入価格を10円で除して得た点数を所定点数に加算する。

(1) 細隙燈顕微鏡検査（前眼部）とは，細隙燈顕微鏡を用いて行う前眼部及び透光体の検査をいうものであり，D257細隙燈顕微鏡検査（前眼部及び後眼部）と併せて算定できない。

(2) 細隙燈を用いた場合であって，写真診断を必要として撮影を行った場合は，使用したフィルム代等については，眼底カメラ撮影の例により算定する。

関連検査 前房水漏出検査

D273 1 判ロ 新 乳 48点
細隙灯顕微鏡検査（前眼部）後生体染色使用再検査 slitlamp examination（スリットM）
レセ電：160084650／スリットM（前眼部）後生体染色使用再検査

適応 黄斑障害，白内障，網膜障害，脈絡膜疾患，緑内障，ぶどう膜炎，眼球運動障害，結膜疾患，角膜疾患，強膜疾患，視神経障害，視覚障害，調節不全，屈折異常，鼻涙管狭窄症，眼窩内疾患

意義 細隙燈顕微鏡検査（前眼部）を行った後，さらに必要があって生体染色をして再検査を行った場合である。

保険メモ 細隙燈顕微鏡検査（前眼部）を行った後，更に必要があって生体染色を施して再検査を行った場合は，再検査1回に限り算定する。

【D274 前房隅角検査】

D274 判ロ 新 乳 38点
前房隅角検査 gonioscopy（前房隅角）
レセ電：160084710／前房隅角検査

適応 緑内障，虹彩毛様体炎

意義 緑内障の分類，治療方針の決定に不可欠な検査である。点眼麻酔後，隅角鏡を用いて前房隅角を調べ，開放隅角か閉塞隅角かを判断し，色素沈着の程度，新生血管，結節，出血，隅角後退などの異常を調べるために行う。

保険メモ 前房隅角検査とは，隅角鏡を用いて行う前房隅角検査であり，緑内障等の場合に行う。

関連検査 前眼部三次元画像解析

【D274-2 前眼部三次元画像解析】

D274-2 判ロ 新 乳 265点
前眼部三次元画像解析 3-dimensional (3D) image analysis of the anterior eye segment
レセ電：160213610／前眼部三次元画像解析

適応 急性緑内障発作，狭隅角眼，角膜移植後，毛様体剥離

意義 レーザーによる干渉光やScheimpflugカメラを利用して，角膜疾患，緑内障及び緑内障関連疾患において細隙灯顕微鏡では観察が困難な角膜，結膜，隅角，虹彩の状態を非侵襲的に観察し解析する。

保険メモ ◎前眼部三次元画像解析は，患者1人につき月1回に限り算定する。ただし，当該検査と併せて行ったD265-2角膜形状解析検査及びD274前房隅角検査に係る費用は，所定点数に含まれるものとする。

(1) 前眼部三次元画像解析は，急性緑内障発作を疑う狭隅角眼，角膜移植術後又は外傷後毛様体剥離の患者に対して，月1回に限り算定する。

関連検査 前房隅角検査，超音波検査，角膜

形状解析検査

【D275 圧迫隅角検査】

D275	判ロ 新 乳 76点
圧迫隅角検査（圧迫隅角）	
レセ電：160084810／圧迫隅角検査	

適応 緑内障，原発閉塞隅角緑内障

意義 房水流出路の機能をみる隅角検査で，隅角閉鎖時に必ず実施する。圧迫隅角鏡を用い，虹彩周辺部と隅角が癒着しているかどうかを鑑別するのに有用な検査である。角膜の一方を圧迫し，その部分の房水を反対側に押しやって隅角を広げて観察する。

【D275-2 前房水漏出検査】

D275-2	判ロ 新 乳 149点
前房水漏出検査 Aqueous humor leakage test of the anterior chamber	
レセ電：160213710／前房水漏出検査	

適応 緑内障濾過手術後*，涙管損傷，涙道損傷

意義 緑内障濾過手術後，眼外傷後など，前房水が眼内より漏出しているか否かを，蛍光色素を涙液に混ぜてその希釈態度を観察することにより判断する。

保険メモ ◎緑内障濾過手術後の患者であって，術後から1年を経過していないものについて，前房水漏出が強く疑われる症例に対して当該検査を行った場合に限り算定する。

(1) 前房水漏出検査は，当該検査について十分な経験を有する医師により実施された場合に算定する。

関連検査 細隙灯顕微鏡検査

【D277 涙液分泌機能検査、涙管通水・通色素検査】

D277	判ロ 新 乳 38点
涙液分泌機能検査 lacrimal function test（涙液）	
レセ電：160085210／涙液分泌機能検査	

適応 乾性角結膜炎，シェーグレン症候群，流涙

意義 涙液の分泌機能を調べ，流涙症やシェーグレン症候群などの涙液分泌機能異常を判断する検査である。本検査にはシルマー試験第1法による涙液分泌能検査とシルマー試験第2法による経鼻涙管の涙液分泌機能を検査する方法がある。

保険メモ 涙液分泌機能検査とは，シルメル法等による涙液分泌機能検査をいう。

D277	判ロ 新 乳 38点
涙管通水・通色素検査	
レセ電：160085350／涙管通水・通色素検査	

適応 鼻涙管結石，流涙，鼻涙管狭窄症，眼性類天疱瘡，角膜瘢痕，角膜混濁

意義 涙液が涙小管から涙のう，鼻涙管，鼻腔へと通じる涙道の狭窄や閉鎖の有無を調べる検査である。涙管通水検査と涙管通色素検査がある。

関連検査 涙道内視鏡検査

【D277-2 涙道内視鏡検査】

D277-2	判ロ 新 乳 640点
涙道内視鏡検査 Lacrimal duct endoscopy	
レセ電：160213810／涙道内視鏡検査	

適応 涙道狭窄，涙道損傷，涙道閉塞症，涙道瘻

意義 涙液の排出を担う涙道内に微細径の内視鏡を挿入することにより，涙道内病変を直接観察する。

保険メモ ◎同一日にK202涙管チューブ挿入術を実施した場合には，涙道内視鏡検査は算定できない。

関連検査 涙管通水・通色素検査

【D278 眼球電位図（EOG）】

D278	判ロ 新 乳 280点
眼球電位図（EOG） electrooculogram	
レセ電：160119610／ EOG	

適応 脈絡膜疾患，網膜変性，麻痺性斜視，両眼視力低下

意義 内眼角部と外眼角部の皮膚から誘導した眼球運動に伴う電位変化を記録する。眼球は全体として網膜側がマイナス，角膜側がプラスに帯電しているため，本検査は眼球運動の評価と共に網膜色素上皮の機能を反映し，眼底疾患，網脈絡膜機能の診断に有用である。

保険メモ D250平衡機能検査の電気眼振図と併せて行った場合は，主たる検査の所定点数のみを算定する。

【D279　角膜内皮細胞顕微鏡検査】

D279 判口 新 乳 160点
角膜内皮細胞顕微鏡検査
レセ電：160148310／角膜内皮細胞顕微鏡検査

適応 角膜手術*，眼内手術*，角膜疾患，円錐角膜，水疱性角膜症

意義 角膜内皮細胞顕微鏡を用いて，角膜の最も内側にある細胞を観察し，細胞密度，六角形細胞頻度を計測する。眼内手術前の必須検査項目の一つとされる。

保険メモ 眼内手術，角膜手術における手術の適応の決定及び術後の経過観察若しくは円錐角膜又は水疱性角膜症の患者に対する角膜状態の評価の際に算定する。

【D280　レーザー前房蛋白細胞数検査】

D280 判口 新 乳 160点
レーザー前房蛋白細胞数検査 laser flare cell meter（LFCM）
レセ電：160143050／レーザー前房蛋白細胞数検査

適応 強膜炎，上強膜炎，角膜炎，角結膜炎，虹彩毛様体炎，ヘルペスウイルス性角結膜炎，網脈絡膜炎，脈絡膜出血，脈絡膜断裂，脈絡膜剥離，脈絡膜疾患，前眼部炎症*

意義 レーザー前房蛋白細胞測定装置を用いて，前眼部炎症の程度を診断するため，前房内の蛋白濃度，細胞数を定量的に測定する検査である。各種ぶどう膜炎や術後の炎症性疾患，糖尿病網膜症などの血管病変，網膜色素変性症などの変性疾患，裂孔原性網膜剥離などによる血液房水柵の破綻が定量できる。

保険メモ レーザー前房蛋白細胞測定装置を用いて，前眼部炎症の程度を診断するために，前房内の蛋白濃度及び細胞数を測定するものである。

【D281　瞳孔機能検査（電子瞳孔計使用）】

D281 判口 新 乳 160点
瞳孔機能検査（電子瞳孔計使用） pupillography
レセ電：160150750／瞳孔機能検査（電子瞳孔計）

適応 アディー症候群，視神経炎，視神経症，糖尿病性自律神経障害，ホルネル症候群，麻痺性斜視，瞳孔機能異常，動眼神経麻痺

意義 従来医師の主観的判断基準で行われてきた対光反応を，赤外線を利用した装置を用いてモニター画面上の瞳孔画像の面積の変化として客観的に示すものである。自律神経系，中枢神経系機能の分析が可能で，薬物負荷試験とも組み合わせて各疾患に特徴的な対光反応の解析パターンから診断，治療方針の決定，効果判定等に用いられる。

保険メモ 視神経炎，視神経症等の求心性疾患や動眼神経麻痺，ホルネル症候群，アディー症候群，糖尿病による自律神経障害等の遠心性疾患又は変性疾患及び中毒による疾患の診断を目的として行った場合に算定できる。

【D282　中心フリッカー試験】

D282 判口 新 乳 38点
中心フリッカー試験 flicker perimetry
レセ電：160156210／中心フリッカー試験

適応 視神経症，視覚障害，両眼視力低下，エタンブトール視神経症

意義 視野中心部のフリッカー値を測定する検査である。視神経に障害があると中心部のフリッカー値は低下するため，視神経炎などの疾患の診断に有用である。フリッカーとは，点滅する光刺激を目に与えて点滅速度を増していくことで，点滅を感じなくなったときの頻度をフリッカー値という。

保険メモ 視神経疾患の診断のために行った場合に算定する。

関連検査 抗アクアポリン4抗体

【D282-2　行動観察による視力検査】

D282-2 1 判口 新 乳 100点
PL（Preferential Looking）法 preferential looking
レセ電：160160610／PL法

適応 乳幼児弱視*，兎眼症，結膜疾患，結膜炎，角膜疾患，虹彩炎，毛様体炎，脈絡膜疾患，網膜障害，緑内障，視神経症，視覚障害，眼球運動障害，調節不全，屈折異常，白内障

意義 乳幼児や精神発達遅滞者など通常の視力検査で測定できない患者に対し，客観的な視力測定をするための検査である。乳幼児が無地の画面より縞模様を注視する傾向があることを応用した検査法で，PL視力測定用装置を用いて行う。早期に弱視など視力障害の発見が可能である。

保険メモ (1) PL法は4歳未満の乳幼児又は通常の視力検査で視力測定ができない患者に対

眼科学的検査

し，粟屋-Mohindra方式等の測定装置を用いて視力測定を行った場合に算定する。
(2) テラーカード等による簡易測定は本検査には含まれない。
(3) 診療録に検査結果の要点を記載する。

D282-2 2 判ロ 新 乳 **60点**
乳幼児視力測定（テラーカード等によるもの）
infantile eyesight test by teller acuity card
レセ電：160199610／乳幼児視力測定（テラーカード）

適応 弱視，未熟児網膜症，網膜芽細胞腫，網膜変性疾患*

意義 言葉で意志表示できない幼児では大人と同じ視力測定ができない。幼児が縞模様に反応することを応用したテラーカード等により，4歳以下の幼児に対して簡易視力測定を行う。

保険メモ 乳幼児視力測定は，4歳未満の乳幼児又は通常の視力検査で視力測定できない患者に対し，テラーカード等による簡易視力測定を行った場合に算定し，診療録に検査結果の要点を記載する。また，D282-2行動観察による視力検査のPL（Preferential Looking）法と併せて行った場合には，主たるもののみ算定する。

【D282-3 コンタクトレンズ検査料】

保険メモ ◎厚生労働大臣が定める施設基準に適合しているものとして地方厚生局長等に届け出た保険医療機関において，コンタクトレンズの装用を目的に受診した患者に対して眼科学的検査を行った場合は，コンタクトレンズ検査料1,2又は3を算定し，当該保険医療機関以外の保険医療機関であって，厚生労働大臣が定める施設基準に適合しているものにおいて，コンタクトレンズの装用を目的に受診した患者に対して眼科学的検査を行った場合は，コンタクトレンズ検査料4を算定する。
◎前記により当該検査料を算定する場合は，A000初診料及びA001再診料の注に規定する夜間・早朝等加算は算定できない。
◎当該保険医療機関又は当該保険医療機関と特別の関係にある保険医療機関において過去にコンタクトレンズの装用を目的に受診したことのある患者について，当該検査料を算定した場合は，A000初診料は算定せず，A001再診料又はA002外来診療料を算定する。
(1) コンタクトレンズの装用を目的に受診した患者（既装用者の場合を含む。以下同じ）に対して眼科学的検査を行った場合は，コンタクトレンズ検査料1，2，3又は4により算定する。
(2) 厚生労働大臣が定める施設基準を満たさない保険医療機関において，コンタクトレンズの装用を目的に受診した患者に対して眼科学的検査を行った場合は，コンタクトレンズ検査料1，2，3又は4の他，D255精密眼底検査（片側）からD282-2行動観察による視力検査までに掲げる眼科学的検査についても算定できない。
(3) コンタクトレンズ検査料を算定する場合においては，A000初診料及びA001再診料に規定する夜間・早朝等加算は算定できない。
(4) 当該保険医療機関又は当該保険医療機関と特別の関係にある保険医療機関において過去にコンタクトレンズ検査料を算定した患者に対してコンタクトレンズ検査料を算定する場合は，A000初診料は算定せず，A001再診料又はA002外来診療料を算定する。
(5) コンタクトレンズの装用を目的に受診した患者に対して眼科学的検査を行った場合は，コンタクトレンズ検査料1,2,3又は4の所定点数を算定し，別にD255精密眼底検査（片側）からD282-2行動観察による視力検査までに掲げる眼科学的検査は別に算定できない。ただし，新たな疾患の発生（屈折異常以外の疾患の急性増悪を含む）によりコンタクトレンズの装用を中止しコンタクトレンズの処方を行わない場合，円錐角膜，角膜変形若しくは高度不正乱視の治療を目的としてハードコンタクトレンズの処方を行った場合，9歳未満の小児に対して弱視，斜視若しくは不同視の治療を目的としてコンタクトレンズの処方を行った場合，緑内障又は高眼圧症の患者（治療計画を作成し診療録に記載するとともに，アプラネーショントノメーターによる精密眼圧測定及び精密眼底検査を実施し，視神経乳頭の所見を詳細に診療録に記載した場合に限る），網膜硝子体疾患若しくは視神経疾患の患者（治療計画を作成し診療録に記載するとともに，散瞳剤を使用し，汎網膜硝子体検査又は精密眼底検査，細隙燈顕微鏡検査（前眼部及び後眼部）並びに眼底カメラ撮影を実施し，網膜硝子体又は視神経乳頭の所見を図示して詳細に診療録に記載した場合に限る），度数のない治療用コンタクトレンズを装用する患者，眼内の手術（角膜移植術を含む）前後の患者，スティーヴンス・ジョンソン症候群又は中毒性表皮壊死症の眼後遺症に対する治療用コンタクトレンズを装用する患者等にあっては，当該点数を算定せず，D255精密眼底検査（片側）からD282-2行動観察による視力検査までに掲げる眼科学的検査により算定する。なお，この場合においても，A000初診料は算定せず，A001再診料又はA002外来診療料を算定する。

(6)　コンタクトレンズ検査料3又は4を算定する医療機関のうち，コンタクトレンズに係る診療の割合が，7.5割を超える医療機関においては，病態により個別の検査を実施する必要がある場合には，適切な治療が提供されるよう，速やかにより専門的な医療機関へ転医させるよう努める。

(7)　問：コンタクトレンズ処方せんについて，別途，患者から実費を徴収することはできるか。答：コンタクトレンズ処方せんの交付については，矯正視力検査（眼鏡処方せんの交付を含む）に含まれていることから，別途，患者からの実費を徴収することはできない。
＜事務連絡　20060328＞

(8)　問：コンタクトレンズ装用中の患者が，他の保険医療機関の眼科を受診した場合に，初診料は算定できるか。答：特別な関係の医療機関でなければ，初診料を算定できる。
＜事務連絡　20060331＞

(9)　問：コンタクトレンズの処方について，自由診療として取り扱ってよい場合があるのか。答：一般的に想定されない。
＜事務連絡　20060428＞

(10)　問：屈折異常以外の疾病を有する患者について，屈折異常以外の疾病に対する診療については保険診療とし，コンタクトレンズ診療については保険外診療とすることは認められるか。それぞれの診療を異なる日に行う場合であれば認められるか。答：保険医療機関におけるコンタクトレンズ装用者に対する診療には保険が適用されることから，屈折異常以外の療養について保険診療とし，コンタクトレンズに係る診療について保険外診療とすることは，原則認められない。＜事務連絡　20060428＞

(11)　問：コンタクトレンズ検査料を算定した場合，眼科学的検査の実施に伴い使用する薬剤，フィルムについては別途算定できるか。答：算定できる。＜事務連絡　20060428＞

(12)　問：コンタクトレンズ検査料を算定した患者が，「医師法」及び「保険医療機関及び保険医療養担当規則」の規定に基づく診療録の保存期間である5年を超える間隔を置いて当該保険医療機関に来院した場合に，初診料を算定できるか。答：当該保険医療機関において過去の受診が確認できない場合は算定できる。
＜事務連絡　20141010＞

D282-3　1 新 乳 **200点**
コンタクトレンズ検査料1　Contact lens examination fee
レセ電：**160208110／コンタクトレンズ検査料1**

D282-3　2 新 乳 **180点**
コンタクトレンズ検査料2　Contact lens examination fee
レセ電：**160208210／コンタクトレンズ検査料2**

D282-3　3 新 乳 **56点**
コンタクトレンズ検査料3　Contact lens examination fee
レセ電：**160208310／コンタクトレンズ検査料3**

D282-3　4 新 乳 **50点**
コンタクトレンズ検査料4　Contact lens examination fee
レセ電：**160208410／コンタクトレンズ検査料4**

適応　遠視，近視，乱視，不同視

意義　厚生労働大臣が定める施設基準を満たす保険医療機関において，コンタクトレンズの装用を目的として受診した患者に対して，眼科学的検査を行った場合に適用される。ただし，次の場合にはコンタクトレンズ検査料は適用されない。円錐角膜，角膜変形，高度不正乱視の治療にハードコンタクトレンズ処方を行った場合，9歳未満の小児の弱視，斜視，不同視の治療のためのコンタクトレンズを処方した場合，緑内障・高眼圧患者（治療計画を作成し，診療録に記載されている場合），網膜硝子体・視神経疾患患者（治療計画を作成し，診療録に記載されている場合），治療用コンタクトレンズを装用する場合，角膜移植術など眼内手術前後の患者等。

§.14　皮膚科学的検査

【D282-4　ダーモスコピー】

D282-4　新 乳　72点
ダーモスコピー　dermoscopy
レセ電：160179610／ダーモスコピー

適応　悪性黒色腫，メラノーマ，基底細胞癌，ボーエン病，色素性母斑，老人性色素斑，脂漏性角化症，エクリン汗孔腫，血管腫，円形脱毛症，日光角化症

意義　強い光を皮膚に照射し，拡大鏡を用いて病変皮膚を観察する検査である。光の乱反射を防ぐため，病変部に超音波用ゼリーを塗り，プローブを当てると表皮・真皮まで観察できるので，良性色素性母斑と悪性黒色腫（メラノーマ），基底細胞癌などの鑑別に有用である

保険メモ　◎検査の回数又は部位数にかかわらず，4月に1回に限り算定する。

(1)　ダーモスコピーは，悪性黒色腫，基底細胞癌，ボーエン病，色素性母斑，老人性色素斑，脂漏性角化症，エクリン汗孔腫，血管腫等の色素性皮膚病変，円形脱毛症若しくは日光角化症の診断又は経過観察の目的で行った場合に，検査の回数又は部位数にかかわらず4月に1回に限り算定する。なお，新たに他の病変で検査を行う場合であって，医学的な必要性から4月に2回以上算定するときは，診療報酬明細書の摘要欄にその理由を記載することとし，この場合であっても1月に1回を限度とする。

(2)　診療報酬明細書の摘要欄に前回の実施日（初回の場合は初回である旨）を記載する。

(3)　診療報酬明細書の「摘要」欄への記載事項（新たに他の病変で検査を行う場合）
医学的な必要性から4月に2回以上算定するときはその理由を記載する。
レセ電：830100763／新たな他の病変で4月に2回以上算定する理由（ダーモスコピー）；＊＊＊＊＊＊＊＊
＜記載要領＞

(4)　診療報酬明細書の「摘要」欄への記載事項（算定回数が複数月に1回又は年1回のみとされている検査を実施した場合）
前回の実施年月日（初回の場合は初回である旨）を記載する
レセ電：850190038／前回実施年月日（ダーモスコピー）；(元号) yy”年”mm”月”dd”日”
レセ電：820190038／初回（ダーモスコピー）
＜記載要領＞

§.15　臨床心理・神経心理検査

保険メモ　◎同一日に複数の検査を行った場合であっても，主たるもの1種類のみの所定点数により算定する。

(1)　検査を行うに当たっては，個人検査用として標準化され，かつ，確立された検査方法により行う。

(2)　各区分のうち「操作が容易なもの」とは，検査及び結果処理に概ね40分以上を要するもの，「操作が複雑なもの」とは，検査及び結果処理に概ね1時間以上を要するもの，「操作と処理が極めて複雑なもの」とは，検査及び結果処理に1時間30分以上要するものをいう。また，D285認知機能検査その他の心理検査の「操作が容易なもの」の「簡易なもの」とは，主に疾患（疑いを含む）の早期発見を目的とするものをいう。
なお，臨床心理・神経心理検査は，医師が自ら，又は医師の指示により他の従事者が自施設において検査及び結果処理を行い，かつ，その結果に基づき医師が自ら結果を分析した場合にのみ算定する。

(3)　医師は診療録に分析結果を記載する。

(4)　国立精研式認知症スクリーニングテストの費用は，基本診療料に含まれているものであり，別に算定できない。

(5)　平成31年4月1日から当分の間，以下のいずれかの要件に該当する者は，公認心理師とみなす。
　(ア)　平成31年3月31日時点で，臨床心理技術者として保険医療機関に従事していた者
　(イ)　公認心理師に係る国家試験の受験資格を有する者

【D283　発達及び知能検査】

意義　心理検査は，患者の知的能力や精神医学的徴候の診断のほか，薬物治療の効果判定など多くの目的で行われる。そのうち発達検査は，小児が正常な心的発達をし順調に成長しているかを調べる検査である。リスクを持つ小児の鑑別や早期対処に有用である。特に幼児に対する検査は対象が未熟であるという特性から，行動の観察が主たるものになっている。知能検査は，知能を客観的に測定するための検査で，知能指数（IQ）が有名である。低いIQの場合は知的障害だけでなく，聴力障害，てんかん，人格障害なども疑う必要があり，他の検査との組み合わせが必要となる。

D283　1 ……… 新 乳　80点
発達及び知能検査（操作が容易なもの）　development test and intelligence test
レセ電：160085410／発達及び知能検査

適応　発達障害，知的障害，認知症，高次脳機能障害

保険メモ　D283発達及び知能検査の「操作が容易なもの」とは，津守式乳幼児精神発達検査，牛島乳幼児簡易検査，日本版ミラー幼児発達スクリーニング検査，遠城寺式乳幼児分析的発達検査，デンバー式発達スクリーニング，DAMグッドイナフ人物画知能検査，フロスティッグ視知覚発達検査，脳研式知能検査，コース立方体組み合わせテスト，レーヴン色彩マトリックス及びJARTのことをいう。

D283　2 ……… 新 乳　280点
発達及び知能検査（操作が複雑なもの）　development test and intelligence test
レセ電：160085510／発達及び知能検査（複雑）

適応　発達障害，知的障害，認知症，高次脳機能障害

保険メモ　D283発達及び知能検査の「操作が複雑なもの」とは，MCCベビーテスト，PBTピクチュア・ブロック知能検査，新版K式発達検査，WPPSI知能診断検査，WPPSI-Ⅲ知能診断検査，田中ビネー知能検査Ⅴ，鈴木ビネー式知能検査，WAIS-R成人知能検査（WAISを含む），大脇式盲人用知能検査，ベイリー発達検査及びVineland-Ⅱ日本版のことをいう。

D283　3 ……… 新 乳　450点
発達及び知能検査（操作と処理が極めて複雑なもの）　development test and intelligence test
レセ電：160199710／発達及び知能検査（極複雑）

適応　発達障害，知的障害，認知症，高次脳機能障害

保険メモ　⑴　D283発達及び知能検査の「操作と処理が極めて複雑なもの」とは，WISC-Ⅲ知能検査，WISC-Ⅳ知能検査，WISC-Ⅴ知能検査，WAIS-Ⅲ成人知能検査又はWAIS-Ⅳ成人知能検査のことをいう。
⑵　問：D283発達及び知能検査「操作と処理が極めて複雑なもの」について，WISC-Ⅴ知能検査は含まれるか。答：含まれる。
＜事務連絡　20220726＞

【D284　人格検査】

意義　人格検査は，人格についての判断を行うための補助手段であり，人格検査のみで一個の人格が理解できるわけではない。また患者との人間関係，患者の期待や不安が結果に影響を及ぼすことが多い。人格検査は，同じ検査を時間を置いて何回も繰り返す場合もある。病状の変化を知ることで，予後の判断の参考にする。

D284　1 ……… 新 乳　80点
人格検査（操作が容易なもの）　personality test
レセ電：160085610／人格検査

適応　うつ病，人格障害，統合失調症，外傷後ストレス障害，適応障害，性同一性障害，躁うつ病，神経症，高次脳機能障害

保険メモ　D284人格検査の「操作が容易なもの」とは，パーソナリティイベントリー，モーズレイ性格検査，Y-G矢田部ギルフォード性格検査，TEG-Ⅱ東大式エゴグラム，新版TEG，新版TEGⅡ及びTEG3のことをいう。

D284　2 ……… 新 乳　280点
人格検査（操作が複雑なもの）　personality test
レセ電：160085710／人格検査（複雑）

適応　うつ病，人格障害，統合失調症，外傷後ストレス障害，適応障害，性同一性障害，躁うつ病，神経症，高次脳機能障害

保険メモ　⑴　D284人格検査の「操作が複雑なもの」とは，バウムテスト，SCT，P-Fスタディ，MMPI，MMPI-3，TPI，EPPS性格検査，16P-F人格検査，描画テスト，ゾンディーテスト及びPILテストのことをいう。
⑵　問：区分番号「D284」人格検査「2」操作が複雑なものについて，MMPI-3は含まれるか。答：含まれる。＜事務連絡　20231019＞

D284　3 ……… 新 乳　450点
人格検査（操作と処理が極めて複雑なもの）　personality test
レセ電：160085810／人格検査（極複雑）

適応　うつ病，人格障害，統合失調症，外傷後ストレス障害，適応障害，性同一性障害，躁うつ病，神経症，高次脳機能障害

保険メモ　D284人格検査の「操作と処理が極めて複雑なもの」とは，ロールシャッハテスト，CAPS，TAT絵画統覚検査及びCAT幼児児童用絵画統覚検査のことをいう。

【D285　認知機能検査その他の心理検査】

意義　認知機能検査は，物品名を答えさせることで健忘失語の評価，文章を読んだり書かせたりする失読，失書の評価，図形描写による認識度の評価などを行う。多くは結果が点数で示されるため，医療者のみならず家族にも理解しやすい。そのほか，家族関係や親子関係を測定する検査がある。家族史の聴取や家族描画などがある。診断過程がそのまま治療過程ともいえるため，検査と治療の線が引きづらい。

D285　1　新　乳　80点
認知機能検査その他の心理検査（操作が容易なもの）（簡易なもの）　cognitive function test and other psychological test
レセ電：160219110／認知機能検査その他の心理検査（操作が容易）（簡易）

適応　認知症，うつ病，神経症，発達障害，人格障害，統合失調症，外傷後ストレス障害，高次脳機能障害，躁うつ病，アルツハイマー病

保険メモ　(1)　D285認知機能検査その他の心理検査の「操作が容易なもの」の「簡易なもの」とは，MAS不安尺度，MEDE多面的初期認知症判定検査，AQ日本語版，日本語版LSAS-J，M-CHAT，長谷川式知能評価スケール及びMMSEのことをいい，「その他のもの」とは，CAS不安測定検査，SDSうつ性自己評価尺度，CES-Dうつ病（抑うつ状態）自己評価尺度，HDRSハミルトンうつ病症状評価尺度，STAI状態・特性不安検査，POMS，POMS2，IES-R，PDS，TK式診断的新親子関係検査，CMI健康調査票，GHQ精神健康評価票，ブルドン抹消検査，WHO QOL26，COGNISTAT，SIB，Coghealth（医師，看護師又は公認心理師が検査に立ち会った場合に限る），NPI，BEHAVE-AD，音読検査（特異的読字障害を対象にしたものに限る），WURS，MCMI-Ⅱ，MOCI邦訳版，DES-Ⅱ，EAT-26，STAI-C状態・特性不安検査（児童用），DSRS-C，前頭葉評価バッテリー，ストループテスト，MoCA-J及びClinical Dementia Rating（CDR）のことをいう。
(2)　D285認知機能検査その他の心理検査の「操作が容易なもの」の「簡易なもの」は，原則として3月に1回に限り算定する。ただし，医学的な必要性から3月以内に2回以上算定する場合には，診療報酬明細書の摘要欄にその理由及び医学的根拠を詳細に記載する。
(3)　診療報酬明細書の「摘要」欄への記載事項
（3月以内に2回以上算定する場合）
その理由及び医学的根拠を詳細に記載する。
レセ電：830100171／その理由及び医学的根拠（認知機能検査1　簡易なもの）；＊＊＊＊＊＊＊＊
前回の実施年月日（初回の場合は初回である旨）を記載する。
レセ電：850190053／前回実施年月日（認知機能検査その他の心理検査1操作が容易なものイ簡易なもの）；(元号) yy”年”mm”月”dd”日”
レセ電：820190058／初回（認知機能検査その他の心理検査1操作が容易なものイ簡易なもの）
<記載要領>

D285　1　新　乳　80点
認知機能検査その他の心理検査（操作が容易なもの）（その他のもの）　dementia test and other psychological test
レセ電：160085910／認知機能検査その他の心理検査（操作が容易）（その他）

適応　認知症，うつ病，神経症，発達障害，人格障害，統合失調症，外傷後ストレス障害，高次脳機能障害，躁うつ病，アルツハイマー病

保険メモ　D285認知機能検査その他の心理検査の「操作が容易なもの」の「簡易なもの」とは，MAS不安尺度，MEDE多面的初期認知症判定検査，AQ日本語版，日本語版LSAS-J，M-CHAT，長谷川式知能評価スケール及びMMSEのことをいい，「その他のもの」とは，CAS不安測定検査，SDSうつ性自己評価尺度，CES-Dうつ病（抑うつ状態）自己評価尺度，HDRSハミルトンうつ病症状評価尺度，STAI状態・特性不安検査，POMS，POMS2，IES-R，PDS，TK式診断的新親子関係検査，CMI健康調査票，GHQ精神健康評価票，ブルドン抹消検査，WHO QOL26，COGNISTAT，SIB，Coghealth（医師，看護師又は公認心理師が検査に立ち会った場合に限る），NPI，BEHAVE-AD，音読検査（特異的読字障害を対象にしたものに限る），WURS，MCMI-Ⅱ，MOCI邦訳版，DES-Ⅱ，EAT-26，STAI-C状態・特性不安検査（児童用），DSRS-C，前頭葉評価バッテリー，ストループテスト，MoCA-J及びClinical Dementia Rating（CDR）のことをいう。

D285　2　新　乳　280点
認知機能検査その他の心理検査（操作が複雑なもの）　dementia test and other psychological test
レセ電：160086010／認知機能検査その他の心理検査（複雑）

適応　認知症，うつ病，神経症，発達障害，

人格障害，統合失調症，外傷後ストレス障害，高次脳機能障害，躁うつ病，アルツハイマー病

保険メモ D285認知機能検査その他の心理検査の「操作が複雑なもの」とは，ベントン視覚記銘検査，内田クレペリン精神検査，三宅式記銘力検査，標準言語性対連合学習検査（S-PA），ベンダーゲシュタルトテスト，WCSTウイスコンシン・カード分類検査，SCID構造化面接法，遂行機能障害症候群の行動評価(BADS)，リバーミード行動記憶検査及びRay-Osterrieth Complex Figure Test（ROCFT）のことをいう。

D285 3 新 乳 450点
認知機能検査その他の心理検査（操作と処理が極めて複雑なもの） dementia test and other psychological test
レセ電：160086110／認知機能検査その他の心理検査（極複雑）

適応 認知症，うつ病，神経症，発達障害，人格障害，統合失調症，外傷後ストレス障害，高次脳機能障害，躁うつ病，アルツハイマー病

保険メモ D285認知機能検査その他の心理検査の「操作と処理が極めて複雑なもの」とは，ITPA，標準失語症検査，標準失語症検査補助テスト，標準高次動作性検査，標準高次視知覚検査，標準注意検査法・標準意欲評価法，WAB失語症検査，老研版失語症検査，K-ABC，K-ABCⅡ，WMS-R，ADAS，DN-CAS認知評価システム，小児自閉症評定尺度，発達障害の要支援度評価尺度（MSPA），親面接式自閉スペクトラム症評定尺度改訂版（PARS-TR）及び子ども版解離評価表のことをいう。

臨床心理・神経心理検査

§.16 負荷試験等

【D286 肝及び腎のクリアランステスト】

保険メモ ◎検査に当たって，尿管カテーテル法，膀胱尿道ファイバースコピー又は膀胱尿道鏡検査を行った場合は，D318尿管カテーテル法，D317膀胱尿道ファイバースコピー又はD317-2膀胱尿道鏡検査の所定点数を併せて算定する。

◎検査に伴って行った注射，採血及び検体測定の費用は，所定点数に含まれるものとする。

(1) 肝及び腎のクリアランステストとは，負荷後に検体採取及び検体分析を経時的若しくは連続的に行う検査である。

(2) 肝クリアランステストに該当するものは，ICG等を用いた検査であり，腎クリアランステストに該当するものは，PSP，チオ硫酸等を負荷して行うクリアランステスト，腎血漿流量測定，糸球体濾過値測定である。

(3) 肝及び腎のクリアランステストは，肝クリアランステスト又は腎クリアランステストのいずれかを実施した場合に算定できる。

(4) 注射とは，第6部第1節第1款の注射実施料をいい，施用した薬剤の費用は，別途算定する。

(5) 問：内因性クレアチニンクリアランステストは，本区分で算定可能か。答：算定不可。
＜事務連絡 20060331＞

D286 新 乳 150点
肝クリアランステスト clearance test for liver
レセ電：160086210／肝クリアランステスト血液

適応 肝炎，肝硬変症，体質性黄疸，肝機能障害

意義 インドシアニングリーンを静注すると，アルブミンと結合し，肝組織に取り込まれ，胆汁中に100％排泄される。この血中濃度を経時的に測定し，血中の消失率か停滞率をみる一般的な検査がICG試験である。BSP検査は，ブロムシルファレンの静注後に大部分が肝細胞から胆汁中に排泄される性質を利用し，一定時間内の血中濃度を定量して肝の排泄能を測定する。副作用の頻度が理由で日常的には利用されないが，体質性黄疸や先天性ICG排泄異常症の診断には用いられる。

D286	新 乳 150点
腎クリアランステスト　clearance test for kidney	
レセ電：160086310／腎クリアランステスト 尿	

適応　糸球体腎炎，糖尿病性腎症，腎硬化症，腎動脈閉塞症，尿路閉塞，腎機能低下

意義　PSP試験は，フェノールスルホンフタレインを静注し尿中排泄量を比色法で経時的に測定し，近位尿細管機能，腎血漿流量を分析する。チオ硫酸ナトリウムクリアランス，パラアミノ馬尿酸クリアランスは，それぞれを静注後，採血・採尿したものを定量して腎機能を測定する。チオ硫酸ナトリウムは糸球体濾過値（GFR）を，パラアミノ馬尿酸（PHA）は腎血漿流量（RPF）を反映する。

保険メモ　肝及び腎のクリアランステストのうち，腎のクリアランステストと，D286-2イヌリンクリアランス測定を併せて行った場合には，いずれか主たるもののみ算定する。

関連検査　経皮的腎生検法

【D286-2　イヌリンクリアランス測定】

D286-2	新 乳 1280点
イヌリンクリアランス測定　inulin clearance test	
レセ電：160199810／イヌリンクリアランス測定	

適応　慢性腎不全，糖尿病性腎症，腎硬化症，ネフローゼ症候群，腎機能低下

意義　日本ではクレアチニンクリアランスが一般的に腎機能を知るために用いられているが，クレアチニンは筋肉由来の蛋白で筋肉量や蛋白摂取量による影響が大きく，さらに尿細管で分泌される影響を受ける欠点がある。イヌリンを静注するイヌリンクリアランスは腎機能検査の世界標準であり，尿細管の影響を受けないためクレアチニンを用いる方法よりは正確である。しかし，比較的多量の水分を摂取する必要があり，また尿量をより正確に測定しなければならないなどの煩雑さがある。そのため年2回程度の測定が推奨されている。

保険メモ　⑴　検査に伴って行った注射，採血及び検体測定の費用は，所定点数に含まれるが，使用した薬剤は別途算定できる。
⑵　6月に1回に限り算定する。
⑶　D286肝及び腎のクリアランステストのうち，腎のクリアランステストと，本検査を併せて行った場合には，いずれか主たるもののみ算定する。
⑷　診療報酬明細書の摘要欄に前回の実施日（初回の場合は初回である旨）を記載する。
⑸　診療報酬明細書の「摘要」欄への記載事項（算定回数が複数月に1回又は年1回のみとされている検査を実施した場合）
前回の実施年月日（初回の場合は初回である旨）を記載する
レセ電：850190039／前回実施年月日（イヌリンクリアランス測定）;（元号）yy”年”mm”月”dd”日”
レセ電：820190039／初回（イヌリンクリアランス測定）
<記載要領>

【D287　内分泌負荷試験】

保険メモ　◎1月に3,600点を限度として算定する。
◎負荷試験に伴って行った注射，採血及び検体測定の費用は，採血回数及び測定回数にかかわらず，所定点数に含まれるものとする。ただし，D419その他の検体採取の副腎静脈サンプリングを行った場合は，当該検査の費用は別に算定できる。
⑴　各負荷試験については，測定回数及び負荷する薬剤の種類にかかわらず，一連のものとして月1回に限り所定点数を算定する。ただし，下垂体前葉負荷試験の「イ」の成長ホルモン（GH）に限り，月2回まで所定点数を算定できる。なお，下垂体前葉負荷試験及び副腎皮質負荷試験以外のものについては，測定するホルモンの種類にかかわらず，一連のものとして算定する。
⑵　内分泌負荷試験において，負荷の前後に係る血中又は尿中のホルモン等測定に際しては，測定回数，測定間隔等にかかわらず，一連のものとして扱い，当該負荷試験の項により算定するものであり，検体検査実施料における生化学的検査（Ⅰ）又は生化学的検査（Ⅱ）の項では算定できない。
⑶　注射とは，第6部第1節第1款の注射実施料をいい，施用した薬剤の費用は，別途算定する。
⑷　本試験に伴ってD419その他の検体採取の副腎静脈サンプリングにより採血を行った場合，その費用は別に算定できる。

D287 1	包 新 乳 1200点
下垂体前葉負荷試験成長ホルモン（GH）（一連として）　growth hormone stimulation	
レセ電：160119710／下垂体前葉負荷試験（GH） 血液	

負荷試験等

適応 下垂体機能低下症，クッシング病，成長ホルモン分泌不全性低身長症，先端巨大症，下垂体腫瘍，下垂体性巨人症，GH産生腫瘍*，成長ホルモン分泌不全

意義 成長ホルモン（GH）は，下垂体前葉から分泌されるペプチドホルモンで，過剰分泌は巨人症を，分泌低下は下垂体性小人症，性腺機能低下症をひきおこす。GH分泌を促進するインスリン，アルギニン，L-DOPA，クロニジン，グルカゴン，プロプラノロール，グロモクリプチンなどを負荷して血中濃度を測定し，下垂体機能を調べる検査である。睡眠負荷などにより変動を見る場合もある。

保険メモ 成長ホルモン（GH）については，インスリン負荷，アルギニン負荷，L-DOPA負荷，クロニジン負荷，グルカゴン負荷，プロプラノロール負荷，ブロモクリプチン負荷，睡眠負荷等が含まれる。

関連検査 成長ホルモン（GH），グルコース

D287 1 ㊁ 新 乳 1600点
下垂体前葉負荷試験ゴナドトロピン（LH及びFSH）（一連として月1回） luteinizing hormone (LH) and follicle stimulating hormone(FSH) stimulation test（LH・RH test）
レセ電：160119810／下垂体前葉負荷試験（LH及びFSH） 血液

適応 下垂体機能低下症，性腺機能低下症，原発性無月経，続発性無月経，思春期遅発症，シーハン症候群

意義 下垂体前葉から分泌されるホルモンである。黄体形成ホルモン（LH）と卵胞刺激ホルモン（FSH）があり，精巣機能障害や排卵障害の診断に用いる。負荷試験はLH及びFSH分泌を刺激する黄体形成ホルモン放出ホルモン（LH-RH）やクロミフェン（排卵誘発剤）を投与し血中濃度の変化を測定する。

保険メモ ゴナドトロピン（LH及びFSH）については，LH-RH負荷，クロミフェン負荷等が含まれる。

関連検査 黄体形成ホルモン（LH），卵胞刺激ホルモン（FSH）

D287 1 ㊁ 新 乳 1200点
下垂体前葉負荷試験甲状腺刺激ホルモン（TSH）（一連として月1回） thyroid stimulating hormone test（TSH test）
レセ電：160119910／下垂体前葉負荷試験（TSH） 血液

適応 下垂体機能低下症，甲状腺機能亢進症，甲状腺機能低下症，下垂体腫瘍，シーハン症候群，粘液水腫，橋本病

意義 甲状腺を刺激してサイロキシン（T_4）など甲状腺ホルモンの生成・分泌を促すホルモンである。クレチン病，原発性後天性甲状腺機能低下症などで増加し，バセドウ病，下垂体性甲状腺機能低下症などで低下する。負荷試験は，TSH分泌を刺激する甲状腺ホルモン放出ホルモン（TRH）を投与し，血中濃度を測定する。

保険メモ 甲状腺刺激ホルモン（TSH）については，TRH負荷等が含まれる。

関連検査 甲状腺刺激ホルモン（TSH）

D287 1 ㊁ 新 乳 1200点
下垂体前葉負荷試験プロラクチン（PRL）（一連として月1回） prolactin (PRL) stimulation（PRL）
レセ電：160120010／下垂体前葉負荷試験（PRL） 血液

適応 下垂体機能低下症，プロラクチン産生腫瘍，高プロラクチン血症，シーハン症候群，乳汁漏出無月経症候群，潜在性高プロラクチン血症

意義 プロラクチンは下垂体から分泌され，乳汁分泌に関与するホルモンである。プロラクチノーマ，原発性甲状腺機能低下症などで増加し，下垂体機能低下症などで減少する。高プロラクチン血症は不妊症や流産の原因になる。負荷試験には，PRLの分泌を促す甲状腺刺激ホルモン放出ホルモン（TRH）と，ブロモクリプチン負荷による抑制試験がある。

保険メモ プロラクチン（PRL）については，TRH負荷，ブロモクリプチン負荷等が含まれる。

関連検査 プロラクチン（PRL）

D287 1 ㊁ 新 乳 1200点
下垂体前葉負荷試験副腎皮質刺激ホルモン（ACTH）（一連として月1回） ACTH stimulation（ACTH）
レセ電：160120110／下垂体前葉負荷試験（ACTH） 血液

適応 異所性ACTH産生腫瘍，クッシング症候群，クッシング病，アジソン病，下垂体機能低下症，先天性副腎過形成，ネルソン症候群

意義 下垂体前葉から分泌され，副腎皮質からのステロイド分泌を調節している。アジソン病，クッシング病では増加し，副腎過形成，クッシング症候群で減少する。負荷試験はACTHの分泌低下を刺激するインスリン，メトロピン，

CRH負荷が，また副腎皮質ホルモン過剰の鑑別に用いる抑制試験にはデキサメサゾンを投与し，血中のACTHやコルチゾール，尿中の17-OHCSの変動を測定する。

保険メモ 副腎皮質刺激ホルモン（ACTH）については，インスリン負荷，メトピロン負荷，デキサメサゾン負荷，CRH負荷等が含まれる。

関連検査 副腎皮質刺激ホルモン（ACTH），コルチゾール

D287　2 ㊙ 新 乳 **1200点**
下垂体後葉負荷試験（一連として月1回）
ADH stimulation（ADH負荷試験）
レセ電：160086710／下垂体後葉負荷試験
血液・尿

適応 尿崩症，心因性多飲症，抗利尿ホルモン不適合分泌症候群

意義 抗利尿ホルモン（ADH）は，腎臓に作用して水の再吸収を促し，体液の浸透圧，量を調節するホルモンである。ADH不適合分泌症候群で増加し，尿崩症，心因性多飲症などで減少する。負荷試験には，尿崩症に診断のためにADHの分泌を刺激する水利制限試験，高張食塩水を服用させて尿量の低下を検査する高張食塩水負荷試験などがある。

保険メモ 下垂体後葉負荷試験の抗利尿ホルモン（ADH）については，水制限，高張食塩水負荷（カーター・ロビンステスト）等が含まれる。

関連検査 尿浸透圧，抗利尿ホルモン（ADH）

D287　3 ㊙ 新 乳 **1200点**
甲状腺負荷試験（一連として月1回） thyroid function test
レセ電：160086810／甲状腺負荷試験　血液

適応 バセドウ病，結節性甲状腺腫，甲状腺腫瘍，プランマー病

意義 甲状腺の機能の異常がある場合，下垂体前葉のTHS分泌異常によるものか，甲状腺自体の異常なのかを判別するために，トリヨードサイロニン（T_3）抑制試験を行う。甲状腺ホルモン（T_3）を投与して，甲状腺刺激ホルモン（TSH）の分泌を抑制し，甲状腺自体の異常を判断する検査である。標識したヨードの摂取率を測定することにより甲状腺機能亢進症などの判断に用いる。

保険メモ 甲状腺負荷試験の甲状腺ホルモンについては，T_3抑制等が含まれる。

関連検査 遊離サイロキシン（FT_4），遊離トリヨードサイロニン（FT_3），甲状腺刺激ホルモン（TSH），サイログロブリン，プロラクチン（PRL）

D287　4 ㊙ 新 乳 **1200点**
副甲状腺負荷試験（一連として月1回） parathyroid function test
レセ電：160086910／副甲状腺負荷試験　尿

適応 副甲状腺機能低下症，副甲状腺機能亢進症，偽性副甲状腺機能低下症

意義 副甲状腺ホルモン（PTH）は，血清カルシウムを上昇させ，尿中リンの排泄を促進するため，副甲状腺機能の検査は血清カルシウムや無機リンの測定を行う。負荷試験としては，副甲状腺ホルモンが血清カルシウムの減少によって上昇し増加によって低下することを利用したEDTA負荷試験，カルシウムを負荷して副甲状腺ホルモン分泌を抑制し，尿中リンの排泄をみるカルシウム負荷試験，尿細管リン再吸収率，尿細管の副甲状腺ホルモンに対する感受性を見るPTH負荷試験がある。

保険メモ 副甲状腺負荷試験の副甲状腺ホルモン（PTH）については，カルシウム負荷，PTH負荷（エルスワースハワードテスト），EDTA負荷等が含まれる。

関連検査 カルシウム，副甲状腺ホルモン（PTH），サイクリックAMP（cAMP），無機リン及びリン酸

D287　5 ㊙ 新 乳 **1200点**
副腎皮質負荷試験鉱質コルチコイド（一連として月1回） mineralcoticoid stimulation tests
レセ電：160120210／副腎皮質負荷試験（鉱質コルチコイド）　血液

適応 アジソン病，原発性アルドステロン症，特発性アルドステロン症，偽性低アルドステロン症，低アルドステロン症，本態性高血圧症，腎性高血圧症，クッシング症候群，バーター症候群

意義 アルドステロンを主体とする鉱質コルチコイドは，特にNa，Kの電解質代謝や血圧を調節するホルモンである。レニン－アンジオテンシン系，ACTH，K濃度などによって分泌が調整されている。鉱質コルチコイド負荷試験は，高血圧症や低カリウム血症などの病因を鑑別するための検査で，フロセミド負荷，アンジオテンシン負荷試験などが行われる。

保険メモ 鉱質コルチコイド（レニン，アルドステロン）については，フロセマイド負荷，アンギオテンシン負荷等が含まれる。

関連検査　レニン，アルドステロン

D287　5　㊙ 新 乳　1200点
副腎皮質負荷試験糖質コルチコイド（一連として月1回）　glucocorticoid stimulation tests
レセ電：160120310／副腎皮質負荷試験（糖質コルチコイド）　血液

適応　副腎皮質機能亢進症，副腎皮質機能低下症，副腎腫瘍，アジソン病，クッシング症候群，クッシング病，下垂体障害

意義　副腎皮質から分泌されるコルチゾールは，視床下部-下垂体-副腎皮質系のフィードバック機構により分泌量が調節されている。副腎皮質機能の鑑別診断に用いる。ACTH負荷試験は静注前後の血中コルチゾールを測定し，増加程度によって副腎皮質の予備能を見る。負荷後の値が前値の2～4倍であれば正常と判定する。デキサメサゾン負荷試験については，健常人にデキサメサゾンを投与すると下垂体からのACTHの分泌量が減少し，副腎皮質からのコルチゾール分泌が低下することを利用する。クッシング症候群の診断に用いられる。メトロピン負荷検査は，血中のコルチゾール，デオキシコルチゾールを測定し，副腎皮質過形成，異所性ACTH症候群，副腎腺腫の診断に利用する。

保険メモ　糖質コルチコイド（コルチゾール，DHEA及びDHEAS）については，ACTH負荷，デキサメサゾン負荷，メトピロン負荷等が含まれる。

関連検査　コルチゾール，17-ケトジェニックステロイド（17-KGS），副腎皮質刺激ホルモン（ACTH）

D287　6　㊙ 新 乳　1200点
性腺負荷試験（一連として月1回）　function test for gonadal hormones
レセ電：160087110／性腺負荷試験　血液

適応　クラインフェルター症候群，精巣機能不全症，下垂体機能低下症，思春期早発症，思春期遅発症，性腺機能低下症，不妊症

意義　性腺機能の異常を診断するための検査で，しばしばLH-RH試験（下垂体前葉ゴナドトロピン負荷試験）と併用して行う。男性では，テストステロンの分泌能力をみるHCG（絨毛性ゴナドトロピン）負荷試験，女性ではエストラジオールの分泌能力をみるHMG（排卵性ゴナドトロピン）負荷試験が行われる。

保険メモ　性腺負荷試験に含まれるものとしては，下記のものがある。

(ア)　テストステロンについては，HCG負荷等
(イ)　エストラジオールについては，HMG負荷等

関連検査　黄体形成ホルモン（LH），卵胞刺激ホルモン（FSH），テストステロン，エストラジオール（E_2），プロゲステロン

【D288　糖負荷試験】

保険メモ　問：D005血液形態・機能検査のヘモグロビンA1c（HbA1c）及びD288糖負荷試験について，妊娠糖尿病と診断された患者に対して産後12週以降に実施した場合，算定可能か。
答：血糖測定等により医学的に糖尿病が疑われる場合，算定可。
<事務連絡　20230830>

D288　1　新 乳　200点
常用負荷試験（血糖、尿糖検査を含む）
glucose tolerance test
レセ電：160087210／常用負荷試験　血液・尿

適応　糖尿病，耐糖能異常

意義　耐糖能障害，糖尿病の診断を行うための検査で，インスリン分泌を刺激するブドウ糖を負荷し，経時的に血糖値，尿糖を測定する。

保険メモ　◎注射，採血及び検体測定の費用は，採血回数及び測定回数にかかわらず所定点数に含まれるものとする。
(1)　負荷の前後に係る血中又は尿中のホルモン等測定に際しては，測定回数，測定間隔等にかかわらず，一連のものとして扱い，当該負荷試験の項により算定するものであり，検体検査実施料における生化学的検査（Ⅰ）又は生化学的検査（Ⅱ）の項では算定できない。
(2)　注射とは，第6部第1節第1款の注射実施料をいい，施用した薬剤の費用は，別途算定する。

関連検査　グルコース

D288　1　新 乳　200点
乳糖服用耐糖試験（常用負荷試験）
レセ電：160087450／乳糖服用耐糖試験（常用負荷）　血液・尿

適応　乳糖不耐症

意義　乳糖を分解する酵素が欠損している乳糖不耐症の診断のために行う。乳糖不耐症であれば乳糖を負荷しても血糖値は上昇しない。

保険メモ　乳糖を服用させて行う耐糖試験は，糖負荷試験により算定する。また，使用した薬剤は，D500薬剤により算定する。

関連検査　グルコース

D288 1 新 乳 200点
ブドウ糖等負荷血糖値等経時検査（常用負荷試験）
レセ電：160087650／ブドウ糖等負荷血糖値等経時検査（常用負荷試験） 血液・尿

適応 糖尿病，耐糖能異常

意義 耐糖能障害，糖尿病の診断を行うための検査で，インスリン分泌を刺激するブドウ糖を負荷し，経時的に血糖値，尿糖を測定する。

保険メモ ブドウ糖等を1回負荷し，負荷前後の血糖値等の変動を把握する検査は，糖負荷試験の所定点数により算定する。

関連検査 グルコース

D288 2 新 乳 900点
耐糖能精密検査（常用負荷試験及び血中インスリン測定又は常用負荷試験及び血中C-ペプチド測定） glucose tolerance test
レセ電：160087310／耐糖能精密検査 血液

適応 糖尿病，耐糖能異常

意義 常用負荷試験による血糖，尿糖測定と同時に血中のインスリン又は血中C-ペプタイドを併せて測定する検査である。インスリン投与患者やインスリン抗体陽性の患者はインスリン分泌量の正確な評価ができないため，代わりにC-ペプタイドを測定する。血中C-ペプタイドは，膵の内分泌機能の指標である。

保険メモ ◎注射，採血及び検体測定の費用は，採血回数及び測定回数にかかわらず所定点数に含まれるものとする。

(1) 負荷の前後に係る血中又は尿中のホルモン等測定に際しては，測定回数，測定間隔等にかかわらず，一連のものとして扱い，当該負荷試験の項により算定するものであり，検体検査実施料における生化学的検査（Ⅰ）又は生化学的検査（Ⅱ）の項では算定できない。

(2) 耐糖能精密検査（常用負荷試験及び血中インスリン測定又は常用負荷試験及び血中C-ペプチド測定を行った場合）は，常用負荷試験及び負荷前後の血中インスリン測定又は血中C-ペプチド測定を行った場合に算定する。

(3) 注射とは，第6部第1節第1款の注射実施料をいい，施用した薬剤の費用は，別途算定する。

(4) 問：D288糖負荷試験の「2 耐糖能精密検査」において，負荷後のインスリンのみの測定の場合又はC-ペプチドの測定のみを行った場合はどのように算定するのか。答：それぞれ，内分泌学的検査により算定する。
<事務連絡 20060331>

関連検査 グルコース，インスリン（IRI），C-ペプチド（CPR）

D288 2 新 乳 900点
乳糖服用耐糖試験（耐糖能精密検査）
レセ電：160087550／乳糖服用耐糖試験（耐糖能精密） 血液

適応 乳糖不耐症

意義 乳糖を分解する酵素が欠損している乳糖不耐症の診断のために行う。乳糖不耐症であれば乳糖を負荷しても血糖値は上昇しない。

保険メモ 乳糖を服用させて行う耐糖試験は，糖負荷試験により算定する。また，使用した薬剤は，D500薬剤により算定する。

関連検査 グルコース

D288 2 新 乳 900点
ブドウ糖等負荷血糖値等経時検査（耐糖能精密検査）
レセ電：160087750／ブドウ糖等負荷血糖値等経時検査（耐糖能精密検査） 血液

適応 糖尿病，耐糖能異常

意義 常用負荷試験による血糖，尿糖測定と同時に血中のインスリン又は血中C-ペプタイドを併せて測定する検査である。インスリン投与患者やインスリン抗体陽性の患者はインスリン分泌量の正確な評価ができないため，代わりにC-ペプタイドを測定する。血中C-ペプタイドは，膵の内分泌機能の指標である。

保険メモ ブドウ糖等を1回負荷し，負荷前後の血糖値等の変動を把握する検査は，糖負荷試験の所定点数により算定する。

関連検査 グルコース，インスリン（IRI），C-ペプチド（CPR）

D288 2 新 乳 900点
グルカゴン負荷試験 glucagons tolerance test
レセ電：160179710／グルカゴン負荷試験 血液

適応 1型糖尿病

意義 インスリン分泌能を評価するため，グルカゴンを静注負荷し，血中C-ペプタイド反応をみる検査である。ブドウ糖負荷不適患者やインスリン投与患者に用いる。グルカゴンはランゲルハンス島α細胞で生成されるホルモンで，グリコーゲンを分解して血糖を上昇させるとともに，ランゲルハンス島のβ細胞を刺激してインスリン分泌を促す作用がある。

保険メモ ◎注射，採血及び検体測定の費用は，採血回数及び測定回数にかかわらず所定点数に含まれるものとする。
(1) 負荷の前後に係る血中又は尿中のホルモン等測定に際しては，測定回数，測定間隔等にかかわらず，一連のものとして扱い，当該負荷試験の項により算定するものであり，検体検査実施料における生化学的検査（Ⅰ）又は生化学的検査（Ⅱ）の項では算定できない。
(2) 注射とは，第6部第1節第1款の注射実施料をいい，施用した薬剤の費用は，別途算定する。

関連検査 グルコース，C-ペプチド（CPR）

【D289　その他の機能テスト】

保険メモ ◎検査に伴って行った注射，検体採取，検体測定及びエックス線透視の費用は，全て所定点数に含まれるものとする。
(1) 注射とは，第6部第1節第1款の注射実施料をいい，施用した薬剤の費用は，別途算定する。

D289 1　新 乳 100点
膵機能テスト（PFDテスト） pancreatic functional diagnostant test（PFDテスト）
レセ電：160088310／膵機能テスト　尿

適応 膵癌，慢性膵炎，膵外分泌機能異常

意義 PFDテストは，BT-PABA（ベンチロミド）を経口負荷して行う簡便な膵外分泌機能検査である。BT-PABAは膵のキモトリプシンにより分解されパラアミノ安息香酸として腸管から吸収され，尿中に排泄される。この尿中PABAを測定することにより，膵の外分泌機能を検査する

関連検査 CA19-9，アミラーゼ，グルコース，超音波検査

D289 2　新 乳 100点
肝機能テスト（ICG1回・2回法） indocyanin green test (ICG test)
レセ電：160088410／肝機能テスト（ICG1回・2回法）　血液

適応 肝硬変症，体質性黄疸，デュビン・ジョンソン症候群，ジルベール症候群，クリグラー・ナジャー症候群，慢性肝炎

意義 ICG試験は，色素のインドシアニングリーンを静注し，採血した検体中の色素濃度を測定し，血中の消失率か停滞率をみる。ICGは溶血性ビリルビンの影響を受けにくく，副作用も少ないのでBSPに代わって用いられる。

関連検査 アスパラギン酸アミノトランスフェラーゼ（AST），アラニンアミノトランスフェラーゼ（ALT），アルブミン，コリンエステラーゼ（ChE），総ビリルビン，プロトロンビン時間（PT）

D289 2　新 乳 100点
肝機能テスト（BSP2回法） bromosulphalein test (BSP test)
レセ電：160144810／肝機能テスト（BSP2回法）　血液

適応 肝炎，肝硬変症，体質性黄疸，デュビン・ジョンソン症候群，ジルベール症候群，クリグラー・ナジャー症候群，慢性肝炎

意義 BSP（ブロムスルファレイン）は，ICGと比べて蛋白結合力が弱く，一部は排泄される，肝代謝を受ける，ショックの頻度が高いなどの欠点はある。しかし，デュビン・ジョンソン症候群やRotor型過ビリルビン症などの体質性黄疸やICG排泄障害症の診断などに寄与する。

関連検査 アスパラギン酸アミノトランスフェラーゼ（AST），アラニンアミノトランスフェラーゼ（ALT），アルブミン，コリンエステラーゼ（ChE），総ビリルビン，プロトロンビン時間（PT）

D289 2　新 乳 100点
ビリルビン負荷試験 bilirubin tolerance test
レセ電：160088750／ビリルビン負荷試験　血液

適応 体質性黄疸，ジルベール症候群，肝炎，アルコール性肝障害

意義 色素としてビリルビンを静注し，肝の異物排泄機能を測定する検査である。体質性黄疸，ICG排泄異常症の診断に優れた特性を有する。

D289 2　新 乳 100点
馬尿酸合成試験 hippuric acid test
レセ電：160088850／馬尿酸合成試験　尿

適応 肝炎，肝解毒機能の評価*，肝障害

意義 肝の解毒機能をみる検査である。負荷した安息香酸ナトリウムが肝でグリシンと抱合され馬尿酸になり，尿中に排泄される。肝内代謝機能の異常，グリシンの低下などが馬尿酸合成に影響すると，尿中排泄量は減少する。

D289 2　新 乳 100点
フィッシュバーグ Fishberg concentration test
レセ電：160088950／フィッシュバーグ　尿

適応 尿細管間質性腎炎，尿崩症，慢性腎盂腎炎，腎不全

意義 フィッシュバーグ試験は，水分摂取制限により尿の濃縮機能を調べる腎髄質機能検査

である。12時間飲水を禁止後，1時間ごとに3回，尿浸透圧及び尿比重を測定して血漿浸透圧調節系の異常を調べる。

関連検査 尿浸透圧，血液浸透圧

D289 2 新 乳 100点
水利尿試験 water-load test
レセ電：160089050／水利尿試験 尿

適応 抗利尿ホルモン不適合分泌症候群，アジソン病，腎不全，副腎クリーゼ

意義 水分負荷による尿の希釈機能を検査するもので，抗利尿ホルモン不適合分泌症候群，副腎髄質機能低下による水利尿障害の診断に用いる。

D289 2 新 乳 100点
アジスカウント（Addis尿沈渣定量検査） Addis count
レセ電：160089150／アジスカウント 尿

適応 糸球体腎炎，ネフローゼ症候群

意義 蓄尿検体（12時間）を用い，尿沈渣の赤血球や円柱を定量的に検査する。腎糸球体疾患の鑑別，経過，治療法の適否判定に用いられる。

D289 2 新 乳 100点
モーゼンタール法 Mosenthal's test
レセ電：160089250／モーゼンタール法 尿

適応 尿細管間質性腎炎，尿崩症，慢性腎盂腎炎，腎不全

意義 日中2時間ごとに又は夜間12時間の蓄尿を検体とし，尿量・比重を測定し尿濃縮力をみる検査法である。

D289 2 新 乳 100点
ヨードカリ試験 potassium iodide patch test
レセ電：160089450／ヨードカリ試験

適応 ジューリング疱疹状皮膚炎，水疱症

意義 ヨードカリワセリンを皮膚に塗布し，紅斑，水疱性などの発症を観察する検査で，ジューリング疱疹状皮膚炎，水疱症の診断に用いられる。

D289 2 新 乳 100点
インジゴカルミンを膀胱尿道ファイバースコピー又は膀胱尿道鏡検査に使用 cysto-urethral fiberscopy
レセ電：160204550／インジゴカルミン使用（EF-膀胱尿道又は膀胱尿道鏡検査）

適応 尿道炎，尿道結石症，尿道腫瘍，膀胱炎，膀胱結石症，膀胱腫瘍

意義 経尿道的に内視鏡を挿入し，尿道・膀胱を観察する。状況に応じ生検も行う。

保険メモ (1) D317膀胱尿道ファイバースコピーにインジゴカルミンを使用した場合は，D289その他の機能テストの「2」（編注；肝機能テスト（ICG1回・2回法，BSP2回法），ビリルビン負荷試験，馬尿酸合成試験，フィッシュバーグ，水利尿試験，アジスカウント（Addis尿沈渣定量検査），モーゼンタール法，ヨードカリ試験）の所定点数を併せて算定する。
(2) D317-2膀胱尿道鏡検査にインジゴカルミンを使用した場合は，D289その他の機能テストの「2」（編注；肝機能テスト（ICG1回・2回法，BSP2回法），ビリルビン負荷試験，馬尿酸合成試験，フィッシュバーグ，水利尿試験，アジスカウント（Addis尿沈渣定量検査），モーゼンタール法，ヨードカリ試験）の所定点数を併せて算定する。

D289 3 新 乳 700点
胆道機能テスト biliary drainage test（メルツァリオン）
レセ電：160088610／胆道機能テスト 十二指腸液

適応 胆のう結石症，胆管炎，胆のう炎

意義 経口・経鼻的にゾンデを十二指腸乳頭部まで挿入し，胆道刺激物質投与前後の十二指腸液分画採取し，胆汁の流量，性状，沈渣を調べる。胆道系疾患の診断のために行う。胆道刺激物質として硫酸マグネシウムを使うメルツァリオン法が用いられる。

保険メモ 胆道機能テストは，十二指腸ゾンデを十二指腸乳頭部まで挿入し，胆道刺激物を投与して十二指腸液を分画採取した場合に算定する。

D289 3 新 乳 700点
胃液分泌刺激テスト stimulation test for gastric juice
レセ電：160088010／胃液分泌刺激テスト 胃液

適応 胃十二指腸潰瘍，ゾリンジャー・エリソン症候群，萎縮性胃炎，慢性胃炎

意義 胃液分泌刺激物質を投与して経時的に胃液を採取し，胃液分泌量やpHなどを測定する。胃・十二指腸疾患の診断，病態把握に用いる。胃液量と酸度を測定するガストリン刺激テスト，ヒスタログ刺激テスト，ヒスタミン法のほかメチレンブルー染色したカフェイン飲用後，採取した胃液の色の消失をみるKatsch-kalk

法などがある。

保険メモ (1) 胃液分泌刺激テストは，生体に分泌刺激物質を投与し，胃液若しくは血液を採取，分析することにより胃液分泌機能を検査するものであり，胃液分泌刺激テストに該当するものは，ガストリン刺激テスト，ヒスタログ刺激試験，Katsch-Kalk法，ヒスタミン法等である。

(2) 検査に伴って行った注射，検体採取，検体測定及びエックス線透視の費用は，別に算定できない。

D289　4　新　乳　3000点
セクレチン試験　secretin test
レセ電：160160710／セクレチン試験
膵液・血液・尿

適応 慢性膵炎，膵癌

意義 セクレチンの刺激で分泌される膵液を採取し，膵外分泌機能を評価する検査である。十二指腸液採取用二重管を十二指腸まで挿入し，セクレチンを静注して膵液量，重炭酸濃度，アミラーゼ排出量を測定する。膵外分泌機能検査で最も信頼度が高く，慢性膵炎の診断に有用な検査である。

保険メモ セクレチン試験は，十二指腸液採取用二重管を十二指腸まで挿入し，膵外分泌刺激ホルモンであるセクレチンを静脈注射し，刺激後の膵液量，重炭酸濃度及びアミラーゼ排出量を測定した場合に算定する。ただし，セクレチン注射の手技料，測定に要する費用，血清酵素逸脱誘発試験の費用等は所定点数に含まれる。

関連検査 アミラーゼ，血液ガス分析

【D290　卵管通気・通水・通色素検査、ルビンテスト】

保険メモ 卵管通気・通水・通色素検査，ルビンテストの所定点数は，それぞれ両側についての点数であり，検査の種類及び回数にかかわらず，所定点数のみを算定する。

D290　新　乳　100点
卵管通気・通水・通色素検査　hydrotubation（卵管通過）
レセ電：160089610／卵管通気・通水・通色素検査

適応 卵管炎，卵管狭窄症，卵巣炎

意義 卵管の通過性を調べる検査で，不妊症の診断に使う。卵管通水検査は，子宮頸管からカテーテルを挿入し生理食塩水をゆっくり注入し，卵管の通過障害を検査する方法である。一時的な卵管狭窄の拡大によって妊娠確率を上げる治療目的に使用されることもある。卵管通色素検査は，子宮からインジゴカルミン（色素液）を注入する方法で，色素液は卵管を通過し，腹腔で吸収されて尿中に排泄される。

D290　新　乳　100点
ルビンテスト　Rubin test
レセ電：160089750／ルビンテスト

適応 卵管炎，卵管狭窄症，卵巣炎，卵管閉塞，卵管通過障害

意義 ルビンテストは子宮頸管からカテーテルを挿入し，二酸化炭素を注入する。二酸化炭素通気時に卵管内圧の変化を記録して通過障害を診断する検査である。

【D290-2　尿失禁定量テスト（パッドテスト）】

D290-2　新　乳　100点
尿失禁定量テスト（パッドテスト）　pad weighing test
レセ電：160183410／パッドテスト

適応 神経因性膀胱，不安定膀胱，腹圧性尿失禁

意義 尿漏れ用パッドを使用し，尿失禁を誘発する一連の検査後パッド重量を測定し，失禁量を測る。2g以上を尿失禁陽性と判断する。1時間法と24時間法がある。1時間法は500mLの飲水後，15分間の安静時を置き，30分の歩行を行う。その後，15分間で，階段の昇降1階分（1回），椅子の座り立ち上がり（10回），強く咳き込む（10回），走り回る（1分間），腰を屈めて床の物を拾う（5回），流水で手を洗う（1分間）という順で終了する。24時間法は，日常生活で1日の排尿回数，1回の排尿量を測り，重症度を評価する。

保険メモ 尿失禁定量テスト（パッドテスト）は，尿失禁患者において，体動時の失禁尿をパッドにより採取し，定量的な尿失禁の評価を行うものであり，1月につき1回に限り算定できる。ただし，使用されるパッドの費用は，所定点数に含まれる。

【D291　皮内反応検査、ヒナルゴンテスト、鼻アレルギー誘発試験、過敏性転嫁検査、薬物光線貼布試験、最小紅斑量（MED）測定】

保険メモ (1) 1箇所目から21箇所目までについては，1箇所につき「21箇所以内の場合」

負荷試験等

の所定点数により算定する。
(2) 22箇所目以降については，1箇所につき「22箇所以上の場合」の所定点数により算定する。
(3) 問：D291皮内反応検査，ヒナルゴンテスト，鼻アレルギー誘発試験，過敏性転嫁検査，薬物光線貼布試験，最小紅斑量（MED）測定について，「1箇所目から21箇所目までについては，1箇所につき「1」の所定点数により算定する。」及び「22箇所目以降については，1箇所につき「2」の所定点数により算定する。」こととされているが，具体的な算定方法如何。
答：例えば，当該検査を25箇所実施した場合，以下の方法により算出する。
・1箇所目から21箇所目について，16点×21箇所（336点）
・22箇所以降については，12点×4箇所（48点）
・25箇所の合算　336点＋48点（384点）
<事務連絡　20240328>

D291　1 新 乳 16点
皮内反応検査（21箇所以内の場合）（1箇所につき） skin prick test / intracutaneous test
レセ電：160089810／皮内反応検査（21箇所以内）
D291　2 新 乳 12点
皮内反応検査（22箇所以上の場合）（1箇所につき） skin prick test / intracutaneous test
レセ電：160240110／皮内反応検査（22箇所以上）

適応 気管支喘息，アレルギー性鼻炎，アトピー性皮膚炎，じんま疹，結核，悪性リンパ腫，アトピー性疾患*

意義 皮内反応は患者の皮膚に種々の刺激物質をつけ，その反応を観察する。アレルギー反応を評価するために行う。アトピー性疾患の1型アレルギー（即時型）と，ツベルクリン反応にみられるような結核症に対する4型アレルギー（遅延型）を対象とする検査がある。皮内に刺激物質（アレルゲン）を注入し，その結果反応（発疹，硬結）を肉眼でみて診断する皮内テスト，皮膚に小さな傷をつけアレルゲンを塗布するスクラッチテスト，刺激物質を含む小片を皮膚に貼付するパッチテストなどがある

保険メモ (1) 皮内反応検査とは，ツベルクリン反応，各種アレルゲンの皮膚貼布試験（皮内テスト，スクラッチテストを含む）等であり，ツベルクリン，アレルゲン等検査に使用した薬剤に係る費用は，D500薬剤により算定する。
(2) 数種のアレルゲン又は濃度の異なったアレルゲンを用いて皮内反応検査を行った場合は，それぞれにつき1箇所として所定点数を算定するものである。
(3) 薬物投与に当たり，あらかじめ皮内反応，注射等による過敏性検査を行った場合にあっては，皮内反応検査の所定点数は算定できない。

D291　1 新 乳 16点
ヒナルゴンテスト（21箇所以内の場合）（1箇所につき）
レセ電：160089950／ヒナルゴンテスト（21箇所以内）
D291　2 新 乳 12点
ヒナルゴンテスト（22箇所以上の場合）（1箇所につき）
レセ電：160240210／ヒナルゴンテスト（22箇所以上）

適応 アレルギー性疾患*

D291　1 新 乳 16点
鼻アレルギー誘発試験（21箇所以内の場合）（1箇所につき）
レセ電：160090050／鼻アレルギー誘発試験（21箇所以内）
D291　2 新 乳 12点
鼻アレルギー誘発試験（22箇所以上の場合）（1箇所につき）
レセ電：160240310／鼻アレルギー誘発試験（22箇所以上）

適応 アレルギー性鼻炎

意義 アレルゲンエキスを噴霧又は濾紙にしみこませたディスクで鼻粘膜を刺激し，くしゃみ，かゆみ，鼻汁などのアレルギー反応を観察する検査である。

D291　1 新 乳 16点
過敏性転嫁検査（21箇所以内の場合）（1箇所につき）
レセ電：160090250／過敏性転嫁検査（21箇所以内）
D291　2 新 乳 12点
過敏性転嫁検査（22箇所以上の場合）（1箇所につき）
レセ電：160240410／過敏性転嫁検査（22箇所以上）

適応 アレルギー性鼻炎

意義 被験者の血清を健常人の皮内に注射し，過敏反応が現れるかどうかをみる。

D291 1 新 乳 16点
薬物光線貼布試験（21箇所以内の場合）（1箇所につき）
レセ電：160090350／**薬物光線貼布試験（21箇所以内）**

D291 2 新 乳 12点
薬物光線貼布試験（22箇所以上の場合）（1箇所につき）
レセ電：160240510／**薬物光線貼布試験（22箇所以上）**

適応 光線過敏症，薬物性光アレルギー性反応

意義 皮膚が光線の刺激により，アレルギー反応を起こして光線過敏症になる原因物質を特定する。患者の背中に2列のパッチを貼り，24時間後に片側1列のみに光線を照射し，翌日照射部の発赤の有無をみる。

保険メモ 薬物光線貼布試験，最小紅斑量（MED）測定は，1照射につき1箇所として算定する。

D291 1 新 乳 16点
最小紅斑量（MED）測定（21箇所以内の場合）（1箇所につき） minimal erythema dose
レセ電：160090450／**MED測定（21箇所以内）**

D291 2 新 乳 12点
最小紅斑量（MED）測定（22箇所以上の場合）（1箇所につき） minimal erythema dose
レセ電：160240610／**MED測定（22箇所以上）**

適応 光線過敏症，アトピー性皮膚炎，慢性光線性皮膚炎，全身性エリテマトーデス，日光じんま疹

意義 皮膚に中波紫外線のUVBを照射し，24時間後に日焼け紅斑を発生させるのに必要なエネルギー量を最小紅斑量という。最小紅斑量の低下は光線過敏症の推定に寄与する。ただし，判定は必ずしも容易ではない。

保険メモ 薬物光線貼布試験，最小紅斑量（MED）測定は，1照射につき1箇所として算定する。

【D291-2 小児食物アレルギー負荷検査】

D291-2 新 乳 1000点
小児食物アレルギー負荷検査 food challenge test of childhood
レセ電：160180410／**小児食物アレルギー負荷検査**

適応 食物アレルギー

意義 原因抗原の特定と耐性獲得の確認のため実施される。また減飲食物の負荷はアナフィラキシーショックのリスクがあるため，一定の施設基準に合致した施設の患者を対象にしている。

保険メモ ◎厚生労働大臣が定める施設基準に適合しているものとして地方厚生局長等に届け出た保険医療機関において，16歳未満の患者に対して食物アレルギー負荷検査を行った場合に，年3回に限り算定する。

◎小児食物アレルギー負荷検査に係る投薬，注射及び処置の費用は，所定点数に含まれるものとする。

(1) 問診及び血液検査等から，食物アレルギーが強く疑われる16歳未満の小児に対し，原因抗原の特定，耐性獲得の確認のために，食物負荷検査を実施した場合に，12月に3回を限度として算定する。

(2) 検査を行うに当たっては，食物アレルギー負荷検査の危険性，必要性，検査方法及びその他の留意事項について，患者又はその家族等に対して文書により説明の上交付するとともに，その文書の写しを診療録に添付する。

(3) 負荷試験食の費用は所定点数に含まれる。

(4) 小児食物アレルギーの診療に当たっては，「AMED研究班による食物アレルギーの診療の手引き2017」を参考とする。

(5) 注射とは，第6部第1節第1款の注射実施料をいい，施用した薬剤の費用は，別途算定する。

(6) 問：小児食物アレルギー負荷検査を行い，重篤なアレルギー反応を起こした場合に，治療に要する点数は所定点数に含まれるのか。答：所定点数には含まれない。
＜事務連絡　20060331＞

(7) 問：12月に2回（編注；3回）を限度として算定する，とあるが，（A）最初に検査した日から起算するのか。（B）再度算定できるのか。（C）小児食物アレルギー負荷検査とIgE検査は併算定できるのか。答：（A）初回検査日にかかわらず，12月に2回（編注；3回）算定できる。例えば，19年4月14日に当該検査を算定する場合には，18年4月15日から19年4月13日までの間

負荷試験等

の当該検査の算定回数が1回（編注；2回）以下である必要がある。(B)（C）その通り。
<事務連絡　20060331>
関連検査　特異的IgE，好酸球数

【D291-3　内服・点滴誘発試験】

D291-3 ………… 新 乳　1000点
内服・点滴誘発試験
レセ電：160187410／内服・点滴誘発試験

適応　薬疹
意義　薬疹を診断するため，被疑薬を内服，点滴静注にて投与し，薬疹の再現の有無を調べる。
保険メモ　◎厚生労働大臣が定める施設基準に適合しているものとして地方厚生局長等に届け出た保険医療機関において行われる場合に，2月に1回に限り算定する。
(1)　貼付試験，皮内反応，リンパ球幼若化検査等で診断がつかない薬疹の診断を目的とした場合であって，入院中の患者に対して被疑薬を内服若しくは点滴・静注した場合に限り算定できる。
(2)　検査を行うに当たっては，内服・点滴誘発試験の危険性，必要性，検査方法及びその他の留意事項について，患者又はその家族等に対して文書により説明の上交付するとともに，その文書の写しを診療録に添付する。
(3)　診療報酬明細書の摘要欄に前回の実施日（初回の場合は初回である旨）を記載する。
(4)　診療報酬明細書の「摘要」欄への記載事項（算定回数が複数月に1回又は年1回のみとされている検査を実施した場合）
前回の実施年月日（初回の場合は初回である旨）を記載する
レセ電：850190041／前回実施年月日（内服・点滴誘発試験）；（元号）yy”年”mm”月”dd”日”
レセ電：820190041／初回（内服・点滴誘発試験）
<記載要領>

§.17　ラジオアイソトープを用いた諸検査

保険メモ　◎D292及びD293に掲げるラジオアイソトープを用いた諸検査については，各区分の所定点数及び区分番号D294に掲げるラジオアイソトープ検査判断料の所定点数を合算した点数により算定する。

【D292　体外からの計測によらない諸検査】
保険メモ　◎同一のラジオアイソトープを用いてD292若しくはD293に掲げる検査又はE100からE101-4までに掲げる核医学診断のうちいずれか2以上を行った場合の検査料又は核医学診断料は，主たる検査又は核医学診断に係るいずれかの所定点数のみにより算定する。
◎検査に数日を要した場合であっても同一のラジオアイソトープを用いた検査は，一連として1回の算定とする。
◎核種が異なる場合であっても同一の検査とみなすものとする。

D292　1 ………… 判ラ 新 乳　480点
循環血液量測定（RI）　estimation of circulating blood volume
レセ電：160090510／循環血液量（RI）　血液

適応　多血症，真性赤血球増加症，二次性赤血球増加症
意義　体内を循環している血液量の定量を行う検査である。ヨウ化人血清アルブミン（^{131}I）注の静注10～15分後に採血し放射活性を測定する。注射全放射能と10～15分後血漿又は血液中放射能から希釈法の原理に従って循環血液量を算出する。循環血液はストレス赤血球増加症で見かけ上の赤血球増加症を呈するので，真の血液量増加か見かけ上の増加かを鑑別するのに有用である

D292　1 ………… 判ラ 新 乳　480点
血漿量測定（RI）　circulating plasma volume
レセ電：160090610／血漿量（RI）　血液

適応　多血症，真性赤血球増加症，二次性赤血球増加症，うっ血性心不全，水中毒，脱水症，原発性アルドステロン症，ADH不適合症候群
意義　体内を循環している血漿量の定量を行う検査である。ヨウ化人血清アルブミン（^{131}I）注の静注10～15分後に採血し放射活性を測定する。注射全放射能と10～15分後血漿又は血液中放射能から希釈法の原理に従って循環血漿量を算出する。

D292 2 判ラ 新 乳 800点
血球量測定（RI） estimation of total erythrocyte
レセ電：160090710／血球量（RI） 血液

適応 多血症，真性赤血球増加症，二次性赤血球増加症

意義 血球量測定は，放射性診断薬を用いて循環赤血球量を測定する検査である。被験者の血液を採取して，放射性クロム酸ナトリウム注で，^{51}Cr標識血液に調製したものを静注する。希釈後の放射活性を測定して赤血球量を算出する。赤血球増加症の鑑別診断に用いる。

D292 3 判ラ 新 乳 1550点
吸収機能検査（RI） absorption test
レセ電：160090810／吸収機能（RI） 尿

適応 悪性貧血，吸収不良症候群，鉄欠乏性貧血，ヘモクロマトーシス

意義 吸収機能検査は，脂肪，蛋白，ビタミンB_{12}，鉄などの腸管からの吸収（漏出）をみる検査で，それぞれの吸収消化を放射性同位元素を用いて測定する。シリング試験は^{57}Co標識VB_{12}を経口投与し，次に^{57}Co標識VB_{12}と内因子を同時に投与して吸収改善程度を判定する。

関連検査 末梢血液一般検査

D292 3 判ラ 新 乳 1550点
赤血球寿命測定（RI） measurement of erythrocyte life span
レセ電：160090910／赤血球寿命（RI） 血液

適応 自己免疫性溶血性貧血，溶血性貧血，遺伝性球状赤血球症，発作性夜間ヘモグロビン尿症，鎌状赤血球症，G6PD欠乏性貧血，再生不良性貧血

意義 採取した赤血球を^{51}Crで標識し，^{51}Cr標識赤血球に調製したものを静注した後，経時的に採血し残存する放射能を測定し，その半減期から赤血球寿命を算定する検査である。遺伝性球状赤血球症，自己免疫性溶血性貧血，発作性夜間ヘモグロビン尿症などで赤血球寿命は短縮する。他の検査で確定診断が困難な場合に行われる。

関連検査 末梢血液一般検査，フェリチン

D292 4 判ラ 新 乳 2600点
造血機能検査（RI） hemopoietic function test
レセ電：160091010／造血機能（RI）

適応 骨髄線維症，再生不良性貧血，悪性貧血，鉄欠乏性貧血，溶血性貧血，ヘモクロマトーシス

意義 放射性診断用薬^{59}Feを静注し，採血の放射活性の測定によって^{59}Feの代謝動態を観察する検査（フェロキネティクス）である。血漿鉄消費率，血漿鉄交換率，赤血球鉄利用率，赤血球鉄交替率などの指標が得られ，貧血症の造血動態の評価に用いられる。

D292 4 判ラ 新 乳 2600点
血小板寿命測定（RI） measurement of platelet life span
レセ電：160091110／血小板寿命（RI） 血液

適応 血小板減少症，特発性血小板減少性紫斑病，再生不良性貧血，骨髄異形成症候群

意義 ^{51}Crや^{111}In標識の血小板を用い，血中からの消失を測定して血小板寿命を算出する。血小板回転率や寿命曲線などの指標が得られ，各種血小板減少症の鑑別や血小板の消費を亢進する血栓症の診断，治療効果の判定などに有用である。

【D293 シンチグラム（画像を伴わないもの）】

保険メモ ◎核種が異なる場合であっても同一の検査とみなすものとする。

D293 1 判ラ 新 乳 365点
甲状腺ラジオアイソトープ摂取率（RI）（一連につき）
レセ電：160091210／甲状腺ラジオアイソトープ摂取率（RI）

適応 原発性甲状腺機能低下症，続発性甲状腺機能低下症，橋本病，バセドウ病，プランマー病

意義 甲状腺ヨウ素摂取率を測定して甲状腺機能を調べる検査である。^{123}I（経口）又は^{99m}Tc（静注）を投与し一定時間後甲状腺に集積した放射活性をシンチレーションカウンターで測定する。負荷試験としてロダンカリ放出試験，T_3抑制試験がある

関連検査 遊離トリヨードサイロニン（FT_3），遊離サイロキシン（FT_4），甲状腺刺激ホルモン（TSH）

D293 2 判ラ 新 乳 575点
レノグラム（RI） renography
レセ電：160091510／レノグラム（RI）

適応 腎盂腎炎，腎血管性高血圧症，腎腫瘍，急性腎不全，尿路結石症，無機能腎，単腎症

意義 放射性ヨウ化馬尿酸ナトリウム（^{131}I-

ラジオアイソトープを用いた諸検査

ヒプラン）を静注し，左右両腎部の放射活性をシンチレーションカウンターで測定する腎機能検査である。連続的に記録した分腎機能カーブにより，腎血流，腎機能，尿管通過性を評価することができる。

D293　2　判ラ　新　乳　575点
肝血流量（ヘパトグラム）（RI）　hepatography
レセ電：160091610／ヘパトグラム（RI）

適応　肝硬変症，肝癌，特発性門脈圧亢進症
意義　肝血流量は^{99m}Tc-フチン酸など，肝に取り込まれるコロイド状標識物質を投与して，肝への集積度を計測して得られたヘパトグラム（時間放射能曲線）のパターンを解析することにより，肝血流量を測定する。現在では超音波検査が一般的である。

§.18　内視鏡検査

保険メモ　◎D295からD323まで及びD325に掲げる内視鏡検査について，同一の患者につき同一月において同一検査を2回以上実施した場合における2回目以降の当該検査の費用は，所定点数の100分の90に相当する点数により算定する。
◎写真診断を行った場合は，使用したフィルムの費用として，購入価格を10円で除して得た点数を所定点数に加算する。
(1)　内視鏡検査に際して第2章第11部に掲げる麻酔を行った場合は，麻酔の費用を別に算定する。
(2)　内視鏡検査で麻酔手技料を別に算定できない麻酔を行った場合の薬剤料は，D500薬剤により算定する。
(3)　処置又は手術と同時に行った内視鏡検査は，別に算定できない。
(4)　内視鏡検査当日に，検査に関連して行う第6部第1節第1款の注射実施料は別に算定できない。
(5)　D295関節鏡検査からD325肺臓カテーテル法，肝臓カテーテル法，膵臓カテーテル法までに掲げる内視鏡検査は，次により算定する。
(ア)　生検用ファイバースコピーを使用して組織の採取を行った場合は，採取した組織の個数にかかわらず，1回の内視鏡検査についてD414内視鏡下生検法に掲げる所定点数を別に算定する。
(イ)　互いに近接する部位の2以上のファイバースコピー検査を連続的に行った場合には，主たる検査の所定点数のみにより算定する。
(ウ)　内視鏡検査をエックス線透視下において行った場合にあっても，E000透視診断は算定しない。
(エ)　写真診断を行った場合は，使用フィルム代（現像料及び郵送料を含むが，書留代等は除く）を10円で除して得た点数を加算して算定するが，E002撮影及びE001写真診断は算定しない。
(オ)　当該保険医療機関以外の医療機関で撮影した内視鏡写真について診断のみを行った場合は，診断料として1回につき所定点数を算定できるが，患者が当該傷病につき当該医療機関で受診していない場合は算定できない。
(6)　内視鏡検査を行うに当たっては，関係学会

のガイドライン等に基づき，必要な消毒及び洗浄を適切に行う。
⑺ 鎮静下に内視鏡検査を実施する場合には，モニター等で患者の全身状態の把握を行う。
⑻ 問：健康診断で実施した内視鏡検査において，病変を認めた場合に，引き続き粘膜点墨法，狭帯域光による観察を実施した場合，D308胃・十二指腸ファイバースコピーのそれぞれ「注2」及び「注4」に定める加算の所定点数を算定できるか。答:「D308」を算定しない場合において，「注」に規定する加算のみの算定はできない。なお，健康診断の費用として支払われる額と保険請求する額が重複することのないよう，「健康診断時及び予防接種の費用について」（平成15年7月30日付事務連絡）に基づき行うこと。
＜事務連絡 20150630＞
⑼ 問：鎮静下に内視鏡検査を実施する際のモニターとして，心電図，呼吸心拍監視，経皮的動脈血酸素飽和度測定の算定は認められるか。答：当該項目の算定要件を満たしている場合には，それぞれの所定点数を算定できる。
＜事務連絡 20160331＞

D295 300点
超音波内視鏡検査加算 endoscopic ultrasonography
レセ電：160148670／超音波内視鏡検査加算

適応 胆のう癌，胆管癌，膵癌，胆石症，胆のうポリープ，胃粘膜下腫瘍

意義 内視鏡の先端に超音波探触子（プローブ）が装着された検査で，消化管粘膜や粘膜下腫瘍の評価や膵臓，胆嚢などの隣接臓器の精密検査として用いられる。

保険メモ ◎超音波内視鏡検査を実施した場合は，超音波内視鏡検査加算として，300点を所定点数に加算する。
⑴ 本節の通則による新生児加算又は乳幼児加算を行う場合には，超音波内視鏡検査加算は，所定点数に含まないものとする。

D295 70点
内視鏡写真診断（他医療機関撮影）
レセ電：160092050／内視鏡写真診断（他医撮影）

意義 当該保険医療機関以外の医療機関で撮影した内視鏡写真について診断を行った場合

保険メモ ◎当該保険医療機関以外の医療機関で撮影した内視鏡写真について診断を行った場合は，1回につき70点とする。
⑴ 当該保険医療機関以外の医療機関で撮影した内視鏡写真について診断を行った場合の点数は，A000初診料（注5に規定する2つ目の診療科に係る初診料を含む）を算定した日に限り，算定できる。

D295 60点
色素内視鏡法加算
レセ電：160159270／色素内視鏡法加算

適応 食道癌，胃癌，十二指腸癌，大腸癌，直腸癌，消化管ポリープ，炎症性腸疾患

意義 消化管粘膜の表面に色素を散布し，微細な変化を観察する方法である。消化器疾患の診断に欠かせない方法となっている。

保険メモ D306食道ファイバースコピー，D308胃・十二指腸ファイバースコピー，D310小腸内視鏡検査，D312直腸ファイバースコピー又はD313大腸内視鏡検査を行う際に，インジゴカルミン，メチレンブルー，トルイジンブルー，コンゴーレッド等による色素内視鏡法を行った場合は，粘膜点墨法に準じて算定する。ただし，使用される色素の費用は所定点数に含まれる。

【D295 関節鏡検査（片側）】

D295 減 新 乳 760点
関節鏡検査（片側） arthroscopy（E-関節）
レセ電：160092110／関節鏡検査（片）
D295 減 新 乳 1520点
関節鏡検査（両側） arthroscopy
レセ電：160160830／関節鏡検査（両）

適応 変形性関節症，半月板損傷，滑膜炎，滑液包炎，前後十字靱帯損傷，関節骨折，関節リウマチ，痛風

意義 関節腔内を直接観察する。滑膜，靱帯，軟骨などの状態把握には有用である。検査からそのまま手術に移行する場合もある。

【D296 喉頭直達鏡検査】

D296 減 新 乳 190点
喉頭直達鏡検査 direct laryngoscopy（E-喉頭直達）
レセ電：160092210／喉頭直達鏡検査

適応 喉頭炎，喉頭腫瘍，喉頭軟化症，声帯ポリープ

意義 円筒形の金属の筒で，乳幼児など軟性のファイバースコープでは観察が難しい場合に用いられる。声帯手術などにも使用される。

【D296-2　鼻咽腔直達鏡検査】

D296-2 減 新 乳 220点
鼻咽腔直達鏡検査
レセ電：160096450／鼻咽腔直達鏡検査

適応　鼻咽腔疾患*，副鼻腔炎，副鼻腔腫瘍*，アデノイド増殖症，上咽頭腫瘍*

意義　外鼻孔より挿入し，鼻咽腔を観察する。

保険メモ　鼻咽腔直達鏡検査は，D298嗅裂部・鼻咽腔・副鼻腔入口部ファイバースコピーと同時に行った場合は算定できない。

【D296-3　内視鏡用テレスコープを用いた咽頭画像等解析（インフルエンザの診断の補助に用いるもの）】

D296-3 減 305点
内視鏡用テレスコープを用いた咽頭画像等解析（インフルエンザの診断の補助に用いるもの）Influenza virus diagnostic test (with endoscope)
レセ電：160235650／内視鏡用テレスコープを用いた咽頭画像等解析

適応　インフルエンザ

意義　咽頭画像の撮影及び撮影された画像上のリンパ組織（扁桃やリンパ濾胞を含む）等の咽頭所見と診療情報を併せて解析し，インフルエンザウイルス感染症に特徴的な所見や症状等を検出することで，インフルエンザウイルス感染症診断の補助に用いる。なお，解析結果のみで確定診断を行うことは目的としない。

保険メモ　◎入院中の患者以外の患者について，緊急のために，保険医療機関が表示する診療時間以外の時間，休日又は深夜において行った場合は，時間外加算として，200点を所定点数に加算する。ただし，この場合において，同一日に第1節検体検査料の第1款検体検査実施料の通則第1号又は第3号の加算（編注；「第1号」時間外緊急院内検査加算，「第3号」外来迅速検体検査加算）は別に算定できない。

(1)　内視鏡用テレスコープを用いた咽頭画像等解析（インフルエンザの診断の補助に用いるもの）は，6歳以上の患者に対し，インフルエンザの診断の補助を目的として薬事承認された内視鏡用テレスコープを用いて咽頭画像等の取得及び解析を行い，インフルエンザウイルス感染症の診断を行った場合に算定する。

(2)　本検査は，発症後48時間以内に実施した場合に限り算定することができる。

(3)　「注」に規定する時間外加算は，入院中の患者以外の患者に対して診療を行った際，医師が緊急に本検査を行う必要性を認め実施した場合であって，本検査の開始時間が当該保険医療機関が表示する診療時間以外の時間，休日又は深夜に該当する場合に算定する。なお，時間外等の定義については，A000初診料の注7に規定する時間外加算等における定義と同様である。

(4)　「注」に規定する時間外加算を算定する場合においては，A000初診料の注9及びA001再診料の注7に規定する夜間・早朝等加算，並びに検体検査実施料に係る時間外緊急院内検査加算及び外来迅速検体検査加算は算定できない。

(5)　本検査と，一連の治療期間において別に実施したD012感染症免疫学的検査のインフルエンザウイルス抗原定性は併せて算定できない。

関連検査　インフルエンザウイルス抗原

【D298　嗅裂部・鼻咽腔・副鼻腔入口部ファイバースコピー（部位を問わず一連につき）】

D298 減 新 乳 600点
嗅裂部・鼻咽腔・副鼻腔入口部ファイバースコピー（部位を問わず一連につき）nasal and nasopharyngeal fiberscopy（EF-嗅裂・EF-鼻咽・EF-副鼻腔）
レセ電：160092310／EF-嗅裂・鼻咽腔・副鼻腔

適応　鼻咽頭異物，上咽頭癌，副鼻腔炎，鼻咽頭腫瘍，鼻副鼻腔腫瘍，副鼻腔癌，咽頭異物

意義　外鼻孔より挿入し，嗅裂部，副鼻腔入口，鼻咽頭を観察する。生検も行う。

保険メモ　(1)　嗅裂部・鼻咽腔・副鼻腔入口部ファイバースコピーについては，嗅裂部・鼻咽腔・副鼻腔入口部の全域にわたっての一連の検査として算定する。

(2)　D298-2内視鏡下嚥下機能検査，D298嗅裂部・鼻咽腔・副鼻腔入口部ファイバースコピー及びD299喉頭ファイバースコピーを2つ以上行った場合は，主たるもののみ算定する。

(3)　D296-2鼻咽腔直達鏡検査は，嗅裂部・鼻咽腔・副鼻腔入口部ファイバースコピーと同時に行った場合は算定できない。

【D298-2　内視鏡下嚥下機能検査】

D298-2 減 新 乳 720点
内視鏡下嚥下機能検査 VE (VideoEndoscopic examination of swallowing)
レセ電：160187510／内視鏡下嚥下機能検査

適応 嚥下困難，嚥下障害，舌悪性腫瘍，咽頭悪性腫瘍，喉頭悪性腫瘍，脳血管障害，脳梗塞，脳出血，パーキンソン病，食道腫瘍，縦隔腫瘍

意義 摂食・嚥下機能障害者等に対して，内視鏡を使用して直接嚥下機能の状態を確認できる。

保険メモ (1) 内視鏡下嚥下機能検査は，嚥下機能が低下した患者に対して，喉頭内視鏡等を用いて直接観察下に着色水を嚥下させ，嚥下反射惹起のタイミング，着色水の咽頭残留及び誤嚥の程度を指標に嚥下機能を評価した場合に算定する。
(2) 内視鏡下嚥下機能検査，D298嗅裂部・鼻咽腔・副鼻腔入口部ファイバースコピー及びD299喉頭ファイバースコピーを2つ以上行った場合は，主たるもののみ算定する。

【D299　喉頭ファイバースコピー】

D299 減 新 乳 600点
喉頭ファイバースコピー laryngeal fiberscopy (EF-喉頭)
レセ電：160092410／EF-喉頭

適応 下咽頭腫瘍，喉頭癌，喉頭浮腫，喉頭異物，喉頭形成不全，声帯ポリープ，反回神経麻痺，嚥下障害，急性咽頭喉頭炎

意義 軟性のため操作が容易である。喉頭部の観察や生検に用いられる。

保険メモ D298-2内視鏡下嚥下機能検査，D298嗅裂部・鼻咽腔・副鼻腔入口部ファイバースコピー及びD299喉頭ファイバースコピーを2つ以上行った場合は，主たるもののみ算定する。

【D300　中耳ファイバースコピー】

D300 減 新 乳 240点
中耳ファイバースコピー middle ear fiberscopy
レセ電：160092510／EF-中耳

適応 真珠腫，中耳腫瘍，中耳炎

意義 鼓膜を経て中耳内の観察，生検を行う。外耳道から中耳まで観察できる。

【D300-2　顎関節鏡検査（片側）】

D300-2 減 新 乳 1000点
顎関節鏡検査（片側） mandibular arthroscopy
レセ電：160160910／顎関節鏡検査（片）

D300-2 減 新 乳 2000点
顎関節鏡検査（両側） mandibular arthroscopy
レセ電：160161030／顎関節鏡検査（両）

適応 顎関節症

意義 狭小な顎関節用に開発された内視鏡である。各種顎関節疾患の診断に用いられる。

【D302　気管支ファイバースコピー】

D302 減 新 乳 2500点
気管支ファイバースコピー bronchofiberscopy (EF-ブロンコ)
レセ電：160092810／EF-気管支

適応 肺癌，肺膿瘍，肺結核，サルコイドーシス，間質性肺炎，気管支拡張症

意義 柔軟性のある気管支ファイバースコープでは，気管支粘膜の癌性変化の観察，細胞診・生検，小腫瘍の摘出などが可能である。

保険メモ (1) D415経気管肺生検法は，D302気管支ファイバースコピーの点数は別に算定できない。
(2) D415-3経気管肺生検法（ナビゲーションによるもの）は，D302気管支ファイバースコピーの点数は別に算定できない。
(3) D415-4経気管肺生検法（仮想気管支鏡を用いた場合）は，D302気管支ファイバースコピーの点数は別に算定できない。
(4) D415-5経気管支凍結生検法は，D302気管支ファイバースコピーの点数は別に算定できない。

関連検査 経気管肺生検法，経気管支凍結生検法

D302 200点
気管支肺胞洗浄法検査同時加算（気管支ファイバースコピー）
レセ電：160092970／気管支肺胞洗浄法検査同時加算

適応 肺胞蛋白症，サルコイドーシス

意義 生理食塩液で肺胞を洗浄し，洗浄液を採取する。

保険メモ ◎気管支肺胞洗浄法検査を同時に行った場合は，気管支肺胞洗浄法検査同時加算

として，200点を所定点数に加算する。
(1)　気管支肺胞洗浄法検査同時加算は，肺胞蛋白症，サルコイドーシス等の診断のために気管支肺胞洗浄を行い，洗浄液を採取した場合に算定する。
関連検査　気管支カテーテル気管支肺胞洗浄法検査，経気管肺生検法

【D302-2　気管支カテーテル気管支肺胞洗浄法検査】

D302-2　減 新 乳　320点
気管支カテーテル気管支肺胞洗浄法検査　bronchoalveolar lavage (BAL) with a disposable catheter
レセ電：160213910／気管支カテーテル気管支肺胞洗浄法検査

適応　肺炎，肺膿瘍
意義　肺炎などの診断を目的に，気管支鏡を用いずに単回使用のカテーテルを用いて気管支肺胞洗浄を行うもので，気管挿管による人工気道を有している成人患者に行われる検査である。
保険メモ　(1)　気管支ファイバースコピーを使用せずに気管支肺胞洗浄用カテーテルを用いて気管支肺胞洗浄を実施した場合に算定する。
(2)　人工呼吸器使用中の患者であって，浸潤影が肺の両側において，びまん性を示すことを胸部X線画像等で確認した患者に対して，肺炎の診断に関連した培養検体採取のために実施した場合に限り算定できる。
(3)　本検査とD302気管支ファイバースコピーの注の気管支肺胞洗浄法検査同時加算を同一入院期間中にそれぞれ行った場合は，主たるものの所定点数のみにより算定する。

【D303　胸腔鏡検査】

D303　減 新 乳　7200点
胸腔鏡検査　thoracoscopy
レセ電：160093010／胸腔鏡検査

適応　肺癌，中皮腫，肺結核，胸膜炎，間質性肺炎
意義　胸膜腔を内視鏡で観察する検査である。生検や内視鏡的手術にも利用される。

【D304　縦隔鏡検査】

D304　減 新 乳　7000点
縦隔鏡検査　mediastinoscopy
レセ電：160093150／縦隔鏡検査

適応　縦隔腫瘍，肺癌，縦隔リンパ節腫大
意義　縦隔疾患のほか縦隔腔にある気管，食道，リンパ節などの病変を観察する検査である。肺癌の転移の確認なども行う。
保険メモ　縦隔鏡検査は，主に胸部（肺及び縦隔）の疾病の鑑別，肺癌の転移の有無，手術適応の決定のために用いられるものをいう。

【D306　食道ファイバースコピー】

D306　減 新 乳 幼　800点
食道ファイバースコピー　esophago-fiberscopy (EF-食道)
レセ電：160093410／ EF-食道

適応　食道癌，食道炎，食道静脈瘤
意義　食道の病変を観察する検査で，生検も行う。胃も併せて観察できる機種もある。
保険メモ　関連する学会の消化器内視鏡に関するガイドラインを参考に消化器内視鏡の洗浄消毒を実施していることが望ましい。

D306　60点
粘膜点墨法加算（検査）
レセ電：160148070／粘膜点墨法加算（検査）

意義　治療範囲の決定，治療部位の追跡を目的として，消化管粘膜表面に無菌墨汁を注射し，マークする。
保険メモ　◎粘膜点墨法を行った場合は，粘膜点墨法加算として，60点を所定点数に加算する。
(1)　粘膜点墨法とは，治療範囲の決定，治療後の部位の追跡等を目的として，内視鏡直視下に無菌の墨汁を消化管壁に極少量注射して点状の目印を入れるものである。

D306　200点
狭帯域光強調加算（検査）　endoscopy using narrow-band imaging
レセ電：160187670／狭帯域光強調加算（検査）

適応　胃腺腫，カルチノイド，上皮内癌，早期胃癌，早期食道癌，過形成病変*
意義　狭帯域の照明光で観察する手法を併用した内視鏡検査で，食道病変，胃・十二指腸病変，大腸病変の視認性や表面微細構造，微小血管観察を向上させ，微小癌の発見や良性・悪性

病変の鑑別に役立てる。

保険メモ ◎拡大内視鏡を用いて，狭帯域光による観察を行った場合には，狭帯域光強調加算として，200点を所定点数に加算する。

(1) 狭帯域光強調加算は，拡大内視鏡を用いた場合であって，狭い波長帯による画像を利用した観察を行った場合に算定できる。

> D306　60点
> 食道ヨード染色法加算
> レセ電：160150970／食道ヨード染色法加算

適応 食道表在癌

意義 表在性食道癌の診断に用いる。

保険メモ 表在性食道がんの診断のための食道ヨード染色法は，粘膜点墨法に準ずる。ただし，染色に使用されるヨードの費用は，所定点数に含まれる。

【D308　胃・十二指腸ファイバースコピー】

> D308　減 新 乳 幼　1140点
> 胃・十二指腸ファイバースコピー gastro-duodenal fiberscopy
> レセ電：160093810／ EF-胃・十二指腸

適応 胃癌，胃十二指腸潰瘍，慢性胃炎，胃ポリープ，十二指腸乳頭部癌，膵癌，アニサキス症，異物誤飲

意義 電子スコープを用いて食道，胃，十二指腸，など上部消化管を観察し，診断や治療に役立てる。

保険メモ ◎粘膜点墨法を行った場合は，粘膜点墨法加算として，60点を所定点数に加算する。

◎拡大内視鏡を用いて，狭帯域光による観察を行った場合には，狭帯域光強調加算として，200点を所定点数に加算する。

(1) 関連する学会の消化器内視鏡に関するガイドラインを参考に消化器内視鏡の洗浄消毒を実施していることが望ましい。

(2) 問：健康診断において，胃・十二指腸ファイバースコピー又は大腸ファイバースコピーを実施し，病変を認めた場合，引き続いて実施される狭帯域光による観察又は粘膜点墨法について，狭帯域光強調加算又は粘膜点墨法に係る加算（編注；粘膜点墨法加算）の項目のみを算定できるか。答：算定できない。

<事務連絡　20160331>

> D308　600点
> 胆管・膵管造影法加算（検査）
> レセ電：160093970／胆管・膵管造影法加算（検査）

適応 閉塞性黄疸，胆・膵疾患*

意義 十二指腸に内視鏡を入れ，乳頭に挿入して造影剤を注入し，X線撮影を行う検査法で，胆管，膵管の疾患の診断，特に閉鎖性黄疸などの診断に有用である。

保険メモ ◎胆管・膵管造影法を行った場合は，胆管・膵管造影法加算として，600点を所定点数に加算する。ただし，諸監視，造影剤注入手技及びエックス線診断の費用（フィルムの費用は除く）は所定点数に含まれるものとする。

> D308　2800点
> 胆管・膵管鏡加算（検査）
> レセ電：160161170／胆管・膵管鏡加算（検査）

適応 胆・膵管疾患*，胆・膵疾患*

意義 胆管・膵管に細径の内視鏡チューブを挿入し，内部を観察する検査法である。

保険メモ ◎胆管・膵管鏡を用いて行った場合は，胆管・膵管鏡加算として，2,800点を所定点数に加算する。

【D309　胆道ファイバースコピー】

> D309　減 新 乳　4000点
> 胆道ファイバースコピー percutaneous transhepatic cholangioscopy（EF-胆道）
> レセ電：160094010／ EF-胆道

適応 胆管結石症，十二指腸乳頭部腫瘍，胆管癌

意義 胆管内部を観察するための検査。手術で腹腔を開け，総胆管を切開して内視鏡を胆管内に挿入する，又は経皮経肝的に内視鏡を挿入する。胆管結石症や胆管癌の診断のほか，胆石の除去も行う。

保険メモ 関連する学会の消化器内視鏡に関するガイドラインを参考に消化器内視鏡の洗浄消毒を実施していることが望ましい。

【D310　小腸内視鏡検査】

保険メモ ◎小腸内視鏡検査は，2種類以上行った場合は，主たるもののみ算定する。

◎「カプセル型内視鏡によるもの」について，15歳未満の患者に対して，内視鏡的挿入補助具を用いて行った場合は，内視鏡的留置術加算として，260点を所定点数に加算する。

◎「その他のもの」について，粘膜点墨法を行った場合は，粘膜点墨法加算として，60点を所定点数に加算する。

(1)「スパイラル内視鏡によるもの」は，電動回転可能なスパイラル形状のフィンを装着した内視鏡を用いて小腸内視鏡検査を行った場合に算定する。

(2)「カプセル型内視鏡によるもの」は，次の場合に算定する。

(ア) カプセル型内視鏡によるものは，消化器系の内科又は外科の経験を5年以上有する常勤の医師が1人以上配置されている場合に限り算定する。なお，カプセル型内視鏡の滞留に適切に対処できる体制が整っている保険医療機関において実施する。

(イ) カプセル型内視鏡の適用対象（患者）については，薬事承認の内容に従う。

(ウ) カプセル型内視鏡を使用した患者については，診療報酬請求に当たって，診療報酬明細書に症状詳記を記載する。

(3) 小腸内視鏡検査は，2種類以上行った場合は，主たるもののみ算定する。ただし，「カプセル型内視鏡によるもの」を行った後に，診断の確定又は治療を目的として「バルーン内視鏡によるもの」又は「スパイラル内視鏡によるもの」を行った場合においては，いずれの点数も算定する。

(4) 関連する学会の消化器内視鏡に関するガイドラインを参考に消化器内視鏡の洗浄消毒を実施していることが望ましい。

D310 1 減 新 乳 幼 6800点
小腸内視鏡検査（バルーン内視鏡によるもの）
Enteroscopy (balloon assisted enteroscopy)
レセ電：160219210／小腸内視鏡検査（バルーン内視鏡）

適応 クローン病，小腸潰瘍，小腸ポリープ，小腸癌，小腸悪性リンパ腫，腸結核，小腸出血，小腸カルチノイド，小腸消化管間質腫瘍，小腸血管形成異常

意義 小腸病変の診断や治療のために行う。

関連検査 回腸嚢ファイバースコピー

D310 2 減 新 乳 幼 6800点
小腸内視鏡検査（スパイラル内視鏡によるもの） Enteroscopy (motorised spiral enteroscopy)
レセ電：160226850／小腸内視鏡検査（スパイラル内視鏡）

適応 小腸潰瘍，小腸ポリープ，小腸癌，小腸悪性リンパ腫，腸結核，小腸出血，小腸カルチノイド，小腸消化管間質腫瘍，小腸血管形成異常

意義 専用の内視鏡と電動回転可能なスパイラル形状のフィンを有する専用のオーバーチューブと組み合わせて腸管を手繰り寄せることにより小腸深部へ挿入され，小腸及び小腸に至る上部消化管，下部消化管の観察，診断，撮影，治療を行う。

関連検査 回腸嚢ファイバースコピー

D310 3 減 新 乳 幼 1700点
小腸内視鏡検査（カプセル型内視鏡によるもの） small bowel enteroscopy
レセ電：160183610／小腸内視鏡検査（カプセル型内視鏡）

適応 クローン病，小腸潰瘍，小腸ポリープ，小腸癌，小腸出血

意義 小型カメラを内蔵したカプセルを患者に飲ませ，そこから送られてくる画像を体外の装置に受信・記録する。カプセル型内視鏡は特定保険医療材料として保険償還される。患者の苦痛がなく全小腸を観察できるが，電源が電池のため記録枚数に限りがあり，また内視鏡下処置ができないという欠点もある。

保険メモ (1) 診療報酬明細書の「摘要」欄への記載事項
当該患者の症状詳記を記載する。ただし，記載可能であれば，「摘要」欄への記載でも差し支えない。
レセ電：830100172／小腸内視鏡検査（カプセル型内視鏡）症状詳記；＊＊＊＊＊＊
<記載要領>

(2) 問：D310小腸ファイバースコピー（編注；小腸内視鏡検査）のカプセル型内視鏡によるものについて，クローン病が疑われる原因不明の消化管出血を伴う小腸疾患の診断のために行う場合も算定してよいか。答：算定して差し支えない。<事務連絡　20120330>

関連検査 回腸嚢ファイバースコピー

D310 4 減 新 乳 幼 1700点
小腸内視鏡検査（その他のもの） small bowel enteroscopy
レセ電：160094110／小腸内視鏡検査（その他）

適応 クローン病，小腸潰瘍，小腸ポリープ，小腸癌，小腸出血

意義 その他の小腸内視鏡検査には，プッシュ式や術中内視鏡検査などがある。プッシュ

式は，長い内視鏡を入るところまで入れるというもの。手技は難しくないが観察できる範囲が限られており，患者の苦痛も大きい。術中内視鏡は，文字通り手術中という特殊な状況での検査となる。

関連検査　回腸嚢ファイバースコピー

D310　5 260点
内視鏡的留置術加算（検査）　Capsule endoscopy assisted by traditional upper endoscopy
レセ電：160231670／内視鏡的留置術加算（検査）

適応　クローン病，ベーチェット病，小腸潰瘍，小腸ポリープ，小腸癌，小腸出血，小腸リンパ腫*，メッケル憩室，潰瘍性大腸炎，大腸癌，大腸ポリープ，ポイツ・ジェガース症候群，急性虚血性大腸炎，盲腸腺腫，盲腸癌，腸結核，直腸癌

意義　カプセル内視鏡が嚥下できない場合，上部消化管内視鏡を用いて，器具に装着したカプセル内視鏡を経口的に幽門より肛門側に挿入して投置し，小腸カプセル内視鏡検査を続行するものである。また，カプセル内視鏡が食道や胃に長時間停滞した場合，幽門より肛門側に挿入して投置し，小腸用・大腸用カプセル内視鏡検査を続行するものである。

保険メモ　◎D310小腸内視鏡検査及びD313大腸内視鏡検査の「カプセル型内視鏡によるもの」について，15歳未満の患者に対して，内視鏡的挿入補助具を用いて行った場合は，内視鏡的留置術加算として，260点を所定点数に加算する。

(1)「注2」に規定する内視鏡的留置術加算については，小児の麻酔及び鎮静に十分な経験を有する常勤の医師が1人以上配置されている保険医療機関において，消化器内視鏡を経口的に挿入し，カプセル内視鏡の挿入及び配置に用いるものとして薬事承認又は認証を得ている内視鏡的挿入補助具を用いてカプセル型内視鏡を十二指腸に誘導し，D310小腸内視鏡検査及びD313大腸内視鏡検査の「カプセル型内視鏡によるもの」を実施した場合に算定する。また，この適応の判断及び実施に当たっては，関連学会が定めるガイドラインを遵守する。ただし，内視鏡的挿入補助具を使用した患者については，診療報酬請求に当たって，診療報酬明細書に症状詳記を記載する。なお，D308胃・十二指腸ファイバースコピーの点数は別に算定できない。

(2)　診療報酬明細書の「摘要」欄への記載事項
当該患者の症状詳記を記載する。ただし，記載可能であれば，「摘要」欄への記載でも差し支えない。
レセ電：830100527／小腸内視鏡検査（内視鏡的留置術加算）症状詳記；******
<記載要領>

(3)　診療報酬明細書の「摘要」欄への記載事項
当該患者の症状詳記を添付する。ただし，記載可能であれば，「摘要」欄への記載でも差し支えない。
レセ電：830100529／大腸内視鏡検査（内視鏡的留置術加算）症状詳記；******
<記載要領>

(4)　問：D310小腸内視鏡検査の注2及びD313大腸内視鏡検査の注4に規定する内視鏡的留置術加算における「関連学会が定めるガイドライン」とは，具体的には何を指すのか。答：現時点では，日本小児栄養消化器肝臓学会の「小児消化器内視鏡ガイドライン」を指す。
<事務連絡　20220331>

関連検査　胃・十二指腸ファイバースコピー

【D310-2　消化管通過性検査】

D310-2 減 新 乳 600点
消化管通過性検査
レセ電：160200950／消化管通過性検査

適応　クローン病，小腸潰瘍，小腸ポリープ，小腸癌，小腸出血

意義　消化管（小腸）の狭窄又は狭小化を有する，あるいは疑われる患者（クローン病，小腸ポリープ，小腸癌，小腸出血）に対して，カプセル内視鏡を使用する前に造影剤入りのカプセルを使用し，消化管の開通性を評価する。

保険メモ　消化管通過性検査は，消化管の狭窄又は狭小化を有する又は疑われる患者に対して，D310小腸内視鏡検査のカプセル型内視鏡によるものを実施する前に，カプセル型内視鏡と形・大きさが同一の造影剤入りカプセルを患者に内服させ，消化管の狭窄や狭小化を評価した場合に，一連の検査につき1回に限り算定する。また，E001写真撮影及びE002撮影は別に算定できる。

【D311　直腸鏡検査】

D311 減 新 乳 300点
直腸鏡検査　proctoscopy（E-直腸）
レセ電：160094210／直腸鏡検査

適応　直腸癌，直腸ポリープ，潰瘍性大腸炎，

痔核，クローン病，アミロイドーシス

意義 経肛門的に硬性鏡を挿入し，直腸の病変を観察する。直腸は大腸系疾患の好発部位であるので，直腸検査は重要である。

保険メモ (1) 直腸鏡検査を，D311-2肛門鏡検査と同時に行った場合は主たるもののみ算定する。

(2) 肛門部の観察のみを行った場合は，直腸鏡検査ではなく，D311-2肛門鏡検査を算定する。

D311 減 新 乳 490点
コロンブラッシュ法（沈渣塗抹染色細胞診断法） colon brush method
レセ電：160094330／コロンブラッシュ法（沈渣塗抹染色細胞診断法）

D311 減 新 乳 1160点
コロンブラッシュ法（組織切片標本検鏡法） colon brush method
レセ電：160094430／コロンブラッシュ法（組織切片標本検鏡法）

適応 直腸癌，直腸ポリープ，痔核

意義 ブラシで擦過し，直腸病変部の細胞を採取する方法である。

保険メモ コロンブラッシュ法は，直腸鏡検査の所定点数に，検鏡診断料として沈渣塗抹染色による細胞診断の場合は，N004細胞診（1部位につき）の所定点数を，また，包埋し組織切片標本を作製し検鏡する場合は，N000病理組織標本作製（1臓器につき）の所定点数を併せて算定する。

【D311-2　肛門鏡検査】

D311-2 減 新 乳 200点
肛門鏡検査 anascopy
レセ電：160183710／肛門鏡検査

適応 痔核，痔瘻，肛門腫瘍

意義 経肛門的に挿入し観察する。

保険メモ 肛門鏡検査を，D311直腸鏡検査と同時に行った場合は主たるもののみ算定する。

【D312　直腸ファイバースコピー】

D312 減 新 乳 幼 550点
直腸ファイバースコピー rectofiberscopy（EF-直腸）
レセ電：160094610／EF-直腸

適応 直腸癌，直腸ポリープ，潰瘍性大腸炎，痔核，直腸腺腫，クローン病

意義 経肛門的に挿入し，直腸の病変を観察し，状況により生検を行う。直腸は大腸系疾患の好発部位であるので，直腸検査は重要である。

保険メモ ◎粘膜点墨法を行った場合は，粘膜点墨法加算として，60点を所定点数に加算する。

(1) 関連する学会の消化器内視鏡に関するガイドラインを参考に消化器内視鏡の洗浄消毒を実施していることが望ましい。

関連する学会の消化器内視鏡に関するガイドラインを参考に消化器内視鏡の洗浄消毒を実施していることが望ましい。

【D312-2　回腸嚢ファイバースコピー】

D312-2 減 新 乳 550点
回腸嚢ファイバースコピー Ileal pouch endoscopy
レセ電：160219310／EF-回腸嚢

適応 回腸のう炎，回腸ポリープ，小腸腺腫症，小腸出血，小腸潰瘍，クローン病，潰瘍性大腸炎，家族性大腸ポリポーシス

意義 回腸嚢内の病変の診断・治療や全大腸切除後の回腸嚢造設後の検査に有用である。

保険メモ 関連する学会の消化器内視鏡に関するガイドラインを参考に消化器内視鏡の洗浄消毒を実施していることが望ましい。

関連検査 小腸内視鏡検査，大腸内視鏡検査

【D313　大腸内視鏡検査】

保険メモ ◎粘膜点墨法を行った場合は，粘膜点墨法加算として，60点を所定点数に加算する。

◎拡大内視鏡を用いて，狭帯域光による観察を行った場合には，狭帯域光強調加算として，200点を所定点数に加算する。

◎「ファイバースコピーによるもの」の「上行結腸及び盲腸」について，バルーン内視鏡を用いて行った場合は，バルーン内視鏡加算として，450点を所定点数に加算する。

◎「カプセル型内視鏡によるもの」について，15歳未満の患者に対して，内視鏡的挿入補助具を用いて行った場合は，内視鏡的留置術加算として，260点を所定点数に加算する。

(1) 「ファイバースコピーによるもの」については，関連する学会の消化器内視鏡に関するガイドラインを参考に消化器内視鏡の洗浄消毒を実施していることが望ましい。

(2) 「カプセル型内視鏡によるもの」は以下のいずれかに該当する場合に限り算定する。

(ア)　大腸内視鏡検査が必要であり，大腸ファイバースコピーを実施したが，腹腔内の癒着等により回盲部まで到達できなかった患者に用いた場合
(イ)　大腸内視鏡検査が必要であるが，腹部手術歴があり癒着が想定される場合等，器質的異常により大腸ファイバースコピーが実施困難であると判断された患者に用いた場合
(ウ)　大腸内視鏡検査が必要であるが，以下のいずれかに該当し，身体的負担により大腸ファイバースコピーが実施困難であると判断された患者に用いた場合
a　以下のイからニのいずれかに該当する場合
イ　3剤の異なる降圧剤を用いても血圧コントロールが不良の高血圧症（収縮期血圧160mmHg以上）
ロ　慢性閉塞性肺疾患（1秒率　70％未満）
ハ　6か月以上の内科的治療によっても十分な効果が得られないBMIが35以上の高度肥満症の患者であって，糖尿病，高血圧症，脂質異常症又は閉塞性睡眠時無呼吸症候群のうち1つ以上を合併している患者
ニ　左室駆出率低下（LVEF40％未満）
b　放射線医学的に大腸過長症と診断されており，かつ慢性便秘症で，大腸内視鏡検査が実施困難であると判断された場合。大腸過長症はS状結腸ループが腸骨稜を超えて頭側に存在，横行結腸が腸骨稜より尾側の骨盤内に存在又は肝弯曲や脾弯曲がループを描いている場合とし，慢性便秘症はRome　Ⅳ基準とする。また診断根拠となった画像を診療録に添付する。

(3)　同一の患者につき，「ファイバースコピーによるもの」と「カプセル型内視鏡によるもの」を併せて2回以上行った場合には，主たるもののみ算定する。ただし，(2)の(ア)に掲げる場合は，併せて2回に限り算定する。

(4)「カプセル型内視鏡によるもの」は，消化器系の内科又は外科の経験を5年以上有する常勤の医師が1人以上配置されている場合に限り算定する。なお，カプセル型内視鏡の滞留に適切に対処できる体制が整っている保険医療機関において実施する。

(5)「カプセル型内視鏡によるもの」のカプセル型内視鏡により大腸内視鏡検査を実施した場合は，診療報酬請求に当たって，診療報酬明細書に症状詳記を記載する。さらに，(2)の(ア)の場合は大腸ファイバースコピーを実施した日付を明記し，(2)の(イ)又は(ウ)の場合は大腸ファイバースコピーが実施困難な理由を明記する。

(6)「注4」に規定する内視鏡的留置術加算については，小児の麻酔及び鎮静に十分な経験を有する常勤の医師が1人以上配置されている保険医療機関において，消化器内視鏡を経口的に挿入し，カプセル内視鏡の挿入及び配置に用いるものとして薬事承認又は認証を得ている内視鏡的挿入補助具を用いてカプセル型内視鏡を十二指腸に誘導し，「カプセル型内視鏡によるもの」を実施した場合に算定する。また，この適応の判断及び実施に当たっては，関連学会が定めるガイドラインを遵守する。ただし，内視鏡的挿入補助具を使用した患者については，診療報酬請求に当たって，診療報酬明細書に症状詳記を添付する。なお，D308胃・十二指腸ファイバースコピーの点数は別に算定できない。

(7)　慢性的な炎症性腸疾患（潰瘍性大腸炎やクローン病等）の診断補助又は病態把握を目的として，D003糞便検査のカルプロテクチン（糞便）及びD313大腸内視鏡検査を同一月中に併せて行った場合は，主たるもののみ算定する。

(8)　D007血液化学検査のロイシンリッチα2グリコプロテインと，D003糞便検査のカルプロテクチン（糞便）又はD313大腸内視鏡検査を同一月中に併せて行った場合は，主たるもののみ算定する。

(9)　潰瘍性大腸炎の病態把握を目的として，D001尿中特殊物質定性定量検査のプロスタグランジンE主要代謝物（尿）と，D003糞便検査のカルプロテクチン（糞便），D007血液化学検査のロイシンリッチα2グリコプロテイン又はD313大腸内視鏡検査を同一月中に併せて行った場合は，主たるもののみ算定する。

(10)　診療報酬明細書の「摘要」欄への記載事項
当該患者の症状詳記を記載する。さらに，「診療報酬の算定方法の一部改正に伴う実施上の留意事項について」別添1第2章第3部D313大腸内視鏡検査の(2)のアからウまでに規定するもののうち，該当するものを選択して記載するとともに，アの場合は実施日を，イ又はウの場合は実施困難な理由を記載する。
症状詳記については，記載可能であれば，「摘要」欄への記載でも差し支えない。
レセ電：820100156／ア　大腸ファイバースコピーでは回盲部まで到達できなかった患者
レセ電：820100157／イ　器質的異常により大腸ファイバースコピーが困難と判断された患者

レセ電：820100805／ウ　身体的負担により大腸ファイバースコピーが実施困難であると判断された患者
レセ電：850100196／大腸内視鏡検査の実施年月日（大腸内視鏡検査（カプセル型内視鏡））;（元号）yy”年”mm”月”dd”日”
レセ電：830100173／大腸内視鏡検査が困難な理由（大腸内視鏡検査（カプセル型内視鏡））;＊＊＊＊＊＊

<記載要領>

⑾ 問：健康診断において，胃・十二指腸ファイバースコピー又は大腸ファイバースコピーを実施し，病変を認めた場合，引き続いて実施される狭帯域光による観察又は粘膜点墨法について，狭帯域光強調加算又は粘膜点墨法に係る加算（編注；粘膜点墨法加算）の項目のみを算定できるか。答：算定できない。

<事務連絡　20160331>

⑿ 問：D310小腸内視鏡検査の注2及びD313大腸内視鏡検査の注4に規定する内視鏡的留置術加算における「関連学会が定めるガイドライン」とは，具体的には何を指すのか。答：現時点では，日本小児栄養消化器肝臓学会の「小児消化器内視鏡ガイドライン」を指す。

<事務連絡　20220331>

D313 1 減 新 乳 幼 **900点**
大腸内視鏡検査（ファイバースコピーによるもの）（S状結腸） sigmoidoscopy
レセ電：160094710／大腸内視鏡検査（ファイバースコピー・S状結腸）

D313 1 減 新 乳 幼 **1350点**
大腸内視鏡検査（ファイバースコピーによるもの）（下行結腸及び横行結腸） colonoscopy
レセ電：160094810／大腸内視鏡検査（ファイバースコピー・下行結腸及び横行結腸）

適応　潰瘍性大腸炎，クローン病，大腸癌，大腸ポリープ，急性虚血性大腸炎，腸結核，直腸癌

意義　経肛門的に挿入し大腸を観察する。大腸は，小腸側から順に盲腸，上行結腸，横行結腸，下行結腸，S状結腸，直腸に分けられる。小腸に近くなるほど手技の難易度は高くなる。大腸の疾患は，大きく炎症性疾患（潰瘍性大腸炎，クローン病など）と腫瘍性疾患（大腸癌など）に分けられるが，いずれも鑑別診断には観察が有用である。

関連検査　カルプロテクチン，ロイシンリッチα_2グリコプロテイン，プロスタグランジンE主要代謝物

D313 1 減 新 乳 幼 **1550点**
大腸内視鏡検査（ファイバースコピーによるもの）（上行結腸及び盲腸） total colonoscopy
レセ電：160094910／大腸内視鏡検査（ファイバースコピー・上行結腸及び盲腸）

適応　潰瘍性大腸炎，クローン病，大腸癌，大腸ポリープ，急性虚血性大腸炎，盲腸腺腫，腸結核，直腸癌

意義　経肛門的に挿入し大腸を観察する。大腸は，小腸側から順に盲腸，上行結腸，横行結腸，下行結腸，S状結腸，直腸に分けられる。小腸に近くなるほど手技の難易度は高くなる。大腸の疾患は，大きく炎症性疾患（潰瘍性大腸炎，クローン病など）と腫瘍性疾患（大腸癌など）に分けられるが，いずれも鑑別診断には観察が有用である。

関連検査　カルプロテクチン，回腸嚢ファイバースコピー，ロイシンリッチα_2グリコプロテイン，プロスタグランジンE主要代謝物

D313 2 減 新 乳 幼 **1550点**
大腸内視鏡検査（カプセル型内視鏡によるもの） colonofiberscopy
レセ電：160202750／大腸内視鏡検査（カプセル型内視鏡）

適応　潰瘍性大腸炎，クローン病，大腸癌，大腸ポリープ，急性虚血性大腸炎，盲腸腺腫，腸結核，直腸癌

関連検査　カルプロテクチン，回腸嚢ファイバースコピー，ロイシンリッチα_2グリコプロテイン，プロスタグランジンE主要代謝物

D313 3 **450点**
バルーン内視鏡加算（検査） Balloon-Assisted Colonoscopy
レセ電：160231770／バルーン内視鏡加算（検査）

適応　潰瘍性大腸炎，クローン病，ベーチェット病，大腸癌，大腸ポリープ，ポイツ・ジェガース症候群，大腸憩室，急性虚血性大腸炎，盲腸腺腫，盲腸癌，腸結核，直腸癌

意義　大腸内視鏡検査を行うにあたって，腹腔内の癒着や疼痛，若しくは実施医の技術不足のために従来の内視鏡では回盲部までの挿入が困難な患者に対して，バルーン内視鏡を経肛門的に挿入して全大腸内視鏡検査を行う。

保険メモ　◎「ファイバースコピーによるも

の」の「上行結腸及び盲腸」について，バルーン内視鏡を用いて行った場合は，バルーン内視鏡加算として，450点を所定点数に加算する。
(1)「注3」に規定するバルーン内視鏡加算は，大腸内視鏡検査が必要であり，大腸ファイバースコピーを実施したが，腹腔内の癒着等により回盲部まで到達できなかった患者に大腸ファイバースコピーを用いた場合に限り算定できる。ただし，バルーン内視鏡を使用した患者については，診療報酬請求に当たって，診療報酬明細書に症状詳記を記載する。
(2) 診療報酬明細書の「摘要」欄への記載事項
当該患者の症状詳記を記載する。ただし，記載可能であれば，「摘要」欄への記載でも差し支えない。
レセ電：830100528／大腸内視鏡検査（バルーン内視鏡加算）症状詳記；＊＊＊＊＊＊
＜記載要領＞

【D314　腹腔鏡検査】

D314	減 新 乳 2270点
腹腔鏡検査　laparoscopy（E-腹）	
レセ電：160095010／腹腔鏡検査	

適応　慢性肝炎，肝硬変症，肝癌，脾腫，卵巣腫瘍，子宮内膜症，アミロイドーシス

意義　腹壁から挿入し腹腔内の臓器を観察し，状況により生検する。超音波検査やX線検査で鑑別困難な病変を確認できる。

保険メモ　(1) 人工気腹術は，腹腔鏡検査に伴って行われる場合にあっては，別に算定できない。
(2) 腹腔鏡検査を，D315腹腔ファイバースコピーと同時に行った場合は主たるものの所定点数を算定する。

【D315　腹腔ファイバースコピー】

D315	減 新 乳 2160点
腹腔ファイバースコピー　peritoneoscopy（EF-腹）	
レセ電：160095110／EF-腹腔	

適応　慢性肝炎，肝硬変症，肝癌，胆のう癌，脾腫，卵巣腫瘍，子宮内膜症，アミロイドーシス，不妊症

意義　腹壁から挿入し腹腔内の臓器を観察し生検する。超音波検査やX線検査で鑑別困難な病変を確認できる。腹腔鏡よりも広い視野が確保できる。

保険メモ　D314腹腔鏡検査を，D315腹腔ファイバースコピーと同時に行った場合は主たるものの所定点数を算定する。

【D316　クルドスコピー】

D316	減 新 乳 400点
クルドスコピー　culdoscopy（E-クルド）	
レセ電：160095210／クルドスコピー	

適応　子宮体癌，卵巣癌，卵管癌，不妊症

意義　経腟的に挿入しダグラス窩より刺入して骨盤内臓器を観察する。

【D317　膀胱尿道ファイバースコピー】

D317	減 新 乳 幼 950点
膀胱尿道ファイバースコピー　cystourethral fiberscopy	
レセ電：160095310／EF-膀胱尿道	

適応　尿道炎，尿道結石症，尿道腫瘍，膀胱炎，膀胱結石症，膀胱腫瘍，前立腺癌

意義　経尿道的に内視鏡を挿入し，尿道・膀胱を観察する。状況に応じ生検も行う。

保険メモ　◎狭帯域光による観察を行った場合には，狭帯域光強調加算として，200点を所定点数に加算する。
(1) 膀胱尿道ファイバースコピーは軟性膀胱鏡を用いた場合に算定する。
(2) 膀胱尿道ファイバースコピーを必要とする場合において，膀胱結石等により疼痛が甚しいとき，あるいは著しく患者の知覚過敏なとき等にキシロカインゼリーを使用した場合における薬剤料は，D500薬剤により算定する。
(3) 膀胱尿道ファイバースコピーにインジゴカルミンを使用した場合は，D289その他の機能テストの「2」（編注；肝機能テスト（ICG1回又は2回法，BSP2回法），ビリルビン負荷試験，馬尿酸合成試験，フィッシュバーグ，水利尿試験，アジスカウント（Addis尿沈渣定量検査），モーゼンタール法，ヨードカリ試験）の所定点数を併せて算定する。
(4) 膀胱尿道ファイバースコピーについては，前部尿道から膀胱までの一連の検査を含むものとする。
(5) 狭帯域光強調加算は，上皮内癌（CIS）と診断された患者に対し，治療方針の決定を目的に実施した場合に限り算定する。
(6) D318尿管カテーテル法は，ファイバースコープを用いて尿管の通過障害，結石，腫瘍等の検索を行った場合に算定できるもので，同時に行うD317膀胱尿道ファイバースコピー及び

D317-2膀胱尿道鏡検査を含む。なお，ファイバースコープ以外の膀胱鏡による場合には算定できない。

【D317-2 膀胱尿道鏡検査】

D317-2	減 新 乳 890点
膀胱尿道鏡検査 cystourethroscopy	
レセ電：160187710／膀胱尿道鏡検査	

適応 膀胱癌，尿道癌，尿路系腫瘍，尿路結石症，膀胱結石症，膀胱炎，膀胱結核，尿路奇形，前立腺癌

意義 経尿道的に膀胱鏡を挿入し，尿道・膀胱を観察する。

保険メモ ◎狭帯域光による観察を行った場合には，狭帯域光強調加算として，200点を所定点数に加算する膀胱尿道鏡検査は硬性膀胱鏡を用いた場合に算定する。

(1) 膀胱尿道鏡検査は硬性膀胱鏡を用いた場合に算定する。

(2) 膀胱尿道鏡検査を必要とする場合において，膀胱結石等により疼痛が甚しいとき，あるいは著しく患者の知覚過敏なとき等にキシロカインゼリーを使用した場合における薬剤料は，D500薬剤により算定する。

(3) 膀胱尿道鏡検査にインジゴカルミンを使用した場合は，D289その他の機能テストの「2」（編注；肝機能テスト（ICG1回又は2回法，BSP2回法），ビリルビン負荷試験，馬尿酸合成試験，フィッシュバーグ，水利尿試験，アジスカウント（Addis尿沈渣定量検査），モーゼンタール法，ヨードカリ試験）の所定点数を併せて算定する。

(4) 膀胱尿道鏡検査については，前部尿道から膀胱までの一連の検査を含むものとする。なお，膀胱のみ又は尿道のみの観察では所定点数は算定できない。

(5) 狭帯域光強調加算は，上皮内癌（CIS）と診断された患者に対し，治療方針の決定を目的に実施した場合に限り算定する。

(6) D318尿管カテーテル法は，ファイバースコープを用いて尿管の通過障害，結石，腫瘍等の検索を行った場合に算定できるもので，同時に行うD317膀胱尿道ファイバースコピー及びD317-2膀胱尿道鏡検査を含む。なお，ファイバースコープ以外の膀胱鏡による場合には算定できない。

関連検査 結石分析，超音波検査

【D318 尿管カテーテル法（ファイバースコープによるもの）（両側）】

D318	減 新 乳 1200点
尿管カテーテル法（ファイバースコープによるもの）（両側） ureteral catheterization	
レセ電：160095410／尿管カテーテル法（ファイバースコープ）	

適応 尿管炎，尿管結石症，尿管腫瘍

意義 膀胱から尿管にカテーテルを挿入し，結石や通過障害を確認する。左右の腎の尿採取，腎盂への薬液注入も行う。

保険メモ ◎膀胱尿道ファイバースコピー及び膀胱尿道鏡検査の費用は，所定点数に含まれるものとする。

(1) 尿管カテーテル法は，ファイバースコープを用いて尿管の通過障害，結石，腫瘍等の検索を行った場合に算定できるもので，同時に行うD317膀胱尿道ファイバースコピー及びD317-2膀胱尿道鏡検査を含む。なお，ファイバースコープ以外の膀胱鏡による場合には算定できない。

【D319 腎盂尿管ファイバースコピー（片側）】

D319	減 新 乳 1800点
腎盂尿管ファイバースコピー（片側） pyelo-ureteric fiberscopy	
レセ電：160156310／EF-腎盂尿管（片）	
D319	減 新 乳 3600点
腎盂尿管ファイバースコピー（両側） pyelo-ureteric fiberscopy	
レセ電：160156330／EF-腎盂尿管（両）	

適応 腎盂腫瘍，尿管炎，尿管結石症，尿管腫瘍

意義 膀胱から尿管に内視鏡を挿入し，腎盂病変や結石を確認する。結石の破砕にも利用される。

保険メモ 腎盂尿管ファイバースコピーの所定点数には，ファイバースコープを用いた前部尿道から腎盂までの一連の検査を含む。

【D320 ヒステロスコピー】

D320	減 新 乳 620点
ヒステロスコピー hysteroscopy（E-ヒステロ）	
レセ電：160095510／ヒステロスコピー	

適応 子宮頸癌，子宮体癌，子宮筋腫，子宮内異物，子宮奇形

意義 子宮体部病変の観察に用いる。

保険メモ ヒステロスコピーに際して，子宮

腟内の出血により子宮鏡検査が困難なため，子宮鏡検査時の腟内灌流液を使用した場合における薬剤料は，D500薬剤により算定する。ただし，注入手技料は算定しない。

【D321　コルポスコピー】

D321	減 新 乳	210点
コルポスコピー　colposcopy（E-コルポ）		
レセ電：160095610／コルポスコピー		

適応　子宮癌，ヒトパピローマウイルス感染症，尖圭コンジローマ

意義　子宮腟部を顕微鏡で拡大して観察する検査である。

【D322　子宮ファイバースコピー】

D322	減 新 乳	800点
子宮ファイバースコピー　hysterofiberscopy		
レセ電：160148110／EF-子宮		

適応　子宮筋腫，子宮内膜症，子宮体癌，子宮内膜ポリープ，子宮奇形

意義　子宮体部病変の観察に用いる。ファイバースコープであるため柔軟性があり広範囲の視野が確保できる。

【D323　乳管鏡検査】

D323	減 新 乳	960点
乳管鏡検査　mammary duct endoscopy		
レセ電：160161310／乳管鏡検査		

適応　乳癌，乳管拡張症，乳管内乳頭腫，乳汁分泌異常

意義　乳頭から内視鏡を挿入し，乳管内の病変を観察する。状況に応じて生検を行う。

関連検査　癌胎児性抗原（CEA）

【D324　血管内視鏡検査】

D324	新 乳	2040点
血管内視鏡検査　angio endoscopy		
レセ電：160171310／血管内視鏡検査		

適応　狭心症，急性心筋梗塞，静脈血栓症，脳血栓症，脳動脈瘤，急性冠症候群，肺動脈血栓症，末梢動脈疾患

意義　血管の狭窄が動脈硬化によるものか血栓によるものかの鑑別など血管内狭窄の鑑別診断に利用する。

保険メモ　◎血管内視鏡検査は，患者1人につき月1回に限り算定する。

◎呼吸心拍監視，血液ガス分析，心拍出量測定，脈圧測定，造影剤注入手技及びエックス線診断の費用（フィルムの費用は除く）は，所定点数に含まれるものとする。

(1)　D220呼吸心拍監視，新生児心拍・呼吸監視，カルジオスコープ（ハートスコープ），カルジオタコスコープの費用は，所定点数に含まれる。

【D325　肺臓カテーテル法、肝臓カテーテル法、膵臓カテーテル法】

保険メモ　◎新生児又は3歳未満の乳幼児（新生児を除く）に対して当該検査を行った場合は，新生児加算又は乳幼児加算として，それぞれ所定点数に10,800点又は3,600点を所定点数に加算する。

◎カテーテルの種類，挿入回数によらず一連として算定し，諸監視，血液ガス分析，心拍出量測定，脈圧測定，肺血流量測定，透視，造影剤注入手技，造影剤使用撮影及びエックス線診断の費用は，全て所定点数に含まれるものとする。

◎エックス線撮影に用いられたフィルムの費用は，E400フィルムの所定点数により算定する。

(1)　造影剤を使用した場合においても，血管造影等のエックス線診断の費用は，別に算定しない。

(2)　検査を実施した後の縫合に要する費用は，所定点数に含まれる。

D325	減 新 乳 幼	3600点
肺臓カテーテル法		
レセ電：160065850／肺臓カテーテル法		

適応　原発性肺高血圧症，肺静脈血栓症，肺水腫，肺動脈血栓症

意義　心臓を経由してカテーテルを肺動脈へ到達させ，肺循環を測定する検査である。

D325	減 新 乳 幼	3600点
肝臓カテーテル法		
レセ電：160065950／肝臓カテーテル法		

適応　肝硬変症，慢性肝炎

D325	減 新 乳 幼	3600点
膵臓カテーテル法		
レセ電：160166950／膵臓カテーテル法		

適応　インスリノーマ，グルカゴノーマ

診断穿刺・検体採取

【D400　血液採取（1日につき）】

保険メモ　◎入院中の患者以外の患者についてのみ算定する。
◎6歳未満の乳幼児に対して行った場合は，乳幼児加算として，35点を所定点数に加算する。
◎血液回路から採血した場合は算定しない。
(1)　血液採取に係る乳幼児加算は，静脈及び「その他」のそれぞれについて加算するものである。

D400　1 .... 籾　40点
血液採取（静脈）（B-V）
レセ電：160095710／B-V

意義　血液検査の検体を得るために，静脈から血液を採取する。

D400　2 .... 籾　6点
血液採取（その他）（B-C）
レセ電：160095810／B-C

意義　血液検査の検体を得るために，耳朶や指，足（底）を穿刺し，血液を採血管等で採取する。

【D401　脳室穿刺】

D401 .... 籾　500点
脳室穿刺　ventricular puncture
レセ電：160096010／脳室穿刺（検査）

適応　くも膜下出血や水頭症などの高髄圧を示す各種脳神経疾患*

意義　脳脊髄液の採取やカテーテル留置のために行う。腰椎穿刺で髄液採取ができない場合，脳室内とくも膜下腔の髄液に解離懸念が想定される場合が対象になる。

保険メモ　◎6歳未満の乳幼児の場合は，乳幼児加算として，100点を所定点数に加算する。
(1)　J005脳室穿刺（処置）は，脳室穿刺（検査）と同一日に算定することはできない。
(2)　脳脊髄腔注射を，検査，処置を目的とする穿刺と同時に実施した場合は，当該検査若しくは処置又はG009脳脊髄腔注射のいずれかの所定点数を算定する。

【D402　後頭下穿刺】

D402 .... 籾　300点
後頭下穿刺　suboccipital puncture
レセ電：160096210／後頭下穿刺（検査）

適応　髄膜炎，脳炎，くも膜下出血

意義　大槽穿刺法ともいう。脳脊髄液が腰椎穿刺で採取できない場合に用いられる。

保険メモ　◎6歳未満の乳幼児の場合は，乳幼児加算として，100点を所定点数に加算する。
(1)　J006後頭下穿刺（処置）は，後頭下穿刺（検査）と同一日に算定することはできない。
(2)　脳脊髄腔注射を，検査，処置を目的とする穿刺と同時に実施した場合は，当該検査若しくは処置又はG009脳脊髄腔注射のいずれかの所定点数を算定する。

【D403　腰椎穿刺、胸椎穿刺、頸椎穿刺（脳脊髄圧測定を含む。）】

保険メモ　◎6歳未満の乳幼児の場合は，乳幼児加算として，100点を所定点数に加算する。
(1)　J007頸椎穿刺（処置）は頸椎穿刺（検査）と，J007胸椎穿刺（処置）は胸椎穿刺（検査）と，J007腰椎穿刺（処置）は腰椎穿刺（検査）と同一日に算定することはできない。
(2)　脳脊髄腔注射を，検査，処置を目的とする穿刺と同時に実施した場合は，当該検査若しくは処置又はG009脳脊髄腔注射のいずれかの所定点数を算定する。

D403 .... 籾　260点
腰椎穿刺（脳脊髄圧測定を含む）　lumbar puncture
レセ電：160096610／腰椎穿刺（脳脊髄圧測定を含む）

適応　各種脳炎，各種髄膜炎，髄膜症，髄膜腫瘍，神経梅毒，くも膜下出血，ギラン・バレー症候群，多発性硬化症，水頭症，脳腫瘍，高血圧性脳症，低髄液圧症

意義　髄液検査するための検体採取を行う。

D403	幼 260点
胸椎穿刺（脳脊髄圧測定を含む）	
レセ電：160146750／胸椎穿刺（脳脊髄圧測定を含む）	
頸椎穿刺（脳脊髄圧測定を含む）	
レセ電：160146850／頸椎穿刺（脳脊髄圧測定を含む）	

適応　各種脳炎，各種髄膜炎，髄膜症，髄膜腫瘍，神経梅毒，くも膜下出血，ギラン・バレー症候群，多発性硬化症，水頭症，脳腫瘍，高血圧性脳症

意義　髄液検査するための検体採取を行う。

【D404　骨髄穿刺】

保険メモ　◎6歳未満の乳幼児の場合は，乳幼児加算として，100点を所定点数に加算する。

(1)　J011骨髄穿刺（処置）は，骨髄穿刺（検査）と同一日に算定することはできない。

D404　1	幼 260点
骨髄穿刺（胸骨）　bone marrow aspiration	
レセ電：160096810／骨髄穿刺（胸骨）（検査）	

適応　各種白血病，骨髄異形成症候群，赤血球増加症，血小板増加症，血小板減少症，各種貧血，悪性リンパ腫，多発性骨髄腫，血球貪食性リンパ組織球症，血球貪食症候群，ゴーシェ病，ニーマン・ピック病，Ph陽性急性リンパ性白血病

意義　骨髄の一部をとり，塗抹・染色して鏡検し，末梢血と対比して骨髄の造血機能を知る検査。白血病，骨髄腫，悪性腫瘍の骨髄転移などの診断に有用である。局所麻酔後，胸骨第2あるいは第3肋骨間の高さで穿刺する。穿刺針が骨髄に入ったら，穿刺液を吸引する。

D404　2	幼 300点
骨髄穿刺（その他）　bone marrow aspiration	
レセ電:160096910／骨髄穿刺（その他）（検査）	

適応　各種白血病，骨髄異形成症候群，赤血球増加症，血小板増加症，血小板減少症，各種貧血，悪性リンパ腫，多発性骨髄腫，血球貪食性リンパ組織球症，血球貪食症候群，ゴーシェ病，ニーマン・ピック病，Ph陽性急性リンパ性白血病

意義　胸骨以外の部位を穿刺して骨髄液を採取する方法で，腸骨や腰椎棘突起を穿刺して行う。幼児・高齢者で腸骨を用いるときがある。

【D404-2　骨髄生検】

D404-2	幼 730点
骨髄生検　bone marrow biopsy	
レセ電：160187810／骨髄生検	髄液

適応　白血病，悪性リンパ腫，多発性骨髄腫，マクログロブリン血症*，貧血症，血小板増加症

意義　造血組織を採取して細胞を評価する検査である。

保険メモ　◎6歳未満の乳幼児の場合は，乳幼児加算として，100点を所定点数に加算する。

(1)　骨髄生検は，骨髄生検針を用いて採取した場合にのみ算定できる。骨髄穿刺針を用いた場合はD404骨髄穿刺の所定点数により算定する。

【D405　関節穿刺（片側）】

D405	乳 100点
関節穿刺（片側）　joint puncture（P-関節）	
レセ電：160097010／関節穿刺（片）（検査）	

適応　各種関節炎，関節リウマチ，痛風，多発性関節症，膝関節症，絨毛性結節性滑膜炎，糖尿病性関節症

意義　関節腔液を検査する検体を得るために行う。局所麻酔後，関節腔を穿刺し穿刺液を吸引する。

保険メモ　◎3歳未満の乳幼児の場合は，乳幼児加算として，100点を所定点数に加算する。

(1)　J116関節穿刺（処置）と，同一側の関節に対して，関節穿刺（検査），G010関節腔内注射を同一日に行った場合は，主たるもののみ算定する。

(2)　関節腔内注射を，検査，処置を目的とする穿刺と同時に実施した場合は，当該検査若しくは処置又はG010関節腔内注射のいずれかの所定点数を算定する。

【D406　上顎洞穿刺（片側）】

D406	60点
上顎洞穿刺（片側）　exploratory puncture of maxillary sinus（P-上ガク洞）	
レセ電：160097110／上顎洞穿刺（片）（検査）	

適応　急性副鼻腔炎，慢性副鼻腔炎，鼻副鼻腔腫瘍

意義　上顎洞周辺の腫脹に対し，上顎洞内の貯留液を確認するために行う。上顎洞炎症部の病原菌の同定，貯留液を分析するのに用いる。局所麻酔した後，下鼻道の中央部よりやや上方，

下鼻甲介付着部付近の骨壁を穿刺し穿刺液を吸引する。

保険メモ　J102上顎洞穿刺（処置）は，上顎洞穿刺（検査）と同一日に算定することはできない。

【D406-2　扁桃周囲炎又は扁桃周囲膿瘍における試験穿刺（片側）】

D406-2 180点
扁桃周囲炎における試験穿刺（片側）
レセ電：160097450／扁桃周囲炎試験穿刺（片）
扁桃周囲膿瘍における試験穿刺（片側）
レセ電：160097550／扁桃周囲膿瘍試験穿刺（片）

適応　扁桃周囲炎，扁桃周囲膿瘍

意義　口蓋扁桃周囲の発赤腫脹に対し試験穿刺を行い，膿の有無を確認する。膿が検出されると扁桃周囲膿瘍，なければ扁桃周囲炎と診断される。扁桃上部結合組織の腫脹部に注射針を注入，吸引して膿汁があるかないかを観察する。

保険メモ　J103扁桃周囲膿瘍穿刺（処置）は，扁桃周囲炎又は扁桃周囲膿瘍における試験穿刺（検査）と同一日に算定することはできない。

【D407　腎嚢胞又は水腎症穿刺】

D407 幼 240点
腎嚢胞穿刺
レセ電：160123010／腎嚢胞穿刺（検査）
水腎症穿刺
レセ電：160123110／水腎症穿刺（検査）

適応　腎のう胞，多発性のう胞腎，腎周囲のう胞，腎腫瘍，腎結石性閉塞を伴う水腎症，尿管結石性閉塞を伴う水腎症，尿管狭窄を伴う水腎症

意義　腎のう胞，水腎症の内容液（血液，尿）を採取するために行う。超音波ガイド下に穿刺針をのう胞又は腎盂に穿刺し，吸引により内容液を採取して，内容液の性状検査，腎盂内圧の測定，病原体の検出，病理細胞診検査による悪性腫瘍細胞の有無などの検査を行う。

保険メモ　◎6歳未満の乳幼児の場合は，乳幼児加算として，100点を所定点数に加算する。
(1)　J012腎嚢胞又は水腎症穿刺（処置）は，腎嚢胞又は水腎症穿刺（検査）と同一日に算定することはできない。

【D408　ダグラス窩穿刺】

D408 240点
ダグラス窩穿刺　puncture of Douglas pouch（P-ダグラス）
レセ電：160097810／ダグラス窩穿刺（検査）

適応　骨盤内炎症性疾患，腹腔内出血，卵巣出血，異所性妊娠，ダグラス窩膿瘍

意義　ダグラス窩に貯留する液体（血液，膿）の性状を調べるために行う。後腟円蓋部に長い注射針を注射筒につけて刺入し吸引する。

保険メモ　J013ダグラス窩穿刺（処置）は，ダグラス窩穿刺（検査）と同一日に算定することはできない。

【D409　リンパ節等穿刺又は針生検】

D409 200点
リンパ節等穿刺又は針生検　fine needle aspiration or biopsy of lymph nodes
レセ電：160097910／リンパ節等穿刺又は針生検

適応　悪性リンパ腫，リンパ節転移，結核性リンパ節炎，サルコイドーシス

意義　穿刺針や生検針をリンパ節に穿刺して，内容物を採取し病理組織検査や微生物培養検査を行う。リンパ節腫脹疾患の確定診断に用いる。

保険メモ　J016リンパ節等穿刺（処置）は，リンパ節等穿刺又は針生検（検査）と同一日に算定することはできない。

【D409-2　センチネルリンパ節生検（片側）】

保険メモ　◎厚生労働大臣が定める施設基準に適合しているものとして地方厚生局長等に届け出た保険医療機関において，乳癌の患者に対して，併用法については放射性同位元素及び色素を用いて行った場合に，単独法については放射性同位元素又は色素を用いて行った場合に算定する。ただし，当該検査に用いた色素の費用は，算定しない。
(1)　触診及び画像診断の結果，腋窩リンパ節への転移が認められない乳がんに係る手術を予定している場合のみ算定する。
(2)　センチネルリンパ節生検を乳房悪性腫瘍手術と同一日に行う場合は，K476乳腺悪性腫瘍手術の注1又は注2で算定する。
(3)　センチネルリンパ節生検に伴う放射性同位元素の薬剤料は，D500薬剤として算定する。
(4)　放射性同位元素の検出に要する費用は，

E100シンチグラム（画像を伴うもの）の部分（静態）（一連につき）により算定する。
(5) 摘出したセンチネルリンパ節の病理診断に係る費用は，第13部病理診断の所定点数を算定する。
(6) 問：D409-2センチネルリンパ節生検及びK476乳腺悪性腫瘍手術のセンチネルリンパ節加算について，採取したセンチネルリンパ節について，D006-8サイトケラチン19（KRT19）mRNA検出で，転移の有無を判定した場合にも，センチネルリンパ節生検として算定できるか。答：算定して差し支えない。
<事務連絡 20120330>

D409-2 1 5000点
センチネルリンパ節生検（片側）（併用法）
レセ電：160188010／センチネルリンパ節生検（片）（併用法）

適応 乳癌
意義 癌組織の近傍の乳房皮下あるいは皮内に，微量の放射性同位元素及び色素を注入し，これが最初に到達するリンパ節に関して放射性同位元素及び着色の有無を識別することにより，部位や個数を確認する。確認されたリンパ節を麻酔下に摘出し，癌転移の有無を確認する。センチネルリンパ節に癌転移が認められなければ，腋窩リンパ節廓清術は行わない。

D409-2 2 3000点
センチネルリンパ節生検（片側）（単独法）
レセ電：160188110／センチネルリンパ節生検（片）（単独法）

適応 乳癌
意義 癌組織の近傍の乳房皮下あるいは皮内に，少量の色素を注入し，これが最初に到達するリンパ節に関して着色の有無を識別することにより，又は微量の放射性同位元素を注入し，これが最初に到達するリンパ節に対して小型の放射線探知器で識別することにより，センチネルリンパ節の部位や個数を確認する。確認されたリンパ節を麻酔下に摘出し，癌転移の有無を確認する。センチネルリンパ節に癌転移が認められなければ，腋窩リンパ節廓清術は行わない。

【D410 乳腺穿刺又は針生検（片側）】

D410 1 690点
乳腺穿刺又は針生検（片側）（生検針によるもの） fine needle aspiration or core needle biopsy of mammary gland
レセ電：160199910／乳腺穿刺又は針生検（片）（生検針）

D410 2 200点
乳腺穿刺又は針生検（片側）（その他） fine needle aspiration or core needle biopsy of mammary gland
レセ電：160120410／乳腺穿刺又は針生検（片）（その他）

適応 乳癌，乳管内乳頭腫，葉状腫瘍，非浸潤性乳癌，乳房肉腫，線維腺腫
意義 乳腺疾患の病理組織検査のために行う。悪性腫瘍の診断のために用いられる。生検針を直視下等で乳房に穿刺し組織を採取するか穿刺液を吸引する。
保険メモ (1) J014乳腺穿刺（処置）は，乳腺穿刺又は針生検（検査）と同一日に算定することはできない。
(2) 問：D410乳腺穿刺又は針生検が区分変更されたが,「1 生検針によるもの」と「2 その他」の違いは何か。また,コアニードルバイオプシーは「生検針」，ファインニードルバイオプシーは「その他」になるのか。答：1.は生検用の針を用いて実施した場合，2.はそれ以外の針（細い針など）を用いた場合である。また,コアニードルバイオプシーは「生検針」，ファインニードルバイオプシーは「その他」となる。
<事務連絡 20120809>

【D411 甲状腺穿刺又は針生検】

D411 150点
甲状腺穿刺又は針生検 fine needle aspiration or core needle biopsy of thyroid gland
レセ電：160120510／甲状腺穿刺又は針生検

適応 甲状腺癌，甲状腺腫，悪性リンパ腫，亜急性甲状腺炎，慢性甲状腺炎，腺腫様甲状腺腫
意義 甲状腺の病理組織検査のために行う。生検針を甲状腺に穿刺し，病変組織を切除するか，穿刺液を吸引採取する。
保険メモ J015甲状腺穿刺（処置）は，甲状腺穿刺又は針生検（検査）と同一日に算定することはできない。

【D412 経皮的針生検法（透視、心電図検査及び超音波検査を含む）】

D412 1600点
経皮的針生検法（透視、心電図検査及び超音波検査を含む） percutaneous needle biopsy
レセ電：160098010／経皮的針生検法

適応 慢性ウイルス肝炎，慢性肝炎，アルコール性肝障害，肝硬変症，脂肪肝，肝細胞癌，胆管細胞癌，肝芽腫，転移性肝腫瘍，原発性肺癌，転移性肺腫瘍，肺結核

意義 リンパ節，乳腺，甲状腺，腎及び前立腺以外の臓器主に肝に行う経皮的生検をいうが，肺などでも行われる。通常生検針を超音波ガイド下で穿刺し内容物を採取する。

保険メモ 経皮的針生検法とは，D404-2骨髄生検，D409リンパ節等穿刺又は針生検，D410乳腺穿刺又は針生検（片側），D411甲状腺穿刺又は針生検，D412-2経皮的腎生検法及びD413前立腺針生検法に掲げる針生検以外の臓器に係る経皮的針生検をいう。
なお，所定点数には透視（CT透視を除く），心電図検査及び超音波検査が含まれており，別途算定できない。

関連検査 超音波減衰法検査，経頸静脈的肝生検

【D412-2 経皮的腎生検法】

D412-2 2000点
経皮的腎生検法 Percutaneous renal biopsy
レセ電：160219410／経皮的腎生検法

適応 ネフローゼ症候群，急性糸球体腎炎，ループス腎炎，IgA腎症，腎移植後，急性間質性腎炎，慢性間質性腎炎，糖尿病性腎症，紫斑病腎炎，痛風腎，骨髄腫腎，クリオグロブリン腎症*，腎アミロイドーシス，腎硬化症，コレステロール塞栓症，強皮症腎

意義 腎疾患を組織診断し，適切な治療法の選択，腎予後の判定を行う。

保険メモ 所定点数には心電図検査及び超音波検査が含まれており，別途算定できない。

関連検査 超音波検査，腎クリアランステスト，クレアチニン

【D412-3 経頸静脈的肝生検】

D412-3 13000点
経頸静脈的肝生検 Transjugular liver bipsy
レセ電：160240710／経頸静脈的肝生検

適応 凝固異常を伴う肝疾患*，中等度～高度な腹水を伴う肝疾患*，高度な肥満を伴う肝疾患*，肝生検術を必要とする肝疾患*

意義 肝生検は通常，経皮的に行われるが，凝固異常で出血傾向を示す場合，腹水貯留を伴う場合，高度な肥満患者などでは合併症によるリスクが高く，禁忌または相対的禁忌となる。そのような症例でも，内頸静脈にカテーテルを挿入し，下大静脈を介して肝静脈まで通過させ，細い針を肝静脈から肝臓内に進め，肝組織の摂取を行う本法は合併症が少なく，比較的安全に肝生検が施行できる。

保険メモ ◎厚生労働大臣が定める施設基準に適合しているものとして地方厚生局長等に届け出た保険医療機関において行われる場合に限り算定する。

(1) 経頸静脈的肝生検は，経皮的又は開腹による肝生検が禁忌となる出血傾向等を呈する患者に対して，経頸静脈的に肝組織の採取を行った場合に算定できる。
(2) 経頸静脈的肝生検と同時に行われる透視及び造影剤注入手技に係る費用は，当該検査料に含まれる。また，写真診断を行った場合は，フィルム代のみ算定できるが，撮影料及び診断料は算定できない。
(3) 経頸静脈的肝生検は，採取部位の数にかかわらず，所定点数のみ算定する。

関連検査 経皮的針生検法

【D413 前立腺針生検法】

D413 1 8210点
前立腺針生検法（MRI撮影及び超音波検査融合画像によるもの） prostatic biopsy (guided MRI-ultrasound Fusion)
レセ電：160231810／前立腺針生検法（MRI撮影・超音波検査融合画像）

適応 前立腺癌，前立腺腫瘍，肉芽腫性前立腺炎*，前立腺肥大症

意義 前立腺癌の検出に有用である核磁気共鳴画像上において，前立腺癌が疑われた前立腺内部の限局した部分から，正確に組織を採取し，生体検査を実施するための技術である。画像処理，ナビゲーションによる生検針の誘導及び生検針の穿刺から成る。従来法より少ない生検針

の穿刺で正確に組織採取を行うことができる。

保険メモ ◎厚生労働大臣が定める施設基準に適合しているものとして地方厚生局長等に届け出た保険医療機関において，厚生労働大臣が定める患者に対して実施した場合に限り算定する。

(1) 「MRI撮影及び超音波検査融合画像によるもの」は，MRI撮影及び超音波検査融合画像ガイド下で，前立線に対する針生検を実施した場合に限り算定する。なお，組織の採取に用いる保険医療材料の費用は，所定点数に含まれ別に算定できない。

(2) 「MRI撮影及び超音波検査融合画像によるもの」は，超音波検査では検出できず，MRI撮影によってのみ検出できる病変が認められる患者に対して，当該病変が含まれる前立腺を生検する目的で実施した場合に限り算定できる。

関連検査 超音波検査

D413 2 1540点
前立腺針生検法（その他のもの） prostatic biopsy
レセ電：160098110／前立腺針生検法（その他）

適応 前立腺癌，前立腺腫瘍，肉芽腫性前立腺炎*，前立腺肥大症

意義 前立腺の病理組織検査のために行う。生検針を会陰部又は直腸から穿刺し，組織切除か吸引して穿刺液を採取する。

【D414 内視鏡下生検法（1臓器につき）】

D414 310点
内視鏡下生検法（1臓器につき） endoscopic biopsy
レセ電：160098210／内視鏡下生検法

適応 胃癌，消化器腫瘍，胃粘膜下腫瘍，胃ポリープ，胃潰瘍，大腸癌，カルチノイド，悪性リンパ腫，潰瘍性大腸炎，クローン病，大腸ポリープ，サルコイドーシス，アミロイドーシス

意義 内視鏡直視下で，生検用鉗子で病変部位の組織小片を採取するものである。主に消化管の病変の生検に用いる。

保険メモ (1) 「1臓器」の取扱いについては，N000病理組織標本作製（1臓器につき）に準ずる。

(2) 診療報酬明細書の「摘要」欄への記載事項
「1臓器」の取扱いについては，「N000」病理組織標本作製（1臓器につき）に準ずる。
「診療報酬の算定方法の一部改正に伴う実施上の留意事項について」別添1第2章第13部N000病理組織標本作製の(1)の（ア）から（ケ）までのいずれかを選択し記載する。
なお，選択する臓器又は部位がない場合は（コ）その他を選択し，具体的部位等を記載する。
レセ電：820100866／ア 気管支及び肺臓
レセ電：820100867／イ 食道
レセ電：820100868／ウ 胃及び十二指腸
レセ電：820100869／エ 小腸
レセ電：820100870／オ 盲腸
レセ電：820100871／カ 上行結腸，横行結腸及び下行結腸
レセ電：820100872／キ S状結腸
レセ電：820100873／ク 直腸
レセ電：820100874／ケ 子宮体部及び子宮頸部
レセ電：830100612／コ その他；******
＜記載要領＞

【D414-2 超音波内視鏡下穿刺吸引生検法（EUS-FNA）】

D414-2 4800点
超音波内視鏡下穿刺吸引生検法（EUS-FNA） Endoscopic ultrasound-guided fine needle aspiration:EUS-FNA
レセ電：160188210／EUS-FNA

適応 食道の腫瘍，胃の腫瘍，膵臓の腫瘍，直腸の腫瘍，縦隔の腫瘍，縦隔リンパ節転移，消化管周囲リンパ節転移*

意義 消化管外病変（膵腫瘤，腹腔・縦隔腫大リンパ節，縦隔腫瘍等）及び消化管粘膜下腫瘍を対象に，コンベックス型超音波内視鏡を用いて，経消化管的穿刺による病理診断を行う。

保険メモ (1) 超音波内視鏡下穿刺吸引生検法（EUS-FNA）はコンベックス走査型超音波内視鏡を用いて，経消化管的に生検を行った場合に算定できる。

(2) 採取部位に応じて，内視鏡検査のうち主たるものの所定点数を併せて算定する。ただし，内視鏡検査通則「1」に掲げる超音波内視鏡検査加算は所定点数に含まれ，算定できない。

【D415 経気管肺生検法】

D415 4800点
経気管肺生検法 transbronchial lung biopsy (TBLB)
レセ電：160148210／経気管肺生検法

適応 原発性肺癌，転移性肺癌，カルチノイ

ド，肺結核，肺真菌症，急性間質性肺炎，特発性肺線維症，サルコイドーシス

意義　気管支鏡直視下で行う肺生検法で，病変部位の病理組織検査のために行う。鉗子生検か針生検による吸引採取を用いる。

保険メモ　(1)　経気管肺生検法と同時に行われるエックス線透視に係る費用は，当該検査料に含まれる。
また，写真診断を行った場合は，フィルム代のみ算定できるが，撮影料，診断料は算定できない。
(2)　経気管肺生検法は，採取部位の数にかかわらず，所定点数のみ算定する。
(3)　D302気管支ファイバースコピーの点数は別に算定できない。

関連検査　経気管肺生検法（ナビゲーションによるもの），経気管肺生検法（仮想気管支鏡を用いた場合）

D415　1　500点
ガイドシース加算　transbronchial lung biopsy-ultrasonography with guide sheath
レセ電：160200070／ガイドシース加算

適応　肺癌

意義　ガイドシース併用気管支腔内超音波断層法（EBUS-GS）とは，細径超音波プローブにガイドシースを装着し，病変までに到達した後にプローブのみを抜去し，ガイドシース内に生検鉗子などを挿入して生検を行うもので，肺末梢小型病変に対しても高い診断率を得ることができる。

保険メモ　◎ガイドシースを用いた超音波断層法を併せて行った場合は，ガイドシース加算として，500点を所定点数に加算する。

D415　2　1000点
CT透視下気管支鏡検査加算　transbronchial lung biopsy-CT perspective bronchography
レセ電：160200170／CT透視下気管支鏡検査加算

適応　肺癌

意義　従来より非常に細い気管支鏡（極細経気管支鏡）を用い，CT画像から作成した架空のバーチャル気管支鏡によるナビゲーションを併用すると，より細い気管支まで直接挿入することが可能となり，従来の気管支鏡の限界と考えられていた病変に対しても高い診断率を得ることができる。CT透視は通常のレントゲン透視と比べるとX線被爆が多いが，他の方法での診断が困難（あるいは不可能）であると推定される患者に対して本法を行う。

保険メモ　◎厚生労働大臣が定める施設基準に適合しているものとして地方厚生局長等に届け出た保険医療機関において，CT透視下に当該検査を行った場合は，CT透視下気管支鏡検査加算として，1,000点を所定点数に加算する。
(1)　CT透視下とは，気管支鏡を用いた肺生検を行う場合に，CTを連続的に撮影することをいう。またこの場合，CTに係る費用は別に算定できる。

D415　3　1500点
顕微内視鏡加算　Endomicrscopy
レセ電：160219570／顕微内視鏡加算

適応　肺癌，間質性肺疾患

意義　気管支鏡先端に共焦点レーザーのプローブを装着し，気管支内病変や肺内病変を観察することで，病変の位置の同定や，悪性と良性の鑑別に有効と報告されている。また，肺気腫やびまん性肺疾患においても，同装置で肺のエラスチン構造をみることができるため，各疾患の病変の観察に有用とされている。

保険メモ　◎プローブ型顕微内視鏡を用いて行った場合は，顕微内視鏡加算として，1,500点を所定点数に加算する。ただし，ガイドシース加算は別に算定できない。

関連検査　経気管肺生検法，気管支ファイバースコピー

【D415-2　超音波気管支鏡下穿刺吸引生検法（EBUS-TBNA）】

D415-2　5500点
超音波気管支鏡下穿刺吸引生検法（EBUS-TBNA）　endobronchial ultrasonography-transbronchial needle aspiration
レセ電：160200210／EBUS-TBNA

適応　肺癌

意義　超音波機能を備えた気管支鏡（EBUS）を用いて，リアルタイムにリンパ節や周囲の血管を確認しながら安全に，吸引生検針を対象病変に穿刺して検体を採取する。

保険メモ　(1)　超音波気管支鏡（コンベックス走査方式に限る）を用いて行う検査をいい，気管支鏡検査及び超音波に係る費用は別に算定できない。
(2)　採取部位の数にかかわらず，所定点数のみ算定する。
(3)　当該検査と同時に行われるエックス線透視に係る費用は，当該検査料に含まれる。また，

写真診断を行った場合は，フィルム代のみ算定できるが，撮影料，診断料は算定できない。

関連検査 迅速細胞診

【D415-3 経気管肺生検法（ナビゲーションによるもの）】

D415-3 5500点
経気管肺生検法（ナビゲーションによるもの） Transbronchial Lung Biopsy (TBLB) (with Navigation system)
レセ電：160214010／経気管肺生検法（ナビゲーションによる）

適応 末梢型肺癌*，末梢型肺病変*，末梢型肺肉芽腫病変*，末梢型肺良性腫瘍*

意義 あらかじめ撮影された胸部CTデータを用いて気管支内腔を再構成し，気管支鏡検査実施時に，目的の結節に到達するために，どの気管支の枝に気管支鏡ファイバーや生検鉗子を進めていくかをナビゲートしながら検査するシステムで，肺末梢小病変の気管支肺生検による診断率の向上が報告されている。

保険メモ (1) 経気管肺生検法の実施にあたり，胸部X線検査において2cm以下の陰影として描出される肺末梢型小型病変が認められる患者又は到達困難な肺末梢型病変が認められる患者に対して，患者のCT画像データを基に電磁場を利用したナビゲーションを行った場合に算定できる。なお，この場合，CTに係る費用は別に算定できる。
(2) 経気管肺生検法（ナビゲーションによるもの）は，採取部位の数にかかわらず，所定点数のみ算定する。
(3) D302気管支ファイバースコピーの点数は別に算定できない。

関連検査 気管支ファイバースコピー，経気管肺生検法

【D415-4 経気管肺生検法（仮想気管支鏡を用いた場合）】

D415-4 5000点
経気管肺生検法（仮想気管支鏡を用いた場合） Transbronchial Lung Biopsy (TBLB) (using Virtual Bronchoscopy)
レセ電：160219610／経気管肺生検法（仮想気管支鏡）

適応 末梢型肺癌*，末梢型肺病変*，末梢型肺肉芽腫病変*，末梢型肺良性腫瘍*

意義 CTから構築した病変への気管支ルートの仮想気管支鏡の画像をリアルタイムに実際の気管支鏡画像に合わせて表示させる。この仮想気管支鏡の画像をガイドにしながら，病変部位へと比較的円滑にアプローチし，経気管肺生検を行うことができる。

保険メモ ◎ガイドシースを用いた超音波断層法を併せて行った場合は，ガイドシース加算として，500点を所定点数に加算する。
(1) 経気管肺生検法の実施にあたり，胸部X線検査において2cm以下の陰影として描出される肺末梢型小型病変が認められる患者又は到達困難な肺末梢型病変が認められる患者に対して，患者のCT画像データから構築した仮想気管支鏡の画像を利用して行った場合に算定できる。なお，この場合，CTに係る費用は別に算定できる。
(2) 経気管肺生検法（仮想気管支鏡を用いた場合）は，採取部位の数にかかわらず，所定点数のみ算定する。
(3) D302気管支ファイバースコピーの点数は別に算定できない。

関連検査 経気管肺生検法，気管支ファイバースコピー

【D415-5 経気管支凍結生検法】

D415-5 5500点
経気管支凍結生検法 Transbronchial Lung Cryobiopsy
レセ電：160219710／経気管支凍結生検法

適応 肺腫瘍，間質性肺疾患

意義 気管支鏡下で，窒素又は炭酸ガスをプローベ内に循環させ，組織を凍結して採取してくる方法で，全身麻酔の必要がなく，検体量が比較的多く採取できる。

保険メモ ◎厚生労働大臣が定める施設基準に適合しているものとして地方厚生局長等に届け出た保険医療機関において行われる場合に限り算定する。
(1) 経気管支凍結生検法の実施に当たり，肺組織を凍結させて採取した場合に算定できる。
(2) 経気管支凍結生検法と同時に行われるエックス線透視に係る費用は，当該検査料に含まれる。また，写真診断を行った場合は，フィルム代のみ算定できるが，撮影料及び診断料は算定できない。
(3) 経気管支凍結生検法は，採取部位の数にかかわらず，所定点数のみ算定する。
(4) D302気管支ファイバースコピーの点数は別に算定できない。

関連検査 気管支ファイバースコピー

【D416　臓器穿刺、組織採取】

◎6歳未満の乳幼児の場合は，乳幼児加算として，2,000点を所定点数に加算する。

D416　1 幼 9070点
臓器穿刺、組織採取（開胸によるもの） biopsy
レセ電：160098310／臓器穿刺，組織採取（開胸）

適応 気管支癌，肺癌，心臓悪性腫瘍，悪性縦隔腫瘍，胸膜悪性腫瘍，胸膜中皮腫，塵肺症，心筋症，悪性胸腺腫，肺結核，胸膜播種，間質性肺疾患

意義 胸腔内臓器の病理組織検査のために，開胸手術下で病変部位の試験切除か穿刺を行う。主に肺疾患に行うが，心臓や縦隔疾患でも行われる。

D416　2 幼 5550点
臓器穿刺、組織採取（開腹によるもの）（腎を含む） biopsy
レセ電：160098410／臓器穿刺，組織採取（開腹）

適応 胃癌，小腸癌，大腸癌，結腸癌，直腸癌，潰瘍性大腸炎，クローン病，慢性ウイルス肝炎，慢性肝炎，肝線維症，肝硬変症，肝癌，胆管癌，胆のう癌，膵癌，慢性膵炎，腎癌，副腎癌，褐色細胞腫，非ホジキンリンパ腫，ヒルシュスプルング病，腎盂癌

意義 開腹手術下で，腹腔内臓器の病変部位を試験切除か穿刺し，病理組織検査のために検体を採取する。消化管，肝臓，胆管・胆のう，膵臓，腎臓，副腎等の疾患に行う。

保険メモ 開腹による臓器穿刺，組織採取については，穿刺回数，採取臓器数又は採取した組織の数にかかわらず，1回として算定する。

【D417　組織試験採取、切採法】

保険メモ ◎6歳未満の乳幼児に対して行った場合は，乳幼児加算として，100点を所定点数に加算する。

D417　1 幼 500点
組織試験採取、切採法（皮膚（皮下、筋膜、腱及び腱鞘を含む））
レセ電：160098610／組織試験採取，切採法（皮膚）　皮膚

適応 皮膚腫瘍，紅斑性皮膚病変，紅皮症，慢性色素性紫斑，膠原病，リンパ管炎，角化症，皮膚感染症，血管炎*，水泡性病変*，膿疱性病変*，結節性病変*，肉芽腫性病変*

意義 病理組織検査のために，病変部組織の一部を試験切除して採取する。

D417　2 幼 1500点
組織試験採取、切採法（筋肉（心筋を除く））
レセ電：160098710／組織試験採取，切採法（筋肉）　骨格筋・筋膜

適応 サルコイドーシス，結節性多発動脈炎，筋萎縮性疾患，筋脱力性疾患，筋肥大性疾患*，筋痛性疾患*

意義 病理組織検査のために，病変部組織の一部を試験切除して採取する。

D417　3 幼 4600点
組織試験採取、切採法（骨）
レセ電：160098810／組織試験採取，切採法（骨）　骨

適応 骨腫瘍

意義 病理組織検査のために，病変部組織の一部を試験切除して採取する。

D417　3 幼 4600点
組織試験採取、切採法（骨盤）
レセ電：160098910／組織試験採取，切採法（骨盤）　骨盤

適応 骨腫瘍

意義 病理組織検査のために，病変部組織の一部を試験切除して採取する。

D417　3 幼 4600点
組織試験採取、切採法（脊椎）
レセ電：160099010／組織試験採取，切採法（脊椎）　延髄・脊髄

適応 骨腫瘍，脊椎炎

意義 病理組織検査のために，病変部組織の一部を試験切除して採取する。

D417　4 幼 650点
組織試験採取、切採法（後眼部）
レセ電：160099110／組織試験採取，切採法（後眼部）　後眼部

適応 眼窩腫瘍，眼窩部炎症性偽腫瘍，眼窩蜂巣炎，サルコイドーシス，アミロイドーシス，眼内腫瘍

意義 病理組織検査のために，病変部組織の一部を試験切除して採取する。

D417　4　　幼　350点
組織試験採取、切採法（前眼部、その他）
レセ電：160099210／組織試験採取，切採法（前眼部，その他）　前眼部

適応　眼瞼腫瘍，角膜腫瘍，霰粒腫，サルコイドーシス，アミロイドーシス，結膜腫瘍，涙腺腫瘍

意義　病理組織検査のために，病変部組織の一部を試験切除して採取する。

D417　5　　幼　400点
組織試験採取、切採法（耳）
レセ電：160099410／組織試験採取，切採法（耳）　内耳

適応　外耳腫瘍，中耳腫瘍，真珠腫性中耳炎，耳下腺腫瘍

意義　病理組織検査のために，病変部組織の一部を試験切除して採取する。

D417　6　　幼　400点
組織試験採取、切採法（鼻）
レセ電：160099510／組織試験採取，切採法（鼻）　鼻

適応　鼻副鼻腔腫瘍，好酸球性副鼻腔炎，多発血管炎性肉芽腫症

意義　病理組織検査のために，病変部組織の一部を試験切除して採取する。

D417　6　　幼　400点
組織試験採取、切採法（副鼻腔）
レセ電：160099610／組織試験採取，切採法（副鼻腔）　鼻腔

適応　慢性副鼻腔炎，鼻ポリープ，鼻副鼻腔腫瘍，副鼻腔真菌症，多発血管炎性肉芽腫症

意義　病理組織検査のために，病変部組織の一部を試験切除して採取する。

D417　7　　幼　400点
組織試験採取、切採法（口腔）
レセ電：160099710／組織試験採取，切採法（口腔）　口腔

適応　口腔内腫瘍，扁平苔癬，唾液腺腫瘍，シェーグレン症候群，歯肉癌，舌癌

意義　病理組織検査のために，病変部組織の一部を試験切除して採取する。

D417　8　　幼　650点
組織試験採取、切採法（咽頭）
レセ電：160099810／組織試験採取，切採法（咽頭）　咽頭

適応　咽頭腫瘍，咽頭癌

意義　病理組織検査のために，病変部組織の一部を試験切除して採取する。

D417　8　　幼　650点
組織試験採取、切採法（喉頭）
レセ電：160099910／組織試験採取，切採法（喉頭）　喉頭蓋・喉頭

適応　喉頭腫瘍，喉頭癌，声帯ポリープ

意義　病理組織検査のために，病変部組織の一部を試験切除して採取する。

D417　9　　幼　650点
組織試験採取、切採法（甲状腺）
レセ電：160100010／組織試験採取，切採法（甲状腺）　甲状腺

適応　甲状腺腫，腺腫様甲状腺腫，悪性リンパ腫，甲状腺のう胞，慢性甲状腺炎，甲状腺癌

意義　病理組織検査のために，病変部組織の一部を試験切除して採取する。

D417　10　　幼　650点
組織試験採取、切採法（乳腺）
レセ電：160100110／組織試験採取，切採法（乳腺）　乳腺

適応　乳癌，乳管内乳頭腫，乳頭部腺腫*，線維腫，乳腺症，乳腺炎，非浸潤性乳癌，乳房肉腫，葉状腫瘍

意義　病理組織検査のために，病変部組織の一部を試験切除して採取する。

D417　11　　幼　650点
組織試験採取、切採法（直腸）
レセ電：160100210／組織試験採取，切採法（直腸）　直腸

適応　直腸癌，アミロイドーシス，ヒルシュスプルング病

意義　病理組織検査のために，病変部組織の一部を試験切除して採取する。

D417　12 ……… 外 400点
組織試験採取、切採法（精巣（睾丸））
レセ電：160100410／組織試験採取，切採法（精巣（睾丸））　睾丸
組織試験採取、切採法（精巣上体（副睾丸））
レセ電：160100510／組織試験採取，切採法（精巣上体（副睾丸））　副睾丸

適応　男性不妊症，精巣機能不全症，精のう癌

意義　病理組織検査のために，病変部組織の一部を試験切除して採取する。

D417　13 ……… 外 1620点
組織試験採取、切採法（末梢神経）
レセ電：160183810／組織試験採取，切採法（末梢神経）

適応　遺伝性ニューロパチー，慢性炎症性脱髄性多発神経炎，アミロイドニューロパチー，血管炎性ニューロパチー*，サルコイドーシス，ビタミンB_{12}欠乏性ニューロパチー*，神経腫瘍，ハンセン病ニューロパチー

意義　病理組織検査のために，病変部組織の一部を試験切除して採取する。

D417　14 ……… 外 6000点
組織試験採取、切採法（心筋）endomyocardial biopsy
レセ電：160188310／組織試験採取，切採法（心筋）　心筋

適応　心筋症，心筋炎，心アミロイドーシス，サルコイドーシス，心筋障害，心臓横紋筋肉腫，心臓血管肉腫

意義　心筋組織を採取して，細胞を直接評価する検査である。

関連検査　CK-MB，心筋トロポニンI，心臓由来脂肪酸結合蛋白（H-FABP），脳性Na利尿ペプチド（BNP），脳性Na利尿ペプチド前駆体N端フラグメント（NT-proBNP），負荷心電図検査，ホルター型心電図検査

【D418　子宮腟部等からの検体採取】

D418　1 ……… 40点
子宮頸管粘液採取
レセ電：160100710／子宮頸管粘液採取

適応　無月経症，不妊症，腟腫瘍，子宮頸癌，腟炎，子宮頸管炎，子宮内膜炎，排卵障害

意義　子宮頸管内に針の付いていない注射筒の先端を挿入し吸引採取した粘液は（病理組織検査や）病理細胞診検査に用いられる。また炎症性病変部の分泌物は病原体検査に利用される。

保険メモ　子宮全摘術後の腟端細胞診を目的とした検体採取は，子宮頸管粘液採取の所定点数を算定する。

D418　2 ……… 200点
子宮腟部組織採取
レセ電：160100810／子宮腟部組織採取

適応　子宮頸癌，腟腫瘍，子宮頸管炎，腟癌，ヒトパピローマウイルス感染症，尖圭コンジローマ

意義　子宮腟部組織の一部を鉗子生検するほか，病変が頸管内にある場合にはキューレットで掻爬して採取する。

D418　3 ……… 370点
子宮内膜組織採取
レセ電：160100910／子宮内膜組織採取

適応　子宮内膜増殖症，子宮体癌，性腺機能不全，子宮内膜ポリープ，子宮結核

意義　子宮内膜から内膜掻爬により病変組織を採取し腫瘍性病変，感染症の影響等を確認するための病理組織検査に用いる。

【D419　その他の検体採取】

D419　1 ……… 210点
胃液・十二指腸液採取（一連につき）collection and examination of gastric and duodenal juice
レセ電：160101010／胃液・十二指腸液採取

適応　胃潰瘍，十二指腸潰瘍，慢性萎縮性胃炎，ビタミンB_{12}欠乏性貧血，ゾリンジャー・エリソン症候群，胃食道逆流症，胆のう炎，胆道疾患，胆のう癌，膵癌，慢性膵炎，胆管癌

意義　胃液は，胃酸，粘液などの分泌能検査のほか，生化学・微生物・細胞診検査のため検体を採取する。また十二指腸液は，胆のう機能検査，膵外分泌能検査，微生物検査，細胞診検査に用いられる。胃管チューブを鼻や口から挿入して内容液を吸引する。

保険メモ　胃液・十二指腸液採取については，1回採取，分割採取にかかわらず，この項の所定点数により算定するものとし，ゾンデ挿入に伴いエックス線透視を行った場合においても，エックス線透視料は，別に算定しない。

D419 2	処 220点
胸水採取（簡単な液検査を含む） collection and examination of pleural effusion	
レセ電：160101110／胸水採取	

適応 胸膜炎，胸膜中皮腫，肺塞栓症，うっ血性心不全，肝線維症，肝硬変症，ネフローゼ症候群，全身性エリテマトーデス，胸膜播種，乳び滲出*

意義 胸水の採取は，貯留時の状況等を検査するために胸腔穿刺で内容液を吸引して行う。生化学・免疫学・微生物・細胞学的検査などに利用される。

保険メモ ◎6歳未満の乳幼児に対して行った場合は，乳幼児加算として，60点を所定点数に加算する。

(1) 胸水・腹水採取の所定点数には，採取及び簡単な液検査（肉眼的性状観察，リバルタ反応，顕微鏡による細胞の数及び種類の検査）の費用が含まれる。

なお，塗抹染色顕微鏡検査を行った場合は，D017排泄物，滲出物又は分泌物の細菌顕微鏡検査により，血液化学検査を行った場合は，D004穿刺液・採取液検査の「その他」により，細胞診検査を行った場合は，N004細胞診により算定する。

D419 2	処 220点
腹水採取（簡単な液検査を含む） collection and examination of ascites	
レセ電：160145010／腹水採取	

適応 肝硬変症，門脈圧亢進症，バッド・キアリ症候群，うっ血性心不全，ネフローゼ症候群，腹膜炎，腹膜中皮腫，女性骨盤腹膜炎，卵巣癌，急性膵炎，蛋白漏出性胃腸症，全身性エリテマトーデス，癌性腹膜炎，腹腔内出血，異所性妊娠

意義 腹水の採取は，貯留時の状況等を検査するために腹水穿刺で内容液を吸引して行う。生化学・免疫学・微生物・細胞学的検査などに利用される。

保険メモ ◎6歳未満の乳幼児に対して行った場合は，乳幼児加算として，60点を所定点数に加算する。

(1) 胸水・腹水採取の所定点数には，採取及び簡単な液検査（肉眼的性状観察，リバルタ反応，顕微鏡による細胞の数及び種類の検査）の費用が含まれる。

なお，塗抹染色顕微鏡検査を行った場合は，D017排泄物，滲出物又は分泌物の細菌顕微鏡検査により，血液化学検査を行った場合は，D004穿刺液・採取液検査の「その他」により，細胞診検査を行った場合は，N004細胞診により算定する。

D419 3	処 60点
動脈血採取（1日につき）（B-A）	
レセ電：160101210／B-A	

適応 成人呼吸窮迫症候群，肺炎，血胸，気胸，肺気腫，慢性閉塞性肺疾患（COPD），間質性肺炎，呼吸不全，過換気症候群，うっ血性心不全，肺高血圧症，肺塞栓症，腎不全，糖尿病性ケトアシドーシス，乳酸アシドーシス，アルドステロン症，クッシング症候群，肝硬変症，敗血症，炭疽，類丹毒，腸チフス，ペスト，リステリア症，ブルセラ症，菌血症，急性感染性心内膜炎，亜急性感染性心内膜炎

意義 動脈血検査のための検体採取を行う。血液ガス分析，動脈血培養検査などに用いる。

保険メモ ◎血液回路から採血した場合は算定しない。

◎6歳未満の乳幼児に対して行った場合は，乳幼児加算として，35点を所定点数に加算する。

(1) 人工腎臓，人工心肺等の回路から動脈血採取を行った場合の採血料は算定できない。

D419 4	処 420点
前房水採取 anterior chamber fluid	
レセ電：160188410／前房水採取	前房水

適応 ぶどう膜炎，眼内炎

意義 ぶどう膜炎等の診断を目的として前房水を採取する。

保険メモ ◎6歳未満の乳幼児に対して行った場合は，乳幼児加算として，90点を所定点数に加算する。

(1) 前房水採取については，内眼炎等の診断を目的に前房水を採取した場合に算定する。

関連検査 眼内液（前房水・硝子体液）検査

D419 5	処 4800点
副腎静脈サンプリング（一連につき） adrenal venous sampling (AVS)	
レセ電：160204410／副腎静脈サンプリング	血液

適応 原発性アルドステロン症，クッシング症候群

意義 副腎静脈サンプリングは，副腎静脈から血液を採取する（サンプリング）検査で，原発性アルドステロン症（副腎腫瘍）と診断されたときに，アルドステロンが左右のどちらから

主に分泌されているか（機能的局在診断）を明らかにするために行われる。カテーテルを左右の副腎静脈に挿入して採血を行い，どちらの副腎からホルモンが過剰に産生されているかを判定する。治療は過剰に産生している側の副腎を摘出する。

保険メモ ◎カテーテルの種類，挿入回数によらず一連として算定し，透視，造影剤注入手技，造影剤使用撮影及びエックス線診断の費用は，全て所定点数に含まれるものとする。

◎エックス線撮影に用いられたフィルムの費用は，E400フィルムの所定点数により算定する。

◎6歳未満の乳幼児に対して行った場合は，乳幼児加算として，1,000点を所定点数に加算する。

(1) 原発性アルドステロン症及び原発性アルドステロン症合併クッシング症候群の患者に対して，副腎静脈までカテーテルを進め，左右副腎静脈から採血を行った場合に算定する。

(2) 副腎静脈サンプリング実施時に副腎静脈造影を行った場合においては，血管造影等のエックス線診断の費用は，別に算定しない。

(3) 副腎静脈サンプリングで実施する血液採取以外の血液採取は，別に算定できない。

(4) D287内分泌負荷試験に伴ってD419その他の検体採取の副腎静脈サンプリングにより採血を行った場合，その費用は別に算定できる。

関連検査 下垂体前葉負荷試験副腎皮質刺激ホルモン（ACTH）

D419 6	25点
鼻腔・咽頭拭い液採取 Collection of nasopharyngeal swab specimens	
レセ電：160208510／鼻腔・咽頭拭い液採取	

適応 インフルエンザ，アデノウイルス感染症，RSウイルス感染症，MRSA保菌者，MRSA感染症，溶連菌感染症，急性鼻咽頭炎

意義 鼻腔の分泌物や咽頭に付着，増殖したウイルスや細菌を，滅菌綿棒を用いて採取し，簡易キットなどを用いて抗原を検出したり，培養検査により起因菌を分離同定する。

保険メモ 問：その他の検体採取の鼻腔・咽頭拭い液採取について，同日に複数検体の検査を行った場合，検査の検体ごとに算定は認められるか。答：1日につき1回の算定となる。
<事務連絡 20160425>

関連検査 インフルエンザウイルス抗原，アデノウイルス抗原，RSウイルス抗原，クラミジア・トラコマチス抗原，淋菌抗原，A群β溶連菌迅速試験，細菌培養同定検査

【D419-2 眼内液（前房水・硝子体液）検査】

D419-2	1000点
眼内液（前房水・硝子体液）検査 Intraocular fluid (Anterior aqueous humor, Vitreous humor) analysis	
レセ電：160214110／眼内液（前房水・硝子体液）検査	

適応 眼内リンパ腫*

意義 眼内液（前房水・硝子体液）中のIL-10とIL-6の濃度を測定することで，眼内リンパ腫の診断に役立てることができる。

保険メモ 眼内液（前房水・硝子体液）検査は，眼内リンパ腫の診断目的に眼内液（前房水・硝子体液）を採取し，ELISA法によるIL-10濃度と，CLEIA法によるIL-6濃度を測定した場合に算定する。なお，眼内液採取に係る費用は別に算定できない。

関連検査 前房水採取，細胞診病理診断

病 理 診 断

病理標本作製料

【N000 病理組織標本作製】

保険メモ (1) 病理組織標本作製において，1臓器又は1部位から多数のブロック，標本等を作製した場合であっても，1臓器又は1部位の標本作製として算定する。
(2) 病理組織標本作製において，悪性腫瘍がある臓器又はその疑いがある臓器から多数のブロックを作製し，又は連続切片標本を作製した場合であっても，所定点数のみ算定する。
(3) 当該標本作製において，ヘリコバクター・ピロリ感染診断を目的に行う場合の保険診療上の取扱いについては，「ヘリコバクター・ピロリ感染の診断及び治療に関する取扱いについて」（平成12年10月31日保険発第180号）に即して行う。

N000 1 判組診 860点
病理組織標本作製（組織切片によるもの）（1臓器につき） preparing tissue sections for histpathological examination
レセ電：160060010／T-M（組織切片）

適応 悪性腫瘍，炎症性疾患*，感染症*，代謝性疾患*

意義 採取した組織から標本を作製し，病理診断を行う。手術で組織を切除して採取するほか，内視鏡や針生検などで病変部の組織を採取する。悪性腫瘍，炎症性疾患，代謝性疾患など病理学的診断を行う。光学顕微鏡のほか必要に応じ蛍光顕微鏡や電子顕微鏡検査を行う。

保険メモ (1)「組織切片によるもの」について，次に掲げるものは，各区分ごとに1臓器として算定する。
(ア) 気管支及び肺臓
(イ) 食道
(ウ) 胃及び十二指腸
(エ) 小腸
(オ) 盲腸
(カ) 上行結腸，横行結腸及び下行結腸
(キ) S状結腸
(ク) 直腸
(ケ) 子宮体部及び子宮頸部
(2) 診療報酬明細書の「摘要」欄への記載事項
「診療報酬の算定方法の一部改正に伴う実施上の留意事項について」別添1第2章第13部N000病理組織標本作製の(1)の（ア）から（ケ）までのいずれかを選択し記載する。
なお，選択する臓器又は部位がない場合は（コ）その他を選択し，具体的部位等を記載する。
レセ電：820100866／ア 気管支及び肺臓
レセ電：820100867／イ 食道
レセ電：820100868／ウ 胃及び十二指腸
レセ電：820100869／エ 小腸
レセ電：820100870／オ 盲腸
レセ電：820100871／カ 上行結腸，横行結腸及び下行結腸
レセ電：820100872／キ S状結腸
レセ電：820100873／ク 直腸
レセ電：820100874／ケ 子宮体部及び子宮頸部
レセ電：830100612／コ その他；******
<記載要領>

関連検査 ヘリコバクター・ピロリ核酸及びクラリスロマイシン耐性遺伝子検出

N000 2 判組診 860点
病理組織標本作製（セルブロック法によるもの）（1部位につき） cytological examination by cell block method
レセ電：160208610／T-M（セルブロック法）

適応 悪性中皮腫，肺癌，胃癌，大腸癌，卵巣癌，悪性リンパ腫

意義 細胞診は悪性腫瘍のスクリーニングとして有用である。採取された検体をスライドガラスに貼り付けるのではなく，パラフィンブロックを作製して，組織標本とすることで，検体の長期保存が可能となり，免疫組織化学などへの応用が高まる。特に悪性中皮腫の診断に有用である。

保険メモ (1)「セルブロック法によるもの」について，同一又は近接した部位より同時に数検体を採取して標本作製を行った場合であっても，1回として算定する。
(2)「セルブロック法によるもの」は，悪性中皮腫を疑う患者又は組織切片を検体とした病理組織標本作製が実施困難な肺悪性腫瘍，胃癌，大腸癌，卵巣癌，悪性リンパ腫若しくは乳癌を疑う患者に対して，穿刺吸引等により採取した検体を用いてセルブロック法により標本作製し

た場合に算定する。なお，肺悪性腫瘍，胃癌，大腸癌，卵巣癌，悪性リンパ腫又は乳癌を疑う患者に対して実施した場合には，組織切片を検体とした病理組織標本作製が実施困難である医学的な理由を診療録及び診療報酬明細書の摘要欄に記載する。

(3)　診療報酬明細書の「摘要」欄への記載事項
対象疾患名について，「診療報酬の算定方法の一部改正に伴う実施上の留意事項について」別添1第2章第13部N000病理組織標本作製(6)に規定するもののうち，該当するものを選択して記載する。
レセ電：820100762／対象患者（T-M（セルブロック法））：悪性中皮腫を疑う患者
レセ電：820100763／対象患者（T-M（セルブロック法））：肺悪性腫瘍を疑う患者
レセ電：820100764／対象患者（T-M（セルブロック法））：胃癌を疑う患者
レセ電：820100765／対象患者（T-M（セルブロック法））：大腸癌を疑う患者
レセ電：820100766／対象患者（T-M（セルブロック法））：卵巣癌を疑う患者
レセ電：820100767／対象患者（T-M（セルブロック法））：悪性リンパ腫を疑う患者
レセ電：820101194／対象患者（T-M（セルブロック法））：乳癌を疑う患者
（肺悪性腫瘍，胃癌，大腸癌，卵巣癌，悪性リンパ腫又は乳癌を疑う患者に対して実施した場合）
組織切片を検体とした病理組織標本作製が実施困難である医学的な理由を記載する。レセ電：830100326／実施困難理由（T-M（セルブロック法））；＊＊＊＊＊＊
<記載要領>

関連検査　免疫染色（免疫抗体法）病理組織標本作製

【N001　電子顕微鏡病理組織標本作製（1臓器につき）】

N001 判組診　**2000点**
電子顕微鏡病理組織標本作製（1臓器につき）
preparing tissue sections for electromicroscopic examination
レセ電：160060170／電子顕微鏡病理組織標本作製

適応　リピドーシス，ゴーシェ病，ムコ多糖症，心筋症，内分泌臓器の機能性腫瘍*，悪性軟部腫瘍，異所性ホルモン産生腫瘍，腎組織の機能性腫瘍*

意義　腎組織，甲状腺腫以外の内分泌臓器の機能性腫瘍，異所ホルモン産生腫瘍，軟部組織悪性腫瘍，脂質蓄積症，多糖体蓄積症等に対する生検，心筋症の生検等で電子顕微鏡による診断に用いる病理組織標本を作製し診断する。

保険メモ　(1)　電子顕微鏡病理組織標本作製は，腎組織，内分泌臓器の機能性腫瘍（甲状腺腫を除く），異所性ホルモン産生腫瘍，軟部組織悪性腫瘍，ゴーシェ病等の脂質蓄積症，多糖体蓄積症等に対する生検及び心筋症に対する心筋生検の場合において，電子顕微鏡による病理診断のための病理組織標本を作製した場合に算定できる。

(2)　電子顕微鏡病理組織標本作製，N000病理組織標本作製，N002免疫染色（免疫抗体法）病理組織標本作製のうち，いずれを算定した場合であっても，他の2つの項目を合わせて算定することができる。

【N002　免疫染色（免疫抗体法）病理組織標本作製】

保険メモ　(1)　免疫染色（免疫抗体法）病理組織標本作製は，病理組織標本を作製するにあたり免疫染色を行った場合に，方法（蛍光抗体法又は酵素抗体法）又は試薬の種類にかかわらず，1臓器につき1回のみ算定する。ただし，HER2タンパクは，化学療法歴のある手術不能又は再発乳癌患者に対して，過去に乳癌に係る本標本作製を実施した場合であって，抗HER2ヒト化モノクローナル抗体抗悪性腫瘍剤の投与の適応を判定するための補助に用いるものとして薬事承認又は認証を得ている体外診断用医薬品を用いて，HER2低発現の確認により当該抗悪性腫瘍剤の投与の適応を判断することを目的として，本標本作製を再度行う場合に限り，別に1回に限り算定できる（乳癌に係る初回の本標本作成を令和6年3月31日以降に実施した場合にあっては，令和8年5月31日までの間に限る）。なお，再度免疫染色が必要である医学的な理由を診療報酬明細書の摘要欄に記載する。

(2)　免疫染色（免疫抗体法）病理組織標本作製，N000病理組織標本作製又はN001電子顕微鏡病理組織標本作製のうち，いずれを算定した場合であっても，他の2つの項目を合わせて算定することができる。

(3)　セルブロック法による病理組織標本に対する免疫染色については，悪性中皮腫を疑う患者又は組織切片を検体とした病理組織標本作製が実施困難な肺悪性腫瘍，胃癌，大腸癌，卵巣癌，悪性リンパ腫若しくは乳癌を疑う患者に対して実施した場合に算定する。なお，肺悪性腫瘍，胃癌，大腸癌，卵巣癌，悪性リンパ腫又は乳癌を疑う患者に対して実施した場合には，組織切片を検体とした病理組織標本作製が実施困難である医学的な理由を診療録及び診療報酬明細書の摘要欄に記載する。

⑷　診療報酬明細書の「摘要」欄への記載事項
（セルブロック法による病理組織標本に対する免疫染色を実施した場合）
対象疾患名について，「診療報酬の算定方法の一部改正に伴う実施上の留意事項について」別添1第2章第13部N002免疫染色（免疫抗体法）病理組織標本作製（10）に規定するもののうち，該当するものを選択して記載する。
レセ電：820100797／対象患者（セルブロック法による免疫染色病理組織標本作製）：悪性中皮腫を疑う患者
レセ電：820100798／対象患者（セルブロック法による免疫染色病理組織標本作製）：肺悪性腫瘍を疑う患者
レセ電：820100799／対象患者（セルブロック法による免疫染色病理組織標本作製）：胃癌を疑う患者
レセ電：820100800／対象患者（セルブロック法による免疫染色病理組織標本作製）：大腸癌を疑う患者
レセ電：820100801／対象患者（セルブロック法による免疫染色病理組織標本作製）：卵巣癌を疑う患者
レセ電：820100802／対象患者（セルブロック法による免疫染色病理組織標本作製）：悪性リンパ腫を疑う患者
レセ電：8200xxxxx／対象患者（セルブロック法による免疫染色病理組織標本作製）：乳癌を疑う患者
（セルブロック法による病理組織標本に対する免疫染色を肺悪性腫瘍，胃癌，大腸癌，卵巣癌，悪性リンパ腫又は乳癌を疑う患者に対して実施した場合）
組織切片を検体とした病理組織標本作製が実施困難である医学的な理由を記載する。
レセ電：830100328／実施困難理由（免疫染色病理組織標本作製）；＊＊＊＊＊＊
<記載要領>

⑸　診療報酬明細書の「摘要」欄への記載事項
（化学療法歴のある手術不能又は再発乳癌患者に対して，過去に乳癌に係る本標本作製を実施した場合であって，抗HER2ヒト化モノクローナル抗体抗悪性腫瘍剤の投与の適応を判定するための補助に用いるものとして薬事承認又は認証を得ている体外診断用医薬品を用いて，HER2低発現の確認により当該抗悪性腫瘍剤の投与の適応を判断することを目的として，本標本作製を再度行う場合）
再度免疫染色が必要である医学的な理由を記載する。また，初回の標本作製の実施日を選択する。
レセ電：830100872／再度免疫染色が必要である医学的な理由（HER2タンパク（免疫染色（免疫抗体法）病理組織標本作製））；＊＊＊＊＊＊
レセ電：820190498／初回の標本作製の実施日「令和6年3月30日以前」
レセ電：820190499／初回の標本作製の実施日「令和6年3月31日以降」
<記載要領>

N002　1　判組診　**720点**
免疫染色（免疫抗体法）病理組織標本作製（エストロジェンレセプター）　estrogen receptor（ER）
レセ電：160060350／エストロジェンレセプター

適応　乳癌
意義　病理組織や細胞診標本でエストロジェンレセプターを検出する。このレセプターが陽性であれば，内分泌療法の有効性は高い。
保険メモ　エストロジェンレセプターの免疫染色とプロジェステロンレセプターの免疫染色を同一月に実施した場合は，いずれかの主たる病理組織標本作製の所定点数及び注に規定する加算（編注；標本作製同一月実施加算）のみを算定する。
関連検査　乳癌悪性度判定検査

N002　2　判組診　**690点**
免疫染色（免疫抗体法）病理組織標本作製（プロジェステロンレセプター）　progesterone receptor
レセ電：160104450／プロジェステロンレセプター

適応　乳癌
意義　エストロジェンレセプター（ER）が陽性でも内分泌療法に反応不良の場合，プロジェステロンレセプター（PgR）測定を行う。ERとPgRの同時測定を行い，両者が陽性の場合は内分泌療法の有効性は高い。
保険メモ　エストロジェンレセプターの免疫染色とプロジェステロンレセプターの免疫染色を同一月に実施した場合は，いずれかの主たる病理組織標本作製の所定点数及び注に規定する加算（編注；標本作製同一月実施加算）のみを算定する。

関連検査 乳癌悪性度判定検査

N002 3 判組診 690点
免疫染色（免疫抗体法）病理組織標本作製（HER2タンパク） HER 2 protein（HER2）
レセ電：160173550／HER2タンパク

適応 乳癌，胃癌
意義 組織又は組織標本を用いてHER2（ハーツー）タンパクを検出し，抗HER2ヒト化モノクローナル抗体治療薬ハーセプチンの治療対象となる患者の選別を行う。
保険メモ (1) HER2タンパクは，半定量法又はEIA法（酵素免疫測定法）による病理標本作製を行った場合に限り算定する。
(2) N005HER2遺伝子標本作製とN002免疫染色（免疫抗体法）病理組織標本作製のHER2タンパクを同一の目的で実施した場合は，N005HER2遺伝子標本作製の「区分番号N002に掲げる免疫染色（免疫抗体法）病理組織標本作製の3による病理標本作成を併せて行った場合」により算定する。
関連検査 乳癌におけるHER2遺伝子検査，乳癌悪性度判定検査，悪性腫瘍遺伝子検査（血液・血漿）

N002 3 判組診 690点
免疫染色（免疫抗体法）病理組織標本作製（HER2タンパク）（再度行う場合） HER 2 protein (repeated)
レセ電：160236350／HER2タンパク（再度行う場合） 組織

適応 乳癌
意義 化学療法歴のある手術不能又は再発乳癌患者について，過去に乳癌に係るHER2タンパクの免疫染色を実施した経験があり，再度抗HER2ヒト化モノクローナル抗体抗悪性腫瘍剤の投与の適応の判定を補助する目的で，過去の検査とは異なるコンパニオン診断薬でHER2が低発現であることを確認する。
保険メモ HER2タンパクは，半定量法又はEIA法（酵素免疫測定法）による病理標本作製を行った場合に限り算定する。
関連検査 乳癌におけるHER2遺伝子検査

N002 4 判組診 690点
免疫染色（免疫抗体法）病理組織標本作製（EGFRタンパク） epidermal growth factor receptor protein
レセ電：160184750／EGFRタンパク

適応 結腸癌，直腸癌
意義 腫瘍部の薄切組織を用いて，免疫染色によりEGFRを検出する。腫瘍が有するKRAS遺伝子が変異型と判断された場合は，抗EGFR抗体医薬による治療が無効である可能性が高い。
関連検査 肺癌関連遺伝子多項目同時検査

N002 5 判組診 10000点
免疫染色（免疫抗体法）病理組織標本作製（CCR4タンパク） chemokine (C-C motif) receptor 4 protein (in case by immunostaining pathology specimen preparation)
レセ電：160200850／CCR4タンパク 組織

適応 成人T細胞白血病リンパ腫
意義 ヒト化抗CCR4モノクローナル抗体製剤の投薬対象となる患者（再発又は難治性のCCR4陽性の成人T細胞白血病リンパ腫＝ATL）を選択するために，CCR4タンパクを免疫染色により検出する。
保険メモ (1) CCR4タンパク及びD006-10CCR4タンパク（フローサイトメトリー法）を同一の目的で実施した場合は，原則として主たるもののみ算定する。ただし，医学的な必要性がある場合には，併せて実施した場合であっても，いずれの点数も算定できる。なお，この場合においては，診療報酬明細書の摘要欄にその理由及び医学的必要性を記載する。
(2) 診療報酬明細書の「摘要」欄への記載事項
（CCR4タンパク及びCCR4タンパク（フローサイトメトリー法）を併せて算定した場合）
その理由及び医学的根拠を記載する。
レセ電：830100121／併せて算定した理由及び医学的根拠（CCR4タンパク（フローサイトメトリー法））；＊＊＊＊＊＊
<記載要領>
関連検査 HTLV-I抗体

N002 6 判組診 2700点
免疫染色（免疫抗体法）病理組織標本作製（ALK融合タンパク） ALK fusion protein
レセ電：160204850／ALK融合タンパク 組織

適応 非小細胞肺癌，悪性リンパ腫
意義 非小細胞肺癌又は悪性リンパ腫患者に対して，ALK（Anaplastic Lymphoma Kinase）阻害剤の適応を判断するため，免疫組織化学染色法により，がん組織，細胞中に発現するALK融合タンパクを検出する。ALK遺伝子変異のスクリーニング検査として有用である。
保険メモ (1) ALK融合タンパクは，以下に掲げる場合において算定できる。

(ア)　非小細胞肺癌患者に対して，ALK阻害剤の投与の適応を判断することを目的として，ブリッジ試薬を用いた免疫組織染色法により病理標本作製を行った場合（当該薬剤の投与方針の決定までの間の1回に限る）

(イ)　悪性リンパ腫患者に対して，悪性リンパ腫の診断補助を目的として免疫組織染色法により病理標本作製を行った場合（悪性リンパ腫の病型分類までの間の1回に限る）

(2)　肺癌において，D004-2悪性腫瘍組織検査の悪性腫瘍遺伝子検査の「処理が容易なもの」の「医薬品の適応判定の補助等に用いるもの」のうち，(2)のアに規定する肺癌におけるALK融合遺伝子検査とD006-24肺癌関連遺伝子多項目同時検査，N002免疫染色（免疫抗体法）病理組織標本作製のALK融合タンパク又はN005-2ALK融合遺伝子標本作製を併せて行った場合には，主たるもののみ算定する。

(3)　D006-24肺癌関連遺伝子多項目同時検査とD004-2悪性腫瘍組織検査の悪性腫瘍遺伝子検査の「処理が容易なもの」の「医薬品の適応判定の補助等に用いるもの」（肺癌におけるEGFR遺伝子検査，ROS1融合遺伝子検査，ALK融合遺伝子検査，BRAF遺伝子検査（次世代シーケンシングを除く），METex14遺伝子検査（次世代シーケンシングを除く）又はKRAS遺伝子変異(G12C）検査に限る），D004-2悪性腫瘍組織検査の悪性腫瘍遺伝子検査の「処理が複雑なもの」（肺癌におけるBRAF遺伝子検査（次世代シーケンシング），METex14遺伝子検査（次世代シーケンシング）又はRET融合遺伝子検査に限る），D006-12EGFR遺伝子検査（血漿），D006-27悪性腫瘍遺伝子検査（血液・血漿）のROS1融合遺伝子検査，ALK融合遺伝子検査若しくはMETex14遺伝子検査，N002免疫染色（免疫抗体法）病理組織標本作製のEGFRタンパク若しくはALK融合タンパク又はN005-2ALK融合遺伝子標本作製を併せて実施した場合は，主たるもののみ算定する。

(4)　D006-27悪性腫瘍遺伝子検査（血液・血漿）のALK融合遺伝子検査とN002免疫染色（免疫抗体法）病理組織標本作製のALK融合タンパク又はN005-2ALK融合遺伝子標本作製を併せて行った場合には，主たるもののみ算定する。

関連検査　HER2遺伝子標本作製，ALK融合遺伝子標本作製，肺癌におけるALK融合遺伝子検査，悪性腫瘍遺伝子検査（血液・血漿），肺癌関連遺伝子多項目同時検査

N002　7 判組診 **400点**
免疫染色（免疫抗体法）病理組織標本作製（CD30） Cluster of Differentiation 30 (CD30)
レセ電：160205050／CD30　組織・細胞

適応　悪性リンパ腫，ホジキンリンパ腫

意義　悪性リンパ腫を疑う患者に対して，免疫組織化学染色法により，組織又は細胞中のCD30を検出する。ホジキンリンパ腫や未分化大細胞リンパ腫ではCD30を発現することが多いので診断上重要である。

保険メモ　CD30は，HQリンカーを用いた免疫組織化学染色法により，悪性リンパ腫の診断補助を目的に実施した場合に算定する。

N002　8 判組診 **400点**
免疫染色（免疫抗体法）病理組織標本作製（その他（1臓器につき）） preparing tissue sections for immunohistochemical examination
レセ電：160060270／免疫染色病理組織標本作製（その他）

適応　通常の病理組織標本では正確な診断ができない疾患*

意義　標本中の抗原の存在を確認するために，蛍光物質や酵素を標識した抗体（一次抗体又は二次抗体として）を反応させ，顕微鏡で観察する。蛍光の有無で抗原を確認する方法と，酵素を標識した抗体と抗原を反応させ，加えた発色剤による発色の有無や発色量から抗原の存在や程度を知る方法がある。

関連検査　抗核抗体

N002　9 **180点**
標本作製同一月実施加算
レセ電：160184070／標本作製同一月実施加算

保険メモ　◎エストロジェンレセプター及びプロジェステロンレセプターの病理組織標本作製を同一月に実施した場合は，180点を主たる病理組織標本作製の所定点数に加算する。

(1)　エストロジェンレセプターの免疫染色とプロジェステロンレセプターの免疫染色を同一月に実施した場合は，いずれかの主たる病理組織標本作製の所定点数及び注に規定する加算（編注；標本作製同一月実施加算）のみを算定する。

N002　10 **1200点**
4種類以上抗体使用加算
レセ電：160184970／4種類以上抗体使用加算

適応 原発不明癌，原発性脳腫瘍，悪性リンパ腫，悪性中皮腫，肺腺癌，肺扁平上皮癌，消化管間質腫瘍*，慢性糸球体腎炎，内分泌腫瘍*，軟部腫瘍，皮膚の血管炎，水疱症，天疱瘡，類天疱瘡，悪性黒色腫，筋ジストロフィー，筋炎

保険メモ ◎「その他（1臓器につき）」について，確定診断のために4種類以上の抗体を用いた免疫染色が必要な患者に対して，標本作製を実施した場合には，1,200点を所定点数に加算する。

(1)「注2」（編注；前記◎）に規定する「確定診断のために4種類以上の抗体を用いた免疫染色が必要な患者」とは，原発不明癌，原発性脳腫瘍，悪性リンパ腫，悪性中皮腫，肺悪性腫瘍（腺癌，扁平上皮癌），消化管間質腫瘍（GIST），慢性腎炎，内分泌腫瘍，軟部腫瘍，皮膚の血管炎，水疱症（天疱瘡，類天疱瘡等），悪性黒色腫，筋ジストロフィー又は筋炎が疑われる患者を指す。これらの疾患が疑われる患者であっても3種類以下の抗体で免疫染色を行った場合は，当該加算は算定できない。

(2) 肺悪性腫瘍（腺癌，扁平上皮癌）が疑われる患者に対して「注2」の加算（編注；4種類以上抗体使用加算）を算定する場合は，腫瘍が未分化であった場合等HE染色では腺癌又は扁平上皮癌の診断が困難な患者に限り算定することとし，その医学的根拠を診療報酬明細書の摘要欄に詳細に記載する。なお，次に掲げるいずれかの項目を既に算定している場合には，当該加算は算定できない。

(ア) D004-2悪性腫瘍組織検査の悪性腫瘍遺伝子検査の「処理が容易なもの」の「医薬品の適応判定の補助等に用いるもの」（肺癌におけるEGFR遺伝子検査，ROS1融合遺伝子検査，ALK融合遺伝子検査，BRAF遺伝子検査（次世代シーケンシングを除く）及びMETex14遺伝子検査（次世代シーケンシングを除く）に限る）

(イ) D004-2悪性腫瘍組織検査の悪性腫瘍遺伝子検査の「処理が複雑なもの」（肺癌におけるBRAF遺伝子検査（次世代シーケンシング），METex14遺伝子検査（次世代シーケンシング）及びRET融合遺伝子検査に限る）

(ウ) D006-24肺癌関連遺伝子多項目同時検査

(エ) N005-2ALK融合遺伝子標本作製

(3) 診療報酬明細書の「摘要」欄への記載事項
対象疾患名について，「診療報酬の算定方法の一部改正に伴う実施上の留意事項について」別添1第2章第13部N002免疫染色（免疫抗体法）病理組織標本作製の(8)の中から該当するものを選択して記載する。

レセ電：820100768／原発不明癌が疑われる患者
レセ電：820100769／原発性脳腫瘍が疑われる患者
レセ電：820100286／悪性リンパ腫が疑われる患者
レセ電：820100287／悪性中皮腫が疑われる患者
レセ電：820100288／肺悪性腫瘍（腺癌，扁平上皮癌）が疑われる患者
レセ電：820100289／消化管間質腫瘍（GIST）が疑われる患者
レセ電：820100290／慢性腎炎が疑われる患者
レセ電：820100291／内分泌腫瘍が疑われる患者
レセ電：820100292／軟部腫瘍が疑われる患者
レセ電：820100293／皮膚の血管炎が疑われる患者
レセ電：820100294／水疱症（天疱瘡，類天疱瘡等）が疑われる患者
レセ電：820100295／悪性黒色腫が疑われる患者
レセ電：820100296／筋ジストロフィーが疑われる患者
レセ電：820100297／筋炎が疑われる患者

（肺悪性腫瘍（腺癌，扁平上皮癌）が疑われる患者に対して算定する場合）
その医学的根拠を詳細に記載する。
レセ電：830100329／医学的根拠（4種類以上抗体使用加算）；＊＊＊＊＊＊
＜記載要領＞

【N003 術中迅速病理組織標本作製（1手術につき）】

N003 判組診 **1990点**
術中迅速病理組織標本作製（1手術につき）
レセ電：160059810／T-M／OP

適応 手術時における病巣組織の鑑別*，炎症性病変か腫瘍性病変かの診断*，腫瘍細胞のリンパ節転移の有無

意義 術中に採取し作製した組織標本を鏡検で速やかに病理診断を行い，結果を手術担当医に報告する術中迅速診断法である。

保険メモ 術中迅速病理組織標本作製は，手術の途中において迅速凍結切片等による標本作製及び鏡検を完了した場合において，1手術につき1回算定する。

なお，摘出した臓器について，術後に再確認

のため精密な病理組織標本作製を行った場合は，N000病理組織標本作製の所定点数を別に算定する。

関連検査　病理組織標本作製

N003　1	判組診	1990点
術中迅速病理組織標本作製（1手術につき）（デジタル病理画像）		
レセ電：160171470／T-M（デジタル病理画像）		

適応　手術時における病巣組織の鑑別*，炎症性病変か腫瘍性病変かの診断*，腫瘍細胞のリンパ節転移の有無

意義　術中に採取し作製した組織標本を鏡検で速やかに病理診断を行い，結果を手術担当医に報告する術中迅速診断法で，遠隔地の病理医が通信ネットワークを使って診断する。

保険メモ　◎保険医療機関間のデジタル病理画像（病理標本に係るデジタル画像のことをいう）の送受信及び受信側の保険医療機関における当該デジタル病理画像の観察により，N003術中迅速病理組織標本作製又はN003-2迅速細胞診を行う場合には，厚生労働大臣が定める施設基準に適合しているものとして地方厚生局長等に届け出た保険医療機関間において行うときに限り算定する。

(1) 保険医療機関間のデジタル病理画像の送受信及び受信側の保険医療機関における当該デジタル病理画像の観察による術中迅速病理組織標本作製を行った場合は，送信側の保険医療機関においてN003術中迅速病理組織標本作製及びN006病理診断料の組織診断料を算定できる。また，N006病理診断料の「注4」に規定する病理診断管理加算1又は2については，受信側の保険医療機関が，当該加算の施設基準に適合しているものとして地方厚生（支）局長に届け出た保険医療機関であり，当該保険医療機関において病理診断を専ら担当する常勤の医師が病理診断を行い，送信側の保険医療機関にその結果を報告した場合に，当該基準に係る区分に従い，所定点数に加算する。受信側の保険医療機関における診断等に係る費用は，受信側，送信側の保険医療機関間における相互の合議に委ねるものとする。

関連検査　病理組織標本作製

【N003-2　迅速細胞診】

N003-2　1	判細診	450点
迅速細胞診（手術中の場合）（1手術につき）		
レセ電：160185010／迅速細胞診（手術中）		
迅速細胞診（検査中の場合）（1検査につき）		
レセ電：160214210／迅速細胞診（検査中）		
迅速細胞診（手術中の場合）（1手術につき）（デジタル病理画像）		
レセ電：160185110／迅速細胞診（手術中）（デジタル病理画像）		
迅速細胞診（検査中の場合）（1検査につき）（デジタル病理画像）		
レセ電：160214310／迅速細胞診（検査中）（デジタル病理画像）		

適応　手術や検査材料における悪性細胞の診断*

意義　腹水や洗浄液等の中の悪性細胞の有無確認を目的とした診断である。

保険メモ　(1) 迅速細胞診は，手術，気管支鏡検査（超音波気管支鏡下穿刺吸引生検法の実施時に限る）又は内視鏡検査（膵癌又は胃粘膜下腫瘍が疑われる患者に対する超音波内視鏡下穿刺吸引生検法の実施時に限る）の途中において腹水及び胸水等の体腔液又は穿刺吸引検体による標本作製及び鏡検を完了した場合において，1手術又は1検査につき1回算定する。

(2) 問：N003-2術中迅速細胞診（編注；迅速細胞診）とN004細胞診は併算定可能か。答:不可。＜事務連絡　20100329＞

関連検査　超音波気管支鏡下穿刺吸引生検法(EBUS-TBNA)

【N004　細胞診（1部位につき）】

保険メモ　(1) 腟脂膏顕微鏡標本作製，胃液，腹腔穿刺液等の癌細胞標本作製及び眼科プロヴァツェク小体標本作製並びに天疱瘡又はヘルペスウイルス感染症におけるTzanck細胞の標本作製は，細胞診により算定する。

(2) 同一又は近接した部位より同時に数検体を採取して標本作製を行った場合であっても，1回として算定する。

(3) 問：N003-2術中迅速細胞診（編注；迅速細胞診）とN004細胞診は併算定可能か。答:不可。＜事務連絡　20100329＞

(4) 問：N004細胞診において，「1　婦人科材料等によるもの」，「2　穿刺吸引細胞診，体腔洗浄等によるもの」について，両方行った場合の判断料はどれを算定するのか。答：「婦人科材料等によるもの」についてはN007病理判断料

を，「穿刺吸引細胞診，体腔洗浄等によるもの」については要件を満たせばN006病理診断料の「2　細胞診断料」を算定する。2つを同時に行った場合は主たる点数を算定する。
<事務連絡　20100329>

N004　1 .... **150点**
細胞診（婦人科材料等によるもの）（1部位につき） cytological examination:gynecology
レセ電：160060510／細胞診（婦人科材料等）

適応 悪性腫瘍，ウイルス感染症，真菌症
意義 子宮頸部・内膜及び腟部からへらや綿棒などで局所を擦過して細胞を採取し，悪性腫瘍のスクリーニング及び原発臓器の推定など細胞学的診断を行う。
関連検査 HPV核酸検出

N004　2 .... 判細診 **190点**
細胞診（穿刺吸引細胞診、体腔洗浄等によるもの）（1部位につき） cytological examination
レセ電：160060610／細胞診（穿刺吸引細胞診，体腔洗浄等）

適応 悪性腫瘍
意義 体腔内の剥離した細胞や内視鏡で擦過した細胞などを採取し，悪性腫瘍のスクリーニング及び原発臓器の推定など細胞学的診断を行う。検体は，喀痰，尿，髄液，穿刺液，病変組織細胞など被験者から採取されたものすべてが対象になる。深部臓器や組織（肺，肝，甲状腺，乳腺）の病巣採取は直接穿刺して細胞を吸引する。また胸・腹水採取では経皮的に穿刺・吸引する穿刺吸引細胞診が実施される。
保険メモ (1)「穿刺吸引細胞診，体腔洗浄等」とは，喀痰細胞診，気管支洗浄細胞診，体腔液細胞診，体腔洗浄細胞診，体腔臓器擦過細胞診及び髄液細胞診等を指す。
(2) D006-15膀胱がん関連遺伝子検査と同時に細胞診（1部位につき）の「穿刺吸引細胞診，体腔洗浄等によるもの」を実施した場合は，主たるもののみ算定する。
関連検査 眼内液（前房水・硝子体液）検査，膀胱がん関連遺伝子検査

N004　3 .... **45点**
婦人科材料等液状化検体細胞診加算
レセ電：160202870／婦人科材料等液状化検体細胞診加算

適応 婦人科材料における悪性細胞の診断*
保険メモ ◎「婦人科材料等によるもの」について，固定保存液に回収した検体から標本を作製して，診断を行った場合には，婦人科材料等液状化検体細胞診加算として，45点を所定点数に加算する。
(1) 婦人科材料等液状化検体細胞診加算は，採取と同時に行った場合に算定できる。なお，過去に穿刺又は採取し，固定保存液に回収した検体から標本を作製し診断を行った場合には算定できない。

N004　4 .... **85点**
液状化検体細胞診加算
レセ電：160190070／液状化検体細胞診加算

適応 婦人科材料における悪性細胞の診断*
保険メモ ◎「穿刺吸引細胞診，体腔洗浄等によるもの」について，過去に穿刺し又は採取し，固定保存液に回収した検体から標本を作製して，診断を行った場合には，液状化検体細胞診加算として，85点を所定点数に加算する。
(1) 液状化検体細胞診加算は，採取と同時に作製された標本に基づいた診断の結果，再検が必要と判断され，固定保存液に回収した検体から再度標本を作製し，診断を行った場合に限り算定できる。採取と同時に行った場合は算定できない。
(2) 問：N004細胞診の注（編注；注2）の液状化検体細胞診加算の通知に「採取と同時に作製された標本に基づいた診断の結果，再検が必要と判断され，固定保存液に回収した検体から再度標本を作製し，診断を行った場合に限り算定できる。採取と同時に行った場合は算定できない。」とあるが，この「採取」とは，どの項目を示しているのか。答：採取とは，医科点数表のどの項目を算定するかに関わらず，患者から検体としての細胞をとることをいう。
<事務連絡　20130124>

【N005　HER2遺伝子標本作製】

N005　1 ………… **2700点**
HER2遺伝子標本作製（単独の場合）　detection of HER2 gene by FISH
レセ電：160175050／HER2遺伝子標本作製（単独）

N005　2 ………… **3050点**
HER2遺伝子標本作製（区分番号N002に掲げる免疫染色（免疫抗体法）病理組織標本作製の3による病理標本作製を併せて行った場合）　detection of HER2 gene by FISH
レセ電：160190110／HER2遺伝子標本作製（N002の3を併せて行った場合）

適応 乳癌，胃進行癌，再発胃癌*，HER2陽性胃癌，HER2陽性乳癌

意義 癌組織や癌細胞を検体とし，FISH法により，HER2遺伝子の増幅度を定量的に測定し，抗悪性腫瘍剤トラスツズマブ製剤の投与を決めるのに用いる。SIHS法，CISH法による測定もできる。

保険メモ (1)　HER2遺伝子標本作製は，抗HER2ヒト化モノクローナル抗体抗悪性腫瘍剤の投与の適応を判断することを目的として，FISH法，SISH法又はCISH法により遺伝子増幅標本作製を行った場合に，当該抗悪性腫瘍剤の投与方針の決定までの間に1回を限度として算定する。
(2)　本標本作製とN002免疫染色（免疫抗体法）病理組織標本作製のHER2タンパクを同一の目的で実施した場合は，本区分の「区分番号N002に掲げる免疫染色（免疫抗体法）病理組織標本作製の3による病理標本作製を併せて行った場合」により算定する。
(3)　乳癌において，悪性腫瘍遺伝子検査の「処理が容易なもの」の「医薬品の適応判定の補助等に用いるもの」のうち，乳癌におけるHER2遺伝子検査とN005HER2遺伝子標本作製を併せて行った場合には，主たるもののみ算定する。

関連検査 免疫染色（免疫抗体法）病理組織標本作製，NCC-ST-439，CA15-3，BCA225，BRCA1／2遺伝子検査，乳癌におけるHER2遺伝子検査，悪性腫瘍遺伝子検査（血液・血漿）

【N005-2　ALK融合遺伝子標本作製】

N005-2 ………… **6520点**
ALK融合遺伝子標本作製　specimen preparation of anaplasticlymphoma kinase fusion gene
レセ電：160200750／ALK融合遺伝子標本作製　組織

適応 非小細胞肺癌

意義 ALK阻害剤の投薬対象患者（ALK融合遺伝子陽性非小細胞肺癌）を選択するために，ALK融合遺伝子を検出する。

保険メモ (1)　ALK融合遺伝子標本作製は，ALK阻害剤の投与の適応を判断することを目的として，FISH法により遺伝子標本作製を行った場合に，当該薬剤の投与方針の決定までの間に1回を限度として算定する。
(2)　肺癌において，D004-2悪性腫瘍組織検査の悪性腫瘍遺伝子検査の「処理が容易なもの」の「医薬品の適応判定の補助等に用いるもの」のうち，(2)の(ア)に規定する肺癌におけるALK融合遺伝子検査とD006-24肺癌関連遺伝子多項目同時検査，N002免疫染色（免疫抗体法）病理組織標本作製のALK融合タンパク又はN005-2ALK融合遺伝子標本作製を併せて行った場合には，主たるもののみ算定する。
(3)　D006-24肺癌関連遺伝子多項目同時検査とD004-2悪性腫瘍組織検査の悪性腫瘍遺伝子検査の「処理が容易なもの」の「医薬品の適応判定の補助等に用いるもの」（肺癌におけるEGFR遺伝子検査，ROS1融合遺伝子検査，ALK融合遺伝子検査，BRAF遺伝子検査（次世代シーケンシングを除く）又はMETex14遺伝子検査（次世代シーケンシングを除く）に限る），D004-2悪性腫瘍組織検査の悪性腫瘍遺伝子検査の「処理が複雑なもの」（肺癌におけるBRAF遺伝子検査（次世代シーケンシング）又はMETex14遺伝子検査（次世代シーケンシング）に限る），D006-12EGFR遺伝子検査（血漿），N002免疫染色（免疫抗体法）病理組織標本作製のALK融合タンパク又はN005-2ALK融合遺伝子標本作製を併せて実施した場合は，主たるもののみ算定する。
(4)　D006-27悪性腫瘍遺伝子検査（血液・血漿）のALK融合遺伝子検査とN002免疫染色（免疫抗体法）病理組織標本作製のALK融合タンパク又はN005-2ALK融合遺伝子標本作製を併せて行った場合には，主たるもののみ算定する。

関連検査 免疫染色（免疫抗体法）病理組織標本作製，肺癌におけるALK融合遺伝子検査，

悪性腫瘍遺伝子検査（血液・血漿），肺癌関連遺伝子多項目同時検査

【N005-3　PD-L1タンパク免疫染色（免疫抗体法）病理組織標本作製】

N005-3　**2700点**
PD-L1タンパク免疫染色（免疫抗体法）病理組織標本作製　Preparing specimens for PD-L1(programmed death ligand-1) immunostaining
レセ電：160209750／**PD-L1タンパク免疫染色（免疫抗体法）病理組織標本作製** 組織・細胞

適応　非小細胞肺癌，乳癌

意義　免疫染色により，がん組織・細胞中の免疫チェックポイント分子であるPD-L1の発現を確認することで抗PD-1抗体療法の適応判断を補助する。

保険メモ　PD-L1タンパク免疫染色（免疫抗体法）病理組織標本作製は，抗PD-1抗体抗悪性腫瘍剤又は抗PD-L1抗体抗悪性腫瘍剤の投与の適応を判断することを目的として，免疫染色（免疫抗体法）病理組織標本作製を行った場合に，当該抗悪性腫瘍剤の投与方針の決定までの間に1回を限度として算定する。

関連検査　ALK融合遺伝子標本作製

【N005-4　ミスマッチ修復タンパク免疫染色（免疫抗体法）病理組織標本作製】

N005-4　1　**2700点**
ミスマッチ修復タンパク免疫染色（免疫抗体法）病理組織標本作製　Preparing specimens for MMR (mismatch repair) immunostaining
レセ電：160235050／**ミスマッチ修復タンパク免疫染色（免疫抗体法）病理組織標本作製** 組織・細胞

適応　固形癌*，大腸癌，リンチ症候群

意義　免疫組織化学染色法により，ペムブロリズマブ（遺伝子組換え）の固形癌患者への適応を判定するための補助，大腸癌におけるリンチ症候群の診断の補助又は大腸癌における化学療法の選択の補助を目的として，MMRタンパクのうち,特に中心的な働きをする4種（MLH1，PMS2，MSH2，MSH6）を直接染色・観察することで，その発現又は消失を測定しミスマッチ修復機能欠損を判定する。

保険メモ　(1)　ミスマッチ修復タンパク免疫染色（免疫抗体法）病理組織標本作製は，以下のいずれかを目的として，免疫染色（免疫抗体法）病理組織標本作製を行った場合に，患者1人につき1回に限り算定する。

(ア)　固形癌における抗PD-1抗体抗悪性腫瘍剤の適応判定の補助
(イ)　大腸癌におけるリンチ症候群の診断の補助
(ウ)　大腸癌における抗悪性腫瘍剤による治療法の選択の補助

(2)　(1)に掲げるいずれか1つの目的で当該標本作製を実施した後に，別の目的で当該標本作製を実施した場合にあっても，別に1回に限り算定できる。なお，この場合にあっては，その医学的な必要性を診療報酬明細書の摘要欄に記載する。

(3)　本標本作製及びD004-2悪性腫瘍組織検査に掲げるマイクロサテライト不安定性検査を同一の目的で実施した場合は，主たるもののみ算定する。

(4)　診療報酬明細書の「摘要」欄への記載事項
（いずれか1つの目的で当該標本作製を実施した後に，別の目的で当該標本作製を実施した場合にあって，別に1回算定する場合）
医学的な必要性を記載する。
レセ電：830100873／医学的な必要性（ミスマッチ修復タンパク免疫染色（免疫抗体法）病理組織標本作製）；＊＊＊＊＊＊
＜記載要領＞

関連検査　固形癌におけるマイクロサテライト不安定性検査，リンチ症候群におけるマイクロサテライト不安定性検査

N005-4　2　**1000点**
遺伝カウンセリング加算
レセ電：160240970／**遺伝カウンセリング加算**

適応　リンチ症候群

保険メモ　◎厚生労働大臣が定める施設基準に適合しているものとして地方厚生局長等に届け出た保険医療機関において，ミスマッチ修復タンパク免疫染色（免疫抗体法）病理組織標本作製を実施し，その結果について患者又はその家族等に対し遺伝カウンセリングを行った場合には，遺伝カウンセリング加算として，患者1人につき月1回に限り，1,000点を所定点数に加算する。

(1)「注」に規定する遺伝カウンセリング加算は，本標本作製（リンチ症候群の診断の補助に用いる場合に限る）を実施する際，以下のいずれも満たす場合に算定できる。

(ア)　本標本作製の実施前に，臨床遺伝学に関

する十分な知識を有する医師が，患者又はその家族等に対し，当該標本作製の目的並びに当該標本作製の実施によって生じうる利益及び不利益についての説明等を含めたカウンセリングを行うとともに，その内容を文書により交付する。

(イ)　臨床遺伝学に関する十分な知識を有する医師が，患者又はその家族等に対し，本標本作製の結果に基づいて療養上の指導を行うとともに，その内容を文書により交付する。

ただし，この場合において，同一の目的で実施したD004-2悪性腫瘍組織検査に掲げるマイクロサテライト不安定性検査に係る遺伝カウンセリング加算は別に算定できない。

なお，遺伝カウンセリングの実施に当たっては，厚生労働省「医療・介護関係事業者における個人情報の適切な取り扱いのためのガイダンス」及び関係学会による「医療における遺伝学的検査・診断に関するガイドライン」を遵守する。

【N005-5　BRAF　V600E変異タンパク免疫染色（免疫抗体法）病理組織標本作製】

N005-5　判組診　**1600点**
BRAF　V600E変異タンパク免疫染色（免疫抗体法）病理組織標本作製　Preparing specimens for BRAF V600E immunostaining
レセ電：160235750／BRAFV600E変異タンパク
組織・細胞

適応　大腸癌，リンチ症候群

意義　免疫組織化学染色法により，大腸癌におけるリンチ症候群の診断の補助及び大腸癌における化学療法の選択の補助として，がん組織中のBRAF　V600E変異タンパクを検出する。

保険メモ　(1)　BRAF　V600E変異タンパク免疫染色（免疫抗体法）病理組織標本作製は，以下のいずれかを目的として，免疫染色（免疫抗体法）病理組織標本作製を行った場合に，患者1人につき1回に限り算定する。

(ア)　大腸癌におけるリンチ症候群の診断の補助

(イ)　大腸癌における抗悪性腫瘍剤による治療法の選択の補助

(2)　早期大腸癌におけるリンチ症候群の除外を目的として，本標本作製を実施した場合にあっては，D004-2悪性腫瘍組織検査に掲げるマイクロサテライト不安定性検査，又はN005-4ミスマッチ修復タンパク免疫染色（免疫抗体法）病理組織標本作製を実施した年月日を，診療報酬明細書の摘要欄に記載する。

(3)　本標本作製及びD004-2悪性腫瘍組織検査に掲げる大腸癌におけるBRAF遺伝子検査を併せて行った場合は，主たるもののみ算定する。

(4)　診療報酬明細書の「摘要」欄への記載事項
(早期大腸癌におけるリンチ症候群の除外を目的として，実施した場合)
「D004-2」に掲げるマイクロサテライト不安定性検査，又は「N005-4」ミスマッチ修復タンパク免疫染色（免疫抗体法）病理組織標本作製を実施した年月日を，記載する。
レセ電：850190242／マイクロサテライト不安定性検査実施年月日（BRAF　V600E変異タンパク免疫染色（免疫抗体法）病理組織標本作製）；（元号）yy”年”mm”月”dd”日”
レセ電：850190243／ミスマッチ修復タンパク免疫染色（免疫抗体法）病理組織標本作製実施年月日（BRAF　V600E変異タンパク免疫染色（免疫抗体法）病理組織標本作製）；（元号）yy”年”mm”月”dd”日”
＜記載要領＞

関連検査　大腸癌におけるBRAF遺伝子検査

画　像　診　断

エックス線診断料

【E000　透視診断】

E000	110点
透視診断　Fluoroscopic diagnosis	
レセ電：170000310／透視診断	

適応　肺疾患，横隔膜疾患，心臓疾患，気道異物，嚥下障害，胃食道逆流症，腸閉塞，膀胱尿管逆流，関節疾患

保険メモ　(1)　本項の透視診断とは，透視による疾病，病巣の診断を評価するものであり，特に別途疑義解釈通知等により取扱いを示した場合を除き，消化管の造影剤使用撮影に際し腸管の所要の位置に造影剤が到達しているか否かを透視により検査する場合等，撮影の時期決定や準備手段又は他の検査，注射，処置及び手術の補助手段として行う透視については算定できない。

(2)　造影剤を使用する透視診断は一連の診断目的のために行うものについては，時間を隔てて行う場合であっても1回として算定する。ただし，腸管の透視を時間を隔てて数回行いその時間が数時間にわたる場合には，2回以上として算定できる。その基準は概ね2時間に1回とする。

【E001　写真診断】

保険メモ　◎間接撮影を行った場合は，所定点数の100分の50に相当する点数により算定する。

(1)　他の医療機関で撮影したフィルム等についての診断料は撮影部位及び撮影方法（単純撮影，特殊撮影，造影剤使用撮影又は乳房撮影を指し，アナログ撮影又はデジタル撮影の別は問わない）別に1回の算定とする。例えば，胸部単純写真と断層像についてであれば2回として算定できる。

ただし，1つの撮影方法については撮影回数，写真枚数にかかわらず1回として算定する。

(2)　写真診断においては，耳，副鼻腔は頭部として，骨盤，腎，尿管，膀胱は腹部として，それぞれ単純撮影の「頭部，胸部，腹部又は脊椎」により算定する。また，頸部，腋窩，股関節部，肩関節部，肩胛骨又は鎖骨にあっても，単純撮影の「頭部，胸部，腹部又は脊椎」により算定する。

(3)　写真診断に掲げる所定点数は，フィルムへのプリントアウトを行わずに画像を電子媒体に保存した場合にも算定できる。

(4)　イメージ・インテンシファイアー間接撮影装置によるエックス線撮影については，診断料及び撮影料は間接撮影の場合の所定点数により算定できる。また，同一部位に対し直接撮影を併せて行った場合は，イメージ・インテンシファイアー間接撮影装置による一連の撮影として間接撮影の場合の所定点数のみを算定する。

(5)　診療報酬明細書の「摘要」欄への記載事項
撮影部位を選択して記載する。
選択する撮影部位がない場合はその他を選択し，具体的部位を記載する。
なお，四肢については，左・右・両側の別を記載する。

レセ電：820181000／撮影部位（単純撮影）：頭部（副鼻腔を除く。）

レセ電：820183620／撮影部位（単純撮影）：頭部（副鼻腔に限る。）

レセ電：820181100／撮影部位（単純撮影）：頚部（頚椎を除く。）

レセ電：820181220／撮影部位（単純撮影）：胸部（肩を除く。）

レセ電：820181300／撮影部位（単純撮影）：腹部

レセ電：820181340／撮影部位（単純撮影）：骨盤（仙骨部・股関節を除く。）

レセ電：820181120／撮影部位（単純撮影）：頚椎

レセ電：820181240／撮影部位（単純撮影）：胸椎

レセ電：820181310／撮影部位（単純撮影）：腰椎

レセ電：820181320／撮影部位（単純撮影）：仙骨部

レセ電：830181200／撮影部位（単純撮影）：肩__；＊＊＊＊＊＊

レセ電：830181400／撮影部位（単純撮影）：上腕__；＊＊＊＊＊＊

レセ電：830181410／撮影部位（単純撮影）：肘関節__；＊＊＊＊＊＊

レセ電：830181420／撮影部位（単純撮影）：前腕__；＊＊＊＊＊＊

レセ電：830181430／撮影部位（単純撮影）：手

関節__；＊＊＊＊＊＊
レセ電：830181440／撮影部位（単純撮影）：手__；＊＊＊＊＊＊
レセ電：830181370／撮影部位（単純撮影）：股関節__；＊＊＊＊＊＊
レセ電：830181500／撮影部位（単純撮影）：膝__；＊＊＊＊＊＊
レセ電：830181510／撮影部位（単純撮影）：大腿__；＊＊＊＊＊＊
レセ電：830181520／撮影部位（単純撮影）：下腿__；＊＊＊＊＊＊
レセ電：830181530／撮影部位（単純撮影）：足関節__；＊＊＊＊＊＊
レセ電：830181540／撮影部位（単純撮影）：足__；＊＊＊＊＊＊
レセ電：830189000／撮影部位（単純撮影）：その他；＊＊＊＊＊＊
＜記載要領＞

E001　1　85点
単純撮影（頭部、胸部、腹部又は脊椎）の写真診断　Radiographic diagnosis
レセ電：170000410／単純撮影(イ)の写真診断

適応　胸部疾患（肺，縦隔，肺門，胸膜，胸腔），腹部疾患（消化管，肝，胆嚢，膵，脾，腎，他の腹部臓器，骨盤部臓器，腹腔，後腹膜），心・大血管疾患，頭蓋骨・副鼻腔・聴器・他の頭頸部疾患，脊椎疾患

E001　5　42.5点
単純間接撮影（頭部、胸部、腹部又は脊椎）の写真診断　Fluorographic diagnosis
レセ電：170000910／単純間接撮影(イ)の写真診断

適応　肺癌や肺結核の集検で用いられることが多いが，適応は「単純撮影（頭部，胸部，腹部又は脊椎）の写真診断」と同じである。

E001　1　43点
単純撮影（その他の部位）の写真診断　Radiographic diagnosis
レセ電：170000510／単純撮影（ロ）の写真診断

適応　全身の骨・関節・軟部組織疾患などの種々の疾患（頭部，胸部，腹部，脊椎以外の領域）

E001　5　21.5点
単純間接撮影（その他の部位）の写真診断　Fluorographic diagnosis
レセ電：170001010／単純間接撮影（ロ）の写真診断

適応　「単純撮影（その他の部位）の写真診断」の適応と同じである。

E001　2　96点
特殊撮影の写真診断（一連につき）　Special radiography
レセ電：170000610／特殊撮影の写真診断

適応　種々の疾患が適応になりうるが，アナログの特殊撮影が行われることはない。

E001　3　72点
造影剤使用撮影の写真診断　Radiographic diagnosis with contrast media
レセ電：170000810／造影剤使用撮影の写真診断

適応　消化管疾患，尿路疾患，胆嚢・胆管疾患，その他，造影検査の適応となる種々の疾患

E001　5　36点
造影剤使用間接撮影の写真診断　Fluorographic diagnosis with contrast media
レセ電：170001110／造影剤使用間接撮影の写真診断

適応　胃癌の集検で用いられることが多いが，適応は「造影剤使用撮影の写真診断」と同じである。

E001　4　306点
乳房撮影の写真診断（一連につき）　Mammographic diagnosis
レセ電：170026910／乳房撮影の写真診断

適応　乳癌，その他の乳腺疾患

【E002　撮影】

保険メモ　◎間接撮影を行った場合は，所定点数の100分の50に相当する点数により算定する。
◎新生児，3歳未満の乳幼児（新生児を除く）又は3歳以上6歳未満の幼児に対して撮影を行った場合は，新生児加算，乳幼児加算又は幼児加算として，当該撮影の所定点数にそれぞれ所定点数の100分の80,100分の50又は100分の30に相当する点数を加算する。
◎造影剤使用撮影について，脳脊髄腔造影剤使

用撮影を行った場合は，脳脊髄腔造影剤使用撮影加算として，148点を加算する。
◎造影剤使用撮影について，心臓及び冠動脈造影を行った場合は，一連につきD206心臓カテーテル法による諸検査の所定点数により算定するものとし，造影剤使用撮影に係る費用及び造影剤注入手技に係る費用は含まれるものとする。
◎造影剤使用撮影について，胆管・膵管造影法を行った場合は，画像診断に係る費用も含め，一連につきD308胃・十二指腸ファイバースコピーの所定点数（加算を含む）により算定する。
◎乳房撮影（一連につき）について，乳房トモシンセシス撮影を行った場合は，乳房トモシンセシス加算として，100点を所定点数に加算する。
(1)　高圧撮影，拡大撮影及び軟部組織撮影は，単純撮影として算定する。
(2)　エックス線フィルムサブトラクションについては，反転フィルムの作製の費用として，一連につき，単純撮影及びE400フィルムによって算定し，診断料は別に算定できない。なお，診療継続中の患者であって診療上の必要性を認め以前撮影した脳血管造影フィルムを用いてサブトラクションを実施した場合であっても，反転フィルムの作製の費用及びフィルム料は算定できるが，診断料は別に算定できない。
(3)　特殊撮影とは，パントモグラフィー，断層撮影（同時多層撮影，回転横断撮影を含む），スポット撮影（胃，胆嚢及び腸），側頭骨・上顎骨・副鼻腔曲面断層撮影及び児頭骨盤不均衡特殊撮影（側面撮影及び骨盤入口撮影後，側面，骨盤入口撮影のフィルムに対し特殊ルーラー（計測板）の重複撮影を行う方法をいう）をいう。なお，胃のスポット撮影，胆嚢スポット撮影及び腸スポット撮影については，消化管撮影の一連の診断行為の1つとみなされる場合であっても，第１節エックス線診断料の「2」（編注；同一の部位につき，同時に2以上のエックス線撮影を行った場合）の適用の対象とする。
(4)　撮影に掲げる所定点数は，フィルムへのプリントアウトを行わずに画像を電子媒体に保存した場合にも算定できる。
(5)　造影剤使用撮影時の算定方法
　(ア)　造影剤使用撮影とは，血管造影，瘻孔造影及び気造影等の造影剤を使用して行った撮影をいう。
　(イ)　二重造影は，消化管診断に含まれ，別に算定できないが，その際に使用される発泡錠は薬剤料として別に算定できる。
　(ウ)　椎間板の変性を見るため，エックス線透視下に造影剤を使用し，椎間板を求めて1～3か所注入し，四ツ切フィルム2枚のエックス線写真診断を行った場合は，造影剤使用撮影により算定する。
　(エ)　高速心大血管連続撮影装置による撮影は，造影剤使用撮影により算定する。
　(オ)　子宮卵管造影法による検査は，E001写真診断の造影剤使用撮影，E002撮影の造影剤使用撮影，E003造影剤注入手技の腔内注入及び穿刺注入の「その他のもの」，E300薬剤及びE400フィルムにより算定する。
(6)　乳房撮影とは，当該撮影専用の機器を用いて，原則として両側の乳房に対し，それぞれ2方向以上の撮影を行うものをいい，両側について一連として算定する。
(7)「注2」により新生児加算，乳幼児加算又は幼児加算を行う場合の所定点数とは，単純撮影，特殊撮影（一連につき），造影剤使用撮影（「注3」による加算（編注；脳脊髄腔造影剤使用撮影加算）を含む）又は乳房撮影（一連につき）の点数（間接撮影の場合は100分の50に相当する点数）をいう。
　なお，新生児加算，乳幼児加算又は幼児加算を行う場合に端数が生じる場合の端数処理は，当該撮影の最後に行うものとする。
例　単純撮影（デジタル撮影）における新生児加算，乳幼児加算又は幼児加算を行う場合の端数処理の例
　1枚撮影の場合
　［新生児加算］　68点×1.8＝122.4点→（四捨五入）→　122点
　3枚撮影の場合
　［新生児加算］　68点×1.8＋68点×1.8×0.5×2＝244.8点→（四捨五入）→　245点
(8)　問：一連とは曝射（撮影）回数に関わらず一連という意味なのか。答：その通り。
＜事務連絡　20060331＞

E002　1 ………… 新 乳 60点
単純撮影（アナログ撮影） Plain radiography
レセ電：170001910／単純撮影（アナログ撮影）

E002　5 ………… 新 乳 30点
単純間接撮影（アナログ撮影） Fluorography
レセ電：170002410／単純間接撮影（アナログ撮影）

E002　9 ………… 新 乳 60点
エックス線フィルムサブトラクション（一連につき）（アナログ撮影） Radiography with subtraction
レセ電：170011650／エックス線フィルムサブトラクション（アナログ撮影）

適応 単純撮影の適応は，胸部疾患，腹部疾患，心・大血管疾患，頭頸部疾患，脊椎疾患，四肢の骨・関節疾患。サブトラクションは，血管造影の適応と同じである。

E002　1 ………… 新 乳 68点
単純撮影（デジタル撮影） Digital radiography
レセ電：170027910／単純撮影（デジタル撮影）

E002　5 ………… 新 乳 34点
単純間接撮影（デジタル撮影） Digital fluorography
レセ電：170028310／単純間接撮影（デジタル撮影）

E002　9 ………… 新 乳 68点
エックス線フィルムサブトラクション（一連につき）（デジタル撮影） Digital radiography with subtraction
レセ電：170031750／エックス線フィルムサブトラクション（デジタル撮影）

適応「単純撮影（アナログ撮影）」と同じである。

E002　2 ………… 新 乳 260点
特殊撮影（一連につき）（アナログ撮影） Special radiography
レセ電：170002010／特殊撮影（アナログ撮影）

E002　2 ………… 新 乳 270点
特殊撮影（一連につき）（デジタル撮影） Special radiography (digital radiography)
レセ電：170028010／特殊撮影（デジタル撮影）

適応 全身の種々の疾患

E002　9 ………… 356点
パントモグラフィー（診断・撮影）（一連につき）（アナログ撮影） Pantomography and diagnosis
レセ電：170006530／パントモグラフィー（診断・撮影）（アナログ撮影）

E002　9 ………… 366点
パントモグラフィー（診断・撮影）（一連につき）（デジタル撮影） Pantomography and diagnosis (digital radiography)
レセ電：170029130／パントモグラフィー（診断・撮影）（デジタル撮影）

適応 歯科疾患，顎骨・顎関節疾患

E002　9 ………… 356点
断層撮影（診断・撮影）（一連につき）（アナログ撮影） Tomography and diagnosis
レセ電：170006930／断層撮影（診断・撮影）（アナログ撮影）

E002　9 ………… 366点
断層撮影（診断・撮影）（一連につき）（デジタル撮影） Tomography and diagnosis and diagnosis (digital radiography)
レセ電：170029330／断層撮影（診断・撮影）（デジタル撮影）

適応 肺疾患，腎疾患，胆嚢・胆管疾患，脊椎疾患，骨・関節疾患

E002　9 ………… 356点
同時多層撮影（診断・撮影）（一連につき）（アナログ撮影） Simultaneous multi-tomography and diagnosis
レセ電：170007130／同時多層撮影（診断・撮影）（アナログ撮影）

E002　9 ………… 366点
同時多層撮影（診断・撮影）（一連につき）（デジタル撮影） Simultaneous multi-tomography and diagnosis (digital radiography)
レセ電：170029530／同時多層撮影（診断・撮影）（デジタル撮影）

E002 9 356点
回転横断撮影（診断・撮影）（一連につき）（アナログ撮影） Axial transverse tomography and diagnosis
レセ電：170007330／回転横断撮影（診断・撮影）（アナログ撮影）

E002 9 366点
回転横断撮影（診断・撮影）（一連につき）（デジタル撮影） Axial transverse tomography and diagnosis (digital radiography)
レセ電：170029730／回転横断撮影（診断・撮影）（デジタル撮影）

E002 9 356点
スポット撮影（診断・撮影）（一連につき）（アナログ撮影） Spot radiography and diagnosis
レセ電：170007530／スポット撮影（診断・撮影）（アナログ撮影）

E002 9 366点
スポット撮影（診断・撮影）（一連につき）（デジタル撮影） Spot radiography and diagnosis (digital radiography)
レセ電：170029930／スポット撮影（診断・撮影）（デジタル撮影）

適応 胃疾患，胆嚢疾患，大腸疾患

E002 9 356点
側頭骨曲面断層撮影（診断・撮影）（一連につき）（アナログ撮影） Curvilinear tomography and diagnosis for temporal bone
レセ電：170008130／側頭骨曲面断層撮影（診断・撮影）（アナログ撮影）

E002 9 366点
側頭骨曲面断層撮影（診断・撮影）（一連につき）（デジタル撮影） Curvilinear tomography and diagnosis for temporal bone (digital radiography)
レセ電：170030130／側頭骨曲面断層撮影（診断・撮影）（デジタル撮影）

適応 側頭骨疾患

E002 9 356点
上顎骨曲面断層撮影（診断・撮影）（一連につき）（アナログ撮影） Curvilinear tomography and diagnosis for maxilla
レセ電：170008230／上顎骨曲面断層撮影（診断・撮影）（アナログ撮影）

E002 9 366点
上顎骨曲面断層撮影（診断・撮影）（一連につき）（デジタル撮影） Curvilinear tomography and diagnosis for maxilla (digital radiography)
レセ電：170030230／上顎骨曲面断層撮影（診断・撮影）（デジタル撮影）

適応 上顎骨疾患

E002 9 356点
副鼻腔曲面断層撮影（診断・撮影）（一連につき）（アナログ撮影） Curvilinear tomography and diagnosis for sinuses
レセ電：170008330／副鼻腔曲面断層撮影（診断・撮影）（アナログ撮影）

E002 9 366点
副鼻腔曲面断層撮影（診断・撮影）（一連につき）（デジタル撮影） Curvilinear tomography and diagnosis for sinuses (digital radiography)
レセ電：170030330／副鼻腔曲面断層撮影（診断・撮影）（デジタル撮影）

適応 副鼻腔疾患

E002 9 356点
児頭骨盤不均衡特殊撮影（診断・撮影）（一連につき）（アナログ撮影） X-ray pelvimetry and diagnosis for cephalopelvic disproportion (CPD)
レセ電：170008430／児頭骨盤不均衡特殊撮影（診断・撮影）（アナログ撮影）

E002 9 366点
児頭骨盤不均衡特殊撮影（診断・撮影）（一連につき）（デジタル撮影） X-ray pelvimetry and diagnosis for cephalopelvic disproportion (Digital radiography)
レセ電：170030430／児頭骨盤不均衡特殊撮影（診断・撮影）（デジタル撮影）

適応 児頭骨盤不均衡

E002　3 新 乳 144点
造影剤使用撮影（アナログ撮影） Radiography with contrast media
レセ電：170002110／造影剤使用撮影（アナログ撮影）

E002　3 新 乳 154点
造影剤使用撮影（デジタル撮影） Radiography with contrast media (digital radiography)
レセ電：170028110／造影剤使用撮影（デジタル撮影）

適応　消化管疾患，尿路疾患，胆嚢・胆管疾患

E002　4 新 乳 192点
乳房撮影（一連につき）（アナログ撮影） Mammography
レセ電：170027010／乳房撮影（アナログ撮影）

E002　4 新 乳 202点
乳房撮影（一連につき）（デジタル撮影） Mammography (digital radiography)
レセ電：170028210／乳房撮影（デジタル撮影）

適応　乳癌，他の乳腺疾患

【E003　造影剤注入手技】

保険メモ　(1)　造影剤注入手技料は，造影剤使用撮影を行うに当たって造影剤を注入した場合に算定する。ただし，同一日に静脈注射又は点滴注射を算定した場合は造影剤注入手技の点滴注射の所定点数は重複して算定できない。

(2)　動脈造影カテーテル法及び静脈造影カテーテル法とは，血管造影用カテーテルを用いて行った造影剤注入手技をいう。

(3)　動脈造影カテーテル法の「主要血管の分枝血管を選択的に造影撮影した場合」は，主要血管である総頸動脈，椎骨動脈，鎖骨下動脈，気管支動脈，腎動脈，腹部動脈（腹腔動脈，上及び下腸間膜動脈をも含む），骨盤動脈又は各四肢の動脈の分枝血管を選択的に造影撮影した場合，分枝血管の数にかかわらず1回に限り算定できる。

総頸動脈，椎骨動脈，鎖骨下動脈，気管支動脈及び腎動脈の左右両側をあわせて造影した場合であっても一連の主要血管として所定点数は1回に限り算定する。

(4)　静脈造影カテーテル法は，副腎静脈，奇静脈又は脊椎静脈に対して実施した場合に算定できる。

(5)　腔内注入及び穿刺注入の「注腸」を実施する際の前処置として行った高位浣腸の処置料は所定点数に含まれ，別途算定できない。

(6)　腔内注入及び穿刺注入の「その他のもの」とは，腰椎穿刺注入，胸椎穿刺注入，頸椎穿刺注入，関節腔内注入，上顎洞穿刺注入，気管内注入（内視鏡下の造影剤注入によらないもの），子宮卵管内注入，胃・十二指腸ゾンデ挿入による注入，膀胱内注入，腎盂内注入及び唾液腺注入をいう。

(7)　経皮経肝胆管造影における造影剤注入手技はD314腹腔鏡検査により算定し，胆管に留置したドレーンチューブ等からの造影剤注入手技は腔内注入及び穿刺注入の「その他のもの」により算定する。

(8)　精嚢撮影を行うための精管切開は，K829精管切断，切除術（両側）により算定する。

(9)　造影剤を注入するために観血手術を行った場合は，当該観血手術の所定点数をあわせて算定する。

(10)　リンパ管造影を行うときの造影剤注入のための観血手術及び注入の手技料は，あわせて，K626リンパ節摘出術の「1」長径3センチメートル未満により算定する。

(11)　問：E003造影剤注入手技の動脈造影カテーテル法について，「注2　頸動脈閉塞試験（マタス試験）を実施した場合は，頸動脈閉塞試験加算として，1,000点が加算される」とあるが，閉塞方法を問わず算定できるのか。答：用手的な圧迫のみの場合は算定できず，バルーンカテーテルを用いて頸動脈閉塞試験を実施した場合のみ算定できる。<事務連絡　20160425>

E003　3 3600点
造影剤注入手技（動脈造影カテーテル法）（選択的血管造影） Angiography
レセ電：170027110／造影剤注入手技（動脈造影カテーテル法）（選択的血管造影）

適応　脳血管障害，虚血性心疾患，肝癌，腎癌，他の臓器・組織の腫瘍，動脈の閉塞・狭窄，動脈からの出血

保険メモ　◎血流予備能測定検査を実施した場合は，血流予備能測定検査加算として，400点を所定点数に加算する。

◎頸動脈閉塞試験（マタス試験）を実施した場合は，頸動脈閉塞試験加算として，1,000点を所定点数に加算する。

E003　3　1180点
造影剤注入手技（動脈造影カテーテル法）（イ以外の場合）　Angiography
レセ電：170012210／造影剤注入手技（動脈造影カテーテル法）（イ以外）

適応　動脈瘤，大動脈解離，他の大動脈疾患，閉塞性動脈硬化症

保険メモ　◎血流予備能測定検査を実施した場合は，血流予備能測定検査加算として，400点を所定点数に加算する。

E003　4　3600点
造影剤注入手技（静脈造影カテーテル法）　Venography
レセ電：170012410／造影剤注入手技（静脈造影カテーテル法）

適応　副腎腫瘍，奇静脈，脊椎静脈の異常

E003　5　2500点
造影剤注入手技（気管支ファイバースコピー挿入）　Contrast injection under broncho-fiver scopy
レセ電：170012610／造影剤注入手技（気管支ファイバースコピー挿入）

適応　肺癌，その他気管支・肺疾患

E003　5　1200点
造影剤注入手技（尿管カテーテル法（両側））　Contrast injection through ureteral catheter
レセ電：170012810／造影剤注入手技（尿管カテーテル法（両側））

適応　尿管結石症，腎盂癌，尿管癌，その他の腎盂・尿管疾患

E003　6　300点
造影剤注入手技（腔内注入及び穿刺注入）（注腸）　Contrast (barium) enema
レセ電：170012910／造影剤注入手技（注腸）

適応　大腸癌，その他の大腸疾患

E003　6　120点
造影剤注入手技（腔内注入及び穿刺注入）（その他）　Study with contrast injection
レセ電：170013010／造影剤注入手技（その他）

適応　脊髄腔内造影では脊髄腫瘍，他の脊髄腔内外の疾患。その他，管腔および導管を有する種々の疾患

E003　7　240点
造影剤注入手技（嚥下造影）　Study with swallowing of contrast media
レセ電：170028510／造影剤注入手技（嚥下造影）

適応　嚥下障害，誤嚥性肺炎

核医学診断料

【E100　シンチグラム（画像を伴うもの）】

保険メモ　◎同一のラジオアイソトープを使用して数部位又は数回にわたってシンチグラム検査を行った場合においても，一連として扱い，主たる点数をもって算定する。
◎甲状腺シンチグラム検査に当たって，甲状腺ラジオアイソトープ摂取率を測定した場合は，甲状腺ラジオアイソトープ摂取率測定加算として，100点を所定点数に加算する。
◎新生児，3歳未満の乳幼児（新生児を除く）又は3歳以上6歳未満の幼児に対してシンチグラムを行った場合は，新生児加算，乳幼児加算又は幼児加算として，当該シンチグラムの所定点数にそれぞれ所定点数の100分の80，100分の50又は100分の30に相当する点数を加算する。
◎ラジオアイソトープの注入手技料は，所定点数に含まれるものとする。
(1)「注3」の加算（編注；新生児加算，乳幼児加算又は幼児加算）における所定点数には「注2」による加算（編注；甲状腺ラジオアイソトープ摂取率測定加算）は含まれない。
(2)　当該撮影に用いる放射性医薬品については，専門の知識及び経験を有する放射性医薬品管理者の下で管理されていることが望ましい。

E100　1　新 乳　1300点
シンチグラム（部分）（静態）（一連につき）
Scintigraphy (partial, static)
レセ電：170024510／シンチグラム（部分・静態）

E100　2　新 乳　1800点
シンチグラム（部分）（動態）（一連につき）
Scintigraphy (partial, dynamic)
レセ電：170024610／シンチグラム（部分・動態）

E100　3　新 乳　2200点
シンチグラム（全身）（一連につき）　Scintigraphy (whole body)
レセ電：170024710／シンチグラム（全身）

適応　転移性骨腫瘍，他の骨疾患，狭心症，心筋梗塞，心筋症，脳血管障害，てんかん，認知症，悪性リンパ腫，膿瘍，サルコイドーシス，甲状腺疾患，副甲状腺疾患，肺癌，肺塞栓症，副腎疾患，腎疾患，消化管出血，メッケル憩室

【E101　シングルホトンエミッションコンピューター断層撮影（同一のラジオアイソトープを用いた一連の検査につき）】

E101　新 乳　1800点
シングルホトンエミッションコンピューター断層撮影（同一のラジオアイソトープを用いた一連の検査につき）　Single photon emission computed tomography (SPECT)
レセ電：170015010／シングルホトンエミッションコンピューター断層撮影

適応　脳血管障害，てんかん，認知症，狭心症，心筋梗塞，心筋症

保険メモ　◎甲状腺シンチグラム検査に当たって，甲状腺ラジオアイソトープ摂取率を測定した場合は，甲状腺ラジオアイソトープ摂取率測定加算として，100点を所定点数に加算する。
◎新生児，3歳未満の乳幼児（新生児を除く）又は3歳以上6歳未満の幼児に対して断層撮影を行った場合は，新生児加算，乳幼児加算又は幼児加算として，所定点数にそれぞれ所定点数の100分の80，100分の50又は100分の30に相当する点数を加算する。
◎負荷試験を行った場合は，負荷の種類又は測定回数にかかわらず，断層撮影負荷試験加算として，所定点数の100分の50に相当する点数を加算する。
◎ラジオアイソトープの注入手技料は，所定点数に含まれるものとする。
(1)　シングルホトンエミッションコンピューター断層撮影は，同一のラジオアイソトープを使用した一連の検査につき，撮影の方向，スライスの数，撮影の部位数及び疾病の種類等にかかわらず所定点数のみにより算定する。
(2)「注2」の加算（編注；新生児加算，乳幼児加算又は幼児加算）における所定点数とは，「注1」及び「注3」の加算（編注；「注1」甲状腺ラジオアイソトープ摂取率測定加算，「注3」断層撮影負荷試験加算）を含まない点数である。
(3)「注3」の加算（編注；断層撮影負荷試験加算）における所定点数とは，「注1」及び「注2」の加算（編注；「注1」甲状腺ラジオアイソトープ摂取率測定加算，「注2」新生児加算，乳幼児加算又は幼児加算）を含まない点数である。
(4)　当該撮影に用いる放射性医薬品については，専門の知識及び経験を有する放射性医薬品管理者の下で管理されていることが望ましい。

【E101-2 ポジトロン断層撮影】

保険メモ ◎^{15}O標識ガス剤の合成及び吸入，^{18}FDGの合成及び注入，^{13}N標識アンモニア剤の合成及び注入，^{18}F標識フルシクロビンの注入並びにアミロイドPETイメージング剤の合成（放射性医薬品合成設備を用いた場合に限る）及び注入に要する費用は，所定点数に含まれる。

◎厚生労働大臣が定める施設基準に適合しているものとして地方厚生局長等に届け出た保険医療機関において行われる場合に限り算定する。

◎厚生労働大臣が定める施設基準に適合しているものとして地方厚生局長等に届け出た保険医療機関以外の保険医療機関において行われる場合は，所定点数の100分の80に相当する点数により算定する。

◎1から4まで（編注；「^{15}O標識ガス剤を用いた場合（一連の検査につき）」，「^{18}FDGを用いた場合（一連の検査につき）」，「^{13}N標識アンモニア剤を用いた場合（一連の検査につき）」及び「^{18}F標識フルシクロビンを用いた場合（一連の検査につき）」）については，新生児，3歳未満の乳幼児（新生児を除く）又は3歳以上6歳未満の幼児に対して断層撮影を行った場合は，新生児加算，乳幼児加算又は幼児加算として，1,600点，1,000点又は600点を所定点数に加算する。ただし，注3の規定（編注；前記3つ目の◎）により所定点数を算定する場合においては，1,280点，800点又は480点を所定点数に加算する。

(1) ポジトロン断層撮影は，撮影の方向，スライスの数，撮影の部位数及び疾患の種類等にかかわらず所定点数のみにより算定する。

(2) ^{15}O標識ガス剤を用いた場合

(ア) 「^{15}O標識ガス剤を用いた場合（一連の検査につき）」について，当該画像診断に伴って行われる血液ガス分析の費用は所定点数に含まれ，別に算定できない。

(イ) ターゲットガス（窒素，酸素，二酸化炭素）等の^{15}O標識ガス剤の合成及び吸入に係る費用は所定点数に含まれ，別に算定できない。

(3) ^{18}FDGを用いた場合

(ア) 「^{18}FDGを用いた場合（一連の検査につき）」については，てんかん，心疾患若しくは血管炎の診断又は悪性腫瘍（早期胃癌を除き，悪性リンパ腫を含む）の病期診断若しくは転移・再発の診断を目的とし，次に定める要件を満たす場合に限り算定する。

1. てんかん　難治性部分てんかんで外科切除が必要とされる患者に使用する。
2. 心疾患　虚血性心疾患による心不全患者における心筋組織のバイアビリティ診断（他の検査で判断のつかない場合に限る），心サルコイドーシスの診断（心臓以外で類上皮細胞肉芽腫が陽性でサルコイドーシスと診断され，かつ心臓病変を疑う心電図又は心エコー所見を認める場合に限る）又は心サルコイドーシスにおける炎症部位の診断が必要とされる患者に使用する。
3. 悪性腫瘍（早期胃癌を除き，悪性リンパ腫を含む）　他の検査又は画像診断により病期診断又は転移若しくは再発の診断が確定できない患者に使用する。
4. 血管炎　高安動脈炎等の大型血脈炎において，他の検査で病変の局在又は活動性の判断のつかない患者に使用する。

(イ) ^{18}FDG製剤を医療機関内で製造する場合は，^{18}FDG製剤の製造に係る衛生管理，品質管理等については，関係学会の定める基準を参考として，十分安全な体制を整備した上で実施する。なお，高安動脈炎等の大型血管炎の診断に用いる^{18}FDG製剤については，当該診断のために用いるものとして薬事承認を得ている^{18}FDG製剤を使用した場合に限り算定する。

(ウ) 当該画像診断を実施した同一月内に悪性腫瘍の診断の目的でE100シンチグラム（画像を伴うもの）（ガリウムにより標識された放射性医薬品を用いるものに限る）を実施した場合には，主たるもののみを算定する。

(エ) ^{18}FDGの合成及び注入に係る費用は所定点数に含まれ，別に算定できない。

(4) ^{13}N標識アンモニア剤を用いた場合

(ア) 「^{13}N標識アンモニア剤を用いた場合（一連の検査につき）」については，他の検査で判断のつかない虚血性心疾患の診断を目的として行った場合に算定する。なお，負荷に用いる薬剤料は所定点数に含まれ，別に算定できない。

(イ) ^{13}N標識アンモニア剤の合成及び注入に係る費用は所定点数に含まれ，別に算定できない。

(5) ^{18}F標識フルシクロビンを用いた場合

(ア) 「^{18}F標識フルシクロビンを用いた場合（一連の検査につき）」については，初発の悪性神経膠腫が疑われる患者に対して，腫瘍摘出範囲の決定の補助を目的として，腫瘍の可視化に用いるものとして薬事承認を得ている放射性医薬品を用いて行った場合に限り算定する。

(イ)　^{18}F標識フルシクロビンの注入に係る費用は所定点数に含まれ，別に算定できない。

(6)　アミロイドPETイメージング剤を用いた場合

(ア)「アミロイドPETイメージング剤を用いた場合（一連の検査につき）」については，厚生労働省の定めるレカネマブ（遺伝子組換え）製剤に係る最適使用推進ガイドラインに沿って，アルツハイマー病による軽度認知障害又は軽度の認知症が疑われる患者等に対し，レカネマブ（遺伝子組換え）製剤の投与の要否を判断する目的でアミロイドβ病理を示唆する所見を確認する場合に，患者1人につき1回に限り算定する。ただし，レカネマブ（遺伝子組換え）製剤の投与中止後に初回投与から18か月を超えて再開する場合は，さらに1回に限り算定できる。なお，この場合においては，本撮影が必要と判断した医学的根拠を診療報酬明細書の摘要欄に記載する。

(イ)「アミロイドPETイメージング剤を用いた場合（一連の検査につき）」の「放射性医薬品合成設備を用いた場合」については，使用目的又は効果として，アミロイドPETイメージング剤の製造に使用するものとして薬事承認又は認証を得ている放射性医薬品合成設備を用いて，アミロイドPETイメージング剤を医療機関内で製造した場合に限り算定する。ただし，アミロイドPETイメージング剤の製造に係る衛生管理，品質管理等については，関係学会の定める基準を参考として，十分安全な体制を整備した上で実施する。なお，アミロイドPETイメージング剤の合成及び注入に係る費用は所定点数に含まれ，別に算定できない。

(ウ)「アミロイドPETイメージング剤を用いた場合（一連の検査につき）」の「イ以外の場合」については，効能又は効果として，アルツハイマー病による軽度認知障害又は認知症が疑われる患者の脳内アミロイドベータプラークの可視化に用いるものとして薬事承認を得ているアミロイドPETイメージング剤を使用した場合に限り算定する。なお，アミロイドPETイメージング剤の注入に係る費用は所定点数に含まれ，別に算定できない。

(エ)　レカネマブ（遺伝子組換え）製剤の投与の要否を判断する目的で，E101-3ポジトロン断層・コンピューター断層複合撮影（一連の検査につき）の「アミロイドPETイメージング剤を用いた場合（一連の検査につき）」又はE101-4ポジトロン断層・磁気共鳴コンピューター断層複合撮影（一連の検査につき）の「アミロイドPETイメージング剤を用いた場合（一連の検査につき）」を併せて実施した場合には，主たるもののみ算定する。

(7)　ポジトロン断層撮影と同時に同一の機器を用いて行ったコンピューター断層撮影の費用はポジトロン断層撮影の所定点数に含まれ，別に算定できない。

(8)　当該撮影に用いる放射性医薬品については，専門の知識及び経験を有する放射性医薬品管理者の下で管理されていることが望ましい。

(9)　診療報酬明細書の「摘要」欄への記載事項

（レカネマブ（遺伝子組換え）製剤の投与中止後に初回投与から18か月を超えて再開する場合において，さらに1回に限り算定する場合）

本撮影が必要と判断した医学的根拠を記載する。

レセ電：830100855／本撮影が必要と判断した医学的根拠（ポジトロン断層撮影（5　アミロイドPETイメージング剤を用いた場合））；＊＊＊＊＊＊

認知機能スコア　MMSEスコアを記載する。（他の保険医療機関からの紹介により画像診断を実施する場合は，紹介元医療機関において測定したスコアを記載する。）

レセ電：820101166／画像診断を実施する時点におけるMMSEスコア：22点以上

レセ電：820101167／画像診断を実施する時点におけるMMSEスコア：21点以下

臨床認知症尺度　CDR全般尺度の評価を記載する（他の保険医療機関からの紹介により画像診断を実施する場合は，紹介元医療機関において測定したスコアを記載する。）

レセ電：820101168／画像診断を実施する時点におけるCDR全般尺度：0

レセ電：820101169／画像診断を実施する時点におけるCDR全般尺度：0．5又は1

レセ電：820101170／画像診断を実施する時点におけるCDR全般尺度：2又は3

レセ電：820101171／画像診断を実施する時点におけるCDR全般尺度：評価困難

画像診断の結果におけるAβ　病理を示唆する所見の有無について記載する。

レセ電：820101186／画像診断の結果，Aβ病理を示唆する所見あり

レセ電：820101187／画像診断の結果，Aβ病理を示唆する所見なし
<記載要領>
⑽ 問：PETについて，80／100の点数は，施設基準の届出がなくとも算定可能か。答：80／100の点数を算定する場合にあっても，届出が必要。<事務連絡 20060328>
⑾ 問：FDG製剤を医療機関内で製造せず，市販の医薬品を購入して使用する場合の費用は，当該点数に含まれるのか。答：その通り。
<事務連絡 20060331>
⑿ 問：FDG製剤を医療機関内で製造せず，市販の医薬品を購入して使用する場合の，衛生管理，品質管理に関する基準等はあるか。答：特段規定していないが，医療機関内で製造する場合の基準に準じて取り扱うことが望ましい。なお，医療法に規定する安全管理基準は，FDG製剤を医療機関内で製造するか否かを問わず，当然に満たしている必要がある。
<事務連絡 20060331>
⒀ 問：PET撮影の要件について，例えば肺癌であれば「他の検査，画像診断により肺癌の存在を疑うが，病理診断により確定診断が得られない患者」という記載が無くなっているが，病理診断がなければPET撮影の算定はできなくなったのか。答：病理診断による確定診断が得られなかった場合については，臨床上高い蓋然性をもって悪性腫瘍と診断されれば，なお従前の通り算定できる。<事務連絡 20100329>
⒁ 問：これまで肺癌，乳癌，大腸癌，頭頸部癌，転移性肝癌で認められていた「他の検査，画像診断でその存在を疑うが病理診断により確定診断が得られない患者」（転移性肝癌以外はPET検査のみ）及び膵臓癌で認められていた「他の検査，画像診断で膵癌の存在を疑うが腫瘤形成性膵炎との鑑別が困難な患者」（PETおよびPET-CT検査）の適用要件がなくなっている。(A) これらの要件では算定できなくなったのか。(B) PETとPET-CTで悪性腫瘍に関する記載は差異が無くなっているが，悪性腫瘍に関するPET-CTの算定要件はPETと同等になったのか。答：(A) そうではない。病理診断を施行したが確定診断が得られなかった場合又は医学的な理由（生検リスクが高い等）によって病理診断が困難であった場合については，臨床上高い蓋然性をもって悪性腫瘍と診断されれば，今まで適用となっていた疾患について，従前の通り算定できる。膵癌についても同様に腫瘤形成性膵炎との鑑別目的で算定できる。なお，単なる疑いのみでの算定ができないことも従前の通りである。(B) そのとおり。
<事務連絡 20100430>
⒂ 問：E101-2ポジトロン断層撮影及びE101-3ポジトロン断層・コンピュータ断層複合撮影について，悪性リンパ腫の治療効果判定のために行った場合については，転移・再発の診断の目的に該当すると考えてよいか。答：そのとおり。
<事務連絡 20120330>
⒃ 問：E101-2ポジトロン断層撮影における「放射性医薬品管理者」とは，どのような者をいうのか。答：日本核医学会，日本核医学技術学会，日本診療放射線技師会及び日本病院薬剤師会の「放射性医薬品取り扱いガイドライン」においては，「放射性医薬品管理者は，各医療機関の「医薬品の安全使用のための業務手順書」に従い放射性医薬品の安全確保に関する業務を総括するものとし，定期的に「医薬品安全管理責任者」に保管・使用状況，放射性医薬品の安全使用のための研修の実施及び放射性医薬品の品質について年1回以上報告し，放射性医薬品が廃棄されるまでの管理を行う」こととされている。
<事務連絡 20220331>

E101-2 1 新 乳 **7000点**
ポジトロン断層撮影（^{15}O標識ガス剤を用いた場合）（一連の検査につき） Positron Emission Tomography (PET)
レセ電：170020610／ポジトロン断層撮影（15O標識ガス剤使用）

適応 脳血管障害，認知症，てんかん，低酸素血症，脳の変性疾患，外傷

E101-2 2 新 乳 **7500点**
ポジトロン断層撮影（^{18}FDGを用いた場合）（一連の検査につき） Positron emission tomography (18FDG-PET) (PET)
レセ電：170024810／ポジトロン断層撮影（18FDG使用）

適応 てんかん，心疾患（心サルコイドーシス等），悪性腫瘍（早期胃癌を除き，悪性リンパ腫，原発不明癌を含む），血管炎（高安動脈炎等）

E101-2 3 新 乳 **9000点**
ポジトロン断層撮影（^{13}N標識アンモニア剤を用いた場合）（一連の検査につき）
レセ電：170033210／ポジトロン断層撮影（13N標識アンモニア剤使用）

適応 心筋梗塞，·狭心症

E101-2　4	新 乳　2500点
ポジトロン断層撮影（^{18}F標識フルシクロビン）	
レセ電：170703210／ポジトロン断層撮影（18F標識）	

適応　悪性神経膠腫

意義　^{18}F標識フルシクロビンを投与し，脳内の腫瘍細胞のアミノ酸代謝亢進をポジトロン断層撮影（PET）装置で画像化する検査である。本検査の情報を磁気共鳴コンピューター断層撮影（MRI）検査で得られた形態所見に上乗せすることにより，MRI検査では特定できない活動性の腫瘍の局在や範囲を知ることができる。初発の悪性神経膠腫の腫瘍摘出計画時に，摘出する腫瘍体積の決定に有用であり，それによる予後の改善への寄与が期待される。

E101-2　5	新 乳　12500点
ポジトロン断層撮影（アミロイドPETイメージング製剤）（放射性医薬品合成設備）	
レセ電：170703410／ポジトロン（アミロイドPET）放射性医薬品	

適応　アルツハイマー病，認知症，認知障害

意義　^{18}F標識アミロイドイメージング剤を投与し，脳内のアミロイドβ蛋白の局在をポジトロン断層撮影（PET）装置で画像化する検査である。アルツハイマー病に特異的な病理変化であるアミロイドβ蛋白が蓄積した老人斑を非侵襲的に評価できる。認知症又は軽度認知障害の病因がアルツハイマー病か否かの鑑別，また，アミロイド病理の確認を要するアルツハイマー病の治療薬の処方を判断するのに必要となる。

E101-2　5	新 乳　2600点
ポジトロン断層撮影（アミロイドPETイメージング製剤）（イ以外の場合）	
レセ電：170703610／ポジトロン（アミロイドPET）イ以外	

適応　アルツハイマー病，認知症，認知障害

意義　^{18}F標識アミロイドイメージング剤を投与し，脳内のアミロイドβ蛋白の局在をポジトロン断層撮影（PET）装置で画像化する検査である。アルツハイマー病に特異的な病理変化であるアミロイドβ蛋白が蓄積した老人斑を非侵襲的に評価できる。認知症又は軽度認知障害の病因がアルツハイマー病か否かの鑑別，また，アミロイド病理の確認を要するアルツハイマー病の治療薬の処方を判断するのに必要となる。

【E101-3　ポジトロン断層・コンピューター断層複合撮影（一連の検査につき）】

保険メモ　◎^{15}O標識ガス剤の合成及び吸入，^{18}FDGの合成及び注入，^{18}F標識フルシクロビンの注入並びにアミロイドPETイメージング剤の合成（放射性医薬品合成設備を用いた場合に限る）及び注入に要する費用は，所定点数に含まれる。

◎厚生労働大臣が定める施設基準に適合しているものとして地方厚生局長等に届け出た保険医療機関において行われる場合に限り算定する。

◎厚生労働大臣が定める施設基準に適合しているものとして地方厚生局長等に届け出た保険医療機関以外の保険医療機関において行われる場合は，所定点数の100分の80に相当する点数により算定する。

◎1から3まで（編注；「^{15}O標識ガス剤を用いた場合（一連の検査につき）」，「^{18}FDGを用いた場合（一連の検査につき）」及び「^{18}F標識フルシクロビンを用いた場合（一連の検査につき）」）については，新生児，3歳未満の乳幼児（新生児を除く）又は3歳以上6歳未満の幼児に対して断層撮影を行った場合は，新生児加算，乳幼児加算又は幼児加算として，1,600点，1,000点又は600点を所定点数に加算する。ただし，注3の規定（編注；前記3つ目の◎）により所定点数を算定する場合においては，1,280点，800点又は480点を所定点数に加算する。

(1)　ポジトロン断層・コンピューター断層複合撮影は，X線CT組合せ型ポジトロンCT装置を用いて，診断用の画像としてポジトロン断層撮影画像，コンピューター断層撮影画像及び両者の融合画像を取得するものをいい，ポジトロン断層撮影画像の吸収補正用としてのみコンピューター断層撮影を行った場合は該当しない。また，撮影の方向，スライスの数，撮影の部位数及び疾患の種類等にかかわらず所定点数により算定する。

(2)　同一月に，E200コンピューター断層撮影（CT撮影）を行った後にポジトロン断層・コンピューター断層複合撮影を行う場合は，本区分は算定せず，E101-2ポジトロン断層撮影により算定する。この場合においては，E101-2ポジトロン断層撮影の厚生労働大臣が定める施設基準に適合しているものとして地方厚生（支）局長に届け出ていなくても差し支えない。

(3)　^{15}O標識ガス剤を用いた場合

(ア)　「^{15}O標識ガス剤を用いた場合（一連の検査につき）」について，当該画像診断に伴って行われる血液ガス分析の費用は所定点数

に含まれ，別に算定できない。

(イ) ターゲットガス（窒素，酸素，二酸化炭素）等の^{15}O標識ガス剤の合成及び吸入に係る費用は所定点数に含まれ，別に算定できない。

(4) ^{18}FDGを用いた場合

(ア) 「^{18}FDGを用いた場合（一連の検査につき）」については，てんかん若しくは血管炎の診断又は悪性腫瘍（早期胃癌を除き，悪性リンパ腫を含む）の病期診断若しくは転移・再発の診断を目的とし，次に定める要件を満たす場合に限り算定する。ただし，次の「画像診断」からは，コンピューター断層撮影を除く。次に定める要件は満たさないが，E101-2ポジトロン断層撮影に定める要件を満たす場合は，E101-2により算定する。

1. てんかん　難治性部分てんかんで外科切除が必要とされる患者に使用する。
2. 悪性腫瘍（早期胃癌を除き，悪性リンパ腫を含む）　他の検査又は画像診断により病期診断又は転移若しくは再発の診断が確定できない患者に使用する。
3. 血管炎　高安動脈炎等の大型血脈炎において，他の検査で病変の局在又は活動性の判断のつかない患者に使用する。

(イ) ^{18}FDG製剤を医療機関内で製造する場合は，^{18}FDG製剤の製造に係る衛生管理，品質管理等については，関係学会の定める基準を参考として，十分安全な体制を整備した上で実施する。なお，高安動脈炎等の大型血管炎の診断に用いる^{18}FDG製剤については，当該診断のために用いるものとして薬事承認を得ている^{18}FDG製剤を使用した場合に限り算定する。

(ウ) 当該画像診断を実施した同一月内に悪性腫瘍の診断の目的でE100シンチグラム（画像を伴うもの）（ガリウムにより標識された放射性医薬品を用いるものに限る）又はE101-4ポジトロン断層・磁気共鳴コンピューター断層複合撮影（一連の検査につき）を実施した場合には，主たるもののみを算定する。

(エ) ^{18}FDGの合成及び注入に係る費用は所定点数に含まれ，別に算定できない。

(5) ^{18}F標識フルシクロビンを用いた場合

(ア) 「^{18}F標識フルシクロビンを用いた場合（一連の検査につき）」については，初発の悪性神経膠腫が疑われる患者に対して，腫瘍摘出範囲の決定の補助を目的として，腫瘍の可視化に用いるものとして薬事承認を得ている放射性医薬品を用いて行った場合に限り算定する。

(イ) ^{18}F標識フルシクロビンの注入に係る費用は所定点数に含まれ，別に算定できない。

(6) アミロイドPETイメージング剤を用いた場合

(ア) 「アミロイドPETイメージング剤を用いた場合（一連の検査につき）」については，厚生労働省の定めるレカネマブ（遺伝子組換え）製剤に係る最適使用推進ガイドラインに沿って，アルツハイマー病による軽度認知障害又は軽度の認知症が疑われる患者等に対し，レカネマブ（遺伝子組換え）製剤の投与の要否を判断する目的でアミロイドβ病理を示唆する所見を確認する場合に，患者1人につき1回に限り算定する。ただし，レカネマブ（遺伝子組換え）製剤の投与中止後に初回投与から18か月を超えて再開する場合は，さらに1回に限り算定できる。なお，本撮影が必要と判断した医学的根拠を診療報酬明細書の摘要欄に記載する。

(イ) 「アミロイドPETイメージング剤を用いた場合（一連の検査につき）」の「放射性医薬品合成設備を用いた場合」については，使用目的又は効果として，アミロイドPETイメージング剤の製造に使用するものとして薬事承認又は認証を得ている放射性医薬品合成設備を用いて，アミロイドPETイメージング剤を医療機関内で製造した場合に限り算定する。ただし，アミロイドPETイメージング剤の製造に係る衛生管理，品質管理等については，関係学会の定める基準を参考として，十分安全な体制を整備した上で実施する。なお，アミロイドPETイメージング剤の合成及び注入に係る費用は所定点数に含まれ，別に算定できない。

(ウ) 「アミロイドPETイメージング剤を用いた場合（一連の検査につき）」の「イ以外の場合」については，効能又は効果として，アルツハイマー病による軽度認知障害又は認知症が疑われる患者の脳内アミロイドベータプラークの可視化に用いるものとして薬事承認を得ているアミロイドPETイメージング剤を使用した場合に限り算定する。なお，この場合においては，アミロイドPETイメージング剤の注入に係る費用は所定点数に含まれ，別に算定できない。

(エ) レカネマブ（遺伝子組換え）製剤の投与

の要否を判断する目的で，E101-2ポジトロン断層撮影の「アミロイドPETイメージング剤を用いた場合（一連の検査につき）」又はE101-4ポジトロン断層・磁気共鳴コンピューター断層複合撮影（一連の検査につき）の「アミロイドPETイメージング剤を用いた場合（一連の検査につき）」を併せて実施した場合には，主たるもののみ算定する。

(7) 撮影に当たって造影剤を使用した場合は，E200コンピューター断層撮影（CT撮影）の「注3」の加算（編注；造影剤使用加算）を本区分に対する加算として併せて算定する。

(8) 当該撮影に用いる放射性医薬品については，専門の知識及び経験を有する放射性医薬品管理者の下で管理されていることが望ましい。

(9) 診療報酬明細書の「摘要」欄への記載事項（レカネマブ（遺伝子組換え）製剤の投与中止後に初回投与から18か月を超えて再開する場合において，さらに1回に限り算定する場合）

本撮影が必要と判断した医学的根拠を記載する。

レセ電：830100856／本撮影が必要と判断した医学的根拠（ポジトロン断層・コンピューター断層複合撮影（4 アミロイドPETイメージング剤を用いた場合））；＊＊＊＊＊＊

認知機能スコア MMSEスコアを記載する。(他の保険医療機関からの紹介により画像診断を実施する場合は，紹介元医療機関において測定したスコアを記載する。)

レセ電：820101166／画像診断を実施する時点におけるMMSEスコア：22点以上

レセ電：820101167／画像診断を実施する時点におけるMMSEスコア：21点以下

臨床認知症尺度 CDR全般尺度の評価を記載する（他の保険医療機関からの紹介により画像診断を実施する場合は，紹介元医療機関において測定したスコアを記載する。）

レセ電：820101168／画像診断を実施する時点におけるCDR全般尺度：0

レセ電：820101169／画像診断を実施する時点におけるCDR全般尺度：0．5又は1

レセ電：820101170／画像診断を実施する時点におけるCDR全般尺度：2又は3

レセ電：820101171／画像診断を実施する時点におけるCDR全般尺度：評価困難

画像診断の結果におけるAβ 病理を示唆する所見の有無について記載する。

レセ電：820101186／画像診断の結果，Aβ病理を示唆する所見あり

レセ電：820101187／画像診断の結果，Aβ病理を示唆する所見なし

＜記載要領＞

(10) 問：E101-2ポジトロン断層撮影及びE101-3ポジトロン断層・コンピュータ断層複合撮影について，悪性リンパ腫の治療効果判定のために行った場合については，転移・再発の診断の目的に該当すると考えてよいか。答：そのとおり。

＜事務連絡 20120330＞

(11) 問：E101-3ポジトロン断層・コンピューター断層複合撮影について，悪性腫瘍に対して使用する場合に，必ずしも事前にコンピューター断層撮影を実施する必要はないと考えてよいか。答：よい。

＜事務連絡 20180330＞

E101-3 1 新 乳 **7625点**

ポジトロン断層・コンピューター断層複合撮影（^{15}O標識ガス剤を用いた場合）（一連の検査につき） Positron emission tomography-CT (15O-PET-CT)（PET-CT）

レセ電：170027210／ポジトロン・CT複合撮影（15O標識ガス使用）

適応 脳血管障害

E101-3 2 新 乳 **8625点**

ポジトロン断層・コンピューター断層複合撮影（^{18}FDGを用いた場合）（一連の検査につき） Positron emission tomography-CT (18FDG-PET-CT)（PET-CT）

レセ電：170027310／ポジトロン・CT複合撮影（18FDG使用）

適応 てんかん，悪性腫瘍（早期胃癌を除き，悪性リンパ腫，原発不明癌を含む），血管炎（高安動脈炎等）

E101-3 3 新 乳 **3625点**

ポジトロン断層・コンピューター断層複合撮影（^{18}F標識フルシクロビン） Positron emission tomography-CT (18FDG-PET-CT)（PET-CT）

レセ電：170704410／ポジトロン・CT（18F標識）

適応 悪性神経膠腫

意義 ^{18}F標識フルシクロビンを投与し，脳内の腫瘍細胞のアミノ酸代謝亢進をポジトロン断層撮影（PET）装置で画像化する検査である。本検査の情報を磁気共鳴コンピューター断層撮影（MRI）検査で得られた形態所見に上乗せすることにより，MRI検査では特定できない活動

性の腫瘍の局在や範囲を知ることができる。初発の悪性神経膠腫の腫瘍摘出計画時に，摘出する腫瘍体積の決定に有用であり，それによる予後の改善への寄与が期待される。

E101-3　4　新 乳　13625点
ポジトロン断層・コンピューター断層複合撮影（アミロイドPET）（放射性医薬品合成設備）Positron emission tomography-CT (18FDG-PET-CT)（PET-CT）
レセ電：170704610／ポジトロン・CT（アミロイドPET）放射性

適応　アルツハイマー病，認知症，認知障害
意義　^{18}F標識アミロイドイメージング剤を投与し，脳内のアミロイドβ蛋白の局在をポジトロン断層撮影（PET）装置で画像化する検査である。アルツハイマー病に特異的な病理変化であるアミロイドβ蛋白が蓄積した老人斑を非侵襲的に評価できる。認知症又は軽度認知障害の病因がアルツハイマー病か否かの鑑別，また，アミロイド病理の確認を要するアルツハイマー病の治療薬の処方を判断するのに必要となる。

E101-3　4　新 乳　3725点
ポジトロン断層・コンピューター断層複合撮影（アミロイドPET）（イ以外の場合）Positron emission tomography-CT (18FDG-PET-CT)（PET-CT）
レセ電：170704810／ポジトロン・CT（アミロイドPET）イ以外

適応　アルツハイマー病，認知症，認知障害
意義　^{18}F標識アミロイドイメージング剤を投与し，脳内のアミロイドβ蛋白の局在をポジトロン断層撮影（PET）装置で画像化する検査である。アルツハイマー病に特異的な病理変化であるアミロイドβ蛋白が蓄積した老人斑を非侵襲的に評価できる。認知症又は軽度認知障害の病因がアルツハイマー病か否かの鑑別，また，アミロイド病理の確認を要するアルツハイマー病の治療薬の処方を判断するのに必要となる。

【E101-4　ポジトロン断層・磁気共鳴コンピューター断層複合撮影（一連の検査につき）】

保険メモ　◎^{18}FDGの合成及び注入，^{18}F標識フルシクロビンの注入並びにアミロイドPETイメージング剤の合成（放射性医薬品合成設備を用いた場合に限る）及び注入に要する費用は，所定点数に含まれる。
◎厚生労働大臣が定める施設基準に適合しているものとして地方厚生局長等に届け出た保険医療機関において行われる場合に限り算定する。
◎厚生労働大臣が定める施設基準に適合しているものとして地方厚生局長等に届け出た保険医療機関以外の保険医療機関において行われる場合は，所定点数の100分の80に相当する点数により算定する。
◎1及び2（編注；「^{18}FDGを用いた場合（一連の検査につき）」及び「^{18}F標識フルシクロビンを用いた場合（一連の検査につき）」）については，新生児，3歳未満の乳幼児（新生児を除く）又は3歳以上6歳未満の幼児に対して断層撮影を行った場合は，新生児加算，乳幼児加算又は幼児加算として，1,600点，1,000点又は600点を所定点数に加算する。ただし，注3の規定（編注；前記3つ目の◎）により所定点数を算定する場合においては，1,280点，800点又は480点を所定点数に加算する。
(1)　ポジトロン断層・磁気共鳴コンピューター断層複合撮影は，PET装置とMRI装置を組み合わせた装置を用いて，診断用の画像としてポジトロン断層撮影画像，磁気共鳴コンピューター断層撮影画像及び両者の融合画像を取得するものをいう。また，画像のとり方，画像処理法の種類，スライスの数，撮影の部位数，疾病の種類等にかかわらず，所定点数により算定する。
(2)　同一月に，E202磁気共鳴コンピューター断層撮影（MRI撮影）を行った後にポジトロン断層・磁気共鳴コンピューター断層複合撮影を行う場合は，本区分は算定せず，E101-2ポジトロン断層撮影により算定する。この場合においては，E101-2の厚生労働大臣が定める施設基準に適合しているものとして地方厚生（支）局長に届け出ていなくても差し支えない。
(3)　^{18}FDGを用いた場合
(ア)「^{18}FDGを用いた場合（一連の検査につき）」については，心疾患の診断又は悪性腫瘍（脳，頭頸部，縦隔，胸膜，乳腺，直腸，泌尿器，卵巣，子宮，骨軟部組織，造血器，悪性黒色腫）の病期診断及び転移・再発の診断を目的とし，次に定める要件を満たす場合に限り算定する。ただし，次の「画像診断」からは，磁気共鳴コンピューター断層撮影を除く。
1.　心疾患　心サルコイドーシスにおける炎症部位の診断が必要とされる患者に使用する。
2.　悪性腫瘍（脳，頭頸部，縦隔，胸膜，乳腺，直腸，泌尿器，卵巣，子宮，骨軟部組織，造血器，悪性黒色腫）　他の検

査又は画像診断により病期診断又は転移若しくは再発の診断が確定できない患者に使用する。

(イ) ^{18}FDG製剤を医療機関内で製造する場合は，^{18}FDG製剤の製造に係る衛生管理，品質管理等については，関係学会の定める基準を参考として，十分安全な体制を整備した上で実施する。

(ウ) 当該画像診断を実施した同一月内に悪性腫瘍の診断の目的でE100シンチグラム（画像を伴うもの）（ガリウムにより標識された放射性医薬品を用いるものに限る）又はE101-3ポジトロン断層・コンピューター断層複合撮影（一連の検査につき）を実施した場合には，主たるもののみを算定する。

(エ) ^{18}FDGの合成及び注入に係る費用は所定点数に含まれ，別に算定できない。

(4) ^{18}F標識フルシクロビンを用いた場合

(ア)「^{18}F標識フルシクロビンを用いた場合（一連の検査につき）」については，初発の悪性神経膠腫が疑われる患者に対して，腫瘍摘出範囲の決定の補助を目的として，腫瘍の可視化に用いるものとして薬事承認を得ている放射性医薬品を用いて行った場合に限り算定する。

(イ) ^{18}F標識フルシクロビンの注入に係る費用は所定点数に含まれ，別に算定できない。

(5) アミロイドPETイメージング剤を用いた場合

(ア)「アミロイドPETイメージング剤を用いた場合（一連の検査につき）」については，厚生労働省の定めるレカネマブ（遺伝子組換え）製剤に係る最適使用推進ガイドラインに沿って，アルツハイマー病による軽度認知障害又は軽度の認知症が疑われる患者等に対し，レカネマブ（遺伝子組換え）製剤の投与の要否を判断する目的でアミロイドβ病理を示唆する所見を確認する場合に，患者1人につき1回に限り算定する。ただし，レカネマブ（遺伝子組換え）製剤の投与中止後に初回投与から18か月を超えて再開する場合は，さらに1回に限り算定できる。なお，この場合においては，本撮影が必要と判断した医学的根拠を診療報酬明細書の摘要欄に記載する。

(イ)「アミロイドPETイメージング剤を用いた場合（一連の検査につき）」の「放射性医薬品合成設備を用いた場合」については，使用目的又は効果として，アミロイドPETイメージング剤の製造に使用するものとして薬事承認又は認証を得ている放射性医薬品合成設備を用いて，アミロイドPETイメージング剤を医療機関内で製造した場合に限り算定する。ただし，アミロイドPETイメージング剤の製造に係る衛生管理，品質管理等については，関係学会の定める基準を参考として，十分安全な体制を整備した上で実施する。なお，アミロイドPETイメージング剤の合成及び注入に係る費用は所定点数に含まれ，別に算定できない。

(ウ)「アミロイドPETイメージング剤を用いた場合（一連の検査につき）」の「イ以外の場合」については，効能又は効果として，アルツハイマー病による軽度認知障害又は認知症が疑われる患者の脳内アミロイドベータプラークの可視化に用いるものとして薬事承認を得ているアミロイドPETイメージング剤を使用した場合に限り算定する。なお，アミロイドPETイメージング剤の注入に係る費用は所定点数に含まれ，別に算定できない。

(エ) レカネマブ（遺伝子組換え）製剤の投与の要否を判断する目的で，E101-2ポジトロン断層撮影の「アミロイドPETイメージング剤を用いた場合（一連の検査につき）」又はE101-3ポジトロン断層・コンピューター断層複合撮影（一連の検査につき）の「アミロイドPETイメージング剤を用いた場合（一連の検査につき）」を併せて実施した場合には，主たるもののみ算定する。

(6) 撮影に当たって造影剤を使用した場合は，E202磁気共鳴コンピューター断層撮影（MRI撮影）の「注3」の加算（編注；造影剤使用加算）を本区分に対する加算として併せて算定する。

(7) 当該撮影に用いる放射性医薬品については，専門の知識及び経験を有する放射性医薬品管理者の下で管理されていることが望ましい。

(8) 診療報酬明細書の「摘要」欄への記載事項

（レカネマブ（遺伝子組換え）製剤の投与中止後に初回投与から18か月を超えて再開する場合において，さらに1回に限り算定する場合）

本撮影が必要と判断した医学的根拠を記載する。

レセ電：830100857／本撮影が必要と判断した医学的根拠（ポジトロン断層・磁気共鳴コンピューター断層複合撮影（3　アミロイドPETイメージング剤を用いた場合））；＊＊＊＊＊＊

認知機能スコア　MMSEスコアを記載する。（他の保険医療機関からの紹介により画像診断を実施する場合は，紹介元医療機関において測定したスコアを記載する。)
レセ電：820101166／画像診断を実施する時点におけるMMSEスコア：22点以上
レセ電：820101167／画像診断を実施する時点におけるMMSEスコア：21点以下
臨床認知症尺度　CDR全般尺度の評価を記載する（他の保険医療機関からの紹介により画像診断を実施する場合は，紹介元医療機関において測定したスコアを記載する。)
レセ電：820101168／画像診断を実施する時点におけるCDR全般尺度：0
レセ電：820101169／画像診断を実施する時点におけるCDR全般尺度：0．5又は1
レセ電：820101170／画像診断を実施する時点におけるCDR全般尺度：2又は3
レセ電：820101171／画像診断を実施する時点におけるCDR全般尺度：評価困難
画像診断の結果におけるAβ　病理を示唆する所見の有無について記載する。
レセ電：820101186／画像診断の結果，Aβ病理を示唆する所見あり
レセ電：820101187／画像診断の結果，Aβ病理を示唆する所見なし
<記載要領>

E101-4　1 新 乳 **9160点**
ポジトロン断層・磁気共鳴コンピューター断層複合撮影（^{18}FDGを用いた場合）（一連の検査につき）
レセ電：170033750／ポジトロン・MRI複合撮影（18FDG使用）

適応　悪性腫瘍（脳，頭頸部，縦隔，胸膜，乳腺，直腸，泌尿器，卵巣，子宮，骨軟部組織，造血器，悪性黒色腫等）

E101-4　2 新 乳 **4160点**
ポジトロン断層・磁気共鳴コンピューター断層複合撮影（^{18}F標識フルシクロビン）
レセ電：170705810／ポジトロン・MRI（18F標識）

適応　悪性神経膠腫
意義　^{18}F標識フルシクロビンを投与し，脳内の腫瘍細胞のアミノ酸代謝亢進をポジトロン断層撮影（PET）装置で画像化する検査である。本検査の情報を磁気共鳴コンピューター断層撮影（MRI）検査で得られた形態所見に上乗せすることにより，MRI検査では特定できない活動性の腫瘍の局在や範囲を知ることができる。初発の悪性神経膠腫の腫瘍摘出計画時に，摘出する腫瘍体積の決定に有用であり，それによる予後の改善への寄与が期待される。

E101-4　3 新 乳 **14160点**
ポジトロン断層・磁気共鳴コンピューター断層複合撮影（アミロイドPET）（放射性医薬品合成設備）
レセ電：170706010／ポジトロン・MRI（アミロイドPET）放射性

適応　アルツハイマー病，認知症，認知障害
意義　^{18}F標識アミロイドイメージング剤を投与し，脳内のアミロイドβ蛋白の局在をポジトロン断層撮影（PET）装置で画像化する検査である。アルツハイマー病に特異的な病理変化であるアミロイドβ蛋白が蓄積した老人斑を非侵襲的に評価できる。認知症又は軽度認知障害の病因がアルツハイマー病か否かの鑑別，また，アミロイド病理の確認を要するアルツハイマー病の治療薬の処方を判断するのに必要となる。

E101-4　3 新 乳 **4260点**
ポジトロン断層・磁気共鳴コンピューター断層複合撮影(アミロイドPET)(イ以外の場合)
レセ電：170706210／ポジトロン・MRI（アミロイドPET）イ以外

適応　アルツハイマー病，認知症，認知障害
意義　^{18}F標識アミロイドイメージング剤を投与し，脳内のアミロイドβ蛋白の局在をポジトロン断層撮影（PET）装置で画像化する検査である。アルツハイマー病に特異的な病理変化であるアミロイドβ蛋白が蓄積した老人斑を非侵襲的に評価できる。認知症又は軽度認知障害の病因がアルツハイマー病か否かの鑑別，また，アミロイド病理の確認を要するアルツハイマー病の治療薬の処方を判断するのに必要となる。

【E101-5　乳房用ポジトロン断層撮影】

E101-5　1 **4000点**
乳房用ポジトロン断層撮影
レセ電：170033850／乳房用ポジトロン断層撮影

適応　乳癌
保険メモ　◎^{18}FDGの合成及び注入に要する費用は，所定点数に含まれる。
◎厚生労働大臣が定める施設基準に適合しているものとして地方厚生局長等に届け出た保険医療機関において行われる場合に限り算定する。
◎厚生労働大臣が定める施設基準に適合しているものとして地方厚生局長等に届け出た保険医療機関以外の保険医療機関において行われる場

合は，所定点数の100分の80に相当する点数により算定する。

(1) 乳房用ポジトロン断層撮影とは，乳房専用のPET装置を用いて，診断用の画像としてポジトロン断層撮影画像を撮影するものをいう。また，画像の方向，スライスの数，撮影の部位数，疾病の種類等にかかわらず，所定点数により算定する。

(2) ^{18}FDGを用いて，乳がんの病期診断及び転移又は再発の診断を目的とし，他の検査又は画像診断により病期診断又は転移若しくは再発の診断が確定できない患者に使用した場合に限り算定する。

(3) E101-2ポジトロン断層撮影の「^{18}FDGを用いた場合（一連の検査につき）」，E101-3ポジトロン断層・コンピューター断層複合撮影（一連の検査につき）の「^{18}FDGを用いた場合（一連の検査につき）」又はE101-4ポジトロン断層・磁気共鳴コンピューター断層複合撮影（一連につき）の^{18}FDGを用いた場合（一連の検査につき）と併せて同日に行った場合に限り算定する。

(4) ^{18}FDG製剤を医療機関内で製造する場合は，^{18}FDG製剤の製造に係る衛生管理，品質管理等については，関係学会の定める基準を参考として，十分安全な体制を整備した上で実施する。^{18}FDGの合成及び注入に係る費用は所定点数に含まれ，別に算定できない。

(5) 当該撮影に用いる放射性医薬品については，専門の知識及び経験を有する放射性医薬品管理者の下で管理されていることが望ましい。

コンピューター断層撮影診断料

【E200　コンピューター断層撮影（CT撮影）（一連につき）】

保険メモ　◎CT撮影の「64列以上のマルチスライス型の機器による場合」，「16列以上64列未満のマルチスライス型の機器による場合」及び「4列以上16列未満のマルチスライス型の機器による場合」については，厚生労働大臣が定める施設基準に適合しているものとして地方厚生局長等に届け出た保険医療機関において行われる場合に限り算定する。

◎CT撮影及び脳槽CT撮影（造影を含む）に掲げる撮影のうち2以上のものを同時に行った場合にあっては，主たる撮影の所定点数のみにより算定する。

◎CT撮影について造影剤を使用した場合は，造影剤使用加算として，500点を所定点数に加算する。この場合において，造影剤注入手技料及び麻酔料（L008マスク又は気管内挿管による閉鎖循環式全身麻酔を除く）は，加算点数に含まれるものとする。

◎CT撮影について，厚生労働大臣が定める施設基準に適合しているものとして地方厚生局長等に届け出た保険医療機関において，冠動脈のCT撮影を行った場合は，冠動脈CT撮影加算として，600点を所定点数に加算する。

◎脳槽CT撮影（造影を含む）に係る造影剤注入手技料及び麻酔料（L008マスク又は気管内挿管による閉鎖循環式全身麻酔を除く）は，所定点数に含まれるものとする。

◎CT撮影について，厚生労働大臣が定める施設基準に適合しているものとして地方厚生局長等に届け出た保険医療機関において，全身外傷に対して行った場合には，外傷全身CT加算として，800点を所定点数に加算する。

◎CT撮影の「64列以上のマルチスライス型の機器による場合」又は「16列以上64列未満のマルチスライス型の機器による場合」について，厚生労働大臣が定める施設基準を満たす保険医療機関において，大腸のCT撮影（炭酸ガス等の注入を含む）を行った場合は，大腸CT撮影加算として，それぞれ620点又は500点を所定点数に加算する。この場合において，造影剤注入手技料及び麻酔料（L008マスク又は気管内挿管による閉鎖循環式全身麻酔を除く）は，所定点数に含まれるものとする。

◎CT撮影の「64列以上のマルチスライス型の機器による場合」の「共同利用施設において行

われる場合」については，厚生労働大臣が定める施設基準に適合しているものとして地方厚生局長等に届け出た保険医療機関において行われる場合又は診断撮影機器での撮影を目的として別の保険医療機関に依頼し行われる場合に限り算定する。

(1)　コンピューター断層撮影は，スライスの数，疾患の種類等にかかわらず，所定点数のみにより算定する。

(2)　CT撮影の「イ」（編注；64列以上のマルチスライス型の機器による場合）から「ニ」（編注；イ，ロ又はハ以外の場合）まで及び脳槽CT撮影（造影を含む）に掲げる撮影のうち2以上のものを同時に行った場合は主たる撮影の所定点数のみにより算定する。

(3)　CT撮影の「イ」（編注；64列以上のマルチスライス型の機器による場合）から「ハ」（編注；4列以上16列未満のマルチスライス型の機器による場合）までについては，厚生労働大臣が定める施設基準に適合しているものとして地方厚生（支）局長に届け出た保険医療機関において，64列以上のマルチスライス型，16列以上64列未満のマルチスライス型又は4列以上16列未満のマルチスライス型のCT装置を使用して撮影を行った場合に限りそれぞれ算定する。

(4)　CT撮影の「イ」（編注；64列以上のマルチスライス型の機器による場合）について，64列以上のマルチスライス型の機器であって，厚生労働大臣が定める施設基準に適合しない場合には，「ロ」（編注；16列以上64列未満のマルチスライス型の機器による場合）として届け出たうえで，「ロ」（編注；16列以上64列未満のマルチスライス型の機器による場合）を算定する。

(5)　CT撮影における「造影剤を使用した場合」とは，静脈内注射，点滴注射，腔内注入及び穿刺注入等により造影剤使用撮影を行った場合をいう。ただし，経口造影剤を使用した場合を除く。

(6)　造影剤を使用しないCT撮影を行い，引き続き造影剤を使用して撮影を行った場合は，所定点数及び造影剤の使用による加算点数のみにより算定する。

(7)　造影剤を使用してコンピューター断層撮影を行った場合，閉鎖循環式全身麻酔に限り麻酔手技料を別に算定できる。

(8)　冠動脈CT撮影加算は，厚生労働大臣が定める施設基準に適合しているものとして地方厚生（支）局長に届け出た保険医療機関において，以下の(ア)から(オ)までの場合に，64列以上のマルチスライス型のCT装置を使用し，冠動脈を撮影した上で三次元画像処理を行った場合に限り算定する。なお，その医学的根拠について診療報酬明細書の摘要欄に該当項目を記載する。また，(オ)に該当する場合は，その詳細な理由を診療報酬明細書の摘要欄に記載する。

(ア)　諸種の原因による冠動脈の構造的・解剖学的異常（超音波検査等の所見から疑われた場合に限る）

(イ)　急性冠症候群（血液検査や心電図検査等により治療の緊急性が高いと判断された場合に限る）

(ウ)　狭心症（定量的負荷心電図又は負荷心エコー法により機能的虚血が確認された場合又はその確認が困難な場合に限る）

(エ)　狭心症等が疑われ，冠動脈疾患のリスク因子（糖尿病，高血圧，脂質異常症，喫煙等）が認められる場合

(オ)　その他，冠動脈CT撮影が医学的に必要と認められる場合

(9)　外傷全身CTとは，全身打撲症例における初期診断のため行う，頭蓋骨から少なくとも骨盤骨までの連続したCT撮影をいう。

(10)　大腸CT撮影加算

(ア)　他の検査で大腸悪性腫瘍が疑われる患者に対して，CT撮影の「イ」（編注；64列以上のマルチスライス型の機器による場合）又は「ロ」（編注；16列以上64列未満のマルチスライス型の機器による場合）として届出を行っている機器を使用し，大腸のCT撮影を行った場合に算定する。

なお，当該撮影は，直腸用チューブを用いて，二酸化炭素を注入し下部消化管をCT撮影した上で三次元画像処理を行うものであり，大腸CT撮影に係る「注3」の加算（編注；造影剤使用加算），造影剤注入手技料及び麻酔料（L008マスク又は気管内挿管による閉鎖循環式全身麻酔を除く）は，所定点数に含まれるものとする。

(イ)　(ア)とは別に，転移巣の検索や他の部位の検査等の目的で，静脈内注射，点滴注射等により造影剤使用撮影を同時に行った場合には，「注3」の加算（編注；造影剤使用加算）を算定できる。

(11)　CT撮影の「イ」（編注；64列以上のマルチスライス型の機器による場合）の「(1)」（編注；共同利用施設において行われる場合）については，厚生労働大臣が定める施設基準に適合しているものとして地方厚生（支）局長に届け出た保険医療機関において64列以上のマルチスライス型のCT装置を使用して撮影が行われる場合，

又は診断撮影機器での撮影を目的として別の保険医療機関に依頼し64列以上のマルチスライス型のCT装置を使用して撮影が行われる場合に限り算定する。
⑿　診療報酬明細書の「摘要」欄への記載事項
（コンピューター断層撮影及び磁気共鳴コンピューター断層撮影を同一月に行った場合）
それぞれ初回の算定日を記載する。
レセ電：算定日情報／（算定日情報）
（別の保険医療機関と共同でCT又はMRIを利用している保険医療機関が，当該機器を利用してコンピューター断層撮影を算定した場合）
画診共同と表示する。
レセ電：170040210／CT撮影（64列以上）共同利用施設（画診共同）
レセ電：170040310／CT撮影（64列以上）共同利用施設・頭部外傷（画診共同）
レセ電：170040410／CT撮影（64列以上）（その他）（画診共同）
レセ電：170040510／CT撮影（64列以上）（その他）頭部外傷（画診共同）
レセ電：170040610／CT撮影（16列以上64列未満）（画診共同）
レセ電：170040710／CT撮影（16列以上64列未満）頭部外傷（画診共同）
レセ電：170040810／CT撮影（4列以上16列未満）（画診共同）
レセ電：170040910／CT撮影（4列以上16列未満）頭部外傷（画診共同）
レセ電：170041010／CT撮影（イ，ロ又はハ以外）（画診共同）
レセ電：170041110／CT撮影（イ，ロ又はハ以外）頭部外傷（画診共同）
レセ電：170041210／脳槽CT撮影（造影含む）（画診共同）
レセ電：170041310／脳槽CT撮影（造影含む）頭部外傷（画診共同）
撮影部位を選択して記載する。
選択する撮影部位がない場合はその他を選択し，具体的部位を記載する。
レセ電：820182000／撮影部位（CT撮影）：頭部（副鼻腔を除く）
レセ電：820182800／撮影部位（CT撮影）：頭部（副鼻腔）
レセ電：820182110／撮影部位（CT撮影）：頚部
レセ電：820182210／撮影部位（CT撮影）：胸部・肩
レセ電：820182300／撮影部位（CT撮影）：腹部
レセ電：820182350／撮影部位（CT撮影）：骨盤・股関節
レセ電：820182600／撮影部位（CT撮影）：四肢
レセ電：820182700／撮影部位（CT撮影）：全身
レセ電：820182250／撮影部位（CT撮影）：心臓
レセ電：820182230／撮影部位（CT撮影）：脊椎
レセ電：830189100／撮影部位（CT撮影）（その他）；＊＊＊＊＊＊＊
<記載要領>
⒀　診療報酬明細書の「摘要」欄への記載事項
「診療報酬の算定方法の一部改正に伴う実施上の留意事項について」別添1第2章第4部E200コンピューター断層撮影（CT撮影）の⑻のアからオまでの該当するものを選択して記載する。なお，オに該当する場合はその詳細な理由を記載する。
レセ電：820100723／該当する医学的根拠（冠動脈CT撮影加算）：ア　諸種の原因による冠動脈の構造的・解剖学的異常
レセ電：820100724／該当する医学的根拠（冠動脈CT撮影加算）：イ　急性冠症候群
レセ電：820100725／該当する医学的根拠（冠動脈CT撮影加算）：ウ　狭心症
レセ電：820100726／該当する医学的根拠（冠動脈CT撮影加算）：エ　狭心症等が疑われ，冠動脈疾患のリスク因子が認められる場合
レセ電：820100727／該当する医学的根拠（冠動脈CT撮影加算）：オ　その他，冠動脈CT撮影が医学的に必要と認められる場合
レセ電：830100191／その詳細な理由（冠動脈CT撮影加算）；＊＊＊＊＊＊
<記載要領>
⒁　問：マルチスライスCTの届出が行われていない保険医療機関においてマルチスライスCT撮影を行った場合は何で算定するのか。答：「ロ　イ以外の場合」（編注；「ニ　イ，ロ又はハ以外の場合」）にて算定する。
<事務連絡　20060328>
⒂　問：他院のCT・MRI機器を共同利用している場合，他院が届け出ている基準で保険請求して良いか。答：その通り。
<事務連絡　20060331>
⒃　問：医療機関内の複数のCTのうち一台でもマルチスライス型のものがあれば，マルチスライス型以外の機器で撮影した場合にも「マルチスライス型の機器による場合」（編注；「イ」，

「ロ」又は「ハ」）で算定できるか。答:できない。<事務連絡　20060331>

⒄　問：遠隔画像診断による画像診断を第4部画像診断の通則6号本文に規定する保険医療機関間で行う際に，受信側の保険医療機関が画像診断管理加算2の施設基準の届出を行っているが，送信側の保険医療機関が画像診断管理加算2の施設基準の届出を行っていない場合であって，送信側の保険医療機関が64列以上のマルチスライスCT装置を用いて撮影を行った場合，「E200　コンピューター断層撮影（CT撮影）」の「1　CT撮影」の「イ　64列以上のマルチスライス型の機器による場合」は算定できるか。答：算定できない。<事務連絡　20120427>

⒅　問:E200コンピューター断層撮影（CT撮影）の注7大腸CT撮影加算の算定要件のアで，「他の検査で大腸悪性腫瘍が疑われる患者」とあるが，大腸癌が確定した患者には算定できないのか。答：算定できない。
<事務連絡　20120809>

⒆　問:E200コンピューター断層撮影（CT撮影）の注7大腸CT撮影加算の算定要件のイで，「アとは別に，転移巣の検索や他の部位の検査等の目的」とあるが，大腸癌以外の悪性腫瘍があり，大腸悪性腫瘍の疑い並びに他の部位の悪性腫瘍の疑いがあれば，同一日のCT撮影に注3造影剤使用加算と注7大腸CT撮影加算が併算定できると解してよいか。答：そのとおり。
<事務連絡　20120809>

⒇　問：G001静脈内注射又はG004点滴注射は，E200コンピューター断層撮影（CT撮影）又はE202磁気共鳴コンピューター断層撮影（MRI撮影）の「注3」造影剤使用加算に規定する加算とそれぞれ同時に算定できるか。答：同一日に静脈内注射又は点滴注射により造影剤使用撮影を実施した場合においては，注射実施料（G001静脈内注射又はG004点滴注射）又は造影剤使用加算のうち，主たるもののみを算定する。
<事務連絡　20150630>

E200　1 ……… 減 新 乳　**1020点**
CT撮影（64列以上のマルチスライス型の機器）（共同利用施設において行われる場合）（一連につき）　Computed tomography with multi-slice scanner (64 detectors)
レセ電：170034910／CT撮影（64列以上マルチスライス型機器）共同利用施設

E200　1 ……… 減 新 乳　**1000点**
CT撮影（64列以上のマルチスライス型の機器）（その他の場合）（一連につき）　Computed tomography with multi-slice scanner (64 detectors)
レセ電：170033410／CT撮影（64列以上マルチスライス型機器）（その他）

適応　脳，頭頸部，胸部，腹部，骨盤部，四肢の全身の腫瘍，炎症，変性，奇形，外傷ならびに心・血管疾患が適応になる。64列以上のマルチスライス型の機器を用いたCT撮影は，心臓・冠動脈疾患，胸部～下肢の血管疾患，全身の外傷等の診断において特に有用である。

E200　1 ……… 減 新 乳　**900点**
CT撮影（16列以上64列未満のマルチスライス型の機器による場合）（一連につき）
Computed tomography with multi-slice scanner (16<64 detectors)
レセ電：170011810／CT撮影（16列以上64列未満マルチスライス型機器）

E200　1 ……… 減 新 乳　**750点**
CT撮影（4列以上16列未満のマルチスライス型の機器による場合）（一連につき）
Computed Tomography with multi-slice scanner (4<16 detectors)
レセ電：170028610／CT撮影（4列以上16列未満マルチスライス型機器）

適応　脳，頭頸部，胸部，腹部，骨盤部，四肢の全身の腫瘍，炎症，変性，奇形，外傷ならびに心・血管疾患が適応になる。CT撮影は，脳出血，くも膜下出血，肺炎，肺癌，間質性肺炎，肺気腫，気胸，縦隔腫瘍，胸膜炎，心膜炎，肝腫瘍，肝硬変，胆嚢癌，胆嚢炎，胆石，膵腫瘍，膵炎，副腎腫瘍，腎腫瘍，尿路結石，膀胱腫瘍，腸閉塞，腹膜炎，腹腔内出血，後腹膜腫瘍，リンパ節腫大，大動脈瘤，大動脈解離，骨折，骨腫瘍等の診断において特に有用である。

E200　1 減 新 乳 560点
CT撮影（イ、ロ又はハ以外の場合）（一連につき） Computed Tomography (others)
レセ電：170011710／CT撮影（イ，ロ又はハ以外）

適応 「CT撮影の64列以上，6列以上64列未満，4列以上16列未満のマルチスライス型の機器による場合」の適応とと同じである。

E200　2 減 新 乳 2300点
脳槽CT撮影（造影を含む。）（一連につき）
CT cisternography
レセ電：170012110／脳槽CT撮影（造影含む）

適応 正常圧水頭症

【E200-2　血流予備量比コンピューター断層撮影】

E200-2 9400点
血流予備量比コンピューター断層撮影
レセ電：170036950／血流予備量比コンピューター断層撮影

適応 冠動脈狭窄症，安定狭心症，急性冠症候群，胸痛

保険メモ ◎血流予備量比コンピューター断層撮影の種類又は回数にかかわらず，月1回に限り算定できるものとする。
◎厚生労働大臣が定める施設基準に適合しているものとして地方厚生局長等に届け出た保険医療機関において行われる場合に限り算定する。
(1) 血流予備量比コンピューター断層撮影は，血流予備量比コンピューター断層撮影の解析を行うものとして薬事承認を取得したプログラムを用いた解析結果を参照して，コンピューター断層撮影による診断を行った場合に限り算定する。
(2) 血流予備量比コンピューター断層撮影の結果により，血流予備量比が陰性にもかかわらず，本検査実施後90日以内にD206心臓カテーテル法による諸検査を行った場合は，主たるものの所定点数のみ算定する。
(3) 血流予備量比コンピューター断層撮影とD206心臓カテーテル法による諸検査（一連の検査について）の冠動脈血流予備能測定検査加算，D215超音波検査（記録に要する費用を含む）の心臓超音波検査の負荷心エコー法，E101シングルホトンエミッションコンピューター断層撮影（同一のラジオアイソトープを用いた一連の検査につき），E101-2ポジトロン断層撮影，E101-3ポジトロン断層・コンピューター断層複合撮影（一連の検査につき），E101-4ポジトロン断層・磁気共鳴コンピューター断層複合撮影（一連の検査につき），E102核医学診断，E200コンピューター断層撮影（CT撮影）（一連につき）及びE202磁気共鳴コンピューター断層撮影（MRI撮影）（一連につき）は併せて算定できない。
(4) 血流予備量比コンピューター断層撮影の検査結果及び検査結果に基づき患者に説明した内容を診療録に記載する。
(5) 血流予備量比コンピューター断層撮影が必要な医学的理由及び冠動脈CT撮影による診断のみでは治療方針の決定が困難である理由を患者に説明した書面又はその写しを診療録に添付する。
(6) 血流予備量比コンピューター断層撮影による血流予備量比の値を診療報酬明細書の摘要欄に記載する。
(7) 関連学会が定める適正使用指針に沿って実施する。
(8) 診療報酬明細書の「摘要」欄への記載事項
血流予備量比コンピューター断層撮影による血流予備量比の値を記載する。
レセ電：842100052／血流予備量比の値（血流予備量比コンピューター断層撮影）；＊＊＊＊＊＊
＜記載要領＞

E201 新 乳 2000点
非放射性キセノン脳血流動態検査
レセ電：170016210／非放射性キセノン脳血流動態検査

適応 急性期脳梗塞，認知症

保険メモ ◎非放射性キセノン吸入手技料及び同時に行うコンピューター断層撮影に係る費用は，所定点数に含まれるものとする。

【E202　磁気共鳴コンピューター断層撮影（MRI撮影）（一連につき）】

保険メモ ◎1（編注；3テスラ以上の機器による場合）及び2（編注；1.5テスラ以上3テスラ未満の機器による場合）については，厚生労働大臣が定める施設基準に適合しているものとして地方厚生局長等に届け出た保険医療機関において行われる場合に限り算定する。
◎1（編注；3テスラ以上の機器による場合），2（編注；1.5テスラ以上3テスラ未満の機器による場合）及び3（編注；1又は2以外の場合）を同時に行った場合にあっては，主たる撮影の所定点数のみにより算定する。
◎MRI撮影（脳血管に対する造影の場合は除く）

について造影剤を使用した場合は，造影剤使用加算として，250点を所定点数に加算する。この場合において，造影剤注入手技料及び麻酔料（L008マスク又は気管内挿管による閉鎖循環式全身麻酔を除く）は，加算点数に含まれるものとする。

◎MRI撮影について，厚生労働大臣が定める施設基準に適合しているものとして地方厚生局長等に届け出た保険医療機関において，心臓のMRI撮影を行った場合は，心臓MRI撮影加算として，400点を所定点数に加算する。

◎MRI撮影について，厚生労働大臣が定める施設基準に適合しているものとして地方厚生局長等に届け出た保険医療機関において，乳房のMRI撮影を行った場合は，乳房MRI撮影加算として，100点を所定点数に加算する。

◎1（編注；3テスラ以上の機器による場合）のイ（編注；共同利用施設において行われる場合）については，厚生労働大臣が定める施設基準に適合しているものとして地方厚生局長等に届け出た保険医療機関において行われる場合又は診断撮影機器での撮影を目的として別の保険医療機関に依頼し行われる場合に限り算定する。

◎MRI撮影について，厚生労働大臣の定める施設基準に適合しているものとして地方厚生局長等に届け出た保険医療機関において，15歳未満の小児に対して，麻酔を用いて鎮静を行い，1回で複数の領域を一連で撮影した場合は，小児鎮静下MRI撮影加算として，当該撮影の所定点数に100分の80に相当する点数を加算する。

◎1（編注；3テスラ以上の機器による場合）について，厚生労働大臣の定める施設基準に適合しているものとして地方厚生局長等に届け出た保険医療機関において，頭部のMRI撮影を行った場合は，頭部MRI撮影加算として，100点を所定点数に加算する。

◎MRI撮影について，厚生労働大臣が定める施設基準に適合しているものとして地方厚生局長等に届け出た保険医療機関において，全身のMRI撮影を行った場合は，全身MRI撮影加算として，600点を所定点数に加算する。

◎MRI撮影について，別に厚生労働大臣が定める施設基準に適合しているものとして地方厚生局長等に届け出た保険医療機関において，肝エラストグラフィを行った場合は，肝エラストグラフィ加算として，600点を所定点数に加算する。

⑴　磁気共鳴コンピューター断層撮影は，画像のとり方，画像処理法の種類，スライスの数，撮影の部位数，疾病の種類等にかかわらず，所定点数のみにより算定する。

⑵「1」（編注；3テスラ以上の機器による場合）から「3」（編注；1又は2以外の場合）までに掲げる撮影を同時に行った場合は，主たる撮影の所定点数のみにより算定する。

⑶「1」（編注；3テスラ以上の機器による場合）及び「2」（編注；1.5テスラ以上3テスラ未満の機器による場合）については，厚生労働大臣が定める施設基準に適合しているものとして地方厚生（支）局長に届け出た保険医療機関において，3テスラ以上又は1.5テスラ以上3テスラ未満のMRI装置を使用して撮影を行った場合に限り算定する。

⑷　3テスラ以上の機器であって，厚生労働大臣が定める施設基準に該当しない場合には，「2」（編注；1.5テスラ以上3テスラ未満の機器による場合）として届け出た上で，「2」（編注；1.5テスラ以上3テスラ未満の機器による場合）を算定する。

⑸「造影剤を使用した場合」とは，静脈内注射等により造影剤使用撮影を行った場合をいう。ただし，経口造影剤を使用した場合は除く。

⑹　造影剤を使用しない磁気共鳴コンピューター断層撮影を行い，引き続き造影剤を使用して撮影を行った場合は，所定点数及び造影剤の使用による加算点数のみにより算定する。

⑺　造影剤を使用して磁気共鳴コンピューター断層撮影を行った場合，閉鎖循環式全身麻酔に限り麻酔手技料を別に算定できる。

⑻　心臓MRI撮影加算は，厚生労働大臣が定める施設基準に適合しているものとして地方厚生（支）局長に届け出た保険医療機関において，1.5テスラ以上のMRI装置を使用して心臓又は冠動脈を描出した場合に限り算定する。

⑼　MRI対応型ペースメーカー，MRI対応型植込型除細動器又はMRI対応型両室ペーシング機能付き植込型除細動器を植え込んだ患者に対してMRI撮影を行う場合，厚生労働大臣が定める施設基準に加えて，日本医学放射線学会，日本磁気共鳴医学会，日本不整脈学会が定める「MRI対応植込み型デバイス患者のMRI検査の施設基準」を満たす保険医療機関で行う。

⑽　MRI対応型ペースメーカー，MRI対応型植込型除細動器又はMRI対応型両室ペーシング機能付き植込型除細動器を植え込んだ患者に対してMRI撮影を行う場合は，患者が携帯している当該機器を植え込んでいることを示すカード（製造販売業者が発行する「条件付きMRI対応ペースメーカーカード」，「条件付きMRI対応ICDカード」又は「条件付きMRI対応CRT-Dカー

ド」）を確認し，そのカードの写しを診療録等に添付する。

⑾「1」（編注；3テスラ以上の機器による場合）の「イ」（編注；共同利用施設において行われる場合）については，厚生労働大臣が定める施設基準に適合しているものとして地方厚生（支）局長に届け出た保険医療機関において3テスラ以上のMRI装置を使用して撮影が行われる場合，又は診断撮影機器での撮影を目的として別の保険医療機関に依頼し3テスラ以上のMRI装置を使用して撮影が行われる場合に限り算定する。

⑿　乳房MRI撮影加算は，厚生労働大臣が定める施設基準に適合しているものとして地方厚生（支）局長に届け出た保険医療機関において，触診，エックス線撮影，超音波検査等の検査で乳腺の悪性腫瘍が疑われる患者に対して，手術適応及び術式を決定するために，1.5テスラ以上のMRI装置及び乳房専用撮像コイルを使用して乳房を描出した場合又は遺伝性乳癌卵巣癌症候群患者に対して，乳癌の精査を目的として1.5テスラ以上のMRI装置及び乳房専用撮像コイルを使用して乳房を描出した場合に限り算定する。

⒀　小児鎮静下MRI撮影加算は，厚生労働大臣が定める施設基準に適合しているものとして地方厚生（支）局長に届け出た保険医療機関において，15歳未満の小児に対して，複数の医師の管理の下，麻酔薬を投与して鎮静を行い，1.5テスラ以上のMRI装置を使用して1回で頭部，頸部，胸部，腹部，脊椎又は四肢軟部のうち複数の領域を一連で撮影した場合に限り算定する。なお，所定点数とは，「注3」から「注5」まで，「注8」から「注10」の加算（編注；「注3」造影剤使用加算，「注5」乳房MRI撮影加算，「注8」頭部MRI撮影加算，「注10」肝エラストグラフィ加算）を含まない点数とする。

⒁　頭部MRI撮影加算は，厚生労働大臣が定める施設基準に適合しているものとして地方厚生（支）局長に届け出た保険医療機関において，3テスラ以上のMRI装置を使用して頭部の画像を撮影した場合に限り算定する。

⒂　全身MRI撮影加算は，厚生労働大臣が定める施設基準に適合しているものとして地方厚生（支）局長に届け出た保険医療機関において，関連学会の定める指針に従って，前立腺癌の骨転移の診断を目的とし，1.5テスラ以上のMRI装置を使用して複数の躯幹部用コイルと脊椎用コイルを組み合わせ，頸部から骨盤部を少なくとも3部位に分けて撮像した場合に限り算定する。なお，当該画像診断を実施した同一月内に骨転移の診断の目的でE100シンチグラム（画像を伴うもの）又はE101シングルホトンエミッションコンピューター断層撮影（同一のラジオアイソトープを用いた一連の検査につき）を実施した場合には，主たるもののみ算定する。

⒃　肝エラストグラフィ加算は，厚生労働大臣が定める施設基準に適合しているものとして地方厚生（支）局長に届け出た保険医療機関において，関連学会の定める指針に従って，非アルコール性脂肪肝炎の患者（疑われる患者を含む）に対して，肝臓の線維化の診断を目的とし，1.5テスラ以上のMRI装置及び薬事承認を得た専用装置を使用して肝臓を描出した場合に年1回に限り算定する。

⒄　肝エラストグラフィ加算と肝臓の線維化の診断を目的としてD412経皮的針生検法（透視，心電図検査及び超音波検査を含む）を併せて実施した場合には，主たるもののみ算定する。また，当該画像診断を実施したと同一月内に肝臓の線維化の診断を目的としてD215-2肝硬度測定，D215-3超音波エラストグラフィ又はD215-4超音波減衰法検査を実施した場合には，主たるもののみを算定する。

⒅　診療報酬明細書の「摘要」欄への記載事項
（コンピューター断層撮影及び磁気共鳴コンピューター断層撮影を同一月に行った場合）
それぞれ初回の算定日を記載する。
レセ電：算定日情報／（算定日情報）
（別の保険医療機関と共同でCT又はMRIを利用している保険医療機関が，当該機器を利用してコンピューター断層撮影を算定した場合）
画診共同と表示する。
レセ電：170041410／MRI撮影（3テスラ以上）共同利用施設（画診共同）
レセ電：170041510／MRI撮影（3テスラ以上）（その他）（画診共同）
レセ電：170041610／MRI撮影（1．5テスラ以上3テスラ未満）（画診共同）
レセ電：170041710／MRI撮影（1又は2以外）（画診共同）

＜記載要領＞

⒆　診療報酬明細書の「摘要」欄への記載事項
撮影部位を選択して記載する。
選択する撮影部位がない場合はその他を選択し，具体的部位を記載する。
レセ電：820183020／撮影部位（MRI撮影）：頭部（脳）
レセ電：820183630／撮影部位（MRI撮影）：頭部（副鼻腔）
レセ電：820183010／撮影部位（MRI撮影）：頭

部（脳・副鼻腔を除く）
レセ電：820183110／撮影部位（MRI撮影）：頚部
レセ電：820183200／撮影部位（MRI撮影）：肩
レセ電：820183220／撮影部位（MRI撮影）：胸部（肩を除く）
レセ電：820183300／撮影部位（MRI撮影）：腹部
レセ電：820183360／撮影部位（MRI撮影）：骨盤・股関節
レセ電：820183610／撮影部位（MRI撮影）：四肢（膝を除く）
レセ電：820183500／撮影部位（MRI撮影）：膝
レセ電：820183120／撮影部位（MRI撮影）：頚椎
レセ電：820183240／撮影部位（MRI撮影）：胸椎
レセ電：820183330／撮影部位（MRI撮影）：腰椎・仙骨部
レセ電：830189200／撮影部位（MRI撮影）（その他）；＊＊＊＊＊＊＊
<記載要領>
⒇　診療報酬明細書の「摘要」欄への記載事項
前回算定年月日（初回である場合は初回である旨）を記載する。
レセ電：850190055／前回実施年月日（肝エラストグラフィー加算）；(元号) yy"年"mm"月"dd"日"
レセ電：820190060／初回（肝エラストグラフィー加算）
<記載要領>
(21)　問：遠隔画像診断による画像診断を第4部画像診断の通則6号本文に規定する保険医療機関間で行う際に，受信側の保険医療機関が画像診断管理加算2の施設基準の届出を行っているが，送信側の保険医療機関が画像診断管理加算2の施設基準の届出を行っていない場合であって，送信側の保険医療機関が3テスラ以上の機器を用いて撮影を行った場合，「E202　磁気共鳴コンピューター断層撮影（MRI撮影）」の「1　3テスラ以上の機器による場合」は算定できるか。答：算定できない。
<事務連絡　20120427>
(22)　問：G001静脈内注射又はG004点滴注射は，E200コンピューター断層撮影（CT撮影）又はE202磁気共鳴コンピューター断層撮影（MRI撮影）の「注3」造影剤使用加算に規定する加算とそれぞれ同時に算定できるか。答：同一日に静脈内注射又は点滴注射により造影剤使用撮影を実施した場合においては，注射実施料（G001静脈内注射又はG004点滴注射）又は造影剤使用加算のうち，主たるもののみを算定する。
<事務連絡　20150630>
(23)　問：小児鎮静下MRI撮影加算について，必ずしも複数医師の管理を要さない，催眠鎮静薬等を用いて撮影した場合も算定できるか。答：小児鎮静下MRI撮影加算は，画像診断を担当する放射線科医及び鎮静を担当する小児科医又は麻酔科医等の複数の医師により，検査の有用性と危険性に配慮した検査適応の検討を行った上で，検査中に適切なモニタリングや監視を行う必要がある鎮静下に実施された場合に算定する。<事務連絡　20180330>
(24)　問：E202の注7の小児鎮静下MRI撮影加算について，上肢と下肢をそれぞれ撮影した場合は，1回で複数の領域を一連で撮影したものとして加算を算定できるか。答：四肢軟部については，上肢と下肢をそれぞれ撮影した場合は，1回で複数の領域を一連で撮影したものとして加算を算定できる。ただし，上肢・下肢ともに，両側で1部位とする。
<事務連絡　20180710>
(25)　問：E202磁気共鳴コンピューター断層撮影（MRI撮影）の注9の全身MRI撮影加算における「関連学会の定める指針」とは，具体的には何を指すのか。答：日本医学放射線学会・日本磁気共鳴医学会の前立腺癌の骨転移検出のための全身MRI撮像の指針を指す。
<事務連絡　20200331>

E202　1 減 新 乳 **1620点**
磁気共鳴コンピューター断層撮影（MRI撮影）（3テスラ以上の機器）（共同利用施設において行われる場合）（一連につき）
Magnetic resonance imaging (3tesla)
レセ電：170035010／MRI撮影（3テスラ以上の機器）共同利用施設

E202　1 減 新 乳 **1600点**
磁気共鳴コンピューター断層撮影（MRI撮影）（3テスラ以上の機器）（その他の場合）（一連につき） Magnetic resonance imaging (3tesla)
レセ電：170033510／MRI撮影（3テスラ以上の機器）（その他）

適応　脳，頭頸部，胸部，腹部，骨盤部，四肢の全身の腫瘍，炎症，変性，奇形，外傷ならびに心・血管疾患が適応になる。磁気共鳴コンピューター断層撮影（MRI撮影）は，脳梗塞，脳腫瘍その他脳疾患，肝腫瘍，脊椎・椎間板・脊髄疾患，子宮・卵巣・前立腺疾患，骨・関節・

軟部組織疾患等の診断において特に有用である。

E202　2 減 新 乳 **1330点**
磁気共鳴コンピューター断層撮影（MRI撮影）（1.5テスラ以上3テスラ未満の機器による場合）（一連につき）　Magnetic resonance imaging (1.5tesla)
レセ電：170020110／MRI撮影（1.5テスラ以上3テスラ未満の機器）

E202　3 減 新 乳 **900点**
磁気共鳴コンピューター断層撮影（MRI撮影）（1又は2以外の場合）（一連につき）
Magnetic resonance imaging
レセ電：170015210／MRI撮影（1又は2以外）

適応「磁気共鳴コンピューター断層撮影（MRI撮影）（3テスラ以上の機器）（一連につき）」の適応と同じである。

疾患別検査一覧

本一覧においては，検査･病理診断の各項目が適応となる疾患名を，
数字，英字及び50音順で次のとおり掲載している。
疾患名/検査名(検査･病理診断) ***当該検査が掲載されている本書の頁***

<英字>

〈あ〉

〈い〉

〈う〉

〈き〉

胸膜病変／肺拡散能力検査 246

局所トキソプラズマ症(リンパ腺型、網膜脈絡炎型、皮膚発疹型、心炎型)／トキソプラズマ抗体定性 150，トキソプラズマ抗体半定量 150

虚血性視神経症／静的量的視野検査(片側) 315

虚血性視神経障害／視覚誘発電位 286

虚血性心疾患／血液粘弾性検査(一連につき) 62，マロンジアルデヒド修飾LDL（MDA-LDL） 102，時間内歩行試験 257，造影剤使用加算(超音波検査) 267，観血的動脈圧測定(1時間以内の場合) 278，観血的動脈圧測定(1時間を超えた場合)(1日につき) 278

巨人症／成長ホルモン(GH) 111

去勢抵抗性前立腺癌／BRCA1/2遺伝子検査(転移性去勢抵抗性前立腺癌・腫瘍細胞を検体とするもの) 56，BRCA1/2遺伝子検査(治癒切除不能な膵癌患者等・血液を検体とするもの) 57

巨赤芽球性貧血／フェリチン半定量 91，フェリチン定量 91，ビタミンB_{12} 98，葉酸 98

ギラン・バレー症候群／髄液一般検査 12，アルドラーゼ 79，マイコプラズマ抗体定性 150，マイコプラズマ抗体半定量 150，抗GM1IgG抗体 198，誘発筋電図(神経伝導速度測定を含む)(1神経につき) 295，腰椎穿刺(脳脊髄圧測定を含む) 355，胸椎穿刺(脳脊髄圧測定を含む) 356，頸椎穿刺(脳脊髄圧測定を含む) 356

起立性蛋白尿／尿中一般物質定性半定量検査 1，尿蛋白 1

筋萎縮性疾患／組織試験採取、切採法(筋肉(心筋を除く)) 363

筋萎縮性側索硬化症／遺伝学的検査(処理が複雑なもの)((1)のオに掲げる遺伝子疾患の場合) 48，クレアチン 77，クレアチン(尿) 77，筋電図(1肢につき) 295，筋電図(針電極・1筋につき) 295，誘発筋電図(神経伝導速度測定を含む)(1神経につき) 295，中枢神経磁気刺激による誘発筋電図(一連につき) 296

筋炎／ミオグロビン定性 96，ミオグロビン定量 96，筋電図(1肢につき) 295，筋電図(針電極・1筋につき) 295，4種類以上抗体使用加算 372

筋型糖原病／遺伝学的検査(処理が複雑なもの)((1)のオに掲げる遺伝子疾患の場合) 48

筋強直性ジストロフィー／遺伝学的検査(処理が容易なもの) 47，筋電図(1肢につき) 295，筋電図(針電極・1筋につき) 295

菌血症／ヘモフィルス・インフルエンザb型(Hib)抗原定性(尿) 161，細菌培養同定検査(血液) 216，薬剤耐性菌検出 217，抗菌薬併用効果スクリーニング 218，細菌核酸・薬剤耐性遺伝子同時検出 238，黄色ブドウ球菌ペニシリン結合蛋白2'(PBP2')定性 240，動脈血採取(1日につき) 366

近視／屈折検査(6歳未満の場合) 315，屈折検査(1以外の場合) 315，屈折検査(散瞳剤又は調節麻痺剤の使用前後各1回)(6歳未満の場合) 315，屈折検査(散瞳剤又は調節麻痺剤の使用前後各1回)(1以外の場合) 315，小児矯正視力検査加算 315，小児矯正視力検査加算(散瞳剤又は調節麻痺剤の使用前後各1回) 315，矯正視力検査(眼鏡処方箋の交付を行う場合) 316，矯正視力検査(1以外の場合) 316，コンタクトレンズ検査料1 324，コンタクトレンズ検査料2 324，コンタクトレンズ検査料3 324，コンタクトレンズ検査料4 324

筋ジストロフィー／アルドラーゼ 79，筋電図(1肢につき) 295，筋電図(針電極・1筋につき) 295，4種類以上抗体使用加算 372

金属中毒／β_2-マイクログロブリン(尿) 205，α_1-マイクログロブリン(尿) 206

筋脱力性疾患／組織試験採取、切採法(筋肉(心筋を除く)) 363

筋痛性疾患／組織試験採取、切採法(筋肉(心筋を除く)) 363

筋肥大性疾患／組織試験採取、切採法(筋肉(心筋を除く)) 363

〈く〉

クッシング症候群／尿グルコース 2，ナトリウム及びクロール 75，ナトリウム及びクロール(尿) 75，カリウム 76，カリウム(尿) 76，グルコース 77，11-ハイドロキシコルチコステロイド(11-OHCS) 108，コルチゾール 113，デヒドロエピアンドロステロン硫酸抱合体(DHEA-S) 120，副腎皮質刺激ホルモン(ACTH) 122，17-ケトジェニックステロイド(17-KGS) 123，17-ケトジェニックステロイド(17-KGS)(尿) 124，17-ケトステロイド分画(17-KS分画) 124，17-ケトステロイド分画(17-KS分画)(尿) 124，17-ケトジェニックステロイド分画(17-KGS分画) 126，17-ケトジェニックステロイド分画(17-KGS分画)(尿) 126，下垂体前葉負荷試験副腎皮質刺激ホルモン(ACTH)(一連として月1回) 330，副腎皮質負荷試験鉱質コルチコイド(一連として月1回) 331，副腎皮質負荷試験糖質コルチコイド(一連として月1回) 332，動脈血採取(1日につき) 366，副腎

〈け〉

疾患別検査一覧

〈こ〉

疾患別検査一覧

〈さ〉

〈し〉

疾患別検査一覧

〈す〉

合) *48*

先天性グリコシルホスファチジルイノシトール欠損症／遺伝学的検査(処理が複雑なもの)((1)のオに掲げる遺伝子疾患の場合) *48*, 顆粒球表面抗原検査 *213*

先天性血小板機能低下症／血小板凝集能(鑑別診断の補助に用いるもの) *42*

先天性甲状腺機能低下症／先天性代謝異常症スクリーニングテスト(尿) *2*, サイログロブリン *113*

先天性股関節脱臼／超音波検査(断層撮影法(心臓超音波検査を除く。))(その他の場合)(その他)(頭頸部、四肢、体表、末梢血管等) *263*

先天性骨髄性ポルフィリン症／遺伝学的検査(処理が複雑なもの)((1)のオに掲げる遺伝子疾患の場合) *48*

先天性サイトメガロウイルス感染症／ウイルス抗体価(定性･半定量･定量)(サイトメガロウイルス) *153*, グロブリンクラス別ウイルス抗体価(サイトメガロウイルス) *172*, サイトメガロウイルス核酸検出 *233*

先天性耳介奇形／補聴器適合検査(1回目) *301*, 補聴器適合検査(2回目以降) *301*

先天性色覚異常／色覚検査(アノマロスコープ) *318*, 色覚検査(色相配列検査を行った場合) *318*, 色覚検査(1以外の場合) *318*, ランターンテスト *318*, 定量的色盲表検査 *318*

先天性心疾患／血液粘弾性検査(一連につき) *62*, 死腔量測定 *246*, 肺内シャント検査 *246*, 心臓カテーテル法による諸検査(右心カテーテル)(一連の検査について) *248*, 心臓カテーテル法による諸検査(左心カテーテル)(一連の検査について) *248*, 循環血流量測定(色素希釈法によるもの) *251*, 循環時間測定 *252*, 循環血液量測定(色素希釈法以外によるもの) *252*, 心電図検査(四肢単極誘導及び胸部誘導を含む最低12誘導) *253*, 心電図診断(他医療機関の描写) *254*, 体表面心電図 *255*, 心外膜興奮伝播図 *255*, 心音図検査 *259*, 亜硝酸アミル吸入心音図検査 *260*, 超音波検査(心臓超音波検査)(経胸壁心エコー法) *264*, 超音波検査(心臓超音波検査)(Mモード法) *264*, 超音波検査(心臓超音波検査)(経食道心エコー法) *264*, 超音波検査(心臓超音波検査)(胎児心エコー法) *265*, 胎児心エコー法診断加算(超音波検査)(心臓超音波検査)(胎児心エコー法) *265*, 観血的動脈圧測定(1時間以内の場合) *278*, 観血的動脈圧測定(1時間を超えた場合)(1日につき) *278*

先天性腎性尿崩症／遺伝学的検査(処理が複雑なもの)((1)のオに掲げる遺伝子疾患の場合) *48*

先天性赤血球形成異常性貧血／遺伝学的検査(処理が極めて複雑なもの)((1)のエに掲げる遺伝子疾患の場合) *48*, ピルビン酸キナーゼ(PK) *99*

先天性染色体異常／分染法加算(染色体検査) *50*

先天性代謝異常症／総カルニチン *90*, 遊離カルニチン *90*

先天性大脳白質形成不全症／遺伝学的検査(処理が複雑なもの)((1)のエに掲げる遺伝子疾患の場合) *47*, 染色体構造変異解析 *64*

先天性胆管閉塞症／γ-GTアイソザイム *86*, γ-GTアイソザイム(尿) *86*

先天性糖代謝異常／先天性代謝異常症スクリーニングテスト(尿) *2*, 糖分析(尿) *141*

先天性銅代謝異常症／遺伝学的検査(処理が複雑なもの) *47*

先天性トキソプラズマ症／トキソプラズマ抗体定性 *150*, トキソプラズマ抗体半定量 *150*, トキソプラズマ抗体 *157*, トキソプラズマIgM抗体 *157*

先天性難聴／遺伝学的検査(処理が容易なもの) *47*, 聴性定常反応 *287*, 遊戯聴力検査 *303*

先天性肺胞蛋白症／遺伝学的検査(処理が極めて複雑なもの)((1)のオに掲げる遺伝子疾患の場合) *48*

先天性白血球機能不全症／顆粒球機能検査(種目数にかかわらず一連につき) *212*

先天性フィブリノーゲン欠乏症／トロンビン時間 *34*

先天性副腎過形成／テストステロン *112*, テストステロン(尿) *112*, コルチゾール *113*, プロゲステロン *116*, 遊離テストステロン *118*, デヒドロエピアンドロステロン硫酸抱合体(DHEA-S) *120*, エストラジオール(E_2) *120*, エストラジオール(E_2)(尿) *120*, 副腎皮質刺激ホルモン(ACTH) *122*, 17-ケトジェニックステロイド(17-KGS) *123*, 17-ケトジェニックステロイド(17-KGS)(尿) *124*, 17-ケトステロイド分画(17-KS分画) *124*, 17-ケトステロイド分画(17-KS分画)(尿) *124*, 17α-ヒドロキシプロゲステロン(17α-OHP) *125*, プレグナンジオール *125*, プレグナンジオール(尿) *125*, 17-ケトジェニックステロイド分画(17-KGS分画) *126*, 17-ケトジェニックステロイド分画(17-KGS分画)(尿) *126*, プレグナントリオール *127*, プレグナント

〈そ〉

〈た〉

〈ち〉

〈つ〉

〈て〉

〈と〉

動脈閉塞症／電子授受式発消色性インジケーター使用皮膚表面温度測定 *251*

動脈瘤／Dダイマー定性 *36*, Dダイマー *37*, Dダイマー半定量 *37*

東洋毛様線虫症／虫卵培養(糞便) *10*

兎眼症／PL (Preferential Looking)法 *322*

トキソプラズマ症／トキソプラズマ抗体定性 *150*, トキソプラズマ抗体半定量 *150*, トキソプラズマ抗体 *157*, トキソプラズマIgM抗体 *157*

禿頭と変形性脊椎症を伴う常染色体劣性白質脳症／遺伝学的検査(処理が容易なもの)((1)のオに掲げる遺伝子疾患の場合) *48*

特発性アルドステロン症／レニン活性 *110*, レニン定量 *110*, アルドステロン *113*, アルドステロン(尿) *113*, 副腎皮質負荷試験鉱質コルチコイド(一連として月1回) *331*

特発性拡張型心筋症／超音波検査(心臓超音波検査)(負荷心エコー法) *265*

特発性過眠症／反復睡眠潜時試験(MSLT) *294*, 覚醒維持検査 *294*

特発性血小板減少性紫斑病／血小板関連IgG(PA-IgG) *145*, 抗血小板抗体 *146*, 迅速ウレアーゼ試験定性 *151*, ヘリコバクター・ピロリ抗体定性・半定量 *152*, ヘリコバクター・ピロリ抗体 *156*, ヘリコバクター・ピロリ抗原定性 *163*, ヘリコバクター・ピロリ核酸及びクラリスロマイシン耐性遺伝子検出 *227*, 尿素呼気試験(UBT) *240*, 血小板寿命測定(RI) *340*

特発性高カルシウム尿症／カルシウム *76*, カルシウム(尿) *77*, 無機リン及びリン酸 *80*

特発性好酸球増多症候群／FIP1L1-PDGFRα 融合遺伝子検査 *52*

特発性肺線維症／呼吸抵抗測定(広域周波オシレーション法を用いた場合) *244*, 呼吸抵抗測定(その他の場合) *245*, コンプライアンス測定 *245*, 経気管肺生検法 *360*

特発性副甲状腺機能低下症／1,25-ジヒドロキシビタミンD_3 *106*

特発性無汗症／全身温熱発汗試験 *297*

特発性門脈圧亢進症／肝血流量(ヘパトグラム)(RI) *341*

突発性難聴／内耳機能検査(種目数にかかわらず一連につき) *301*, 耳音響放射(OAE)検査(その他の場合) *303*, 平衡機能検査(刺激又は負荷を加える特殊検査)(温度眼振検査) *304*, 平衡機能検査(刺激又は負荷を加える特殊検査)(視運動眼振検査) *304*, 平衡機能検査(刺激又は負荷を加える特殊検査)(回転眼振検査) *304*, 平衡機能検査(刺激又は負荷を加える特殊検査)(視標追跡検査) *304*, 平衡機能検査(刺激又は負荷を加える特殊検査)(迷路瘻孔症状検査) *305*, 平衡機能検査(頭位及び頭位変換眼振検査)(赤外線CCDカメラ等による場合) *305*, 平衡機能検査(ビデオヘッドインパルス検査) *307*

トラコーマ／クラミジア・トラコマチス抗原定性 *166*, 細菌培養同定検査(その他の部位からの検体) *216*, クラミジア・トラコマチス核酸検出 *219*

ドラベ症候群／遺伝学的検査(処理が極めて複雑なもの)((1)のオに掲げる遺伝子疾患の場合) *48*

鳥関連過敏性肺炎／鳥特異的IgG抗体 *180*

トリコモナス腟炎／細菌顕微鏡検査(保温装置使用アメーバ検査) *214*

トリソミー13／染色体検査(全ての費用を含む。)(その他の場合) *50*, 分染法加算(染色体検査) *50*

トリソミー14／染色体検査(全ての費用を含む。)(その他の場合) *50*, 分染法加算(染色体検査) *50*

トリソミー18／染色体検査(全ての費用を含む。)(その他の場合) *50*, 分染法加算(染色体検査) *50*

トリパノソーマ症／血中微生物検査 *29*

〈な〉

内頸動脈閉塞症／前額部、胸部、手掌部又は足底部体表面体温測定による末梢循環不全状態観察(1日につき) *280*

内耳炎／耳鳴検査(種目数にかかわらず一連につき) *301*, 平衡機能検査(頭位及び頭位変換眼振検査)(赤外線CCDカメラ等による場合) *305*, 平衡機能検査(ビデオヘッドインパルス検査) *307*

内視鏡検査等実施前／梅毒血清反応(STS)定性 *149*, 梅毒トレポネーマ抗体定性 *150*

内耳性難聴／自記オージオメーターによる聴力検査 *300*, 自記オージオメーターによる聴力検査 *300*

内分泌腫瘍／4種類以上抗体使用加算 *372*

内分泌臓器の機能性腫瘍／電子顕微鏡病理組織標本作製(1臓器につき) *369*

中條・西村症候群／遺伝学的検査(処理が容易なもの)((1)のオに掲げる遺伝子疾患の場合) *48*

那須・ハコラ病／遺伝学的検査(処理が複雑なもの)((1)のオに掲げる遺伝子疾患の場合) *48*

〈に〉

〈ぬ〉

〈ね〉

〈の〉

〈は〉

〈ひ〉

疾患別検査一覧

〈ふ〉

77，マグネシウム 77，マグネシウム(尿) 77，無機リン及びリン酸 80，イオン化カルシウム 83，ALPアイソザイム 85，ALPアイソザイム及び骨型アルカリホスファターゼ(BAP) 91，I型コラーゲン架橋N-テロペプチド(NTX) 117，骨型アルカリホスファターゼ(BAP) 118，副甲状腺ホルモン(PTH) 119，サイクリックAMP(cAMP) 120，サイクリックAMP (cAMP)(尿) 120，デオキシピリジノリン(DPD)(尿) 123，心電図検査(四肢単極誘導及び胸部誘導を含む最低12誘導) 253，心電図診断(他医療機関の描写) 254，副甲状腺負荷試験(一連として月1回) 331

副甲状腺機能低下症／カルシウム 76，カルシウム(尿) 77，無機リン及びリン酸 80，イオン化カルシウム 83，副甲状腺ホルモン(PTH) 119，サイクリックAMP (cAMP) 120，サイクリックAMP (cAMP)(尿) 120，基礎代謝測定 247，副甲状腺負荷試験(一連として月1回) 331

副甲状腺腫瘍／超音波検査(断層撮影法(心臓超音波検査を除く。))(その他の場合)(その他)(頭頸部、四肢、体表、末梢血管等) 263

副甲状腺腺腫／オステオカルシン(OC) 118

複雑心奇形／超音波検査(心臓超音波検査)(胎児心エコー法) 265，胎児心エコー法診断加算(超音波検査)(心臓超音波検査)(胎児心エコー法) 265

複視／眼筋機能精密検査及び輻輳検査 319，両眼視機能精密検査 319，立体視検査(三杆法、ステレオテスト法による) 319，網膜対応検査(残像法又はバゴリニ線条試験による) 320

副腎癌／テストステロン 112，テストステロン(尿) 112，プロゲステロン 116，遊離テストステロン 118，デヒドロエピアンドロステロン硫酸抱合体(DHEA-S) 120，17-ケトジェニックステロイド(17-KGS) 123，17-ケトジェニックステロイド(17-KGS)(尿) 124，17-ケトステロイド分画(17-KS分画) 124，17-ケトステロイド分画(17-KS分画)(尿) 124，プレグナンジオール 125，プレグナンジオール(尿) 125，17-ケトジェニックステロイド分画(17-KGS分画) 126，17-ケトジェニックステロイド分画(17-KGS分画)(尿) 126，プレグナントリオール 127，プレグナントリオール(尿) 127，臓器穿刺、組織採取(開腹によるもの)(腎を含む) 363

副腎機能低下症／体液量測定 250，細胞外液量測定 250

副腎クリーゼ／11-ハイドロキシコルチコステロイド(11-OHCS) 108，コルチゾール 113，副腎皮質刺激ホルモン(ACTH) 122，17-ケトジェニックステロイド(17-KGS) 123，17-ケトジェニックステロイド(17-KGS)(尿) 124，17-ケトステロイド分画(17-KS分画) 124，17-ケトステロイド分画(17-KS分画)(尿) 124，17-ケトジェニックステロイド分画(17-KGS分画) 126，17-ケトジェニックステロイド分画(17-KGS分画)(尿) 126，水利尿試験 335

副腎腫瘍／コルチゾール 113，副腎皮質刺激ホルモン(ACTH) 122，超音波検査(断層撮影法(心臓超音波検査を除く。))(その他の場合)(胸腹部) 262，副腎皮質負荷試験糖質コルチコイド(一連として月1回) 332

副腎髄質過形成／カテコールアミン分画 119，カテコールアミン 123

副腎性器症候群／卵胞刺激ホルモン(FSH) 111，卵胞刺激ホルモン(FSH)(尿) 111，副腎皮質刺激ホルモン(ACTH) 122，17-ケトジェニックステロイド(17-KGS) 123，17-ケトジェニックステロイド(17-KGS)(尿) 124，17-ケトステロイド分画(17-KS分画) 124，17-ケトステロイド分画(17-KS分画)(尿) 124，プレグナンジオール 125，プレグナンジオール(尿) 125，17-ケトジェニックステロイド分画(17-KGS分画) 126，17-ケトジェニックステロイド分画(17-KGS分画)(尿) 126，プレグナントリオール 127，プレグナントリオール(尿) 127

副腎白質ジストロフィー／遺伝学的検査(処理が複雑なもの)((1)のオに掲げる遺伝子疾患の場合) 48，先天性代謝異常症検査(血中極長鎖脂肪酸) 143

副腎皮質過形成症／コルチゾール 113

副腎皮質機能亢進症／11-ハイドロキシコルチコステロイド(11-OHCS) 108，副腎皮質負荷試験糖質コルチコイド(一連として月1回) 332

副腎皮質機能低下症／コルチゾール 113，副腎皮質刺激ホルモン(ACTH) 122，副腎皮質負荷試験糖質コルチコイド(一連として月1回) 332

副腎皮質刺激ホルモン不応症／遺伝学的検査(処理が複雑なもの)((1)のエに掲げる遺伝子疾患の場合) 47

副腎皮質腫瘍／遊離テストステロン 118，エストラジオール(E_2) 120，エストラジオール(E_2)(尿) 120，エストロゲン半定量 122，エストロゲン半定量(尿) 122，エストロゲン定量 122，エス

〈へ〉

〈ほ〉

〈ま〉

〈め〉

〈も〉

〈や〉

〈ゆ〉

〈よ〉

〈ら〉

〈り〉

〈る〉

〈れ〉

〈ろ〉

共用基準範囲について

臨床検査データについて，その標準化が進められてきました。現在，本邦において臨床現場で広く共有できる基準範囲として，頻用される血液検査の項目について，日本臨床検査標準協議会（JCCLS）から公表されました。本書はその内容を掲載しています。

なお，この共用基準範囲は健常者を対象としたデータに基づくものであり，診断基準などの指標となるものの，診断基準値，病態識別値やカットオフ値などとは異なるものです。よって，診断基準値などと併記する場合はその区別を表示することになっています。

詳細については，日本臨床検査標準協議会（JCCLS） https://jccls.org/ をご参照ください。

○日本臨床検査標準協議会（JCCLS）

日本臨床検査標準協議会は，本邦における臨床検査の標準化と質的改善を目的とし，1985年任意団体として発足。現在，特別会員９団体（官公庁），正会員31団体（学会，協会等），賛助会員46社（企業），個人賛助会員20人を擁する組織。20の専門委員会が組織され，それらの専門委員会によって多数の臨床検査の標準化に関する指針文書が作成され，承認されています。2005年にNPO法人（特定非営利活動法人）となり，2020年4月21日より，公益社団法人として再出発しています。

〈平成27年２月末日時点で共用基準範囲に賛同している団体名〉

日本医師会，（一社）日本臨床衛生検査技師会，（一社）日本臨床検査医学会，
（一社）日本臨床化学会，（一社）日本分析機器工業会，（一社）日本検査血液学会，
（一社）日本臨床検査薬協会，（一社）日本肝臓学会，（一社）日本血液学会，
（一社）日本臨床検査自動化学会，日本臨床検査専門医会，（一社）HECTEF，
（公社）日本小児科学会，（一社）日本輸血･細胞治療学会，（一社）日本泌尿器科学会，
（一社）日本医療機器学会，（公社）日本臨床検査同学院，（一社）日本血栓止血学会，
（公社）日本臨床細胞学会，（一社）日本内分泌学会，（一社）日本医療機器工業会，
（一社）日本腎臓学会，（公財）日本適合性認定協会，（一社）日本糖尿病学会，
（一社）保健医療福祉情報システム工業会

共用基準範囲

項目名称	項目	単位		下限	上限
白血球数	WBC	$10^3/\mu L$		3.3	8.6
赤血球数	RBC	$10^6/\mu L$	M	4.35	5.55
			F	3.86	4.92
ヘモグロビン	Hb	g/dL	M	13.7	16.8
			F	11.6	14.8
ヘマトクリット	Ht	%	M	40.7	50.1
			F	35.1	44.4
平均赤血球容積	MCV	fL		83.6	98.2
平均赤血球血色素量	MCH	pg		27.5	33.2
平均赤血球血色素濃度	MCHC	g/dL		31.7	35.3
血小板数	PLT	$10^3/\mu L$		158	348
総蛋白	TP	g/dL		6.6	8.1
アルブミン	Alb	g/dL		4.1	5.1
グロブリン	Glb	g/dL		2.2	3.4
アルブミン、グロブリン比	A/G			1.32	2.23
尿素窒素	UN	mg/dL		8	20
クレアチニン	Cr	mg/dL	M	0.65	1.07
			F	0.46	0.79
尿酸	UA	mg/dL	M	3.7	7.8
			F	2.6	5.5
ナトリウム	Na	mmol/L		138	145
カリウム	K	mmol/L		3.6	4.8
クロール	Cl	mmol/L		101	108
カルシウム	Ca	mg/dL		8.8	10.1
無機リン	IP	mg/dL		2.7	4.6
グルコース	Glu	mg/dL		73	109
中性脂肪	TG	mg/dL	M	40	234
			F	30	117
総コレステロール	TC	mg/dL		142	248
HDLーコレステロール	HDL-C	mg/dL	M	38	90
			F	48	103
LDLーコレステロール	LDL-C	mg/dL		65	163
総ビリルビン	TB	mg/dL		0.4	1.5
アスパラギン酸アミノトランスフェラーゼ	AST	U/L		13	30
アラニンアミノトランスフェラーゼ	ALT	U/L	M	10	42
			F	7	23
乳酸脱水素酵素#	LD	U/L		124	222
アルカリフォスファターゼ	ALP(JSCC)	U/L		106	322
	ALP(IFCC)	U/L		38	113
γーグルタミルトランスフェラーゼ	γGT	U/L	M	13	64
			F	9	32
コリンエステラーゼ	ChE	U/L	M	240	486
			F	201	421
アミラーゼ	AMY	U/L		44	132
クレアチン・ホスホキナーゼ	CK	U/L	M	59	248
			F	41	153
C反応性蛋白	CRP	mg/dL		0.00	0.14
鉄	Fe	μg/dL		40	188
免疫グロブリン	IgG	mg/dL		861	1747
免疫グロブリン	IgA	mg/dL		93	393
免疫グロブリン	IgM	mg/dL	M	33	183
			F	50	269
補体蛋白	C3	mg/dL		73	138
補体蛋白	C4	mg/dL		11	31
ヘモグロビンA1c	HbA1c	%(NGSP)		4.9	6.0

乳酸脱水素酵素(LD)の基準範囲は，JSCC法でもIFCC法でも使用できます。

＊ CBCの単位表記について
白血球数　$\times 10^3/\mu L$
赤血球数　$\times 10^6/\mu L$
血小板数　$\times 10^3/\mu L$
国内の状況はすべての施設で同じ報告単位を使用できているわけではない。国際的にも多くの国で10の3, 6, 9, 12乗の桁数と/Lもしくは/μLとの組み合わせで慣用的に使用されているのが現状である。SIの接頭語が10の3乗を基本にしていることに合わせて，今回，共用基準範囲では上記の標記とした。

＊略号標記について
White blood cellのように独立した単語の略号は大文字でWBCと標記し，Albuminのような単一の単語の略号はAlbと頭文字だけを大文字とした3文字標記とした。
＊例外　PLT，TG，電解質

日本臨床検査標準化協議会（JCCLS）基準範囲共用化委員会

保険メモに記載のある主な検査法の概説

検査法	概説
^{125}Iによる競合法を用いたバインディングプロテインアッセイ法	特異的結合蛋白により標的物質を捕獲し，ラジオアイソトープを用いて測定する。
DKA法	DKA法は2種類の遺伝子を同時に検出する方法で，淋菌とクラミジアを同時検出するのに用いられている。RNAの形で遺伝子を増幅するTMA法とDKA法を組み合わせて行う。
DNAシーケンス法	DNAの塩基（AGCT）配列を決定する手法であり，何種類かの方法がある。
DNAプローブ法	この手法では，増幅領域両端の2種類のプライマーに加えて，増幅領域内に相補的に結合する蛍光プローブを用いる。増幅されるDNAに特異的なプローブを用いるので，目的の配列のみを定量できる。
ECLIA法	被検検体に対する抗体を結合したビーズを反応させると，抗原抗体複合物が生成される。次にこのビーズを洗浄し，ビーズに結合した検体にルテニウム標識抗体を反応させるとサンドイッチ状の複合物が形成される。さらにビーズを洗浄し電極上にて電気エネルギーを加えるとルテニウム標識抗体量に応じてルテニウム錯体が発光する。この発光量により濃度を読み取る。
ED-PCR法	2つの標識をひとつの分子内にもつ標識DNAだけが，ビオチンを介してストレプトアビジン固定化ウエルに保持され，さらに他方の末端のDNPによって酵素標識抗体（DNPに対する抗体をアルカリ性ホスファターゼと結合させたもの）との複合体を形成させる。これに発色基質を加え発色させる。
EIA法	抗原または抗体に酵素標識抗体を加え反応させた後，その酵素に対する基質を添加し発色させ，その吸光度により比色定量する。競合法と非競合法に大別され，広く各種ホルモン，ウイルス抗原・抗体価，腫瘍マーカー，薬物濃度などの測定に用いられる。標識酵素にはペルオキシダーゼやアルカリホスファターゼなどの酵素が用いられている。
ELISA法	特異性の高い抗原抗体反応を利用し，酵素反応に基づく発色または発光をシグナルに用いる抗原あるいは抗体の濃度測定法。特異性と定量性に優れている。
FISH法	In situハイブリダイゼーション（ISH）法は核酸を抽出せずに，染色体・細胞・組織などの形態を保持したままで相補的プローブを用いて核酸ハイブリダイゼーションを行なうものである。そのうちFISH法は非放射性標識プローブである蛍光（fluorescence）法により行うものである。
HPA法	TMA法により増幅されたRNA鎖と化学発光性を有するプローブとをハイブリダイズさせ，二本鎖のRNAプローブハイブリッドを形成させる。このハイブリッド形成鎖のみの化学発光を測定する。TMA-HPA法ともいう。
HPLC（2カラム）,HPLC（1カラム）-発色法	HPLCでは，移動相と固定相の極性に差が必要となる。移動相の極性が低く，固定相の極性が高い場合は順相クロマトグラフィーと呼び，逆に移動相の極性が高く，固定相の極性が低い場合を逆相クロマトグラフィーと呼ぶ。
LAMP法	標的遺伝子の6つの領域に対して4種類のプライマーを設定し，鎖置換反応を利用して一定温度で反応させる。検体となる遺伝子，プライマー，鎖置換型DNA合成酵素，基質等を混合し一定温度で保温することにより，検出までの工程を1ステップで行う。PCR法を用いない遺伝子増幅法。
LBA法	検体にレンズ豆レクチンと抗AFP抗体を反応させて，それに標識抗AFP抗体を反応させて，陰イオンカラムで分画してそれぞれの結合物質を測定することにより，AFPL3分画の割合を知る。
LCR法	耐熱性のDNAリガーゼを用いて，加熱と冷却を繰り返す反応により遺伝子配列を増幅，検出する方法であり，PCR法より感度が高い。

検査法	概説
PCR法	DNAの断片を増幅させる手法である。DNAを加熱し変性させ一本鎖にした後，2種のプライマーを混合させ適当な温度条件で（温度サイクリング法）処理させると変性DNAと相補性のある塩基で対を形成し，DNAポリメラーゼより鎖が伸長する。このプロセスを繰り返すと数百塩基対から数千塩基対のDNA断片のコピーをほぼ無限に得ることができる。RNAを増幅する場合は逆転写酵素（reverse transcriptase:RT）によりcDNAに転換して増幅する。
RFLP法	遺伝子多型のあるDNA配列を，制限酵素断片の長さや数によって解析する方法をいう。DNAを採取して直接解析する手法や，PCRにより増幅したDNA断片を試料とする手法がある。
RIA法	対象とする抗原に対応する抗体を用いて，検体に抗体を加え抗原抗体反応を起こさせた後，さらにラジオアイソトープで標識した抗体を入れて，複合体を形成した標識物と未反応物を分離し，放射活性を測定して濃度を測定する。
RPR法	カルジオリピン-レシチン抗原を吸着させた炭素粒子と，患者血清とを混和してできる凝集塊の有無を肉眼で観察する検査で梅毒検査に用いられている。
SDA法	4種類のプライマーとDNAポリメラーゼおよび制限酵素を利用してターゲットDNAを増幅しながら蛍光プローブによりリアルタイムに検出し，検体中の目的DNA，特に微生物DNAの有無を検出する。
SRID法	抗原量や抗体価を測定する際，対応する抗体や抗原が入ったゲルを用いた免疫拡散板に検体を滴下し，ゲル内沈降反応により生じた沈降線の直径により被検物の濃度を定量する。大量の抗原または抗体が存在するときに用いる方法。
SSCP法	熱変性させたDNAが分子内で水素結合を起こして高次構造を形成する際に，僅かな塩基配列の違いによりその高次構造に変化が生ずる（多型を示す）。その高次構造の変化を指標として遺伝子の変異や多型を検出する手法である。
TMA法	核酸ハイブリダイゼーションにより測定するDNAの検出感度を向上させるために行う核酸増幅法の一つ。目的とするDNAの特異的塩基配列をRNAとして増幅する核酸増幅法と，増幅したRNA鎖に相補的な化学発光物質標識RNAプローブを用いたハイブリダイゼーション法を利用した定量測定であり，微小残存遺伝子の存在を知ることができる。
VDRL法	ガラス板法の変法の一つ。
アフィニティークロマトグラフィー・免疫比濁法	アフィニティクロマトグラフィーとは，クロマトグラフィー担体に固定された特異的なリガンド（ここでは抗体）と蛋白質との可逆的な相互作用によって蛋白質を分離する手法である。選択性に優れているため高分離能を持つ。また目的の蛋白質との結合容量が大きいため活性型の分子を効率よく回収できる。
イムノクロマト法	免疫クロマト法と同義
インベーダー法	PCRによる増幅が不要で迅速，低コストでSNP変異が検出できる。あらかじめ設定したインベーダーオリゴヌクレオシドがハイブリダイズしたときにのみ特異的に切断する能力のある酵素（clevase）がプローブを切断し，遊離した断片を検出する。
ウエスタンブロット法	電気泳動により分離展開したゲル内の蛋白質を，染色や洗浄の容易な転写膜（ニトロセルロース膜など）に転写し，特異抗体を用いて蛋白バンドを検出する方法である。酵素抗体法による染色が用いられるものは特にイムノブロットと呼ばれる。
液相ハイブリダイゼーション法	液体中で検体を溶菌処理し，遊離したRNAと標識プローブをハイブリダイゼーションさせる手法で，形成した2本鎖ハイブリッドを分離して目的遺伝子を検出する。
核酸ハイブリダイゼーション法	RNAもしくは一本鎖にしたDNAに他のRNAもしくは一本鎖にしたDNAを混ぜ，標識をつけたプローブを用いて2本鎖の雑種核酸を作成することにより，特定の配列を持つ遺伝子を検出する。
ガスクロマトグラフィー法	移動相に気体を用いるクロマトグラフィー。分離能が高く，迅速・高感度であるため幅広く使用されている。
ガラス板法	カルジオリピン-レシチン抗原で感作したコレステリン粒子と患者血清をガラス板上で混和し，沈降反応を顕微鏡で観察する検査で梅毒検査で使用されている。

検査法	概説
凝集法	カルジオリピン-レシチン抗原に，増感剤としてカオリン粒子を吸着させた抗原浮遊液を用い，検体中の梅毒抗体との結合により生ずる抗原粒子の凝集塊の有無を肉眼で判定する。
金コロイド凝集法	試薬中の金コロイド標識ポリクローナル抗体と抗原は抗原抗体反応によって結合する。これにより抗体に標識された金コロイドが凝集し色調変化を生じる。一定時間におけるこの色調変化を光学的に測定する。感度は比較的高い。
金コロイド免疫測定法	抗原抗体反応により捕捉した標的物質に，さらに金コロイドを標識した抗体ないしは結合親和性物質（プロテインAなど）を反応させ，金コロイドの呈色で標的物質の存在を高感度に判定する。
蛍光抗体法	抗原抗体反応をみる方法の1つで，抗体に蛍光色素を標識しておき，抗原抗体反応の後で励起波長を当てて発色させる。観察は蛍光顕微鏡による。各種蛍光物質がある。
光学的抗原抗体反応（OIA法）	酵素免疫測定法の1つで，目視ではなく光学的に抗原抗体反応を検出する方法を指す。
酵素学的阻害法	酵素が基質と反応するのを競合的に阻害する物質を加えて反応を見る拮抗阻害法と基質が結合する部位とは異なる部位に結合して酵素の立体構造を変えて阻害する非拮抗阻害法がある。
酵素抗体法	酵素で標識した抗体を用いて，抗原を検出する方法である。特異的な免疫反応を用いるので一般的に特異性が高い。
酵素法	酵素と基質，抗体と抗原のような特異的相互作用を利用して化学物質や酵素，抗体の分離を行う。酵素は特定の基質を，抗体も特定の抗原を認識して結合する性質を利用する。グリコアルブミンを特異酵素を用いて測定する方法が開発され自動化が可能になった。
抗体親和性転写法	たとえばAFPを電気泳動する際に，AFPに親和性のあるレクチンと共に泳動すると，レクチンに結合した部分の泳動が異なり，分画される。この状態で抗AFP抗体を結合させた膜に転写するとAFPのみが結合するので，これを酵素抗体法で検出する。
サザンブロット法	DNAの同定に用いられる電気泳動法である。制限酵素処理したゲノムDNA断片を含む試料をゲル電気泳動により分離後，専用薄膜に泳動像を転写し，アイソトープラベルした特異的プローブを用いて目的とするDNA断片を検出する。
サンドイッチバインディングプロテインアッセイ法	特異的結合蛋白により標的物質を捕獲し，酵素標的等を用いて測定する。
赤血球凝集法	通常肉眼では見ることのできない抗原の粒子同士が，多くの抗体を介して繋がると，肉眼でも確認できる大きさの凝集物となる。これが凝集反応である。特に，赤血球を使用する凝集反応を赤血球凝集反応という。血液型の判定などに頻用されている。
電気泳動法	溶液中にあるすべての蛋白質は固有の電荷を帯びており，アルカリ溶液中においては程度の差はあれマイナスに荷電している。ここに電流を通すと，その物質固有の易動度で陽極側に動く。この性質を利用して，たとえばAFPに親和性のあるレクチンを加えると移動度に変化を生じるため，この性質を利用してAFPを分離する。
ネフェロメトリー法	目的とする抗原に対する抗体を添加し，それによって生ずる抗原抗体複合物に光を当て，その散乱強度により検量線を作成して濃度を測定する方法である。
ハイブリッドキャプチャー法	ターゲットDNAの増幅を伴わない手法で，ターゲットDNAとRNAプローブのハイブリダイゼーション法とDNA/RNAハイブリッドに対する特異的な抗体を用いたイムノアッセイ法を組み合わせた方法であり，抗体標識酵素を発光法で検出する。
マイクロプレート·ハイブリダイゼーション法	マイクロプレート上で行う核酸のハイブリダイゼーションである。
免疫吸着法-酵素法	抗体を用いて免疫学的に目的としない物質を吸着し，遊離の目的物質中の成分を酵素法で測定する。
免疫クロマト法	血清，血漿，全血を適量滴下し，15分後に赤いバンドがでることにより陽性と判定する。感度は従来のスクリーニング検査法と同等である。陽性の場合は確認検査が必要。偽陽性が多い項目もあるので注意。

検査法	概説
免疫ロゼット法	ウシの赤血球にウシ赤血球に対する抗体を結合させて，リンパ球や悪性細胞の表面に存在する抗体のFc部分に対する受容体が存在するかどうかを赤血球ロゼット形成の有無でみる検査法。
ラジオレセプターアッセイ法	レセプターと結合することで活性を持つ物質の性質を応用して，通常の抗原・抗体反応と同じ様に，目的とする物質にレセプターを結合させ，その反応性により目的物質をラジオアイソトープ標識により定量する。
ラテックス凝集比濁法	液相中で抗原物質に，目的とする抗原に対する抗体をコーティングしたラテックス粒子を用い，抗原物質を検出する測定法である。免疫複合体の形成によりラテックス粒子が凝集する性質を応用し，濁度の増加，粒子量の確認により測定する。
リアルタイムRT-PCR法	逆転写ポリメラーゼを用いた連鎖反応（RT-PCR）による増幅を経時的（リアルタイム）に行うことで，少量のmRNAで特定の時間，細胞，組織での遺伝子の発現を定量的にみることができる。
粒子凝集法	ゼラチン粒子などの担体に検出する抗体に対する抗原を結合させ，これと検体を反応させると，抗体が陽性の場合にはゼラチン粒子が凝集する。これを希釈倍率のどこで凝集したかを肉眼的に判定する。
レクチン酵素免疫測定法	抗原，抗体，ビオチン化レクチンから成るサンドイッチ結合物を形成させ，次にビオチン化レクチンに酵素標識ストレプトアビジンを結合させ，その酵素活性を測定することにより，抗体量を高感度に測定する。
ロケット免疫電気泳動法	定量免疫電気泳動法の一種である。凝固因子の測定によく用いられる。特異抗血清を均等に含んだ寒天ゲル平板に測定対象抗原を注入し，通電して電気泳動を行なうとロケット状の沈降線を生ずる。その距離を測ることにより抗原量を定量する。

検査法の略号

検査の部において用いられる検査法の略号については下記のとおりである。

PHA	: Passive hemagglutination	受身赤血球凝集反応
RPHA	: Reversed passive hemagglutination	逆受身赤血球凝集反応
LA	: Latex agglutination	ラテックス凝集法
(LPIA : Latex photometric immuno assay)		
PCIA	: Particle counting immuno assay	微粒子計数免疫凝集測定法
PAMIA	: Particle mediated immuno assay	粒度分布解析ラテックス免疫測定法
IAHA	: Immuno adherence hemagglutination	免疫粘着赤血球凝集反応
RIA	: Radio immuno assay	放射性免疫測定法
RIST	: Radio immuno sorbent test	
RAST	: Radio allergo sorbent test	
RA	: Radioassay	ラジオアッセイ
RRA	: Radioreceptorassay	ラジオレセプターアッセイ
CPBA	: Competitive protein binding analysis	競合性蛋白結合分析法
EIA	: Enzyme immuno assay	酵素免疫測定法
(ELISA : Enzyme linked immuno sorbent assay)		
FA	: Fluorescent antibody method	蛍光抗体法
FPA	: Fluorescence polarization assay	蛍光偏光法
FPIA	: Fluorescence polarization immuno assay	蛍光偏光免疫測定法
TR－FIA	: Time resolved fluoro immuno assay	時間分解蛍光免疫測定法
IRMA	: Immuno radiometric assay	免疫放射定量法
SRID	: Single radial immuno diffusion method	一元拡散法
ES	: Electrosyneresis method	向流電気泳動法
TIA	: Turbidimetric immuno assay	免疫比濁法
HPLC	: High performance liquid chromatography	高性能液体クロマトグラフィー
GLC	: Gas-liquid chromatography	気液クロマトグラフィー
GC	: Gas chromatography	ガスクロマトグラフィー
CLIA	: Chemiluminescent immuno assay	化学発光免疫測定法
CLEIA	: Chemiluminescent enzyme immuno assay	化学発光酵素免疫測定法
ECLIA	: Electrochemiluminescence immuno assay	電気化学発光免疫測定法
SIA	: Split immuno assay	
PCR	: Polymerase chain reaction	
PCR－rSSO	: Polymerase chain reaction-reverse sequence specific oligonucleotide	
EV－FIA	: Evanescent wave fluoro immuno assay	エバネセント波蛍光免疫測定法
FIA	: Fluoro immuno assay	蛍光免疫測定法

ＬＢＡ　　　：Liquid-phase binding assay　液相結合法
ＦＩＳＨ　　：Fluorescence in situ hybridization
ＳＩＳＨ　　：silver in situ hybridization
ＬＡＭＰ　　：Loop-mediated isothermal amplification
ＴＭＡ　　　：Transcription-mediated amplification
ＳＤＡ　　　：Strand displacement amplification
ＳＳＣＰ　　：Single strand conformation polymorphism
ＲＦＬＰ　　：Restriction fragment length polymorphism
ＬＣＲ　　　：Ligase chain reaction
ＨＤＲＡ　　：Histoculture drug response assay
ＣＤ－ＤＳＴ：Collagen gel droplet embedded culture drug sensitivity test
ＴＲＣ　　　：Transcription Reverse-transcription Concerted reaction

注　ＬＡ（測定機器を用いるもの）とは，抗原抗体反応によりラテックス粒子が形成する凝集塊を光学的な分析機器を用いて定量的に測定する方法をいう。

特掲診療料の施設基準等

（令和６年３月５日厚生労働省告示第59号を掲載）

〔検査〕

（１，２は略）

３　造血器腫瘍遺伝子検査の施設基準

検体検査管理加算(Ⅱ)の施設基準を満たしていること。

３の１の２　遺伝学的検査の施設基準等

(1)　遺伝学的検査の注１に規定する施設基準

当該検査を行うにつき十分な体制が整備されていること。

(2)　遺伝学的検査の注１に規定する疾患

難病の患者に対する医療等に関する法律第５条第１項に規定する指定難病のうち，当該疾患に対する遺伝学的検査の実施に当たって十分な体制が必要なもの

(3)　遺伝学的検査の注２に規定する施設基準

イ　当該検査を行うにつき十分な体制が整備されていること。

ロ　当該保険医療機関内に当該検査を行うにつき必要な医師が配置されていること。

ハ　遺伝カウンセリング加算に係る届出を行っている保険医療機関であること。

３の１の２の２　染色体検査の注２に規定する施設基準

(1)　当該保険医療機関内に当該検査を行うにつき必要な医師が配置されていること。

(2)　当該検査を行うにつき十分な体制が整備されていること。

３の１の３　骨髄微小残存病変量測定の施設基準

(1)　当該保険医療機関内に当該検査を行うにつき必要な医師が配置されていること。

(2)　当該検査を行うにつき十分な体制が整備されていること。

３の１の３の２　ＢＲＣＡ１／２遺伝子検査の施設基準

当該検査を行うにつき十分な体制が整備されていること。

３の１の３の３　がんゲノムプロファイリング検査の施設基準

当該検査を行うにつき十分な体制が整備されていること。

３の１の３の４　角膜ジストロフィー遺伝子検査の施設基準

(1)　当該保険医療機関内に当該検査を行うにつき必要な医師が配置されていること。

(2)　当該検査を行うにつき十分な体制が整備されていること。

３の１の３の５　遺伝子相同組換え修復欠損検査の施設基準

ＢＲＣＡ１／２遺伝子検査の施設基準を満たしていること。

３の１の３の６　染色体構造変異解析の施設基準

遺伝カウンセリング加算の施設基準を満たしていること。

３の１の３の７　Ｙ染色体微小欠失検査の施設基準

当該検査を行うにつき十分な体制が整備されていること。

３の１の３の８　先天性代謝異常症検査の施設基準

(1)　当該保険医療機関内に当該検査を行うにつき必要な医師が配置されていること。

⑵　当該検査を行うにつき十分な体制が整備されていること。

3の1の4　デングウイルス抗原定性及びデングウイルス抗原・抗体同時測定定性の施設基準

基本診療料の施設基準等第9の2の⑴のイの救命救急入院料1，ロの救命救急入院料2，ハの救命救急入院料3若しくはニの救命救急入院料4，3の⑴のイの特定集中治療室管理料1，ロの特定集中治療室管理料2，ハの特定集中治療室管理料3，ニの特定集中治療室管理料4，ホの特定集中治療室管理料5若しくはヘの特定集中治療室管理料6，4の⑴のハイケアユニット入院医療管理料1若しくは⑵のハイケアユニット入院医療管理料2又は5の2の小児特定集中治療室管理料の施設基準を満たしていること。

3の1の4の2　抗アデノ随伴ウイルス9型（ＡＡＶ９）抗体の施設基準

当該検査を行うにつき十分な体制が整備されていること。

3の1の5　抗ＨＬＡ抗体（スクリーニング検査）及び抗ＨＬＡ抗体（抗体特異性同定検査）の施設基準

当該検査を行うにつき十分な体制が整備されていること。

3の2　ＨＰＶ核酸検出及びＨＰＶ核酸検出（簡易ジェノタイプ判定）の施設基準

⑴　当該保険医療機関内に当該検査を行うにつき必要な医師が配置されていること。

⑵　当該検査を行うにつき十分な体制が整備されていること。

3の2の2　ウイルス・細菌核酸多項目同時検出（ＳＡＲＳ－ＣｏＶ－２核酸検出を含まないもの）の施設基準等

⑴　ウイルス・細菌核酸多項目同時検出（ＳＡＲＳ－ＣｏＶ－２核酸検出を含まないもの）の施設基準

イ　当該保険医療機関内に当該検査を行うにつき必要な医師が配置されていること。

ロ　当該検査の対象患者の治療を行うにつき十分な体制が整備されていること。

⑵　ウイルス・細菌核酸多項目同時検出（ＳＡＲＳ－ＣｏＶ－２核酸検出を含まないもの）の対象患者

次のいずれにも該当する患者

イ　重症の呼吸器感染症と診断された，又は疑われる患者

ロ　集中治療を要する患者

3の2の3　細菌核酸・薬剤耐性遺伝子同時検出の施設基準

基本診療料の施設基準等第8の29の2の⑴の感染対策向上加算1又は⑵の感染対策向上加算2の施設基準を満たしていること。

3の2の3の2　ウイルス・細菌核酸多項目同時検出（髄液）の施設基準

⑴　当該保険医療機関内に当該検査を行うにつき必要な医師が配置されていること。

⑵　当該検査を行うにつき十分な体制が整備されていること。

3の2の4　クロストリジオイデス・ディフィシルのトキシンＢ遺伝子検出の施設基準

⑴　検体検査管理加算(Ⅱ)の施設基準を満たしていること。

⑵　基本診療料の施設基準等の第8の29の2の⑴の感染対策向上加算1の施設基準を満

たしていること。

4　検体検査管理加算の施設基準

(1)　検体検査管理加算(Ⅰ)の施設基準

イ　院内検査を行っている病院又は診療所であること。

ロ　当該検体検査管理を行うにつき十分な体制が整備されていること。

(2)　検体検査管理加算(Ⅱ)の施設基準

イ　院内検査を行っている病院又は診療所であること。

ロ　当該保険医療機関内に臨床検査を担当する常勤の医師が配置されていること。

ハ　当該検体検査管理を行うにつき十分な体制が整備されていること。

(3)　検体検査管理加算(Ⅲ)の施設基準

イ　院内検査を行っている病院又は診療所であること。

ロ　当該保険医療機関内に臨床検査を専ら担当する常勤の医師が配置されていること。

ハ　当該保険医療機関内に常勤の臨床検査技師が４名以上配置されていること。

ニ　当該検体検査管理を行うにつき十分な体制が整備されていること。

(4)　検体検査管理加算(Ⅳ)の施設基準

イ　院内検査を行っている病院又は診療所であること。

ロ　当該保険医療機関内に臨床検査を専ら担当する常勤の医師が配置されていること。

ハ　当該保険医療機関内に常勤の臨床検査技師が10名以上配置されていること。

ニ　当該検体検査管理を行うにつき十分な体制が整備されていること。

4の２　国際標準検査管理加算の施設基準

国際標準化機構が定めた臨床検査に関する国際規格に基づく技術能力の認定を受けている保険医療機関であること。

5　遺伝カウンセリング加算の施設基準等

(1)　遺伝カウンセリング加算の施設基準

イ　当該保険医療機関内に遺伝カウンセリングを要する治療に係る十分な経験を有する常勤の医師が配置されていること。

ロ　当該遺伝カウンセリングを行うにつき十分な体制が整備されていること。

(2)　遠隔連携遺伝カウンセリングの施設基準

イ　遺伝カウンセリング加算に係る届出を行っている保険医療機関であること。

ロ　情報通信機器を用いた診療を行うにつき十分な体制が整備されていること。

5の２　遺伝性腫瘍カウンセリング加算の施設基準

当該カウンセリングを行うにつき十分な体制が整備されていること。

6　心臓カテーテル法による諸検査の血管内視鏡検査加算及び長期継続頭蓋内脳波検査の施設基準

(1)　当該検査を行うにつき十分な専用施設を有している病院であること。

(2) 当該保険医療機関内に当該検査を行うにつき必要な医師及び看護師が配置されていること。

(3) 緊急事態に対応するための体制その他当該療養につき必要な体制が整備されていること。

6の2　植込型心電図検査の施設基準

当該検査を行うにつき十分な体制が整備されていること。

6の3　時間内歩行試験の施設基準

(1) 当該保険医療機関内に当該検査を行うにつき必要な医師が配置されていること。

(2) 当該検査を行うにつき十分な体制が整備されていること。

6の3の2　シャトルウォーキングテストの施設基準

(1) 当該保険医療機関内に当該検査を行うにつき必要な医師が配置されていること。

(2) 当該検査を行うにつき十分な体制が整備されていること。

6の4　胎児心エコー法の施設基準

(1) 当該保険医療機関内に当該検査を行うにつき必要な医師が配置されていること。

(2) 当該検査を行うにつき十分な体制が整備されていること。

6の5　ヘッドアップティルト試験の施設基準

(1) 当該保険医療機関内に当該検査を行うにつき必要な医師が配置されていること。

(2) 当該検査を行うにつき十分な体制が整備されていること。

6の6　皮下連続式グルコース測定の施設基準

(1) 当該保険医療機関内に当該検査を行うにつき必要な医師が配置されていること。

(2) 当該検査を行うにつき十分な体制が整備されていること。

6の7　人工膵臓検査の施設基準

(1) 当該保険医療機関内に当該検査を行うにつき必要な医師及び看護師が配置されていること。

(2) 緊急事態に対応するための体制その他当該療養につき必要な体制が整備されていること。

6の8　長期脳波ビデオ同時記録検査1の施設基準

(1) 当該保険医療機関内に当該検査を行うにつき必要な医師が配置されていること。

(2) 当該検査を行うにつき十分な体制が整備されていること。

(3) てんかんに係る診療を行うにつき十分な体制が整備されていること。

7　光トポグラフィーの施設基準

(1) 抑うつ症状の鑑別診断の補助に使用する場合の診療料を算定するための施設基準

イ　当該保険医療機関内に当該検査を行うにつき必要な医師が配置されていること。

ロ　当該検査を行うにつき十分な体制が整備されていること。

(2) 適合していない場合には所定点数の100分の80に相当する点数により算定することとなる施設基準

イ　当該検査を行うにつき十分な機器及び施設を有していること。

ロ　イに掲げる検査機器での検査を目的とした別の保険医療機関からの依頼により検査を行った症例数が，当該検査機器の使用症例数の一定割合以上であること。

8　脳磁図の施設基準

(1)　自発活動を測定するものの施設基準

イ　当該検査を行うにつき十分な機器及び施設を有していること。

ロ　当該検査を行うにつき十分な体制が整備されていること。

ハ　てんかんに係る診療を行うにつき十分な体制が整備されていること。

(2)　その他のものの施設基準

イ　当該検査を行うにつき十分な機器及び施設を有していること。

ロ　当該検査を行うにつき十分な体制が整備されていること。

8の2　終夜睡眠ポリグラフィーの安全精度管理下で行うものの施設基準

(1)　当該保険医療機関内に当該検査を行うにつき必要な医師が配置されていること。

(2)　当該検査を行うにつき十分な体制が整備されていること。

8の3　脳波検査判断料1の施設基準

てんかんに係る診療を行うにつき十分な体制が整備されていること。

8の4　脳波検査判断料の注3に規定する別に厚生労働大臣が定める施設基準

(1)　送信側

脳波検査の実施及び送受信を行うにつき十分な機器及び施設を有していること。

(2)　受信側

てんかんに係る診療を行うにつき十分な体制が整備されていること。

9　中枢神経磁気刺激による誘発筋電図の施設基準

(1)　当該検査を行うにつき十分な機器及び施設を有していること。

(2)　(1)に掲げる検査機器での検査を目的とした別の保険医療機関からの依頼により検査を行った症例数が，当該検査機器の使用症例数の一定割合以上であること。

9の2　単線維筋電図の施設基準

(1)　当該保険医療機関内に当該検査を行うにつき必要な医師が配置されていること。

(2)　当該検査を行うにつき十分な体制が整備されていること。

10　神経学的検査の施設基準

(1)　当該保険医療機関内に当該検査を行うにつき必要な医師が配置されていること。

(2)　当該検査を行うにつき十分な体制が整備されていること。

10の2　補聴器適合検査の施設基準

(1)　当該保険医療機関内に当該検査を行うにつき必要な医師が配置されていること。

(2)　当該検査を行うにつき十分な装置・器具を有していること。

10の3　黄斑局所網膜電図及び全視野精密網膜電図の施設基準

(1)　当該検査を行うにつき十分な機器及び施設を有していること。

(2)　当該検査を行うにつき十分な体制が整備されていること。

11　コンタクトレンズ検査料の施設基準

(1) 通則

イ　当該検査を含む診療に係る費用について，当該保険医療機関の見やすい場所に掲示していること。

ロ　イの掲示事項について，原則として，ウェブサイトに掲載していること。

ハ　当該検査を受けている全ての患者に対して，当該検査を含む診療に係る費用について説明がなされていること。

(2) コンタクトレンズ検査料１の施設基準

イ　次のいずれかに該当すること。

①　当該保険医療機関を受診した患者のうち，コンタクトレンズに係る検査を実施した患者の割合が３割未満であること。

②　当該保険医療機関を受診した患者のうち，コンタクトレンズに係る検査を実施した患者の割合が４割未満であり，かつ，当該保険医療機関内に眼科診療を専ら担当する常勤の医師が配置されていること。

ロ　次のいずれかに該当すること。

①　入院施設を有すること。

②　当該保険医療機関を受診した患者のうち，コンタクトレンズ検査料を算定した患者数が年間１万人未満であること。

③　コンタクトレンズに係る検査を実施した患者のうち，自施設においてコンタクトレンズを交付した割合が９割５分未満であること。

(3) コンタクトレンズ検査料２の施設基準

イ　(2)のイに該当すること。

ロ　(2)のロに該当しないこと。

(4) コンタクトレンズ検査料３の施設基準

イ　(2)のイに該当しないこと。

ロ　(2)のロに該当すること。

11の２　ロービジョン検査判断料の施設基準

当該保険医療機関内に当該療養を行うにつき必要な常勤の医師が配置されていること。

12　小児食物アレルギー負荷検査の施設基準

(1) 当該保険医療機関内に当該検査を行うにつき必要な医師が配置されていること。

(2) 当該検査を行うにつき十分な体制が整備されていること。

13　内服・点滴誘発試験の施設基準

(1) 当該保険医療機関内に当該検査を行うにつき必要な医師が配置されていること。

(2) 当該検査を行うにつき十分な体制が整備されていること。

14　センチネルリンパ節生検（片側）の施設基準

(1) 当該保険医療機関内に当該検査を行うにつき必要な医師が配置されていること。

(2) 当該検査を行うにつき十分な体制が整備されていること。

14の１の２　経頚静脈的肝生検の施設基準

⑴　当該保険医療機関内に当該検査を行うにつき必要な医師が配置されていること。

⑵　当該検査を行うにつき十分な体制が整備されていること。

14の２　前立腺針生検法の注に規定する施設基準

⑴　当該保険医療機関内に当該検査を行うにつき必要な医師が配置されていること。

⑵　当該検査を行うにつき十分な体制が整備されていること。

15　ＣＴ透視下気管支鏡検査加算の施設基準

⑴　当該検査を行うにつき十分な体制が整備されていること。

⑵　当該検査を行うにつき十分な機器を有していること。

15の２　経気管支凍結生検法の施設基準

⑴　当該保険医療機関内に当該検査を行うにつき必要な医師が配置されていること。

⑵　当該検査を行うにつき十分な体制が整備されていること。

（15の3，16～20は略）

〔病理診断〕

１　保険医療機関間の連携による病理診断の施設基準

⑴　標本の送付側

離島等に所在する保険医療機関その他の保険医療機関であって，病理標本の作製につき十分な体制が整備されていること。

⑵　標本の受取側

次のいずれにも該当するものであること。

イ　病理診断管理加算又は口腔病理診断管理加算に係る届出を行っている施設であること。

ロ　病理診断を行うにつき十分な体制が整備された医療機関であること。

ハ　衛生検査所（臨床検査技師等に関する法律（昭和33年法律第76号）第20条の３第１項に規定する衛生検査所をいう。以下同じ）で作製され，送付された病理標本のうち，同一の者が開設する衛生検査所で作製された病理標本が一定割合以下であること。

２　保険医療機関間の連携におけるデジタル病理画像による術中迅速病理組織標本作製及び迅速細胞診の施設基準

⑴　送信側

離島等に所在する保険医療機関その他の保険医療機関であって，病理標本の作製を行うにつき十分な体制が整備されていること。

⑵　受信側

当該保険医療機関内に病理診断を担当する常勤の医師又は歯科医師が配置されており，病理診断を行うにつき十分な体制が整備された病院であること。

２の２　病理標本のデジタル病理画像による病理診断の施設基準

⑴　病理診断管理加算又は口腔病理診断管理加算に係る届出を行っている施設であること。

⑵　デジタル病理画像の管理を行うにつき十分な体制が整備されていること。

２の３　ミスマッチ修復タンパク免疫染色（免疫抗体法）病理組織標本作製の注に規定する病理診断の遺伝カウンセリング加算の施設基準

⑴　当該保険医療機関内に遺伝カウンセリングを要する治療に係る十分な経験を有する常勤の医師が配置されていること。

⑵　当該遺伝カウンセリングを行うにつき十分な体制が整備されていること。

３　病理診断管理加算の施設基準

⑴　病理診断管理加算１の施設基準

イ　当該保険医療機関内に病理診断を専ら担当する常勤の医師が１名以上配置されていること。

ロ　病理診断管理を行うにつき十分な体制が整備された保険医療機関であること。

⑵　病理診断管理加算２の施設基準

イ　当該保険医療機関内に病理診断を専ら担当する常勤の医師が２名以上配置されていること。

ロ　病理診断管理を行うにつき十分な体制が整備された病院であること。

３の２　悪性腫瘍病理組織標本加算の施設基準

⑴　当該保険医療機関内に病理診断を専ら担当する医師が１名以上配置されていること。

⑵　病理診断管理を行うにつき十分な体制が整備された保険医療機関であること。

（４は略）

〔画像診断〕

１　画像診断管理加算の施設基準

⑴　画像診断管理加算１の施設基準

イ　放射線科を標榜している保険医療機関であること。

ロ　当該保険医療機関内に画像診断を専ら担当する常勤の医師が１名以上配置されていること。

ハ　画像診断管理を行うにつき十分な体制が整備されていること。

⑵　画像診断管理加算２の施設基準

イ　放射線科を標榜している病院であること。

ロ　当該保険医療機関内に画像診断を専ら担当する常勤の医師が１名以上配置されていること。

ハ　当該保険医療機関において実施される全ての核医学診断及びコンピューター断層撮影診断について，ロに規定する医師の指示の下に画像情報等の管理を行っていること。

ニ　当該保険医療機関における核医学診断及びコンピューター断層撮影診断のうち，少なくとも８割以上のものの読影結果が，ロに規定する医師により遅くとも撮影日の翌診療日までに主治医に報告されていること。

(3)　画像診断管理加算３の施設基準

イ　放射線科を標榜している病院であること。

ロ　都道府県が定める救急医療に関する計画に基づいて運営される救命救急センターを有している保険医療機関であること。

ハ　当該保険医療機関内に画像診断を専ら担当する常勤の医師が３名以上配置されていること。

ニ　当該保険医療機関において実施される全ての核医学診断及びコンピューター断層撮影診断について，ハに規定する医師の指示の下に画像情報等の管理を行っていること。

ホ　当該保険医療機関における核医学診断及びコンピューター断層撮影診断のうち，少なくとも８割以上のものの読影結果が，ハに規定する医師により遅くとも撮影日の翌診療日までに主治医に報告されていること。

ヘ　当該保険医療機関において，夜間及び休日に読影を行う体制が整備されていること。

(4)　画像診断管理加算４の施設基準

イ　放射線科を標榜している特定機能病院であること。

ロ　当該保険医療機関内に画像診断を専ら担当する常勤の医師が６名以上配置されていること。

ハ　当該保険医療機関において実施される全ての核医学診断及びコンピューター断層撮影診断について，ロに規定する医師の指示の下に画像情報等の管理を行っていること。

ニ　当該保険医療機関における核医学診断及びコンピューター断層撮影診断のうち，少なくとも８割以上のものの読影結果が，ロに規定する医師により遅くとも撮影日の翌診療日までに主治医に報告されていること。

ホ　当該保険医療機関において，夜間及び休日に読影を行う体制が整備されていること。

2　遠隔画像診断による写真診断（歯科診療以外の診療に係るものに限る。），基本的エックス線診断料（歯科診療以外の診療に係るものに限る。），核医学診断及びコンピューター断層診断の施設基準

(1)　送信側

離島等に所在する保険医療機関その他の保険医療機関であって，画像の撮影及び送受信を行うにつき十分な機器及び施設を有していること。

(2)　受信側

イ　当該保険医療機関内に画像診断を専ら担当する常勤の医師が配置されており，高

度の医療を提供するものと認められる病院であること。

ロ　遠隔画像診断を行うにつき十分な体制が整備されていること。

3　ポジトロン断層撮影，ポジトロン断層・コンピューター断層複合撮影，ポジトロン断層・磁気共鳴コンピューター断層複合撮影及び乳房用ポジトロン断層撮影の施設基準

(1)　ポジトロン断層撮影，ポジトロン断層・コンピューター断層複合撮影若しくはポジトロン断層・磁気共鳴コンピューター断層複合撮影（アミロイドＰＥＴイメージング剤を用いた場合を除く。）又は乳房用ポジトロン断層撮影に係る診療料を算定するための施設基準

イ　画像診断を担当する常勤の医師（核医学診断について，相当の経験を有し，かつ，核医学診断に係る研修を受けた者に限る。）が配置されていること。

ロ　当該断層撮影を行うにつき十分な機器及び施設を有していること。

ハ　当該断層撮影を行うにつき十分な体制が整備されていること。

(2)　ポジトロン断層撮影，ポジトロン断層・コンピューター断層複合撮影又はポジトロン断層・磁気共鳴コンピューター断層複合撮影（アミロイドＰＥＴイメージング剤を用いた場合に限る。）に係る診療料を算定するための施設基準

イ　画像診断を担当する常勤の医師（核医学診断について，相当の経験を有し，かつ，核医学診断に係る研修を受けた者に限る。）が配置されていること。

ロ　当該断層撮影を行うにつき十分な機器及び施設を有していること。

ハ　当該断層撮影を行うにつき十分な体制が整備されていること。

(3)　適合していない場合には所定点数の100分の80に相当する点数により算定することとなる施設基準

次のいずれかに該当すること。

イ　(1)のロ又は(2)のロに掲げる診断撮影機器での撮影を目的とした別の保険医療機関からの依頼により撮影を行った症例数が，当該診断撮影機器の使用症例数の一定割合以上であること。

ロ　特定機能病院，がん診療の拠点となる病院又は高度専門医療に関する研究等を行う国立研究開発法人に関する法律（平成20年法律第93号）第３条の２に規定する国立高度専門医療研究センターの設置する医療機関であること。

4　ＣＴ撮影及びＭＲＩ撮影の施設基準

(1)　通則

当該撮影を行うにつき十分な機器及び施設を有していること。

(2)　64列以上のマルチスライス型の機器によるＣＴ撮影及び３テスラ以上の機器によるＭＲＩ撮影に関する施設基準

イ　画像診断管理加算２，画像診断管理加算３又は画像診断管理加算４に係る届出を行っている保険医療機関であること。

ロ　専従の診療放射線技師が１名以上配置されていること。

(3)　ＣＴ撮影の注８及びＭＲＩ撮影の注６に規定する別に厚生労働大臣が定める施設基

準

⑴に掲げる診断撮影機器での撮影を目的とした別の保険医療機関からの依頼により撮影を行った症例数が，当該診断撮影機器の使用症例数の１割以上であること。

5　冠動脈ＣＴ撮影加算，血流予備量比コンピューター断層撮影，心臓ＭＲＩ撮影加算，乳房ＭＲＩ撮影加算，小児鎮静下ＭＲＩ撮影加算，頭部ＭＲＩ撮影加算，全身ＭＲＩ撮影加算及び肝エラストグラフィ加算の施設基準

⑴　当該保険医療機関内に画像診断を専ら担当する常勤の医師が配置されていること。

⑵　当該撮影を行うにつき十分な機器及び施設を有していること。

⑶　当該撮影を行うにつき十分な体制が整備されていること。

5の2　外傷全身ＣＴ加算の施設基準

⑴　都道府県が定める救急医療に関する計画に基づいて運営される救命救急センターを有している病院であること。

⑵　当該保険医療機関内に画像診断を専ら担当する常勤の医師が配置されていること。

⑶　当該撮影を行うにつき十分な機器及び施設を有していること。

⑷　当該撮影を行うにつき十分な体制が整備されていること。

5の3　大腸ＣＴ撮影加算の施設基準

当該撮影を行うにつき十分な機器を有していること。

（6，6の2，7は略）

索　引

■数字

■ギリシア文字

■英字

〈A〉

〈B〉

〈C〉

〈F〉

〈G〉

〈H〉

〈I〉

〈J〉

〈K〉

〈L〉

〈M〉

〈N〉

〈O〉

〈P〉

〈R〉

〈S〉

〈T〉

〈U〉

〈V〉

〈W〉

〈Y〉

〈Z〉

■50音

〈あ〉

〈い〉

〈う〉

〈え〉

〈お〉

〈か〉

〈き〉

〈く〉

〈こ〉

〈さ〉

〈し〉

〈す〉

〈せ〉

〈そ〉

〈た〉

〈ち〉

〈つ〉

〈て〉

〈と〉

〈な〉

〈に〉

〈ね〉

〈の〉

〈は〉

〈ひ〉

〈ふ〉

〈へ〉

〈ほ〉

〈ま〉

〈み〉

〈む〉

〈め〉

〈も〉

〈や〉

〈ゆ〉

〈よ〉

〈ら〉

〈り〉

〈る〉

〈れ〉

〈ろ〉

検査／病理診断／画像診断

検査と適応疾患

令和６年６月版

平成22年７月12日　初版発行
平成23年５月31日　２版発行
平成24年５月30日　３版発行
平成25年４月10日　４版発行
平成26年４月25日　５版発行
平成28年４月26日　６版発行
平成29年４月５日　７版発行
平成30年４月25日　８版発行
令和２年４月24日　９版発行
令和４年４月25日　10版発行
令和６年４月23日　11版発行

（定価は表紙に表示）

監　修　櫻林郁之介

制　作　メディカルデータ
発行者　谷野浩太郎
発行所　社会保険研究所
〒101-8522　東京都千代田区内神田2-15-9
The Kanda 282
電話　03(3252)7901（代）
URL　https://www.shaho.co.jp/

印刷・製本／竹田印刷
ISBN978-4-7894-2842-2

落丁・乱丁本はお取替えいたします。
140090